FORMULAIRE PRATIQUE

DE

THÉRAPEUTIQUE ET DE PHARMACOLOGIE

ÉVREUX, IMPRIMERIE DE CHARLES HÉRISSEY

FORMULAIRE

PRATIQUE

DE

THÉRAPEUTIQUE ET DE PHARMACOLOGIE

DE

DUJARDIN-BEAUMETZ

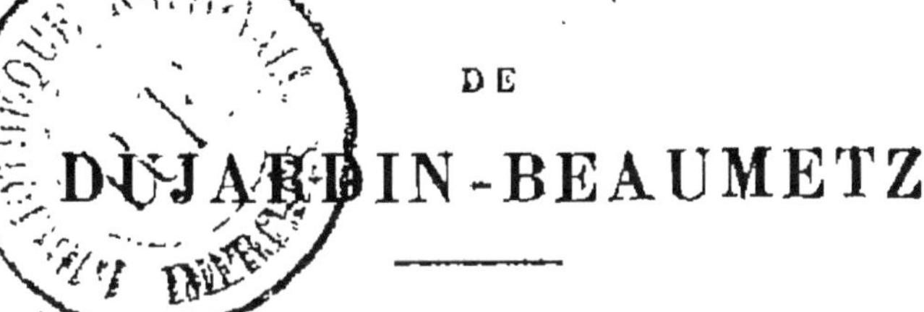

NEUVIÈME ÉDITION

REVUE, CORRIGÉE ET AUGMENTÉE

PAR

A. GILBERT ET **P. YVON**

Professeur agrégé à la Faculté
de Médecine de Paris
Médecin de l'hôpital Broussais
Membre de la Société de Biologie

Pharmacien de 1re classe
Ex-interne des hôpitaux de Paris
Membre de la Société
de Pharmacie

PARIS

OCTAVE DOIN, ÉDITEUR

8, PLACE DE L'ODÉON, 8

1896

PRÉFACE

DE LA NEUVIÈME ÉDITION

Dujardin-Beaumetz en disparaissant me léguait une tâche trop lourde pour que je pusse l'assumer seul; et d'un autre côté je devais aux lecteurs qui ont toujours fait à cet ouvrage un accueil si bienveillant de leur présenter un collaborateur déjà connu d'eux par ses nombreux et remarquables travaux et dont le nom serait la meilleure garantie de succès pour les éditions futures de ce formulaire.

M. le Dr Gilbert, professeur agrégé à la Faculté de Médecine de Paris, médecin de l'hôpital Broussais, a bien voulu accepter de collaborer avec moi à cette nouvelle édition; je le remercie personnellement de l'honneur qu'il me fait et puis l'assurer qu'il trouvera près des lecteurs une sympathie bien méritée.

Les modifications introduites dans cette édition sont assez nombreuses : le *Formulaire thérapeutique* a été modifié et surtout complété; les exigences typographiques ne nous ont pas cependant permis de développer autant que nous l'aurions voulu cette partie si importante de l'ouvrage à laquelle désormais sera donné le titre d'*Aide-mémoire de thérapeutique*.

Nous devons à l'obligeance de M. le Dr Demelin, ancien chef de clinique d'accouchement à la faculté de médecine de Paris un *Aide-mémoire obstétrical* qui n'existait pas dans les précédentes éditions et dont l'absence était au plus haut point regrettable. Cette partie de l'ouvrage fait le plus grand honneur à celui qui l'a signée, et le plan adopté par M. Demelin permet de trouver avec la plus grande facilité les renseignements dont on peut avoir besoin.

Dans le *Formulaire magistral*, nous avons fait figurer un certain nombre de médicaments nouveaux parmi lesquels nous citerons : l'*Airol*, les *Boro-tannate*, *Boro-tartrate* et *Boro-tanno-tartrate d'alumine*, le *Bismol*, le *Borate de chaux*, le *Tannoforme*, etc.

L'article consacré aux *Glycérophosphates* a été remanié et complété.

Nous avons réservé une mention spéciale à l'*Opothérapie*, dénomination heureuse donnée par M. le professeur Landouzy au mode de traitement par les sucs d'origine animale. Le nombre des organes animaux ou des sucs qui en proviennent est aujourd'hui assez considérable ; les préparations revêtent des formes pharmaceutiques variées et sont destinées soit à l'ingestion stomacale, soit aux injections hypodermiques : on emploie les *Capsules surrénales*, les *Hypophyses cérébrales*, la *Matière cérébrale* desséchée, la *Moelle rouge* des os, la *Prostate*, les *Rognons*, les *Testicules*, le *Thymus* et le *Corps thyroïde*.

Dans le chapitre consacré à la *Sérothérapie*, nous avons ajouté l'instruction relative à l'emploi du sérum antistreptococcique dont l'usage commence à se généraliser.

P. YVON.

FORMULAIRE PRATIQUE

DE

THÉRAPEUTIQUE ET DE PHARMACOLOGIE

Ce *Formulaire* est divisé en sept parties qui se distinguent les unes des autres par une coloration spéciale de la tranche du livre. Ce sont :

1° Formulaire pharmaceutique.	Coloré en *rouge*.
2° Hygiène thérapeutique.	Id. *jaune*.
3° Eaux minérales.	Id. *violet*.
4° Aide-Mémoire de thérapeutique et sérothérapie.	Id. *vert*.
5° Empoisonnements.	Id. *noir*.
6° Examen des urines	Id. *bleu*.
7° Les tables.	id. *blanc*.

Dans chacune de ces parties, sauf pour l'examen des urines, les matières sont placées par ordre alphabétique; des lettres placées en tête de chaque page permettent d'arriver facilement au mot que l'on cherche.

PREMIÈRE PARTIE

FORMULAIRE

DE PHARMACOLOGIE

Cette première partie comprend les chapitres suivants :

1° **Notions préliminaires et art de formuler** ;

2° **Formulaire magistral** ;

3° **Formulaire spécial pour les injections sous-cutanées** ;

4° **Formulaire spécial pour l'antisepsie.**

NOTIONS PRÉLIMINAIRES

ET

ART DE FORMULER

POIDS ET MESURES

Le système *métrique* ou *décimal* est le seul qui soit aujourd'hui employé en France. Tous les chiffres de nos formules exprimeront donc soit des *grammes* (gr.), soit des *centimètres cubes* (c.c.).

Nous croyons cependant utile d'indiquer la correspondance des poids anciens avec les nouveaux.

POIDS ANCIENS

EXPRESSION GRAPHIQUE	RAPPORTS NUMÉRIQUES	RAPPORTS DÉCIMAUX	RAPPORTS USUELS
		gr. c.	gr. c.
℔	La livre correspondant à 16 onces........	489.504	500
	1/2 livre = 8 onces........	244.752	250
	1/4 livre, ou quarteron = 4 onces........	122.376	120 -125
	1/2 quart = 2 onces........	61.188	60
℥	L'once........	30.594	30
	1/2 once........	15.287	15
ℨ	1 gros ou 72 grains........	3.824	4
	1/2 gros........	1.912	2
℈	1 scrupule........	1.274	
	1/2 scrupule........	0.637	
GR ou g	1 grain........	0.053	0,05
β	1/2 grain (1)	0.025	0,025

1/2 grain faible 0 gr. 02 ; fort 0 gr. 03.

NOTIONS PRÉLIMINAIRES

CORRESPONDANCE DES POIDS ANGLAIS AVEC LE GRAMME

Livre	Once	Drachme	Scrupule	Grain
453 gr. 592	28 gr. 34	3 gr. 888	1 gr. 296	0 gr. 0648

Mesures de capacité. — Le litre ou 1000 cc. et ses subdivisions : les mesures sont peu employées en pharmacie : presque tous les éléments d'une formule sont indiqués en *poids*.

CORRESPONDANCE DES MESURES ANGLAISES AVEC LE LITRE

Gallon	Pinte	Fluidonce	Fluidrachme	Minim
4 lit. 543	0 lit. 578	28 cc. 39	3 cc. 54	0 cc. 059

ÉVALUATION EN POIDS DES DIVERSES QUANTITÉS DÉSIGNÉES SOUS LES NOMS SUIVANTS

	Poids
Une cuillerée à café d'eau	5 gr.
— à dessert	10 —
— à soupe	15 —
Un verre ou 8 cuillerées à soupe	120 —
Une poignée de semences d'orge	80 —
— de lin	50 —
— de farine de lin	100 —
Une pincée de fleurs (camomille — guimauve)	2 —
— — (arnica — mauve)	1 —

Il est très important pour le médecin de connaître la contenance exacte en cuillerées à *soupe*, à *dessert* et à *café*, des fioles de pharmacie. Presque toujours, en effet, il prescrit de prendre par cuillerées la potion ou le sirop qu'il ordonne ; et il arrive presque toujours aussi que le nombre de cuillerées prises par le malade n'est point celui qui aurait dû exister théoriquement. Cela tient à plusieurs causes : d'abord, que les nombres indiqués par le Codex sont des nombres théoriques et pas du tout pratiques ; ensuite, que ces nombres sont indiqués pour l'eau et non pour les préparations pharmaceutiques. De plus la contenance de la cuiller varie suivant les fabricants. On trouve des cuillers qui contiennent jusqu'à 20 grammes d'eau, il y en a même beaucoup, mais il faut les emplir complètement ; ce qui n'est pas commode pour administrer un médicament à un malade, surtout s'il est alité. Il en résulte qu'une potion dure rarement le temps qu'avait pensé le médecin et qu'il n'est jamais fixé sur les doses que prendra le malade. Pour éviter cet inconvénient, nous conseillons de consulter le tableau suivant, emprunté à l'art de formuler de l'un de nous (1) ; livre auquel nous ferons quelques emprunts :

POIDS PRATIQUE DES DIVERSES CUILLERÉES DES MÉDICAMENTS

	CUILLER		
	A soupe ou potage	A dessert ou entremets	à café
Liquides aqueux et vins	16 gr.	12 gr.	4 gr.
Liquides alcooliques à 60°	12	9	3
Juleps gommeux — Potions	18	13,5	4,5
Sirops	21	16	5
Huiles	12	9	3

(1) *Traité de l'art de formuler*, par P. Yvon. — Asselin et Houteau, éditeurs.

5

CONTENANCE EN CUILLERÉES À SOUPE, À DESSERT ET A CAFÉ, DES FIOLES DE PHARMACIE

POUR LES PRINCIPAUX TYPES DE MÉDICAMENTS

- **SOLUTIONS** — Typ. sol. d'arséniate de soude. — d'iodure de potassium.
- **POTIONS — JULEPS** — Julep gommeux.
- **SIROPS** — Sirop de Tolu.
- **TEINTURES et HUILES** — Teinture de quinquina.

CONTENANCE en grammes des fioles de pharmacie	SOLUTIONS — CUILLERÉES à soupe	à dessert	à café	POTIONS — JULEPS — CUILLERÉES à soupe	à dessert	à café	SIROPS — CUILLERÉES à soupe	à dessert	à café	TEINTURES et HUILES — CUILLERÉES à soupe	à dessert	à café
Poids de la cuillerée	16 gr.	12 gr.	4 gr.	18 gr.	13 gr. 5	4 gr. 5	21 gr.	16 gr.	5 gr.	12 gr.	9 gr.	8 gr.
4	» »	» »	1	» »	» »	» »	» »	» «	» »	» »	» »	1 fort
8		1 faible	2			2 faible		1/2	1,2	3/4	1	3 faible
15	1 faible	1 fort	4 faible	1 faible	1 fort	3 + 1/3	3/4	1	3	1 fort	1 + 1/2	5
24	1 + 1/2	2	6	1 + 1/3	2 faible	5 + 1/3	1 fort	1 + 1/2	5	2	2 + 1/2	8
30	2 faible	2 + 1/2	7	1 + 2/3	2 fort	6 + 2/3	1 + 1/2	2 faible	6	2 + 1/2	3 + 1/3	10
45	3	4	11	2 + 1/2	3 + 1/3	10	2 fort	3 faible	9	5	5	15
60	4 fort	5	15	3 + 1/3	4 + 1/2	13	3 fort	4 + 1/2	12	6	6 + 1/2	20
90	5 + 1/2	7 + 1/2	22	5	7 faible	20	4 + 1/3	5 + 1/2	18	7 + 1/2	10	30
125	7 + 1/2	10 + 1/2	31	7	9	28	6	8	25	10 + 1/2	14	42
155	10	13	39	8 + 1/2	11 + 1/2	34 + 1/2	8 faible	9 + 1/2	31	13	17	52
187	11 + 1/2	15 + 1/3	47	10 + 1/2	14	41 + 1/2	9	11 + 1/2	37 + 1/2	15 + 1/2	21	62
210	13	17 + 1/2	52 + 1/2	12	15 + 1/2	46 + 1/2	10	13	43	17 + 1/2	23	70
250	15	21	62 + 1/2	14	18 + 1/2	55 + 1/2	12	15 + 1/2	50	21	28	88
310	19 + 1/2	26	77 + 1/2	17	24	69	15	19 + 1/2	62	26	34 + 1/2	103
1/2 bout. 333	21	27 + 1/2	83	18,5	25	74	16	22	66 + 1/2	27 + 1/2	37	111
375	23	31	94	21	28	83	18	23 + 1/2	75	31	41 + 1/2	125
1/2 litre 500	31	41 + 1/2	125	28	37	111	24	31	100	41 + 1/2	55 + 1/2	166 + 1/2
Boute 750	47	62 + 1/2	187 + 1/2	42 faible	55 + 1/2	166 + 1/2	36	47	150	62 + 1/2	83 fort	250
Litre 1000	62 + 1/2	83	250	53 + 1/2	74	222	47 + 1/2	63	200	83	111	333

NOTIONS PRÉLIMINAIRES

Au moyen de ce tableau le médecin voit de suite quelle quantité en poids il doit prescrire pour avoir tant de cuillerées, il peut, par exemple résoudre facilement le problème suivant :

Il ne doit venir voir son malade que dans douze heures : et il veut lui donner une potion renfermant par cuillerée *à soupe* un centigramme de kermès, quel poids de julep formulera-t-il?

En consultant le tableau dans la division *potions* et en prenant la colonne des *cuillerées à soupe*, il trouve, en descendant la ligne verticale, le nombre 12 ; sur cette ligne horizontale, à gauche il trouve le nombre 210, ce qui lui indique qu'il devra formuler un julep gommeux de 210 grammes avec 12 centigrammes de kermès.

Dosage des médicaments par gouttes. — Ce mode de dosage très employé pour les médicaments actifs ne présente d'exactitude que si les gouttes sont comptées avec un tube *calibré*, dont le diamètre *extérieur* est de *trois millimètres*. Dans ces conditions 20 gouttes d'eau distillée, à la température de 15 degrés, pèsent *un gramme*.

NOMBRE DE GOUTTES NÉCESSAIRE POUR PESER UN GRAMME

Acide azotique officinal	23
— — alcoolisé	54
— chlorhydrique officinal	21
— cyanhydrique médicinal à 1/100..	20
— sulfurique officinal.	26
— alcoolisé (Eau de Rabel).	54
Alcool à 90°	61
— à 60°	52
Alcoolature d'aconit. feuilles et racines.	53
Ammoniaque	22
Chloroforme	56
Perchlorure de fer, solution officinale	20
Créosote de hêtre.	43
Ether sulfurique.	90
— alcoolisé (liqueur d'Hoffmann).	72
Glycérine	25
Gouttes de Baumé	53
— noires anglaises	37
Huile de croton	48
Laudanum Rousseau	35
— Sydenham	33
Liqueur de Fowler à 1/100	23
Teinture d'aconit (feuilles et racines).	53
— belladone, colchique.	53
— digitale, valériane et opium	53
Teinture d'iode	61
— noix vomique	57

Densité. — La densité est un caractère important qui est souvent indiqué. Nous ferons usage, mais plus rarement et en les spécifiant bien, des chiffres fournis par l'aréomètre de Baumé, dont la graduation est arbitraire : pour l'alcool les chiffres seront ceux de l'alcoomètre centésimal de Gay-Lussac.

Art de formuler. — Après avoir fait son diagnostic, le médecin doit formuler. Le Codex met à sa disposition tous les médicaments *officinaux* qui se trouvent préparés d'après une formule invariable, et qu'il lui suffit de désigner en fixant la dose. Mais souvent il doit ou modifier les formules du Codex ou en faire de nouvelles; il fera composer un médicament *magistral*.

Les formes pharmaceutiques sont très nombreuses et présentent chacune des avantages et des inconvénients ; les plus employées sont les poudres, les tisanes, les potions, vins, extraits, sirops, pastilles, pilules et granules, pommades, suppositoires et lavements.

Les *poudres* représentent le médicament dans toute sa pureté et avec toute son énergie d'action; le dosage est toujours rigoureux, on les administre délayées dans un liquide ou enveloppées dans du pain azyme (cachets).

Les *potions* constituent la forme pharmaceutique la plus employée : on peut les accommoder à tous les goûts; l'administration est facile et le dosage exact si l'on prend les précautions que nous avons indiquées plus haut.

Les *vins* sont de bons véhicules médicamenteux; ils contiennent tout à la fois les principes solubles dans l'eau et dans l'alcool : les *extraits* représentent, sous un petit volume, tous les principes solubles des plantes débarrassées des matières inertes. Pour les administrer on les convertit en *sirops* ou *pilules* Les *capsules* et *perles* offrent un excellent moyen d'administrer les liquides volatils, ou ceux dont l'odeur ou la saveur sont désagréables, Les *suppositoires* et *lavements* offrent la possibilité de faire absorber par le rectum diverses substances médicamenteuses : le suppositoire présente l'avantage de pouvoir être introduit sans aucun préparatif et facilement conservé.

Un certain nombre d'autres considérations doit guider le médecin pour le choix de la forme pharmaceutique. Très souvent, il est appelé dans un cas urgent, et doit avant tout aviser à l'indication thérapeutique la plus pressante. S'il doit prescrire un médicament agissant *promptement* et qui puisse être *rapidement* absorbé : qu'il choisisse la forme liquide ; par exemple qu'il prescrive le sulfate de quinine en potion au lieu de l'employer en pilules.

Chaque forme pharmaceutique présente des avantages et des inconvénients, le médecin doit bien les connaître et en tenir compte dans ses prescriptions, afin de se conformer, autant que possible, aux goûts et souvent aux caprices du malade : si la gravité de la maladie nécessite plusieurs visites par jour, le médecin ne devra prescrire que de petites quantités de médicaments afin de pouvoir en modifier facilement soit le dosage, soit la nature. S'il se trouve en face d'une affection chronique, qui exige l'emploi du médicament pendant un temps assez long, il choisira une forme pharmaceutique susceptible d'une longue conservation (sirops, pilules, poudres). Dans les grandes villes le médecin peut prescrire indifféremment tous les médicaments; le pharmacien les a sous la main, ou peut se les procurer facilement. Il n'en est pas de même dans les petites localités ou les campagnes. La nuit il ne faut jamais formuler des préparations longues ou délicates, et surtout de remèdes nouveaux. Tous les médicaments actifs et urgents sont *officinaux*; la première préoccupation du médecin doit être d'agir promptement. Il y a enfin des considérations relatives aux malades et qui ont bien leur importance. La maladie frappe indifféremment le pauvre et le riche, et les mêmes soins doivent être prodigués à tous les deux. Il y a cependant, au point de vue du traitement des nuances délicates que le médecin doit savoir apprécier, sans en rien laisser paraître. Il y a là une question de tact et de dignité professionnelle dont l'application judicieuse constitue une des grandes difficultés de la médecine pratique. Parmi les médicaments il y en a que l'on doit employer quand même, malgré leur prix élevé, et que l'on ne peut remplacer par des succédanés, par exemple le *sulfate de quinine*. Mais il n'en est pas toujours ainsi. Une purgation est-elle nécessaire, le médecin pourra très bien tenir compte de l'état de fortune du malade; aux uns il prescrira une *limonade au citrate de magnésie*, aux autres une bouteille d'eau *de Sedlitz* ou même une quantité équivalente de *sulfate de magnésie*: l'effet thérapeutique obtenu sera le même dans les trois cas, et souvent le médecin aura la satisfaction d'avoir épargné à son client une dépense inutile. Il existe enfin un certain nombre de médicaments qui, en raison de leur prix élevé, doivent être proscrits de la médecine du pauvre; je veux parler des spécialités pharmaceutiques; heureusement le praticien pourra souvent les remplacer par d'autres qu'il formulera.

Posologie. — On désigne sous le nom de *dose* la quantité pondérale de médicament qu'il faut administrer pour produire l'effet thérapeutique désiré. Nous indiquons à chaque substance les limites minima et maxima. L'action d'un médicament varie parfois suivant la dose employée; ainsi l'*émétique* agit comme *vomitif* à la dose de 5 à 15 centigrammes: si on l'administre à la dose de 30 à 60 centigrammes, la tolérance s'établit et le médicament devient *contro-stimulant.*

Le calomel agit comme purgatif à la dose de 10 centigrammes à 1 gramme; à faible dose, 1 à 5 centigrammes, il est employé comme antisyphilitique; toujours à dose faible, 5 à 10 centigrammes, mais divisé par prises de 5 milligrammes à 1 centigramme au plus, administré à des intervalles réguliers, toutes les demi-heures par exemple, il agit comme purgatif d'un effet toujours certain sans que le médecin soit exposé à voir survenir des accidents qui suivent quelquefois l'administration de ce médicament à hautes doses.

L'effet d'un médicament peut aussi varier suivant le mode d'administration: l'émétique agit comme *vomitif* à la dose de 5 à 10 centigrammes, administré aux mêmes doses; mais en *lavage*, c'est-à-dire dissous dans une grande quantité d'eau, il devient *purgatif*: l'*ipéca* pris en nature est *vomitif*; mais en décoction, il devient *antidiarrhéique*.

L'action d'un médicament peut encore être influencée par un certain nombre de particularités tenant au malade.

En première ligne nous placerons l'*âge*: plus le malade sera jeune et moins les doses devront être élevées; passé un certain âge, il faudra diminuer ces doses. Nous ne pouvons mieux faire que de reproduire ici le tableau dressé par Gaubius et qui se trouve dans tous les ouvrages classiques:

Au-dessous d'un an	1/16 à	1/20
Au-dessus d'un an	1/15	1/12
— de 2 ans	1/8	
— 3 ans	1/6	
— 4 ans	1/4	
— 7 ans	1/3	
— 14 ans	1/2	
De 20 à 60 ans.	1	

Au-dessus de ce dernier âge, 60 ans, on suit la gradation inverse.

Les doses maxima et minima que nous avons indiquées sont pour l'adulte et doivent par conséquent être prises égales à l'unité.

Il ne faut pas accepter ces données sans restriction et s'y conformer d'une façon absolue; les exceptions sont presque aussi nombreuses que la règle. Il y a des médicaments qui sont supportés bien plus facilement par les enfants que par les adultes, le *calomel* par exemple; on peut dès lors leur administrer à doses plus élevées. On considère les femmes comme un peu plus sensibles que les hommes à l'action des médicaments.

Le médecin doit toujours tenir compte du tempérament du malade; très souvent en effet, il n'y a pas entre l'âge et l'*habitus* le rapport que l'on est habitué à trouver. Les antécédents doivent également être pris en sérieuse considérations : le climat du pays; le milieu dans lequel vit le malade peuvent également fournir au praticien des indications qu'il ne doit pas négliger; dans un pays marécageux où règne habituellement la fièvre il faudra forcer les doses de sulfate de quinine. Il est souvent nécessaire de tenir compte de l'état moral du sujet, de sa pusillanimité, des idées préconçues.

Habitude, tolérance. — Lorsqu'un individu fait pendant longtemps usage du même médicament, son organisme finit par s'y habituer, et, pour continuer à obtenir l'effet voulu, il faut élever progressivement les doses. Prenons pour exemple l'opium. Au début, 2 à 5 centigrammes ont une action très énergique, peu à peu il faut élever la dose, et l'on a vu cette dose atteindre jusqu'à 10 grammes par jour et plus.

La *tolérance* n'est pas du tout la même chose. Reveil la définit : *un défaut de réaction de l'organisme contre un agent plus ou moins toxique.*

Par exemple le *tartre stibié :* cette substance administrée à la dose de 5 centigrammes agit comme vomitif. Lorsqu'on la donne à doses plus élevées et à des intervalles très rapprochés, l'organisme finit très rapidement par la tolérer; elle ne cause plus de vomissements, et étant absorbée, elle produit des effets thérapeutiques différents. La tolérance résulte quelquefois de l'*habitude;* mais souvent aussi elle s'établit d'emblée.

La force d'*habitude* augmente d'autant plus que l'usage du médicament est continué plus longtemps; la *tolérance* cesse souvent tout à coup sans cause appréciable, et l'effet premier du médicament reparaît.

Très peu de médicaments sont susceptibles d'être tolérés ; on s'habitue à un très grand nombre.

Pour ces derniers M. le professeur Bouchardat a donné les règles suivantes :

1° On ne s'habitue point aux substances qui agissent comme *poisons* sur tous les êtres de l'échelle organique ;

2° On s'habitue au contraire à celles qui, tout en étant *poison* pour l'individu auquel on les administre, n'agissent point comme tel sur quelques autres.

Idiosyncrasies. — On désigne par ce mot l'aptitude plus ou moins grande des divers individus à ressentir l'effet des médicaments.

Quelques tempéraments sont d'une susceptibilité exagérée ; d'autres sont entièrement réfractaires.

Les particularités que l'on peut observer sont extrêmement nombreuses, on peut les classer en deux catégories.

Idiosyncrasies pour les doses. — Certains sujets sont abondamment purgés avec une faible dose d'huile de ricin ou de sulfate de magnésie, 10 à 15 grammes; chez d'autres il faudra porter cette dose à 50 ou 60 grammes pour produire le même effet.

Deux à trois centigrammes d'opium procureront à l'un un calme et un repos suffisant; pour un autre 10 à 15 centigrammes seront nécessaires.

Les révulsifs et même les vésicants seront sans action sur certains épidermes ; sur d'autres ils produiront un effet exagéré, et l'on devra employer tous les moyens usités en pareils cas pour modérer leur action.

2° *Idiosyncrasies pour les effets produits*. — Lorsqu'on s'adresse à des médicaments de composition complexe, comme l'opium, l'effet produit sur l'économie est la résultante de tous les effets partiels. Certains tempéraments éprouvent, d'une façon beaucoup plus vive, un de ces effets au détriment des autres, et dès lors la résultante n'est plus celle que l'on observe habituellement : c'est ainsi que l'opium, même à doses très faibles, agite certains individus au lieu de les calmer, il va même jusqu'à leur donner des convulsions.

Quelquefois il se produit des effets insolites, dont la persistance rend impossible l'emploi du médicament.

Par exemple, l'iodure de potassium produira un coryza intense ; le bromure une éruption cutanée ; l'application d'un vésicatoire produit une violente cystite.

Pour qu'un médicament soit absorbé, il faut qu'il soit mis en contact avec une muqueuse. ou porté directement dans l'intérieur des tissus : de là, un certain nombre de modes d'administration que l'on peut classer dans l'ordre suivant, au point de vue de la rapidité d'absorption et par suite de l'énergie d'action :

1° Absorption pulmonaire.
2° — par injections hypodermiques.
3° — par te tissu cellulaire dénudé.
4° — rectale.
5° — par les gencives et les muqueuses de l'œil.
6° — stomacale.
7° — par la peau.

Association des médicaments — Les médicaments que fournissent au médecin les trois règnes ne sont pas suffisants pour répondre à toutes les indications thérapeutiques ; très souvent il est obligé d'augmenter ou de diminuer l'énergie d'une substance. de modifier son action ; de l'accomoder au tempérament et à l'idiosyncrasie du malade. Pour atteindre ce but, il a recours à l'*association*, c'est-à-dire qu'il administre le médicament en question, mélangé avec un ou plusieurs autres, de manière à obtenir un effet tout autre que s'il l'employait seul.

On peut, en associant les médicaments, avoir pour but les résultats suivants :

1° *Augmentation de l'énergie* (addition d'extrait de quinquina à une décoction de cette substance).

2° *Diminution ou suppression d'une action irritante* (association du savon à l'aloès ou à la scammonée).

3° *Correction de l'effet secondaire d'un médicament* (association de la magnésie ou de la rhubarbe aux préparations ferrugineuses).

4° *Obtention simultanée de plusieurs effets* (sulfate de soude et émétique).

5° *Obtention d'un effet qui ne pourrait être obtenu par aucune des substances prises isolément* (ipécacuanha et opium, poudre de Dower).

Des incompatibilités. — Il y a incompatibilité entre *deux* ou *plusieurs* substances, lorsqu'elles peuvent constituer par leur association un mélange défectueux, soit pour la rorme, soit pour les résultats physiologiques auxquels son administration donnerait lieu. Il y a quatre sortes d'incompatibilité :

1° *Incompatibilité physique* (véhicule employé en quantité insuffisante pour dissoudre un sel).

2° *Incompatibilité pharmaceutique* (le camphre ramollit un certain nombre de substances ; ne pas faire argenter de pilules contenant de l'iode, du mercure, etc.).

3° *Incompatibilité physiologique* (prescription simultanée des toniques et de l'eau de Vichy, association de l'opium à un vomitif).

4° *Incompatibilité chimique*. — Ce groupe est le plus important de tous ; il comprend un nombre considérable d'erreurs que le médecin doit éviter d'une façon absolue ; car, si celles que nous avons signalées peuvent jusqu'à un certain point compromettre sa réputation, celles dont il nous reste à parler peuvent avoir de sérieux inconvénients pour le malade, lui faire courir les plus grands dangers et causer quelquefois sa mort.

La règle *unique* et *absolue* (à moins qu'on n'ait en vue cette réaction), est la suivante :

Il ne faut jamais associer des substances qui par une réaction mutuelle peuvent donner naissance à des composés nouveaux.

Nous indiquerons à chaque médicament les principales substances incompatibles.

Manière de formuler. — L'énumération des soins dont le médecin conseille d'entourer le malade peut être faite oralement ; mais celle des médicaments nécessite toujours la transcription d'une *ordonnance* ou *prescription*.

Cette ordonnance peut comprendre une ou plusieurs formes pharmaceutiques et sera divisée en trois parties pour chacune d'elles :

1° *L'inscription*, constituée par l'énumération des diverses substances qui doivent entrer dans la composition du médicament ;

2° La *souscription* qui donne quelques détails sur la manière d'effectuer la préparation ;

3° *L'instruction* qui est destinée au malade et lui indique le mode d'emploi du médicament.

Il n'y a d'indispensable que l'*inscription* et l'*instruction*. La *souscription* manque le plus souvent : elle n'a du reste sa raison d'être, que dans le cas où le médecin juge utile d'indiquer un *modus operandi* tout à fait spécial et en vue d'obtenir un résultat particulier. Ordinairement il suffit de tracer au-dessous de l'inscription les lettres F.S.A. : *fac* ou *fiat secundum artem*.

Lorsque après avoir examiné le malade, le médecin se dispose à faire sa prescription, il devra tout d'abord recommander le silence aux personnes qui l'entourent, et surtout éviter qu'on lui adresse à ce moment des questions qui peuvent le troubler et lui faire commettre des erreurs qui, pour être dites d'inattention, n'en sont pas moins susceptibles d'être fort graves dans leurs conséquences. Nous ne saurions trop insister sur ce point : il est de la plus haute importance, et chaque praticien a bien à se reprocher quelques erreurs de ce genre, toujours causées par l'interruption inopportune de l'entourage.

Autre détail qui peut paraître parfaitement puéril, mais qui a bien aussi son importance : que le médecin ne se serve pas de crayon, et surtout qu'il écrive lisiblement. Combien de fois n'est-il pas arrivé au pharmacien de ne pouvoir déchiffrer une ordonnance écrite avec un crayon ! Combien de fois, brusquement arraché au sommeil, n'a-t-il pas été obligé d'étudier une ordonnance avant de pouvoir l'exécuter

Les abréviations jointes à la mauvaise écriture sont très souvent une

NOTIONS PRÉLIMINAIRES

cause d'erreur ou d'inexactitude dans l'exécution d'une ordonnance.

Si le médecin ne se sert pas de papier timbré à ses initiales ou mieux avec son nom ou son adresse, il devra *signer lisiblement*. Cette précaution est *indispensable;* elle permet au pharmacien d'aller lui demander un renseignement, de lui faire part d'une incompatibilité, et surtout de ne délivrer qu'à bon escient certains médicaments qui ne peuvent sortir de chez lui que sous la responsabilité d'un docteur.

Souvent des individus malades ou autres ont pu se procurer de l'émétique, par exemple, sur simple présentation du nom de cette substance placé au-dessus d'une signature illisible, alors que cette substance leur était invariablement refusée s'ils venaient la demander eux-mêmes.

Dans les grandes villes surtout, où le nombre des médecins est assez considérable pour que leur signature ne soit pas connue de tous les pharmaciens, les abus de ce genre sont très fréquents.

Aujourd'hui beaucoup de médecins ont adopté l'usage du papier portant leur nom et leur adresse ainsi que nous l'indiquions en commençant. Il serait bien à désirer que cette pratique se généralisât. Il est encore bon qu'ils indiquent le nom du malade lorsque des raisons de convenance ne s'y opposent point. Cela permet au pharmacien de retrouver le malade dans le cas d'une indication oubliée, ou même d'une erreur commise.

Nous avons à faire quelques observations relatives à l'*inscription :*

1° Chaque substance devra être désignée par son nom scientifique, et amais par sa dénomination vulgaire.

2° Lorsqu'un acide forme plusieurs sels avec la même base, il faut bien spécifier celui que l'on veut prescrire.

3° Si le métal a deux oxydes, il faut bien distinguer : sels de protoxyde ou proto-sels ; sels de bi-oxyde ou persels.

4° Les noms devront être écrits en entier et sans aucune abréviation, surtout s'il s'agit de substances douées de propriétés énergiques.

5° L'indication de la dose est ordinairement faite en chiffres, il suffit d'indiquer la place des grammes au moyen des initiales gr. ou du mot écrit en entier. Quelques praticiens écrivent le poids en toutes lettres ; c'est une excellente précaution qui devrait toujours être prise, lorsqu'il s'agit des subdivisions du gramme.

6° Lorsqu'il s'agit de substances vénéneuses, la prescription doit être signée, datée, et *énoncer en toutes lettres la dose desdites substances ainsi que le mode d'administration du médicament.* (Ordonnance du 29 octobre 1846.)

7° Toutes les fois que le médecin voudra prescrire une quantité *atteignant* et surtout *dépassant* la dose maximum, il devra écrire cette quantité en *toutes lettres*, la souligner, et même insister en ajoutant : *je dis telle dose.*

8° Lorsqu'on prescrit par gouttes, il faut écrire ce mot en toutes lettres, et ne pas se contenter des initiales, qui pourraient être confondues avec celles du gramme. Il est bon de se servir des chiffres romains pour indiquer le nombre de gouttes.

9° Il ne faut jamais écrire deux noms de médicaments sur la même ligne.

10° Il faut toujours bien spécifier si le médicament est destiné à *l'usage externe.*

P. Y.

FORMULAIRE MAGISTRAL

———

Nous avons suivi pour ce formulaire l'ordre alphabétique. Les alca-loïdes sont placés à la suite des plantes dont ils sont tirés : *atropine* après *belladone*, *morphine* après *opium*, etc. Les substances chimiques sont placées suivant la partie qui constitue l'élément le plus actif dans le médicament. Les *bromures de potassium et de sodium* à *bromure*, le *sulfate de quinine* à *quinine*, etc.

La notation arithmétique est faite en grammes, centigrammes, milligrammes ; le nombre de gouttes est marqué en chiffres romains.

P. Y.

———

ABRÉVIATIONS ET RENSEIGNEMENTS DIVERS

āā.	De chaque.	Part. empl.	Partie employée.
AFHD.	Ancien formulaire Hôtel-Dieu.	P. E.	Parties égales.
Ag. ou agit.	Agitez.	Ph. All.	Pharmacopée allemande.
Alc.	Alcool ou alcoolique	Ph. Brit.	Pharmacopée britannique.
A l'ext.	A l'extérieur.		
A l'int.	A l'intérieur.	Ph. Ed.	Pharmacopée Edimbourg.
Cod.	Codex.		
Crist.	Cristallisé.	Pil.	Pilules.
Cuil.	Cuillerée.	Pos.	Posologie.
Dens.	Densité.	Pot.	Potion.
Eth.	Ethéré.	Prép. pharm.	Préparations pharmaceutiques.
Ext.	Extrait.		
F. s. a.	Fac ou fiat secundum artem.	Prép. us.	Préparations usuelles.
F.	Fac ou faites.	Princ. act.	Principe actif.
F. H. C. P.	Formulaire hôpitaux civils de Paris.	Prop.	Propriétés.
F. H. M.	Formulaire hôpitaux militaires.	Prop. thér.	Propriétés thérapeutiques.
Gout.	Gouttes.	Q. V.	Quantum volueris.
Gr. ou gra.	Gramme.	Sir.	Sirop.
H.	Heures.	Syn.	Synonyme.
Inc. Incpt.	Incompatible.	Teint.	Teinture.
Inf.	Infuser ou infusion.	Tis.	Tisane.
M. ou Mêl.	Mêlez.	T. les H.	Toutes les heures.
M. S. A.	Misce secundum artem.	Us. ext.	Usage externe.
Milligr.	Milligramme.	Us. int.	Usage interne.
		V. ou Voy.	Voyez.

ABRÉVIATIONS DES NOMS D'AUTEURS

Bouch.	Bouchardat.	Mial.	Mialhe.
Cad.	Cadet.	Ric.	Ricord.
Dorv.	Dorvault.	Soub.	Soubeiran.
Duj.-Beau.	Dujardin-Beaumetz.	Syd.	Sydenham.
Guib.	Guibourt.	Trouss.	Trousseau.

La solubilité est indiquée tantôt par rapport à *une* partie de la substance soluble dans *tant* de parties de véhicule (1 gr. se dissout dans 16 gr. d'eau), tantôt par rapport à 100 gr. de véhicule (100 gr. d'alcool dissolvent tant de substance).

Lorsqu'il existe plusieurs préparations de la même substance, le pharmacien, en cas de non indication, délivrera la moins active.

A

OBSERVATION TRÈS IMPORTANTE

Considérant le grand nombre de sels d'alcaloïdes usités aujourd'hui, la société de Pharmacie de Paris vient d'émettre le vœu suivant :

« Il est utile, afin d'éviter les erreurs dans l'exécution des prescriptions, que les médecins écrivent, en premier lieu, le nom de l'Alcaloïde, puis, entre parenthèses, celui de l'Acide. »

Exemple : **QUININE** (Chlorhydrate). — **MORPHINE** (Sulfate).

ABSINTHE. — *Artemisia absinthium*, Composées. — *Syn.* Aluyne, grande absinthe, absinthe amère.

Part. empl. Feuilles.

Princ. act. — 1° Essence d'absinthe. — 2° Absinthine ou amer d'absinthe.

Propr. — Tonique stimulant, emménagogue, fébrifuge, vermifuge.

Posologie. — Alcoolat d'absinthe, 10 à 20 gr.; — Alcoolat composé, 10 à 20 gr.; — Eau distillée d'absinthe, 25 à 100 gr.; — Extrait aqueux, 0 gr. 20 à 2 gr.; — Huile essentielle, 0 gr. 50 à 1 gr.; — Poudre, 2 à 5 gr.; — Sirop, 50 à 100 gr.; — Teinture, 10 à 20 gr.; — Tisane, 5 gr. par lit.; — Vin, 30 à 125 gr.

Incomp. — Sels de fer, de zinc, acétate de plomb.

BIÈRE D'ABSINTHE.

Absinthe (feuilles)	15 gr.
Bière	1 litre.

A *prendre par verre, 1 à 4 par jour.*

ELIXIR STOMACHIQUE DE STOUGHTON.

Sommités sèches d'absinthe		
Chamædrys		
Racine de gentiane	ãã	25 gr.
Ecorce d'oranges amères		
Racine de rhubarbe		
Aloès du Cap		5 —
Ecorce de cascarille		5 —
Alcool à 60°		1000 —

5 à 20 gr. dans un peu d'eau.

ELIXIR TONIQUE DE GENDRIN.

Eau distillée de menthe ou vin de Malaga		250 gr.
Extrait de cascarille		
— d'absinthe		
— de gentiane	ãã	5 —
— de myrrhe		
Fleurs de camomille		6 —

Ecorce d'oranges amères	10 gr.
Sous-carbonate de potasse	15 —

F. s. a. 1 cuillerée à café, dans un 1/2 verre d'eau, 1/4 d'heure avant chaque repas.

FUMIGATION EMMÉNAGOGUE.

Absinthe		
Armoise incisée	ãã	20 gr.
Eau bouillante		1000 —

F. s. a. et dirigez la vapeur sur les parties sexuelles.

ESPÈCES VERMIFUGES.

Tanaisie		
Absinthe		
Camomille	ãã	P.E.
Semen-contra		

VIN AROMATIQUE AMER (Récamier).

Absinthe	15 gr.
Ményanthe	15 —
Semences de cardamome	8 —
Vin blanc	250 —

1 petit verre avant le repas.

— ABSINTHINE. — Principe amer de l'*Absinthe* (Duquesnel.)

Prop. — Contre anorexie, digestions lentes.

Posol. — 0 gr. 10 à 0,15 et même 0,20 centigr. à chaque repas en globules ou pilules.

— MARITIME. — *Artemisia maritima.*

Propr. — Vermifuge.

Prép. us. — Infusé. 5 à 10 gr. dans une tasse de lait ou d'eau : en lavement, 5 à 20 gr. contre les oxyures.

SIROP VERMIFUGE DE CRUVEILHIER.				
Séné			Petite absinthe	
Rhubarbe			Absinthe maritime ā̃ā	5 gr.
Semen-contra	ā̃ā	5 gr.	Eau, q. s. pour recueillir 250 gr.	
Mousse de Corse			Sucre, q. s.	
Tanaisie			*Faites fondre : par cuillerée à bou-che chaque matin.*	

ACANTHE. — *Acanthus mollis.* — Acanthacées.

Part. empl. — Autrefois feuilles.

Propr. thér. — Émollient.

ACÉTANILIDE (Voy. *Antifébrine*).

ACÉTIQUE (acide) ($C^2H^4O^2$).

— CRISTALLISABLE OU MONOHYDRATÉ.

Propr. thér. — *A l'int.* stimulant en inspiration. — *A l'ext.* caustique et vésicant (vésicatoire de Beauvoisin) antiseptique.

Form. — *Sels anglais.* Sulfate de potasse imprégné d'acide acétique.

SOLUTION ANTISEPTIQUE.				
Acide acétique	20 gr.	Camphre		10 gr.
Eau	100 —	Huile volatile de cannelle		
VINAIGRE AROMATIQUE ANGLAIS.		Huile volatile de girofles	ā̃ā	0 — 20 cent.
Acide acétique cristallisable	100 gr.	de Lavande		0 — 10 —

— DU COMMERCE. — *Syn.* Acide pyroligneux. *Dens.* 1, 060.

— VINAIGRE OFFICINAL. — *Vinaigre de vin.*

Propr. thér. — Stimulant de l'appétit, antipyrétique (lotions vinaigrées) — astringent — antiseptique.

Prép. us. Vinaigre aromatique — sirop de vinaigre framboisé.

Vinaigre antiseptique ou des 4 voleurs. — Oxymel simple ou mellite de vinaigre (Codex).

INJECTION CONTRE LA SUPPURATION DU CARCINOME UTÉRIN.			LIMONADE AU VINAIGRE.	
			Vinaigre blanc	30 gr.
			Sirop de sucre	100 —
Vinaigre blanc	300 gr.		Eau	1000 —
Teinture d'eucalyptus	45 —		VINAIGRE CAMPHRÉ.	
Acide salicylique	1 —		Camphre	10 gr.
Salicylate de soude	20 —		Acide acétique cristallisable	10 —
M. s. a. 1 à 5 cuillerées à bouche pour 1 litre d'eau tiède.			Vinaigre	400 —
			Antiseptique.	

ACÉTONE. — C^2H^6O — D = 0,814. Soluble dans tous les liquides.

Prop. thér. — Anesthésique — anthelmintique.

Posologie. — XV à XXX gouttes 3 à 4 fois par jour comme anthelmintique, dans une infusion aromatique tiède.

POTION.				
Acétone	2 gr.	Eau de tilleul		120 gr.
Alcoolé d'oranges	5 —	*Par cuillerée à bouche, contenant 0,20 d'acétone.*		
Sirop d'écorce d'oranges	30 —			

ACÉTOPHENONE. — V. *Hypnône.*

ACHE. — *Apium graveolens*. — Ombellifères. *Syn.* Persil où Céleri des marais.

Part. empl. — Racines, feuilles, séminoïdes.

Princ. act. — 1° Huile volatile ; 2° matière sucrée analogue à la mannite.

Propr. thér. — Excitant, diurétique.

Prép. us. — Fait partie des cinq racines apéritives et entre dans la composition du sirop de ce nom. (Ache, asperges, fenouil, persil, petit-houx.)

Dose. — Infusé, 15 à 20 p. 1000.

ACONIT. — *Aconitum napellus*. — Renonculacées. *Syn.* Napel. Capuchon, Tue-loup bleu.

Part. empl. — Fleurs, racines, feuilles.

Nota. — En cas de non-indication le pharmacien délivrera les préparations de *feuilles*. Les préparations de *Racines* sont *très actives* (sensiblement le rapport de la morphine à l'opium).

Princ. act. — Aconitine (*amorphe* et *cristallisée*). Napelline.

Propr. — Vénéneux, stupéfiant : employé contre rhumatisme chronique, goutte, gravelle, névralgies, paralysies — emménagogue, antiherpétique, antisyphilitique.

Prép. us. et doses. — Alcoolature de feuilles d'aconit, 1 à 5 gr. ; — Alcoolature de racines, V à XXX gouttes ; — Extrait de feuilles, 5 à 30 cent. ; — Extrait de racines, 1 à 3 cent. ; — Poudre de feuilles, 5 à 30 cent. ; — Poudre de racines, 1 à 10 cent. ; — Saccharure d'aconit, 1 à 4 gr. ; — Sirop d'aconit (feuilles), 1 à 2 cuillerées à bouche ; — Teinture de feuilles, 2 à 5 gr. ; — Teinture de racines, V à XXX gouttes ; — Teinture éthérée de feuilles, 2 à 3 gr.

MIXTURE ANESTHÉSIQUE.

Teinture d'aconit (feuilles)	40 gr.
Teinture de Coca	20 —
Chloroforme	10 —

M. contre névralgies, en frictions sur les gencives.

MIXTURE ANTIGASTRALGIQUE (J. Simon).

Teinture de colombo	10 gr.
— de belladone	5 —
— d'aconit (feuilles)	5 —
Elixir parégorique	5 —

M. V à X gouttes avant chaque repas.

MIXTURE CALMANTE (Gueneau de Mussy).

Alcoolat de mélisse composé	4 gr.
Alcoolature d'aconit (feuilles)	2 —
Chloroforme	1 —

M.

MIXTURE CONTRE LA CÉPHALALGIE.

Bromure de potassium	3 gr. 50 centigr.
Teinture de racine d'aconit	X gouttes
Eau distillée	125 gr.

F. dissoudre, à prendre en une fois.

PILULES D'ACONIT (Biett).

Extrait alcoolique d'aconit (feuil.)	2 gr.
Poudre de guimauve	Q. s.

F. s. a. 50 pilules, 1 à 4 par jour.

PILULES D'ACONIT (Devergie).

Extrait hydro-alcoolique d'aconit (feuil.)	0 gr. 50 centigr.
Conserve de roses	Q. s.

F. s. a. 20 pilules, 2 à 4 par jour.

PILULES D'ACONIT MERCURIELLES.

Extrait d'aconit (feuil.)	0 gr. 05 centigr.
Bichlorure de mercure	0 — 05 —

F. 10 pilules, 2 par jour.

POTION D'ACONIT.

Alcoolature d'aconit (feuilles)	1 à 4 gr.
Eau distillée de mélisse	100 —
Sirop diacode	30 —

M. par cuillerées.

POTION D'ACONIT ET SULFATE QUININE.

Bi-sulfate de quinine	2 gr.
Alcoolature d'aconit (feuilles)	4 —
Eau	120 —

F. s. a. à prendre par cuillerées dans les 24 heures.

POTION CONTRE LA CÉPHALALGIE.

Alcoolature d'aconit (feuilles)	1 gr.
Sirop de fleurs d'oranger	30 —
Eau	100 —
Alcoolat de mélisse	10 —

Par cuillerées toutes les heures.

POTION CONTRE LA COQUELUCHE
(de Beaufort).

Iodure de potassium   0 gr. 90 centigr.
Alcoolature de feuilles
   d'aconit   0 — 75   —
Sirop de baume de
   Tolu   60 —
F. dissoudre, 1 à 8 cuillerées à café par jour suivant les âges.

POTION CONTRE LA DYSENTERIE.

Extrait alcoolique
   d'aconit (feuilles)   0 gr. 10 centigr.
Eau   100 —
Sirop diacode   30 —
M. par cuillerées à bouche dans les 24 heures.

POTION CONTRE L'ENROUEMENT.

Infusion de fruits pectoraux   100 gr.
Alcoolature d'a-
   conit (feuilles)   XX à XXX gouttes
Sirop de baume de Tolu }
Sirop de codéine   } ãã   15 gr.
F. s. a. à prendre dans la journée.

POTION CONTRE LA GOUTTE AIGUË.

Teinture de semences
   de colchique   X à XV gouttes
Teinture de digitale   X   —
Alcoolature de feuilles
   d'aconit   XV —
Hydrolat de laitue   80 gr.

Sirop des 5 racines   90 gr.
F. s. a. par cuillerées de 2 en 2 heures.

POMMADE A L'EXTRAIT D'ACONIT
(Turnbull).

1. Extrait alcoolique de feuilles
   d'aconit   3 gr.
Axonge   8 —
M.

2. Extrait alcoolique de feuilles
   d'aconit   3 gr.
Ammoniaque   X gouttes
Axonge   12 gr.

POMMADE CONTRE SCIATIQUE (Debourge).
Pommade stibiée   40 gr.
Extrait de feuilles d'aconit   5 —
M.

PRÉSERVATIF CONTRE LA COQUELUCHE.
Eau gommeuse   200 gr.
Extrait de feuilles d'a-
   conit   0 — 05 centigr.
Eau de laurier-cerise   4 —
Sirop d'ipécacuanha   30 —
Par cuillerées à café d'heure en heure chez l'enfant; à bouche chez l'adulte.

SIROP D'ACONIT (Ferrand).
Alcoolature de feuilles d'aconit   100 gr.
Sirop de sucre   1000 —
M. 1 à 2 cuillerées à bouche par jour.

—**ACONITINE.** — $(C^{33}H^{43}AzO^{12} = 645)$, à peine soluble dans l'eau froide, soluble alcool, éther, benzine.

L'Aconitine *cristallisée* est seule inscrite au Codex, c'est un fait très regrettable et qui peut donner lieu à des accidents souvent mortels. *Légalement,* en effet, et en cas de non indication, le pharmacien doit délivrer l'Aconitine cristallisée : le médecin ne doit donc jamais formuler sans spécifier *Aconitine amorphe* ou *cristallisée* et bien indiquer *la dose par granule.*

Propr. thér. — Sédatif puissant, affections nerveuses, tics douloureux, névralgies faciales, dilate la pupille.

Prép. et posologie. — Aconitine *amorphe*, 1 à 3 milligr. ; — aconitine *cristallisée* beaucoup plus active que l'autre. — 1/4 à 1 milligr. *au maximum, par jour, en plusieurs fois. (Écrire la dose en toutes lettres et souligner.)* **Très vénéneux.**

Azotate d'aconitine cristal. *(Même posologie* que l'Aconitine cristallisée.) — Les granules renferment 1/10° de milligr. d'aconitine cristallisée, et 1 milligr. d'aconitine amorphe.

A la suite de nombreux accidents, dont quelques-uns mortels, dus à l'administration de l'Aconitine cristallisée à très faible dose : 1/2 et 1/4 de milligr. ; plusieurs praticiens ont cru prudent de conseiller le dosage des granules d'aconitine cristallisée et de ses sels à 1/10 de milligrammes et le Codex prescrit aujourd'hui ce dosage (supplément de 1895) : pour en assurer la rigueur le livre officiel fait préparer une poudre colorée en rose et renfermant un centième de son poids d'*Aconitine cristallisée.* Cette poudre sert à la confection des granules et autres préparations magistrales.

Le médecin ne doit jamais employer cette substance s'il ne lui est pas possible de surveiller le malade et de voir l'effet produit par l'administration des premiers granules, quel qu'en soit le dosage.

LIQUEUR D'ACONITINE (Turnbull).

Aconitine amorphe	1 gr.
Alcool rectifié	8 —

Faites dissoudre : en frictions sur la face ou derrière l'oreille.

PILULES D'ACONITINE.

Aconitine amorphe	0 gr. 05
Réglisse	1 —
Sirop simple	Q. s.

F. 25 pil. contenant 2 milligr. d'aconitine.

PILULES CONTRE LA MIGRAINE
(Hervez de Chégoin).

Aconitine amorphe	0 gr. 010 milligr.
Sulfate de quinine	1 —
Acide tannique	1 —

M. pour 20 pilules ; 1 ou 2 par jour.

PILULES CONTRE LA NÉVRALGIE FACIALE
(Laborde).

Sulfate de quinine	0 gr. 20 centigr.
Azotate d'aconitine cristallisée	0 gr. 1/5 milligr.

Extrait de quinquina   Q. s.

Pour une pilule ; 2 à 3 de ces pil. en 24 h. Ne pas dépasser cette dose.

POMMADE D'ACONITINE (Turnbull).

Aconitine amorphe	1 gr.
Alcool à 85°	2 —
Axonge	40 —

M. Dose : 1 à 2 gr. en frictions.

POMMADE CONTRE LA SCIATIQUE (Oppolzer).

Aconitine amorphe	1 gr.
Axonge	100 —

M. frictions loco dolente.

TEINTURE D'ACONITINE (Bouchardat).

Aconitine amorphe	0 gr. 10 centigr.
Alcool à 80°	100 —

À l'int. doses : 5 décigr. à 1 gr. en potion ;

À l'ext. doses : 2 à 10 gr. en frictions.

ACORE. — *Acorus calamus, acore odorant, roseau aromatique.* Aroïdées.

Part. empl. — Rhizome.

Princ. act. — Huile essentielle. Acorine.

Propr. thér. — Stomachique, amer et stimulant.

Prép. pharm. et posologie. 1° poudre, 1 à 4 gr. ; 2° infusé, 20 pour 1000 ; 3° sirop 25 à 100 gr.

ACTINOMERIS HÉLIANTHOIDES. — Composées.

Syn. Diabetes Weed.

Part. empl. — Racine.

Prép. pharm. et posologie. — Teinture éthérée 4 à 6 gr. par jour.

Prop. thér. — Hydropisie, cystite chronique, affections calculeuses.

ADONIS VERNALIS. — Renonculacées.

Part. empl. — Tige et feuilles.

Princ. act. — Acide aconitique et adonidine.

Propr. thér. — Régularise les battements du cœur, augmente la pression artérielle, accroît également la quantité d'urine.

Prép. pharm. et posol. — Infusion (20 gr. pour 1000) ; 200 gr. dans les 24 h. ; extr. aqueux et alcoolique 1 gr. à 1 gr. 10 par 24 h.

— ADONIDINE. — Glucoside de l'*Adonis vernalis* — Soluble dans eau et alcool, insoluble dans éther anhydre, chloroforme, essence de térébenthine, benzine.

Prép. et posologie. — Tannate d'adonidine 1 à 2 centigr. par jour. — Adonidine 5 à 15 milligr. par jour, en pilules.

AEGLE MARMELOS. — Rutacées.

Part. empl. fruit.

Princ. act. — Acide tannique, huile essentielle, principe amer et balsamique.

Prop. thér. — Stimulant dans les diarrhées atoniques, les dysen-
teries, la constipation.

Prép. pharm. et posologie.

1. Extrait liquide	30 à 60 gr.	3. Mixture { Pulpe du fruit	60 gr.
Par jour.		Eau	120 —
2. Extrait mou	2 à 4 —	Sucre	60 —
En 3 fois par jour.		*A prendre en 2 fois.*	

AGARIC. — *Polyporus* ou *Boletus officinalis*. Champignons.
Syn. Agaric blanc, agaric purgatif, polypore.

Princ. act. Résine amère. — Acide agaricique.

Propr. thér. — Purgatif, drastique, hydragogue ; employé contre
les sueurs des phthisiques.

Prép. pharm. et posologie. — Poudre 0 gr. 25 à 1 gr. 25 ; ex-
trait : 0, gr. 05 à 0 gr. 20.

PILULES D'AGARIC BLANC OPIACÉES
(Rayer).

Agaric blanc pulv.	0 gr. 15 centigr.
Extrait d'opium	0 — 03 —

*M. pour 1 pil. 1 à 2 le soir contre
sueurs des phthisiques.*

PILULES D'AGARIC ET QUININE.

Agaric blanc	1 gr.
Tannate de quinine	1 —

Extrait de gentiane	Q. s.

*M. p. 20 pil. — 4 le soir contre
sueurs colliquatives des phthisiques*

POUDRE (Bamberger).

Agaric blanc	0 gr. 80 centigr.
Sucre	5 — 00 —

*Div. en 6 doses ; 2 doses avant de se
coucher : contre sueurs des phti-
siques.*

— ACIDE AGARICIQUE. — Cristaux blancs solubles dans l'eau et
l'alcool faible, *sans amertume* (celui qui est amer est impur ; il est ir-
ritant, purgatif et vomitif). Dose 2 à 10 centigrammes en plusieurs fois.

AGARIC DU CHÊNE. — V. *Amadou.*

AIGREMOINE. — *Agrimonia eupatoria.* (Rosacées.) *Syn.* Eu-
patoire.

Part. empl. Feuilles et sommités.

Princ. act. — Tannin, huile essentielle.

Propr. thér. — Astringent léger.

Prép. pharm. et posologie. — *A l'int.* Infusion (feuilles) 5 à
15 gr. p. 500 d'eau. Extrait : 2 à 4 gr., poudre 4 à 8 gr. — *A l'ext.* En fo-
mentations, cataplasmes, gargarismes, injections 30 gr. pour 300 d'eau.

Incomp. — Sels de fer.

AIL. — *Allium sativum.* Liliacées. *Syn.* — Ail cultivé.

Part. empl. bulbes

Princ. act. — Huile volatile sulfureuse, sulfure d'allyle.

Prép. thér. — Excitant, rubéfiant.

Prép. pharm. et posologie. — *A l'int.* oxymel 30 à 60 gr. : sirop 30
à 60 gr. en potion ; teinture alcoolique 10 à 15 gr. — *A l'ext.* comme
rubéfiant et vésicant — vinaigre des 4 voleurs.

AIRELLE. — *Vaccinium myrtillus.* Ericacées. *Syn.* Myrtille,
raisin de bois, brimbelle.

Part. empl. — Feuilles, fruits.

Princ. act. — Acide quinique (Zwenger)

Prop. thér. — Antidiarrhéique.

Prép. thérap. et posologie. — Poudre ; 4 gr. toutes les 2 ou 3 h. ;
extrait, 1 à 2 gr., *par jour en pilules ;* — teinture (Reisse), avec baies

récentes, 100 gr., alcool à 56°, 1000 gr. *1 verre à liqueur par jour;* — Sirop : 5 gr. d'extrait, sirop de sucre 1000 gr. — *2 à 6 cuillerées à bouche par jour.*

AIROL. — *Oxyodidgallate de bismuth.* — Poudre insipide, inodore, couleur gris verdâtre insoluble dans les dissolvants usuels, inaltérable à la lumière, mais se décompose au contact des liquides aqueux et se transforme en un produit basique de couleur rouge.

Prép. thér. — Antiseptique assez puissant, agit surtout comme siccatif sur les plaies, il n'est ni irritant ni toxique. — Succédané de l'iodoforme, mêmes usages et mode d'emploi.

ALBUMINE. — Blanc d'œuf, soluble dans l'eau, coagulable par la chaleur, l'acide azotique et l'alcool.

Prop. thér. — Antidiarrhéique, antidote des poisons minéraux.

Prép. pharm. — Eau albumineuse : 4 blancs d'œuf dans un litre d'eau.

Incomp. — Acides, alcool.

LINIMENT ALBUMINEUX CONTRE LES CONTUSIONS (Christison).	POTION ALBUMINEUSE (Ricord).
Blanc d'œuf } ᾱᾱ parties égales. Esprit-de-vin }	Eau distillée de laitue 60 gr. Sp. thébaïque 30 — Blanc d'œuf 1 ou 2
M. en agitant : Contre excoriations à la suite de contusions.	*M. à prendre dans la journée contre la diarrhée.*

ALCALI VOLATIL. — V. *Ammoniaque liquide.*

ALCOOL. — $C^2H^6O = C^2H^5,OH$. *Syn.* Alcool éthylique, alcool ordinaire, esprit-de-vin.

Propr. thér. — *A l'ext.* Antifermentescible, antipudride, irritant, stimulant. — *A l'int.* Empêche la dénutrition, stimulant du système nerveux, tonique.

Prép. pharm. — Entre dans la composition de nombreuses préparations (alcoolats, alcoolatures).

LAVEMENT STIMULANT.	Ext. aqueux de quinquina 3 à 4 gr.
Vin blanc } Eau-de-vie } ᾱᾱ 100 gr. Eau chaude }	Cognac 30 à 100 — Sp. d'éc. d'oranges 30 — *M. par cuillerées à bouche toutes les 2 h.*
LIMONADE ALCOOLIQUE (F. H. P.).	**POTION CONTRE LA PNEUMONIE (Gubler).**
Alcool à 90° 60 gr. Sp. tartrique 60 — Eau 380 — *M.*	Alcool à 85° 50 gr. Eau 50 — Sp. d'éc. d'or. am. 50 — *M. une cuillerée à bouche toutes les 2 h.*
MIXTURE ALCOOLIQUE.	**POTION CORDIALE (Cod.).**
Elixir de Garus 30 à 50 gr. Infusion de thé 120 — *Par cuillerées.*	Banyuls 110 gr. Sp. d'éc. d'or. amères 40 — Teinture de cannelle 10 —
POTION ALCOOLIQUE (Jaccond).	*M. par cuillerées à bouche toutes les 2 heures.*
Vin rouge 100 gr. Alcoolé de cannelle 8 —	

POTION DE PETER (phthisie).

Ext. de quinquina	4 gr.
Cognac	40 —
Julep	100 —

M. par cuil. à bouche toutes les 2 h.

POTION DE TODD (Cod.).

Eau-de-vie ou rhum	40 gr.
Sp. simple	80 —
Teint. de cannelle	5 —
Eau distillée	75 —

M.

PUNCH (Bouchardat).

Thé	10 gr.
Eau bouillante	250 —

F. infuser, passez, ajoutez :

Rhum ou cognac	150 gr.
Sp. simple	150 —
Citron coupé	nº 1

M. une tasse à café tous les 1/4 d'heure.

SIROP DE PUNCH (Dorvault).

Sucre	1500 gr.
Eau	800 —
Thé Hyswen	8 —
Acide citrique	1 —
Citron frais	nº 1
Rhum Jamaïque	1600 —

Pour préparer le punch.

Sp. punch	àà part. égales.
Eau bouillante	

ALKÉKENGE. — *Physalis alkekengi.* Solanées. — *Syn.* Coqueret, cerise d'hiver ou de Juif. — **Part. empl.** Baies, tiges, feuilles.

Princ. act. — Physaline (Dessaignes et Chautard),

Prop. thér.. — Diurétique, fébrifuge.

Prép. pharm. et posol. — *A l'int.* Extrait : 4 à 6 gr. ; Poudre : 5 à 20 gr. ; Vin : 15 à 30, diurétique, 60 à 100, fébrifuge. — *A l'ext.* Lotions, fomentations, injections calmantes, 60 à 120 gr. par 1000 gr. d'eau.

PILULES ANTIGOUTTEUSES (Laville).

Extrait d'alkékenge	3 parties.
Sol. de silicate de soude à 80°	1 —
Poudre de chamœdris	Q. s.

Diviser en pilules de 30 cent. : 4 à 10 par jour.

ALOÈS. — Suc extrait de plusieurs espèces d'*aloès*, famille des Liliacées. 1° Aloès socotrin (*aloe socotrina*); 2° aloès des Barbades (*Aloe vulgaris et aloe sinuata*); 3° Aloès du Cap (*aloe ferox, horrida, spicata, linguiformis*).

Part. empl. — Suc épaissi des feuilles.

Princ. act. — Aloïnes diverses.

Prop. thérap. — Purgatif, drastique, emménagogue, anthelmentique, tonique.

Prép. pharm. et posol. — *A l'int.* Extrait : 0 gr. 05 à 0 gr. 25, tonique; — 0 gr. 15 à 0 gr. 50 purgatif. — Poudre : 0 gr. 05 à 0 gr. 25, tonique; — 0 gr. 15 à 1 gr. 50 purgatif; — Teinture simple : 5 à 20 gr.; — Teinture composée : 5 à 20 gr. — *A l'ext.* Teinture et soluté hydro-alcoolique.

COLLYRE DE BRUN (Cadet).

Aloès hépatique en poudre	4 gr.

F. bouillir dans :

Vin blanc	30 —

Ajoutez :

Eau de rose	30 —
Teinture de safran	XXX gouttes.

COLLYRE CONTRE TAIE DE LA CORNÉE (Boerhaave).

Aloès socotrin	0 gr. 03 centigr.
Calomel	0 gr. 03 centigr.
Sucre	4 —

En insufflations.

GLYCÉROLÉ D'ALOÈS (Chausit, Simon).

Aloès des Barbades pulv.	10 gr.
Glycérine	100 —

F.

GRAINS DE SANTÉ (Cadet).

Aloès socotrin	100 gr.
Jalap	100 —

Rhubarbe .... 25 gr.
Sirop d'absinthe .... Q. s.

F. s. a. pilules de 15 centigr. 1 à 2 par jour.

GRAINS DE VIE (Mésué).

Aloès socotrin .... 30 gr.
Roses rouges .... 10 —
Mastic .... 10 —
Sirop d'absinthe .... Q. s.

F. s. a. pilules de 15 centigr.

INJECTION DÉTERSIVE (Gaubius).

Miel rosat .... 30 gr.
Aloès .... 0 — 5 décigr.
Sel ammoniac .... 0 — 2 —
Eau distillée de fenouil ou de roses .... 200 —

M. 2 à 4 injections par jour.

LAVEMENT D'ALOÈS (Aran).

Aloès du Cap
Savon médicinal } 2 à 10 gr.
Eau bouillante .... 100 —

LAVEMENT ALOÉTIQUE.

Poudre d'aloès .... 5 gr.
Soluté de savon à 1/10 .... 250 —

F. dissoudre.

ONGUENT DIGESTIF ANTISEPTIQUE (Boerhaave).

Térébenthine .... 50 gr.
Jaune d'œuf .... nº 1
Onguent basilicum .... 50 gr.
Aloès .... 10 —

M.

PILULES D'ALOÈS (Cod.).

Un décigramme par pilule : 1 à 2 pilules avant les repas.

PILULES D'ALOÈS COMPOSÉES (Ph. Dub.).

Aloès .... 12 gr.
Extrait de gentiane .... 6 —
Essence de carvi .... 1 —
Poudre de guimauve .... Q. s.

F. s. a. pilules de 15 centigr.

PILULES ALOÉTIQUES SAVONNEUSES (Cod.).

Aloès
Savon médicinal } āā 0 gr. 1 décigr.

M. p. 1 pilule. 2 à 6 pilules.

PILULES ALOÉTIQUES SAVONNEUSES (Burdach).

Aloès
Calomel à la vapeur } āā 0 g. 03 centigr.
Savon médicinal

M. p. 1 pilule. 1 à 5 pilules (anthelminthique).

PILULES ANTE CIBUM.

Aloès du Cap .... 10 gr.
Extrait de quinquina .... 5 —
Poudre de cannelle .... 2 —
Sirop d'absinthe .... 3 —

F. s. a. 100 pilules. 1 ou 2 avant le repas.

PILULES ANTIBILIEUSES (Dixon).

Aloès .... 10 gr.
Scammonée .... 10 —
Rhubarbe .... 10 —
Emétique .... 1 —

F. pilules de 15 cent. 2 à 3 par jour.

PILULES DE BALL (purgatives).

Aloès socotrin .... 1 gr.
Résine de scammonée .... 0 — 50 centigr.
— de jalap .... 0 — 50 —
Calomel .... 0 — 50 —
Extrait de belladone .... 0 — 25 —
— de jusquiame .... 0 — 25 —
Savon amygdalin Q. s. (environ 2 gr).

Pour 50 pilules 3 à 5 par jour.

PILULES DE BONTIUS (Cod.).

Aloès des Barbades
Gomme-gutte } āā 10 gr.
Gomme ammoniaque
Vinaigre blanc .... Q. s.

Pour pilules de 0 g.20. 3 à 6 par jour.

PILULES DRASTIQUES (Bouchardat).

Scammonée d'Alep grise .... 2 gr.
Gomme-gutte .... 2 —
Coloquinte en poudre .... 2 —
Aloès des Barbades .... 1 —

F. s. a. pilules de 10 cent. 2 à 3 par repas.

PILULES ÉCOSSAISES D'ANDERSON (Cod.).

Aloès des Barbades .... 0 gr. 10 centigr.
Gomme-gutte .... 0 — 10 —
Essence d'anis .... 0 — 01 —
Miel blanc .... Q. s.

M pour 1 pilule. 2 à 6 pilules

PILULES DE HOLLOWAY.

Aloès .... 4 gr.
Rhubarbe .... 1 — 70 centigr.
Poivre .... 0 — 45 —
Safran .... 0 — 20 —
Sulfate de soude .... 0 — 20 —

F. s. a. 144 pilules.

PILULES IMMORTELLES (Bouchardat).

Aloès .... 5 gr.
Jalap .... 10 —
Emétique .... 1 —
Sirop de gomme .... Q. s.

F. s. a. 72 pilules. 1 à 2 par jour.

PILULES LAXATIVES (Moissenet).

Aloès	8 gr.
Résine de Jalap	2 —
Extrait de jusquiame	0 — 40 centigr.
Essence d'anis	XX gouttes

pour 40 pilules.

1 à 2 le soir tous les jours ou deux jours suivant effet.

PILULES PURGATIVES DE MORISSON (Bosredon).

No 1. Aloès ... 0 gr. 07 centigr.
Crème de tartre soluble ⎱ āā 0 — 035 milligr.
Extrait de sené ⎰

M. p. 1 pilule. 1 à 4 par jour.

No 2. Aloès	0 gr. 04 centigr.
Crème de tartre soluble	0 — 02 —
Jalap pulvérisé	0 — 02 —
Coloquinte pulvérisée	0 — 03 —
Gomme-gutte	0 — 03 —

M. p. 1 pilule. 1 à 4.

PILULES PURGATIVES (Peter).

Aloès	0 gr. 05 centigr.
Myrrhe	0 — 025 milligr.
Safran pulvérisé	0 — 012 —
Conserve de roses	0 gr. 07 centigr.

M. pour 1 pilule. 1 à 2 (stomachique). 2 à 10 (purg.).

PILULES PURGATIVES (Peter).

Aloès socotrin	0 gr. 05 centigr.
Jalap pulvérisé	0 — 05 —
Scammonée pulvérisée	0 — 05 —

Gomme-gutte	0 gr. 05 centigr.
Calomel à la vapeur	0 — 05 —

M. p. 1 pilule. 1 à 6 par jour.

PILULES PURGATIVES (Trousseau).

Aloès	0 gr. 05 centigr.
Extrait de rhubarbe	0 — 05 —
Gomme-gutte	0 — 05 —
Extrait de coloquinte	0 — 01 —
Extrait de jusquiame	0 — 02 —
Essence d'anis	0 — 004 milligr.

M. pour 1 pilule arg. 1 par jour.

PILULES DE RUFUS.

Aloès	0 gr. 1 décigr.
Myrrhe	0 — 05 centigr.
Safran	0 — 025 mill.
Sirop d'absinthe	Q. s.

M. p. 1 pilule. 1 à 10 pilules par jour (purgatif).

PILULES TONI-PURGATIVES.

Oxyde de fer noir	4 gr
Aloès socotrin	3 —
Extrait de quinquina	Q. s.

F. pilules de 15 centigr. 2 à 4 par jour.

SUPPOSITOIRE ALOÉTIQUE (Cod.).

Beurre de cacao	5 gr.
Aloès	0 — 50 centigr.

TEINTURE D'ALOÈS COMPOSÉE. Élixir de longue vie (Cod.).

Dose de 5 à 20 gr.

ALSTONIA SCHOLARIS. — Apocynacées. — Part. empl. — Écorce.

Princ. act. — Ditamine, Échitamine.

Prop. thérap. — Tonique, anthelmintique, antipériodique, fébrifuge.

Prép. pharm. et pos. — A l'int. 1° Poudre : 20 à 25 gr. — Teinture alcoolique : 3 à 6 gr.

ALUMINE. — Al^2O^3 — *Syn.* Oxyde d'aluminium.

Prop. thérap. — Astringent (inusité).

Posologie. — *Us. int.* 0 gr. 30 à 0 gr. 60 en paquets ou cachets associée aux autres astringents.

Us. ext. Fait partie du Liniment du Dr Turck.

REMÈDE CONTRE LA GOUTTE (Turck).

Lessive de soude caustique à 8o, 10 litres
Saturez avec :
Alumine en gelée ... Q. s.
Ajoutez :

Gomme arabique	200 gr.
Térébenthine de Chio	200 —
Huile d'olives	100 —
Alcool à 36o saturé de camphre	250 —
Jaune d'œuf	no 1

(Dorv.)

ALUMINE (aceto-tartrate). — Astringent et très bon antiseptique — en plaques incolores ; soluble dans son poids d'eau ; réaction acide : on l'emploie en solution de 1/2 à 5 p. 100.

On peut préparer ce sel au moment d'en faire usage en dissolvant 5 gr. d'acétate d'alumine dans une solution à 2 p. 100 d'acide tartrique. On peut diluer au besoin.

ALUMINE (boro-tannate). — *Syn.* Cutol. — Astringent et antiseptique, utilisé soit en poudre soit en pommade 10 à 20 p. 100 contre eczéma aigu humide, fissures, ulcères suintants.

ALUMINE (boro-tartrate). — *Syn.* Boral. — Astringent et antiseptique; préconisé dans les lésions purulentes de l'oreille moyenne en injections ou pommades à 10 p. 100.

ALUMINE (boro-tanno-tartrate). — *Syn.* Cutol soluble. — Astringent, antiseptique, préconisé en solution à 10 p. 100 dans la glycérine en badigeonnages contre l'angine folliculaire, la métrite, les engelures.

ALUMINE (sulfate d') $Al^2 (SO^4)^3$, $18 H^2O$. — Très soluble dans l'eau.

Prop. thér. — Astringent.

Prép. pharm. — En collyres, injections, etc.

COLLYRE CONTRE L'OPHTALMIE PURU-
LENTE (Clot-Bey).

Sulfate d'alumine	
Sulfate de zinc	āā part. ég.
Eau distillée	Q. s.

Dissolvez les sels jusqu'à saturation.

INJECTION ASTRINGENTE ANTISEPTIQUE

Sulfate d'alumine	2 gr.
Hydrate de chloral	1 —
Eau distillée	100 —

F. dissoudre, contre l'otorrhée.

LOTION CONTRE LE PRURIT VULVAIRE
(Gill et Winckel).

Sulfate d'alumine	1 gr. 50 centigr.
Eau distillée	120 —

F. dissoudre : 2 ou 3 lotions tièdes par jour.

PILULES ASTRINGENTES.

Sulfate d'alumine	0 gr. 30 centigr.
Cachou	1 —

F. s. a. 6 pil., à prendre dans les 24 h.

SOLUTÉ ALUMINEUX BENZOINÉ (Mentel).

Sulfate d'alumine	10 gr.
Eau	20 —
Hydrate d'alumine en gelée	Q. s.
Benjoin pulv.	1 gr.

Astringent (10 p. 100); hémostatique (pur).

ALUMNOL (Naphtol sulfate d'alumine ?). — Poudre blanche, soluble dans l'eau et la glycérine.

Prop. thérap. — Astringent et antiseptique : solutions aqueuses de 1 à 1,50 p. 100; usité en gynécologie et pour le lavage des plaies; solutions plus concentrées à 10 p. 100 pour abcès fistuleux — a été préconisé en badigeonnages contre les maladies de la peau.

ALUN $(SO^4)^3 Al^2 SO^4 K^2$ + $24 H^2O$. — *Syn.* Sulfate double d'alumine et de potasse. —1 gramme se dissout dans 10 gr. d'eau froide et 2 gr. 50 de glycérine : insoluble dans l'alcool.

Propr. thér. — Astringent, styptique. — *Alun calciné* caustique.

Prép. pharm. et posologie. — *A l'int.* Poudre : 0 gr. 10 à 0 gr 50, jusqu'à 12 dans coliques de plomb. — *A l'ext.* Poudre : en injections, lotions. — *Alun calciné;* léger caustique très usité pour ronger les chairs baveuses.

Incompatibilités. — Alcalis et leurs carbonates; sels de plomb, de chaux, émétique, infusés astringents, lait.

BAIN ASTRINGENT CONTRE BRULURES
(Most).

Alun	200 gr.
Eau	6 à 8 seaux.
Lait caillé	1 seau

BLANC D'ŒUF ALUMINEUX.

Alun pulvérisé	0 gr. 5 décigr.
Blanc d'œuf	n° 1
Eau de roses	40 —

BOLS ASTRINGENTS.

Conserve de roses	5 gr.
Ext. de ratanhia	2 gr.
Alun	0 — 5 décigr.
Opium	0 — 1 —
Poudre de cachou	Q. s.

F. s. a. 20 bols. 2 toutes les 3 ou 4 h.

COLLUTOIRE ASTRINGENT.

Poudre d'alun	5 à 10 gr.
Miel rosat	30 —

COLLYRE ALUMINEUX.

Alun	1 gr.
Eau de rose	60 —

EAU ALUMINEUSE COMPOSÉE.

Alun crist.		
Sulfate ferreux crist.	āā	3 gr.
Eau chaude		100 —

EAU D'ALUN COMPOSÉE (Injection de Pringle).

Alun cristallisé	15 gr.
Sulfate de zinc	12 —
Eau chaude	1000 —

EAU HÉMOSTATIQUE (Pagliari).

Benjoin	1 gr.
Alun cristallisé	2 —
Eau	20 —

EAU HYGIÉNIQUE (Jeannel).

Alun cristallisé	15 gr.
Sulfate de fer	1 —
Sulfate de cuivre	1 —
Eau de Cologne	10 —
Eau	1000 —

GARGARISME ASTRINGENT (Cod.).

Roses rouges sèches	10 gr.
Eau bouillante	250 —
Alun cristallisé	5 —
Mellite de roses	50 —

F. infuser les roses dans l'eau; passez avec expression, et ajoutez l'alun et le mellite.

GARGARISME ASTRINGENT (Pressat).

Alun	16 gr.
Tannin	4 —
Miel blanc	32 —
Eau distillée de roses	64 —

Agitez.

INJ. ALUMINEUSE POUR URÈTHRE (Ricord).

Eau distillée de roses	200 gr.
Alun	1 —

INJ. CALMANTE ASTRINGENTE (Gallard).

Stramonium	15 gr.
Eau bouillante	1000 —
Alun	15 —

INJ. VAGINALE D'ALUN (Ricord).

Alun	10 à 50 gr.
Eau	1000 —

LAVEMENT ALUNÉ CONTRE DYSENTERIE.

Alun	8 à 12 gr.
Ext. de valériane	4 —
Laudanum de Sydenham	1 —
Amidon	30 —
Décoction de guimauve	500 —

LIMONADE ALUMINEUSE.

Alun	2 à 5 gr.
Sirop citrique	50 —
Eau	1000 —

LOTION ASTRINGENTE (Guépin).

Alcool camphré	20 gr.
Alun	2 —
Eau distillée	120 —

PETIT-LAIT ALUNÉ.

Alun	1 à 2 gr.
Petit-lait	1 litre

PILULES ALUNÉES D'HELVÉTIUS (Cod.).

Alun pulv.		1 décigr.
Sang-dragon pulv.	āā	0 gr. 05 cent.
Miel		

M. p. 4 pil. 8 à 20 pil. par jour.

PILULES ASTRINGENTES (Cullen).

Poudre de sang-dragon.	10 gr.
— d'alun	5 —
Conserve de roses	Q. s.

F. s. a. 50 pil. à prendre dans la journée.

PILULES ASTRINGENTES (Debreyne).

Alun pulv.	āā	0 gr. 20
Cachou		

M. p. 1 pil. — 10 à 12 pil. par jour.

PILULES ASTRINGENTES (Récamier).

Alun pulv.	0 gr. 06 centigr.
Cachou	0 — 12 —
Opium brut	0 — 03 —
Sp. de roses rouges	Q. s.

M. p. 1 pil. — 1 pil. toutes les deux heures.

PILULES CONTRE PERTES HÉMORRHOÏDALES (Buchholtz).

Alun en poudre	3 gr.
Ext. de ratanhia	3 —
Conserve de roses	6 —
Cachou en poudre	6 —
Sp. de tormentille	Q. s.

F. s. a. 60 pil. 2 matin et soir.

PILULES TONIQUES ASTRINGENTES.

Extrait de quinquina	10 gr.
Alun pulvérisé	10 —
Poudre de cannelle	Q. s.

Pour 100 pilules : 5 à 10 par jour.

POMMADE ANTIHÉMORRHOÏDALE (Mallez).

Extrait de sureau	1 gr.
Alun calciné	0 — 50 centigr.
Onguent populeum	16 —

POMMADE ANTIPRURIGINEUSE (Gibert).

Alun	1 gr.
Camphre	0 — 75 centigr.
Axonge	30 —

POMMADE CONTRE ENGELURES NON ULCÉRÉES (Mayet).

Alun calciné	2 gr. 50 centigr.
Iodure de potassium	1 —
Laudanum de Rousseau	1 —
Pommade rosat	2 — 50 —
Axonge	15 —

M. onctions matin et soir sur les engelures.

POTION ALUMINEUSE CONTRE LES HÉMORRHAGIES UTÉRINES PASSIVES.

Alun	4 à 6 gr.
Infusion de roses	150 —
Sp. de sucre	
Sp. diacode	āā 20 —

Par cuillerées.

POTION ASTRINGENTE.

Alun pulv.	0 gr. 5 décigr.
Extrait de ratanhia	5 —
Infusé de roses rouges 1/100	150 gr.
Sp. de roses rouges	
Sp. de cachou	āā 30 —
Eau de Rabel	XV gouttes.

M. par cuill. à bouche toutes les heures.

POUDRE ALUNÉE (Perrin).

Alun en poudre	
Sucre en poudre	āā 10 gr.

M. en insufflations.

POUDRE ALUNÉE (Récamier).

Alun en poudre	10 gr.
Amidon	100 —

M. contre excoriations du vagin

POUDRE D'ALUN ET CACHOU.

Alun pulvérisé	
Cachou id.	āā P. E.
M.	

POUDRE ASTRINGENTE OPIACÉE

Alun	
Sucre	āā 10 gr.
Opium	0 — 2 décigr.

En 20 paquets, 2 à 3 par jour.

POUDRE D'AMIDON ET DE QUINQUINA ALUNÉE (Jacquot).

Amidon	50 gr.
Quinquina en poudre	100 —
Alun en poudre	20 —
M.	

POUDRE CONTRE VÉGÉTATIONS VÉNÉRIENNES (Vidal).

Alun	2 gr.
Poudre de sabine	1 —

POUDRE POUR PRÉVENIR LES ENGELURES (Baudot).

Borate de soude	15 gr
Alun	10 —
Benjoin	10 —
Moutarde	60 —
Racine d'iris	50 —
Son	50 —
Son d'amandes	150 —

En lotions avec un peu d'eau.

PRISES CONTRE L'HÉMOPTYSIE (Oppolzer).

Alun	4 gr.
Chlorhydrate de morphine	0 — 05 centigr.
Sucre blanc pulv.	4 —

M. et divisez en 12 prises. 1 prise chaque heure.

PRISES CONTRE L'HÉMOPTYSIE (Bamberger).

Alun	1 gr.
Feuilles de digitale	0 gr. 20 centigr.
Chlorhydrate de morphine	0 — 05 —
Sucre blanc	5 —

M. et divisez en 6 doses. 1 paquet toutes les 2 heures.

SOLUT. ALUNÉE CONTRE HÉMORRHAGIES (Scudamore).	SOLUTION D'ALUN POUR INHALATIONS (Ficher).
Infusion de roses rouges 150 gr.	Alun cristallisé 0 gr. 50 centigr. à 4 gr
Alun 10 —	Eau 100 —
	F. dissoudre.

AMADOU. — Agaric de chêne. *Polyporus fomentarius* ou *igniarius*. Champignons. — *Syn.* Agaric des chirurgiens. Amadou non salpêtré.

Prop. thérap. — Sert à arrêter le sang des hémorrhagies légères et des piqûres de sangsues.

Amadou nitré. — Sert à la confection des moxas.

AMANDES. — Fruit de l'amandier. — *Amygdalus communis.* Rosacées. Deux variétés.

1° AMANDES AMÈRES.

Princ. act. — Huile, émulsine ou synaptase, amygdaline, donnant, de l'acide cyanhydrique.

Prop. thér. — Fébrifuge et tæniafuge.

Prép. pharmac. et posol. — *A l'int.* 1° Eau distillée 1 à 10 gr. par jour. — 2° Lait d'amandes amères (4 à 6 gr. d'amandes).— 3° Huile essentielle *purifiée*, 1 à 5 centigr. — 4° Non purifiée, 1 à 3 centigr. — *A l'ext.* Huile essentielle non purifiée, 2 à 4 gr.— Eau distillée, en lotions, etc.

Incompatibilités. — Acides minéraux, sulfate de fer, soufre, chlore, nitrate d'argent, iodures, oxydes de mercure, calomel et protochlorure de mercure.

CATAPLASME D'AMANDES AMÈRES DE RÉVEIL				
Poudre de tourteau d'amandes amères				Q. v.
Eau tiède (35°)				Q. s.

Contre les douleurs vives des adénites, des névralgies, de la migraine.

LAIT D'AMANDES AMÈRES.			
Amandes douces	} āā	4 à 6 gr.	
Amandes amères			
Eau de rivière filtrée		500 —	
Sucre		60 —	

LOTION D'AMANDES COMPOSÉE (Hermann).	
Amandes blanchies	30 gr.

Hydrolat de fl. d'oranger	60 gr
— de roses	250 —

Faites une émulsion et ajoutez :

Chlorhydrate d'ammoniaque	4 gr.
Teint. de benjoin	8 —

POMMADE A L'ESSENCE D'AMANDES AMÈRES.		
Essence d'amandes amères	āā	5 gr.
Beurre de cacao		

M. a. s. Une friction toutes les heures contre les douleurs névralgiques dans le glaucôme et l'iritis.

AMYGDALINE. $C^{20}H^{27}AzO^{11}$. Donne, en présence de l'émulsine, de l'*hydrure de benzoïle*, du *glucose* et de l'*acide cyanhydrique.* — Soluble dans 12 fois son poids d'eau et 148 d'alcool. Est parfois employée dans le mélange suivant :

MIXTURE (Liebig et Woehler).	
Amandes douces	8 gr.
Amygdaline	1 gr.
Eau	Q. S.

Cette préparation est aujourd'hui remplacée par l'acide cyanhydrique médicinal.

2° AMANDES DOUCES.

Princ. act. — Huile, émulsine.
Prop. thérap. — Emollientes.
Prépar. pharm et posol. — *A l'int.* 1° Emulsion. — 2° Sirop d'amandes douces (sirop d'orgeat). — 3° Huile : 15 à 30 gr. — *A l'ext.* Q. v.

LINIMENT OLÉO-CALCAIRE (Codex).

Pour brûlures.

LINIMENT OLÉO-CALCAIRE OPIACÉ (contre crevasses du mamelon).

Eau de chaux	18 gr.
Huile d'amandes douces	12 —
Ext. d'opium	0 — 10 centigr.

LINIMENT CONTRE LES CREVASSES DU SEIN
(Van Holsbeeck).

Huile de cade	7 gr.
Huile d'amandes douces	6 —
Glycérine	6 —
M.	

LINIMENT CONTRE LES GERÇURES, CREVASSES DU SEIN ET DES MAINS.

Beurre de cacao	7 gr.
Huiles d'amandes douces	5 —
Oxyde de zinc	
Borate de soude	ãã 0 — 10 centigr.
Essence de bergamote	VIII gouttes.

F. s. a. un liniment.

LOOCH (Codex).

Excipient de saveur agréable; mais de conservation difficile. Nombreux incompatibles.

PATE AMYGDALINE (Pâte à looch).

Amandes douces	27 gr.
— amères	3 —
Sucre blanc	30 —
Eau distillée de fl. d'oranger	10 —

50 gr. pour 1 looch.

PATE D'AMANDES.

Amandes douces pulv.	1000 gr.
Farine de riz	100 —
Iris de Florence	100 —
Acajou pulvérisé	20 —
Savon en poudre	20 —
Essence de roses	Q. s.
M.	

POMMADE CONTRE LES GERÇURES.

Raisin frais bien mûr	250 gr.
Huile d'amandes	500 —
Cire blanche	250 —
Orcanette	20 —
Essence de roses	Q. s.

AMBRE GRIS. — *Syn.* Ambre vrai. Insoluble dans l'eau, soluble dans l'alcool à froid, mais surtout à chaud. — **Princ. act.** ambréine.

Propr. thér. — Stimulant général, surtout du système nerveux aphrodisiaque, stomachique, employé en parfumerie.

Prépar. pharm. et posol. — *A l'int.* Poudre 0,25 à 1 gr. } inusité.
   —   —   Teinture 2 à 10 gr. }

— **JAUNE.** — *Syn.* Succin. Inusité aujourd'hui.

AMIDON. — Fécule amylacée d'un grand nombre de Graminées et de Légumineuses, $C^6H^{10}O^5$. *Blé, Riz, Maïs, Pommes de terre (fécule).*

Propr. thérap. — Analeptique. Emollient.
Prép. pharm. et posol. — *A l'int.* En gelée, 60 p. 1000. — *A l'ext.* En lavements 30 p. 1000; en glycéré, en bain.
Incomp. Acides, alcalis.

BAIN D'AMIDON.

Amidon de froment	500 gr.
Eau	1000 —

Versez dans le bain.

CATAPLASME DE FÉCULE.

Fécule de pomme de terre	100 gr.
Eau	1000 —

GELÉE D'AMIDON.

Amidon	15 gr.
Eau bouillante sucrée	500 —

GLYCÉROLÉ D'AMIDON.

Amidon	10 gr.
Glycérine officinale	100 —
F. s. a.	

INJECTION AMIDONNÉE

Amidon	5 gr.
Eau dist. de copahu	50 —
Gomme pulvérisée.	2 —

4 à 8 inj. par jour.

INJECTION AMIDONNÉE

Amidon	20 gr.
Eau distillée	100 —

4 à 8 injections par jour.

LAVEMENT D'AMIDON.

Amidon	15 gr.
Eau	500 —

LOOCH D'AMIDON CONTRE DIARRHÉES REBELLES (Regnault).

Blanc d'œuf	30 gr.
Sirop de Tolu	30 —
Amidon	10 —
Cachou	5 —

TISANE DE FÉCULE.

Fécule de pommes de terre	8 gr.
Eau	1000 —

AMMONIAQUE.

AMMONIAQUE. — AzH³, *Syn.* Alcali volatil. — (Solution de gaz ammoniac dans l'eau distillée.) — Très soluble dans l'alcool.

Prop. thérap. — Stimulant diffusible, antiacide, antispasmodique, diaphorétique puissant. — Rubéfiant, caustique à l'extérieur.

Prop. pharm. et pos. — V à XX gouttes à l'int. — 1° Alcoolat aromatique d'ammoniaque, XXX à XXXX gouttes. — 2° Eau de Luce, X à XX gouttes.

Incompatibilités. — Acides, aluns, sels métalliques et organiques.

ALCOOLÉ D'AMMONIAQUE.

Ammoniaque liquide	1 gr.
Alcool à 90°	2 —

M. 5 décigr. à 2 gr. en potion.

AMMONIAQUE DILUÉE (Ph. Edimb.).

Ammoniaque liquide. D. 0,92	1 gr.
Eau distillée	2 —

BAIN STIMULANT (Jeannel).

Ammoniaque liquide 0,92	200 gr.
Teinture de camphre concentrée	200 —
Sel de cuisine	3 kilos.

M. à l'eau du bain.

COLLYRE GAZEUX (Furnari).

Eau distillée	40 gr.
Ether sulfurique	10 —
Ammoniaque	10 —

M. appliquez sous l'œil.

EMBROCATION AMMONIACALE CONTRE MIGRAINE : ESSENCE DE WARD (Angl.).

Alcoolat de Lavande	500 gr.
Liqueur d'ammoniaque	185 gr.

Distillez et ajoutez :

Camphre	60 —

En compresses sur le front.

ESPRIT AMMONIACAL ANISÉ (Pharm. All.).

Alcool à 90°	96 gr.
Essence d'anis	3 —
Ammoniaque	24 —

M.

X à XXX gouttes en plusieurs fois.

INJECTION AMMON. CONTRE L'AMÉNORRHÉE (Niseto).

Décoction d'orge	400 gr.
Mucilage de gomme	20 —
Ammoniaque liquide	XL gouttes

4 injections par jour (Bouchardat).

LINIMENT AMMONIACAL (Cod.).

Huile d'amandes	9 gr.
Ammoniaque liquide à 0,92	1 —

M. stimulant-rubéfiant.

LINIMENT AMMONIACAL CAMPHRÉ (Ph. Ed.).

Ammoniaque liquide à 0,90	1 gr.
Alcool camphré	5 —
Alcoolat de romarin	20 —

M.

LINIMENT AMMONIACAL CAMPHRÉ OPIACÉ.

Ammoniaque liquide à 0,92	5 gr.
Huile camphrée	30 —
Alcoolé d'extrait d'opium	5 —

M.

LINIMENT AMMONIACAL COMPOSÉ.

Ammoniaque	5 à 10 gr.
Chloroforme	10 —
Baume de Fioravanti	100 —

Mêlez :

LINIMENT CAMPHRÉ COMPOSÉ (Ph. Br.).

Ammoniaque liquide à 0,92	43 gr.
Camphre	23 —
Essence de lavande	1 —
Alcool à 85°	113 —

M.

LINIMENT CAMPHRÉ OPIACÉ.

Alcool camphré   100 gr.
Ammoniaque liquide   25 —
Laudanum de Rousseau   10 —
    F.

LINIMENT EXCITANT (Codex 66).

Ammoniaque liquide à 0,92   5 gr.
Alcoolat de Fioravanti   40 —
Huile d'amandes douces   40 —
Alcool camphré   15 —
    F. s. a.

LINIMENT DE RICHARDIN (contre engelures).

Camphre   20 gr.
Ammoniaque liquide   20 —
Alcool rectifié   300 —
Essence de camomille   3 —
    —   de genièvre   3 —

LINIMENT VOLATIL CAMPHRÉ (Cod.).

Huile camphrée   90 gr.
Ammoniaque   10 —
    Contre rhumatismes.

LINIMENT STIMULANT (Magendie).

Ammoniaque liquide à 0,92   4 gr.
Teinture de noix vomique   15 —
    M.

POTION ANTI-ACIDE (Chevallier).

Eau distillée   150 gr.
    — de menthe   20 —
Ammoniaque liquide   III gouttes
    M. à prendre en 2 fois.

TISANE DIAPHORÉTIQUE.

Ammoniaque   X à XX gouttes
Sirop de fleur d'oranger   50 gr.
Infusion de bourrache   950 —

TISANE.

Ammoniaque liquide   1 à   5 gr.
Sirop d'écorce d'oranges   50 —
Infusion froide de camo-
    mille   1000 —
    M. par cuillerées toutes les heures.

LIQUIDE VÉSICANT (Guépin).

Ammoniaque concentrée   1 partie
Huile camphrée   2 —

LIQUEUR AMMONIACALE ANISÉE (Ph. Germ.).

Alcool   96 gr.
Essence d'anis   3 —
Ammoniaque pure   24 —
    M. s. a. X gouttes en 4 fois dans la
journée.

LOTION AMMONIACALE (Raspail) ou EAU SÉDATIVE CAMPHRÉE.

Ammoniaque liquide à 0,92   60 gr.

Alcool camphré   10 gr.
Chlorure de sodium   60 —
Eau distillée   1000 —
    Rubéfiant.

POMMADE DE GONDRET.

Suif   10 gr.
Axonge   10 —
Ammoniaque à 0,92   30 —
    Rubéfiant.

POTION AMMONIACALE (Cod.).

Eau commune   100 gr.
Sirop de sucre   30 —
Ammoniaque liquide
    D. 0,92   5 décigr. à 1 —
    M. à prendre en 3 ou 4 fois à
1/4 d'heure d'intervalle.

POTION AMMONIACALE CONTRE LE SPASME DE LA GLOTTE (Marotte).

Ammoniaque   1 gr. 50
Laudanum de Sydenham   1 — 50
Eau   125 —
    M. par cuillerées toutes les 10 minutes.

POTION AMMONIACALE (Delacroix).

Infusion de camo-
    mille froide   125 gr.
Sirop d'écorce d'o-
    ranges   25 —
Ether nitrique   1 —
Ammoniaque   1 — 5 décigr.
    M. par cuillerées tous les 1/4
d'heure.

POTION CONTRE L'ENROUEMENT (de Beauregard).

Ammoniaque liquide   X gouttes
Sirop d'erysimum   45 gr.
Infusion de tilleul   90 —
    F. s. a. potion à prendre en une
fois.

POTION CONTRE L'ÉPILEPSIE (Lem.).

Eau distillée de tilleul   60 gr.
    — de laurier-cerise   10 —
Sirop de fleurs d'oranger   30 —
Ammoniaque liquide   XII gouttes
    M. 3 cuillerées par jour (Bouch.).

POTIONS CONTRE LA PNEUMONIE (Bamberger).

1. Esprit ammoniacal anisé   5 gr.
    V gouttes dans de l'eau sucrée en
une 1/2 heure.

2. Esprit ammoniacal anisé   2 gr.
Eau distillée   150 —
Sirop d'écorce d'oranges amères   20 —
    M. une cuillerée à bouche toutes les
2 heures.

3. Esprit ammoniacal anisé   2 gr.
Sirop de polygala   20 —
Infusion de racine d'ipéca 1 à 2 pour 150

M. une cuillerée toutes les 1/2 heure.

4. Eau distillée de mélisse   120 gr.

Esprit ammoniacal anisé   1 à 2 gr.
Teinture de lobélia   1 à 2 —
Sirop d'écorce d'oranges
   amères   50 —

M. une cuillerée à café toutes les heures.

— ACÉTATE D'AMMONIAQUE. ($C^2H^3O^2$,AzH^4.) *Sym.* Esprit de Mindererus, vinaigre ammoniacal de Boerhaave. Soluble dans eau et alcool. On emploie la solution officinale contenant 1/5ᵉ de sel.

Prop. thérap. — Stimulant, diaphorétique, diurétique.

Posologie. — *A l'int.* 5 à 30 gr.

Incompatibilités. — Alcalis et acides.

POTION A L'ACÉTATE D'AMMONIAQUE

Acétate d'ammoniaque   30 gr.
Eau de fleurs d'oranger   30 —
Infusion de tilleul   120 —
Sirop de sucre   60 —

Par cuillerées à bouche.

POTION ANTISEPTIQUE.

Extrait aqueux de quinquina
   gris   2 à 8 gr.
Teinture de quinquina gris   5 —
Acétate d'ammoniaque   30 —
Hydrolat de fleurs d'oranger   5 —
Sirop simple   30 —
Eau   300 —

M. 1 cuillerée à bouche toutes les heures.

POTION ANTISEPTIQUE.

Quinquina jaune   10 gr.
   F. infuser dans :
Eau   200 gr.
   Passez et ajoutez :
Bi-sulfate de quinine   0 gr. 50 centigr.
Sirop de quinquina   50 —
Acétate d'ammon. 10 à 20 —

Par cuillerées toutes les heures.

POTION CONTRE LA CÉPHALALGIE
(Wright).

Acétate d'ammoniaque liquide   15 gr.
Teinture d'écorce d'o-
ranges amères
Sirop d'écorce d'oran- $\overline{aa}$ 20 —
ges amères
Eau distillée   50 —

F. s. a. une potion, par cuillerées.

POTION CONTRE L'IVRESSE.

Acétate d'ammoniaque   10 gr.
Chlorure de sodium   4 —
Infusion concentrée de café   50 —
Sirop simple   20 —

F. s. a. potion à prendre en 2 fois, à 1/4 d'heure d'intervalle.

POTION CONTRE LE CHOLÉRA INFANTILE
(Parrot).

Acétate d'ammoniaque   2 gr.
Eau de chaux   30 —
Eau distillée   50 —
Sirop de coings   30 —

M. par cuillerées.

POTION CONTRE LE CHOLÉRA (Desprez).

Chloroforme   2 gr.
Alcool   8 —
Acétate d'ammoniaque   10 —
Eau   110 —
Sirop de chlorhydrate de mor-
phine   40 —

Par cuillerées.

POTION CONTRE LE CHOLÉRA.

Liqueur de Hoffmann   9 gr.
Acétate d'ammoniaque   8 —
Teinture de cannelle   5 —
Cognac ou rhum   40 —
Hydrolat de mélisse   60 —
Sirop de menthe   50 —

Par cuillerées toutes les 1/2 heures.

POTION DIAPHORÉTIQUE.

Acétate d'ammoniaque   10 à 15 gr.
Sirop de punch   50 —
Eau de tilleul   150 —

Par cuillerées dans la journée.

POTION DIAPHORÉTIQUE (Bouchardat).

Acétate d'ammoniaque liquide   15 gr.
Hydrolat de cannelle
   —   de menthe $\overline{aa}$ 50 —
Sirop simple

M. 1 cuillerée d'heure en heure.

POTION DIAPHORÉTIQUE (Trousseau).

Acétate d'ammoniaque   8 gr.
Hydrolat de mélisse   60 —
Sirop d'éther   20 —
Sirop de fleurs d'oranger   20 —

M. par cuillerées d'heure en heure.

POTION CONTRE DYSMÉNORRHÉE (Delioux).

Acétate d'ammoniaque	5 à 10 gr.
Hydrolat d'oranger	40 —
— de mélisse	80 —
Sirop de safran	30 —

POTION CONTRE DYSMÉNORRHÉE (Raciborski).

Infusion de fleurs de sureau	120 gr.
Acétate d'ammoniaque	15 —
Sirop d'opium	
— de fleurs d'oranger } ãã	15 —

Par cuillerées toutes les 1/2 heures.

POTION STIMULANTE (pneumonie).

Acétate d'ammoniaque	3 à 5 gr.
Extrait mou de quinquina	3 —
Potion cordiale	150 —

Par cuillerées toutes les heures.

POTION TONIQUE (pneumonie).

Acétate d'ammoniaque	10 gr.
Teinture de cannelle	5 —
Extrait de quinquina	2 —
Eau distillée de mélisse	120 —
Sirop d'écorce d'oranges amères	30 —

F. s. a. potion à prendre d'heure en heure.

— **BROMHYDRATE D'AMMONIAQUE.** — V. *Bromure d'ammonium.*

— **CARBONATE D'AMMONIAQUE.** — *Syn.* Sesquicarbonate d'ammoniaque. $(CO^3)^3 (AzH^4)^4 H^2 + 2H^2O$, alcali volatil concret — sel volatil d'Angleterre. = Soluble 4 parties d'eau.

Prop. thérap. — Stimulant diaphorétique énergique. Rubéfiant.

Prép. pharm. et posol. — *A l'int.* 0,05 à 2 gr. — *A l'ext.* Sel de Preston, et sel volatil anglais.

CÉRAT DE ROCHOUX.

Cérat simple	40 gr.
Carbonate d'ammoniaque concret	5 —

ÉLIXIR ANTISCROFULEUX TEINTURE DE GENTIANE AMMONIACALE (Ane. Cod.).

Racine de gentiane	30 gr.
Carbonate d'ammoniaque	8 —
Alcool à 56°	1000 —

FOMENTATION AMMONIACALE CAMPHRÉE (Ph. Allem.).

Carbonate d'ammoniaque	50 gr.
Eau	800 —
Alcool camphré	200 —

MIXTURE ANTI-ASTHMATIQUE (Van Swieten).

Carbonate d'ammoniaque	5 gr.
Eau distillée de rue	250 —
Sirop diacode	50 —

Par cuillerées toutes les 10 minutes.

POMMADE RÉSOLUTIVE (Guéneau de Mussy).

Carbonate d'ammoniaque pulvérisé	5 gr.
Camphre pulvérisé	1 —
Axonge	30 —

M.

POTION EXPECTORANTE (Delioux).

Carbonate d'ammoniaque	1 à 2 gr.
Eau-de-vie	30 —

Eau de fleurs d'oranger	40 gr.
Sirop de gomme	25 —
— de baume de Tolu	20 —
— de morphine	15 —

F. s. a. potion à prendre par cuillerées.

POTION EXPECTORANTE.

Carbonate d'ammoniaque	1 gr.

Faites dissoudre dans :

Eau de menthe poivrée	100 —

Ajoutez :

Sirop Desessartz	20 —

Par cuillerées.

POTION DIAPHORÉTIQUE (Bouchardat).

Carbonate d'ammoniaque	2 à 5 gr.
Rhum	20 —
Eau commune	100 —
Sirop simple	20 —

F. dissoudre ; glycosurie, à prendre en 2 fois, le matin à jeun.

POTION STIMULANTE (Stahl).

Carbonate d'ammoniaque	8 gr.
Eau distillée	200 —
Sirop de gomme ou guimauve	40 —

F. dissoudre ; par cuillerées à bouche toutes les heures.

SIROP DIAPHORÉTIQUE (Cazenave).

Sous-carbonate d'ammoniaque	10 gr.
Sirop sudorifique	250 —

1 à 4 cuillerées par jour.

SIROP DE PEYRILHE.

Eau	1000 gr.
Feuilles de mélisse	120 —
Follicules de séné	15 —

F. infuser :
Passez et prenez de celle

infusion	800 gr.
Sucre	570 —

F. dissoudre et ajoutez :

Carbonate d'ammoniaque	4 —

Un 1/2 verre toutes les 6 heures, dans syphilis.

— CHLORHYDRATE D'AMMONIAQUE. (AzH⁴Cl.) Sel ammoniac. Chlorure d'ammonium. Soluble eau 3 parties, — Glycérine 5. alcool 9 parties,

Prop. thérap. — Stimulant, diurétique, diaphorétique, fébrifuge, fondant.

Prép. pharm. et posol. — A l'int. 1 à 2 grammes. — A l'ext. Lotions, gargarismes, collyres.

Incompatibilité. — Alcalis et leurs carbonates, acétate de plomb, azotate d'argent.

BOLS EXPECTORANTS.

Chlorhydrate d'ammoniaque	0 gr. 15 centigr.
Soufre sublimé et lavé	0 — 25
Extrait d'erysimum	Q. S.

F.s. a. un bol. 1 toutes les heures.

COLLYRE AMMONIACAL POUDRE DE JEAYSON (ophtalmies chroniques).

Chaux éteinte	32 gr.
Poudre de sel ammoniac	4 —
Poudre de charbon végétal	1 —
Poudre de cannelle	1 —
Poudre de girofle	1 —
Poudre de bol d'Arménie	2 —

M. dans un flacon bouchant bien.

EMBROCATION RÉSOLUTIVE (Beasley).

Chlorhydrate d'ammoniaque	30 gr.
Vinaigre distillé	50 —
Alcool rectifié	50 —
Eau distillée	500 —

F. dissoudre ; en lotions dans contusions.

FOMENTATION DE JUSTAMOND

Chlorhydrate d'ammoniaque	30 gr.
Esprit de romarin	1 litre

FOMENTATION RÉSOLUTIVE (Bouchardat).

Sel ammoniac	50 gr.

F. dissoudre dans :

Vinaigre	
Alcool	ãã 200 gr.

FOMENTATION RÉSOLUTIVE (Schmucker).

Chlorhydrate d'ammoniaque	10 gr.
Camphre	3 —
Savon blanc	6 —
Alcool à 56° C.	140 —

F. dissoudre.

FOMENTATION DE SEL AMMONIAC (Ricord).

Eau	250 gr.
Sel ammoniac	10 —

Résolutif.

FOMENTATION AMMONIACALE FONDANTE (Debreyne).

Sel ammoniac	60 gr.
Eau-de-vie camphrée	60 —
Eau	1 litre

GARGARISME ANTISEPTIQUE.

Sel ammoniac	2 gr.
Alcool camphré	20 —
Infusion de quinquina	500 —

LOTION COMPOSÉE (Hermann).

Amandes blanchies	30 gr.
Hydrolat de fleurs d'oranger	60 —
Hydrolat de roses	250 —

F. une émulsion, passez, ajoutez :

Chlorhydrate d'ammoniaque	4 gr.
Teinture de benjoin	8 —

Contre les gerçures.

LOTION CONTRE LA COUPEROSE (Hilland).

Chlorhydrate d'ammoniaque	10 gr.
Eau distillée	500 —

F. dissoudre.

LOTION CONTRE TACHES DE ROUSSEUR

Chlorhydrate d'ammoniaque	
Acide chlorhydrique à 1/10°	ãã 4 gr.
Glycérine	30 —
Lait virginal	60 —

Toucher deux fois par jour les taches de rousseur.

LOTION RÉSOLUTIVE.

Chlorhydrate d'ammoniaque	10 gr.
Eau	500 —
Teinture d'arnica	30 —

PÉDILUVE AU CHLORHYDRATE D'AMMONIAQUE (Gru).

Chlorhydrate d'ammoniaque	250 gr.
Eau	Q. S.

Pour un pédiluve.

POMMADE AU CHLORHYDRATE D'AMMONIAQUE CONTRE LA GALACTORRHÉE (Guéneau de Mussy).

Chlorhydrate d'ammoniaque	4 gr.
Extrait de ciguë	4 —
Camphre	4 —
Axonge	30 —

POMMADE RÉSOLUTIVE (Guéneau de Mussy).

Chlorhydrate d'ammoniaque	2 gr
Camphre	1 —
Axonge	30 —

Onctions matin et soir.

POMMADES RÉSOLUTIVES.

1. Axonge	30 gr.
Chlorhydrate d'ammoniaque	2 —
Iodure de plomb	4 —
2. Axonge	30 gr.
Chlorhydrate d'ammoniaque	4 —

Camphre	1 gr.
Iodure de potassium	4 —

POTION ANTISTRUMEUSE (Guépin).

Chlorhydrate d'ammoniaque	30 gr.
Iodure de potassium	5 —
Sirop antiscorbutique	45 —
Hydrolat de tilleul	100 —

F. s. a. une potion à prendre par cuillerée à café matin et soir.

POUDRE CONTRE LES ENGORGEMENTS SCROFULEUX DU COU (Boinet).

Sulfate de fer pulvérisé	3 gr.
Chlorhydrate d'ammoniaque	3 —
Fécule de pomme de terre	250 —

En applications.

SACHET RÉSOLUTIF (contre le goitre).

Sel ammoniac	āā	60 gr.
Chaux éteinte		

AMYLE (nitrite d'). $C^5H^{11}AzO^2$. — *Syn.* Azotite d'amyle ; éther amylnitreux.

Prop. thérap. — Accélère les battements du cœur ; congestionne le foie, le cerveau : utile dans les syncopes, les migraines avec pâleur, — contre indiqué s'il y a congestion. — Vient d'être préconisé contre les accidents de la chloroformisation : si la respiration est arrêtée, on pratique en même temps la respiration artificielle — on peut si cela est utile l'administrer en injections hypodermiques.

Posol. — IV à X gouttes en inhalations.
On le conserve en petites ampoules scellées aux deux extrémités.

AMYLÈNE pur ou **PENTAL.** — Liquide incolore, volatil, très inflammable, dont l'odeur rappelle celle de l'éther, bout à 39°

Prop. thérap. Préconisé par le Dr Von Mering comme hypnotique et anesthésique ; il serait surtout utile pour les opérations de courte durée, telles que l'avulsion des dents. — Son emploi ne paraît pas présenter grands avantages sur les anesthésiques connus et un certain nombre d'accidents ont été signalés : c'est un médicament *dangereux.*

AMYLÈNE (Hydrate d'). — *Syn.* Alcool amylique tertiaire, liquide incolore. soluble dans eau 8 parties, alcool toutes proportions : *narcotique*, proposé contre l'*insomnie* et l'*épilepsie.*
Dose 3 à 8 g. par jour en *capsules, potion,* ou *injections hypodermiques.*

ANALGÉSINE. — Voir *Antipyrine.* Ces deux termes sont adoptés pour désigner médicalement le même produit chimique la *Diméthyloxyquinizine* ou *Diméthylphenylpyrazolone.*

ANDIRA INERMIS. — Légumineuses papilionacées.
Part. empl. — Écorce.
Pr. act. — Andirine.

Prop. thérap. — Anthelmintique.

Prép. pharm. et posol. — Décoction { 30 gr. d'écorces. / litre d'eau.

Pour un adulte, 4 cuillerées à soupe de décoction. — *Pour un adolescent*, 3 cuillerées. — En poudre de 0 gr. 25 à 1 gr. 50 pour adultes.

ANÉMONE PULSATILLE. — Renonculacées. *Syn.* Coquelourde.

Part. empl. — Racines, feuilles, fleurs.
Pr. act. — Anémonine, acide anémonique.
Prop. thérap. — Anti-amaurotique, antidartreux.
Prép. pharm. et posol. — *A l'int.* Alcoolature, II à XX gouttes;
—Eau distillée, 30 à 50 gr.; — Extrait alcoolique, 5 à 10 centigr.;
— Extrait aqueux, 5 à 30 centigr.; — Poudre, 20 à 40 centigr.

COLLYRE DE GRÆFFE.

Anémone	12 gr.
Eau bouillante	Q. S.

Pour faire 180 *gr. d'infusion, ajoutez :*

Sublimé corrosif	0 gr. 05 centigr.

En instillation dans l'œil.

MIXTURE DE PULSATILLE STIBIÉE (Rust.).

Extrait de suc de pulsatille	2 gr.
Vin stibié	10 gr.

M. s. a. XXX *à* LX *gouttes,* 3 *fois par jour.*

PILULES ANTIAMAUROTIQUES (Rust.).

Poudre de valériane }	āā 8 gr.
— de fl. d'arnica }	
— d'asa fœtida	0 — 60 centigr.
Emétique	0 — 60 —
Extrait de pulsatille	2 —

M. pour faire des pilules de 0 *gr.* 10 *cent.* 8 *à* 10 *par jour.*

ANÉMONINE. — Principe cristallisé : incolore, inodore, peu soluble eau et éther, plus soluble dans l'alcool.

Prop. thérap. — Catarrhe bronchique, toux convulsive, asthme Bronsky).
Prép. posol. — 0 gr. 02 centigr. à 0 gr. 05 centigr. par jour, en cachets (inusité).

ANETH. — *Peucedanum anethum.* Ombellifères. *Syn.* Aneth odorant, fenouil puant, fenouil bâtard.

Part. empl. — Fruits, feuilles, sommités.
Prop. thérap. — Stimulant, stomachique.
Prop. pharm. et posol. — *A l'int.* Eau distillée, 50 à 100 gr. en potion. — Huile essentielle, 25 cent. à 1 gramme, en potion. Poudre 1 à 2 gr. Inf. : 4 à 8 gr. par litre. — *A l'ext.* Lotions, cataplasmes.

ANGÉLIQUE. — *Angelica archangelica.* Ombellifères. *Syn.* Angélique des jardins. Herbe du Saint-Esprit.

Part. empl. — Racines, tiges, fruits.
Prop. thérap. — Stimulant, stomachique.
Prép. pharm. et posol. — Infusion de racine, 20 pour 1000. — Teinture 2 à 10 gr. en potion.

ANGUSTURE (VRAIE). — *Galipea febrifuga.* Rutacées.

Part. empl. — Ecorce.
Pr. act. — Cusparine ou angusturine
Prop. thérap. — Amer, fébrifuge.
Posologie. — 1 à 4 gr.

N. B.—Ne pas confondre avec l'Angusture fausse qui est un *violent poison* (Strychnine et Brucine).

Incompatibilités. — Acides concentrés, infusés astringents, noix de galle, sulfates de cuivre et de fer.

POUDRE COMPOSÉE D'ANGUSTURE VRAIE
(Thornann).

Poudre d'angusture vraie	1 gr. 20 centigr.	
Poudre de cannelle	0 — 30	—

M. à prendre en 2 fois dans la journée.

VIN FÉBRIFUGE (Dorvault).

Quina jaune	135	gr.
Angusture vraie	15	—
Alcool à 56°	250	—

Laissez macérer 24 h. et ajoutez :
Vin blanc de Bourgogne

acide	1000	gr.

60 à 125 gr. fébrifuge, 15 à 40, tonique.

VIN FÉBRIFUGE DE SÉGUIN.

Teint. de quinquina jaune	250	gr.
Teint. d'opium	9	—
Quassia amara	9	—
Angusture vraie	16	—
Vin de Malaga	1500	—
Vin de Pouilly blanc	1500	—

M. s. a. 30 à 50 gr. dans fièvres intermittentes.

ANILINE. (C⁶H⁷Az.) — *Syn.* Phénylamine, amidobenzine.

Prop. thérap. — Toxique ; agit sur le système nerveux central, contre chorée et éclampsie.

Posologie. — D'après Turnbull 5 à 15 centigr. 3 fois par jour pendant 3 ou 4 semaines, dans eau additionnée d'un peu d'acide sulfurique.

ANIS VERT. — *Carum* ou *Pimpinella anisum*. Ombellifères.

Part. empl. — fruits.
Pr. act. — Huile essentielle.
Prop. thér. — Excitant carminatif.
Prép. pharm. et posol. — A *l'int.* Alcoolat, 1 à 15 gr.; — Huile volatile, 1 à X gouttes ; — Hydrolat, 100 gr. ; — Infusé, 10 pour 1000 gr. ; — Oleosaccharure, 2 à 10 gr. ; — Poudre, 1 à 4 gr.; — Sirop, 15 à 60 gr.

ALCOOLAT D'ANIS COMPOSÉ (Ph. Lond.).

Fruits d'anis			
— d'angélique	āā	1	gr.
Alcool à 56°		8	—

F. macérer pendant 2 jours. Distillez au bain-marie ; 8 à 30 gr. par jour.

BAUME DE SOUFRE ANISÉ.

Soufre	1	gr.
Essence d'anis	4	—

VI à VIII gouttes en potion.

MIXTURE ANTISPASMODIQUE (Green).

Essence d'anis	XL	gouttes
Teinture de valériane	25	gr.
— d'opium	3	—
Magnésie carbonatée	4 à 6	—
Eau de menthe	75	—

M. 3 à 5 cuillerées à café : une toutes es heures.

MIXTURE ROUGE DE STANDERT.

Essence d'anis	XXIV	gouttes
Essence de menthe	XX	—
Teinture de rhubarbe	45	gr.
Teinture d'opium	4	—
Rhubarbe pulv.	8	—

Carbonate de magnésie	16	gr.
Eau distillée	750	—

M. 3 à 6 cuillerées par jour.

POMMADE CONTRE L'OZÈNE (Dunn).

Essence d'anis		
Créosote de hêtre	āā	XX gouttes
Vaseline		30 gr.

POTION ANISÉE (Bouch.).

Alcoolat d'anis	10	gr.
Potion gommeuse	150	—

POTION ANTISPASMODIQUE.

Essence d'anis	X	gouttes
Éther sulfurique	XX	—
Laudanum de Sydenham	XII	—
Sp. diacode	50	
Infusion de badiane	150	—

M. s. a.

POTION CARMINATIVE (Ainslie).

Essence d'anis	XII	gouttes
Sucre blanc	4	gr.
Teinture de gingembre	8	—
Eau dist. de menthe poivrée	250	—

M. 15 à 60 gr. par jour.

ANTHRACÈNE.

ANTHRACÈNE. ($C^{14}H^{10}$), acétylodiphénylène et ($C^{15}H^{12}$, paranaphtaline. Insoluble eau, peu soluble alcool, très soluble essence de térébenthine.

Prop. thérap. — Antiprurigineux (?).

SOLUTION.		POMMADE.	
Anthracène	1 partie	Anthracène	1 partie
Essence de térébenthine	5 parties	Axonge	10 parties

ANTHRAKOKALI.

ANTHRAKOKALI. — Simple ou soufré. *Syn.* Carbure de potassium.

Prop. thérap. — Antiscrofuleux, affections cutanées.

Posologie et prép. pharm. — *A l'int.* Poudre 15 à 30 centigr. — *A l'ext.* Pommade, 1 gr. pour 20 d'axonge.

POMMADE D'ANTHRAKOKALI (Gibert).		POUDRE D'ANTHRAKOKALI.	
Anthrakokali	1 gr.	Anthrakokali	0 gr. 10 centigr.
Axonge	30 —	Poudre de réglisse	0 — 25 —
M. s. a.		*Pour 1 prise 2 à 3 par jour.*	

ANTIFÉBRINE ou ACÉTANILIDE.

ANTIFÉBRINE ou ACÉTANILIDE. (C^8H^9AzO) lamelles cristallines brillantes, inodores; saveur brûlante. Soluble 200 parties d'eau froide, 3 part. 1/2 alcool, 6 part. éther, 7 part. chloroforme.

Prop. — Antithermique, nervin. Préconisée contre les formes graves de la variole.

Posol. — 0 gr. 50 à 3 grammes, mais jamais plus de 0 gr. 50 par dose *en surveillant l'action.*

En paquets ou mieux cachets de 0 gr. 25 à 0 gr. 50 centigr.

ÉLIXIR D'ACÉTANILIDE (Yvon).		CACHETS CONTRE INFLUENZA (Graetzer).	
Acétanilide	5 gr.	Acétanilide	3 gr.
Elixir de Garus	170 —	Poudre de Dower	1 gr. 75 centigr.
0 gr. 50 par cuillerée à bouche.		*Divisez en 12 cachets. 3 par jour.*	

ANTIMOINE (oxyde blanc d').

ANTIMOINE (oxyde blanc d'). — *Syn.* Antimoine diaphorétique lavé; méta-antimoniate acide de potasse, Sb^2O^6KH.

Prop. thérap. — Contro-stimulant. Expectorant.

Prép. pharm. et posol. — 1 à 6 gr. en potion.

Incompat. — Acides, sels acides, crème de tartre, sulfures et chlorures solubles.

LOOCH CONTRO-STIMULANT (Trousseau).		POTION EXPECTORANTE (Roger).	
Looch blanc du Codex	150 gr.	Oxyde blanc d'antimoine	0 gr. 50
Antimoine diaph. lavé	4 à 6 —	Sirop de digitale	10 —
M. par cuillerées toutes les 2 heures.		Julep gommeux	60 —
		M. à donner par cuillerées toutes les 2 heures.	

POTION BÉCHIQUE.		
Oxyde blanc d'antimoine	4 gr.
Infusion d'hysope	90 —
Sirop de baume de tolu	20 —
Sirop de morphine	20 —
F. s. a. à donner par cuillerées toutes les heures.	

POUDRE ANTIMONIALE DE JAMES. (Anc. Codex).		
Oxyde blanc d'antimoine	1 gr.
Phosphate de chaux	2 —
M. 5 décigr. à 5 gr.	

— ANTIMOINE (protochlorure d'). — *Syn.* beurre d'antimoine.

Prop. thérap. — Caustique énergique; attire facilement l'humidité et se liquéfie à l'air : on emploie le *deliquium* comme caustique.

Incompat. — Eau.

CAUSTIQUE OU PATE ANTIMONIALE DE CANQUOIN.

Chlorure d'antimoine	30 gr.
Chlorure de zinc	60 —
Farine de froment	150 —

— **ANTIMOINE** (pentasulfure d'). — *Syn.* Soufre doré d'antimoine, Sb²S³.

Prop. thérap. — Expectorant, contro-stimulant, antiherpétique, diaphorétique.

Prép. pharm. et posol. — 0 gr. 05 centigr. à 1 gr. en pilules.

Incompat. — Les mêmes que pour l'oxyde blanc.

PILULES DE PLUMMER.

Soufre doré d'antimoine	0 gr. 03 centigr.
Calomel à la vapeur	0 — 03 —
Extrait de réglisse	Q. s.

M. pour 1 pilule. 1 à 5 par jour.

PILULES PURGATIVES ANTIMONIÉES (Gintrac.).

Calomel à la vapeur	0 gr. 04 centig.
Scammonée pulvérisée	0 — 02 —

ANTIMOINE (sulfure naturel d').

TISANE DE FELTZ AU SULFURE.

Racine de salsepareille	60 gr.
Colle de poisson	10 —
Sulfure d'antimoine naturel	10 —
Eau	2000

F. s. a. Antisyphilitique. 1 à 4 verres par jour.

Soufre doré d'antimoine 0 — 01 —

Extrait de fumeterre	āā 0 — 06 —
Extrait de ményanthe	

M. pour 1 pilule. 1 pilule le matin à jeun.

POUDRE ALTÉRANTE DE PLUMMER.

Calomel à la vapeur	āā P. E.
Soufre doré d'antimoine	

M. 30 à 50 centigr. par jour.

PILULES AU SULFURE D'ANTIMOINE (Kunckel).

Sulfure d'antimoine	0 gr. 07 centigr.
Extrait de douce-amère	0 — 14 —

M. pour 1 pilule. 1 à 2 par jour.

Pour les autres préparations d'antimoine, *V. Émétique* et *Kermès*.

ANTIPYRINE. — ANALGÉSINE. ($C^{11}H^{12}Az^2O$). —

Oxyméthylquinizine méthylée — Diméthylphenylpyrazolon; poudre cristalline inodore; saveur amère; très soluble dans moins de son poids d'eau une partie et demie d'alcool, une partie de chloroforme et 50 parties d'éther.

Prop. thérap. — Antithermique. Analgésique.

Posologie. — De 2 à 6 et 8 gr. en cachets.

ANTIPYRINE (G. Sée et Capitan).

Antipyrine	2 à 3 gr.
Bromure de potassium	2 à 3 —

Contre épilepsie.

Antipyrine	1 à 2 gr.
Iodure de potassium	1 à 2 —

Affections cardiaques.

ANTIPYRINE CONTRE INFLUENZA (Capitan).

Antipyrine	2 gr.
Chl. de morphine	0 gr. 05 centigr.
— de cocaïne	0 — 15 —
Eau distillée	60 —

2 cuillerées à café par jour dans un grog.

GARGARISME (G. Sée et Capitan).

Antipyrine	2 gr.
Iodure de potassium	1 —
Teinture d'iode	XXX gouttes
Eau	30 gr.

INJECTION HYPODERMIQUE.

Eau	10 gr.
Antipyrine	2 — 50 centigr.

Chaque centim. cube renferme 0 gr. 25 d'antipyrine.

LAVEMENT.

Eau tiède	120 gr.
Jaune d'œuf	n° 1
Analgésine	2 à 4 gr.

PILULES CONTRE COLIQUES (G. Sée et Capitan).

Antipyrine	0 gr. 10 centigr.
Naphtaline	0 — 05 —
Iodoforme	0 — 02 —
Tannin	0 — 10 —

Pour une pilule : 3 à 4 par jour.

POTION.

Limonade citrique	120 gr.
Antipyrine ou Analgésine	4 —

A prendre en 4 fois.

POTION.

Eau	120 gr.
Sirop de menthe	30 —
Antipyrine ou Analgésine	10 —

M. par cuillerées à bouche. Chaque cuillerée renferme 1 gr. de médicament.

POTION CALMANTE (Gaz. Bord.).

Antipyrine	2 gr.
Sirop de punch	40 —
Eau distillée de laitue	80 —

Par cuillerée à bouche toutes les heures.

ANTISEPTOL. — *Iodosulfate de Cinchonine.* Produit défini se présentant sous forme d'une poudre couleur chocolat ; légère, insoluble dans l'eau, soluble alcool et éther. Il renferme la moitié de son poids d'iode et s'emploie aux lieux et place de l'iodoforme dont il possède les propriétés antiseptiques (Yvon).

ANTITOXINE DIPHTÉRIQUE. — (Voir *Formulaire thérapeutique.*)

APIOL. — Liquide huileux extrait du persil ($C^{12}H^{14}O^4$). Insoluble dans eau. Soluble dans éther et alcool.
Prop. thérap. — Antipériodique, emménagogue, fébrifuge.
Prép. pharm. et posol. — 15 à 20 centigr. matin et soir dans une capsule gélatineuse.

APOCODÉINE. ($C^{18}H^{19}AzO^2$.)
Prop. thérap. — Comme l'apomorphine, vomitif. Expectorant.
Prép. pharm. et posol. — Chlorhydrate d'apocodéine, 1° en inj. hypoderm. 15 à 20 milligr. ; 2° en potion, 1 à 4 centigr.

INJECTION HYPODERMIQUE.

Chlorhydrate d'apocodéine	0 gr. 30 centigr.
Eau distillée	20 —

1/2 cent. à 1 cub., soit 7 milligr. 1/2 à 15 milligr. du médicament.

APOCYNUM CANNABINUM. — *Chanvre du Canada.* Apocynacées.
Part. empl. — Racine.
Princ. act. — Apocynine et apocynéine.
Propr. thérap. — Eméto-cathartique, diurétique.
Prép. pharm. et posol. — 1° poudre, 1 à 2 gr., purgatif et vomitif. Décoction 2 p. 100. Teinture alcoolique au dixième, 1 à 3 gr., extrait aqueux, 0,40 à 0,70.

APOLYSINE. — Composé voisin de la phénacétine. Poudr blanc jaunâtre. à saveur légèrement acide ; soluble dans 55 partie. d'eau froide, elle se dissout également dans la glycérine et l'alcool. Préconisée dans la pneumonie, la scarlatine, l'influenza, la sciatique, la migraine, etc. Dose : 4 à 6 gr. par jour ; par dose de 0 gr. 50 à 1 g. 50 à la fois en cachets de 0 gr. 50.

APOMORPHINE. ($C^{17}H^{17}AzO^2$.) Soluble dans eau, alcool, éther, chloroforme et benzine.

Prop. thérap. — Émétique non irritant, contro-stimulant, expectorant. — *Médicament dangereux.*

Prép. pharm. et posol.—Chlorhydrate d'apomorphine. Dose:1 centigr. à 1 centigr. 1/2 en inject. hypodermique. Moitié moins chez l'enfant.

2º 10 à 30 milligr. en lavement, potion

POTION EXPECTORANTE (Juratz).

Chlorhydrate d'apomorphine	0 gr. 01 à 3 centigr.
Eau distillée	120 gr.
Acide chlorhydrique	V gouttes
Sirop simple	30 gr.

M. 1 *cuillerée à bouche toutes les 2 h.*

SOLUTION POUR INJECTION HYPODERMIQUE (Siebert).

Chlorhydrate d'apomorphine	1 décigr.
Eau distillée	10 gr.

F. dissoudre. Vomitif.
Dose : une seringue.

ARACHIDE. — *Arachis hypogea.* Légumineuses.

Part. empl. — Semences.

Princ. act. — Huile grasse.

Prop. thérap. de l'huile. — Succédané de l'huile d'olives et d'amandes douces.

ARAROBA. — Voir **GOA** (Poudre de).

ARBUTINE. — V. *Busserole.*

AREC. Voir à *Noix d'Arec.*

ARENARIA RUBRA. — Caryophyllées. *Syn.* Sabline rouge.

Part. empl. — Toute la plante.

Prop. thérap. — Diurétique.

Prép. pharm. et posol.—A l'int. 1º Extrait aqueux, 1 gr. à 2 gr. 2º En infusion, 30 gr. par 1000.

SOLUTION (F. Vigier).

Extrait aqueux d'arenaria	10 gr.
Glycérine pure	5 —
Eau distillée	85 —

M. 5 *cuillerées par jour.*

PILULES (Bertherand).

Extrait aqueux d'arenaria	5 gr.
Poudre de réglisse	Q. s.

Pour 25 *pilules,* 5 *à* 6 *avant chaque repas.*

SIROP (Bertherand).

Plante entière avant floraison	40 gr.
Eau	250 —
F. s. a. réduire à	200 —
Ajoutez : sucre	400 —

6 *à* 7 *cuillerées par jour.*

ARGENT (AZOTATE D'). (AgOAzO³.) Soluble eau, 1 partie; glycérine q. v.; alcool, 10. *Syn.* Nitrate d'argent.

Prop. thérap. — Tonique, antispasmodique, hydragogue (chorée et épilepsie), cathérétique, antiphlogistique.

Prép. pharm. et posol. — A l'int. 0,01 à 0,10 centigr.— A l'ext. Lavements 0,05 à 0,10 (enfants), 0,15 à 0,30 (adultes). — Injections — collyres— 0,50 à 1 gr. p. 100.

Incompat. — Alcalis et leurs carbonates, chlorures, bromures, iodures, cyanures solubles, sulfates, phosphates, acides tartrique, chlorhydrique, matières organiques, lumière.

CAUSTIQUE ARGENTIQUE (Cazenave).

Poix blanche	15 gr.
Cire blanche	8 —
Huile d'amandes douces	2 —

F. liquéfier et ajoutez :

Nitrate d'argent fondu pulvérisé	25 gr.

COLLYRE AU NITRATE D'ARGENT.

Nitrate d'argent	0 gr. 025 à 0 gr. 1
Eau distillée	20 gr.

II à III *gouttes.*

COLLYRE AU NITRATE D'ARGENT (Desmares).

Nitrate d'argent	0 gr. 50 centigr.
Eau distillée	10 —

F. s. a. en instillations toutes les 1/2 *heures.*

COLLYRE AU NITRATE D'ARGENT
(Velpeau).

Nitrate d'argent   2 gr.
Eau distillée   30 —

COLLYRES AU NITRATE D'ARGENT
(Galezowski).

1. Nitrate d'argent
   cristallisé   0 gr. 25 centigr.
   Eau distillée   10 —
2. Nitrate d'argent
   cristallisé   0 gr. 50 centigr.
   Eau distillée   10 —

COLLYRE CONTRE OPHTALMIE PRURIFORME
(Réveillé-Parise).

Nitrate d'argent 0 gr. 10 à 20 centigr.
Eau distillée   30 gr.
F. s. a. en instillations répétées.

COLLYRE CONTRE OPHTALMIE DES NOU-
VEAU-NÉS.

Glycérine   30 gr.
Nitrate d'argent   0 — 10 à 20 centigr.

COLLYRE CONTRE LA TUMEUR LACHYMALE
(de Graefe).

Nitrate d'argent cristallisé   1 gr.
Eau distillée   50 —

CRAYONS DE BARRAL.

Azotate d'argent   10 gr.
Azotate de potasse   10 à 50 —
F. s. a.

CRAYON DE NITRATE D'ARGENT MITIGÉ.

1. Nitrate d'argent   1 gr.
   Nitrate de potasse   1 —
2. Nitrate d'argent   1 gr.
   Nitrate de potasse   2 —

INJECTION ABORTIVE (Diday).

Eau distillée   20 gr.
Nitrate d'argent   0 — 45 centigr.

AUTRE.

Azotate d'argent   0 gr. 30 centigr.
Eau distillée   30 —

INJECTIONS ARGENTIQUES (Ricord).

1. Eau distillée   500 gr.
   Nitrate d'argent   1 à 2 —
2. Eau distillée   100 gr.
   Nitrate d'argent   0 — 50 centigr.

INJECTION ARGENTIQUE (Serres).

Nitrate d'argent   0 gr. 1 décigr.
Eau distillée   250 —
(Catarrhe chronique de la vessie.)

INJECTION CONTRE LA BLENNHORRÉE
(Diday).

Nitrate d'argent   0 gr. 40 à 0 gr. 60
Eau distillée   20 —

INJECTION CONTRE LA CYSTITE CHRONIQUE
(Mercier).

Nitrate d'argent cristallisé 0 gr. 30 cent.
Eau distillée   125 —

INJECTION VÉSICALE (Gros).

Eau distillée   120 gr.
Nitrate d'argent   0 gr. 20 à   0 — 40
Teinture de jusquiame   6 —
F. s. a.

LAVEMENT AU NITRATE D'ARGENT.

Nitrate d'argent 0 gr. 05 à 0 gr. 15 cent.
Eau distillée   120 —
Glycérine   30 —

LAVEMENT AU NITRATE D'ARGENT
(Trousseau).

Nitrate d'argent 0 gr. 05 à 0 gr. 15 centigr.
Eau distillée   150 —

LAVEMENT ALBUMINO-ARGENTIQUE
(Delioux).

Blanc d'œuf   n° 1
Eau distillée   250 gr.
Dissolvez, filtrez :
Azotate d'argent   0 gr. 10 à 0 gr. 30
Dissolvez, ajoutez :
Chlorure de sodium 0 gr. 10 à 0 gr. 30

LOTION CATHÉRÉTIQUE (Cullerier).

Azotate d'argent cristallisé   0 gr. 1
Eau distillée   100 —
F. s. a.

NITRATE ACIDE D'ARGENT (Croq).

Argent   1 gr.
Acide nitrique à 35°   10 —
F. dissoudre.

PILULES DE NITRATE D'ARGENT (Boudin).

Nitrate d'argent   0 gr. 5 décigr.
Mie de pain   10 —
F. s. a. 50 pilules 2 pilules par jour.

PILULES D'AZOTATE D'ARGENT COMPOSÉES
(Mérat, Guib.).

Extrait d'opium   1 gr. 20 centigr.
Camphre   1 — 50   —
Musc   0 — 75   —
Azotate d'argent   0 — 10   —
M. p. 30 pilules. 1 à 3 par jour.

PILULES D'AZOTATE D'ARGENT (Trouss.).

Azotate d'argent cristallisé 0 gr. 2 décigr
Eau distillée
Gomme arabique pulvérisée } āā Q. s.

M. p. 10 pilules 1 à 3 par jour.
Diarrhées rebelles.

PILULES DE NITRATE D'ARGENT.

Nitrate d'argent   0 gr. 50 centigr.
Poudre de gluten   1 —
Extrait de chiendent   Q. s.

Pour 50 pilules contenant chacune 1 centig. de nitrate.

PILULES DE NITRATE D'ARGENT
(Am. Véc).

Nitrate d'argent   0 gr. 20 centigr.
Nitrate de potasse   0 — 20 —
Mucilage de gomme arabique Q. s.

F. s. a. 20 pilules (Dorv.).

POMMADE ANTIOPHTALMIQUE (Velpeau).

Nitrate d'argent   0 gr. 10 centigr.
Axonge   8 —

M.

POMMADE ANTIOPHTALMIQUE (Guthrie).

Nitrate d'argent fondu   0 gr. 03 centigr.
Acétate de plomb   0 — 25 —
Axonge   30 —

F. s. a.

POMMADE AU NITRATE D'ARGENT CONTRE TUMEURS BLANCHES (Jobert).

Nitrate d'argent   4 gr.
Axonge   30 —

M. en friction à la dose de 1 gr.

POMMADE AU NITRATE (Fricke).

Nitrate d'argent
   0 gr. 60 centigr. à 1 gr. 20 centigr.
Baume du Pérou   0 — 10 —
Pommade à l'oxyde de
   zinc   15 — 00 —

AUTRE (O. Callaghen).

Azotate d'argent   1 gr.
Oxyde rouge de mercure   2 —
Iodure de plomb   3 —
Vaseline   12 —

F. s. a.

POTION ARGENTIQUE BROMURÉE (Deniau).

Azotate d'argent   0 gr. 5 décigr.
Bromure potassium   1 — 25 centigr.
Sirop de sucre   120 —
Hydrolat de menthe   100 —
Eau distillée   780 —
Blanc d'œuf   n° 1

F. s. a. (Bouch.).

POTION AU NITRATE D'ARGENT.

Nitrate d'argent 0 gr. 02 à 0 gr. 05 centig.
Eau distillée   100 —
Glycérine   20 —

M. par cuillerées dans les 24 heures.

POTION AU NITRATE D'ARGENT
(Trousseau).

Azotate d'argent cristallisé 1 à 2 centigr.
Eau distillée   30 gr.
Sirop   20 —

M. à prendre par cuillerées à café dans les 24 heures.

POUDRE CAUSTIQUE CONTRE L'OTORRHÉE
(Bonnafont).

Azotate d'argent fondu
Talc   ãã P. E.
Lycopode

M. en insufflations.

SOLUTION D'AZOTATE D'ARGENT CAUSTIQUE
(Trousseau).

Azotate d'argent cristallisé   1 gr.
Eau distillée   10 —

Angine diphthérique. Croup.

SOLUTION NITRATE ARGENT CONTRE BALANITE AVEC PHIMOSIS (Ricord).

Eau distillée   250 gr.
Nitrate d'argent   1 —

SOLUTION CONTRE BALANO-POSTITE

Nitrate d'argent 0 gr. 30 à 0 gr. 50 centigr.
Eau distillée   100 —

SOLUTION CONTRE L'ECZÉMA DE LA TÊTE.

Nitrate d'argent   0 gr. 25 centigr.
Eau distillée   30 —

SOLUTION CONTRE PHTHISIE LARYNGÉE
(Graves).

Nitrate d'argent   0 gr. 60 centigr.
Eau distillée   30 —

SOLUTION CONTRE PLAQUES MUQUEUSES
(Fournier).

Nitrate d'argent   0 gr. 50 centigr.
Eau distillée   75 —

SOLUTION NITRATE ARGENT (Biett).

Nitrate d'argent   2 gr.
Eau distillée   25 —

Contre rupia, impetigo.

SUPPOSITOIRES URÉTHRAUX (Ullzmann)

Nitrate d'argent   0 gr. 10 centigr.
Beurre de cacao   2 —

Contre pollutions et spermatorrhée.

TOPIQUE CONTRE L'ORCHITE BLENNORRHAGIQUE (Girard).

Nitrate d'argent   1 gr.
Eau distillée   100 —

Appliquer compresses imbibées de la solution.

— 2° **CHLORURE D'ARGENT** (AgCl). Soluble dans les chlorures et hyposulfites alcalins, nsoluble dans eau.

Prop. thér. — Drastique puissant, antiépileptique, antiscrofuleux.

Prép. pharm. et posol. — *A l'int.*, en pilules à la dose de 10 à 50 cent. *A l'ext.*, en pommade.

PILULES CHLORO-ARGENTIQUES
(Mialhe).

Azotate d'argent cristallisé	0 gr. 01 cent.	
Chlorure de sodium	0 — 04	--
Amidon	0 — 03	--
Gomme arabique pulv.	0 — 01	--
Eau	Q. s.	

M. p. 1 pilule. 1 à 10 pilules par jour.

PILULES DE CHLORURE D'ARGENT
(Socquel).

Azotate d'argent	0 gr. 03 centigr.
Chlorhydrate d'ammoniaque	0 -- 06 —
Extrait de gentiane	Q. s.

M. p. 1 pilule. 1 à 3 par jour.

POMMADE AU CHLORURE D'ARGENT.

Chlorure d'argent	0 gr. 30 centigr.
Axonge	20 —

— 3° **IODURE D'ARGENT** (AgI). Insoluble dans l'eau, peu soluble dans l'ammoniaque.

Prop. thér. — Antigastralgique, antisyphilitique (?).

Prép. pharm. et posologie. — 0,10 en pilules.

PILULES D'IODURE D'ARGENT.

Iodure d'argent	0 gr. 50 centigr.
Extrait de salsepareille	Q. s.

F. s. a. 50 pilules. 5 à 10 par jour.

— 4° **PROTOXYDE D'ARGENT** (Ag²O). — *Syn.* Oxyde d'argent. Soluble dans ammoniaque, soluble dans 3000 parties d'eau

Prop. thérap. — Employé dans métrorrhagies et épilepsie.

Prép. pharm. et posologie. — 0,02 à 0,10 en pilules.

PILULES A L'OXYDE D'ARGENT.

Oxyde d'argent	2 gr.
Carbonate de fer	2 gr.
Extrait de valériane	Q. s.

F. s. a. 100 pilules. à 5 par jour.

ARISTOL. — Thymol bi-iodé ; poudre chamois clair, insoluble dans l'eau et l'alcool ; soluble dans l'éther, huiles grasses et chloroforme : préconisé comme succédané de l'iodoforme. Même mode d'emploi.

POUDRE ANTISEPTIQUE ET CICATRISANTE.
(Geiger).

Aristol	6 gr.
Sous gallate de bismuth	8 —
Acétanilide	30 —

M. pour pansement sec.

POUDRE CONTRE HROMHIDROSE PLANTAIRE
(Tenison Deane).

Aristol	ãã	4 gr.
Alumnol		
Poudre d'amidon		15 —

Us. ext.

ARISTOLOCHE. — V. *Serpentaire.*

ARMOISE. — *Artemisia vulgaris.* Composées. *Syn.* Ceinture ou couronne de Saint-Jean.

Part. empl. — Feuilles, racines, fleurs.

Princ. act. — Huile volatile.

Prop. thér. — Tonique, stimulant, emménagogue, antihystérique

Prép. pharm. et posologie. — *A l'int.* Eau distillée, 30 à 150 gr. comme véhicule de potion ; — extrait, 2 à 4 gr. ; — infusion, 10 gr. pour 1000 ; — poudre, 2 à 8 gr. ; — sirop, 30 à 60 gr.

Incomp. — Sulfates de fer et de zinc.

ESPÈCES EMMÉNAGOGUES.

Sommités d'armoise	
Racine de valériane	
Absinthe	ãã 10 gr.
Feuilles d'ambroisie	
du Mexique	
Safran	0 gr. 50 cent.

M. 4 gr. en infusion pour 1 litre d'eau bouillante.

FUMIGATION D'ARMOISE.

Armoise	50 gr.
Eau	1000 —

FUMIGATION EMMÉNAGOGUE (Gallois).

Sommités d'armoise		
Absinthe incisée	ãã	50 gr.
Racine de valériane		30 —
Eau bouillante		2000 —

LAVEMENT D'ARMOISE.

Armoise	20 gr.
Eau	500 —

PILULES D'ARMOISE

Extrait d'armoise	1 gr.
Poudre d'armoise	Q. s.

F. s. a. 10 pilules. 1 à 5 par jour.

POUDRE DE BRESLER ANTIÉPILEPTIQUE.

Poudre de racine d'armoise	50 gr.
Sucre en poudre	200 —

M. 4 cuillerées à café par jour.

POUDRE EMMÉNAGOGUE (Gallois).

Feuilles d'armoise pulvérisées		
Feuilles de mille-feuilles pulvérisées	ãã	2 gr. 50 centigr.
Safran pulvérisé		1 — 25 —

M. et divisez en 8 paquets, 1 tous les soirs.

ARNICA. — *Doronicum montanum.* Composées. — *Syn.* Tabac des Vosges, Plantain des Alpes, Bétoine des montagnes, Herbe aux chutes, Herbe aux pêcheurs.

Part. empl. — Fleurs.

Pr. act. — Arnicine, cytisine, acide gallique.

Prop. thér. — Stimulant énergique du système nerveux, vomitif.

Prép. pharm. et pos. — *A l'int.* Infusé, 2 à 5 gr. pour 1000, — Poudre, 0, 25 à 0, 50. — *A l'ext.* Teinture, 1 à 2 gr. ; — infusé, 2 à 4 gr. pour 1000.

Incomp. — Acétates de plomb, acides minéraux, sulfates de fer et de zinc.

BOLS STIMULANTS.

Poudre de meum		
— d'arnica	ãã	10 gr.
Sirop d'anis		Q. s.

M. pour 10 bols 2 à 6 par jour.

INFUSION D'ARNICA COMPOSÉE (Ph. Esp.).

Feuilles d'arnica		
Fleurs d'arnica	ãã	4 gr.
Eau		750 —
Sirop de citron		60 —

M. à prendre en 4 doses.

LOTION CONTRE L'ORCHITE.

Teinture d'arnica	10 gr.
Eau	60 —

M.

POTION D'ARNICA (Hanner).

Teinture d'arnica	5 gr.
Eau	100 —
Sirop de polygala	15 —

Par cuillerées toutes les 2 heures.

POUDRE EXPECTORANTE ET EMMÉNAGOGUE (Behrens).

Poudre d'arnica	2 gr. 50 centigr.
Poudre de camphre	0 gr. 50 centigr.
— de sel ammoniac	10 —
— de sucre	30 —

TEINTURE ÉTHÉRÉE D'ARNICA.

Fleurs d'arnica pulvérisées	100 gr.
Éther sulfurique alcoolisé	500 —

F. s. a. 1 à 2 gr.

TOPIQUE CONTRE LE FURONCLE (Hall).

Teinture de fleurs d'arnica	10 gr.
Acide tannique	5 —
Poudre de gomme arabique	5 —

Mélangez.

ARSENIC (As.). Inusité.

— IODURE D'ARSENIC. — V. à *Iode.*

LIQUEUR DE DONOVAN-FERRARI.

Iodure d'arsenic	0 gr. 20 centigr.
Eau distillée	125 —
Bi-iodure de mercure	0 — 40 —
Iodure de potassium	4 —

F. s. a. IV à C gouttes.

POMMADE A L'IODURE D'ARSENIC.

Iodure d'arsenic	0 gr. 15 centigr.
Axonge	25 —

M. en frictions de 2 à 4 gr.

POTION (Donovan).

Liqueur de Donovan	4 gr.
Sirop de gingembre	15 —
Eau	80 —

SULFURES D'ARSENIC. — (V. *Orpiment.*)

— RÉALGAR. 1° *Sulfure rouge d'arsenic* (AsS^2). — *Syn.* Arsenic rouge ; insoluble eau ; soluble alcalis.

Prop. thérap. et prép. pharm. posol. — Inusité.

— ORPIMENT. — 2° *Sulfure jaune d'arsenic* (As^2S^3). — *Syn.* Orpin, arsenic jaune ; insoluble eau, alcool, éther.

Prop. thérap. — A été employé comme fébrifuge, épilatoire.

Prép. pharm. et posol. — Médicament réservé pour l'usage ext.

ÉPILATOIRE DE PLENCK.

Chaux vive en poudre	60 gr.
Amidon	40 —
Sulfure d'arsenic en poudre	4 —

M. et avec Q. s. d'eau faites une pâte molle.

MIXTURE CATHÉRÉTIQUE OU COLLYRE DE LANFRANC.

Orpiment		15 gr.
Verdet		10 —
Myrrhe	ãã	5 —
Aloès		

Triturez dans :

Eau de roses	ãã	190 gr.
Eau de plantain		
Vin blanc		1000 —

Agitez chaque fois. Toucher les plaies avec un pinceau imbibé du collyre.

RUSMA, PATE ÉPILATOIRE DES TURCS.

Chaux vive	40 gr.
Orpiment	5 —

Pulvérisez. Délayez dans :

Blancs d'œufs	ãã	Q. s.
Lessive des savonniers		

En applications.

ACIDE ARSÉNIEUX. (As^2O^3.) — *Syn.* Arsenic blanc.

— Oxyde blanc d'arsenic. — 1 partie d'acide arsénieux opaque se dissout dans 80 p. d'eau, 5 p. glycérine, 141 p. alcool.

Prop. thérap. — Antinévralgique, antiherpétique, antisyphilitique, fébrifuge : contre affections des voies respiratoires, escharotique.

Posologie. — 2 à 10 milligr.

Incomp. — Hydrosulfates, eau de chaux, azotate d'argent, décoctés astringents.

Form. pharmaceutiques. — Granules à un miligramme; solution (liqueur de Boudin) au millième; pilules arsenicales ou asiatiques, 5 milligr. par pilule. — *Us. extér.*, poudre arsenicale (frère Côme) 1/8.

GRANULES DE DIOSCORIDE (Mentel).

Acide arsénieux	0 gr. 10 centigr.
Mannite pure	4 —
Miel	Q. s.

F. 100 granules. 2 à 10 par jour.

LAVEMENT ARSENICAL (Boudin).

Solution arsenicale (Boudin)	50 gr.
Eau tiède	50 —

PATE ARSENICALE DU FRÈRE CÔME (forte) OU ROUSSELOT.

Arsenic blanc	1 gr.
Cinabre	5 —
Eponge calcinée	2 —

Pulvérisez. 1/8 d'arsenic.

PILULES ARSENICALES ASIATIQUES.

Acide arsénieux	0 gr. 50 centigr.

Poivre noir pulvérisé	5 gr.
Gomme arabique pulvérisée	1 —
Eau commune.	Q. s.

M. et F. 100 *pilules. 1 à 2 par jour.* 1 *milligr. d'acide arsén. par pilule.*

PILULES DE BARTON (Soubeiran).

Arsenic blanc porphyrisé	0 gr. 10 centig.
Opium brut	0 — 10 —
Savon médicinal	1 — 40 —

M. et F. 30 *pilules. 2 à 5 par jour.*

POMMADE ARSENICALE CONTRE PARASITES.

Axonge	30 gr.
Poudre de Rousselot	5 —
Essence de bergamotte	1 —

M.

POTION ARSENICALE (Boudin).

Solution arsenicale (Boudin)	25 gr.
Vin rouge	50 —
Sirop simple	25 —

M. à prendre en 5 fois toutes les 1/2 *heures.*

POUDRE ARSENICALE (Dupuytren).

Acide arsénieux	0 gr. 4 décigr.
Calomel	32 —

M.

POUDRE ARSENICALE (Cazenave).

Oxyde blanc d'arsenic pulvérisé	0 gr. 50 centigr.

Sulfure de mercure	2 gr. 50 centigr.
Poudre de charbon- animal	0 — 50 —

POUDRE ARSENICALE (Justamond).

Oxyde blanc d'arsenic pulvérisé	20 gr.
Antimoine cru pulvérisé	40 —

M.

POUDRE ESCHAROTIQUE DE DUBOIS (faible)

Cinabre porphyrisé	16 gr.
Sang-dragon	8 —
Arsenic blanc porphyrisé	1 —

M. 1/25 arsenic.

POUDRE DE FONTANEILLES.

Arsenic blanc porphyrisé	0 gr. 1 décigr.
Mercure doux porphyrisé	0 — 9 —
Opium brut pulvérisé	0 — 1 —
Gomme arabique pulv.	2 —
Sucre	4 — 5 —

M. Divisez en 24 *paquets. 1 par jour.*

SOLUTION ARSENICALE (Boudin).

Acide arsénieux	1 gr.
Eau distillée	1000 —

10 *gr. représentent* 1 *centigr.*

SOLUTION HYPODERMIQUE CONTRE CANCER (F. Huc).

Acide arsénieux	0 gr. 20 centigr.
Chlorhydrate de cocaïne	1 —
Eau distillée bouillie	100 —

F. s. a. tous les 2 *ou* 3 *jours* 1 *à* 2 *cent. cubes dans l'épaisseur du néoplasme.*

— ARSÉNITE DE POTASSE. — LIQUEUR DE FOWLER.

— Ce sel est très soluble dans l'eau. On emploie seulement la solution aqueuse désignée sous le nom de *liqueur de Fowler* et que l'on prépare avec : acide arsénieux, 1 gr. ; carbonate de potasse pur, 1 gr. ; eau distillée, 95 gr. ; alcoolat de mélisse composé, 3 gr.

Cette liqueur renferme *un centième de son poids d'acide arsénieux,* elle est donc beaucoup plus active que la liqueur de Pearson.

Dose, II à XV gouttes.

SAVON ARSENICAL, SAVON DE BÉCŒUR.

Acide arsénieux	32 gr.
Carbonate de potasse	12 —
Eau distillée	32 —
Savon de Marseille	32 —
Chaux vive	4 —
Camphre	1 —

Sert aux naturalistes pour conserver les dépouilles d'animaux.

SOLUTION ARSENICALE (Devergie).

Acide arsénieux	0 gr. 10 centigr.
Carbonate de potasse	0 — 10 —

Alcoolat de mélisse	0 gr. 50 centigr.
Eau distillée	500 —

Contient par gramme 0,0002 (1/5 *de milligr.*) *d'acide arsénieux: c'est-à-dire* 50 *fois, moins active que la liqueur de Fowler. Dose* 1 *à* 10 *gr.*

SOLUTION D'ARSÉNITE DE POTASSE BROMÉ (Liqueur de Clémens).

Acide arsénieux	1 gr.
Carbonate de potasse	1 —
Brôme	2 —
Eau distillée	96 —

Dose : III à IV gouttes par jour.

ACIDE ARSÉNIQUE. — Inusité.

— ARSÉNIATE D'AMMONIAQUE. — Soluble dans l'eau ; contient 62 p. 100 d'acide arsénieux.

Prop. thérap. — V. *Arséniate de soude.*

Dose. — Deux à six milligrammes.

SOLUTÉ ARSENICAL (Bazin).		SOLUTÉ ARSENICAL (Biett).	
Arséniate d'ammoniaque	0 gr. 05 centigr.	Arséniate d'ammoniaque	0 gr. 50 centigr.
Eau distillée	300 —	Eau distillée	250 —
De 1 à 2 cuillerées à bouche par jour.		*V à XX gouttes par jour et plus jusqu'à 3 gr.*	

—ARSÉNIATE D'ANTIMOINE. — Insoluble eau : ce médiment forme la base des granules dits *antimoniaux.*

Les granules d'arséniate d'antimoine sont dosés à *un milligramme.*

— ARSÉNIATE DE POTASSE (AsO^4,K^2H+7H^2O). — *Syn.* Biarséniate de potasse, sel arsenical de Macquer. Très soluble dans l'eau ; peu employé.

Prop. thérap. — Affections cutanées et des voies respiratoires.

Posol. — *A l'int.* 0 gr. 002 à 0 gr. 006 milligr.

Incompat. — Sels de chaux solubles, eaux calcaires; kermès, magnésie et ses sels ; oxydes de fer et leurs sels. Pour les formules, v. *Arséniate de soude.*

— ARSÉNIATE DE SOUDE $(AsO^4Na^2H,7H^2O)$. — Une partie est soluble dans 4 parties d'eau, 60 parties d'alcool à 90°, 2 parties de glycérine.

Prop. thérap. — Employé contre les affections cutanées et celles des voies respiratoires.

Posol. — *A l'int.* de 0 gr. 002 à 0 gr. 010 milligr. — granules à 0 gr. 001 milligr. (Codex). — *A l'ext.* Pommades 1/15. — Bains, 10 gr. pour un bain.

BAIN ARSENICAL (Gueneau de Mussy).		Eau distillée	20 gr.
Arséniate de soude	2 à 10 gr.	Sirop de sucre	4000 —
Eau	Q. s.	*Cinq milligr. par cuillerée à bouche. 1 à 2 par jour.*	
Pour un bain.			

LIQUEUR SODIQUE ARSENICALE (Ph. Brit.).		SIROP ARSENICAL FERRUGINEUX (Yvon).	
Arséniate de soude	0 gr. 26 centigr.	Arséniate de soude	0 gr. 120 milligr.
Eau distillée	28 —	Pyrophosphate de fer et de soude	12 —
F. s. a. Contient 6 fois plus d'arséniate que la liqueur de Pearson.		Eau de fleurs d'oranger	50 —
		Alcool à 90°	50 —
PILULES D'ARSÉNIATE DE SOUDE (Biett.).		Sirop simple	2400 —
Arséniate de soude	0 gr. 005 milligr.	*Chaque cuillerée à bouche contient 0 gr. 10 centigr. de sel ferrique et 0 gr. 001 milligr. d'arséniate de soude.*	
Extrait de ciguë	0 — 05 centigr.		
Pour une pilule 1 à 2 par jour.			
PILULES ARSENICALES (Goibout).		SOLUTION ARSENICALE (Pearson).	
Arséniate de soude	0 gr. 001 milligr.	Arséniate de soude	0 gr. 05 centigr.
Extrait de gentiane	0 — 10 centigr.	Eau distillée	30 —
Pour une pilule : 4 à 8 par jour.		*XII gouttes contiennent 0 gr.001 milligr. d'arséniate de soude. Depuis quelques gouttes jusqu'à 3 gr. par jour.*	
SIROP D'ARSÉNIATE DE SOUDE (Bouchut).			
Arséniate de soude	1 gr.		

N. B. — **Un gramme d'arséniate de soude ne correspond qu'à 0 gr. 32 centigr. d'acide arsénieux, les préparations** d'arséniate sont donc bien moins actives ; il ne faut pas l'oublier lorsqu'on les substitue les unes aux autres.

ASA FŒTIDA. — *Peucedanum Asa Fœtida.* — Ombellifères.

Part. empl. — Gomme résine.

Prop. thérap. — Incisif, antispasmodique puissant, emménagogue et vermifuge.

Prépar. pharm. et posologie. — *A l'int.* — Poudre, 1/2 à 2 gr. ; — alcoolé et éthérolé, 1 à 4 gr. ; en lavements, 2 à 4 gr.

Incomp. — Emulsion d'amandes amères, eau de laurier-cerise, préparations prussiques.

EMPLATRE D'ASA FŒTIDA ANTIHYSTÉRIQUE (Guibourt).

Galbanum		20 gr.
Asa fœtida		
Poix blanche	⟩ āā	10 —
Cire jaune		

F. s. a.

GOUTTES ANTIHYSTÉRIQUES (Ph. Allem.).

Teinture d'asa fœtida	15 gr.
Teinture de castoreum	12 —
Teinture d'extrait d'opium	4 —

M. 1 à 2 grammes en potion.

LAVEMENT D'ASA FŒTIDA.

Asa fœtida	5 gr.
Jaune d'œuf n° 1 ou savon	5 —
Décoction de guimauve	250 —

F. s. a.

LAVEMENT CONTRE LA DYSMÉNORRHÉE

Asa fœtida	4 gr.
Jaune d'œuf	20 —
Laudanum de Sydenham	1 —
Extrait de valériane	2 —
Décocté de guimauve	100 —

F. s. a.

LAVEMENT, CONTRE CONSTIPATION NERVEUSE (Lippich).

Asa fœtida	6 gr.
Vinaigre ordinaire	15 —
Miel	60 —
Décoction d'orge	150 —
Jaune d'œuf	Q. s.

F. s. a. pour 1 lavement.

LAVEMENT VERMIFUGE (Raspail).

Aloès		
Tabac	⟩ āā	0 gr. 15 centigr.
Asa fœtida		
Huile camphrée		10 —
Eau		500 —

F. s. a.

MIXTURE ANTISPASMODIQUE (Bouch.).

Ammoniaque liquide		5 gr.
Teinture de castoreum	⟩ āā	20 —
Teinture d'asa fœtida		

Une demi-cuillerée dans un verre d'eau sucrée : à prendre par cuillerées.

PILULES D'ASA FŒTIDA

Asa fœtida	10 gr.
Savon médicinal	Q. s.

M. et F. 50 pilules. 1 toutes les heures.

PILULES ANTISPASMODIQUES.

Asa fœtida		
Galbanum	⟩ āā	2 gr.
Myrrhe		
Thériaque		1 —

M. et F. 40 pilules. 2 à 4 par jour.

PILULES ANTISPASMODIQUES (Rayer).

Extrait de valériane		
Asa fœtida		
Galbanum	⟩ āā	1 gr.
Castoreum		

F. s. a. 18 pilules. 3 par jour.

PILULES ANTISPASMODIQUES (Debreyne).

Camphre		
Asa fœtida	⟩ āā	0 gr. 10 centigr.
Extrait de belladone		0 — 02 —

M. pour 1 pilule. 1 à 6 par jour.

PILULES CONTRE LA CHORÉE.

Asa fœtida	5 gr.
Extrait de valériane	5 —
Oxyde de zinc	1 —
Castoreum	3 —
Extrait de belladone	0 — 40 centigr.

F. s. a. 80 pilules. 1 à 2 matin et soir.

PILULES CONTRE LA DYSMÉNORRHÉE.

Asa fœtida	0 gr. 10 centigr.
Safran pulvérisé	0 — 10 —
Extrait de valériane	0 — 05 gr.
Extrait d'opium	0 — 01 —

M. pour 1 pilule. 3 à 5 par jour.

PILULES DE SCHMUCKER.

Gomme sagapenum	30 gr.
Galbanum	30 —
Savon médicinal	30 —
Rhubarbe	30 —
Emétique	1 —
Suc de réglisse	30 —

F. s. a. pilules de 0.60

<table>
<tr><td colspan="2">POTION D'ASA FŒTIDA (Millar).</td><td colspan="2">TEINTURE ÉTHÉRÉE D'ASA FŒTIDA (Cod.).</td></tr>
<tr><td>Asa fœtida</td><td>8 gr.</td><td>Asa fœtida</td><td>1 gr.</td></tr>
<tr><td>Acétate d'ammoniaque</td><td>30 —</td><td>Éther alcoolisé, D. 0,758</td><td>5 —</td></tr>
<tr><td>Eau de menthe</td><td>90 —</td><td colspan="2">1 à 8 gr. en potion.</td></tr>
<tr><td>Sirop de safran</td><td>30 —</td><td colspan="2"></td></tr>
<tr><td colspan="2">F. s. a. à prendre par cuillerées.
(Bouch.)</td><td colspan="2"></td></tr>
</table>

ASAPROL $(C^{10}H^7OSO^3)^2$ Ca $+$ 3 H²O : combinaison calcaire du dérivé α monosulfoné du naphtol β.

Poudre blanche ou légèrement rosée, inodore, saveur amère puis douceâtre ; soluble dans 0,60 parties d'eau et 2 parties d'alcool ; insoluble dans l'éther.

Prép. thérap. — Antiseptique, antithermique, antirhumatismal, analgésique ; — succédané du salicylate de soude et mieux toléré par les dyspeptiques et les albuminuriques ; il n'occasionne pas d'accidents cérébraux (Duj. Beaumetz et Stackler).

Préconisé contre les rhumatisme articulaire aigu et subaigu, rhumatisme musculaire, goutte, influenza, vers intestinaux.

Prép. pharm. et posol. — 2 à 4 et jusqu'à 6 gr. chez l'adulte, 1 à 3 gr. chez l'enfant ; en potion, cachets ou paquets, de 0 gr 50 à 1 gr. à prendre dans de la tisane ou du lait (1/2 à 1 litre) ; en lavements 0 gr. 20 à 2 gr. selon l'âge contre oxgures et lombrics (Kern).

Incompat. — antipyrine ; sulfate de quinine.

<table>
<tr><td colspan="2">POTION (Bompard).</td><td colspan="2">CACHETS (Duj. Beaumetz, Stackler).</td></tr>
<tr><td>Asaprol</td><td>2 à 4 gr.</td><td>Salicylate de soude</td><td>0 gr. 10 à 0 gr. 50</td></tr>
<tr><td>Eau distillée d'anis</td><td>30 —</td><td>Asaprol</td><td>Q. S.</td></tr>
<tr><td>Sirop simple</td><td>30 —</td><td colspan="2">Pour faire un cachet de 1 gramme.</td></tr>
<tr><td colspan="2">Par cuillerées à café dans les 24 heures.</td><td colspan="2">3 à 6 cachets par 24 heures.</td></tr>
</table>

Dans toutes les autres proportions V. *Salicylate de soude.*

ASPERGES. — *Asparagus officinalis.* Asparaginées.
Part. empl. — Rhizome et jeunes pousses (turions).
Pr. act. — Asparagine.
Prop. thérap. — Mucilagineux, amer, diurétique, apéritif.
Prép. thér. et posol. — Asparagine, 60 centigr. par jour. — infusé, 20 gr. p. 1000 par jour ; — sirop, 30 à 50 gram.

ATROPINE. — V. *Belladone.*

AUNÉE. — *Inula Helenium.* Composées. — *Syn.* Inule, œil-de-cheval.
Part. empl. — Racine.
Pr. act. — Inuline.
Prop. thér. — Tonique, excitant, diaphorétique.
Prép. pharm. et posol. — *A l'int.* Conserve, 4 à 16 gr. — Décocté 5 p. 1000 (en lotions) ; — extrait, 5 décigr. à 4 gr. ; — poudre, 2 à 10 gr. ; — teinture, 5 à 20 gr. ; — vin, 30 à 125 gr.

AVOINE. — *Avena sativa.* Graminées.
Part. empl. — Semences. — La semence *mondée* ou *décortiquée* constitue le *gruau* qui est employé en tisane : 20 p. 1000 ; la *farine*

d'avoine est adoucissante et analeptique, c'est un excellent aliment pour l'enfant. (Duj.-Beaumetz.)

AYA-PANA. — *Eupatorium Aya-pana.* Composées.

Part. empl. — Feuilles et sommités.
Prép. thér. — Sudorifique, stimulant, digestif.

TISANE SUDORIFIQUE (Cameras).

Feuilles d'aya-pana	30 gr.
Semences d'anis	4 —
Eau bouillante	800 —

2 ou 3 tasses par jour.

AZADIRACHTA INDICA. — *Melia azadirachta.* Meliacées. — *Syn.* Ecorce de margosa.

Part. empl. — Ecorce.
Pr. act. — Résine neutre amère.
Prop. thérap. — Tonique, astringent, antipériodique.
Prép. pharm. et posol. — *A l'int.* Décoction, 80 gr. p. 1000 : 15 à 90 gr. toutes les deux heures ; — poudre, 4 gr. ; — teinture, 2 à 8 gr. *A l'ext.* Cataplasmes de feuilles.

AZEDARAC. — *Melia azedarac.* Méliacées.

Part. empl. — L'écorce de racine saveur amère. Anthelmintique.

DÉCOCTION.

Écorce fraiche	120 gr.
Eau	1200 —

Faites bouillir jusqu'à réduction à 600 gr. Dose : une cuillerée à bouche toutes 3 heures pour les enfants.

AZOTE (Protoxyde d'). Employé en inhalations comme anésthésique pour les opérations de courte durée. Le gaz doit être *très pur*, on trouve aujourd'hui ce gaz liquéfié et contenu dans des récipients métalliques, ce qui rend son emploi facile.

AZOTIQUE (acide). AzO^3,H. — Acide quadrihydraté. *Syn-* Acide nitrique.

Prop. thér. — Caustique, tempérant.
Prép. pharm. et posol. — En potions. X à XXX gouttes ; en limonade, 2 pour 1000 (Codex), ou plus jusqu'à agréable acidité.

ACIDE AZOTIQUE ALCOOLISÉ (Cod.).
ESPRIT DE NITRE DULCIFIÉ.

Acide azotique officinal	78 gr.
Eau distillée	22 —
Alcool à 90° C.	300 —

ACIDE AZOTIQUE DILUÉ A 1/10°

Acide azotique officinal	10 gr.
Eau distillée	90 —

LIMONADE A L'ACIDE SULFONITRIQUE
(Coutaret).

Acide sulfurique	2 gr. 80 centigr.
— azotique	0 — 80 —
Alcool à 80°	18 —

Après 48 heures ajoutez

Sirop de limons	50 gr.
Eau	200 —

POMMADE NITRIQUE. — POMMADE OXYGÉNÉE D'ALYON (Cod. 66).

Acide azotique	60 gr.
Axonge	500 —

TISANE DIURÉTIQUE.

Acide nitrique alcoolisé	5 gr.
Sirop de sucre	100 —
Eau	900 —

Par tasses.

B

BADIANE. — *Illicium anisatum*. Magnoliacées. — *Syn.* Anis étoilé, anis de la Chine.
    Part. empl. — Fruits (sans les graines.)
    Princ. act. — Huile grasse et huile volatile.
    Prop. thérap. — Stimulant, stomachique.
    Prép. pharm. et pos. — *A l'int.* Poudre, 1 à 4 gr.; infusion 10 gr. par litre.; alcoolat, 5 à 20 gr.

BARDANE. — *Lappa communis (Arctium lappa)*. Composées. — *Syn* . Glouteron, herbe aux teigneux, dogue.
    Part. empl. — Racines, semences, feuilles.
    Princ. act. — Matière oléagineuse, orangée. — Résine. — Inuline.
    Prép. thér. — Sudorifique.
    Prép. pharm. et posol. — *A l'int.* Poudre, 5 à 10 gr.; — extrait, 1 à 5 gr.

LOTION CONTRE DÉMANGEAISONS DARTREUSES.

Racine de bardane	⁀aa 25 gr.	
— de patience		
Feuille de coca	10 —	
Eau	Q. s.	

Pour un litre de décocté.

TISANE ANTIHERPÉTIQUE.

Racine de bardane		
— de patience		
— de saponaire	⁀aa 4 gr.	
Ecorce d'orme pyram.		
Tige de douce-amère		
Eau	1000 —	

Sirop de fumeterre	100 gr.

F. s. a. par verres dans les 24 heures.

TISANE SUDORIFIQUE.

Bardane	⁀aa	20 gr.
Patience		

Faites infuser dans

Eau	1000 —

Ajoutez :

Sirop de sucre	100 —
Acétate d'ammoniaque	20 —

A prendre dans la journée.
Traitement de la Charité (coliques de plomb).

BARYUM (chlorure de) BaCl. — Soluble dans trois parties d'eau, un peu dans l'alcool.
    Prop. thérap. — Antiscrofuleux. (Toxique.)
    Posologie. — 1 à 3 décigr.
    Incompat. — Sulfates solubles.
    Antidotes. — Vomitifs, sulfates solubles.

COLLYRE BARYTIQUE.

Chlorure de baryum	1 gr.
Eau distillée de laurier-cerise	50 —
Mucilage de semences de coings	50 —
Teinture d'opium	2 —

F. dissoudre; en instillations toutes les heures.

MIXTURE ANTISCROFULEUSE (Hufeland).

Chlorure de baryum	⁀aa	2 gr.
Sulfate ferreux		

Hydrolat de cannelle	⁀aa	50 gr.
Sirop d'écorces d'oranges		

8 à 16 gr. par cuillerées en potion.
Agitez.

MIXTURE BARYTIQUE (Lauth).

Chlorure de baryum	36 gr.
Elixir de Whytt	300 —
Eau distillée	1000 —

F. dissoudre. 1 à 5 gr. en potion.

PILULES ANTISCROFULEUSES.

Chlorure de baryum	0 gr.	5 décigr.
Extrait de gentiane	0 —	5 —
Poudre de quinquina	Q. s.	

F. 10 pilules. 4 par jour.

PILULES FONDANTES (Righini).

Masse de Vallet	6 gr.	
Chlorure de baryum	1 —	
Résine de jalap	3 —	

F. s. a. 36 pilules.

POTION AU CHLORURE DE BARYUM

Chlorure de baryum	0 gr.	1 décigr.
Eau distillée	170 —	
Eau de cannelle	20 —	
Sirop diacode	50 —	

M. 3 à 4 cuillerées par jour.

SOLUTION CHLORURE DE BARYUM (Lisfranc).

Chlorure de baryum	0 gr.	30 centigr.
Eau distillée	120 —	

F. dissoudre. 1 cuillerée à bouche toutes les heures.

— IODURE DE BARYUM.

POMMADE D'IODURE DE BARYUM.

Axonge benzoïnée	100 gr.
Iodure de baryum	1 —

BAUME DU PÉROU. — V. à *Tolu.*

BELLADONE. — *Atropa belladona.* Solanées. — *Syn.* Morelle-furieuse, Belle-dame.

Part. empl. — Feuilles, racines, semences.

Princ. act. — Atropine.

Prop. thérap. — Narcotique.

Antidotes. — V. à la Cinquième partie.

Prép. pharm. et pos. — *A l'int.* Alcoolature, V à XXX gouttes ; — emplâtre belladoné ; — extrait aqueux, 0,02 à 0,15 ; — extrait alcoolique de semences, 0,01, 0,10 ; — extrait avec le suc, 0,02 à 0,15 ; — huile, Q. V. en frictions ; — pommade belladonée Q. V. ; — poudre de feuilles, 0,05 à 0,20 ; — Poudre de racines, 0,02 à 0,10 ; — Sirop, 10 à 20 gr. ; — Teinture alcoolique, V à XXX gouttes ; — Teinture éthérée, V à XXX gouttes.

CÉRAT BELLADONÉ.

Extrait de belladone	5 à 10 gr.	
Cérat de Galien	40 —	

M.

COLLYRE BELLADONÉ (Velpeau).

Extrait de belladone	0 gr.	50 centigr.
Acétate de plomb	0 —	20 —
Eau distillée de laitue	100 —	

EMPLÂTRE FONDANT (Boinet).

Extrait de belladone	} āā	4 gr.
Extrait de ciguë		
Iode pulvérisé	1 —	
Emplâtre de Vigo	16 —	

ÉPITHÈME ANTICANCÉREUX (Richter).

Extrait de ciguë	15 gr.
Extrait de jusquiame	7 —
Poudre de belladone	2 —
Acétate d'ammoniaque	Q. s.

M.

GARGARISME (Jos. Gruber).

Teinture de belladone	1 gr.
Sel ammoniac	5 —
Eau distillée	400 —
Sirop d'écorces d'oranges	20 —

M. toutes les 2 heures dans les affections de la partie moyenne, de l'oreille.

GLYCÉRÉ ANTINÉVRALGIQUE (Ricord).

Extrait de belladone	} āā	4 gr.
— de jusquiame		
Glycérine	30 —	

M. 3 frictions par jour sur le testicule atteint de névralgie.

GLYCÉROLÉ D'EXTRAIT DE BELLADONE.

Extrait de belladone	1 gr.
Glycéré d'amidon	10 —

M. s. a.

GOUTTES CALMANTES (Bamberger).

Teinture de belladone	X gouttes
Eau de laurier-cerise	5 gr.

M. V gouttes, 3 fois par jour contre la cardialgie et le pyrosis.

GOUTTES CONTRE LA COQUELUCHE (J. Simon).

Teinture de belladone	} āā 5 gr.
Alcoolature de racine d'aconit	

M. V à X gouttes matin et soir.

JULEP CALMANT EXPECTORANT.

Oxyde blanc d'antimoine	1 gr. à 2 gr.
Extrait de belladone	0 — 05 centigr.
Sirop d'opium	30 —
Julep gommeux	150 —

F. s. a. par cuillerées toutes les heures.

LAVEMENT BELLADONÉ (Ricord).

Extrait alcoolique de belladone	0 gr. 10 centigr.
Infusion de camomille	125 —

M.

LINIMENT CONTRE TORTICOLIS (de Saint-Germain).

Extrait de belladone	4 gr.
Laudanum de Sydenham	15 —
Huile de jusquiame	75 —

M. usage externe.

MIXTURE ANTINÉVRALGIQUE (Liégard).

Extrait de belladone	0 gr. 60 centigr.
— de jusquiame	} āā 1 gr.
— de stramonium	
Hydrolat de laitue	2 —
— de laurier-cerise	12 —

M. VI à XV gouttes. 3 fois par jour.

ONGUENT MERCURIEL BELLADONÉ.

Extrait de belladone	4 gr.
Onguent napolitain	30 —

F. s. a.

En remplaçant l'onguent Napolitain par de l'axonge, on a l'onguent belladoné simple.

PILULES ANTIASTHMATIQUES (Bouchardat).

Extrait de belladone	1 gr.
Myrrhe	} āā 2 —
Ipéca	

Pour 36 pilules. 3 par jour.

PILULES ANTIÉPILEPTIQUES (Hart.).

Lactate de zinc	0 gr. 20 centigr.
Extrait de belladone	0 — 05 —

F. s. a. 1 pilule avant chaque repas.

PILULES ANTIÉPILEPTIQUES (Ball).

Extrait de belladone	0 gr. 40 centigr.
Oxyde de zinc	1 —

Pour 4 pilules. 1 par jour.

PILULES ANTINÉVRALGIQUES (Sandras).

Extrait de belladone	0 gr. 015 milligr.
Chlorhydrate de morphine	0 — 005 —

M. pour 1 pilule : 4 à 6 : 1 toutes les heures.

PILULES CALMANTES (Ricord).

Extrait de belladone	0 gr. 30 centigr.
— de valériane	4 —

F. s. a. 30 pilules.

PILULES CONTRE CONSTIPATION (Coutaret).

Extrait de belladone	0 gr. 50 centigr.
Extrait de rhubarbe	0 — 50 —
Poudre de guimauve	Q. s.

F. 20 pilules. 1 le soir en se couchant.

PILULES CONTRE LA COQUELUCHE (Bouchut).

Belladone pulvérisée	1 gr.
Oxyde de zinc	1 —
Extrait de serpolet	2 —

F. s. a. 40 pilules. 1 à 6 par jour.

PILULES CONTRE LA DYSMÉNORRHÉE (Green).

Extrait de belladone	0 gr. 50 centigr.
Camphre	4 —
Sulfate de quinine	2 —

F. 30 Pilules. 1 toutes les 2 heures.

PILULES CONTRE L'ÉPILEPSIE (Leuret).

Extrait de belladone	1 gr.
Extrait de stramonium	1 —
Camphre	0 — 5 décigr.
Opium	0 — 5 —

F. s. a. 100 pilules. 5 à 15 pilules par jour.

PILULES CONTRE L'ÉPILEPSIE (Trousseau).

Extrait de belladone	0 gr. 01 centigr.
Poudre de belladone	0 — 01 —

Pour 1 pilule. 1 à 4 à prendre le soir.

PILULES CONTRE L'INCONTINENCE D'URINE.

Extrait de belladone	0 gr. 60 centigr.
Poudre de noix vomique	1 — 20 —
— fer réduit	1 — 20 —
Extrait de quinquina	Q. s.

Pour 60 pilules : 1 à 4 par jour.

PILULES CONTRE L'INCONTINENCE D'URINE
(Fauvel).

Extrait de belladone	0 gr. 05 centigr.
Camphre	1 —
Castoreum	1 —

F. s. a. 10 pilules. 1 tous les soirs.

PILULES CONTRE L'HYSTÉRIE (Debreyne).

Camphre	12 gr.
Asa fœtida	12 —
Extrait de belladone	3 —
— aqueux thébaïque	1 —
Sirop de gomme	Q. s.

F. s. a. 120 pilules. 1 à 6 pilules par jour.

PILULES CONTRE L'INCONTINENCE D'URINE
NOCTURNE (Blache).

Extrait de belladone	0 gr. 01 centigr.
Poudre de racine id.	0 — 01 à 2 —

F. 1 pilule; à donner le soir.

PILULES CONTRE LA MIGRAINE (Fort).

Belladone pulvérisée	0 gr. 30 centigr.
Sulfate de quinine	2 —
Extrait de digitale	0 — 10 —
Extrait de valériane	2 —
Poudre de valériane	Q. s.

M. pour 20 pilules. 4 avant l'accès.

PILULES CONTRE LA SPERMATORRHÉE
(Gallois).

Extrait de belladone	0 gr. 10 centigr.
Lupulin	
Camphre ãã	0 — 60 —

Pour 10 pilules. 2 à 3 par jour.

POMMADE ANTIHÉMORRHOÏDALE
(Debreyne).

Extrait de belladone	4 gr.
— d'opium	0 — 60 centigr.
Onguent populeum	30 —

M. s. a.

POMMADE ANTIRHUMATISMALE (G. de
Mussy).

Extrait de belladone	4 gr.
— de jusquiame	6 —
— d'opium	2 —
Axonge	50 —

M.

POMMADE BELLADONÉE DE CUNIER.

Extrait de belladone	1 gr.
Huile de foie de morue	2 —

M. contre la photophobie.

POMMADE CALMANTE.

Extrait de belladone	2 à 4 gr.
— d'opium	1 —
Onguent populeum	30 —

F. s. a.

POMMADE CONTRE FISSURE A L'ANUS
(Gallois).

Extrait de belladone	
Acétate neutre de plomb ãã	5 gr.
Axonge	30 —

M. s. a.

POMMADE FONDANTE (Ricord).

Extrait de belladone	
Camphre ãã	4 gr.
Laudanum de Rousseau	
Onguent mercuriel double	30 —

M.

POMMADE MERCURIELLE BELLADONÉE
(Velpeau).

Extrait de belladone	4 gr.
Onguent napolitain	80 —

*M. contre engorgements lympha-
tiques.*

POTION ANTIASTHMATIQUE (Debreyne).

Extrait de belladone	
Kermès minéral ãã	0 gr. 10 cent.
Sirop de capillaire	
Oxymel scillitique ãã	25 —
Infusion de tilleul	100 —

*M. par cuillerées à bouche toutes
les 1/2 heures.*

POTION BELLADONÉE EXPECTORANTE.

Extrait de belladone	
0 gr. 05 centigr. à 0 gr. 10 centigr.	
Kermès minéral	
0 gr. 05 centigr. à 0 — 20 —	
Sirop de Desessartz	50 —
Infusé de polygala	
à 3 p. 100	150 —

F. s. a. par cuillerées.

POTION DE BELLADONE ET D'ACONIT

Teinture de belladone X à XXX gouttes	
Sirop d'aconit	30 gr.
Infusé de fleurs pectorales	150 —

F. s. a.

POTION CONTRE LA COQUELUCHE.

Teinture de drosera	2 gr.
— de belladone	1 —
Sirop diacode	20 —
Eau de tilleul	130 —

F. s. a. par cuillerées.

POTION CONTRE LA COQUELUCHE
(Bouchut).

Extrait de belladone	0 gr. 05 centigr.
— de ciguë	0 — 02 —
Tannin pur	0 — 30 —
Infusion de séné	60 —
Eau distillée de fenouil	30 —
Sirop de guimauve	25 —

*M. par 1/2 cuillerée à bouche toutes
les 2 heures.*

POTION CONTRE LA COQUELUCHE (Jeannel).

Sirop de belladone	30 gr.
Eau de laurier-cerise	15 —
Eau distillée de tilleul	100 —

M. 1 cuillerée à bouche toutes les 2 heures.

AUTRE (Eschle).

Feuilles de belladone	0 gr. 50 centigr.
Infuser dans eau bouillante	90 — —
Antipyrine	1 — —
Sirop de framboises 30 —	ā

4 cuillerée à dessert toutes les 2 h.

POUDRE ANTIASTHMATIQUE (Debreyne).

Poudre de racine de belladone		1 gr.
Poudre de scille		3 —
Kermès minéral		1 —
Fleur de soufre	⎱ āā	12 —
Poudre d'aunée	⎰	

Pour 20 paquets. 3 par jour.

POUDRE CONTRE LA CHORÉE (Réveil).

Poudre de racine de belladone	0 gr. 12 centig.
— de castoreum	0 — 24 —
Armoise pulvérisée	3 —
Racine de valériane pulvérisée	3 —
Sucre pulvérisé	6 —

M. pour 20 prises. 4 par jour.

POUDRE CONTRE LA COQUELUCHE (Sandras).

Poudre de racine de belladone	0 gr. 05 centigr.
Sucre	0 — 25 —

M. pour 1 prise. 2 à 6 prises par jour, suivant l'âge.

POUDRE CONTRE LA COQUELUCHE (Brochin).

Fleurs de narcisse des prés	2 gr.
Racine de belladone pulvérisée	1 —
Oxyde de zinc sublimé	2 —

M. et divisez en 30 paquets. 1 toutes les 4 heures.

POUDRE CALMANTE.

Extrait d'opium	⎱ āā 20 centigr.	
— de belladone	⎰	
Sucre vanillé	5 gr.	

M. s. a. et F. 10 prises. 1 ou 2 par jour.

POUDRE CONTRE LA COQUELUCHE (Hecker).

Poudre de racine de belladone	0 gr. 08 centigr.
Musc pulvérisé	0 — 30 —
Camphre pulvérisé	0 — 30 —
Sucre blanc pulvérisé	2 —

M. et divisez en 8 paquets. 1 à 5 par jour.

POUDRE CONTRE LA COQUELUCHE (Kopp).

Poudre de racine de belladone	0 gr. 15 centigr.
Poudre d'ipécacuanha	0 — 20 —
Soufre lavé et sublimé	2 —
Sucre de lait pulvérisé	2 —

M. et divisez en 12 paquets. 1 à 3 par jour.

POUDRE CONTRE LA TOUX (G. de Mussy).

Poudre de gomme arabique	9 gr.
Poudre de racine de belladone	1 —

M. pour 20 prises. 2 à 4 par jour.

POUDRE CONTRE LE SPASME DE LA VESSIE (Beyran).

Poudre de racine de belladone	1 gr.
Poudre de cubèbe	20 —
Camphre pulvérisé	1 —

Pour 30 prises. 1 à 2 matin et soir.

POUDRE DIGESTIVE (Bamberger).

1. Extrait de belladone	0 gr. 05 centigr.
Bicarbonate de soude	5 —
Sucre blanc	5 —

Pour 6 doses. 1 matin et soir.

2. Extrait de belladone	0 gr. 10 centigr.
Sous-nitrate de bismuth	0 — 50 —
Sucre blanc	0 — 50 —

Pour 6 doses. 1 matin et soir.

POUDRE DE KAHLEISS (Foy).

Poudre de racine de belladone	0 gr. 2 décigr.
Poudre de Dower	0 — 5 —
Sucre	15 —
Soufre lavé	3 —

M. et divisez en 20 paquets. 1 paquet toutes les 3 heures pour un enfant de deux ans; contre la coqueluche.

SIROP CALMANT (Dubail, Bouch.).

Extrait d'opium	0 gr. 15 centigr.
Extrait de belladone	0 — 10 —
Sirop de capillaire du Canada	90 —

F. s. a. 3 cuillerées à café par jour.

SIROP CONTRE LA COQUELUCHE (Archambault).

Extrait de belladone	0 gr. 20 centigr.
Sirop d'opium	⎱ āā 30 gr.
Sirop de fleurs d'oranger	⎰

F. dissoudre. 1 cuillerée à café matin et soir.

SIROP CONTRE LA COQUELUCHE (Roger).

Musc pulvérisé	0 gr. 10 centigr.
Sirop de belladone	20 —

M. une cuillerée à café matin et soir.

SIROP CONTRE LA COQUELUCHE
(Trousseau).

Sirop d'éther	
— d'opium	
— de belladone	} ãã 20 gr.
— de fleurs d'o-	
ránger	

M. 10 à 20 gr. par jour, par cuil-lerées à café.

SIROP CONTRE LA GRIPPE (Dezautière).

Sirop de coquelicot	25 gr.
Teinture de belladone	5 —

F. s. a. 3 à 6 cuillerées à café par jour (Bouch.).

SOLUTION GLYCÉRINÉE.

Extrait de belladone	1 gr.
Glycérine	10 —

Usage externe.

SOLUTION DE GODELLE.

Extrait de belladone	0 gr. 15 centigr.
Eau distillée	30 —

2 ou 3 gouttes matin et soir, puis davantage. Prophylactique c. scarlatine.

SUPPOSITOIRES D'EXTRAIT DE BELLADONE.

Extrait de belladone	0 gr. 50 centigr.
Beurre de cacao	50 —

Pour 10 suppositoires.

SUPPOSITOIRES CALMANTS
(Duj.-Beaumetz).

Extrait d'opium	0 gr. 02 centigr.
— de belladone	0 — 01 —
Beurre de cacao	5 —

M. pour 1 suppositoire.

TOPIQUE BELLADONÉ (Sordel).

Extrait de belladone	50 gr.
Ether sulfurique	100 —

M. s. a. pour faciliter la réduction des hernies étranglées.

TOPIQUE RÉSOLUTIF ET SÉDATIF (Diday).

Extrait de belladone	6 gr.
Teinture d'iode	6 —

M. épididymites.

TOPIQUE OU TAMPON STUPÉFIANT
(Trousseau).

Extrait de belladone	0 gr. 10 centigr.
Extrait d'opium	0 — 05 —

M. contre douleurs de l'utérus.

ATROPINE $(C^{17}H^{23}AzO^3)$. —Soluble eau 1/500, alcool 8, éther, 60, glycérine 43.

Prop. thérap. — Antispasmodique, antinévralgique, antirhumatismal, calmant, dilate la pupille.

Prép. pharm. — A l'int. 1/2 à 2 mm. en potions, sirops, pilules, granules à un milligr. — A l'ext. 1 gr. pour 100, en collyre.

Incompat. — Tannin, iode, chlore, brome, et autres incompat. des alcaloïdes.

HUILE D'ATROPINE.

Atropine	0 gr. 10 centigr.
Huile d'amandes douces	10 gr.

Usage externe.

POMMADE D'ATROPINE.

Atropine	0 gr. 05 à 0 gr. 10 centigr.
Vaseline	30 —

M.

POMMADE CONTRE NÉVRALGIES FACIALES.

Atropine	0 gr. 10 centigr.
Vératrine	0 — 05 —
Baume nerval	15 —

M. 3 onctions par jour.

SIROP D'ATROPINE.

Atropine	0 gr. 05 centigr.
Eau	10 —
Acide chlorhydrique	I goutte

Ajoutez :

Sirop simple	1000 gr.

M. 1 cuillerée à bouche contient 1 milligr. 20 à 30 gr. en potion.

TEINTURE D'ATROPINE (Bouchardat).

Atropine	1 gr.
Alcool à 90°	200 —

XII gouttes contiennent 1 milligr.

F. dissoudre. 1 à X gouttes et plus, suivant l'indication.

ATROPINE (sulfate d'). — $(C^{17}H^{23}AzO^3)^2$ $SO^4.H^2$. — Très soluble eau, soluble alcool, peu soluble éther.

COLLYRE AU SULFATE D'ATROPINE (Abadie).

Sulfate neutre d'atropine	0 gr. 05 centig.
Eau distillée bouillie	30 —

COLLYRE AU SULFATE D'ATROPINE
(Desmarres).

Sulfate d'atropine	0 gr. 02 centigr.
Eau distillée	10 —

COLLYRE (Galezowski).

Sulfate d'atropine	0 gr. 02 centigr.
Sulfate de zinc	0 — 05 —
Eau distillée	10 —

GLYCÉROLÉ (Muller).

Sulfate d'atropine	0 gr. 10 centigr.
Glycérolé d'amidon	15 —

INJECTION CONTRE LE MAL DE MER
(Skinner).

Sulfate d'atropine	0 gr. 04 centigr.
— de strychnine	0 — 04 —
Eau distillée	40 gr.

1 cent. cube contient 1 milligr. de chaque alcaloïde. Une injection de 1 cent. cube, puis une autre au bout de 2 heures si cela est nécessaire.

PILULES CONTRE LA TOUX (Vindevogel).

Sulfate d'atropine	0 gr. 01 cent.
Chlorhydrate de morphine	0 — 10 —
Extrait de gentiane et poudre	Q. s.

M. pour 10 pilules. 1 à 2 le soir.

SOLUTION HYPODERMIQUE
(Duj.-Beaumetz).

Sulfate d'atropine	0 gr. 01 cent.
Chlorhydrate de morphine	0 — 10 —
Eau de laurier-cerise	20 —

M. 1 cent. cube contient 1/2 milligr. de sulfate d'atropine et 5 milligr. de sel de morphine. 1 à 2 cent. cubes.

— **ATROPINE** (valérianate d') $C^{17}H^{23}AzO^3, C^5H^{10}O^2 + H^2O$. — Très soluble eau, soluble alcool, peu soluble éther. Dose 1/2 à 1 milligr. par 24 heures, on l'administre en granules dosés à 1/4 ou 1/2 milligr.

POTION.

Valérianate d'atropine	1/2 milligr. à 1 milligr.
Sirop de sucre	20 gr.
Eau distillée de tilleul	200 —

M. par cuillerée à bouche dans les 24 heures.

BENJOIN *du Styrax benzoïn.* — Santalacées. Soluble dans alcool et éther.

Princ. act. — Huile volatile. — Acide benzoïque.

Prop. thérap. — Excitant balsamique.

Prép. pharm. et posol. — A *l'int.* Poudre, 5 décigr. à 2 gr.; — teinture, 2 à 10 gr. En fumigation sur des charbons ardents.

EAU HÉMOSTATIQUE (Pagliari).

Benjoin	250 gr.
Alun	500 —
Eau	5 kil.

F. bouillir pendant 6 heures. filtrez.

POUDRE NASALINE CONTRE COQUELUCHE
(Carlaz et Moizard).

Benjoin pulv., salicylate de bismuth	āā 5 gr.
Sulfate de quinine	1 —

LAIT VIRGINAL.

Teinture de benjoin	10 gr.
Eau de roses ou de mélilot ou lait d'amandes	400 —

M. et agitez.

LOTION CONTRE ACNÉ (Phillippson).

Teinture de benjoin	
Alcool camphré	āā 6 gr.
Acide acétique concentré	
Alcool rectifié	100 —

M. en lotions.

POMMADE CONTRE ENGELURES ULCÉRÉES
(Orosi).

Teinture de benjoin	4 gr.
Glycérine	8 —
Huile de lin	15 —
Cire jaune	8 —
Essence de lavande	1 — 50 cent.

M.

POMMADE CONTRE LES CREVASSES DU MAMELON.

Beurre de cacao	30 gr.
Vaseline	10 —
Teinture de benjoin	10 —
Oxyde de zinc	5 —
Essence de roses	II gouttes

F. s. a.

POUDRE ANTICATARRHALE (Meyer).

Résine de benjoin pulvérisée	5 gr.
Soufre sublimé et lavé	5 —
Oléo-saccharure de fenouil	5 —
Guimauve pulvérisée	20 —

M. et divisez en 20 paquets.

BENZANILIDE. (C¹²H¹¹AzO). Produit obtenu par l'action de *l'anhydride benzoïque* ou du *Chlorure* de *Benzoïle* sur *l'aniline :* paillettes brillantes, insolubles dans l'eau; solubles dans l'alcool. *Prop. ther.:* identiques avec celles de *l'acétanilide*, mais la benzanilide serait plus facile à manier. *Dose* 0.10 à 0,50 centigr.

Prép. pharm. : Les mêmes que l'acétanilide.

BENZOIQUE (acide) ($C^7H^6O^2$). — Une partie se dissout dans 400 d'eau et 2,5 d'alcool, éther 3, glycérine 10. *Syn.* Fleurs de benjoin, hydrate d'oxyde de benzoïle.

Prop. thérap. — Stimulant, diurétique, diaphorétique.

Prép. pharm. et posol. — *A l'int.* 0 gr. 20 centigr. à 2 gr.

MIXTURE BENZOÏQUE (Bouchardat).

Acide benzoïque	1 à 5	gr.
Phosphate de soude	10	—
Eau distillée	100	—
Sirop simple	30	—

M. à prendre par cuillerées dans les 24 heures.

MIXTURE CONTRE POLAKIURIE (W. Chun).

Acide benzoïque	4	gr.
Borate de soude	6	—
Eau distillée	180	—

M. 3 cuillerées à bouche par jour.

POTION BENZOÏQUE.

Acide benzoïque	5	gr.
Potion gommeuse	125	—

Agitez : par cuillerées à bouche dans les 24 heures.

POTION CONTRE LA CYSTITE CHRONIQUE (Gosselin).

Acide benzoïque	1 à 3	gr.
Glycérine neutre	4 à 6	—
Julep gommeux	150	—

F. s. a. à prendre par cuillerées dans les 24 heures. Agitez.

POUDRE BENZOÏQUE ASTRINGENTE.

Acide benzoïque	āā	8 gr.
Tannin		
Sucre	10	—

Divisez en 20 paquets. 1 toutes les 2 heures à la période de déclin de la coqueluche.

— **BENZOATE D'AMMONIAQUE** ($C^7H^5O^2$,AzH⁴). — Ce sel est le sel neutre, il est très soluble dans l'eau ; à l'air et en solution aqueuse il perd une partie de son ammoniaque et se convertit en benzoate acide.

Mêmes propriétés et mode d'emploi que le benzoate de soude.

— **BENZOATE DE CALCIUM** $(C^7H^5O^2)^2Ca+4H^2O$. — *Syn.* Benzoate de chaux. 1 partie se dissout dans 20 parties d'eau froide, et dans une faible proportion d'eau bouillante.

Prop. thérap. — Employé contre la goutte, la gravelle, la diathèse urique.

Prép. pharm. et posol. — *A l'int.* 2 décigr. à 2 gr.

Incompat. — Acides et sulfates solubles.

SIROP DE BENZOATE DE CHAUX.

Benzoate de chaux	10 gr.
Sirop de tolu ou de térébenthine	390 —

0 gr. 50 centigr. de sel par cuillerée à bouche de 20 gr.

— **BENZOATE DE SOUDE** ($C^7H^5O^2$,Na). — Très soluble dans l'eau, 2 fois 1/2 son poids ; peu soluble dans l'alcool.

Prop. thérap. — Très efficace contre la diathèse urique, la goutte ; également préconisé contre la coqueluche, le muguet, la diphtérie.

Aberkorn l'emploie contre l'érysipèle, à la dose de 15 à 20 gr. dans les 24 heures.

Prép. pharm. et posol. — En cachets, solution, sirop, pilules. — Dose de 0 gr. 50 centigr. à 2 gr.

COLLUTOIRE CONTRE LE MUGUET.

Benzoate de soude	10 gr.
Miel blanc	10 —
Teinture de myrrhe	2 —

M.

POTION CONTRE LA COQUELUCHE.

Benzoate de soude	5 gr.
Eau de fleurs d'oranger	10 —
Eau distillée de tilleul	70 —
Sirop de Desessartz	30 —

Par cuillerées à café toutes les heures.

POTION BENZOÏQUE (angine granuleuse.)

Benzoate de soude	10 gr.
Teinture de coca	5 —
Sirop de Tolu	40 —
Eau de laitue	100 —

4 gr. par cuillerée : une toutes les 2 heures.

POTION CONTRE LA TRACHÉO-BRONCHITE (Ruault).

Benzoate de soude	6 à 10 gr.

Alcoolature de racines d'a-
conit   XX gouttes
Eau de laurier-cerise   3 gr.
Sirop de tolu   } ãã   30 —
 — de codéine   }
Eau   60 —

A prendre en 3 ou 4 fois, dans les 24 heures.

SIROP CONTRE LARYNGITE CATARRHALE AIGUE (Ruault).

Benzoate de soude	15 gr.
Sirop de térébenthine	60 —
— tolu	125 —
— bourgeons de sapin	125 —

*4 gr. par cuillerée à bouche : 1 cuil-
lerée toutes les 2 heures dans une in-
fusion de bourgeon de sapin.*

SOLUTION.

Benzoate de soude	10 gr.
Eau de fleurs d'oranger	20 —
Eau distillée	270 —

*0 gr. 50 centigr. par cuillerée à
bouche. On peut ajouter 10 gr. de bi-
carbonate de soude.*

Pour les autres *Benzoates,* voir aux *Bases.*

BENZINE (C^6H^6). — Benzène, hydrure de phényle, peu soluble
eau, soluble alcool et éther.

Prop. thérap. — Parasiticide.

Prép. pharm. et posol. — *A l'ext.* En lotions.

BENZO-NAPHTOL g. — *Syn.* Benzoate de naphtol β
(Yvon et Berlioz). Combinaison d'acide Benzoïque et de Naphtol β.
Poudre blanche cristalline, sans odeur ni *saveur;* presque insoluble
dans l'eau 1/10000; plus soluble dans l'alcool 4 gr. environ pour 1000, et
surtout dans le chloroforme, 293 gr. pour 1000. Excellent antiseptique
intestinal; est employé dans tous les cas où le naphtol est utile et
n'en présente pas les inconvénients. Son administration est surtout
indiquée lorsque les reins sont touchés. — Le Benzo-Naphtol est en
effet décomposé dans l'économie : la partie absorbée est éliminée à
l'état d'acides benzoïque et hippurique qui assurent l'antisepsie des
voies urinaires en même temps que le Naphtol désinfecte le tube intes-
tinal.

Posol 2 à 4 gr. par jour et jusqu'à 6 chez l'adulte (en cachets ou
en suspension dans un véhicule aqueux); par doses fractionnées de
0 gr. 25 à 0 gr. 50 ou par doses massives de 1 à 2 gr. — Le Benzo-
Naphtol étant *insipide* est précieux pour la médecine des enfants.

Dose : 1 à 2 gr. par 24 heures pour les enfants.

MÉLANGE POUR ANTISEPSIE INTESTINALE (Ewald).

Benzonaphtol	
Salicylate de bismuth } ãã 10 gr.	
Resorcine	
Poudre de badiane	2 —

*Une cuillerée à café toutes les deux
heures.*

CACHETS (Ewald)

Salicylate de bismuth	
Resorcine } ãã 0 g. 50 cent.	
Benzonaphtol	
pour un cachet.	

Un toutes les deux heures.

BENZOZOL. Voir *Gaiacol.*

BERBERIS. — V. *Epine-Vinette.*

BETOL. $C^{20}H^9(C^{14}H^6O^6)$— *Syn.* Salicylate de Naphtol β. — Naphtalol. Salinaphtol. Combinaison d'acide salicylique et de Naphtol β; — Poudre cristalline blanche, sans odeur ni saveur, insoluble dans l'eau; peu soluble alcool. 1 p. 200. Très soluble dans le chloroforme, n'est ni dissous ni dédoublé par le suc gastrique; mais l'est rapidement par le suc pancréatique et les liquides intestinaux — ne fatigue pas l'estomac: Préconisé contre le catarrhe de la vessie, le rhumatisme articulaire et comme antiseptique intestinal au même titre que le Naphtol.

Dose : 1 à 3 gr. par jour par dose de 0 gr. 50 à 1 gr. en cachets, paquets ou en suspension dans un véhicule approprié.

BEURRE D'ANTIMOINE. V. *Antimoine* (Chlorure d').

BIÈRES MÉDICINALES. Voir aux *Médicaments.*

BISMAL. — Méthylènedigallate de bismuth. Astringent, utile surtout dans les diarrhées tenaces.

En cachets de 0 gr. 10 à 0 gr. 30 : un cachet toutes les 3 ou 4 h.

BISMUTH (sous-azotate de) (BiAzO⁴H²O). — *Syn.* Sous-nitrate de bismuth, blanc de fard, magistère de bismuth. Insoluble eau, soluble acide azotique.

Prop. thérap. — Antidiarrhéique, affections de l'estomac, antiseptique.

Prép. pharm. et posol. — *A l'int.* 0,50 à 4 gr. 8 gr. et 10 gr. 10 à 30 p. 200 en *injections.*

Incompat. — Sulfures solubles, kermès, soufre.

BOLS AU BISMUTH (Duj.-Beaumetz).

Sous-nitrate de bismuth	} āā 5 gr.	
Electuaire diascordium		

Pour 20 bols à prendre dans la journée.

GLYCÉROLÉ AU SOUS-NITRATE DE BISMUTH.

Sous-nitrate de bismuth	10 gr.
Glycérine pure	100 —

GLYCÉROLÉ AU SOUS-NITRATE DE BISMUTH
(Guyon).

Sous-nitrate de bismuth	} āā 5 gr.	
Oxyde de zinc		
Glycéré d'amidon	60 —	

M.

INJECTION AU SOUS-NITRATE DE BISMUTH.

Sous-nitrate de bismuth	10 gr.
Eau de roses	200 —

Agitez.

LAVEMENT AU SOUS-NITRATE DE BISMUTH
(Monneret).

Sous-nitrate de bismuth	20 gr.
Eau gommeuse à 1/20	60 —

LAVEMENT C. COLITE MUCO-MEMBRANEUSE
(L. Ravilliod.)

Sous-nitrate de bismuth	} āā 10 gr.	
Salicylate de —		

Mucilage de pepins de coings   500 gr.
F. s. a.

MIXTURE AU SOUS-NITRATE DE BISMUTH
(Trousseau).

Sous-nitrate de bismuth	} āā 2 gr.	
Bicarbonate de soude		
Laudanum de Sydenham	V gouttes	
Mucilage de gomme	100 gr.	

M. à prendre en 2 fois, 1/4 d'heure avant chaque repas.

PAQUETS ANTIDIARRHÉIQUES (Delioux).

Sous-nitrate de bismuth	1 gr.
Extrait d'opium	0 — 01 centigr.

M. pour 1 paquet. 1 paquet toutes les heures.

PASTILLES BISMUTHO-MAGNÉSIENNES
(Paterson).

Sous-nitrate de bismuth	50 gr.
Magnésie hydratée	50 —
Sucre en poudre fine	450 —
Mucilage	Q. s.

Aromatisez ad libitum.
F. s. a. 500 *tablettes.*

PILULES CONTRE LA GASTRALGIE
(Jadioux).

Sous-nitrate de bismuth	2 gr.

Extrait de valériane   2 gr.

F. s. a. 18 pilules. 1 ou 2 par jour.

PILULES DE SOUS-NITRATE DE BISMUTH OPIACÉES (H. P.).

Extrait d'opium   0 gr. 01 centigr.
Sous-nitrate de bismuth 0 — 50   —
Diascordium   0 — 15   —
Mucilage épais de gomme
  arabique   Q. s.

M. pour 1 pilule. 1 ou 2 toutes les 2 heures.

POTION ANTIDIARRHÉIQUE (Duj.-Beaumetz).

Sous-nitrate de bismuth   10 gr.
Laudanum de Sydenham   X gouttes
Hydrolat de menthe   10 gr.
Infus. de bistorte   70 —
Sirop de ratanhia   30 —

F. s. a. Une potion à donner en 3 fois.

POTION CONTRE ULCÈRE DE L'ESTOMAC (Stepp.)

Sous-nitrate de bismuth   3 gr.
Chloroforme   1 —
Eau   150 —

M. par cuill. à bouche toutes les 1 ou 2 heures.

PRISES CONTRE LA GASTRORRHÉE DES TUBERCULEUX (Peter).

Sous-nitrate de bis-
  muth   10 gr.
Opium brut pulvérisé   0 — 10 centigr.

M. et divisez en 5 paquets. 1 paquet avant chaque repas.

POUDRE ABSORBANTE ANTIACIDE.

Sous-nitrate de bismuth 25 à 50 centigr.
Magnésie calcinée   10 —
Opium brut pulvérisé   3 —

M. pour 1 prise. 1 avant chaque repas.

POUDRE ANTIDIARRHÉIQUE (Trousseau).

Sous-carbonate de fer 0 gr. 10 centigr.
Yeux d'écrevisse   2 —
Sous-nitrate de bismuth 3 —
Sucre blanc   3 —
Œnolé de Sydenham   I goutte

M. pour un paquet. 1 toutes les heures.

POUDRE ANTIDIARRHÉIQUE.

Craie préparée   10 gr.
Sous-nitrate de bismuth 10 —
Opium brut pulvérisé   0 — 20 centigr.

M. pour 10 paquets. 1 paquet 1 heure avant chaque repas.

POUDRE ANTIDIARRHÉIQUE (Rayer).

Sous-nitrate de bismuth   4 gr.
Quinquina jaune pulvérisé   2 —
Charbon végétal pulvérisé   4 —

M. pour 20 paquets. 2 à 3 par jour.

POUDRE ANTIDYSPEPTIQUE.

Sous-nitrate de bismuth 1 gr. 50 centigr.
Quinquina jaune pul-
  vérisé   1 — 50   —
Colombo pulvérisé   1 —
Opium brut pulv.   0 — 40   —

M. pour 10 paquets. 1 paquet une heure après chaque repas.

POUDRE ANTIGASTRALGIQUE.

Sous-nitrate de bismuth 5 gr.
Rhubarbe pulvérisée   0 — 50 centigr.
Valériane   0 — 50   —
Colombo   0 — 50   —

M. pour 5 paquets. 1 paquet au repas.

POUDRE BISMUTHO-MAGNÉSIENNE (Paterson).

Sous-nitrate de bis-
  muth   } āā 0 gr. 50 centigr.
Magnésie   }
Sucre pulvérisé   1 —

M. et F. une dose. 1 heure après chaque repas.

POUDRE CONTRE LE CORYZA (Ferrier).

Chlorhydrate de mor-
  phine   0 gr. 10 centigr.
Gomme pulvérisée   8 —
Sous-nitrate de bismuth 24 —

Pour priser ad libit.

POUDRE CONTRE LE CORYZA (Yvon).

Sous-nitrate de bis-
  muth   20 gr.
Tannin   4 —
Benjoin pulvérisé   10 —
Chlorhydrate de mor-
  phine   0 — 15 centigr.
F.

POUDRE CONTRE L'HERPÉS (Fournier).

Sous-nitrate de bismuth   4 gr.
Calomel   { āā   1 —
Oxyde de zinc   {

POUDRE CONTRE LA LEUCORRHÉE (Gallard).

Amidon pulvérisé   40 gr.
Sous-nitrate de bismuth   10 —
M.

POUDRE CONTRE LE PRURIT VULVAIRE (G. de Mussy).

Poudre de lycopode   30 gr.

Sous-nitrate de bismuth 10 gr.	Sous-nitrate de bismuth 2 gr.
Racine de belladone pulvérisée 2 —	*M.* 1 *cuillerée à café avant les*
M.	*tétées.*
	2. Sirop de grande
SIROP ANTIDIARRHÉIQUE (Parrot).	consoude ãã 60 gr.
	Eau de chaux
1. Sirop de coings ou de	Sous-nitrate de bismuth 3 —
grande consoude 100 gr.	*M.* 1 *cuillerée à café avant les tétées.*

— **BISMUTH** (Benzoate de) — poudre blanche insipide à peu près insoluble dans l'eau ; mêmes propriétés et mêmes doses que le sous-nitrate.

— **BISMUTH** (carbonate de). — *Syn.* Sous-carbonate de bismuth, — insoluble dans l'eau : mêmes propriétés que le sous-azotate et en plus antiacide.

On l'emploie aux mêmes doses.

— **BISMUTH** (sous-chlorure de). — Mêmes propriétés et mêmes doses que le sous-azotate.

— **BISMUTH** (sous-gallate de). Voir *Dermatol.*

— **BISMUTH** (naphtolate de). — Voir à *Naphtol.*

— **BISMUTH** (salicylate de). — Mêmes propriétés que le sous-azotate et de plus antiseptique, a été préconisé dans la fièvre typhoïde. Dose : 4 à 10 gr., en prises ou en cachets.

Voir à *Naphtol* les formules dans lesquelles ce sel est utilisé.

BISTORTE. — *Polygonum Bistorta.* Polygonées. — *Syn.* Serpentaire mâle et femelle, feuillote, renouée.

Part. empl. — Rhizômes.

Princ. act. — Tannin.

Prop. thérap. — Astringent.

Prép. pharm. et posol. — Décocté (20 p. 1000). Extrait, 1 à 4 gr. en pilules.

Incompat. — Sels de fer, d'alumine, gélatine, émulsions.

ESPÈCES ASTRINGENTES.

Racines sèches de bistorte	32 gr.
Tormentille	32 —
Ecorce de grenade	32 —
M.	

BITTERA. — V, à *Quassia. Syn.* Bois amer.

Prop. pharm. et posol. — *A l'int.* Extrait aqueux de bittera, 2 gr. à 2 gr. 50 en pilules ; — poudre de bois, 4 à 6 gr. en 4 paquets ; — bittérine, 25 à 70 centigr. ; — teinture alcoolique, 4 cuillerées.

BLANC DE BALEINE. — *Syn.* Spermaceti, cétine. Insoluble eau, soluble alcool, éther, huiles.

Prép. thérap. — Béchique, adoucissant.

Prép. pharm. et posol. — *A l'int.* 2 à 8 gr. Inusité. — *A l'ext.* entre dans la composition du cold-cream et d'un certain nombre de pommades.

CÉRAT AU BLANC DE BALEINE (Ph. Lond.).	Huile d'olives 8 parties
Blanc de baleine 1 partie	*F. fondre.*
Cire blanche 4 —	COLD-CREAM (Codex).

BLANC DE CÉRUSE. — V. *Carbonate de plomb.*
  — **D'ŒUF.** — V. *Albumine.*
  — **DE ZINC.** — V. *Oxyde de zinc.*

BOLDO. — *Peumus Boldus.* Mouimiacées.
Part. empl. — Feuilles.
Princ. act. — Boldine. Huile essentielle.
Prop. thérap. — Stimulant, tonique. Affections du foie.
Prép. pharm. et posol. — A *l'int.* Huile essentielle (perles), 0,20 à 0,50 ; — teinture, 1 à 2 gr. ; — vin, 20 à 30 gr.

SIROP DE BOLDO.		VIN DE BOLDO (Verne).	
Feuilles contusées de boldo	100 gr.	Feuilles contusées de boldo	30 gr.
Eau bouillante	1000 —	Alcool à 90°	60 —
Laissez infuser 6 heures ; ajoutez :		Vin de Madère	1 litre
Sucre blanc	1850 —	*M. s. a.*	

BORIQUE (acide) $2(BoO^3H^2)$. — 1 gr. se dissout dans 25 gr. d'eau, 8 de glycérine, 16 d'alcool à 90°. La magnésie calcinée accroît la solubilité de l'acide borique jusqu'à 12 p. 100.
Prop. thérap. — Sédatif, fondant, antifermentescible.
Prép. pharm. et posol. — A *l'int.* 0,25 à 2 gr. — A *l'ext.,* en injections, en pommades, en lotions.

EAU BORIQUÉE (Reliquet).			Axonge benzoïnée ou vaseline	30 gr.
Acide borique	10 gr.		M.	
Eau distillée *bouillie*	1000 —			

POMMADES CONTRE BRULURES (Reclus).

Iodoforme	1 gr.
Acide borique	5 —
Antipyrine	5 —
Vaseline	50 —

F. s. a.

COLLUTOIRE DANS LES FIÈVRES GRAVES (Le Gendre).

Acide borique	1 gr.
Chlorate de potasse	0 — 75 centigr.
Suc de citron	15 —
Glycérine	10 —

POUDRE DENTIFRICE ANTISEPTIQUE (Le Gendre).

Poudre d'acide borique	2 gr. 50 centigr.	
— de chlorate de potasse	0 — 75	—
— de gaïac	1 — 50	—
— de craie	4 —	
— de carbonate de magnésie	4 —	
Essence de rose ou de menthe	1 goutte.	

GAZE BORIQUÉE (Codex.)

Renferme 10 p. 100 de son poids d'acide borique.

VASELINE BORIQUÉE (Codex.)

Acide borique finement pulv.	1 gr.
Vaseline	9 —

F. s. a.

ONGUENT BORIQUÉ (Lejeune).

Acide borique pulvérisé	6 gr.
Ciré	3 —
Paraffine	6 gr.
Huile d'amandes douces	21 —

F. fondre.

POMMADE A L'ACIDE BORIQUE.

Acide borique pulvérisé	4 gr.

  — **ACIDE BORO-SALICYLIQUE** (Carcarro et Césaris). Acide borique 12 gr. ; acide salicylique 6 gr. ; eau 1000 gr., pour pansements antiseptiques au lieu et place du soluté de sublimé.

  —**BORATES D'ALCALOIDES.**—Proposés par M. Petit et employés dans la thérapeutique oculaire ; l'acide borique, même en admettant qu'il soit en excès n'étant pas irritant : on emploie les *bi-borates* renfermant 1/3 de leur poids d'alcaloïde.

  — **BORATE D'AMMONIAQUE.** — A peu près inusité.

— BORATE DE CHAUX. — Préconisé par le Dr Alvero Alberto comme antidiarrhéique excellent surtout chez les enfants et contre les brûlures, eczéma humide, sueurs fétides.

POMMADE.

Borate de chaux	ãã	5 gr.
Glycérine		
Lanoline		20 —
Baume du Pérou		1 —
F. s. a.		

PAQUETS.

Borate de chaux	0 gr. 50 centigr.
Poudre de Salep	0 — 20 —
Sucre pulvérisé	0 — 30 —

Pour 1 paquet. 3 paquets par jour pour un enfant de 5 ans, augmenter avec l'âge (0,1 par année).

— BORATE DE POTASSE. — A peu près inusité.

— BORATE DE SOUDE ($Bo^4O^7Na^2+10H^2O$). — *Syn.* Sous-borate de soude. Borax. Soluble 22 parties eau, 2 parties glycérine ; insoluble alcool.

Prop. thérap. — Dialytique, fondant, astringent, résolutif. Vient d'être préconisé contre l'épilepsie, dans certains cas où le bromure de potassium a échoué — dose : 1 à 2 gr. et porter jusqu'à 6 gr. en 24 heures en potion aromatisée avec le sirop d'écorces d'oranges amères (Dr Dijoud).

Posol. — *A l'int.* 0 gr. 50 centigr. à 4 gr. et plus. — *A l'ext.* 2 à 4 gr. p. 100 en solution.

Incompat. — Acides forts, chlorures de chaux, de magnésium, de potassium.

COLLUTOIRE BORATÉ.

Borate de soude	ãã	P. É.
Miel blanc		
M.		

COLLUTOIRE CONTRE ANGINE SCARLATINEUSE (Roger).

Borate de soude	6 gr.
Miel blanc	12 —
M.	

COLLUTOIRE CONTRE APHTHES.

Borate de soude pulv.	4 à 8 gr.
Teinture de myrrhe	8 —
Sirop de mûres	60 —
F. s. a. agitez.	

COLLUTOIRE CONTRE MUGUET.

Bicarbonate de soude	4 gr.
Borate de soude	2 —
Sirop de mûres	20 —

F. s. a. 3 ou 4 applications par jour.

COLLUTOIRE CONTRE PHARYNGITE CHRONIQUE (Vidal).

Borate de soude pulv.	10 gr.
Hydrolat de laurier-cerise	25 —
Glycérine	15 —

F. s. a. agitez.

COLLYRE BORATÉ (Desmarres).

| Eau distillée | 120 gr. |
| Eau distillée de laurier-cerise | 5 — |

| Borax | 0 gr. 10 à 50 centigr. |

Dissolvez. Filtres. A employer tiède.

COLLYRE CONTRE BLÉPHARITE (Sichel).

Borate de soude	1 gr.
Mucilage de coings	10 —
Hydrolat de laurier-cerise	5 —
Eau distillée	100 —

F. dissoudre. 3 à 8 instillations ou fomentations.

EAU BRUNE (Warlomont).

Borate de soude	10 gr.
Extrait de jusquiame	5 —
Décoction d'althœa	180 —

F. dissoudre filtrez. En compresses contre ophthalmies.

GARGARISME BORATÉ (Gubler).

| Borate de soude pulv. | 10 gr. |
| Eau | 100 — |

Mélangez et ajoutez :

| Alcoolé de pyrèthre | ãã | X gouttes. |
| Essence de menthe | | |

F. s. a. agitez.

GARGARISME DANS L'AMYGDALITE (Bouchard).

Borate de soude	6 gr.
Teinture de benjoin	10 —
Infusion de feuilles de ronces	250 —

GARGARISME (Mackensie).

| Borax | 5 gr. |
| Teinture de myrrhe | 5 — |

Oxymel 50 gr.
Infusion de sureau 200 —

F. s. a.

GLYCÉRÉ DE BORAX (Blache).

Borax pulvérisé 1 gr.
Glycérine ou glycéré d'amidon 3 —

M. agitez.

LIQUEUR CONTRE APHTHES.

Borax en poudre 5 gr.
Tannin 2 —
Glycérine 60 —

Touchez les aphthes avec un pinceau.

LOTION ANTIPRURIGINEUSE (Neigs).

Borate de soude 10 gr.
Sulfate de morphine 0 — 10 centigr.
Eau distillée de roses 200 —

F. dissoudre. 2 ou 3 lotions par jour.

LOTION CONTRE COUPEROSE SCROFULEUSE (Bazin).

Borate de soude { 0 gr. 50 centigr. à
  2 —
Sous-carbonate { 0 — 50 centigr. à
de soude 1 — 50 —
Glycérine pure { 10 — à
  15 —
Eau distillée 300 —

F. dissoudre. 2 ou 3 lavages par jour.

LOTION CONTRE L'ACNÉ SEBACEA (Hillairet).

Borate de soude pulv. 15 gr.
Ether sulfurique 50 —
Eau 250 —

Mélangez et agitez.

LOTION CONTRE LE PITYRIASIS (Mialhe).

Borate de soude 10 gr.
Alcool 125 —
Hydrolat de roses 125 —

F. dissoudre. 2 lotions par semaine.

LOTION CONTRE LES EXCORIATIONS.

Borate de soude 4 gr.
Alcool 5 —
Eau distillée 90 —

F. dissoudre.

LOTION CONTRE PRURIT VULVAIRE (Guéneau de Mussy).

Borax pulvérisé 5 gr.
Hydrolat de laurier-cerise 25 —
Décoction de feuilles de mauve 500 —

F. s. a. plusieurs lotions par jour.

LOTION DE BORATE DE SOUDE.

Borate de soude 2 gr.
Lait de benjoin 40 —

LOTION DE BORAX CAMPHRÉE.

Borate de soude 6 à 10 gr.
Alcool camphré 20 —
Eau distillée 500 —

F. dissoudre.

LOTION DE BORAX COMPOSÉE (Johnson).

Borate de soude pulv. 8 gr.
Craie précipitée 30 —
Esprit de-vin 90 —
Eau distillée de roses 90 —

F. dissoudre.

MÉLANGE CONTRE GERÇURES (Brinton).

Borax 3 gr.
Glycérine pure 40 —
Eau 150 —

PASTILLES DE BORAX (Davreux).

Borax pulvérisé 0 gr. 15 centigr.
Sucre blanc 1 —
Gomme adragante 0 — 01 —
Eau distillée de fleurs
  d'oranger Q. s.

M. pour 1 pastille. 5 à 10 par jour.

POTION CONTRE GRAVELLE.

Borate de soude 0 gr. 50 centigr.
Bicarbonate de soude 0 — 60 —
Eau gazeuse 150 —
Sirop d'écorces d'oran-
ges amères 50 —

F. dissoudre. A prendre dans la journée.

POUDRE CONTRE OZÈNE (Miot).

Acide borique pulvérisé 10 gr.
Camphre pulvérisé 3 —

F. s. a.

POUDRE LITHONTRIPTIQUE (Druitt).

Borax pulvérisé 1 gr.
Bicarbonate de
soude pulvé-
risé } āā 0 — 50 centigr.
Azotate de po-
tasse pulvé-
risé

Pour 1 paquet. 3 paquets par jour.

SIROP BORATÉ (Trousseau).

Borax 15 gr.
Sirop de sucre 300 —

M. s. a. 1 cuillerée à café 7, 8, 10 fois par jour, en ayant soin de ne pas boire immédiatement.

SOLUTION BORATÉE.

Borax	20 gr.
Emulsion d'amandes	480 —
Eau distillée de laurier-cerise	20 —
F. s. a.	

SOLUTION CONTRE COUPEROSE ARTHRI-
TIQUE (Bazin).

Borate de soude	
0 gr. 25 centigr. à 0 gr. 50 centigr.	
Glycérine pure	10 —
Eau distillée	300 —
F. dissoudre.	

SOLUTION CONTRE ECZÉMA CAPITIS.

Eau de Cologne	120 gr.
Acide phénique	4 —
Borax	5 —
Glycérine	60 —

SOLUTION CONTRE LES ÉPHÉLIDES.

Borate de soude	10 gr.
Bi-chlorure de mercure	0 — 50 centigr.
Alcool de lavande	30 —
Eau	120 —
F. s. a.	

TOPIQUE CALMANT (Delcour).

Poudre de safran	0 gr. 50 centigr.
Borax porphyrisé	1 —
Glycéré d'amidon	10 —
Teinture de myrrhe	X gouttes
F. s. a.	

TOPIQUE CONTRE ENGELURES.

Borax pulvérisé	5 gr.
Baume du Pérou	15 —
Vaseline	30 —
F. s. a.	

BOULES DE MARS ou DE NANCY (Cod.). — V. *Fer.*

BOURGEONS DE SAPIN. — V. *Pin sauvage.*

BOURRACHE. — *Borrago officinalis.* Borraginées.

Part. empl. — Feuilles et fleurs.

Prop. thérap. — Rafraîchissant, dépuratif, sudorifique, diurétique.

Prép. pharm. et posol. — *A l'int.* Infusé 5 à 10 p. 1000; — extrait, 1 à 4; — hydrolat, 50 à 125; — sirop, 10 à 50; — suc, 50 à 100.

BROME (Br). — Soluble eau 30, soluble alcool; très soluble éther,

Prop. thérap. Fondant, résolutif, révulsif, désinfectant.

Prép. pharm. et posol. — *A l'int.* 0,05 à 0,10.

POMMADE DE MAGENDIE.

Brome	VI gouttes
Bromure de potassium	2 gr.
Axonge	40 —
M.	

POTION BROMO-BROMURÉE (Ozanam).

Eau distillée	150 gr.
Solution aqueuse de brome	X gouttes

Bromure de potassium 0 gr. 50 centigr.

M. 1 cuillerée a bouche toutes les heures.

SOLUTION AQUEUSE DE BROME (Ozanam).

Brome pur	0 gr. 05 centigr.
Eau distillée	30 —

F. dissoudre et conservez dans l'obscurité. 1 goutte d'heure en heure dans une cuillerée à bouche d'eau.

BROMOL ou TRIBROMOPHÉNOL. $C^6H^2(Br)^3OH$. —

Poudre blanc jaunâtre — odeur spéciale, insoluble eau, soluble alcool, éther.

Prop. thérap. — Antiseptique, succédané de l'iodoforme (Rademaker) : même mode d'emploi.

BROMOFORME, $(CHB2^3)$. — Corps analogue au chloroforme, obtenu par l'action du *brome* sur l'*alcool méthylique* en présence de la *potasse,* ou des alcalis sur le *bromal,* qui est lui-même analogue au *chloral.*

Prop. — Liquide incolore. Densité, 2,90 (Denigès) bout vers 150°. Odeur agréable, saveur sucrée.

Prop. — Anesthésique actif et dangereux, préconisé par Stepp et Löventhal contre la coqueluche.

Posol. — Pour les enfants X à XV gouttes dans une potion ; pour les adultes 10 à 15 centigr. par jour en capsules de 0 gr. 05. C'est un médicament actif ; — à surveiller.

BROMURE DE POTASSIUM (KBr). — Soluble, 2 p. eau, 4 de glycérine, peu soluble alcool, insoluble éther et chloroforme.

Prop. thérap. — Fondant, sédatif général, affections nerveuses.

Prép. pharm. et posol. — A l'int. 1 à 4 gr. jusqu'à 10. Sirop ; 1 gr. pour 20 gr — A l'ext. En pommade.

Incompat. — Comme pour l'iodure de potassium.

COLLUTOIRE BROMURÉ.

Bromure de potassium	1 gr.
Mellite simple	8 —

F. dissoudre ; en badigeonnage.

GLYCÉRÉ DE BROMURE DE POTASSIUM (Malice).

Glycérine	20 gr.
Bromure de potassium	4 —

M. 1 cuillerée pour un quart de lavement.

INHALATION CONTRE LA LARYNGITE TUBERCULEUSE (Fauvel).

Bromure de potassium	10 gr.
Chlorhydrate de morphine	0 — 10 centigr.
Hydrolat de laurier-cerise	50 —
Eau distillée	450 —

F. dissoudre. 2 pulvérisations de 5 minutes par jour.

POMMADE BROMURÉE (Magendie).

Bromure de potassium	1 gr.
Axonge	15 —

M.

SOLUTION CALMANTE (Bromidia).

Bromure de potassium	20 gr.
Hydrate de chloral	20 —
Extrait de chanvre indien	0 — 20 cent.
— de jusquiame	0 — 20 —
Eau distillée	100 —

1/2 à 1 cuillerée à café toutes les heures jusqu'à obtention de sommeil.

POTION DE BROMURE DE POTASSIUM CONTRE LES CONVULSIONS (J. Simon).

Bromure de potassium	1 gr.
Musc	0 — 20 centigr.
Hydrolat de tilleul	
Hydrolat de fleurs d'oranger	āā 50 —
Sirop simple	20 —

F. s. a. par cuillerées à café tous les 1/4 d'heure.

SIROP DE BROMURE DE POTASSIUM (Cod.).

Chaque cuillerée renferme 1 gr. de bromure. 2 à 3 par jour.

ADMINISTRATION DU BROMURE A PETITES DOSES.

Solution.

Bromure de potassium	10 gr.
Eau distillée de laurier-cerise	20 —
Eau distillée	130 —

1 gr. de sel par cuillerée à bouche.

Sirop.

Bromure de potassium	20 gr.
Sirop de laurier-cerise	180 —

2 gr. par cuillerée à bouche.

Bromure de potassium	20 gr.
Sirop d'écorces d'oranges amères	180 —

2 gr. par cuillerée à bouche.

ADMINISTRATION DES BROMURES A HAUTES DOSES

Solution

Bromure de potassium.	10 gr.	15 gr.	20 gr.
— sodium.	10 —	15 —	20 —
— ammonium.	10 —	15 —	20 —
Eau.	300 —	300 —	300 —
	1.5 de sel p. cuill.	2 gr. de sel p. cuill.	3 gr. de sel p. cuill.

SOLUTÉS DIVERS.

Bromure de potassium ... 95 gr.
— d'ammonium ... 10 —
Bromure de sodium ... 5 —
Bicarbonate de potasse ... 1 —
Teinture de séné ⎫
— de jalap ⎬ aa 5 —
— de rhubarbe ⎭
Teinture de colombo ⎫
d'écorces d'o-⎬ aa 15 —
ranges amères ⎭
Eau ... 550 —

Contient 3 gr. de bromures par cuillerée à bouche. Usage prolongé.

Iodure de potassium ... 3 gr.
Bromure de potassium ... 20 —
— d'ammonium ... 10 —
Bicarbonate de potasse ... 2 —
Sirop d'écorces d'oranges
amères ... 60 —

Teinture de séné ⎫
— de jalap ⎬ aa 15 gr.
— de colombo ⎭
Eau ... 125 —

Contient par cuillerée à bouche 2 gr. 25 de bromures et 0 gr. 25 d'iodure.

Iodure de potassium ... 6 gr.
— d'ammonium ... 6 —
Bromure de sodium ... 12 —
— de potassium ... 12 —
— d'ammonium ... 12 —
Carbonate d'ammoniaque ... 4 —
Teinture de colombo ... 15 —
Eau ... 250 —

Par cuillerée à bouche. 2 gr. 25 de bromures et 0 gr. 75 d'iodures.

Ces deux dernières formules s'emploient lorsqu'on soupçonne une affection syphilitique.

— BROMURE DE SODIUM (NaBr). — Très soluble dans l'eau, insoluble alcool, éther, chloroforme.

Prop. thérap.
Prép. pharm. et posol. ⎫ Comme le bromure de potassium,
Incompat. ⎭ mais mieux toléré.

— BROMURE D'AMMONIUM (AzH⁴Br). — *Syn.* Bromhydrate d'ammoniaque, — très soluble eau, peu soluble alcool.

Prop. thérap. — Employé contre la coqueluche et comme le bromure de potassium. Mêmes formules.

Prép. pharm. et posol. — *A l'int.* 0,50 à 5 gr. en soluté.

Incompat. — Les mêmes que pour le bromure de potassium.

— BROMURE DE CALCIUM. — Peu employé, même posologie que celui d'*Ammonium.*

BROMURE DE CAMPHRE. V. *Camphre monobromé.*

— DE FER. — V. *Fer.*

— DE STRONTIUM. — V. *Strontiane.*

BROU DE NOIX. — V. *Noyer.*

BRUCINE. — V. *Noix vomiqué.*

BRYONE. — *Bryonia alba* (Cucurbitacées). — *Syn.* Couleuvrée, vigne blanche, navet du diable, etc.

Part. empl. — Racine.
Princ. act. — Bryonine.
Prop. thérap. — Purgatif, rubéfiant (inusité).
Prép. pharm. et posol. — *A l'int.* 1° Poudre, 1 à 2 gr. en pilules; 2° alcoolature, 2 à 4 gr. ; 3° bryonine, 0 gr. 01 à 0,02.

BUCHU. — *Barosma crenulata* et divers. Diosmées (Rutacées). — *Syn.* Bucco.

Part. empl. — Feuilles.
Princ. act. — Huile essentielle.
Prop. thérap. — Diurétique puissant, sudorifique, antispasmodique.

Prép. pharm. et posol. — *A l'int.* 1° Poudre, 1 gr. à 1 gr. 50 ; — 2° infusé (10 p. 1000), 60 à 240 gr. ; — 3° teinture, 4 à 8 gr. ; — 4° vin, 50 à 100 gr.

BURANHEM. — V. *Monesia.*

BUIS. — *Buxus sempervirens* (Celastracées).
Part empl. — Bois, racine, écorce de la racine, feuilles.
Princ. act. — Buxine.
Prop. thérap. — Sudorifique, purgatif.
Prop. pharm. et posol. — Décocté (50 p. 1000).

BUSSEROLE. — *Arbutus* ou *Arctostaphyllos uva-ursi* (Ericinées).
Part. empl. — Feuilles.
Princ. act. — Arbutine.
Prop. thérap. — Astringent, léger diurétique.
Prép. pharm. et posol. — 1° Infusé (10 p. 1000) ; — 2° Poudre, 1 à 5 gr.
Incompat. — Albumine, émulsions, gélatine, sels de fer.

SACCHAROLÉ D'UVA-URSI.		SIROP D'UVA-URSI (Debauvais).	
Extrait d'uva-ursi	10 gr.	Sucre	90 gr.
Sucre	90 —	Extrait d'uva-ursi	20 —
Par paquets de 10 grammes.		Sirop de petit-houx	1000 —
		F. s. a. Dose : 30 à 60 gr.	

— **ARBUTINE.** — Soluble eau, alcool et éther.
Prop. thér. — Diurétique.
Prop. pharm. et posol. — 20 à 40 centigr. en 4 fois dans la journée.

C

CACAO, amande du Theobroma cacao. — (Malvacées), tonique base du chocolat. (Voir *Theobromine.*)
— **CACAO** (Beurre de). — Sert à la confection des suppositoires et de quelques pommades. — Cosmétique. — Il entre dans la composition de la crème pectorale de Tronchin.

CACHOU. — Suc astringent fourni par l'*Acacia catechu* (Légumineuses) et l'*Areca catechu* (Palmiers). — Soluble en partie dans l'eau froide, et mieux dans l'eau chaude et l'alcool. — L'extrait de Cachou est obtenu en dissolvant le suc de Cachou dans l'eau et en évaporant après filtration. — Peu employé.
Princ. act. — Tannin.
Prop. thérap. — Tonique, astringent.
Prép. pharm. et posol. — *A l'int.* — Poudre, 0,50 à 8 gr. ; — tein-

ture (au 1/5e), 30 gr. ; — sirop, 20 à 100 gr. ; — pastilles contenant 0,10 de cachou ; — grains 0,5 à 2 gr. ; — *A l'ext.* 2 à 4 gr. p. 100 en injections.

Incompat. — Emétique, sels de fer, alcaloïdes, émulsions, substances albumineuses.

ALCOOLÉ CONTRE LA GINGIVITE (Jeannel).

Alcool à 85°	80 gr.
Cachou pulvérisé	10 —
Benjoin pulvérisé	2 —
Essence de menthe	1 —

F. macérer 24 heures et filtrez. 1 à 4 gr.

ÉLECTUAIRE ASTRINGENT (Gallois).

Diascordium	15 gr.
Cachou pulvérisé	10 —
Sous-nitrate de bismuth	10 —
Opium brut pulvérisé	0 — 20 centigr.
Sirop de coings	Q. s.

M. s. a. 5 bols gros comme une noisette dans la journée.

GARGARISME ASTRINGENT (Kocker).

Infusion de sauge	100 gr.
Teinture de cachou	8 —
Miel clarifié	30 —

M. s. a.

INFUSION DE CACHOU COMPOSÉE (Bouch.).

Extrait de cachou	24 gr.
Cannelle concassée	4 —
Eau bouillante	500 —

F. infuser pendant 1 heure, passez.

INJECTION ANTIBLENNORHAGIQUE (Robert).

Eau distillée	100 gr.
Cachou pulvérisé	10 —

M. s. a. 3 ou 4 injections par jour, agitez.

INJECTION ASTRINGENTE.

Cachou en poudre	} āā	5 gr.
Sous-nit. de bismuth		
Eau de roses		200 —

Triturez et agitez.

LAVEMENT ASTRINGENT.

Cachou pulvérisé	2 à 10 gr.
Eau chaude	250 —

M. et passez.

OPIAT ANTIBLENNORHAGIQUE (Caspard).

Amandes douces pulvérisées	24 gr.
Guimauve pulvérisée	4 —
Cachou pulvérisé	2 —
Baume de copahu	12 —

M. s. a. 4 gr. 3 ou 4 fois par jour.

PILULES ASTRINGENTES.

Cachou		6 gr.
Extrait de ratanhia	} āā	3 —
Alun		
Opium brut pulvérisé		0 — 50 centigr.
Conserve de cynorrhodons		Q. s.

M. et F. s. a. 40 pilules. 1 à 2 par jour.

POTION ANTIDIARRHÉIQUE (Gallois).

Eau de chaux	100 gr.
Teinture d'opium	XV gouttes.
Sirop de cachou	30 gr.

POTION ANTIDYSENTÉRIQUE (Gallois.)

Teinture de cachou	25 gr.
Laudanum de Rousseau	2 —
Eau distillée de cannelle	120 —
Sirop simple	25 —

M. par cuillerées à bouche après chaque selle.

POTION STYPTIQUE (Cadet de Gassicourt).

Infusion de roses rouges		100 gr.
Sirop de roses	} āā	30 —
Sirop de cachou		
Extrait de ratanhia		2 —
Eau de Rabel		XV gouttes
Alun pulvérisé		0 — 50 centigr.

M. s. a. par cuillerées à bouche toutes les 1/2 heures.

POUDRE ASTRINGENTE (Gallois).

Cachou pulvérisé	8 gr.
Kino pulvérisé	4 —
Extrait de ratanhia pulvérisé	4 —
Cannelle pulvérisée	2 —
Muscade pulvérisée	2 —

M. 1 à 3 gr. contre diarrhée chronique.

POUDRE HÉMOSTATIQUE (Jeannel).

Cachou pulvérisé	1 gr.
Colophane pulvérisée	4 —
Gomme arabique pulvérisée	1 —

M.

POUDRE CONTRE SALIVATION MERCURIELLE (Panas).

Cachou pulvérisé	} āā	15 gr.
Quinquina jaune pulvérisé		
Tannin		2 —
Alun		1 —
Essence de menthe		Q. s.

M. s. a. en frictions sur les gencives.

TISANE CACHOU.

Cachou concassé	10 gr.
Eau bouillante	1000 gr.

F. infuser pendant 1 heure, passez.

TISANE CACHOU (A. Martin).

Cachou concassé	6 à 20 gr.
Eau bouillante	950 —
Sirop de ratanhia	50 —

M.

TISANE RIZ ET CACHOU (Bouch.).

Tisane de riz	ãã	500 gr.
Tisane de cachou		
Sirop de consoude		60 —

VIN ASTRINGENT.

Teinture de cachou	8 gr.
Vin rouge	100

M. 50 à 100 gr.

CACHUNDÉ (Pastilles dites). — Stomachique, aphrodisiaque.

FORMULE (Dorvault).

Terre bolaire	50 gr.
Succin	25 —
Musc	3 —
Ambre gris	3 —
Bois d'aloès	16 —
Carbonate de magnésie	23 —
Santal citrin	5 —
Santal rouge	100 —
Mastic	3 —
Acore vrai	3 —
Galanga	3 —
Cannelle	3 —
Aloès	3 —
Rhubarbe	3 gr.
Myrobalans	3 —
Absinthe	3 —
Ivoire calciné	90 —

Porphyrisez ces substances, ajoutez:

Vin muscat	50 gr.
Hydrolat de roses	25 —

M. ajoutez :

Sucre	2400 —
Mucilage de gomme adragante	Q. s.

F. s. a. pastilles de 6 décigr. 6 à 8 par jour.

CADE (Huile de). — Huile pyrogénée provenant de la distillation du bois des genévriers.

Prop. thérap. — Parasiticide, résolutive.

Prép. pharm. et posol. — *A l'int.* De quelques gouttes à 1 ou 2 gr. — *A l'ext.* En pommades, en liniments.

GLYCÉRÉ CADIQUE faible (Hop. St.-Louis)

Glycéré d'amidon	860 gr.
Huile de cade	140 —

F. s. a.

GLYCÉRÉ CADIQUE fort (Vidal).

Extrait sirupeux de bois de panama (Lépinois)	5 gr.
Huile de cade	50 —
Glycéré d'amidon	45 —

F. s. a.

EMPLATRE D'HUILE DE CADE (Hop. St.-Louis)

Emplâtre simple	1000 gr.
Cire jaune	500 —
Huile de cade	300 —

F. s. a.

HUILE DE CADE CONTRE PSORIASIS (Vidal).

Glycérolé d'amidon	100 gr.
Savon noir pour saponifier	5 —
Huile de Cade	100 —

F. s. a.

PILULES CONTRE LE PSORIASIS (Bazin).

Huile de cade	4 gr.
Extrait de douce-amère	8 —
Acide arsénieux	0 gr. 03 centigr.
Poudre de guimauve	Q. s.

F. s. a. 80 pilules, de 1 à 15 par jour.

POMMADE A L'HUILE DE CADE (Devergie).

Axonge	2 parties.
Huile de cade	1 partie.

F. s. a.

MÉLANGES CONTRE L'ECZÉMA (Bazin).

1. Huile d'amandes douces	60 gr.	
Huile de cade	15 —	
2. Mucilage de semences de coings	30 gr.	
Huile de cade	4 —	
3. Glycérine	30 gr.	
Huile de cade	1 —	

F. s. a.

POMMADE CONTRE L'ECZÉMA DES MAINS (Guillot).

Axonge	30 gr.
Carbonate sodique	2 à 4 —
Huile de cade	2 à 4 —
Goudron	2 à 4 —

M.

CADMIUM (Iodure de) (CaI²).

Prop. thérap. — Vomitif, résolutif.

Prép. pharm. et posol. — *A l'int.* 0 gr. 15 à 0 gr. 30. — *A l'ext.* en pommades 1/10, comme l'iodure de plomb.

POMMADE A L'IODURE DE CADMIUM.

Axonge récente	9 parties
Iodure de cadmium	1

Triturez et mêlez.

— **CADMIUM** (Sulfate de) (SO⁴Cd). — Soluble eau, peu soluble dans l'alcool.

Prop. thérap. — Astringent.

Prép. pharm. et posol. — *A l'ext.* En collyre, injection, pommade, comme le sulfate de zinc.

COLLYRE (Fronmüller).

Sulfate de cadmium	0 gr. 20 centigr.
Eau distillée de roses 45 —	
Laudanum de Sydenham	2 à 6 —

En instillations par gouttes.

COLLYRE AU SULFATE DE CADMIUM.

Eau distillée	30 gr.
Sulfate de cadmium	
0 gr. 02 centigr. 1/2 à 0 gr. 20 centigr.	

INJECTION (Gazeau).

Eau distillée	100 gr.
Sulfate de cadmium	0 — 07 centigr.
Sous-nitrate de bismuth	7 —

INJECTION AU SULFATE DE CADMIUM.

Eau distillée	30 gr.
Sulfate de cadmium	
0 gr. 05 à 0 — 50 centigr	

POMMADE AU SULFATE DE CADMIUM.

Axonge	15 gr.
Sulfate de cadmium	0 — 10 centigr.

CAFÉ. — Graines du *Cofea arabica* (Rubiacées).

Princ. act. — Caféine.

Prop. thérap. — *Torréfié :* Tonique, excitant. Non *torréfié :* Antidiarrhétique, fébrifuge.

Prép. pharm. et posol. — En infusion, en décoction, en sirop.

BOISSON ANTINARCOTIQUE (Swiedaur).

Vinaigre de vin	50 gr.
Café torréfié	20 —

F. bouillir, ajoutez :

Sucre	10 —

2 cuiller. chaudes toutes les 4 heures.

CAFÉ PURGATIF (Bouchardat).

Feuilles de séné	10 gr.
Eau bouillante	125 —

F. infuser et avec ce liquide préparez une tasse de café ordinaire.

CAFÉ VERT (fébrifuge).

Café vert	20 à 30 gr.
Eau	Q. s.

Pour obtenir :

Décocté	250 —
Sirop de quinquina	50 —

A prendre dans la journée.

MIXTURE CONTRE LA COQUELUCHE (Laborde).

Infusion de café noir 125 gr.

Sirop de sucre	125 gr.
Narcéine	0 — 12 centigr.
Acide acétique	Q. s.

M. s. a. par cuil. à café.

POTION AU CAFÉ.

Café torréfié	10 gr.
Sirop simple	30 —
Eau bouillante	Q. s.

F. infuser le café, ajoutez le sirop par tasses.

POTION PURGATIVE AU CAFÉ (Dorvault).

Café torréfié	15 gr.
Feuilles de séné	10 —
Eau bouillante	120 —
Sulfate de magnésie	15 —
Sirop simple	30 —

A prendre en une fois.

SIROP ANTINÉVRALGIQUE (Cadet de Gassicourt).

Café faiblement torréfié	250 gr.

Eau bouillante	350 gr.
Sucre blanc	700 —
Cinchonine	0 — 40 centigr.
Sulfate de morphine	0 — 30 —

M. s. a. 1 à 2 cuillerées à bouche.

SIROP DE CAFÉ IODURÉ (Calvo).

| Sirop de café | 500 gr. |
| Iodure de potassium | 16 — |

F. dissoudre.

SIROP PURGATIF AU CAFÉ (Lallier).

Séné		
Café torréfié	āā	100 gr.
Eau bouillante		Q. s.

Pour 250 gr. d'infusé. Ajoutez :

| Sucre | 500 gr. |

M. s. a. 30 à 100 gr.

TISANE DE CAFÉ (Bouchardat).

Café torréfié	50 gr.
Eau bouillante	500 —
Eau-de-vie	50 —

M. s. a. empoisonnements par l'opium.

TISANE DE CAFÉ AU QUINQUINA
(Hôp. Paris).

Café torréfié	20 gr.
Eau bouillante	1000 —
Extrait de quinquina gris	4 —

CAFÉINE $[C^7H^7(CH^3)Az^4O^4]$. — *Syn.* Théine. Soluble eau 100, alcool 25, éther 300. Chloroforme 9.

Prop. thérap. — Succédané de la digitale, diurétique, antinévralgique, antiasthmatique.

Prép. pharm. et posol. — Employée seule ou sous forme de sels : bromhydrate, citrate, valérianate de caféine. 0,25 à 2 gr. par jour en cachets, en potion, en pilules, en injections hypodermiques.

INJECTION HYPODERMIQUE (Tanret-Codex)

1. Caféine	2 gr. 50 centigr.
Benzoate de soude	2 — 95 —
Eau distillée Q. s. pour 10 cent. cubes.	

Chaque centimètre cube renferme 0,25 de caféine.

2. Caféine	4 gr.
Salicylate de soude	3 — 10 centigr.
Eau distillée Q. s. pour 10 cent. cubes.	

Chaque cent. cube contient, 0 gr. 40 de caféine.

PAQUETS ANTINÉVRALGIQUES (Braun).

| Caféine 0 gr. 05 à | 0 gr. 10 centigr. |
| Sucre blanc | 0 — 50 — |

M. pour 1 paquet. 3 paquets par jour.

LAVEMENT AU CITRATE DE CAFÉINE
(Hannon).

| Citrate de caféine | 0 gr. 25 centigr. |
| Eau | 400 — |

PAQUETS DE VALÉRIANATE DE CAFÉINE
CONTRE LA COQUELUCHE (Cadet de Gassicourt).

| Valérianate de caféine | 0 gr. 40 centigr. |
| Sucre pulvérisé | 4 — |

M. pour 24 paquets. 2 à 3 par jour suivant l'âge de l'enfant.

POTION DE CAFÉINE.

Caféine 0 gr. 75 centigr. à	1 gr.
Benzoate de soude	1 —
Eau de tilleul	30 —
Eau de laitue	60 gr.
Sirop des cinq racines	30 —

M. par cuillerées à bouche.

POTION CONTRE LA MIGRAINE (Hannon).

| Infusion de thé | 150 gr. |
| Sirop de citrate de caféine | 30 — |

M. s. a. à prendre en 2 fois et en 2 jours.

POTION DIURÉTIQUE (Gubler).

Caféine	0 gr. 50 centigr.
Sirop de menthe	30 —
Hydrolat de mélisse	90 —

F. s. a. à prendre par cuillerées en 24 heures.

POUDRE ANTINÉVRALGIQUE (Bamberger).

Sulfate de quinine	0 gr. 50 centigr.
Citrate de caféine	0 — 50 —
Sucre blanc	5 —

M. et divises en 6 doses. 4 par jour.

POUDRE DE CITRATE DE CAFÉINE
(Van den Corput).

| Citrate de caféine | 0 gr. 80 centigr. |
| Sucre | 30 — |

M. pour 10 prises contre la migraine.

SIROP AU CITRATE DE CAFÉINE (Hannon).

| Citrate de caféine | 4 gr. |
| Sirop de sucre alcoolisé | 120 — |

M. 1 à 2 cuillerées à bouche, contre la migraine.

SIROP DE CAFÉINE (Bouchardat).

| Caféine | 5 gr. |
| Sirop de sucre alcoolisé | 120 — |

M. par cuillerées à café. Agitez.

SIROP DE VALÉRIANATE DE CAFÉINE.

Valérianate de caféine	1 gr. 50 centigr.
Eau-de-vie	20 —
Sirop de café	250 —

M. 2 à 3 cuillerées à café par jour suivant l'âge.

SOLUTION DE CAFÉINE (Tanret).

Caféine	7 gr.
Benzoate de soude	7 —
Eau	250 —

M. chaque cuillerée à bouche contient 0 gr. 50 centigr. de caféine.

— **ÉTOXYCAFÉINE** $C^{10}H^{14}Az^4O^3$. — Insoluble eau, peu soluble alcool et éther.

Prop. thérap. — Antinévralgique, diurétique, narcotique.

Prép. pharm. et posol. — En injections sous-cutanées à l'int. 0 gr. 10 à 0 gr. 25 centigr.

INJECTION HYPODERMIQUE (Duj.-Beaum.).

Étoxycaféine	0 gr. 80 centigr.
Salicylate de soude	1 —
Eau distillée	Q. s.

Pour faire 10 cent. cubes. Un cent. cube renferme 8 centigr. d'étoxycaféine.

POTION (Duj.-Beaum.).

Étoxycaféine	0 gr. 25 centigr.
Salicylate de soude	0 — 25 —
Chlorhydrate de cocaïne	0 — 10 —
Sirop de capillaire	20 —
Eau de tilleul	100 —

CAINÇA. — Racine du *Chiococca racemosa* et *anguifuga*. (Rubiacées.)

Princ. act. — Émétine et caïncine.

Prop. thérap. — Vomitif, purgatif.

Prép. pharm. et posol. — A l'int. Infusé 20 p. 1000. — Poudre, 1 à 2 gr. en pilules. — Extrait, 1 à 5 décigr. — Teinture, 5 à 20 gr.

PILULES DE CAINÇA.

Extrait de cainça	5 gr.
Poudre de cainça	Q. s.

F. s. a. 40 pilules. 2 à 4 par jour.

POTION.

Cainça	10 gr.

F. infuser dans :

Eau	150 —

Passez et ajoutez :

Éther nitrique alcoolisé	5 —
Sirop de genièvre	25 —

Par cuillerées.

TISANE DE CAINÇA.

Cainça	20 gr.

F. infuser dans :

Eau	1000 —

VIN DE CAINÇA.

Cainça	50 gr.
Vin de malaga	500 —

F. macérer pendant 8 jours. Filtrez. — Par cuillerées dans la journée.

CAJEPUT (Huile essentielle de). Obtenue par la distillation des feuilles de diverses espèces du genre *Melaleuca* (Myrtacées).

Prop. thérap. — Stimulant diffusible, analgésique.

Prép. pharm. et posol. — A l'int. X à L gouttes dans une infusion aromatique. — A l'ext. Associée à différents baumes, en frictions.

PILULES.

Huile de cajeput	1 gr.
Extrait de gentiane	3 —
Poudre de feuilles d'oranger	Q. s.

Pour 5 pilules. 2 à 5 par jour.

POUDRE ANTIÉPILEPTIQUE DE RAGOLO.

Valériane	2 gr.

Sel ammoniac	0 gr. 20 centigr.
Magnésie	0 — 20 —
Huile de cajeput	0 — 20 —

M. pour 1 prise. 3 par jour.

On peut remplacer par la poudre de feuilles d'oranger soit la magnésie, soit le sel ammoniac.

CALABAR (Fève de). V. *Fève de Calabar.*

CALCIUM (Bromure) : préconisé par **M.** Sée contre les phénomènes douloureux de l'estomac ; dose : 1 gr. à chaque repas, en solution aqueuse.

— CALCIUM (Carbonate de) (CO^3Ca). — *Syn.* Carbonate de chaux, craie préparée. Insoluble eau et alcool.

Prop. thérap. — Antidiarrhéique, antiacide, absorbant.

Prép. pharm. et posol. — *A l'int.* 1 à 10 gr.

Incompat. — Acides.

MIXTURE DE CRAIE (Ph. Lond.).

Carbonate de chaux lavé	10 gr.
Eau distillée de cannelle	60 —
Sirop simple	40 —
Laudanum de Sydenham	IV gouttes

M. par cuillerées.

OPIAT DENTIFRICE (Halobert).

Carbonate de chaux précipité	
Poudre de Savon	āā 50 gr.
Glycérine	

Carmin — Q. S.

Essence de menthe — X gouttes

CRAIE CAMPHRÉE (Dentifrice anglais)

Craie précipitée	9 gr.
Camphre pulv.	1 —

POUDRE DENTIFRICE (W. Miler).

Carbonate de chaux précipité	120 gr.
Poudre de quinquina rouge	60 —
— de myrrhe	30 —
Essence de menthe poivrée	X gouttes

— CALCIUM (Chlorure de) ($CaCl^2$). — Il se dissout dans le 1/4 de son poids d'eau à froid, très soluble alcool.

Prop. thérap. — Purgatif, employé surtout comme antiscrofuleux.

Prép. pharm. et posol. — *A l'int.* 1 à 4 gr.

Incompat. — Acides borique, oxalique, sulfurique ; sulfates, alcalis et leurs carbonates.

EAU ANTISCROFULEUSE (Righini).

Chlorure de calcium	4 gr.
Sirop de mousse de Corse	60 —
Eau distillée	350 —

M. à prendre en 3 fois dans la journée.

EAU DE CHLORURE DE CALCIUM
(Ph. Britt.).

Chlorure de calcium	125 part.
Eau distillée	300 —

F. dissoudre. Dose XV à L gouttes.

— CALCIUM (Oxyde de) (CaO). — *Syn.* Chaux. 1 partie se dissout dans 781 d'eau à 15°. Insoluble alcool, chloroforme, éther, glycérine.

Prop. thérap. — Antidiarrhéique, antiacide, antialbuminurique, caustique.

Prép. pharm. et posol. — *A l'int.* Eau de chaux, 10 à 60 gr. (antidiarrhéique), 5 à 10 gr. (antialbuminurique). — *A l'ext.* Chaux éteinte, chaux vive, — eau de chaux, 50 à 100 gr. en lavements.

Incompat. — Acides, sels acides, carbonates solubles, infusés, sels de mercure.

GLYCÉRÉ DE SUCRATE DE CHAUX.

Chaux vive	80 gr.
Sucre pulvérisé	160 —
Glycérine	160 —
Eau	Q. s.

Pour faire un litre. M. la chaux et le sucre, et ajoutez peu à peu 100 gr. d'eau. Filtrez après 24 heures. Ajoutez la glycérine et Q. s. d'eau pour faire un litre.

LAVEMENT ANTIDIARRHÉIQUE.

Eau de chaux	100 à 200 gr.

Ad. libit.

Laudanum	X à XX gouttes

LAVEMENT ANTIDIARRHÉIQUE
(Trousseau).

Eau de chaux	200 gr.
Décocté de riz	300 —
Laudanum de Sydenham	1 —

M.

LINIMENT OLÉO-CALCAIRE (Godex).

10 gr. d'eau de chaux pour 10 d'huile.

LINIMENT OLÉO-CALCAIRE AU GLYCÉRÉ DE
SUCRATE DE CHAUX.

Huile d'olives ou d'arachides	2 parties
Glycéré de sucrate de chaux	1 —

M. en agitant.

POMMADE CONTRE LA TEIGNE (Mahon).

Chaux éteinte	3 gr.
Carbonate sodique	6 —
Axonge	30 —

M.

SIROP DE SACCHARATE DE CHAUX
(Dorvault).

Eau de chaux	1 gr.
Sucre blanc	2 —

F. dissoudre à froid dans un flacon bouchant bien. Diarrhée des enfants. 15 à 60 gr. par cuillerées dans du lait.

— CHAUX (hypochlorite de). — *Syn.* Chlorure d'oxyde de calcium.

Variétés : Chlorure de chaux sec et chlorure de chaux liquide (soluté du précédent dans l'eau). 1 p. 45 (Cod.).

Prop. thérap. — Désinfectant.

Incompat. — Acides, sels acides, opium, albumine, gélatine.

COLLUTOIRE ANTISEPTIQUE (Angelot).
(Guersant).

Chlorure de chaux	1 gr.

F. dissoudre dans :

Eau de gomme	50 —

Filtrez et ajoute

Sirop d'écorces d'oranges amères	10 —

GARGARISME CHLORURÉ (Gallois).

Chlorure de chaux liquide	12 gr.
Mellite de roses	25 —
Eau distillée	150 —

M. et filtrez.

LOTION ANTISEPTIQUE (F. H. M.).

Chlorure de chaux sec à 90°	5 gr.
Alcoolé de camphre	5 —
Eau	100 —

Délayez le chlorure dans l'eau ; filtrez : Ajoutez l'alcoolé de camphre.

LOTION ANTIHERPÉTIQUE (Derheims).

Chlorure de chaux	30 gr.
Eau	1000 —

Triturez dans un mortier et filtrez.

LOTION OPIACÉE CHLORURÉE (Gallois).

Chlorure de chaux	4 gr.

Opium pulvérisé	6 gr.
Eau distillée	150 —

F. dissoudre et filtrez.

POMMADE BORATÉE AU CHLORURE DE CHAUX (Beasley).

Chlorure de chaux	2 gr.
Borate de soude	2 —
Axonge récente	30 —

M. après avoir délayé le chlorure et le borate dans un peu d'eau.

POUDRE DÉSINFECTANTE (Collin).

Chlorure de chaux sec	20 gr.
Alun calciné	10 —

M.

SOLUTION DE CHLORURE DE CHAUX ALCOOLISÉE (pour la bouche).

Chlorure de chaux sec	12 gr.

F. dissoudre dans :

Eau distillée	50 —

Filtrez et ajoutez :

Alcool de cochléaria	50 —
Huile essentielle de menthe	V gouttes

1/2 cuillerée à café dans un verre d'eau pour se laver la bouche.

— **CHAUX** (Hypophosphite de) $(PhH^2O^2)^2Ca$. — Soluble dans 6 parties eau, mais difficilement : soluble alcool.

Prop. thérap. — Antirachitique, fortifiant.

Prép. pharm. et posol. — A l'int. 10 centigr. à 50 centigr. en cachets. — Sirop.

SIROP D'HYPOPHOSPHITE DE CHAUX.

Hypophosphite de chaux	5 gr.
Sirop de sucre	445 —
— de fleurs d'oranger	50 —

M. 1 cuillerée à bouche représente 0 gr. 20 d'hypophosphite de chaux. 10 à 50 gr. ou 1/2 cuillerée à 2 cuillerées 1/2 par jour.

FORMULE DE CHURCHILL.

Hypophosphite de chaux	1 gr.
Eau distillée	30 —
Sucre blanc	64 —
Eau de chaux	6 —

F. fondre à une douce chaleur. Filtrez. 10 à 50 gr.

— **CHAUX** (Chlorhydrophosphate de). — Solution chlorhydrique de phosphate de chaux.

Prop. thérap. — Antirachitique, fortifiant.

Prép. pharm. et posol. — A l'int. 50 centigr. à 5 gr.

Incompat. — Sels alcalins, bicarbonate de soude, sulfates solubles.

SIROP DE CHLORHYDROPHOSPHATE DE CHAUX (Codex).

20 gr. de ce sirop (1 cuillerée à bouche) contiennent 0 gr. 25 de phosphate bicalcique.

SOLUTION DE CHLORHYDROPHOSPHATE (Codex).

20 gr. (1 cuillerée à bouche) représentent 0 gr. 25 de phosphate bibasique.

— **CHAUX** (Glycérophosphate de). — V. à Glycérophosphates.

— **CHAUX** (Lactophosphate de). — Solution lactique de phosphate de chaux.

Prop. thérap.
Prép. pharm. et posol. } Comme le chlorhydrophosphate.
Incompat.

SIROP DE LACTO-PHOSPHATE DE CHAUX (Cod.).	SOLUTION DE LACTO-PHOSPHATE DE CHAUX (Cod.).
Comme le sirop de chlorhydrophosphate.	*Comme la solution de chlorhydrophosphate.*

— **CHAUX** (Phosphate acide de) $(PhO^4)^2CaH^4$. — *Syn.* Phosphate monocalcique, bi-phosphate de chaux. Très soluble eau.

Prop. thérap.
Prép. pharm. et posol. } Comme les précédents.
Incompat.

SIROP CODEX.	SOLUTION.
1 cuillerée à bouche contient 0 gr. 40 de sel et correspond à 0 gr. 25 de phosphate bibasique.	*Même dosage que le sirop.*

— **CHAUX** (Phosphate bibasique de) $(PhO^4)^2Ca^2H^2$. — *Syn.* Phosphate neutre. Insoluble eau et alcool.

Prop. thérap. — Absorbant, antidiarrhéique, antirachitique.
Prép. pharm. et posol. — *A l'int.* Poudre, 1 à 10 gr.

— **CHAUX** (Phosphate tribasique de) $(PhO^4)^2Ca^3$. — *Syn.* Phosphate tricalcique, phosphate des os. Insoluble eau et alcool.

Prop. thérap.
Prép. pharm. et posol. } Comme le précédent.

PHOSPHATE DE CHAUX GÉLATINEUX.	SIROP.
Phosphate tribasique non desséché insoluble eau : s'administre en suspension dans un véhicule approprié.	Phosphate de chaux gélatineux 75 gr. Sirop simple 920 — Alcoolat de citron 5 —

— **CALCIUM** (Sulfate de). — *Syn.* Plâtre. Sert à la confection des appareils inamovibles.

— **CALCIUM** (Sulfure de) (CaS). Insoluble eau.

Prop. thérap. — Antipsorique.
Prép. pharm. et posol. — *A l'ext.* 6 à 8 gr. en pommade.

SOLUTION DE SULFURE DE CALCIUM (Armée belge).	*1 litre en lotion avec frictions contre la gale.*
Chaux vive 1 partie Soufre sublimé 2 — Eau 12 — *Éteignez la chaux ; délayez-la dans l'eau ; ajoutez le soufre ; faites bouillir et agitez jusqu'à réduction à 10. Laissez refroidir. décantez.*	POMMADE ANTIHERPÉTIQUE (Debreyne). Sulfure de calcium pulvérisé 10 gr. Axonge 100 — Essence de thym 1 — *M. 6 à 8 gr.*

— **CALCIUM** (Sulfure sulfuré de). — *Syn.* Hydrosulfate de chaux : dépilatoire énergique que l'on étend sur l'endroit désigné. On peut mélanger avec de la poudre d'amidon pour en atténuer l'*action*.

CALOMEL (Hg^2Cl^2). — *Syn.* Protochlorure de mercure, calomel à la vapeur, calomelas, etc. Insoluble eau, alcool, corps gras.
V. à *Protochlorure de mercure*.

Les formules suivantes se rapportent surtout à l'emploi du calomel comme purgatif et vermifuge. — Pour les autres voir à *Mercure*.

Prop. thérap. — Altérant, anthelmintique, diaphorétique, fondant, sialagogue, purgatif, antisyphilitique.

Prép. pharm. et posol. — 1 à 10 décigr. (purgatif) ; 1 à 5 centigr. (altérant, antisyphilitique), en pilules, prises, ou frictions sur les gencives ; — tablettes (Cod.) contenant chacune 5 centigr. de calomel.

A l'ext. en collyre, en *pommade* à 1/10° (Cod.).

N.-B. — Les enfants tolèrent le calomel bien mieux que les adultes, et à doses plus élevées proportionnellement.

— **Incompat.** — Acides, alcalis, chlorures, bromures, iodures solubles, poudres métalliques, fer, sulfure d'antimoine ; looch et lait aux amandes amères, eau de laurier-cerise, cyanures, etc.

BISCUITS VERMIFUGES (Sulot).

Calomel à la vapeur	0 gr. 3 décigr.
Pâte *ad hoc.*	Q. s.

Pour 1 biscuit.

CALOMEL A DOSES RÉFRACTÉES.

Calomel	0 gr. 10 centigr.
Sucre blanc en poudre	1 —

M. pour 10 paquets. 1 toutes les heures.

CALOMEL ET DIGITALE.

Calomel	
Digitale } de 0 gr. 05 à 0 gr. 10 centigr.	
Sucre	0 — 50 —

Pour une prise.

CALOMEL OPIACÉ (Desmarres).

Calomel	0 gr. 30 centigr.
Opium en poudre	0 — 30 —
Sucre de lait	2 —

M. et divisez en 6 paquets. — Pleurésie-hépatite.

CHOCOLAT PURGATIF (Charles Pierquin).

Racine de jalap pulvérisée	25 gr.
Calomel porphyrisé	15 —

M. et incorporez dans :

Chocolat de santé chaud	250 gr.

F. s. a. tablettes de 6 décigr. 1 ou 2 par jour.

LAVEMENT AU CALOMEL.

Calomel	0 gr. 25 centigr.
Mucilage de graine de lin ou décocté de guimauve	125 —

OPIAT AU CALOMEL.

Calomel	0 gr. 10 à 0 gr. 50 centigr.
Miel blanc	5 à 10 —

Mêlez.

PILULES ANTHELMINTIQUES (Chaussier).

Calomel à la vapeur	0 gr. 02 centigr.
Semen-contra pulvérisé	0 — 08 —
Camphre	0 — 03 —
Sirop simple	Q. s.

M. pour 1 pilule. 2 à 8 le soir en se couchant.

PILULES ANTIPHLOGISTIQUES (Siebel).

Calomel à la vapeur	0 gr. 10 centigr.
Extrait de belladone	0 — 15 —

F. s. a. 10 pilules. 2 à 4 par jour.

PILULES ANTIRHUMATISMALES.

Calomel à la vapeur	0 gr. 05 centigr.
Poudre de digitale	0 — 07 —
Extrait d'opium	0 — 05 —

F. s. a. 1 pilule, à prendre le soir.

PILULES AU CALOMEL (Vidal).

Calomel	
Poudre de digitale } āā 0 gr. 05 centigr.	
— de scammonée	

Pour une pilule : 1 à 2 par jour.
Comme purgatif dans les affections cardiaques.

PILULES DE CALOMEL CONTRE LA CONSTIPATION HABITUELLE (Lay).

Calomel	
Piperin } āā 0 gr. 75 centigr.	
Extrait de noix vomique	0 gr. 20 centigr.
Sulfate de quinine	1 — 50 —

Pour 30 pilules. 1 matin et soir.

PILULES CALOMEL ET RHUBARBE.

Calomel	1 gr.
Extrait de rhubarbe	3 —
Poudre de rhubarbe	Q. s.

Pour 50 pilules. 2 à 3 par jour.

PILULES DE SAVON COMPOSÉES (Radius).

Calomel à la vapeur	0 — 03 centigr.
Résine de jalap	
Savon médicinal } āā 0 — 06 —	

M. pour 1 pilule. 2 à 6 par jour.

PILULES PURGATIVES ANTIMONIÉES (Gintrac).

Calomel à la vapeur	2 gr.
Scammonée d'Alep pulvérisée	1 —
Soufre doré d'antimoine	0 — 60 centigr.
Extrait de fumeterre	
Extrait de ményanthe } āā 4 —	

F. s. a. 60 pilules. 1 le matin.

PILULES VERMIFUGES (Bouch.).

Semen-contra pulvérisé	10 gr.
Calomel à la vapeur	5 —
Extrait d'absinthe	Q. s.

M. et F. 75 pilules. 2 à 10 suivant l'âge.

POMMADE ANTIDARTREUSE (Hardy).

Calomel	1 gr.
Acide tannique	2 ou 3 —
Axonge	30 —
M.	

POMMADE CONTRE FISSURE A L'ANUS (Salmon).

Calomel	0 gr. 25 centigr.
Axonge	4 —
M.	

POUDRE ANTHELMINTIQUE.

Poudre d'absinthe	
Semen-contra	āā 10 gr.
Calomel	5 —

Depuis 0 gr. 50 jusqu'à 2 gr.

POUDRE PURGATIVE (Brande).

Calomel à la vapeur	0 gr. 05 centigr.
Scammonée pulvérisée	
Jalap pulvérisé	āā 0 — 10 —
Sucre blanc	0 — 20 —

M. pour 1 paquet. 1 paquet toutes les 2 heures jusqu'à effet.

POUDRE VERMIFUGE.

Poudre de jalap	0 gr. 50 centigr.
Calomel	0 — 15 —

M. et F. 3 doses égales. 1 par jour.

POUDRE VERMIFUGE ET PURGATIVE DE BULL (Cadet).

Calomel	2 gr.
Poudre de rhubarbe	2 —
— scammonée	2 —
— sucre	6 —

0 gr. 30 centigr. à 0 gr. 60 centigr. pour enfants : 2 à 4 gr. pour adultes.

PRISES CONTRE LES DOULEURS OSTÉO-COPES (Péter).

Calomel à la vapeur	0 gr. 02 centigr.
Sucre pulvérisé	4 —

M. et divisez en 20 prises. Prendre 10 dans la journée.

PRISES PURGATIVES AU CALOMEL (H. Roger).

Calomel à la vapeur	0 gr. 10 centigr.
Scammonée d'Alep pulvérisée	0 — 30
Sucre de lait pulvérisé	4 —

M. et divisez en 10 prises. 1 toutes les heures jusqu'à effet.

V. à *Mercure* pour les autres formules.

CAMOMILLE ROMAINE. — *Anthemis nobilis* (Composées).

Part. empl. — Capitules. Succédanés. C. puante, C. des champs, C. commune d'Allemagne.

Princ. act. — Huile volatile.

Prop. thér. — Stomachique, carminatif, nervin, antispasmodique.

Prép. pharm. et posol. — *A l'int.* Extrait, 25 à 50 centigr. ; — huile volatile, I à X gouttes ; — hydrolat, 25 à 100 gr. ; — infusé, 5 p. 1000 ; — poudre, 1 à 8 gr. ; — sirop, 10 à 50 gr. — *A l'ext.* Huile de camomille, q. v. en frictions. Huile de camomille camphrée à 1/10.

CAMPHRE. — Essence concrète retirée du *Laurus camphora* (Laurinées) ($C^{10}H^{16}O$). — Alcool campholique (Berthelot) ($C^{17}H^{17},OH$). Insoluble eau, très soluble essences, alcool, éther.

Prop. thérap. — Calmant, antispasmodique, antiseptique, vermifuge, diaphorétique, résolutif, antiaphrodisiaque : préconisé par Alexander contre les sueurs nocturnes et la fièvre hectique des phthisiques en injections sous-cutanées.

Prép. pharm. et posol. — *A l'int.* Poudre, 5 centigr. à 2 gr., en pilules, potions — Eau camphrée 2 p. 1000. — *A l'ext.* Alcool (100 p. 900) — eau-de-vie (100 p. 3900) — éther (1 p. 9) — huile (50 p. 450), vinaigre (25 p. 1000) — pommade (30 p. 10 de cire et 90 d'axonge) — en frictions, liniments, pommades, etc.

Incompat. — Résines, gommes-résines, musc, etc., ramollit un très grand nombre de substances.

ALCOOLÉ DE CAMPHRE SAFRANÉ (Hager).

Esprit de camphre (camphre 1,
  alcool à 56o 12)   23 gr.
Alcoolé de safran   1 —

M. 2 à 10 gr. en potion.

BOLS ANTISPASMODIQUES.

Poudre de castoreum   5 gr.
Poudre de camphre   1 —
Extrait d'opium   0 — 05 centigr.
Rob de sureau   Q. s.

F. 12 bols. 2 toutes les 6 heures.

BOUGIES CAMPHRÉES (Jeannel).

Beurre de cacao   25 gr.
Cire blanche   1 —
Camphre pulvérisé   1 —
F. s. a.

EAU CAMPHRÉE (Cod.).

Camphre pulvérisé   2 gr.
Eau distillée   1000 —

F. s. a. 10 à 20 gr. en potion.

EAU GAZEUSE CAMPHRÉE.

Eau gazeuse   1000 gr.
Camphre pulvérisé   0 — 50 centigr.
Par verre.

ÉMULSION SÉDATIVE (Bouch.).

Émulsion sucrée   500 gr.
Camphre divisé avec
  jaune d'œuf   0 — 50 centigr.
Sirop de sulfate de
  morphine   20 —

F. s. a. par cuillerée toutes les heures.

INJECTION HYPODERMIQUE (Alexander).

Huile camphrée à 1/10e.

1 cent. cube par injection et par jour contre sueurs nocturnes et fièvre hectique des phthisiques.

LAVEMENT ANTISEPTIQUE.

Camphre   1 à 2 gr.
Jaune d'œuf   no 1
Décoction d'écorce de chêne   250 —
Essence de Winter-Green   V gouttes

LAVEMENT CAMPHRÉ (Reliquet).

Camphre   0 gr. 25 centigr.
Jaune d'œuf no 1
Extrait jusquiame 0.05 à 0,10   —
Eau   80 gr.
F. s. a.

LAVEMENT CAMPHRÉ OPIACÉ (Ricord).

Camphre   0 gr. 50 centigr
Extrait d'opium   0 — 05 —
Jaune d'œuf   no 1
Eau tiède   200 —
F. émulsion.

Voir à l'article *Ammoniaque* plusieurs préparations où le camphre est employé.

LINIMENT CAMPHRÉ (Ph. Brit.).

1. Camphre   28 gr.
Huile d'olive   102 —
2. Camphre   99 gr.
Essence de lavande   3 —
Ammoniaque   130 —
Alcool   355 —

LINIMENT CAMPHRÉ OPIACÉ.

Huile camphrée   } āā 30 gr.
Essence de térébenthine
Teinture d'opium   10 —
F. s. a.

LINIMENT RUBÉFIANT (Lewin).

Semences de moutarde noire
  pulvérisées   180 gr.
Essence de térébenthine 360 —

F. digérer 4 jours, filtrez, ajoutez :
Camphre pulvérisé   120 gr.

LINIMENT VOLATIL CAMPHRÉ.

Camphre   4 gr.
Ammoniaque   8 —
Huile blanche   60 —

MIXTURE ANTICHOLÉRIQUE (Oppolzer).

Camphre   1 gr.
Éther acétique   12 —
Teinture d'opium   3 —

X à XV gouttes.

PILULES ANTISEPTIQUES (Dupuytren).

Camphre en poudre 1 gr. 30 centigr.
Musc en poudre   0 — 40 —
Extrait d'opium   0 — 10 —
Sirop simple   Q. s.

F. s. a. 6 pilules à prendre dans la journée.

PILULES ANTISPASMODIQUES (Dubois).

Extrait de quinquina 3 gr.
Cachou   4 —
Camphre   4 —
Asa fœtida   1 — 30 centigr.
Extrait de genièvre Q. s.

M. et F. pilules de 0 gr. 25 centigr. 3 par jour.

PILULES CONTRE POLLUTIONS NOCTURNES (Robert).

Camphre   3 gr.
Seigle ergoté   4 —

F. s. a. 50 pilules 1 matin et soir.

PILULES CAMPHRÉES (Ricord).

Camphre } āā   3 gr.
Thridace

F. 20 pilules. 5 ou 6 par jour

PILULES CONTRE DYSMÉNORRHÉE (Pigeaux).

Opium brut	0 gr. 05 centigr.
Camphre	0 — 50 —

M. et F. 2 pilules. 1 le matin.

POTION GOMMEUSE CAMPHRÉE
(Hôp. de Paris).

Camphre pulvérisé	0 gr. 50 centigr.
Gomme pulvérisée	5 —
Potion gommeuse	125 —

M. s. a. par cuillerées toutes les heures (ténesme vésical).

TEINTURE ANTI-ODONTALGIQUE (Brandes).

Camphre pulvérisé	6 gr.
Pyrèthre pulvérisée	8 —
Opium pulvérisé	2 —
Essence de girofles	1 —
Alcool à 90°	100 —

M. s. a.

TEINTURE DE CAMPHRE OPIACÉE
(ELIXIR PARÉGORIQUE DE CODEX).

Extrait d'Opium	2 gr. 40 centigr.

Acide benzoïque — etc.

Acide benzoïque	2 gr. 40 centigr.
Camphre	1 — 80 —
Essence d'anis	2 —
Alcool à 90°	600 —

M. XV à XL gouttes pour calmer les quintes de toux.

TOPIQUE D'AMIDON CAMPHRÉ.

Amidon	60 gr.
Camphre pulvérisé	2 à 10 —

M.

TOPIQUE CONTRE L'ÉRYSIPÈLE (Cavazzani).

Camphre	1 gr.
Acide tannique	1 —
Ether sulfurique	8 —

F. dissoudre.

TOPIQUE CONTRE L'ÉRYSIPÈLE
(Léon Labbé).

Ether sulfurique	100 gr.
Camphre	100 —

F. dissoudre.

— CAMPHRE (Bromure de) ($C^{10}H^{15}OBr$). — *Syn.* Camphre monobromé.

Prop. thérap. — Antispasmodique, sédatif, hypnotique.

Prép. pharm. et posol. — 50 centigr. à 1 gr. 50 en pilules où dragées.

INJECTION HYPODERMIQUE (Bourneville).

Camphre monobromé	3 gr.
Alcool	25 —
Glycérine	22 —

30 à 40 gouttes en injection.

— CAMPHORIQUE (Acide). — Obtenu en oxydant le camphre par l'acide azotique : se présente sous forme de petits cristaux blancs, saveur légèrement acide, soluble dans 100 parties d'eau, très soluble dans l'alcool et l'éther, odeur spéciale ne rappelant en rien celle du camphre.

Prop. thérap. — L'acide camphorique autrefois employé contre les syphilides était inusité ; on vient de le préconiser contre les sueurs de phthisiques (Leu) : son action, parfois lente à se manifester, persisterait plusieurs jours. on le préconise également contre la cystite.

Posol. — 1 à 2 gr. le soir en paquets, cachets ou en solution dans un liquide alcoolique. — La dose maxima peut être portée à 4 gr. — on peut l'associer au tannin.

CANCHALAGUA. — *Erythræa chilensis* (Gentianées).
Part. empl. — Sommités fleuries.
Princ. act. — Erythro-centaurine.
Prop. thérap — Fébrifuge, tonique, emménagogue.
Prép. pharm. et posol. — Infusé, 4 à 8 gr. par tasse.

CANNE DE PROVENCE. — *Arundo donax* (Graminées).
Part. empl. — Rhizome.
Prop. thérap. — Réputé antilaiteux.
Prép. pharm. et posol. — Infusé, 20 p. 1000.

CANNELLE DE CEYLAN. — *Cinnamomum Zeylani-cum, Laurus cinnamomum* (Laurinées).

Part. empl. — Ecorce.

Princ. act. — Huile volatile, tannin.

Prop. thérap. — Excitant, stimulant, antispasmodique.

Prép. pharm. et posol. — *A l'int.* Poudre, 5 décigr. à 5 gr. ; — eau distillée, 10 à 60 gr. dans une potion ; — tisane, 8 gr. pour 1000, teinture, 10 gr. dans une potion ; — alcoolat, 5 à 15 gr. ; — essence, I à II gouttes — sirop, 30 à 60 gr. dans une potion.

BOL STOMACHIQUE (Parmentier).

Magnésie décarbonatée	0 gr. 40	centigr.
Safran en poudre	0 — 30	—
Cannelle pulvérisée	0 — 10	—
Sirop de sucre	Q. s.	

F. s. a. 1 *bol à prendre dans la journée* (Cad.).

OLÉO-SACCHARURE DE CANNELLE.

Essence de cannelle	1	gr.
Sucre blanc	20	—

Tritures : 1 à 10 gr.

POTION ALCOOLIQUE (Gallois).

Teinture de cannelle	5	gr.
Sirop simple	45	—
Eau distillée	50	—
Eau-de-vie	100	—

M. s. a.

POTION CONTRE LA MÉTRORRHAGIE

Teinture de cannelle	25	gr.
Hydrolat de cannelle	150	—
Ether acétique	5	—
Sirop d'écorce d'oranges amères	30	—

M. à prendre dans les 24 heures.

POTION CORDIALE (Delioux).

Alcoolé de cannelle	10	gr.
Vin de Malaga	60	—
Hydrolat de menthe	30	—
— de mélisse	30	—
Sirop d'écorce d'oranges amères	20	—

M. s. a.

POTION CORDIALE (Cod. 66).

Alcoolat de cannelle	15	gr.
Confection d'hyacinthe	5	—
Sirop d'œillet	30	—
Eau distillée de menthe }		
— de fleurs d'oranger } āā	60	—

M.

POTION TONIQUE (Jaccoud).

Teinture de cannelle	8	gr.
Extrait de quinquina	2 à 4	—
Sirop d'écorces d'oranges amères	30	—
Cognac vieux	30 à 80	—
Vin rouge vieux	125	—

M. s. a.

POUDRE ANTICHLOROTIQUE (Bamberger).

Lactate de fer	0 gr. 50 centigr. à 1	gr.
Sucrate de fer	2	—
Oléo-saccharure de cannelle	2	—

F. 6 doses. 2 par jour.

POUDRE DE CANNELLE COMPOSÉE
(Ph. Britan.).

Poudre diaromaton anglaise

Cannelle Ceylan pulvérisée	8	gr.
Muscade râpée	6	—
Safran desséché	6	—
Girofle	3	—
Cardamome	2	—
Sucre	250	—

M. 10 à 50 gr.

POUDRE DE CANNELLE COMPOSÉE.

Cannelle pulvérisée	5	gr.
Poudre de petit cardamome	3	—
Poudre de gingembre	2	—
— d'angélique	2	—

M. 0 gr. 20 centigr. à 1 gr.

On peut faire un opiat avec Q. s. de sirop de gentiane ou d'écorces d'oranges.

POUDRE DE CANNELLE COMPOSÉE
(Ph. Lond.).

Cannelle	4	gr.
Cardamome	3	—
Gingembre	2	—
Poivre long	1	—

M. 0 gr. 05 centigr. à 1 gr.

POUDRE CONTRE DIARRHÉE.

Carbonate de chaux }		
Phosphate de chaux } āā	30	gr.
Extrait sec de ratanhia	10	—
Poudre de cannelle	10	—
— d'opium	1	—

Divisez en paquets de 1 gr. 1 à 10 par jour.

POUDRE STIMULANTE (Bouchardat).

Gingembre pulvérisé	10	gr.
Cannelle pulvérisée	20	—
Anis pulvérisé	40	—
Cascarille pulvérisée	10	—

M. et divisez en paquets de 0 gr. 6 décigr. — 1 ou 2 par jour.

POUDRE STOMACHIQUE (Bossu).

Fer réduit	2 gr.
Poudre de cannelle	1 —
Poudre de gentiane	1 —
Magnésie calcinée	1 —

M. pour 20 paquets. 2 par jour.

VIN DE CANNELLE COMPOSÉ (Hôp. Paris).

Vin rouge	100 gr.
Alcoolé de cannelle	8 —

Alcoolat de mélisse	6 gr.
Sirop simple	30 —

M. s. a.

VIN CORDIAL (Mayet).

Cannelle	10 gr.
Poivre noir ⎫ ãã	2 —
Cardamome ⎭	
Quinquina gris	30 —
Racine de ratanhia	20 —
Vin de Lunel	1000 —

F. a. s. 2 verres à madère par jour.

CANTHARIDES. — *Cantharis vesicatoria* ou *Meloe vésicatorius.* Insecte coléoptère.

Princ. act. — Cantharidine.

Prop. thérap. — Stimulant, vésicant.

Prép. pharm. et posol. — A *l'int.* Poudre 0 gr., 02 à 0 gr., 05 cent. — Teinture alcoolique, éthérée, I à X gouttes. — Extrait alcoolique, aqueux, — acétique, 0 gr.,005 à 0 gr.,010 milligr. — Huile cantharidée à 1/10. — A *l'ext.* Mêmes préparations employées en onguents, vésicatoires, pommades, huile, papiers.

BAUME DE GILÉAD DE SALOMON (Angl.).

Cardamome	30 gr.
Cannelle	30 —
Baume de la Mecque	2 —
Teinture de cantharides	1 —
Alcool à 21º	600 —
Sucre	250 —

M. 1 cuillerée à café dans du vin.

COLLODION CANTHARIDAL.

Cantharides pulvérisées	400 gr.
Ether sulfurique	100 —
Ether acétique	100 gr.
Acide acétique	10 —

Épuisez par déplacement. Ajoutez :

Coton-poudre	10 gr.

M.

EMPLÂTRE PERPÉTUEL DE JAKIN (Cad.).

Mastic ⎫	ãã	90 gr.
Térébenthine ⎭		
Emplâtre diachylum gommé ⎫	ãã	15 —
Euphorbe pulvérisée		30 —
Cantharides pulvérisées		30 —

F. s. a. en applications. 5 à 6 jours au maximum.

LINIMENT AMMONIACAL CANTHARIDÉ (Bouchardat).

Huile camphrée	90 gr.
Teinture de cantharides	30 —
Ammoniaque	10 —

LITHONTRIPTIQUE DE TULP (Soub.).

Cantharides	5 gr.
Petit cardamome	3 —

Alcool	40 gr.
Acide nitrique	20 —

F. macérer et filtrez. XII gouttes dans un 1/2 verre d'eau sucrée

MIXTURE CANTHARIDIENNE OPIACÉE (Rayer).

Solution de gomme	125 gr.
Teinture de cantharides	XII gouttes
Laudanum de Sydenham	X —

M. à prendre par cuillerées en 24 heures (Dorvault).

MIXTURE DIURÉTIQUE (Rayer).

Infusion de raifort	125 gr.
Teinture de cantharides	VIII gouttes
Laudanum de Sydenham	XII —
Sirop simple	16 gr.

M. en 3 doses dans les 24 heures.

PAPIER ÉPISPASTIQUE (Vée).

1. Cantharides	620 gr.
Axonge	6 kilos
Cire très blanche	2 —
2. Cantharides	1 —
Onguent de morelle	8 —
Cire blanche	2 —
3. Cantharides	1500 gr.
Axonge colorée par l'orcanette	8 kilos
Cire blanche	2 —

F. s. a. on étend sur du papier.

POMMADE CONTRE L'ALOPÉCIE (Dupuytren).

Acétate de plomb	4 gr.
Baume du Pérou	8 —
Alcool à 21º	30 —

Teinture de cantha-
rides
Teinture de girofles   1 gr. 20 centigr.
—   de cannelle   0 — 75   —
Moelle de bœuf   0 — 75   —
Pommade a la rose   125 —
Huile d'olives   125 —
                           Q. s.

POMMADE CONTRE L'ALOPÉCIE (Schneider).
Suc de citron   4 gr.
Extrait de quinquina   8 —
Teinture de cantharides   4 —
Huile de cade   2 — 30 centigr.
Essence de bergamote   X gouttes
Moelle de bœuf   60 gr.
    M. s. a.

POMMADE STIMULANTE (Cap.).
Extrait alcoolique de
    cantharides   0 gr. 50 centigr
Huile rosat   4 —
Moelle de bœuf pu-
    rifiée   60 —
Essence de citron   XL gouttes
    F. s. a. (alopécie).

POUDRE CONTRE AMÉNORRHÉE.
Cantharides pulvérisées 1 gr.
Oxyde noir de fer
Aloès pulvérisée   } āā 1 — 50 centigr.
Poudre de cannelle   5 —
    Divisez en 50 paquets. 1 à 2 par jour.

TABLETTES DE GINGSENG.

Sucre en poudre   2500 gr.
Vanille en poudre   150 —
Gingseng   80 —

    Mêlez et ajoutez :

Teinture de cantharides   10 —
Huile essentielle de
    cannelle   XXV gouttes.
Teinture d'ambre
    concentrée   X —
Mucilage de gomme
    adragante   Q. s.

    *F. s. a. tablettes de 1 gr. 5 à 6 par
jour.*

VÉSICATOIRE LIQUIDE (Bidet).

Cantharides   1000 gr.
Chloroforme   Q. s.
Cire   5 —

    Pour faire 1000 gr. de produit.

VIN DE CANTHARIDES (Bouch.).

Cantharides   1 gr.
Vin blanc   500 —

    *F. s. a. 1 ou 2 cuillerées dans un
verre d'eau sucrée.*

CANTHARIDINE. Est employée pour la préparation des papiers et toiles vésicants — vient d'être préconisée par le Dr Liebreich, comme succedané de la lymphe de Koch :

Cantharidine   0 gr. 20
Potasse caustique pure   0 — 40
Eau distillée   Q. s. pour 1000 c. c.

Un c. c. contient deux dixièmes de millig. de cantharidine
Dose : 1 *seringue par jour (2 au maxima).*
On emploie parfois le *Cantharidate de potasse* comme vésicant : ce sel est soluble dans 25 parties d'eau froide.

CAPILLAIRES DU CANADA ET DE MONT-PELLIER. — *Adiantum pedatum* et *Adiantum capillus veneris* ou *capillaire de Montpellier* (Fougères).

Part. empl. — La plante.
Prop. thérap. — Pectoral et adoucissant.
Prép. pharm. et posol. — Tisane ou hydrolé, 10 p. 1000. Sirop, 30 à 60 gr.

CRÈME PECTORALE DE TRONCHIN.

Beurre de cacao   60 gr.
Sucre pulvérisé   15 —
Sirop de Tolu
—   de capillaire } āā 30 —

    M. 5 à 10 gr. toutes les 2 heures.

SIROP PECTORAL ANGLAIS.

Capillaire du Canada
Capsules de Pavot   āā 125 gr.
Racine de guimauve
Jujubes   500 —
Dattes   1000 —
Eau   Q. s.

    Faites une décoction, ajoutez :
Sucre   4000 —
    F. s. a.

CAPSICUM. — *Annuum* et *fastigiatum.* — Solanées. *Syn.* Piment de Cayenne. Poivre de Guinée.

Part. empl. — Fruit.

Princ. act. — Capsicine.

Prop. thérap. — Stimulant.

Prép. pharm. et posol. — A *l'int.* extrait aqueux, 0 gr. 30 à 0,60 ; — poudre 0 gr. 50 à 2 gr. ; — teinture alcoolique, X à XXX gouttes. — *A l'ext.* Teinture alcoolique en frictions.

COLLYRE CONTRE L'AMAUROSE (Beasley).

Capsicum	0 gr. 40 centigr.
Eau distillée	240 —

F. macérer à froid pendant 3 heures et filtrez. II à III gouttes en instillation.

GARGARISME (Copland).

Teinture de capsicum	6 gr.
Acide chlorhydrique	4 —
Miel	20 —
Infusion de roses rouges	150 —

M. s. a.

GARGARISME CONTRE L'ENROUEMENT (Graves).

Teinture de capsicum	3 à 10 gr.
Décoction de quinquina	160 —

M. s. a.

LOTION CONTRE LA CHUTE DES CHEVEUX (Sigmund).

Teinture de capsicum	10 gr.
Alcool fort	100 —

M. (syphilis).

PILULES ANTIDYSPEPTIQUES (Green).

Nitrate d'argent	0 gr. 60 centigr.
Capsicum pulvérisé	2 —
Sulfate de quinine	2 —
Extrait de houblon	Q. s.

F. s. a. 40 pilules. 2 ou 3 par jour.

PILULES DE CAPSICUM (Alègre).

1. Extrait aqueux

de capsicum	0 gr. 40 centigr.

F. s. a. 10 pilules à prendre par jour.

2. Capsicum pulvérisé	0 gr. 10 centigr.
Poudre de réglisse	ãã Q. s.
Miel	

M. pour 1 pilule. 5 à 20 par jour en 2 fois. (Contre hémorrhoïdes.)

PILULES DE CAPSICUM FERRUGINEUSES (Schneider).

Capsicum pulvérisé	1 gr.
Ethiops martial	15 —
Cannelle	ãã 5 —
Colombo	
Extrait de camomille	Q. s.

F. s. a. pilules de 0 gr. 10. centigr. 5 à 10 par jour. (Dorv.)

POMMADE CONTRE LA CHUTE DES CHEVEUX (Sigmund).

Teinture de capsicum	5 gr.
— de benjoin	5 —
Onguent populeum	48 —

M. (syphilis).

POUDRE CONTRE L'AMYGDALITE

Alun pulvérisé	6 gr.
Teinture de capsicum	2 —

F. sécher et pulv. En applications.

CARBOAZOTIQUE (acide). — Voy. *Picrique* (acide).

CARBOLIQUE (acide). — Voy. *Phénique* (acide).

CARBONE (sulfure de). (CS^2). Très peu soluble eau, soluble alcool et éther. *Syn.* Acide sulfocarbonique.

Prop. thér. — A *l'int.* Antiseptique, désinfectant. — A *l'ext.* révulsif.

Prép. pharm. et posol. — A *l'int.* 1 à 2 gr. en potion, en lavements gazeux. — A *l'ext.* en sinapisme.

EAU SULFOCARBONÉE (Duj.-Beaumetz).

Sulfure de carbone	10 gr.
Eau distillée	500 —
Essence de menthe	IV gouttes

Agiter et laisser déposer.

F. s. 5 à 15 cuillerées à bouche dans un peu de lait. Avoir soin de renouveler l'eau à mesure que l'on en puise dans la bouteille.

LAVEMENTS GAZEUX.

Acide carbonique chargé de vapeurs de sulfure de carbone.

TEINTURE DE SULFURE DE CARBONE.

Alcoolat de menthe	90 gr.
Sulfure de carbone	10 —

M. V à X gouttes dans du lait, 3 fois par jour.

CARBONIQUE (acide). CO^2.

Prop. thérap. — Contro-stimulant, antivomitif, anesthésique local.

Prop. pharm. et posol. — *A l'int.* en dissolution dans l'eau ; eau gazeuse, eau de Seltz. — *A l'ext.* douches locales.

L'acide carbonique *solidifié* a été proposé comme anesthésique local. Son emploi demande certaines précautions.

EAU DE SELTZ ARTIFICIELLE (Lefort).

Chlorure de calcium fondu	0 gr. 540 milligr.
— de magnésium	0 — 057 —
— de sodium	0 — 902 —
Carbonate de soude cristallisé	1 — 677 —
Limaille de fer porphyrisée	0 — 006 —
Eau à 5 vol. d'acide carbonique	625 — —

Introduisez les sels dans une bouteille munie d'un siphon; remplissez d'eau gazeuse.

LAVEMENTS D'ACIDE CARBONIQUE ET DE SULFURE DE CARBONE.

Appareil du Dr Bardet.

LIMONADE GAZEUSE EN POUDRE.

Acide citrique	} paquet blanc	3 gr.
Sucre râpé		50 —
Bicarbonate de soude (paquet bleu)		2 —

F. dissoudre le sucre et l'acide dans 1000 grammes d'eau, ajoutez le sel.

POTION ANTIVOMITIVE DE RIVIÈRE (Codex).

1. Potion alcaline ou n° 1. 2 gr. de bicarbonate de potasse pour 65 de liquide.
2. Potion acide ou n° 2. 2 gr. d'acide citrique pour 65 de liquide.

Pour boire, mêlez dans un verre une cuillerée de chacune de ces potions ou donnez 1 cuillerée de la potion n° 1, et puis une autre de la potion n° 2.

POTION DE DEHAEN.

Carbonate de chaux	2 gr.
Sirop de limons	30 —
Liqueur d'Hoffmann	XII gouttes
Laudanum de Sydenham	XVIII —
Eau de menthe	30 gr.
— de mélisse	100 —

M. à prendre par cuillerées contre les vomissements spasmodiques.

POTION EFFERVESCENTE DE BOERHAAVE (Gaubius).

Suc de citron	15 gr.
Vin rouge	30 —
Bicarbonate de potasse pulvérisé	4 —

M. la poudre dans la liqueur et avaler au moment de l'effervescence. (Bouch.)

POUDRE GAZOGÈNE.

Bicarbonate de soude (paquet bleu)	4 gr.
Acide tartrique pulvérisé (paquet blanc)	4

M. en versant dans une bouteille d'eau que vous bouchez aussitôt.

POUDRE GAZOGÈNE ACIDE (Jeannel).

Bicarbonate de soude pulvérisé	25 gr.
Sucre blanc	200 —
Acide tartrique pulvérisé	24 —
Essence de citrons	II gouttes

M. 1 cuillerée délayée dans 1 verre d'eau d'heure en heure.

POUDRE GAZOGÈNE ALCALINE. SODA-POWDERS.

Bicarbonate de soude pulvérisé (paquet bleu)	2 gr.
Acide tartrique pulvérisé (paquet blanc)	1 — 3 décigr.

F. dissoudre le paquet blanc dans un verre d'eau, ajoutez le paquet bleu 2 à 3 prises par jour.

POUDRE GAZOGÈNE NEUTRE.

Bicarbonate de soude pulvérisé (paquet bleu).	2 gr.
Acide tartrique pulvérisé (paquet blanc)	2 gr.

Comme la poudre précédente.

CARBONATES. — V. aux *Bases.*

CARDAMOMES. — *Elatteria repens.* — Zingibéracées.

Part. empl. — Fruits.

Prép. thérap. — Stimulants, stomachiques.

Prop. pharm. et posol. — *A l'int.* poudre, 0 gr. 20 à 2 gr.

CARICA PAPAYA. — *Bixacées.* — *Syn.* Papayer.

Part. empl. — Suc laiteux fourni par toute la plante.

Princ. act. — Papaïne.

Prop. thérap. — Vermifuge. Digestif.

Prép. pharm. et posol. — *A l'int.* 1° suc laiteux du fruit (vermifuge lombricoïde) 1/2 cuillerée à café pour enfant de 7 à 8 ans — 1 cuill. à café pour adulte, on fait cuire dans un peu d'eau ; on ajoute ensuite un peu de miel et d'huile de Ricin (Dr Noel). *Médicament dangereux.* — 2° *Papaïne*, 10 à 40 centigr. contre la dyspepsie sous forme de vin, sirop, élixir, cachets, dragées,

CARRAGAHEEN. — *Fucus crispus.* Algue marine. *Syn.* Mousse perlée, mousse d'Irlande.

Part. empl. — La plante entière.

Prop. thérap. — Béchique, adoucissant, analeptique.

Prép. pharm. et posol. — *A l'int.* décocté, 5 p. 1000, — gelée 25 p. 150. — *A l'ext.* cataplasmes.

GELÉE DE CARRAGAHEEN.

Carragaheen	10 gr.
Eau q. s. pour obtenir gelée	150 —

Passez et ajoutez :

Sirop de cerises	50 —
Acide tartrique	0 — 30 centigr.
Eau laurier-cerise	5 —

SACCHARURE DE CARRAGAHEEN.

Carragaheen	1 gr.
Sucre	4 —

LAIT ANALEPTIQUE (Thodantes).

Lait de vache	1 litre
Carragaheen incisé	5 gr.
Sucre blanc	30 —
Cannelle confusée	1 gr. 50 centigr.

F. bouillir 10 minutes et passez avec expression.

CARVI. — *Carum carvi* (Ombellifères).

Part. empl. — Seminoïdes.

Princ. act. — Huile essentielle.

Prop. thérap. — Stomachique, carminatif, diurétique.

Prép. pharm. et posol. — Semences 2 à 4 gr.
Huile essentielle IV à VI gouttes } Inusité.

CASCARA SAGRADA. — Ecorce du *Rhamnus purshiana* (Rhamnacées).

Prop. thérap. — Laxatif.

Prép. pharm. et posol. — Poudre, 0 gr., 50 à 0 gr., 75 centigr. en cachets. Extrait fluide (représentant son poids de plante) 6 à 8 gr. en potion.

ELIXIR.

Extrait fluide de cascara	90	gr.
Glycérine	90	—
Essence d'orange	VI	gouttes
— de cannelle	II	—
Alcool à 90°	200	gr.
Sirop de sucre	400	—
Eau	Q. s.	
Pour faire un litre.		

1 verre à liqueur à chaque repas.

POTION LAXATIVE.

Extrait fluide de cascara sagrada	8	gr.
Sirop simple	30	—

M. 3 à 4 cuillerées à café par jour.

POTION STOMACHIQUE ET LAXATIVE.

Teinture de noix vomique	2	gr.
Extrait fluide de cascara	20	—
Sirop simple	15	—
Eau de laurier-cerise	15	—
Eau distillée	100	—

M. 3 à 4 cuillerées à café par jour.

CASCARILLE. — *Croton elutheria* (Euphorbiacées). *Syn.* Chacrille, quinquina aromatique.

Part. empl. — Ecorce.

Prop. thérap. — Tonique, excitant, fébrifuge, antiémétique.
Prép. pharm. et posol. — A l'int. Poudre 1 à 4 gr. —Teinture 4 à 30 gr. — Infusé 10 p. 1000.

MIXTURE CONTRE LES SUEURS DES PHTHI- | Acide sulfurique dilué 2 gr.
SIQUES (Graves). | Teinture de jusquiame 1 — 50 centigr.
Infusion de cascarille 90 gr. | F. s. a. à donner en 3 fois dans la
Sulfate de quinine   0 — 10 centigr. | journée.

CASSE. — *Cassia fistula* (Légumineuses).
Part. empl. — Pulpe du fruit.
Prop. thérap. — Laxatif.
Prép. pharm. et pos. —Extrait de casse, 20 à 30 gr. — conserve de casse 30 à 60 gr. — pulpe 40 à 60 gr.

TISANE DE CASSE.

Extrait de casse   10 gr.
Eau   1000 —
M. d prendre par tasses.

CASTOREUM. — Produit odorant solide provenant du Castor, *Castor fiber.*
Prop. thérap. — Antispamodique, emménagogue.
Prép. pharm. et pos. —A l'int. Poudre 0 gr., 05 à 1 gr. 50 centigrammes — teinture alcool. 2 à 5 gr. — teinture éthérée, 2 à 5 gr., — hydrolat 10 à 60 gr. — A l'ext. Huile en onctions.

ELIXIR FÉTIDE DE FULDE. | F. digérer 4 jours. Filtrez. 4 gr.
Alcool rectifié   150 gr. | en potion.
Castoreum   20 — |
Asa fœtida   10 — | POUDRE ANTISPASMODIQUE.
Esprit de corne) | Poudre de castoreum   5 gr.
de cerf   ) āā   5 — | — de cannelle   1 —
Opium   ) | — sucre   10 —
                                        | F. s. a. 20 paquets.

CEDRON. — *Quassia Cedron.* Rutacées.
Part. employées. — Semences.
Prép. — Fébrifuge.
Pos. — Poudre 0 gr. 50 à 1 gr. en cachets.
Princ. actif. — Cédrine (Tanret).
Une espèce voisine, le *Simaba waldivia*, renferme la waldivine (toxique).

CENTAURÉE (petite). — *Erythrœa centaurium* (Gentianées).
Syn. Herbe au centaure, herbe à Chiron, herbe à la fièvre.
Part. empl. — Sommités fleuries.
Princ. act. — Erythrocentaurine.
Prop. thérap. — Tonique, stomachique, fébrifuge.
Prép. pharm. et pos. — Extrait 2 à 4 gr., infusé 10 p. 1000. Poudre 2 à 10 gr.

APOZÈME TONIQUE AMER. | ELECTUAIRE FÉBRIFUGE.
Gentiane | Poudre de centaurée)
Centaurée) āā   5 gr. | — de quina jaune) āā   50 gr.
Eau   ) | — d'absinthe   )
          500 — |
Sirop de quinquina   50 — | Sirop de menyanthe   Q. s.
M. à prendre par petites tasses. | F. s. a. 5 gr. matin et soir.

CÉRAT (Codex). — Cire blanche, 100 gr. ; — huile d'amandes douces, 400 gr. ; — eau distillée de roses, 300 gr. — Le cérat jaune est fait avec la cire *jaune* ; le cérat *simple* ou *sans eau* avec : *huile d'amandes* 30 ; *cire blanche* 10. — Pour tous les autres cérats médicamenteux, voir au nom de la *substance*.

CERFEUIL. — *Chærophyllum cerefolium* (Ombellifères).
Part. empl. — Toute la plante.
Prop. thérap. — Diurétique, emménagogue, antihémorrhoïdal.
Prép. pharm. et pos. — Décocté 10 p. 1000 par tisane, 20 p. 1000 pour injections.

CERISES. — Fruit du cerisier. *Cerasus vulgaris* (Rosacées).
Part. empl. — Fruits et pédoncules.
Prop. thérap. — Diurétique.
Prép. pharm. — A *l'int.* Sirop de cerises ; — tisane de queues de cerises, 10 p. 100.

CÉRUSE. — V. *Carbonate de plomb.*

CÉTRARIN ou **CÉTRARINE.** — V. *Lichen d'Islande.*

CÉVADILLE. — *Schœnocaulon officinale* (Colchicacées).
Part. empl. — Fruit et semences.
Princ. act. — Vératrine.
Prop. thér. — Excitant, irritant, vénéneux, parasiticide. (Inusité).
Prép. pharm. et posol. — A *l'int.* 0 gr., 10 à 0 gr., 30 centigr. (V. *Vératrine.*) — A *l'ext.* poudre (poudre des capucins).

POMMADE DE SIGMUND.

Poudre de cévadille	40 gr.
Axonge	Q. s.
M. s. a.	

CHANVRE INDIEN. — *Cannabis indica* (Urticées).
Part. empl. — Sommités fleuries.
Princ. act. — Cannabine ou haschischine (?).
Prop. thérap. — Hypnotique (?), antispasmodique : anesthésique local.
Prép. pharm. — Extrait 0 gr., 05 à 0 gr., 50 centigr. en pilules — teinture 2 à 10 gr. en potion.

POTION CALMANTE (Berthier).

Extrait alcoolique de chanvre Indien	0 gr. 25 centigr.
Infusion légère de café 60	—
Sucre	Q. s.

M. à prendre en 2 ou 3 fois le soir.

POTION (Michel).

Teinture de chanvre indien	2 gr.
Sirop de sucre	30 —
Eau	120 —

M. 1 cuillérée d bouche toutes les 5 ou 6 heures contre les métrorrhagies.

SOLUTION DE CANNABINE.

Cannabine	1 gr.
Alcool	9 —

Pour badigeonner la gencive avant l'avulsion d'une dent.

TOPIQUE CONTRE LES CORS ET VERRUES.

Acide salicylique	1 gr.	
Cannabine	0 —	25 centigr.
Alcool à 90°	1 —	
Ether à 62°	2 —	50 —
Collodion élastique	5 —	

CHARBON. — Charbon végétal (seul employé en médecine). Le charbon animal est utilisé comme *décolorant* et *désinfectant*.

Prop. thérap — Absorbant, antiputride, désinfectant.

Prép. pharm. et posol. — A *l'int.* poudre, 1 cuillerée. — A *l'ext.* poudres et opiats dentifrices, cataplasmes.

CATAPLASME DE CHARBON (Cazenave).

On soupoudre un cataplasme de farine de lin avec du charbon ou un mélange de charbon et de quinquina pulvérisés.

ÉLECTUAIRE CARBONÉ.

Charbon de bois lavé et porphyrisé	10	gr.
Magnésie calcinée	1	—
Miel blanc	Q. s.	

M. 4 à 25 *gr.*

MÉLANGE POUR ANTISEPSIE INTESTINALE (Bouchard).

Charbon	50	gr.
Sucre	25	—
Naphtol β.	2 — 50	centigr.
Salicylate de bismuth	2 — 50	—

Granulez.

A prendre dans les 24 heures.

OPIAT DENTIFRICE.

Charbon de saule pulvérisé	2	gr.
Chlorate de potasse pulvérisé	1	—
Hydrolat de menthe	Q. s.	

M. contre gingivite chronique.

POUDRE CONTRE PYROSIS (Heim).

Charbon pulvérisé	25	gr.
Quassia pulvérisé } āā	4	—
Magnésie calcinée		

F. s. a. 2 *cuillerées à café par jour.*

AUTRE.

Charbon pulvérisé	10	gr.
Magnésie calcinée	5	—
Poudre noix vomique	0 — 40	centigr.

F. s. a. 20 *paquets.* 2 *par jour.*

POUDRE DENTIFRICE (Codex).

Charbon pulvérisé	20	gr.
Quinquina gris pulvérisé	10	—
Essence de menthe	1	—

M. contre gingivite chronique.

TABLETTES DE CHARBON (Cod.).

0 gr. 25 centigr. par tablette : dose	5 à 20	

CHARDON-BÉNIT. — *Centaurea benedicta* (Composées).

Part. empl. — Sommités fleuries.

Princ. act. — Cnicin, vomitif inusité.

Prop. thérap. — Amer, stomachique.

Prép. pharm. et posol. — Infusion 15 à 30 gr. p. 1000. Poudre 1 à 4 gr.

CHAULMOOGRA. — V. à *Gynocardia*.

CHAUX. — V. *Calcium* (oxyde de).

CHÉLIDOINE. — *Chelidonium majus* (Papavéracées). *Syn.* herbe à l'hirondelle, grande éclaire, felouque.

Part. empl. — Suc de toute la plante, surtout de la racine.

Princ. act. — Chélidonine ($C^{19}H^{17}Az^3O + H^2O$).

Prop. thérap. — Purgatif, escharotique.

Prép. pharm. et posol. — A *l'int.* Extrait 0 gr., 25 centigr. à 1 gr. — poudre de racine 2 à 3 gr. — A *l'ext.* suc de la plante, hydrolat.

PILULES PURGATIVES (Rath.).

Extrait de chélidoine } āā	0 gr. 75 centigr.	
Extrait de rhubarbe		

Calomel à la vapeur	0 gr. 15	centigr.
Résine de jalap	0 — 40	—
Poudre de rhubarbe	Q. s.	

F. s. a. 15 *pilules.* 5 *toutes les heures jusqu'à effet* (Bouch.).

CHÊNE. — *Quercus robur* (Amentacées).

Part. empl. — Ecorce. — Voir à *Tan*.
Princ. act. — Tannin.
Prop. thérap. — Astringent.
Prép. pharm. et posol. — *A l'ext.* Décocté (50 p. 1000). Gargarismes, injections, lotions.
Incompat. — Comme le tannin.

CHÉNOPODE. — *Chenopodium ambrosioïdes* (Chénopodées). *Syn.* Thé du Mexique, ambroisie du Mexique.
Part. empl. — Sommités fleuries.
Prop. thérap. — Antispasmodique.
Prép. pharm. et posol. — *A l'int.* Infusion, 8 à 10 p. 1000.

TISANE DE CHÉNOPODE (Rilliet, Barthez).	*Ajoutez :*	
Chenopodium ambrosioïdes	4 gr.	Sirop de fleurs d'oranger 50 gr.
F. infuser dans eau	500 —	*Contre la chorée de l'enfance.*

CHICORÉE. — *Chicorium Intybus* (Composées). *Syn.* Intybe.
Part. empl. — Feuilles fraiches et sèches, racine.
Prop. thérap. — Amer, dépuratif, tonique, stomachique.
Prép. pharm. et posol. — *A l'int.* Extrait 1 à 5 gr. — Infusé feuilles 10 p. 1000, racines 20 p. 1000, — sirop simple et composé 10 à 50 gr. — suc dépuré 50 à 250 gr.

CHIENDENT. — *Triticum repens* (Graminées). *Syn.* petit chiendent.
Part. empl. — Rhizome.
Princ. act. — Sels de potasse.
Prop. thérap. — Diurétique.
Prép. pharm. et posol. — *A l'int.* Extrait, *ad libitum*, infusé 20 p. 1000.

CHLORAL. (C^2HCl^3O.) — Aldéhyde trichlorée, trichloraldéhyde. Très soluble, eau, alcool, éther.
Prop. thérap. — Caustique.
Prép. pharm. et posol. — Inusité.

— **CHLORAL (ALCOOLATE** de). — Mêmes propriétés et mode d'emploi que l'hydrate ; la saveur est un peu moins âcre.

— **CHLORAL (HYDRATE** de). — $C^2HCl^3 H^2O$. Très soluble dans l'eau.
Prop. thérap. — Hypnotique, anesthésique, antiputride.
Prép. pharm. et posol. — 1 à 5 gr. en potion, solution, le soir dans un grog ou une tasse de thé au rhum, — sirop, 1 gr. pour 20 : — capsules et perles gélatineuses. — *A l'ext.* 2 p. 100, en lotions, injections, lavements.
Incompt. — Alcalis et carbonates alcalins.

COLLUTOIRE (Jeannel).		HUILE DE FOIE DE MORUE AU CHLORAL.	
Hydrate de chloral	4 gr.	Hydrate de chloral	10 gr.
Glycérine pure	20 —	Huile de foie de morue	190 —
M.		*M. 1 à 2 cuillerées le soir.*	

COLLUTOIRE CONTRE GINGIVITE.		INJECTION ANTIBLENNORRHAGIQUE (Pasqua).	
Alcoolat de cochlearia	15 gr.	Hydrate de chloral	1 gr. 50 centigr.
Hydrate de chloral	5 —	Hydrolat de roses	125 —
M.		*M. Deux injections par jour.*	

INJECTION INTRAVEINEUSE (Oré, Vulpian).

Chloral hydraté	10	gr.
Eau	10 à 100	—

M.

INJECTION CONTRE LE CANCER UTÉRIN
(Martineau).

Hydrate de chloral	10	gr.
Essence d'eucalyptus	1	—
Alcool	50	—
Eau	1000	—

M.

INJECTION CONTRE L'OZÈNE (Créquy).

Hydrate de chloral	5	gr.
Eau	500	—

M.

LAVEMENT CONTRE LES CONVULSIONS.

Musc	0 gr. 20 centigr.	
Camphre	1 —	
Hydrate de chloral 0,50 centig. à 1 gr.		
Jaune d'œuf n° 1.		
Eau	150 gr.	

F. s. a.

LAVEMENT (Dujardin-Beaumetz).

Chloral hydraté	5	gr.
Eau	50	—

*Dans un verre de lait additionné
d'un jaune d'œuf.*

LAVEMENT (Gallois).

Hydrate de chloral	2 à 5	gr.
Hydrolat de laitue	150	—
Mucilage de gomme adragante Q. s.		

F. s. a.

LOTION CONTRE LE PITYRIASIS
(Martineau).

Hydrate de chloral	30	gr.
Liqueur de Van-Swieten	100	—
Eau	500	—

Quand le prurigo a disparu.

Hydrate de chloral	25	—
Eau	500	—

M. s. a.

LOTION CONTRE LE PRURIT (Vidal).

Hydrate de chloral.	5 à 10	gr.
Eau	250	—

M.

LOTION CONTRE LE PRURIT VULVAIRE
(Gellé).

Chloral hydraté	10	gr.
Eau distillée	1000	—

M. s. a.

LOTION CONTRE LES SUEURS FÉTIDES
(Ortega).

Hydrate de chloral	1	gr.
Eau distillée	100	—

M. s. a.

POMMADE CONTRE LE PRURIT (Bulkley).

Camphre	4	gr.
Hydrate de chloral	4	—
Onguent rosat	30	—

F. s. a.

POTION ANESTHÉSIQUE (Bouchut).

Hydrate de chloral	2 à 4	gr.
Sirop de groseilles } āā	25	—
Eau		

M. à prendre en une fois.

POTION ANESTHÉSIQUE (Trélat).

Hydrate de chloral	4	gr.
Sirop de morphine	40	—

M. à prendre 35 à 40 minutes avant
une opération.

POTION CALMANTE (Dieulafoy).

Sirop de chloral		
Sirop de morphine }	30	gr.
Eau distillée de tilleul }		
Eau de fleur d'oranger	10	—

M. Une cuillerée à bouche toutes
les 3 heures.

POTION CONTRE LA COQUELUCHE (Lorey).

Hydrate de chloral.	5	gr.
Sirop d'écorces d'oranges amères	15	—
Eau distillée	150	—

De 1 à 3 petites cuillerées par jour
selon l'âge de l'enfant.

**POTION CONTRE PALPITATIONS CHEZ LES
ARTERIOSCLÉREUX** (Smakovsky).

Hydrate de chloral } āā	4	gr
Bromure de sodium }		
Codéine	0 gr. 10 centig.	
Eau } āā	45	gr.
Sirop d'éc. d'oranges am. }		

M. par cuill. à bouche toutes les
2 heures jusqu'à obtention de calme.

POTION HYPNOTIQUE (Charcot).

Hydrate de chloral	2 gr. 50 centigr.	
Bromure de sodium	4 —	—
Sirop de codéine	60 —	—
Eau distillée de laurier cerise	4 —	—
Eau distillée de tilleul	80 —	—

F. s. a. : à prendre par cuillerées à
soupe toutes les heures jusqu'à effet.

POTION HYPNOTIQUE

Hydrate de chloral	2 à 5	gr.
Bromure de sodium	1 à 3	—
Sirop de codéine }	15 à 20	—
— de laurier-cerise }		
Eau	100	—

A prendre en une ou deux fois.

SIROP DE FOLLET.

Hydrate de chloral	60	gr.
Alcool à 65°	50	—
Eau distillée	380	—
Sucre blanc	760	—
Essence de menthe	XX	gouttes

M. s. a. chaque cuillerée à bouche contient 1 gr. de chloral, chaque cuillerée à café 0 gr. 25 centigr. 1 d 5 cuillerées par jour.

SOLUTION ANTISEPTIQUE (Martineau).

Solution d'hydrate de chloral
  au 100°   500 gr.
Alcoolé d'essence d'eucalyptus   50 —

M.

SOLUTION CONTRE LE CANCER UTÉRIN
(Fleischer).

Hydrate de chloral   8 gr.
Eau distillée   90 —

M.

SOLUTION CONTRE LES ULCÈRES ATONIQUES
(Vallin).

Hydrate de chloral   1 gr.
Glycérine   30 —
Eau distillée   20 —

M. s. a.

SUPPOSITOIRES AU CHLORAL
(vaginaux ou rectaux).

Hydrate de chloral   1 gr.
Beurre de cacao   3 —
Extrait de jusquiame 0,01 centigr. à 0,02

SUPPOSITOIRES AU CHLORAL (Mayet).

Hydrate de chloral   2 à 3 gr.
Blanc de baleine   2 à 3 —
Beurre de cacao   2 —

— CHLORAL CROTONIQUE. ($C^4H^3Cl^3O$.) *Syn.* Croton chloral.

En présence de l'eau il donne comme le chloral un hydrate solide, peu soluble dans l'eau froide, assez soluble dans l'eau chaude, soluble dans l'alcool, et l'eau additionnée de glycérine.

Prop. thérap. — Anesthésique du cerveau, hypnotique.

Prép. pharm. et posol. — *A l'int.* 0 gr. 50 à 1 gr.

Incompat. — Comme le chloral.

MIXTURE ANTINÉVRALGIQUE (Bardet).

Croton-chloral   4 gr.
Alcool à 90°   40 —
Eau de laurier-cerise   30 —
Essence de menthe   IV gouttes
Eau distillée   50 gr.

M. 1/4 dans un lait de poule sucré, ou bien par cuillerées à café toutes les 1/2 heures dans du lait sucré.

PILULES (Weill).

Croton-chloral
Poudre de réglisse   } āā   1 gr.
Conserve de roses

Pour 20 pilules, à prendre en 4 ou 5 fois.

POTION (Worms).

Croton-chloral   1 gr.
Glycérine pure   60 —
Eau   60 —
Essence de menthe   III gouttes
Sirop simple   25 gr.

Triturez le croton chloral dans la glycérine et dans l'eau.
Par cuillerées à café toutes les 1/2 heures.

CHLORALAMIDE. — *Syn.* Chloralformamide, cristaux incolores, solubles dans 10 parties d'eau, 1 partie 1/2 d'alcool.

Prop. thérap. — Succédané du chloral.

Prép. pharm. et posol. — En potion ou en poudre. Dose de 2 à 3 gr. en une seule fois.

CHLORALOSE. — ($C^6H^{11}Cl^2O^6$.) *Syn.* Anhydroglucochloral : préparé par MM. Hanriot et Richet en combinant poids égaux de chloral anhydre et de glucose sec. On obtient ainsi deux corps le *Chloralose* et le *Parachloralose.* Le premier seul est employé. Il cristallise en fines aiguilles fusibles de 184 à 186°, peu solubles dans l'eau froide, assez solubles dans l'eau chaude et l'alcool.

Prop. thérap. — Hypnotique.

Dos. — 0 gr. 20 à 0 gr. 75 centigr.

On ne constate au réveil ni troubles digestif ni céphalalgie.

CHLORATE DE POTASSE

CHLORATE DE POTASSE (ClO^3K). Une partie se dissout dans 17 d'eau à 15°; 30, 3 de glycérine; insoluble, alcool, éther, chloroforme. *Syn.* Sel de Berthollet.

Prop. thérap. — Employé contre le scorbut, croup, salivation mercurielle, etc.

Prép. pharm. et posol. — *A l'int.* 0 gr., 5 à 4 et 8 gr. — tablettes contenant 0 gr. 10 centigr. de sel. — *A l'ext.* en solution.

COLLUTOIRE AU CHLORATE DE POTASSE.

Chlorate de potasse	5	gr.
Sirop de mûres	50	—

F. s. a.

GARGARISME (Cod.).

Chlorate de potasse	5	gr.
Eau	250	—
Sirop de mûres	50	—

GARGARISME (Griffith).

Chlorate de potasse	8	gr.
Teinture de perchlorure de fer	15	—
Sirop simple	90	—
Eau distillée	60	—

F. s. a. 1 *cuillerée à café dans un verre d'eau.*

GARGARISME ANTISEPTIQUE (Jeannel).

Chlorate de potasse	10	gr.
Eau	250	—
Mellite de roses	50	—
Acide chlorhydrique	2	—

M.

GARGARISME CONTRE STOMATITE MERCU-RIELLE (Gosselin).

Chlorate de potasse pulv.	10	gr.
Laudanum de Sydenham	1	—
Hydrolat de laurier-cerise	15	—
Eau distillée	100	—

F. s. a. agitez.

GARGARISME CONTRE STOMATITE ULCÉRO-MEMBRANEUSE (Jaccoud).

Chlorate de potasse	6	gr.
Alcoolat de cochlearia	30	—
Sirop de quinquina	60	—
Décoction de quinquina	250	—

F. s. a. : toutes les 2 ou 3 heures.

GLYCÉRÉ DE CHLORATE DE POTASSE (Martinet).

Glycérine	10	gr.
Chlorate de potasse pulvérisé	1	—

M. agitez.

OPIAT DE CHLORATE DE POTASSE (Dethan).

Phosphate de chaux pulvé-risé	8	parties
Crème de tartre pulvérisée	4	—
Alun pulvérisé	1	—
Chlorate de potasse pulvérisé	2	—
Iris pulv.	2	—

Carmin		
Miel	ãã	Q. s.
Essence de menthe		

F. s. a.

PASTILLES DE CHLORATE DE POTASSE (Dethan).

Chlorate de potasse	20	gr.
Sucre aromatisé au tolu	100	—
Carmin	Q. s.	

F. s. a. 100 *pastilles* 10 à 20 *par jour.*

POTION CONTRE ANGINE SCARLATINEUSE (Roger).

Chlorate de potasse	1	gr.
Sirop de mûres	30	—
Hydrolat de laitue	60	—

F. s. a. à prendre dans la journée.

POTION CONTRE DIPHTHÉRIE (Waldenburg).

Chlorate de potasse	5	gr.
Teinture éthérée de perchlorure de fer	5	—
Sirop de framboises	25	—
Eau	150	—

POTION CONTRE CROUP (Hôp. des enfants).

Emétique	0 gr. 10 centigr.	
Sirop d'ipéca	30	—
Oxymel scillitique	10	—
Chlorate de potasse	4	—
Infusion de polygala	150	—

M. par cuillerées à bouche.

POTION CONTRE PHAGÉDÉNISME (Gallois).

Chlorate de potasse	2	gr.
Iodure de potassium	10	—
Sirop de quinquina	50	—
Eau distillée	150	—

F. dissoudre. 1 à 2 *cuillerées par jour.*

POTION CONTRE STOMATITE MERCURIELLE (Herpin).

Chlorate de potasse	2 à 6	gr.
Sirop de limons ou de framboises	30	—
Eau simple	150	—

F s. a.

POUDRE CONTRE L'OZÈNE (Debout).

Sous-nitrate de bismuth	10	gr.
Chlorate de potasse	1	—

M.

SOLUTION CONTRE ACNÉ ROSACEA (Gallois).

Chlorate de potasse . . 4 gr.
Eau distillée   100 —
F. dissoudre : humecter les pustules cautérisées préalablement avec :
Acide chlorhydrique   2 gr.
Alcool rectifié   5 à 20 —

SOLUTION CONTRE L'OZÈNE.

Chlorate de potasse   5 gr.

Acide borique   5 gr.
Eau   150
F. dissoudre, aspirations fréquentes.

TABLETTES DE CHLORATE DE POTASSE (Yvon).

Chlorate de potasse pulv.   95 gr.
Gomme adragante   5
Pour 100 tablettes.

— CHLORATE DE SOUDE. — Mêmes propriétés et modes d'emploi que le sel de potasse — beaucoup plus soluble dans l'eau, 2 parties d'eau. Dose : 2 à 5 gr. par jour (Brissaud).

CHLORE (Cl). — 1 litre d'eau en dissout 2 lit. 150 à 20°. C'est le chlore liquide employé en médecine.

Prop. thérap. — Désinfectant.

Prép. pharm. et posol. — *A l'int.* 10 gr. en potion. — *A l'ext.* 50 gr. p. 1000.

FOMENTATION CONTRE ENGELURES

Chlore liquide   50 gr.
Eau de fontaine   1000 —
M.

POTION AU CHLORE.

Chlore liquide   20 gr.
Eau filtrée   200
Sirop de sucre blanc   50
M. à prendre par cuillerées.

CHLORHYDRIQUE (acide) (HCl). — *Syn.* Acide Muriatique. 1 litre d'eau dissout 460 litres de gaz chlorhydrique.

Prop. thérap. — Excitant, tonique, antiseptique, caustique.

Prép. pharm. et posol. — *A l'int.* 1 à 2 gr., en solution — en limonade 2 p. 1000. — *A l'ext.* 2 à 4 gr. en gargarisme — 2 p. 100 en pédiluves.

Incompat. — Alcalis et leurs carbonates, sels d'argent, de plomb, protosels de mercure.

BAIN ACIDE.

Acide chlorhydrique   1 kilogr.
Eau pour un bain   Q. s.
M.

COLLUTOIRE (Storck).

Miel rosat   60 gr.
Sirop de violettes   30 —
Acide chlorhydrique   XXX gouttes
M.

COLLUTOIRE CHLORHYDRIQUE.

Acide chlorhydrique   1 gr.
Miel rosat   10 —
M.

GARGARISME CHLORHYDRIQUE.

Acide chlorhydrique   1 gr.
Miel rosat   30 —
Eau   250 —
M.

LIMONADE CHLORHYDRIQUE.

Acide chlorhydrique   2 à 4 gr.
Sirop de sucre   60
Eau   940

LOTION CHLORHYDRIQUE (Cazenave).

Acide chlorhydrique } āā XXV gouttes
Acide nitrique
Eau distillée   300 —
M. contre lichen, eczéma.

PÉDILUVE (Codex 66).

Acide chlorhydrique   100 gr.
Eau chaude   6 litres
M. engorgements du foie et de la rate.

POTION ANTIDYSPEPTIQUE (Trousseau).

Potion gommeuse   125 gr.
Acide chlorhydrique   1
M. par cuillerées.

CHLOROFORME (CHCl³). — *Syn.* Formène trichloré; chlorure de méthyle bichloré, peu soluble, eau 1 p. 100, soluble, alcool et éther, toutes proportions : insoluble glycérine.

Prop. thérap. — Anesthésique, antispasmodique.

Prép. pharm. et posol. — *A l'int.* 1 à 4 gr. en potions. — *A l'ext.* en liniments, en pommades.

ANESTHÉSIQUE LOCAL DE PARSONS

Chloroforme	10 gr.
Teinture d'aconit	12 —
— de capsicum	4 —
— de pyréthre	2 —
Essence de girofles	2 —
Camphre	2 —

F. s. a.

BAUME ANTINÉVRALGIQUE

Chlorhydrate de morphine	1 gr.
Chloroforme	10 —
Teinture de benjoin	20 —
Teinture de digitale	20 —
Alcool à 80°	60 —

M. s. a: placer un tampon imbibé dans l'oreille.

CHLOROFORME AMMONIACAL (Richardson.)

Chloroforme		
Alcoolé d'ammoniaque	āā	P. E.

M. en inhalations.

CHLOROFORME GÉLATINISÉ (Ruspini).

Chloroforme		
Blanc d'œuf	āā	P. E.

Agitez.

EAU CHLOROFORMÉE (Vigier).

Eau distillée	1000 gr.
Chloroforme	10 —

M. 100 a 150 gr.

CHLOROFORMÉE (eau) SATURÉE. — Agitez de l'eau avec du chloroforme; décantez (Regnauld et Laségue).

Eau chloroformée saturée		
Eau	āā	150 gr.

1 cuillerée à bouche le matin, à midi et le soir.

Eau chloroformée saturée	150 gr.
Eau de menthe	30 —
Eau	120 —

Par cuillerée à bouche.

Eau chloroformée saturée	150 —
Teinture de badiane	5 —
Eau	145 —

Par cuillerées à bouche.

ELIXIR CHLOROFORMIQUE (Bouchut).

Chloroforme	4 gr.
Alcool à 85°	8 —

Sirop simple 30 gr.

M. 20 à 60 gr.

GLYCÉROLÉ DE CHLOROFORME (Debout).

Chloroforme		
Teinture de safran	āā	1 gr.
Glycérine		50 —

LAVEMENT AU CHLOROFORME (Bouchut).

Chloroforme	2 gr.
Alcool à 85°	16 —
Eau	250 —

M.

LAVEMENT AU CHLOROFORME (Aran).

Chloroforme	1 à 2 gr.
Gomme arabique pulvérisée	8 —
Jaune d'œuf n° 1	
Eau	125 —

Délayer le chloroforme dans le jaune d'œuf, la gomme dans l'eau et mélanger.

LINIMENTS ANTINÉVRALGIQUES (Gallois).

1. Huile morphinée	22 gr.
Teinture d'aconit	5 —
Chloroforme	3 —

M. et agitez.

2. Chloroforme	15 gr.
Teinture d'aconit	15 —
Teinture d'opium camphrée	15 —
Alcool camphré	5 —

M. agitez.

3. Chloroforme	3 gr.
Extrait de belladone	2 —
Glycérine	15 —

F. s. a. agitez.

LINIMENT AU CHLOROFORME.

Baume de Fioravanti	32 gr.
Chloroforme	8 —

M.

LINIMENT CALMANT.

Chloroforme	10 gr.
Laudanum de Rousseau	10 —
Baume de Fioravanti	80 —

LINIMENT CHLOROFORMÉ (Cod.

Chloroforme	1 gr.
Huile d'amandes	9 —

LINIMENT CHLOROFORMÉ RÉVULSIF
(Laborde).

Essence de térébenthine	250	gr.
Chloroforme } āā	8	—
Laudanum de Rousseau		

M. en agitant.

MÉLANGE POUR ANESTHÉSIE LOCALE
(Dobisch).

Chloroforme	10	gr.
Ether	15	—
Menthol	1	

En pulvérisations avec l'appareil de Richardson. — L'anesthésie persiste de 2 à 6 minutes.

MIXTURE ODONTALGIQUE (Magitot).

Chloroforme		
Créosote } āā	2	gr.
Laudanum de Sydenham		
Teinture de benjoin	10	—

M. s. a. Contre les caries douloureuses.

MIXTURE CONTRE FISSURES A L'ANUS
(Trousseau).

Alcool	5	gr.
Chloroforme	10	—

M.

LINIMENT RUBÉFIANT ET CALMANT
(Mayet).

Ammoniaque liquide.	5	gr.
Chloroforme	10	—
Camphre	15	—
Teinture d'opium	5	—
Alcool à 90°	75	—

POMMADE AU CHLOROFORME (Cod.).

Chloroforme	2	gr.
Cire blanche	1	—
Axonge	17	—

F. s. a. Contre le prurit.

POTION (Tourasse).

Chloroforme	1	gr.
Alcool à 90°	8	—
Hydrolat de laurier-cerise	10	—
Hydrolat de laitue	120	—
Sirop de fleurs d'oranger	30	—

F. s. a. Par cuillerées.

POTION AU CHLOROFORME CONTRE LARYNGITE STRIDULEUSE

Chloroforme	V à X	gouttes.
Glycérine	5	gr.
Eau	25	—

F. s. a. A prendre par cuillerée à café toutes les demi-heures.

POTION AU CHLOROFORME (Bennett).

Chloroforme	0	gr.	50	centigr.
Camphre	0	—	25	—
Ether sulfurique	1	—	50	—
Teinture de myrrhe	1	—	50	—
Mucilage de gomme arabique	8	—		
Eau camphrée	50	—		

M. A prendre par cuillerées (ténesme utérin) (Bouch.).

POTION CALMANTE POUR LES ENFANTS.

Eau chloroformée saturée	50	gr.
Eau de fleur d'oranger	50	—
Eau de tilleul	50	—
Bromure de potassium	1	—
Bromure de sodium	1	—
Sirop diacode	20	—

POTION CONTRE LE HOQUET.

Huile d'amandes douces	60	gr.
Sirop diacode	30	—
Chloroforme	XX	gouttes
Sirop de menthe	12	gr.

M. Par cuillerées à café.

POTION NARCOTIQUE (de Beurmann).

Eau chloroformée saturée	60	gr.
Eau de fleur d'oranger	60	—
Sirop de morphine	30	—

SIROP DE CHLOROFORME.

Chloroforme pur	5	gr.
Alcool à 60	45	—
Sirop simple	450	—

M. s. a. 1 à 3 cuillerées à bouche dans un peu d'eau sucrée. Chaque cuillerée contient 0 gr. 15 centigr. de chloroforme.

CHROMIQUE (acide) (CrO^3). — Très soluble eau.

Incompat. — Alcool — substances organiques.

Prop. thérap. — Caustique.

Prép. pharm. et posol. — A l'ext. Solution aqueuse à P. E. (Cod.) ou le deliquium — solution faible à 1/10.

BICHROMATE DE POTASSE. Voir à *potasse*.

CHRYSAROBINE. Voir *Goa* (Poudre de).

CHRYSOPHANIQUE (acide). — *Syn.* Acide rhubarbarique, acide rhéique, rhéine, lapathine, (Voir à *Poudre de Goa*): peu soluble eau, soluble alcool, éther, chloroforme.

Prop. thérap. — Purgatif énergique, inusité. Parasiticide.

Prép. pharm. et posol. — *A l'ext.* En solution chloroformique ou éthérée, en pommade.

COLLODION CONTRE PSORIASIS CIRCINÉ (E. Besnier).

Acide chrysophanique	5 gr.
— pyrogallique	5 —
Eau et alcool q. s. pour liquéfier	
Collodion	100 —

INJECTION HYPODERMIQUE.

Acide chrysophanique 0 gr. 0005 à 0 gr. 001 mil.	
Eau distillée	1 —

M. Eczéma, psoriasis.

POMMADE CHRYSOPHANIQUE.

Acide chrysophanique	3 à 6 gr.
Axonge benzoïnée ou vaseline	100 —

M. Psoriasis.

POMMADE CONTRE LES ÉPHÉLIDES DE LA GROSSESSE (Neumann).

Acide chrysophanique	1 gr.
Axonge ou vaseline	40 —
M.	

SOLUTION CHLOROFORMIQUE (Besnier).

Acide chrysophanique	10 gr.
Chloroforme	100 gr.

Agitez. Psoriasis.

SOLUTION CONTRE LES ÉPHÉLIDES ET DÉMANGEAISONS DU CUIR CHEVELU (Yvon).

Acide chrysophanique	0 gr. 15 centigr.
Sublimé corrosif	0 — 30 —
Alcool à 60°	150 —
Essence de bergamote	2 —

M. et filtrez.

TRAUMATICINE SIMPLE (Codex).

Gutta-percha	10 gr.
Chloroforme	90 —

Faites dissoudre. Décantez.

TRAUMATICINE A L'ACIDE CHRYSOPHANIQUE.

Acide chrysophanique	10 gr.
Traumaticine simple	90 —
Agitez.	

On peut aussi faire une dissolution saturée (1/30) d'acide chrysophanique dans l'éther : après application et évaporation on recouvre de traumaticine simple (E. Besnier).

CIGUË. — Ombellifère. *Conium maculatum,* ciguë.

Part. empl. Feuilles et fruits.

Princ. act. Cicutine ou conicine.

Prop. thérap. — Fondant.

Prép. pharm. et posol. — *A l'int.* Poudre 0,05 cent. à 1 gr. — extrait aqueux 0 gr. 05 à 0 gr. 25 centigr. — extrait avec fécule 0,05 à 20 centigr. — extrait alcoolique 0, 05 à 0, 15 centigr. — teinture alcoolique X à XXX gouttes — alcoolature et teinture éthérée, V à XX gouttes. — *A l'ext.* les préparations précédentes — emplâtre par coction — avec l'extrait 3/4 — infusé 25 à 50 p. 1000.

BAUME CICUTÉ.

Éther cicuté	100 gr.
Axonge	200 —

F. évaporer l'éther et incorporez le résidu à l'axonge.

CATAPLASME DE CIGUË (Trousseau).

Poudre de ciguë	200 gr.
Eau chaude	Q. s.

F. s. a. Phthisie pulmonaire.

EMPLATRE DE CIGUË (Planche).

Extrait alcoolique de ciguë	45 gr.
Résine élémi	10 —
Cire blanche	5 —
F. s. a.	

EMPLATRE DE RANQUE.

Emplâtre de ciguë	50 gr.
— de diachylon gommé	50 —

Ramollissez, ajoutez :

Poudre de thériaque	40 gr.
Camphre	10 —
Soufre en poudre	2 —
F. s. a.	

PILULES DE CIGUË (Stork).

Extrait de suc non dépuré de ciguë	5 gr.
Poudre de feuilles de ciguë	5 —

F. s. a. 50 pilules. 1 à 4 par jour.

PILULES DE CIGUË IODURÉES.

Extrait de suc non dépuré de ciguë	5 gr.
Iodure de potassium	10 —
Poudre de guimauve	Q. s.

F. s. a. 50 pilules toluisées. 1 à 4 par jour.

PILULES DE CIGUË IODO-FERRÉES.

Même formule en remplaçant l'iodure de potassium par 5 gr. d'iodure de fer.

PILULES DE CIGUË (Velpeau).

Poudre de semences de ciguë   2 gr.
Thridace   6 —
Réglisse pulvérisée   Q. s.

F. s. a. 50 pilules. 2 à 8 par jour.

PILULES CICUTÉES (Guillermond).

Pilules dragéifiées faites avec les semences de ciguë.

PILULES FONDANTES (Laboulbène).

Poudre de ciguë   1 gr.
Extrait de ciguë   1 —
Excipient   Q. s.

F. s. a. 20 pilules. 3 à 6 par jour.

POMMADE CALMANTE.

Extrait de ciguë   4 gr.
Extrait de stramonium | āā   2 —
—   de jusquiame | 2 —
—   de belladone   1 —
Onguent populeum   30 —

POMMADE DE LABOULBÈNE.

Extrait de suc dépuré de ciguë   10 gr.
Cérat   40 —

M.

POMMADE FONDANTE (Bazin).

Extrait de ciguë | āā   7 gr.
Iodure de plomb |
Axonge   60 —

M. Ganglions engorgés et douloureux.

POMMADE FONDANTE (J. Simon).

Extrait de ciguë | āā   4 gr.
—   de belladone |
Iodure de potassium |
Axonge   32 —

F. s. a. En frictions sur les ganglions strumeux engorgés.

SOLUTION POUR INJECTIONS.

Alcool de semences de ciguë   100 gr.
Eau de chaux   900 —

Filtrez.

CICUTINE. (C¹⁰H¹⁷Az.) — *Syn.* Conicine, peu soluble eau, soluble alcool et éther.

Prop. thérap. — Stupéfiant, antispasmodique.

Prép. pharm. et posol. — 1 à 5 milligr. — granules à 1 milligr.

BAUME DE CONICINE.

Cicutine.   XX gouttes.
Chl. de morphine   0 gr. 10 centigr.
Baume Nerval   45 —

En frictions.

MIXTURE DE CONICINE.

Conicine   III gouttes.
Alcool à 60°   15 gr.

M. V à XV gouttes. 3 fois par jour.

— CICUTINE (BROMHYDRATE DE) (C¹⁰H¹⁷AzHBr.). Soluble 2 parties d'eau et alcool.

Prop. thérap. — Antispasmodique.

Prép. pharm. et posol. — 1 à 10 centigr. en potions ou en granules. — 1 à 2 centigr. en injections hypodermiques.

GRANULES.

Bromhydrate de cicutine   2 gr.
Sucre de lait |
Sirop de gomme | āā   Q. s.

F. s. a. 1000 granules. Chaque granule contient 2 milligr. de sel.

INJECTION (Duj.-Beaumetz).

Bromhydrate de cicutine cristallisé   0 gr. 50 centigr.
Alcool   1 — 50 —
Eau de laurier-cerise   23 —

M.

SIROP (Duj.-Beaumetz).

Bromhydrate de cicutine   1 gr.
Sirop simple   999 —

10 gr. renferment 0 gr. 01 centigr. de sel. 2 à 4 cuillerées à café en 24 heures.

SOLUTION.

Bromhydrate de cicutine   0 gr. 20 centigr.
Eau de menthe   50 —
Eau distillée   250 —

M. Une cuillerée à bouche renferme 1 centigr. de sel.

CINABRE. — Voir *Sulfure rouge de mercure.*

CINCHONIDINE. — Voir *Quinquina.*

CITRIQUE (acide) ($C^6H^8O^7,H^2O$). — Soluble dans son poids d'eau froide, soluble alcool.

Prop. thérap. — Tempérant.

Prép. pharm. et posol. — 2 à 6 gr. en limonade, potion, sirop 10 p. 1000.

Incompat. — Alcalis, carbonates alcalins, émulsions, lait, etc.

LIMONADE CITRIQUE.

Sirop d'acide citrique	100	gr.
Eau	900	—
M.		

LIMONADE CITRIQUE.

Acide citrique	1	gr.
Eau aromatique de citrons	30	—
Sirop simple	60	—
Eau	900	—
M.		

LIMONADE CITRIQUE (H. P.).

Sirop d'acide citrique gommeux	60	gr.
Eau	1000	—
Alcoolat de citrons	1	—
M.		

LIMONADE SÈCHE (Guib.).

Acide citrique	5	gr.
Sucre	150	—
Essence de citrons	X	gouttes

M. Une cuillerée par verre d'eau.

LIMONADE VISQUEUSE.

Limonade citrique contenant 250 gr. *de vin rouge par litre.*

SIROP CITRIQUE GOMMEUX (H. P.).

Acide citrique	2	gr.
Gomme arabique	6	—
Eau distillée	10	—
Sirop de sucre	82	—

F. s. a. 50 à 60 *gr. pour* 1000 *gr.*

CITRON. — *Citrus limonium.* (Rutacées.)

Part. empl. — Fruit.

Princ. act. — Acide citrique, huile essentielle.

Prop. thérap. — Rafraîchissant, astringent, antiseptique.

Prép. pharm. et posol. — Alcoolature de zestes de citrons, 2 à 15 gr., — suc de citron 60 à 120 gr., — oléosaccharure 1/10.

Incompat. — Comme l'acide citrique.

CITRONADE ORDINAIRE.

2 *citrons pour* 1000 *gr. d'eau.*

LIMONADE CUITE.

2 *citrons p.* 1000 *gr. d'eau bouillante.*

COALTAR. — Goudron extrait de la houille.

Prop. thérap. — Désinfectant.

Prép. pharm. et posol. — Lotions, injections, poudre.

COALTAR SAPONINÉ (Le Beuf et Codex).

| Coaltar | 100 | gr. |
| Teinture de saponine | 2400 | — |

F. s. a. Désinfectant : pur, à 1/5, ou à 1/20.

COALTAR PULVÉRISÉ (Magnes Lahens).

| Coaltar | 1 partie |
| Charbon de bois en poudre fine | 2 — |

GLYCÉRÉ DE COALTAR (Clausit).

| Coaltar | 1 | gr. |
| Glycérine | 10 | — |

F. digérer pendant 1 heure.

COALTAR SAPONIFIÉ (Demeaux).

Coaltar		
Savon coupé	ā̄	P. E.
Alcool à 85°		

F. chauffer au B.-M. jusqu'à solution

POUDRE DE COALTAR (Corne, Demeaux).

Plâtre ou farine	100 parties
Coaltar	1 à 4 —
M.	

POUDRE (Devergie).

| Coaltar | 1 partie |
| Amidon | 30 — |

M. contre la sueur fétide des pieds.

COCA. — *Erythroxylum coca* (Erythroxylées).

Part. empl. Feuilles.

Princ. act. — Cocaïne.

Prop. thérap. — Stomachique, calmant et nutritif.

Prép. pharm. et posol. — *A l'int.* Poudre de feuilles, 4 à 6 gr. en électuaire, en pastilles, cachets — extrait hydro-alcoolique 2 à 4 gr., en potion — teinture alcoolique 5 à 15 gr. — élixir et vin 15 à 30 gr., — infusion 5 à 10 p. 1000.

ÉLIXIR DE COCA (Fournier).

Feuilles de coca pulvérisées	10	gr.
Alcool à 85°	70	—
Sucre blanc	30	—
Eau	30	—

M.

GARGARISME ANALGÉSIQUE (Ruault).

Phénol absolu	3	gr.
Teinture de coca — de Benjoin } āā	5	—
Infusion de coca à 2 p. 100	200	—

POTION CONTRE PARAPLÉGIE (Verardini).

Feuilles de coca	2 à 5	gr.
Seigle ergoté	1 à 2	—

F. infuser dans :

Eau bouillante	100	gr.

Passez et ajoutez :

Sirop d'écorces d'oranges	25	—

VIN DE COCA COMPOSÉ (Yvon).

Feuilles de coca	50	gr.
Thé noir	10	—
Eau bouillante	200	—
Vin de Lunel	1800	—
Sirop simple	100	—
Alcool à 90°	60	—

VIN DE COCA.

Teinture de coca	100	gr.
Frontignan	200	—

M. 1 verre à bordeaux avant le repas.

COCAÏNE ($C^{17}H^{21}AzO^4$), peu soluble eau, soluble alcool et éther, huiles et vaseline. On emploie le chlorhydrate et le sulfate qui sont très solubles dans l'eau

Prop. thérap. — Anesthésique, analgésique.

Prép. pharm. et posol. — *A l'int.* 0 gr. 02 à 0 gr. 10 centigr. en solution, injection hypodermique. — *A l'ext.* Solution de 2 à 10 p. 100.

BOULETTES DE COCAÏNE CONTRE LE MAL DE DENTS

Chlorhydrate de cocaïne	1	gr.
Opium pulvérisé	4	—
Menthol	1	—
Poudre de guimauve et mucilage de gomme	Q. s.	

F. s. a. Boulettes de 3 centigrammes à mettre dans la dent creuse.

COLLYRE ANTISEPTIQUE A LA COCAÏNE (Jeannel).

Chlorhydrate de cocaïne	0 gr. 50 centigr.
Bichlorure de mercure	0 — 002 milligr.
Eau distillée chaude	10 —

F. dissoudre, filtrez. Instillations, badigeonnages entre les paupières.

GARGARISME ANALGÉSIQUE.

Feuilles de coca	2	gr.
Eau bouillante	200	—

Laissez infuser, passez, ajoutez :

Chlorhydrate de cocaïne	0 gr. 10 à 0 gr. 30 centigr.	
Miel rosat	20	—

SOLUTION DE CHLORHYDRATE DE COCAÏNE (forte).

Chlorhydrate de cocaïne	1	gr.
Eau distillée	24	—

F. dissoudre. Anesthésie locale.

SOLUTION DE CHLORHYDRATE DE COCAÏNE (faible). (Codex).

Chlorhydrate de cocaïne	1	gr.
Eau distillée	49	—

F. dissoudre. Injections hypodermiques.

SOLUTION CONTRE ÉPISTAXIS (Ruault).

Solution titrée d'ergot	4	gr.
Chlorhydrate de cocaïne	1	—

Imprégner légèrement une! boulette de coton qu'on introduit dans la narine

VASELINE A LA COCAÏNE.

Vaseline	20	gr.
Cocaïne	1	—

M.

PHÉNATE DE COCAINE, préconisé par *Von Defele,* comme anesthésique local plus actif que le chlorhydrate, on l'emploie sous forme de solutions *alcooliques* ou *éthérées* à 1/10e pour applications locales : les injections hypodermiques sont à 1 pour 100.

TROPOCOCAÏNE, alcaloïde extrait des feuilles de la coca à *petites feuilles* et obtenu synthétiquement par Liebermann : le chlorhydrate agit comme anesthésique local égal si non supérieur à la cocaïne et à doses plus faibles. Maximum 0 gr. 025 milligr.

Le soluté conserve longtemps ses propriétés.

COCHLEARIA. — *Cochlearia officinalis.* (Crucifères.) *Syn.* Herbe au scorbut, h. aux cuillers.

Part. empl. — Feuilles, sommités fleuries, semences.

Prop. thérap. — Antiscorbutique, stimulant.

Prép. pharm. et posol. — *A l'int.* Alcoolat simple et composé 10 à 30 gr., — conserve 50 gr., — eau distillée Q. V. — extrait 2 à 5 gr., — infusé 20 à 50 p. 1000, — sirop 20 à 60 gr., — suc exprimé 30 à 200 gr., — teinture 10 à 30 gr., — vin 30 à 100 gr.

BIÈRE ANTISCORBUTIQUE-SAPINETTE (Cod.).

Cochléaria	30 gr.
Raifort récent	60 —
Bourgeons de sapin	30 —
Bière nouvelle	2000 —

F. macérer pendant 3 ou 4 jours, filtrez.

GARGARISME ANTISCORBUTIQUE (Cod. 66).

Espèces amères	5 gr.
Eau bouillante	250 —
Mellite simple	60 —
Teinture antiscorbutique	30 —

MIXTURE ANTISCORBUTIQUE.

Sirop antiscorbutique		50 gr.
Alcoolat de cochléaria	ā̄ā	10 —
Teinture de quinquina		

M.

CODÉINE. — V. *Opium.*

COING (Fruit du Cognassier). — *Cydonia vulgaris.* (Rosacées.)

Part. empl. — Semences.

Prop. thérap. — Astringent léger.

Prép. pharm. et posol. — *A l'int.* Mucilage de semences dans quantité suffisante d'eau pour boisson, — sirop 50 à 100 gr.

COLCHIQUE. — *Colchicum autumnale.* (Colchicacées.) *Syn.* Narcisse d'automne, safran bâtard ou des prés.

Part. empl. — Bulbes, semences, fleurs.

Princ. act. — Colchicine.

Prop. thérap. — Drastique, diurétique, antigoutteux, antirhumatismal.

Prép. pharm. et posol. — *A l'int.* alcoolature de bulbe 2 à 5 gr., — alcoolature de fleurs 2 à 5 gr., — extrait de semences 0 gr. 01 à 0 gr. 10 centigr., — poudre 0 gr. 05 à 0 gr. 30 centigr., — sirop 10 à 30 gr., — teinture de semences 1 à 5 gr., — vin de bulbe 10 à 20 gr., — vin de semences 5 à 10 gr., — vinaigre colchique 5 à 10 gr.

EAU DIURÉTIQUE GAZEUSE (Deschamps).

Sulfate de magnésie	ā̄ā	4 gr.
Vinaigre de colchique		

Introduisez dans une bouteille munie d'un siphon que vous remplirez d'eau gazeuse. 2 à 3 verres par jour.

EAU MÉDICINALE (Husson).

Bulbes de colchique frais	50 gr.

F. macérer pendant 5 à 6 jours dans

Alcool à 36° ou vin de Xérès	100 gr.

Filtrez et conservez. XX à LX gouttes dans un verre d'eau sucrée à prendre dans la journée.

EXTRAIT ACÉTIQUE DE COLCHIQUE (Ph. Lond.).

Bulbes frais de colchique	370 gr.

Acide pyroligneux   75 gr.

Pilez les bulbes, ajoutez peu à peu l'acide; passez, exprimez; filtrez, faites évaporer au B.-M. — 0,05 à 0,20 centigr. en pilules.

LAVEMENT A LA TEINTURE DE COLCHIQUE (Fontaine).

Teinture de colchique   6 à 8 gr.
Eau distillée   150 —
     M.

MIXTURE ANTIGOUTTEUSE (Fiévée).

Teinture de bulbes de colchique   10 gr.
Teinture de semences de colchique   5 —
Sirop de limons ou autre   100 —

M. Par cuillerées à bouche dans une tasse d'infusion de mélisse. Médicament actif; à surveiller.

MIXTURE ANTIGOUTTEUSE (Giordano).

Vin de semences de colchique   12 gr.
Teinture d'opium   2 —

M. XX gouttes 3 fois par jour.

MIXTURE DIURÉTIQUE (Hildebrand).

Teinture de semences de colchique   10 gr.
— de digitale   10 —
Ether nitrique alcoolisé   2 —

M. X à XX gouttes toutes les 3 heures.

MIXTURE ANTIGOUTTEUSE (Charrier).

Alcoolature de fleurs de colchique   āā P. E.
Rhum ou cognac

2 à 10 gr. par jour.

PILULES ANTIGOUTTEUSES (Bouchardat).

Extrait de coloquinte composé   0 gr. 60 centigr.
Extrait acétique de colchique   0 — 60 —
Extrait d'opium   0 — 06 —

F. s. a. 10 pilules. 1 à 5 par jour.

PILULES ANTIGOUTTEUSES (Becquerel).

Sulfate de quinine   0 gr. 15 centigr.
Extrait de digitale   0 — 02 —
Semences de colchique pulvérisées   0 — 05 —

Pour 1 pilule. 2 à 3 par jour.

PILULES ANTIGOUTTEUSES (Gallois).

Sulfate de quinine   3 gr.
Extrait alcoolique d'aconit   0 — 50 centigr.

Extrait de semences de colchique   0 gr. 50 centigr.
— de belladone   0 — 20 —

M. et F. 20 pilules. 1 à 4 par jour.

PILULES ANTIGOUTTEUSES (Halfort).

Extrait acétique de colchique
Extrait de coloquinte composé   } āā 0 gr. 10 centigr.
Poudre de Dower

M. pour 1 pilule. 1 pilule matin et soir (Cad.).

PILULES ANTIGOUTTEUSES (Hayet).

Sulfate de quinine   1 gr. 20 centigr.
Poudre de digitale   0 — 50 —
Extrait de colchique   2 —
Poudre de quinquina   Q. s.

F. s. a. 40 pilules : 1 pilule matin et soir.

PILULES D'EXTRAIT DE COLCHIQUE (Scudamore).

Extrait acétique de colchique   10 gr.
Poudre de guimauve   Q. s.

Pour 100 pilules. 1 à 2 par jour; jusqu'à 3 ou 4 en surveillant.

POTION ANTIRHUMATISMALE (Delioux).

Teinture de semences de colchique   5 gr.
Alcoolature d'aconit   2 —
Sirop d'opium   30 —
Eau gommeuse 5/100   170 —

M. 2 à 4 cuillerées à bouche pendant la nuit.

POTION ANTIRHUMATISMALE (Jeannel).

Iodure de potassium   2 gr.
Teinture de colchique   2 —
Sirop de fleurs d'oranger   30 —
Eau distillée   90 —

M. Par cuillerées dans la journée.

POTION COLCHIQUE.

Infusé de sureau   120 gr.
Teinture de semences de colchique   2 à 5 —
Eau distillée de laurier-cerise   5 —
Sirop diacode   30 —

M. 1 cuillerée à bouche toutes les 2 heures.

POTION DIURÉTIQUE (Graves).

Vinaigre de colchique   5 à 10 gr.
Acétate de morphine   0 — 03 centigr.
Nitrate de potasse   2 —
Hydrolat de laitue   100 —
— de laurier-cerise   10 —
Sirop simple   30 —

F. s. a. 1 cuillerée toutes les heures.

POTION CONTRE GOUTTE AIGUË (Gallois).

Teint. de semences de colchique	X à XV gouttes
Teinture de digitale	X —
Alcoolature d'aconit	XV —
Hydrolat de laitue	80 gr.
Sirop des cinq racines	20 —

M. Par cuillerées toutes les 2 heures.

POUDRE DE PISTOÏA contre goutte (Chastaing).

Poudre de bulbes de colchique	20 gr.
— racine de bryone	10 —
— bétoine	50 —
— gentiane	10 —
— camomille commune	10 —

F. s. a.
Divisez en paquets de 2 gr.
1 à 2 par jour pendant 3 ou 6 mois.

POTION CONTRE GOUTTE AIGUË (Charcot).

Vin de colchique	4 gr.
Eau distillée	120 —

M. A prendre en 3 fois dans les 24 heures.

POUDRE ANTIGOUTTEUSE (Haden).

Poudre de semences de colchique	3 gr.
Sulfate de potasse	4 —
Bicarbonate de potasse	3 —

M. pour 20 paquets. 1 à 2 par jour.

SACCHARURE DE COLCHIQUE.

Suc de fleurs ou de bulbes de colchique	1 gr.
Sucre	3 —

Faites sécher à l'étuve : pulvérisez :
2 à 10 gr. par jour.

SIROP ANTIGOUTTEUX (Gallois).

Extrait de gaïac	10 gr.
Teint. alcool. de semences de colchique	}
Teint. de digitale	} āā 5 —
Sirop de sucre	1000 —

F. s. a. 2 ou 3 cuillerées à bouche dans un verre d'infusion de feuilles de frêne. Augmenter la dose jusqu'à 12 cuillerées.

SPÉCIFIQUE ANTIGOUTTEUX (Reynold).

Vin de Xérès	500 gr
Bulbes de colchique	250 —
Rhum	30 —

XX gouttes dans un verre d'eau.

TEINTURE DE COLCHIQUE COMPOSÉE (Blasius).

Teinture de semences de colchique	āā 12 gr
— de gaïac	

XXX à XL gouttes. Rhumatismes chroniques.

VIN ANTIGOUTTEUX (Tapret).

Bulbes de colchique	100 gr.
Feuilles d'aconit	1 —
— de digitale	0 — 50 décigr
Extrait de feuilles de frêne	20 —
Extrait de racines de fraisier	20 —
Vin de Malaga Q. s. pour retirer 1 litre.	

Dose : 1 à 2 cuillerées à dessert par jour.

VIN ANTIRHUMATISMAL (Delioux).

Teint. de semences de colchique	25 gr.
Teint. de feuilles d'aconit	12 —
— de digitale	5 —
Vin blanc	1000 —

M. filtrez 8 à 30 gr. matin et soir dans une tasse de thé.

VIN CONTRE LA GOUTTE (d'Anduran).

Alcoolat. de bulbes de colchique	5 gr.
Vin blanc	100 —

M. 10 à 20 gr. par jour.

VIN DE COLCHIQUE (F. H. M.).

Teint. de semences de colchique	1 gr.
Vin blanc	100 —

M.

COLCHICINE. — Glucoside cristallisé et pur (Houdé). — Soluble alcool et chloroforme, insoluble eau.

Prop. thérap. — Antigoutteux, antirhumatismal.

Prép. pharm. et posol. — A l'int. 0 gr. 004 à 0 gr. 006 milligr.

GRANULES DE COLCHICINE (Houdé).

Colchicine cristallisée	0 gr. 060 milligr.
Sucre de lait	4 —
Gomme arabique	0 — 50 centigr.
Sirop de sucre	1 —

M et F. s. a. 60 granules. 4 à 6 dans les 24 heures.

SOLUTION HYPODERMIQUE (Houdé).

Colchicine cristallisée	0 gr. 05 centigr.
Alcool à 21°	20 gr.

F. s. a. Un cent. cube contient deux milligr. et demi de colchicine.

VIN DE COLCHICINE CRISTALLISÉE (Houdé).

Colchicine cristallisée	0 gr. 050 milligr.
Vin de grenache	230 —

F. dissoudre. Une cuillerée à café renferme, 0 gr. 001 milligr. de colchicine : 2 à 5 par jour.

COLCOTHAR. — V. *Oxyde rouge de fer* ou ferrique.

COLD-CREAM. — V. page 63.

COLLODION. — Solution de fulmi-coton dans un mélange d'alcool et d'éther. (Codex.)

Prop. thérap. — Agglutinatif, antiphlogistique, excipient de médicaments actifs. Le collodion élastique contient 1/15 de son poids d'huile de ricin.

COLLODION ÉLASTIQUE (Yvon).

Fulmi-coton	30 gr.
Éther à 62°	330 —
Térébenthine de Venise	15 —
Huile de ricin	20 —
Alcool à 90°	125 —

COLOMBO. — *Chasmanthera palmata.* (Ménispermacées.)

Part. empl. — Racine.

Princ. act. — Colombine, berbérine.

Prop. thérap. — Tonique, stomachique puissant.

Prép. pharm. et posol. — *A l'int.* extrait 0 gr. 20 à 1 gr., — infusé 10 p. 1000, — poudre 0 gr. 50 à 4 gr., — teinture 5 à 15 gr., — vin 50 à 100 gr.

APOZÈME CONTRE LA DYSENTERIE CHRONIQUE (Delioux).

Racine de colombo	4 gr.
Racine de rhubarbe	1 —
Eau bouillante	200 —

F. infuser 12 heures. A prendre à jeun.

MIXTURE ANTIGASTRALGIQUE (J. Simon).

Teinture de colombo	10 gr.
— de belladone	5 —
— d'aconit	5 —
Elixir parégorique	5 —

H. V à X gouttes avant chaque repas.

MIXTURE CONTRE L'INAPPÉTENCE.

Alcoolé de colombo	50 gr.
Alcoolé de noix vomique	5 —

M. Une cuillerée à café dans de l'eau à chacun des principaux repas.

PILULES (Ewald).

Extrait de colombo		
— fiel de bœuf	āā	4 gr.
Poudre de rhubarbe		

F. s. a. 100 pilules. 6 à 10 par jour.

POTION (Wendt).

Extrait de colombo	1 à 2 gr.
Décoction de jalap	1 p. 100 —

Sirop de fenouil	30 gr.

Par cuillerées à café. Diarrhée chronique des enfants.

POTION AU COLOMBO (Gallois).

Colombo pulvérisé	4 gr.
Laudanum de Sydenham	1 —
Sirop de coings	30 —
Eau	150 —

Infusez le colombo dans l'eau bouillante, filtrez et ajoutez le laudanum et le sirop. — A prendre par cuillerées dans la journée contre la diarrhée.

POUDRE STOMACHIQUE (Ph. Wurtemb.).

Colombo	
Oléo-saccharure de cannelle	āā P. E.

Pulvérisez, M. 1 à 2 gr. avant les repas.

TISANE DE COLOMBO.

Colombo	4 gr.
Eau bouillante	500 —
Sirop d'écorces d'oranges amères	50 —

VIN TONIQUE AMER.

Extrait de colombo	2 gr.
— de quassia	2 —
Vin de Malaga ou de Madère	500 —

Dissolvez et filtrez. 2 cuillerées une demi-heure avant chacun des deux principaux repas, pour stimuler l'appétit.

COLOPHANE. — Résidu de la distillation de la térébenthine. Insoluble eau, soluble alcool, éther, benzine.

Prop. thérap. — Hémostatique, sert à la confection d'emplâtres.

Prép. pharm. et posol. — *A l'ext.* Poudre.

POUDRE HÉMOSTATIQUE (Bonafoux).

Colophane en poudre	100	gr.
Gomme arabique pulv.	ãã 25	—
Poudre de cachou		

M.

SPARADRAP A LA COLOPHANE (V. Garn.).

Emplâtre simple	1000	gr.
Colophane	300	—
Huile d'amandes douces	300	—

F. chauffer jusqu'à coloration jaune foncé.

COLOQUINTE. — Fruit du *Citrullus colocynthis.* (Cucurbitacées.)

Part. empl. — Fruit.

Princ. act. — Colocynthine.

Prop. thérap. — Purgatif, drastique très violent.

Prép. pharm. et posol. — *A l'int.* extrait 0,10 à 0,30 centigr., — poudre 0,20 à 0,60 centig. — *A l'ext.* infusion, en lavement; — teinture 3 à 5 gr. en liniments.

Incompat. — Alcalis, sels de fer.

EXTRAIT DE COLOQUINTE COMPOSÉ
(Ewald).

Extrait alcoolique de coloquinte	3	gr.
Aloès pulvérisé	10	—
Résine de scammonée	8	—
Extrait de rhubarbe	5	—

0 gr. 10 centigr. à 0 gr. 50 centigr. en pilules comme purgatif.

EXTRAIT DE COLOQUINTE COMPOSÉ
(Ph. Lond.).

Pulpe de coloquinte	36	gr.
Aloès pulvérisé	74	—
Scammonée pulvérisée	25	—
Semences de cardamone pulv.	25	—
Savon médicinal	15	—
Alcool à 56º	700	—

F. un extrait au B.-M. avec la dissolution filtrée de toutes les substances dans l'alcool. — 0 gr. 10 centigr. à 0 gr. 60 centigr. en pilules comme purgatif énergique.

LINIMENT DE COLOQUINTE (Heim).

Teinture de coloquinte	15	gr.
Huile de ricin	45	—

M. Une cuillerée à café soir et matin en onctions sur le ventre pour obtenir un effet purgatif.

LIQUEUR CONTRE LA GOUTTE (Laville).

Vin de Malaga	800	gr.
Alcool pur	100	—
Extrait alcoolique de coloquinte	10	—
Quinium	15	—

F. s. a. 2 à 15 gr. dans un demi-verre d'eau sucrée.

PILULES ANTIBILIEUSES (Barclay).

Extrait de coloquinte composé	8	gr.
Résine de jalap	4	—

Savon amygdalin	6	gr.
Gayac	12	—
Emétique	0 — 4	décigr.
Essence de genièvre		
— de carvi	ãã IV	gouttes
— de romarin		
Sirop de nerprun	Q. s.	

F. s. a. des pilules, de 0 gr. 20 cent. 5 à 6 par jour.

PILULES DE COLOQUINTE COMPOSÉES
(Trousseau).

Extrait de coloquinte	}	
Aloès	} ãã 1 gr.	
Gomme-gutte	}	
Extrait de jusquiame	0 — 25	centigr.

F. s. a. 20 pilules : 1 le soir.

PILULES COLOQUINTE COMPOSÉES
(Codex).

Chaque pilule contient 0 gr. 05 centigr. de coloquinte : 1 à 4 par jour.

AUTRES (Ewald).

Extrait de coloquinte composé	}	
Savon médicinal	} ãã 2 gr.	
Essence de camomille	II	gouttes.

F. s. a. 30 pilules. 1 à 2 par jour.

AUTRES (Fothergill).

Extrait de coloquinte	}	
Aloès	} ãã 3 gr.	
Scammonée	}	
Tartre stibié	0 — 20	centigr.

F. s. a. 50 pilules. 1 par jour.

PILULES PURGATIVES DIURÉTIQUES.
(Franck).

Extrait de coloquinte composé	1 gr.
Poudre de gomme-gutte	1 —
Calomel pulvérisé	0 — 50 centigr.
Sirop de gingembre	Q. s.

M. et F. 12 pilules. 6 le matin et 6 le soir dans l'hydropisie (Bouch.).

POMMADE COLOQUINTE (Chrestien).

Axonge	30 gr.
Coloquinte en poudre	2 à 5 —

M. en frictions sur l'abdomen pour purger.

TEINTURE DE COLOQUINTE ANISÉE
(Dahlberg).

Coloquinte	8 gr.
Badiane	1 —
Alcool	100 —

X à XX gouttes.

VIN DE COLOQUINTE (Bouchardat).

Coloquinte	5 gr.
Vin de Malaga	150 —

F. macérer pendant 4 jours. 1 cuillerée toutes les heures jusqu'à effet purgatif.

CONCOMBRE. — *Cucumis sativus.* (Cucurbitacées.)

Part. empl. — Pulpe.
Prop. thérap. — Adoucissant.
Prép. pharm. et posol. — *A l'ext.* Suc en pommade.

POMMADE DE CONCOMBRES (Codex).
Emolliente, adoucissante.

— CONCOMBRE SAUVAGE OU PURGATIF. — *Ecballium elaterium* (Cucurbitacées). *Syn.* Giclet.

Part empl. — Fruit dont on exprime le suc.
Princ. act. — Elatérine.
Prop. thérap. — Purgatif violent.
Prép. pharm. et posol. — *A l'int.* extrait d'elaterium avec fécule (formule française) 0 gr. 05 à 0 gr. 10 centigr. extrait de suc pur (formule anglaise) 0 gr. 005 mill. à 0 gr. 015 mill.

PILULES DRASTIQUES OPIACÉES (Langley).

Extrait d'elaterium	1 gr.
Opium pulvérisé	1 —

F. s. a. 50 pilules. 1 toutes les heures contre les coliques saturnines (surveiller).

— ÉLATÉRINE ($C^{20}H^{28}O^3$). Insoluble eau, peu soluble éther, soluble alcool éthylique bouillant, sulfure de carbone, chloroforme.

Prop. thérap. — Purgatif drastique.
Prép. pharm. et posol. — *A l'int.* teinture XX à XL gouttes.

PILULES COMPOSÉES.

Élatérine 0 gr. 005 milligr. à 0 gr. 01 cent.	
Aloès	0 — 05
Extrait de jusquiame	0 — 20

M. pour une pilule.

POUDRE D'ÉLATÉRINE (Bright).

Élatérine	0 gr. 10 centigr.
Crème de tartre soluble	20 —

M. et F. 30 paquets. 1 toutes les 3 ou 4 heures pour obtenir une purgation sans coliques.

CONDURANGO. — *Gonolobus condurango* (Asclepiadées).

On emploie l'écorce qui contient plusieurs glucosides, le mieux connu est la *condurangine* (Tanret).

Préconisée comme antinévralgique, antirhumatismale et contre les gastrites.

Prép. pharm. et posol. — Decocté 15 p. 300, extrait mou 0 gr. 25 à 1 gr., vin 30 gr. par jour.

CONSOUDE. — *Symphytum officinale* ou *consolida* (Borraginées). *Syn.* grande consoude, oreilles d'âne ou de vache, langue de vache, herbe aux coupures.

Part. empl. — Racine.

Princ. act. — Tannin (en très petite quantité).

Prop. thérap. — Astringent léger.

Prép. pharm. et posol. — *A l'int.* infusé 20 p. 1000, sirop *ad libitum.*

CONVALLARIA MAIALIS. — Voir *Muguet.*

COPAHU. — *Syn.* Baume de copahu, provient d'incisions faites dans le tronc de plusieurs arbres de la famille des Cæsalpiniées et du genre Copaifera, mais surtout du *Copaifera officinalis.*

Princ. act. — Acide copahivique et huile essentielle.

Prop. thérap. — Anticatarrhal. Antiblennorrhagique.

Prép. pharm. et posol. — *A l'int.* opiat au baume de copahu (Codex) — 5 à 20 gr. — capsules, pilules, potions, etc. — *A l'ext.* baume de copahu en pansements, — eau distillée de copahu, en injections.

BOLS ASTRINGENTS FERRUGINEUX
(Soc. de pharm. de Bord.).

Copahu solidifié par la magnésie	} āā 0 gr. 25 centigr.
Poudre de cubèbe	}
Goudron	
Ethiops martial	} āā 0 — 05 —
Magnésie calcinée	Q. s.

M. pour 1 bol. 10 à 40 par jour en 6 ou 8 fois.

BOLS ASTRINGENTS SIMPLES. (Soc. de pharm. de Bord.).

Copahu solidifié par la magnésie	} āā 0 gr. 25 centigr.
Poudre de cubèbe	}
Goudron	0 — 05 —
Magnésie calcinée	Q. s.

M. pour 1 bol. 10 à 40 par jour en 6 ou 8 fois.

BOLS BALSAMIQUES (Debreyne)

Copahu	} āā 0 gr. 20 centigr.
Oléo-résine de térébenthine	}
Cachou	} āā 0 — 25 —
Extrait de quinquina.	}
Poudre de réglisse	Q. s.

M. pour 1 bol. 6 à 18 par jour en 8 fois.

BOLS DE COPAHU AU MATICO (Favrot).

Copahu	1 gr.
Essence de matico	0 — 05 centigr.
Magnésie calcinée	Q. s.

F. un bol gélatinisé. 5 à 20 par jour en 6 fois.

CAPSULES DE COPAHU (Raquin).

Copahu	0 gr. 30 centigr.
Magnésie calcinée	Q. s.

Pour une capsule entourée de gluten. 10 à 30 par jour en 6 ou 8 fois.

CAPSULES COPAHU GOUDRON
(Ricord, Favrot).

Copahu pur	220	gr.
Goudron de Norwège	20	—
Magnésie calcinée	15	—

F. s. a. 400 capsules. 15 par jour.

COPAHU SOLIDIFIÉ.

Baume de copahu	16	gr.
Magnésie hydratée	1	—

M. 10 à 20 gr. par jour en 3 fois.

EAU DISTILLÉE DE COPAHU (Dorvault).

Copahu	Q. v.
Eau commune	Q s.

Distillez jusqu'à ce que l'essence cesse de passer ; séparez l'essence par décantation. 150 à 200 gr. par jour en injections.

ÉLECTUAIRE DE COPAHU FERRÉ.

Copahu	} āā	50 gr.
Poivre cubèbe pulv.	}	
Hydrocarbonate de magnésie		3 —
Oxyde noir de fer		1 —

M. le copahu avec l'oxyde de fer, ajoutez les deux autres substances. 10 à 40 gr. en 6 ou 8 fois.

ÉMULSION COPAHU (Le Beuf, Codex).

Baume de copahu	20	gr.
Alcool à 90°	100	—
Teinture de Panama	100	—
Eau	780	—

ÉMULSION COPAHU (H. P.).

Copahu	}	
Eau distillée de laitue	}	
— — de fleur d'oranger	} āā	30 gr.
Sirop diacode		
Gomme arabique pulvérisée		8 —

F. s. a. 3 à 6 cuillerées par jour en 3 fois.

ÉMULSION COPAHU OFFICIN. (Jeannel).

Oléo-résine de copahu 40 gr.
Carbonate sodique cristallisé 20 —
Eau distillée 140 —

M. agitez. 5 à 15 gr. par jour en 6 ou 8 fois.

INJECTION BALSAMIQUE ANTIBLEN-NORRHAGIQUE (Jeannel).

Émulsion de copahu officinale 25 gr.
Eau distillée 75 —
Laudanum de Sydenham XII gouttes

M.

INJECTION COPAHU (Clerc).

Copahu 1 gr.
Eau 120 —
Jaune d'œuf Q. s.

Pour faire une émulsion. 5 ou 6 injections par jour.

INJECTIONS D'EAU DISTILLÉE DE COPAHU CONTRE BLENNORRHÉE (Langlebert).

1. Eau distillée de copahu 100 gr.
Teinture d'iode XV à XX gouttes

M. 3 injections par jour.

2. Eau distillée de copahu 100 gr.
Sulfate de zinc 0 — 40 centigr.
Oxyde de zinc porphyrisé 4 à 6 —

F. s. a. Une solution trouble. 4 ou 6 injections par jour.

LAVEMENT AU COPAHU (Velpeau, Ricord).

Copahu 15 à 30 gr.
Jaune d'œuf n° 1
Décocté de guimauve 200 —
Laudanum de Sydenham 1 —

Dans le cas où le copahu ne peut pas être donné par la bouche.

OPIAT ANTIBLENNORRHAGIQUE (Beyran).

Copahu pur 30 gr.
Magnésie calcinée 3 —
Cachou pulvérisé 5 —
Cubèbe en poudre 40 —
Essence de menthe
— de cannelle } āā V gouttes

M. De 1/2 à 4 cuillerées à café par jour (Ewald).

OPIAT COPAHU ET CUBÈBE.

Oléo-résine de copahu 25 gr.
Poivre cubèbe pulvérisé 50 —
Essence de menthe 1 —

M. 12 à 30 gr. par jour en 6 ou 7 fois.

OPIAT COPAHU ET FER.

Copahu 10 gr.
Poivre cubèbe 20 —
Tartrate ferrico-potassique 2 —
Sirop de ratanhia Q. s.

F. s. a. 5 à 20 gr. Blennorrhagie avec anémie.

OPIAT DE LARREY.

Térébenthine de copahu
Sucre } āā 200 gr.
Gomme arabique 50 —
Laque carminée 5 —
Eau de menthe poivrée Q. s.

F. s. a. 5 à 10 gr. matin et soir. Gonorrhées rebelles.

PILULES DE GALL, CONTRE CATARRHE VÉSICAL (Foy).

Copahu
Térébenthine de Bordeaux } āā 10 gr.
Magnésie Q. s.

F. 100 pilules. 9 à 12 par jour en 3 fois.

PILULES DE COPAHU (F. H. M. Cod. 66).

Oléo-résine de copahu 16 gr.
Magnésie calcinée 1 —

M. 4 à 20 gr. en bols de 0 gr. 4 décigr. à 0 gr. 5 décigr.

POTION ANTIBLENNORRHAGIQUE (Langlebert).

Eau distillée de copahu 300 gr.
— — de laurier-cerise 10 —
Sirop simple Q. s.

M. A prendre en 1 ou 2 jours.

POTION DE CHOPPART (Codex).

3 ou 6 cuillerées par jour. Chaque cuillerée contient 3 gr. de copahu.

POTION CONTRE DIPHTÉRIE (Bergeron).

Baume de copahu 0 gr. 50 centigr. à 2 gr.
Alcool 10 —
Hydrolat de menthe 100 —
Sirop d'écorces d'oranges amères 20 —

F. s. a. Par cuillerée toutes les 2 heures.

POTION ÉMULSIVE AU COPAHU (Dorvault).

Eau distillée de menthe 125 gr.
Carbonate sodique cristallisé 2 —
Copahu 30 —
Sirop de gomme 30 —
Ether sulfurique 2 —

M. et agitez, une cuillerée à bouche 6 à 8 fois par jour.

SUPPOSITOIRE AU COPAHU (Colombat).

Copahu solidifié
Beurre de cacao } āā 3 gr.
Extrait d'opium 0 — 02 centigr.

Pour un suppositoire. 1 le matin et 1 le soir. Blennorrhées et leucorrhées chroniques (Ewald).

COQUE DU LEVANT. — Fruit de l'*Anamirta cocculus* (Ménispermées).

Part. empl. — Fruit.

Princ. act. — Picrotoxine.

Prop. thérap. — Antiépileptique, anthelminthique, parasiticide.

Prép. pharm. et posol. — Préparations de picrotoxine : — 1 à 2 milligr. pour les enfants — 3 à 6 milligr. pour les adultes, en granules ou solution.

SOLUTION.

Picrotoxine	0 gr. 03 centigr.
Alcool	10 —
Eau distillée	110 —

M. Une demi-cuillerée à café en deux fois.

TEINTURE (Planat de Volorville).

Coque du Levant	100 gr.
Alcool rectifié	500 —

F. s. a. II gouttes par jour, en augmentant jusqu'à **XXX.**

COQUELICOT. — *Papaver rhœas* (Papavéracées). Syn. Pavot rouge, ponceau.

Part. empl. — Fleurs.

Prop. thérap. — Béchique, adoucissant.

Prép. pharm. et posol. — A l'int. conserve, — infusé 5 à 10 p. 1000. — Sirop, 10 à 50 gr.

CORAIL. — *Corallium rubrum* (Coralliens, zoophytes).

Prop. thérap. — Employé comme dentifrice.

Prép. pharm. et posol. — A l'ext. poudre.

POUDRE DENTIFRICE DÉCOLORANTE.

Chlorure de chaux	5 gr.
Phosphate de chaux	30 —
Poudre de savon	10 —
Corail pulvérisé	10 —

M. exactement.

CORIANDRE. — *Coriandrum sativum* (Ombellifères).

Part. empl. — Séminoïdes.

Prop. thérap. — Carminatif, excitant, stomachique.

Prép. pharm. et posol. — Infusé 10 p. 1000.

ESPÈCES CARMINATIVES OU QUATRE SEMENCES CHAUDES (Cod.).

Fruits d'anis		
— de carvi	āā	P. E.
— de coriandre		
— de fenouil		

M. 10 gr. pour 1 litre de tisane.

CORNE DE CERF du *Cervus elaphus.* (Mammifères ruminants.) *Syn.* bois de cerf, cornichon de cerf.

Princ. act. — Gélatine, phosphate de chaux.

Prop. thérap. — Adoucissant, antidiarrhéique.

Prop. thérap. et posol. — A l'int. corne de cerf *râpée ;* — gelée (Codex); — corne de cerf *calcinée,* — on emploie de préférence le phosphate de chaux, tribasique.

DÉCOCTION BLANCHE DE SYDENHAM.

Corne de cerf calcinée porphyrisée	10 gr.
Mie de pain blanc	20 —
Gomme arabique	10 —
Sucre blanc	60 —

Eau distillée de fleur d'oranger	10 gr.
Eau	1000 —

F. s. a., antidiarrhéique. Dose ad libitum. Le Codex remplace la corne de cerf par le phosphate tri-calcique.

GELÉE DE CORNE DE CERF (Codex).

250 gr. de corne de cerf râpée pour
2000 gr. d'eau.
Dose ad libitum.

COTO. — *Palicurea densiflora.* (Rubiacées.)
Part. empl. — Ecorce.
Princ. act. — Cotoïne.
Prop. thérap. — Stimulant stomachique.
Prép. pharm. et posol. — *A l'int.* Poudre de cotoïne 0,15 à 0,20 centigr., — teinture de coto au dixième, IV à X gouttes par heure, chez l'enfant, XV à XXX gouttes chez l'adulte.

PILULES DE COTOÏNE.

Poudre de cotoïne	1 gr. 20 centigr.
Extrait de gentiane	4 —
Poudre de réglisse	Q. s.

F. 40 pilules. 4 à 6 par jour.

POTION DE TEINTURE DE COTO.

| Eau. | 100 gr. |
| Eau de laurier-cerise | 20 — |

Jaune d'œuf no 1.	
Teinture de coto	LX gouttes.
Sirop simple	20 gr.

M. s. a. par cuillerées à bouche en 24 heures.

POUDRE DE COTOÏNE.

| Poudre de cotoïne | 0 gr. 20 centigr. |

Divisez en 4 doses. 1 toutes les 3 heures.

COUMARINE. — V. *Faham et fève tonka.*

COURGE. — V. *Potiron.*

COUSSO OU KOUSSO. — *Hagenia abyssinica : brayera anthelminthica.* Rosacées.
Part. empl. — Fleurs.
Princ. act. — Koussine.
Prop. thérap. — Tæniafuge par excellence,
Prép. pharm. et posol. — *A l'int.* poudre de fleurs 15 à 20 gr. en infusion, — résine 0,50 à 2 gr.

APOZÈME DE COUSSO (Cod.).

20 gr. de poudre pour 150 gr. d'eau.

A prendre en une fois sans avoir passé.

COUSSO GRANULÉ.

| Cousso en poudre | 16 gr. |
| Sucre | 32 — |

Granulez

DÉCOCTION DE COUSSO (F. H. M.).

Fleurs de cousso	40 gr.
Sucre blanc	30 —
Eau	1000 —

F. sécher le cousso ; pulvérisez avec le sucre.

F. bouillir à petit feu jusqu'à réduction à 500.

Passez, exprimez. A prendre en 2 ou 3 fois.

CRÉOLINE. — *Syn. Crésyl.* Liquide brun foncé, à réaction alcaline, retiré du goudron par un procédé tenu secret ; on trouve sous ce nom plusieurs liquides dont la composition ne parait pas identique : ils donnent, par simple mélange avec l'eau, une émulsion qui est employée aux mêmes usages que l'eau phéniquée.

CRÉOSOTAL. — *Carbonate de créosote.* — Substance mielleuse, insoluble dans l'eau ; miscible à l'éther, à l'alcool, soluble dans les huiles grasses ; inodore et ne présentant pas la saveur brûlante de la créosote dont il est le succédané.
Dose. — 1 à 6 gr. pour les enfants ; 4 à 15 gr. pour les adultes ; on l'administre dans l'huile de foie de morue, à 1/10 ; 3 à 6 cuillerées par jour.

CREOSOTE. — Produit de la distillation du goudron de hêtre.

La créosote officinale est constituée par un mélange de *Gaiacol*, de *Créosol*. et de *Cresylol* (ou *Crésol*).

Une partie est soluble dans 300 à 400 gr. d'eau à 15° (dans 100 parties d'après M. Catillon); facilement soluble et en toutes proportions dans l'alcool, l'éther et les huiles grasses et dans la glycérine. La saponine facilite la dissolution de la créosote dans l'eau (Bouchard.)

D'après M. Catillon la créosote médicinale doit présenter les caractères suivants : densité 1080. Entièrement volatile de 200 à 212 degrés — soluble en toutes proportions dans la glycérine — doit être incolore et rester telle fort longtemps, même à la lumière — doit être neutre, ne pas coaguler le collodion (absence d'acide phénique).

Prop. thérap. — Antiémétique, antispasmodique, antiexpectorant, astringent, stimulant, parasiticide, odontalgique.

Prép. pharm. et posol. — *A l'int.* 1 à 2 gr. — *A l'ext.* 0,50 p. 100.

Incompat. — Eau albumineuse.

COLLUTOIRE A LA CRÉOSOTE (Pauleon).

Infusion de sauge	200 gr.
Créosote	1 —

M. en agitant. Pour toucher les ulcérations accompagnant la salivation mercurielle.

EAU CRÉOSOTÉE.

Créosote	1 gr.
Eau	100 —

Filtrez pour séparer l'excès de créosote. M. Pansement des plaies.

ÉLIXIR CRÉOSOTÉ (Codex)
Syn. Rhum Créosoté.

Créosote officinale	15 gr.
Rhum	975 —

Une cuillerée à bouche renferme environ 0 g. 20 de créosote.

ÉLIXIR CRÉOSOTÉ.

Créosote	10 gr.
Alcool à 80°	300 —
Sirop de gentiane	700 —

GLYCÉRINE CRÉOSOTÉE.

Créosote pure	1 gr.
Alcool	4 —
Glycérine	60 —

M. Attouchement dans la laryngite tuberculeuse.

HUILE DE FOIE DE MORUE CRÉOSOTÉE.

Créosote	15 gr.
Huile de foie de morue	975 —

M. 1 à 2 cuillerées à bouche par j. Une cuillerée à bouche contient 0 g. 20 de créosote.

INJECTION HYPODERMIQUE (Gimbert).

Créosote officinale	1 gr.
Huile d'olives ou d'amandes douces lavée à l'alcool puis stérilisée à 250°	14 —

Le Dr Burlureau emploie la même formule.

Dose de 10 à 100 gr. par jour et même 200 gr. progressivement en injectant très lentement 20 gr. par heure au moyen d'un appareil spécial.

LOTION CONTRE LA FIÈVRE TYPHOÏDE (Laveran).

Créosote	5 gr.
Eau	500 —

M. en agitant.

ONGUENT CRÉOSOTÉ.

Créosote 0 gr. 025 à 0 gr. 050 milligr.	
Vaseline	60 —

Triturez et M. Pansement des plaies de mauvaise nature.

PILULES DE CRÉOSOTE (Yvon.).

Créosote de hêtre	10 gr.
Poudre de savon séchée à l'étuve	10 —
Phosphate de chaux précipité	5 —

Pour 100 pilules contenant 0 gr. 10 centigr. de créosote.

PILULES CRÉOSOTÉES (Fuchs).

Créosote	1 gr.
Acétate de plomb	
Poudre d'opium	āā 0 — 30 centigr.
Extrait de quinquina	Q. s.

Pour 50 pilules. 2 à 4 par jour (Phthisie).

PILULES CRÉOSOTÉES (Bouchard. Codex.)

Créosote de hêtre	10 gr.
Savon amygdalin desséché et pulvérisé. Q. S. environ	25 gr.

Pour 100 pilules, contenant 0 gr. 10 centigr. de créosote.

POMMADE CONTRE ENGELURES (Devergie).

Axonge	30 gr.
Créosote	
Sous-acétate de plomb liquide	āā X gouttes.
Extrait thébaïque	0 gr. 10 centigr.

F. s. a.

POTION CONTRE TYPHUS EXENTH.
(Murchisson).

Créosote	
Acide acétique	ãã 0 gr. 40 centigr.
Ether sulfurique alcoolisé	ãã 15 —
Sirop de sucre	
Eau	210 —

Par cuillerée à bouche.

RHUM CRÉOSOTÉ (Reliquet) (Codex).

| Créosote au hêtre | 15 gr. |
| Rhum | 985 — |

SUPPOSITOIRE A LA CRÉOSOTE (Catillon).

Créosote	0 gr. 50 centigr.
Beurre de cacao	3 —
Cire blanche	0 — 50 —

pour 1 suppositoire.

N. B. — L'addition de la cire est inutile même en été.

VIN CRÉOSOTÉ (Bouchard-Gimbert).

Créosote	13 gr. 50 centigr.
Teinture de gentiane	20 —
Alcool de Montpellier	250 —
Vin de Malaga pour faire un litre	Q. s.

M. 1 à 2 cuillerées à soupe dans un verre d'eau le matin à jeun, et le soir : 0,20 par cuill. à bouche.

VIN CRÉOSOTÉ (Dujardin-Beaumetz).

Créosote	18 gr.
Alcool de Montpellier	250 —
Sirop de sucre	100 —
Vin de Malaga Q. s. pour faire un litre.	

M. Chaque cuillerée contient 0 gr. 30 centigr. de créosote; à donner dans un verre d'eau sucrée.

CRESALOL $C^{14}H^6(C^{14}H^6O^6)$. *Syn.* Salicylate de crésylol, para-crésalol : corps cristallisé, insipide, odeur analogue à celle du salol, insoluble eau, peu soluble alcool fond à 36°.

Prop. thérap. — Succédané du salol préconisé par Nencki pour pratiquer l'antisepsie intestinale.

Dose. — De 2 à 8 gr. par jour en cachets.

CRESOL. *Syn.* Acide cresylique, cresylol, para cresylol. — Phénol cresylique.

Le cresol, homologue des phénols, est un des principes constituants du goudron de Houille, on le trouve aussi dans *la Créosote*. On peut le préparer également au moyen du toluène. Le cresol (para) pur cristallisé en prismes incolores, fondant à 36° et bouillant à 202° à odeur mixte de Créosote et de Phénol. Le produit commercial est le plus souvent liquide, cependant on commence à le trouver dans le commerce sous forme de gros cristaux ; il est alors obtenu synthétiquement (Choay). Il est très peu soluble dans l'eau, mais se dissout avec facilité dans la glycérine et surtout dans l'alcool. D'après M. Delplanque il serait beaucoup plus antiseptique que l'acide phénique et moins toxique.

On peut l'employer en solutions antiseptiques en le solubilisant dans l'eau au moyen du savon (1/2 de son poids); M. Choay propose la formule suivante :

Paracresol cristallisé 30 gr., poudre de savon amygdalin 15 gr., eau 1,000 gr.

CRESSON. — *Nasturtium officinale.* (Crucifères.) *Syn.* Cresson de fontaine.

Part. empl. — Feuilles.
Princ. act. — Huile essentielle.
Prop. thérap. — Antiscorbutique, sialagogue.
Prép. pharm. et posol. — *A l'int.* suc 100 à 150 gr.

— **CRESSON DE PARA.** *Spilanthus oleraceus.* (Composées.) *Syn.* Spilanthe.

Part. empl. — Capitules.
Prop. thérap. — Odontalgique, sialagogue, antiscorbutique.
Prép. pharm. et posol. — *A l'int.* alcoolat et alcoolature 5 à 10 gr.

PARAGUAY-ROUX.

Feuilles de cresson de Para	40 gr.
Feuilles d'inula bifrons	10 —
Pyrèthre	16 —

Alcool à 86°	80 —

F. macérer 15 jours dans l'alcool. Exprimez et filtrez. — Odontalgique.

CROTON TIGLIUM. (Euphorbiacées.) *Syn.* Graine de Tilly, des Moluques, petits pignons d'Inde.

Part. empl. — Semences.

Princ. act. — Crotonol, acide crotonique.

Prop. thérap. — Purgatif très violent, anthelminthique, révulsif énergique.

Prép. pharm. et posol. — *A l'int.* huile I ou II gouttes. — *A l'ext.* huile III à VI gouttes, en frictions.

CRAYON D'HUILE DE CROTON.

Huile de croton	20 gr.
Cire	10 —
Beurre de cacao	10 —

EMPLATRE DE CROTON (Chomel).

Emplâtre diachylon gommé	8 gr.
Huile de croton	2 —

F. s. a.

ÉMULSION PURGATIVE.

Huile de croton	I à II gouttes.
— de ricin	10 —
Gomme arabique	5 —
Sirop d'orgeat	25 —
Eau	100 —

F. s. a.

LAVEMENT DE TABAC ET DE CROTON

Huile de croton tiglium	I à III gouttes
Feuilles de tabac sèches	5 gr.
Gomme arabique	10 —
Eau bouillante	150 —

F. infuser le tabac dans l'eau pendant 10 minutes ; passez. F. un mucilage avec la gomme et Q. s. d'infusé. — Ajoutez l'huile de croton. M. peu à peu le reste de l'infusé,

LINIMENT PURGATIF (Bouch.).

Carbonate de soude	0 gr. 50 centigr.

Triturez dans un mortier de verre. Ajoutez peu à peu :

Alcoolat de menthe	10 gr.
Huile de croton	0 — 50 centigr.

En frictions sur l'abdomen.

LINIMENT RÉVULSIF.

Huile de croton	1 gr.
Huile d'olives	5 —

M.

LOOCH PURGATIF.

Looch blanc	120 gr.
Huile de croton	I à II gouttes

M. 1 cuillerée à bouche d'heure en heure.

MIXTURE PURGATIVE (Chomel).

Huile d'amandes douces	60 gr.
Sirop de gomme	60 gr.
Huile de croton (II gouttes)	0 — 05 centigr.

PILULES CROTON.

Huile de croton (I goutte)	0 gr. 025 milligr.
Mie de pain	Q. s.

M. pour 1 pilule.

PILULES DRASTIQUES.

Huile de croton	I à II gouttes.
Savon amygdalin	
Poudre de guimauve	} āā 1 gr.

Pour 10 pilules.

PILULES HYDRAGOGUES (Schlessier).

Huile de croton	IV gouttes
Gomme-gutte	
Extrait coloquinte	} āā 0 gr. 10 centigr.
Guimauve pulv.	Q. s.

Pour 10 pilules. 1 à 2 par jour.

POTION PURGATIVE (Bossu).

Résine de scammonée	
Résine de jalap	} āā 0 gr. 25 centigr.
Huile de croton	II gouttes
Sirop de chicorée composé	40 gr.
Eau distillée de menthe	100 —
Eau distillée de fleurs d'oranger.	4 —

M. par trituration les résines et l'huile avec le sirop : ajoutez peu à peu les eaux distillées. Par cuillerées à bouche toutes les 1/2 heures.

TEINTURE D'HUILE DE CROTON TIGLIUM (Bouch.).

Huile de croton	1 gr.
Alcool rectifié	30 —

F. s. a. XV à XX gouttes dans un véhicule convenable. XXX gouttes contiennent à peu près une goutte d'huile.

— **CROTON CHLORAL.** — V. *Chloral.*

CUBÈBE. — *Piper cubeba* ou *Cubeba officinarum* (Pipéracées). *Syn.* Poivre à queue.

Part. empl. — Fruit.

Princ. act. — Cubébine et huile essentielle.

Prop. thérap. — Stimulant, stomachique, antigonorrhéique, anti-blennorhagique.

Prép. pharm. et posol. — *A l'int.* extrait oléo-résineux 1 à 3 gr., — infusé 20 p. 1000, — opiat 10 à 25 gr., — poudre 8 à 30 gr.

Nota. — Pour un certain nombre de formules, où l'on peut faire entrer le cubèbe nous renvoyons à l'art. *Copahu.*

BOLS DE CUBÈBE.

Cubèbe pulvérisé	1 gr.
Cire fondue	Q. s.

ÉLECTUAIRE ANTIBLENNORRHAGIQUE.

Poudre de cubèbe	100 gr.
Copahu	Q. s. 30 à 50 —
Essence de menthe	2 —

M. 10 gr. par jour en 3 fois dans du pain azyme.

ÉLECTUAIRE DE CUBÈBE (Fournier).

Cubèbe pulvérisé	16 à 30 gr.
Sirop de goudron	Q. s.

F. des bols à prendre en 6 ou 8 fois dans la journée.

ESSENCE CONCENTRÉE DE CUBÈBE.

Alcool rectifié à 33°	300 gr.
Extrait oléo-résineux de cubèbe	100 —

M. 5 à 15 gr. en perles.

EXTRAIT ALCOOLIQUE DE CUBÈBE (Puche).

Cubèbe pulvérisé	q. v.
Alcool à 22°	q. s.

F. s. a. pour obtenir un poids d'extrait liquide égal à celui de la poudre employée.

INJECTION DE CUBÈBE (Will).

Cubèbe concassé	30 à 60 gr.
Eau bouillante	500 —

F. infuser et filtrez. Ajoutez :

Extrait de belladone	0 — 20 centigr.

Faire dissoudre. 3 à 4 injections par jour.

LAVEMENT DE CUBÈBE (Velpeau).

Cubèbe en poudre	25 gr.
Décocté de racine de guimauve	250 —

M.

OPIAT ANTIBLENNORRH. (Diday).

Baume de copahu	12 gr.
Poivre cubèbe	18 —
Poudre de jalap	3 —
Gomme-gutte	0 — 20 centigr.
Sirop de roses pâles	Q. s.

M. f. s. a. un opiat à prendre en 2 ou 3 fois dans la journée.

PILULES CONTRE BLENNORRHÉE ET POLLUTIONS (Sigmund).

Camphre	0 gr. 40 centigr.
Extrait de cubèbes	5 —
Poudre —	Q. s.

Pour 50 pilules, 3 matin et soir.

SACCHARURE DE CUBÈBE (Delpech).

Extrait oléo-résineux de cubèbe	1 partie
Sucre	9 —

M. 2 gr. par jour dans du lait. Contre croup (Bergeron, J. Moreau).

SIROP DE CUBÈBE (Puche).

Sirop simple	300 gr.
Extrait alcool. liquide de cubèbe (Puche)	300 —

M. 120 gr. par jour, ou 6 cuillerées à bouche.

CUIVRE (acétate de) composition variable. *Syn.* Sous-acétate de cuivre, acétate basique de cuivre, verdet gris. Une partie est incomplètement soluble dans 13 d'eau à 15°, 15 d'alcool à 90°, 10 de glycérine, insoluble éther et chloroforme.

Prop. thérap. — Escharotique.

Prép. pharm. et posol. — *A l'int.* 0 gr., 005 milligr. à 0 gr., 01 centig. — *A l'ext.* poudre en emplâtres, etc.

COLLYRE AZURÉ (Scarpa).

Acétate de cuivre cristallisé	0 gr. 10 centigr.
Chlorhydrate d'ammoniaque	1 — 20 —
Eau de chaux	125 —

F. dissoudre. Filtrez. 2 instillations par jour (Foy).

EMPLATRE D'ACÉTATE DE CUIVRE, CIRE VERTE (Codex).

25 gr. de verdet sur 200 gr. de préparation, employé contre les cors.

EMPLATRE CONTRE CORS (Baudot).

Cire blanche pure	16 parties
Emplâtre de poix	8 —
Galbanum en larmes	8 —

F. ondre, passez, ajoutez :

Acétate de cuivre porphyrisé 8 —
Essence de térébenthine 1 —
Créosote 2 —

Délayez ces 3 substances dans l'emplâtre retiré du feu, agitez. En applications sur le cor trempé et coupé.

MIEL ESCHAROTIQUE, ONGUENT EGYPTIAC
(Codex).

1 partie de sous-acétate de cuivre pour 1 de vinaigre et 2 de miel.

MIXTURE CATHÉRÉTIQUE OU COLLYRE DE
LANFRANC (Codex).

Aloès
Myrrhe } ãã 5 gr.
Verdet 10 —
Sulfure jaune d'arsenic 15 —
Eau distillée de rose 380 —
Vin blanc 1000 —

Agitez. Pour toucher les ulcérations.

POUDRE ESCHAROTIQUE DE HUNTER
(Ph. Esp.).

Verdet pulvérisé } ãã · P. E.
Sabine pulvérisée

— CUIVRE (oléo-stéarate de).

POMMADE DE JEANKEL.

Oléo-stéarate de cuivre 1 gr.
Axonge 40 —

M. Impetigo, en onctions sur les parties malades du cuir chevelu.

— CUIVRE (oxyde noir de). — *Syn.* Bioxyde de cuivre.

Prop. thérap. — Fondant, tænifuge (?).

Prép. pharm. —A *l'int.* poudre 0 gr., 20 à 0 gr., 80 centigr. (Inusité en France.) — A *l'ext.* poudre 0 gr., 50 à 1 gr. en frictions.

POMMADE (Mosler).

Oxyde noir de cuivre 10 gr.
Vaseline 50 —

M. 2 frictions par jour contre l'induration chronique des glandes.

POMMADE CONTRE AMAUROSE (Sichel).

Oxyde noir de cuivre 1 gr.
Axonge 10 —

— CUIVRE (phosphate de). —Préconisé contre tuberculose (Luton) : est obtenu par double décomposition dans les préparations suivantes :

MIXTURE POUR INJECTIONS HYPODERMIQUES (Luton).

Phosphate de cuivre récemment
précipité 1 gr.
Glycérine 3 —
Eau 2 —

1 injection par jour.

PILULES D'ACÉTO-PHOSPHATE DE CUIVRE
(Luton)

Acétate neutre de cuivre 0 gr. 01 centigr.

— CUIVRE (sulfate de) (SO⁴Cu+5H²O). — *Syn.* Couperose bleue, Vitriol bleu. Une partie est soluble dans 4 d'eau à 15°; 3,33 de glycérine, insoluble alcool et éther.

M. Couvrir les végétations des organes génitaux.

SOLUTION D'ACÉTATE DE CUIVRE
(Lafargue).

Acétate de cuivre cristallisé 0 gr. 10 centigr.
Eau distillée 300 gr.

F. dissoudre. Prurigo, hyperesthésie générale de la peau. 1 cuillerée à bouche représente 0 gr. 005 milligrammes d'acétate. 1 cuillerée dans de l'eau sucrée une heure avant chaque repas.

TOPIQUE ANTISYPHILITIQUE (Cirillo).

Miel égyptiac 10 gr.
Délayez dans :
Eau 80 —

En applications 2 ou 3 fois par jour au moyen d'une compresse sur les ulcères syphilitiques.

POMMADE (Mosler).

M. 4 onctions par jour sur le front et les tempes.

POMMADE CONTRE ZONA (Glones).

Oxyde noir de cuivre 0 gr. 75 centigr. à 4 gr.
Pommade rosat 30 —

M. Onctions légères soir et matin.

Phosphate de soude cristallisé 0 gr. 05 centigr.
Glycérine et poudre de réglisse Q. s.

Pour 1 pilule : dose 4 à 6 par jour.

POTION (Luton).

Acétate de cuivre 0 gr. 05 centigr.
Phosphate de soude 0 — 50 —
Potion gommeuse 125 —

F. s. a. par cuillerée.

Prop. thérap. — Antispasmodique, fébrifuge, vomitif, astringent, caustique.

Prép. pharm. et posol. — *A l'int.* 0 gr.,005 millig. à 0 gr., 02 cent. (antispasmodique, fébrifuge), — 0 gr., 10 à 0 gr., 30 centigr. (vomitif). — *A l'ext.* 0 gr., 05 à 0,20 centigr. p. 20 gr. en pommades, solutions, collyres, etc.

Incompat. — Sulfures, sels de plomb, décoctés astringents, borax, alcalis et leurs carbonates.

COLLYRE ASTRINGENT RÉSOLUTIF (Debreyne).

Sulfate de cuivre   1 gr.
Eau distillée de roses 130 —
Sulfate de morphine   0 — 10 centigr.
F. dissoudre. 1 instillation par jour.

COLLYRE.

Sulfate de cuivre crist.   0 gr. 20 centigr.
Eau distillée   120 —

COLLYRE CONTRE CONJONCTIVITES CHRONIQUES (Sichel).

Sulfate de cuivre   0 gr. 05 centigr.
Eau distillée   10 —
Laudanum de Sydenham VI gouttes
M.

COLLYRE DÉTERSIF (Helvetius).

Sulfate de cuivre)
Alun cristallisé   } ãã 1 gr.
Azotate de potasse)
Camphre pulvérisé   0 — 04 centigr.
Eau distillée   00 —
F. dissoudre en triturant ; filtrez.

COLLYRE PIERRE DIVINE.

Pierre divine   1 gr.
Eau de roses   250 —

COLLYRE SULFATE DE CUIVRE (Debreyne).

Sulfate de cuivre 0 gr. 25 centigr. à 1 gr.
Eau distillée   30 —
F. dissoudre.

COLLYRE SULFATE DE CUIVRE (F. H. M.).

Sulfate de cuivre   1 gr.
Teinture d'opium   4 —
Eau distillée   300 —
F. dissoudre. M.

CRAYONS CAUSTIQUES (Bouillon).

Sulfate de cuivre pulv.) ãã   P. E.
Gutta-percha   )
F. fondre la gutta-percha, et ajoutez le sulfate.

CRAYONS ESCHAROTIQUES (H. P.).

Sulfate de cuivre pulv.   10 gr.
Alun pulv.   )
Azotate de potasse pulv. } ãã   5 —
M. F. fondre et coulez dans une lingotière.

CRAYONS SULFATE DE CUIVRE (F. H. M.).

Sulfate de cuivre en poudre fine 15 gr.

Gomme du Sénégal blanche et
  choisie   1 —
Eau distillée   1 —
F. avec la gomme et l'eau une solution épaisse, incorporez le sulfate de cuivre.

EAU STYPTIQUE D'ALIBOUR (Cad.).

Sulfate de cuivre   10 gr.
  — de zinc   35 —
Camphre   5 —
Safran en poudre   2 —
Eau de pluie ou de ri-
  vière   11 litres
M., agitez, laissez reposer 24 heures, décantez. Ophtalmies chroniques. Souvent on ajoute de l'eau.

GLYCÉROLÉ AU SULFATE DE CUIVRE.

Glycérolé d'amidon   50 gr.
Sulfate de cuivre   0 gr. 50 à 1 —
M.

INJECTION ANTICATARRHALE (Triquet).

Sulfate de cuivre   1 gr.
Miel rosat   30 —
Eau distillée de roses   100 —
F. dissoudre, catarrhe aigu de l'oreille.

INJECTION ANTILEUCORRHÉIQUE (Nélaton).

Sulfate de cuivre cristallisé 1 gr.
Eau commune   200 —
F. dissoudre.

LIQUEUR DE SCHMALZ.

Sulfate de cuivre)
  — de zinc   } ãã   3 gr.
Verdet   )
Mellite de roses   20 —
Eau   40 —
F. dissoudre dans l'eau les sulfates; triturez le verdet avec la solution; ajoutez le mellite. Cathérétique. Injections dans les trajets fistuleux.

LIQUEUR DE VILLATE (Codex).

Sous-acétate de plomb liquide 30 gr.
Sulfate de cuivre) ãã
  — de zinc   )   15 —
Vinaigre blanc   200 —
Agitez; comme la liqueur précédente.

PIERRE DIVINE (Codex).

Azotate de potasse	100	gr.
Sulfate de cuivre	100	—
Alun	100	—
Camphre pulvérisé	5	—

POMMADE ANTI-OPHTALMIQUE (Desmares).

Sulfate de cuivre	1	gr.
Beurre frais ou Vaseline	20	—
Camphre	2	—

M. sur le porphyre. 1 onction par jour.

POMMADE SULFATE DE CUIVRE.

Sulfate de cuivre	2 à 8 gr.	
Beurre frais ou Vaseline	100	—
Camphre pulvérisé	1	—
Extrait d'opium	0 — 20	centigr.

M. sur un pharphyre.

POTION CONTRE BRONCHITE FIBRINEUSE (Sauer).

Eau	180 gr.	
Sulfate de cuivre	0 — 50	centigr.
Extrait d'opium	0 — 03	—

M. Par cuillerées à bouche toutes les heures.

POTION VOMITIVE.

Sulfate de cuivre	0 gr. 10	centigr.
Eau	100	—
Sirop de menthe	25	—

M. par cuillerée à bouche toutes les 10 minutes contre le croup.

POUDRE ANTIDIARRHÉIQUE (Esenman).

Sulfate de cuivre	0 gr. 015	milligr.
Opium	0 — 005	—
Sucre en poudre	Q. s.	

M. pour 1 paquet. 3 par jour.

POUDRE HÉMOSTATIQUE.

Sulfate de cuivre		25 gr.
Kino		
Alun	ãã	5 —
Colophane		20 —

SOLUTION ASTRINGENTE ESCHAROTIQUE (Heine).

Sulfate de de cuivre		
Sulfate de zinc	ãã	6 gr.
Eau distillée		125 —

F. dissoudre pour remplacer la liqueur de Villate.

— CUIVRE (SULFATE DE) AMMONIACAL. $(SO^4Cu\ (AzH^3)^4 + H^2O.)$ 1 partie soluble 1 part. 5 d'eau.

Prop. thérap. — Astringent, diurétique, antispasmodique.

Prép. pharm. et posol. — A l'int. 0 gr., 15 à 0 gr., 20 centigr.

Incompat. — Comme pour le sulfate de cuivre.

PILULES CONTRE L'ÉPILEPSIE (Biett).

Sulfate de cuivre ammoniacal	1	gr.
Extrait de valériane	5	—

F. s. a. 60 pilules. 1 à 4 par jour.

PILULES CUIVRIQUES (Swediaur).
PILULES BLEUES ALLEMANDES.

Mie de pain	3 gr.	
Sulfate de cuivre ammoniacal	0 — 40	centigr.

F. 18 pilules. 2 ou 3 par jour.

POTION CONTRE LA NÉVRALGIE FACIALE ÉPILEPTIFORME (Féréol).

Eau distillée	100 gr.	
Sirop de fleurs d'oranger	30	—

Sulfate de cuivre ammoniacal	0 gr. 15	centigr.

F. s. a. 3 à 4 cuillerées à chaque repas, le reste dans l'intervalle.

SOLUTION (Neumann).

Sulfate de cuivre ammoniacal	1 gr. 50	centigr.
Eau distillée	25	—

II à V gouttes par jour. Épilepsie chorée. Pollutions nocturnes.

SOLUTION DE TROUSSEAU.

Sulfate de cuivre ammoniacal	2	gr.
Eau	100	—
Sirop de sucre	40	—
Laudanum de Sydenham	5	—

F. s. a. 2 à 3 cuillerées à café par jour.

CUMIN. — *Cuminum cyminum* (Ombellifères).

Part. empl. — Séminoïdes.

Prop. thér. —
Prép. pharm. et posol. — } Comme l'anis.

CURCUMA. — *Curcuma longa* (Amomées). *Syn.* Souchet ou safran des Indes, racine de safran.

Part. empl. — Rhizome.

Prop. thér. — Aromatique, excitant, diurétique.

Prop. thérap. — A l'int. Poudre (inusité).

CYANHYDRIQUE (acide) CyH. Soluble eau et alcool. *Syn.* Acide prussique.

Prép. thér. — Sédatif.

Prép. pharm. et posol. — *A l'int.* Solution officinale au 1/100, V à XV gouttes. *A l'ext.* solution 1/100, 2 à 4 gr. pour 25 à 400.

N. B. L'acide cyanhydrique du Codex de 1884 est au *centième*. Celui du Codex de 1866 était au *dixième*.

Incompat. — Chlore et la plupart des sels métalliques, sulfures, oxydes, etc.

MÉLANGE POUR LOTIONS (Magendie).

| Acide hydrocyanique médicinal 1/100e | 40 gr. |
| Eau distillée de laitue | 500 — |

M. A prendre par cuillerées.

AUTRE.

| Acide cyanhydrique à 1/100e | 20 gr. |
| Lait d'amandes | 250 — |

POTION PRUSSIQUE.

Infusion d'espèces béchiques	100 gr.
Sirop de Tolu	20 —
Acide cyanhydrique méd.	XII gouttes

POTION PECTORALE (Magendie).

Acide prussique médicinal	XV gouttes
Infusion de lierre terrestre	100 gr.
Sirop de gomme	30 —

M. Par cuillerée toutes les 3 heures.

SIROP D'ACIDE CYANHYDRIQUE (Codex 1866).

1 gr. d'acide à 1/10 pour 199 gr. de sirop de sucre. 30 gr. dans une potion, n'est pas inscrit au nouveau Codex.

CYANURE DE ZINC $(CAz)^2 Zn$. Insoluble eau et alcool, soluble ammoniaque.

Prop. thérap. — Sédatif.

Prép. pharm. et posol. — *A l'int.* 0 gr., 05 à 0 gr., 10 centigr. — *A l'ext.* 0 gr., 20 centigr. p. 10 en pommade.

Incompat. — Acides, iodures, etc.

PILULES DE CYANURE DE ZINC (Luton).

Cyanure de zinc	1 gr.
Guimauve en poudre	5 —
Sirop de gomme	Q. s.

F. s. a. 40 pilules. 1 à 4 par jour.

POMMADE DE CYANURE DE ZINC (Cunier).

Cyanure de zinc	0 gr. 20 centigr.
Graisse	
Beurre de cacao	āā 5 gr.

F. s. a. En frictions tous les 1/4 d'heure.

POUDRE ANTISPASMODIQUE.

Cyanure de zinc	0 gr. 02 centigr.
Magnésie calcinée	0 — 20 —
Cannelle pulvérisée	0 — 15 —

M. A prendre en 1 fois.

CYANURE DE POTASSIUM (KCy). Très soluble eau. soluble 83 parties d'alcool à 90° et 3,12 de glycérine.

Prop. thérap. — Comme l'acide cyanhydrique.

Prép. pharm. et posol. — *A l'int.* 0 gr., 01 à 0 gr., 05 centigr. — *A l'ext.* en collyre 0 gr., 20 p. 30 ; — en lotions, 1 p. 40. — N. B. Ce sel est très facilement altérable, ne l'employer qu'avec prudence, action inconstante.

Incompat. — Acides, iodures, sels de fer et de mercure.

CÉRAT CALMANT

| Cyanure de potassium | 0 gr. 10 centigr. |
| Cérat | 30 — |

M.

COLLYRE.

| Cyanure de potassium | 0 gr. 10 centigr. |
| Eau de laurier-cerise | 0 — |

F. s. a.

MÉLANGE POUR LOTIONS (Biett).

Cyanure de potassium	0 gr. 50 cent. à 1 gr.
Emulsion d'amandes amères	100 —

M.

MIXTURE PECTORALE (Magendie).

Eau distillée de laitue	60 gr.
Cyanure de potassium	0 — 05 centigr.
Sirop de guimauve	30 —

M. Par cuillerées à café toutes les heures (Bouch.).

PILULES CALMANTES.

Chlorhydrate de morphine	0 gr. 25 centigr.
Cyanure de potassium	0 — 20 —
Asa fœtida	4 —
Savon médicinal	Q. s.

Pour 30 pilules. 1 à 2 au coucher.

POMMADE CONTRE LES DÉMANGEAISONS
(Hardy).

Cyanure de potassium	0 gr. 05 centigr. à 10 centigr.

Vaseline 30 gr

M.

POMMADE AU CYANURE DE POTASSIUM

Huile d'amandes douces	10 gr.
Cyanure de potassium	6 —
Axonge	60 gr.

POTION SÉDATIVE (Magendie).

Cyanure de potassium	0 gr. 10 centigr.
Eau distillée de laitue	60 —
Sirop de guimauve	30 —

*M. 1 cuillerée à café toutes les
2 heures. Surveiller.*

SOLUTION DE CYANURE DE POTASSIUM
(Roger).

Cyanure de potassium	0 gr. 20 centigr.
Eau distillée	100 —

F dissoudre. En compresses.

CYNOGLOSSE. — *Cynoglossum officinale* (Borraginées).
Sans propriétés thérapeutiques : a donné son nom aux pilules suivantes :

PILULES DE CYNOGLOSSE OPIACÉES (Codex).

La pilule de 0 gr. 20 centigr. contient 0 gr. 02 centigr. d'extrait d'opium.

CYNORRHODON. — Voy. *Rosier sauvage.*

D

DAPHNE MEZEREUM. *(Daphnacées.)* — *Syn.* Mezéréon
bois gentil.

Part. empl. — Écorce.

Princ. act. — Daphnéine.

Prop. thérap. — Antiherpétique, antipsorique, antisyphilitique.

Prép. pharm. et posol. — *A l'int.* écorce 4 à 5 gr. ; — Extrait
alcoolique 0 gr., 08 à 0 gr., 12 centigr.

MIXTURE ANTISYPHILITIQUE (Cazenave).

Sirop de daphné mezereum	100 gr.
Sirop de Tolu	250 —
Sous-carbonate d'ammoniaque	10 —

M. Une cuillerée matin et soir.

SIROP DE DAPHNÉ MEZEREUM (Cazenave).

Extrait alcoolique de daphné mezereum	0 gr. 10 centigr.
Sirop de sucre	500 —

F. s. a. 40 à 60 gr. par jour.

TISANE SUDORIFIQUE (Biett).

Gaïac râpé	30 gr.
Sassafras	10 —

F. bouillir dans 1 litre 1/2 d'eau

jusqu'à réduction à 1 litre. Ajoutez à la fin de l'ébullition :

Daphné mezereum	2 gr

2 verres matin et soir.

DATTIER. — *Phœnix dactylifera.* (Palmiers.)

Part. empl. — Fruits.

Prop. thérap. — Adoucissant, béchique, fait partie de quatre fruits pectoraux.

Prép. pharm. et posol. — *A l'int.* décocté 50 p. 1000, — pulpe *ad libitum.*

DATURA STRAMONIUM. — *(Solanées.) Syn.* Stramoine, pomme épineuse.

Part. empl. — Racine, feuilles, semences.

Princ. act. — Daturine.

Prop. thérap. — Narcotique, antispasmodique.

Prép. pharm. et posol.—*A l'int.* alcoolature V à XXX gouttes ; — extrait alcoolique 0 gr., 01 à 0 gr., 10 centigr. ; — extrait aqueux 0 gr., 02 à 0 gr., 20 centigr. ;—poudre 0 gr., 05 centigr. à 1 gr. ;—sirop 10 gr. à 30 gr. ;—teinture alcoolique V à XXX gouttes ;— teinture éthérée V à XXX gouttes. — *A l'ext.* huile Q. v. — Infusé 10 à 50 pour 1000.

CÉRAT DE DATURA.

Extrait de datura	1 gr.
Cérat	9 —

M.

CIGARETTES DE STRAMOINE (Codex).

1 gr. de feuilles par cigarette.

EMPLATRE DE DATURA (Planche).

Extrait alcoolique de datura	9 gr.
Résine élémi	3 —
Cire blanche	1 —

F. s. a.

PILULES ANTINÉVRALGIQUES (Oesterlen).

Semences de stramonium		
— de belladone	ãã	1 gr.
Sulfate de quinine		

F. s. a. 50 pilules. 1 à 4 par jour.

PILULES ANTINÉVRALGIQUES (Trousseau).

Extrait de stramoine	0 gr. 50 centigr.
Extrait d'opium	0 gr. 50 centigr.
Oxyde de zinc	8 —

F. s. a. 40 pilules. De 1 à 8 en 24 heures.

PILULES CONTRE L'ÉPILEPSIE (Léuret).

Extrait de stramonium	1 gr.
Extrait de belladone	1 —
Camphre	0 — 50 centigr.
Opium	0 — 50 —

F. s. a. 100 pilules. 1 par jour en augmentant jusqu'à 15 et 20.

SIROP DE DATURA (Codex).

5 gr. de ce sirop contiennent 0 gr. 37 centigr. de teinture de datura.

DERMATOL. ($C^7H^6O^5Bi,2H^2O$). *Gallate basique de bismuth, sous-gallate de bismuth.* Poudre insoluble de couleur jaune soufre, inodore, insoluble eau, alcool, éther, préconisée comme succédané de *l'Iodoforme*, de l'*Iodol*, de l'*Aristol*, est employé aux mêmes doses et aux mêmes usages.

POMMADE CONTRE L'ACNÉ SÉBACÉ
(Barthélémy)

Dermatol	2 gr.
Oxyde de zinc	5 —

Talc	10 gr.
Vaseline	20 —
Lanoline	10 —

En application le soir.

DEXTRINE $C^6H^{10}O^5$. Soluble dans l'eau, l'alcool dilué ; insoluble dans l'alcool anhydre.

Prop. thérap. — Délayée avec quantité suffisante d'eau, elle peut servir à la confection des appareils inamovibles; a été employée contre l'eczéma.

SOLUTION CONTRE L'ECZÉMA (Devergie).

Dextrine	125 gr.
Eau bouillante	1000 —

F. dissoudre. En compresses imbibées de la solution.

DIACHYLON (emplâtre). — V. *Codex.*

Prop. thérap. — Adhésif.

La formule des hôpitaux de Paris est la suivante :

Emplâtre simple	48 gr.
Cire jaune	3 —
Térébenthine	3 —
Poix blanche	3 —
Gomme ammoniaque	1 —
Bdollium	1 —
Galbanum	1 —
Sagapenum	1 —

DIASCORDIUM (électuaire). (Codex.)

Prop. thérap. — Antidiarrhéique.

Prép. pharm. et posol. — *A l'int.* 1 à 10 gr. en bols.

Pour les formules voir à *Bismuth.*

DIASTASE. — V. *Malt* et *Maltine.*

DICTAME. — *Dictamnus origanum* (Labiées).

Part. empl. — Feuilles.

Prop. thérap. — Excitant, emménagogue, fait partie du diascordium et de la thériaque.

Prép. pharm. et posol. — *A l'int.* poudre (inusité).

DIGITALE. — *Digitalis purpurea* (Scrofulariées). *Syn.* grande digitale, digitale pourprée, gantelée, doigtier, gants de Notre-Dame.

Part. empl. — Feuilles.

Princ. act. — Digitaline : *amorphe* et *cristallisée.*

Prop. thérap. — Sédatif énergique du cœur, diurétique puissant.

Prép. pharm. et posol. — *A l'int.* alcoolature V à XXX gouttes; — extrait alcoolique 0 gr., 05 à 0 gr., 20 centigr.; — extrait aqueux 0 gr., 10 à 0 gr., 30 centigr.; —infusé 1 gr. à 5 gr. p. 1000; — macéré de 0 gr., 10 à 0 gr., 50 centigr. pour 150 gr. d'eau et plus, en surveillant; — poudre 0 gr., 05 centigr. à 1 gr.; — sirop 10 à 50 gr., (20 gr. = 0 gr., 50 centigr. de teinture); teinture alcoolique X à XL gouttes; — teinture éthérée X à XL gouttes; — vin (Hôtel-Dieu et Trousseau) 20 gr. contiennent 0 gr., 10 centigr. de digitale; — dose 10 à 50 gr. — *A l'ext.* infusé 20 p. 1000.

Teinture alcoolique.	en compresses ou lotions.
Teinture éthérée.	

Incompat. — Sels de fer, d'argent et de plomb, décoctés astringents.

CONSERVE DE DIGITALE.		EMPLÂTRE DE DIGITALE (Codex).

Feuilles fraîches de digitale	1 gr.	FRICTIONS DIURÉTIQUES (Bouchardat).
Sucre blanc	3 —	

Triturez; faites sécher à l'étuve. Dose 0 *gr.* 50 *centigr. à 4 gr.*

Teinture de digitale	āā	50 gr.
Teinture de scille		

M. En frictions sur l'abdomen.

INFUSION DE DIGITALE (Hirtz).

Poudre de feuilles	1 gr. 50 centigr.
Eau à 70°	1000 —

F. infuser une 1/2 heure. A prendre dans la journée.

INFUSION DE DIGITALE (Jaccoud).

Poudre de feuilles	0 gr. 50 centigr.
Eau chaude	120 —
Sirop de digitale	30 —

F. infuser une 1/2 heure. A prendre dans la journée.

LAVEMENT DE DIGITALE.

Poudre de digitale	0 gr. 25 centigr. à 2 gr.
Eau bouillante	Q. s

F. infuser une 1/2 heure.

LAVEMENT DIURÉTIQUE (Bouchardat).

Digitale	} āā	2 gr.
Scille		

F. bouillir pendant 10 minutes dans :

Eau	Q. s.

Passez, ajoutez :

Laudanum de Rousseau	VI gouttes.

MACÉRATION DIURÉTIQUE (Hérard).

Digitale en poudre	0 gr. 25 centigr.
Eau froide	200 —

F. macérer 12 heures et filtrez. A prendre en 5 ou 6 fois dans la journée.

MIXTURE DIURÉTIQUE (Halle).

Vin de colchique	6 gr.
Teinture de digitale	15 —
Iodure de potassium	10 —
Sirop de salsepareille composé	50 —
Eau distillée	75 —

F. s. a. 3 à 4 cuillerées à café par jour.

OXYMEL DIURÉTIQUE (Gubler).

Teinture alcoolique de digitale	10 gr.
Extrait aqueux de seigle ergoté	10 —
Acide gallique	5 —
Bromure de potassium	30 —
Hydrolat de laurier-cerise	30 —
Sirop de cerises	400 —
Oxymel scillitique	515 —

F. s. a. 2 ou 3 cuillerées par jour dans de l'eau.

PILULES CONTRE MÉNINGITE TUBERCULEUSE (Golis).

Poudre de digitale	0 gr. 10 centigr.

(suite)

Calomel	0 gr. 06 centigr.
Oxyde de zinc	0 — 12 —
Extrait de chiendent	Q. s.

Pour 12 pilules. 6 à 12 par jour.

PILULES CONTRE LA PNEUMONIE (Millet).

Kermès	} āā 0 gr. 20 centigr.	
Extrait alcoolique de digitale		

Pour 20 pilules. 1 toutes les heures.

PILULES DIURÉTIQUES HYDRAGOGUES (Bouch.).

Digitale	} āā	5 gr.
Scille		
Scammonée		
Sirop de gomme		Q. s.

F. s. a. 100 pilules. 2 à 12 par jour.

PILULES DIURÉTIQUES (Oesterlen).

Feuilles de digitale	1 gr.	
Extrait de scille	} āā 1 — 50 centigr.	
Térébenthine		
Poudre de réglisse.		Q. s.

Pour 50 pilules. 1 à 10 par jour.

PILULES DE SCILLE ET DIGITALE.

Poudre de scille	} āā	2 gr.
— de digitale		
Extrait de genièvre		

F. s. a. 40 pilules. 2 à 6 par jour.

AUTRES (Chomel).

Poudre de digitale	} āā	1 gr.
— de scille		
Fer porphyrisé		2 —
Extrait quina		Q. s.

Pour 20 pilules. 2 à 6 par jour Albuminurie chlorotique.

POTION (Schonlein).

Feuilles de digitale	2 gr.

Faites infuser dans :

Eau	200

Passez et ajoutez :

Azotate de potasse	4 —
Teinture de bulbes de colchique	8 —
Sirop des cinq racines	30 —

Par cuillerées. Rhumatismes et affections cardiaques.

POTION CONTRE HÉMOPTYSIES (Lebert).

Digitale	1 gr. 50 centigr.
Faites inf. dans eau	150 —
Extrait de ratanhia	2 à 4 —
— d'opium	0 — 05 à 0 gr. 10 centigr.
Sirop citrique	30 —

Par cuillerées.

POTION CONTRE TOUX CONVULSIVE ET ASTHME (Choulant).

Digitale	2 gr.
Ipéca	1 —

Faites infuser dans :

Eau	120 —

Ajoutez :

Sirop de guimauve	25 —
Liqueur ammoniacale anisée	2 — 50 centigr.

Par cuillerés.

POTION DIURÉTIQUE SÉDATIVE (Bouchardat).

Digitale pourprée	5 gr.
Eau bouillante	200 —

F. infuser, passez, ajoutez :

Nitrate de potasse	8 —
Eau de laurier-cerise	10 —
Sirop de guimauve	40 —

M. 1 cuillerée toutes les 2 heures.

POTION EXCITANTE (Harless).

Feuilles de digitale	2 gr.
Ecorce de cascarille concassée	5 —
Eau bouillante	160 —

F. infuser, passez, ajoutez :

Esprit de Mindererus }	
Sirop de sucre } āā	20 —

M. 3 à 4 cuillerées par jour.

POTION SÉDATIVE.

Teinture de digitale	X à XXX gouttes
— d'opium	X à XV —
Sirop de fleurs d'oranger	30 gr.
Infusé de tilleul	120 —

M. Par cuillerées dans la journée.

POUDRE DIURÉTIQUE.

Poudre de scille	1 gr. 50 centigr.
Poudre de feuilles de digitale	1 — 50 —
Nitrate de potasse pulvérisé	20 —

M. et divisez en 15 paquets. — 1 ou 2 par jour.

POUDRE DIURÉTIQUE ET LAXATIVE.

Sulfate de potasse pulvérisé	6 gr.
Crème de tartre soluble	6 —
Nitrate de potasse pulvérisé	6 —
Feuilles de digitale pulvérisées	1 —

M. et divisez en 20 paquets. 1 à 3 par jour.

POUDRE DIURÉTIQUE (Szerlecki).

Poudre de digitale	1 gr.
Poudre de scille	1 —
Oléo-saccharure de genièvre	10 —

F. s. a. 20 doses. 1 toutes les heures. (Bouch.)

SIROP DE DIGITALE (Codex).

20 gr. correspondent à 50 centigr. de teinture ou à 33 milligr. d'extrait alcoolique. 15 à 60 gr. par jour.

SIROP DE DIGITALE (Labélonye).

Extrait hydro-alcoolique de feuilles sèches de digitale	2 gr.
Sirop de sucre	1200 —

F. s. a. 30 gr. de ce sirop contiennent 0 gr. 05 centigr. d'extrait.

TEINTURE COMPOSÉE (Hildebrand).

Teinture de digitale }	
— de bulbes de colchique } āā	10 gr.
Ether nitrique alcoolisé	1 gr. 50 centigr.

XX gouttes matin et soir (Hydrothorax).

VIN ANTIHYDROPIQUE (Bouyer).

Ecorce moyenne de sureau	50 gr.
Feuilles sèches de digitale	8 —
Acétate de potasse	15 —

F. macérer 48 heures dans :

Alcool	Q. s.

Ajoutez :

Vin blanc	800 gr.

Clarifiez, filtrez, ajoutez :

Sirop des 5 racines	130 —

2 à 6 cuillerées à bouche dans la journée.

VIN DIURÉTIQUE DE L'HOTEL-DIEU OU TROUSSEAU (Cod.).

Digitale	5 gr.
Scille	15 —
Baies de genièvre	25 —
Acétate de potasse	50 —
Alcool	100 —
Vin blanc	900 —

20 gr. contiennent 1 gr. d'acétate de potasse et 0 gr. 10 centigr. de digitale.

VIN DIURÉTIQUE (Gallois).

Feuilles de diosma crenata	30 gr.
Feuilles sèches de digitale	10 —
Acétate de potasse	30 —
Vin blanc	1000 —

F. macérer les feuilles dans le vin pendant 8 jours, passez avec expression, faites fondre le sel de potasse, filtrez.

1 à 3 cuillerées dans de l'eau sucrée.

VIN DIURÉTIQUE (Granel).

Squames de scille }	
Feuilles de digitale } āā	8 gr.
Cannelle fine	12 —
Acétate de potasse	15 —
Vin de Madère	500 —

F. s. a. 1 à 4 cuillerées à bouche le matin à jeun.

VINAIGRE DE DIGITALE (Boruss).

Feuilles de digitale ... 30 gr.

Vinaigre fort ... 250 —

F. digérer 3 jours, filtrez. X à LX *gouttes.*

DIGITALINE. — *Amorphe et cristallisée.* On emploie surtout la première qui est presque insoluble dans l'eau, soluble dans l'alcool et le chloroforme, insoluble dans l'éther. La poudre officinale de digitaline cristalisée est dosée à 1/100.

Prop. thérap. — Ralentit les battements du cœur, antiaphrodisiaque, diurétique.

Prép. pharm. et posol. — *A l'int.* 1 milligr. à 5 milligr. pour la digitaline *amorphe* non chloroformique; 1/2 milligr. à 1 milligr. 1/2 pour la digitaline *chloroformique* du Codex et *Homolle* et *Quevenne,* d'après Bardet ; 1/4 milligr. à 1 milligr. pour la digitaline *cristallisée* (Nativelle). Le Codex de 1884 qui inscrit la *digitaline amorphe et soluble dans le chloroforme* et la *digitaline cristallisée* faisait doser les granules à 1 milligr.; c'était une imprudence : le dosage à 1 milligr. ne peut s'appliquer qu'à la digitaline amorphe non *entièrement soluble dans le chloroforme.* Pour la digitaline cristallisée le supplément au Codex de 1884 prescrit le dosage des granules à 1/10e de milligr.; celui de la digitaline amorphe entièrement soluble dans le chloroforme doit être à très peu près identique. La société de pharmacie de Paris avait même, dans un but de prudence, proposé le même dosage antérieurement.

N. B. En cas de non-indication, le pharmacien doit toujours délivrer la digitaline amorphe chloroformique. D'après Bardet la digitaline amorphe du Codex, *bien préparée et entièrement soluble dans le chloroforme* renfermerait plus de 9 dixièmes de digitaline cristallisée : sa posologie serait donc à peu près la même.

Légalement le pharmacien ne doit plus faire usage de *Digitaline amorphe alcoolique,* non *entièrement soluble dans le chloroforme.*

A l'ext 0 gr., 05 centigr. pour 10 gr. d'axonge, en pommade.

Incompat. — Comme la digitale.

GOUTTES DE DIGITALINE.

| Digitaline amorphe chloroformique | 0 gr. 01 centigr. |
| Alcool à 90° | 3 — 50 — |

XX gouttes contiennent 1 milligr.

GRANULES DE DIGITALINE CRISTALLISÉE

A un milligramme (Codex 1884).

A un dixième de milligramme (supplément au Codex de 1895).

GRANULES DE DIGITALINE CRISTALLISÉE (Nativelle).

A 1/4 de milligr. de 1 à 4 et 6.

PILULES DE DIGITALINE ET DE SCILLE. (Bouch.).

Digitaline amorphe	0 gr. 05 centigr.
Poudre de scille	5 —
Scammonée d'Alep pulvérisée	5 —
Sirop de gomme	Q. s.

Mêlez. F. s. a. 100 pilules.

2, *puis* 4, 6, 8 *par jour.*

SIROP DE DIGITALINE (Homolle et Quevenne).

Digitaline amorphe chloroformique	0 gr. 10 centigr.
Alcool pour dissoudre la digitaline	Q. s.
Sirop de sucre	1500 gr.

15 *gr. ou une cuill. à bouche, contiennent 1 milligr. de digitaline.* 2 à 5 *cuillerées à bouche par jour.*

SOLUTION DE DIGITALINE CRISTALLISÉE (A. Petit-Codex.)

Digitaline cristallisée.	0 gr. 1 décigr.
Glycérine D = 1250	33 cent. c. 8.
Eau	14 — 6.
Alcool à 95°	Q. s. p. f. 100 c. c.

Cette solution est au millième.

50 *gouttes ou 1 gramme contiennent* 1 *milligr. de digitaline cristallisée.*

Dose XX *à* L *gouttes* (Potain-Huchard)

DIIODOFOME. $(C^2 I^4)$. — *Syn.* Éthylène périodé ; corps solide, jaune, cristallisé, inodore ; succédané de l'iodoforme.

DIURÉTINE. — V. à *Théobromine.*

DOUCE-AMÈRE. — *Solanum dulcamara* (Solanées). *Syn.* Morelle grimpante, vigne de Judée.

Part. empl. — Tige.

Princ. act. — Solanine et dulcamarine, dulcamarétine (Geissler).

Prop. thérap. — Diaphorétique, diurétique, dépuratif, sudorifique.

Prép. pharm. et posol. — *A l'int.* Extrait, 2 à 4 gr. ; infusé 20 p. 1000 ; — sirop 20 gr. à 100 gr.

DRACONTIUM FŒTIDUM. — (Aroïdées).

Part. empl. — Rhizome.

Prop. thérap. — Narcotique, stimulant, antispasmodique.

Prép. pharm. et posol. — *A l'int.* Poudre 0 gr. 60 centigr. 1 gr. 20 centigr. 3 ou 4 fois par jour.

DROSERA. — *Drosera rotundifolia.* Rosolis (Droséracées).

Part. empl. — Plante entière.

Prop. thérap. — Antispasmodique ; employée contre la coqueluche, a été essayée contre la phthisie.

Prép. pharm. et posol. — *A l'int.* extrait, inusité ; teinture et alcoolature V à XX gouttes.

DUBOISIA MYOPOROIDES. — (Solanacées.)

Part. empl. — Feuilles.

Princ. act. — Duboisine.

Prop. thérap. — Succédané de l'atropine, conseillée contre le goitre exophtalmique et les phénomènes nerveux de la maladie de Basedow.

Prép. pharm. et posol. — On emploie le sulfate de duboisine : *A l'int.* de 1/4 de milligr. à 1 milligr. *A l'ext.* 5 centigr. pour 10 gr. d'eau en collyre.

COLLYRE (Galezowski).	INJECTION HYPODERMIQUE (Dujardin-Beaumetz).
Sulfate de duboisine , 0 gr. 05 centigr. Eau distillée bouillie 10 — .	Sulfate de duboisine 0 gr. 01 centigr. Eau distillée bouillie 20 —
GRANULES. Sulfate de duboisine 0 gr. 005 milligr. *F. s. a.* 10 *granules de* 1/2 *milligr.*	*Chaque centimètre cube renferme* 1/2 *milligr. de sulfate de duboisine.*

E

EAU-DE-VIE ALLEMANDE. — V. *Jalap.*

ÉCREVISSES. — *Astacus fluvialis* (Crustacés décapodes).

Part. empl. — Concrétions calcaires de l'estomac, dites yeux d'écrevisses.

Prop. thérap. — Antiacide.

Prép. pharm. et posol. — *A l'int.* poudre, 4 à 6 gr. (inusitée aujourd'hui et remplacée par le phosphate tribasique de chaux).

ÉLÉMI. — Résine extraite de diverses espèces de *Burseracées*, surtout du *Canarium commune.*

Prop. thérap. — Entre dans la composition d'un grand nombre d'emplâtres et de baumes.

Prép. pharm. et posol. — *A l'ext.* employée par les pharmacopées étrangères en onguents à la dose de 1 partie pour 4 d'axonge.

ONGUENT (Ph. Brit.).

Élémi	1 partie
Axonge	4 —

M. Stimulant : en application sur les ulcères anciens et indolents.

ONGUENT (Ph. Germ.).

Élémi	1 partie
Essence de térébenthine	1 —
Axonge	4 —

M.

ELLÉBORE BLANC. — *Veratrum album* (Colchicacées).

Syn. Vératre, Varaire.

Part. empl. — Racine.

Princ. act. — Vératrine, contient en outre de la jervine et de l'acide jervique.

Prop. thérap. — Purgatif violent, émétique, sternutatoire, antirhumatismal, employé contre les maladies de peau.

Prép. pharm. et posol.—A *l'int.* poudre 0 gr., 03 à 0 gr., 10 cent. ;— teinture X à XXX gouttes. — A *l'ext.* poudre 0 gr., 20 à 0 gr. 50 centigr. pour 30 gr. d'axonge.

LOTION CONTRE EXANTHÈMES CHRONIQUES.

Ellébore	25 gr.
F. infuser dans :	
Eau chaude	500 —
Passez et ajoutez :	
Teinture de capsicum	10 —

LOTION D'ELLÉBORE (Swediaur).

Ellébore blanc	120 gr.
F. infuser dans :	
Eau bouillante	2000 —

Passez. — Contre la gale, contre la teigne.

POMMADE D'ELLÉBORE SOUFRÉE.

Ellébore pulvérisé	4 gr.
Nitrate de potasse	0 — 50 centigr.
Soufre sublimé	āā 12 —
Savon noir	
Axonge	36 —

POMMADE DE PRINGLE (Bouch.).

Racine d'ellébore blanc pulvérisée	10 gr.
Hydrochlorate d'ammoniaque	5 —
Axonge	80 —

Gale et prurigo.

— VÉRATRINE ($C^{32}H^{52}Az^2O^9$). Insoluble eau à 15°, 1 partie se dissout dans 1000 d'eau à 100°, dans l'alcool en toutes proportions, dans 6,06 d'éther, dans 1,72 de chloroforme, dans 100 de glycérine.

Prop. thérap. — Antigoutteux, antirhumatismal, ralentit le pouls.

Prép. pharm. et posol. —A *l'int.* 10 à 25 milligr. — A *l'ext.* en liniments, en pommades, etc.

Incompat. — Incompatibles généraux des alcaloïdes, tannin, iode, chlore, brome, iodures, etc.

FRICTIONS C. CHOLÉRA (Nogatchevsky).

Vératrine	1 gr. 80 centigr.
Acétate de morphine	0 gr. 25 —
Chloroforme	6 —
Glycérine	9) —

F. s. a. en frictions sur l'abdomen après un bain de sel à 35 à 40 degrés.

PILULES DE VÉRATRINE (Magendie).

Vératrine	0 gr. 10 centigr.
Poudre de guimauve	4 —
Extrait de chiendent	Q. s.

F. s. a. 25 pilules. 1 à 3 par jour. Chaque pilule contient 4 milligr. de vératrine. En ajoutant 0 gr. 25 centigr. d'extrait d'opium à la formule précédente, on obtient les pilules de vératrine opiacées.

POMMADE CONTRE CARDIALGIE (Bohin).

Vératrine	0 gr. 15 centigr.
Extrait thébaïque	0 — 75 —
Essence de térébenthine	2 —
Essence de menthe	X gouttes
Axonge	30 gr.

F. s. a.

POMMADE CONTRE INCONTINENCE D'URINE (Rennard).

Sulfate de morphine	0 gr. 50 centigr.
Vératrine	0 — 50 —
Axonge	30 —

M.

POMMADE CONTRE NÉVRALGIES.

Vératrine	0 gr. 05 centigr.
Bisulfate de quinine	1 —
Vaseline	15 —

M.

POMMADE DE VÉRATRINE.

Vératrine	0 gr. 05 centigr.
Axonge	10 —

M.

POTION A LA VÉRATRINE (Aran).

Vératrine	0 gr. 05 centigr.
Alcool à 85° c.	Q. s.
Eau distillée	70 gr.
Sirop simple	50 —
Hydrolat de fleurs d'oranger	30 —

F. dissoudre. M. 1 cuillerée à bouche toutes les 2 heures. A surveiller.

TEINTURE DE VÉRATRINE.

Vératrine	1 gr.
Alcool à 85° c.	100 —

F. dissoudre. 1 gr. représente 1 centigr. de vératrine. 0 gr. 50 centigr. à 3 gr. en potion. Par cuillerées toutes les 2 ou 3 heures.

— **ELLÉBORE NOIR**. — *Helleborus niger* (Renonculacées). *Syn.* Rose de Noël, d'hiver, herbe de feu.

Part. empl. — Racine.

Princ. act — Elléborine, clléboréine.

Prop. thérap. — Emménagogue, purgatif, drastique violent, vermifuge.

Prép. pharm. et posol. — A *l'int.* Poudre } 0 gr. 25 à 1 gr.
Teinture } Inusité.

PILULES DE BACHER (Anc. Cod.).

Racine sèche d'ellébore noir	500 gr.
Carbonate de potasse pulvérisé	125 —
Alcool à 21°	2000 —
Vin blanc	2000 —

F. s. a. extrait ferme, et prenez

Extrait ci-dessus	64 gr.
— de myrrhe	64 —
Poudre de chardon bénit	32 —

F. s. a. des pilules de 0 gr. 20 centigr. 1 à 2 (tonique), 3 à 5 (purgatif drastique).

— **ELLÉBORE VERT**. *Helleborus viridis* (Renonculacées).

Part. empl. — Feuilles.

Princ. act. — Vératrine et elléborine.

Prop. thérap. — A été employé contre les maladies de la peau, ralentit le pouls.

Prép. pharm. et posol. — A *l'int.* extrait alcoolique, 0 gr., 02 à 0 gr., 04 centigr. (Oulmont.) Inusité. — A *l'ext.* Inusité.

ÉMÉTIQUE $(C^4H^4O^6)$, $(SbO)K + H^2O$. — *Syn.* Tartrate de potasse et d'antimoine, tartre stibié. 1 partie est soluble dans 14 d'eau froide, dans 19 de glycérine; insoluble alcool, éther, chloroforme.

Prop. thérap. — Vomitif, purgatif, contro-stimulant, rubéfiant.

Prép. pharm. et posol. — A *l'int.* poudre 0 gr., 03 centigr. à 0 gr., 20 centigr., vomitif (dans un peu d'eau); — 0 gr., 05 centigr. à 0 gr., 10 centigr., purgatif (dans beaucoup d'eau); — 0 gr., 40 centigr. à 0 gr., 75 centigr., contro-stimulant. — A *l'ext.* poudre (action prolongée), en pommades et emplâtres, pommades à 1/4 (Codex).

Incompat. — Acides et sels acides, alcalis, carbonates, sulfates alcalins, astringents, infusions astringentes, quinquina, rhubarbe, cachou, tannin, sirop de gomme, eau de chaux, eau calcaire. L'opium diminue son action.

BOUILLON ÉMÉTO-CATHARTIQUE.

Émétique   0 gr. 05 à 0 gr. 10 centigr.
Sulfate de
  soude   20 — à 30 —
Bouillon aux herbes 1000 —

F. dissoudre. Par demi-tasse toutes les heures.

EAU DE BANARÈS (Ph. Esp.).

Sulfate de magnésie   11 gr.
Émétique   0 — 05 centigr.
Sulfate ferreux   0 — 30   —
Tartrate de potasse et
  de soude   0 — 60   —
Eau commune   1380 —

F. dissoudre. Filtrez. 100 d 200 gr. (résolutif), 200 à 350 gr. (laxatif).

EAU DE TREVEZ (Cadet).

Sulfate de magnésie   30 gr.
Émétique   0 — 025 milligr.

Dissolvez dans :

Eau   1000 —

EAU PURGATIVE (Vogt).

Tartre stibié   0 gr. 05 centigr.
Sulfate de magnésie   50 —
Sirop de nerprun   25 —
Eau   200 —

Purgatif énergique employé dans les affections cérébrales.

EAU PURGATIVE ÉMÉTISÉE (F. H. M).

Sulfate de soude   30 gr.
Eau   500 —
Émétique   0 — 05 centigr.

F. dissoudre. — Par verres.

ÉMÉTIQUE CONTRE CROUP (Larroque).

Émétique   0,05 centigr. ou 0,10 à 0,15.
Eau   100 gr.

A prendre dans l'espace d'une heure

EMPLATRE STIBIÉ.

Il renferme 0 gr. 20 centigr. à 2 gr. d'émétique étendu sur un emplâtre de poix de Bourgogne.

EMPLATRE STIBIÉ (Ricard).

Emplâtre de ciguë (largeur de la main).
  Saupoudrez avec :
Émétique   1 à 2 gr.

JULEP CONTRE LE CROUP (Jourd.).

Tartre stibié   0 gr. 10 centigr.
Sirop d'ipéca   60 —
Oxymel scillitique   12 —

Infusion de polygala   125 gr.
Par cuillerées à café.

JULEP CONTRO-STIMULANT (Laennec).

Émétique   0 gr. 30 centigr
Infusion de feuilles
  d'oranger   150 —
Sirop de gomme   40 —

Par cuillerées tous les 1/4 d'heures.

JULEP ÉMÉTISÉ (Rasori).

Émétique   0 gr. 30 centigr.
Infusion de feuilles
  d'oranger   150 gr.
Sirop de sucre   40 —

1 cuillerée toutes les heures.

LAVEMENT PURGATIF

Feuilles de séné   15 gr.
Sulfate de soude cris-
  tallisé   20 —
Émétique   0 — 20 centigr.
Eau   Q. s.

Pour 500 gr. de colature. F. bouillir le séné et le sulfate de soude avec l'eau ; passez, exprimez, ajoutez l'émétique.

LAVEMENT STIBIÉ (Young).

Émétique   5 centigr. à 10 centigr.
Eau tiède ou mieux infusion
  d'arnica   200 gr.
F. dissoudre.

LIMONADE STIBIÉE.

Limonade tartrique   1000 gr.
Émétique   5 centigr. à 10 centigr.

F. dissoudre. 1/2 verre toutes les 1/2 heures ou toutes les heures.

MÉDECINE DE NAPOLÉON (Corvisart).

Crème de tartre so-
  luble   30 gr.
Émétique   0 — 025 milligr.
Sucre   60 —
Eau   1000 —

F. s. a. A prendre par verres.

PILULES ÉMÉTIQUE ET ALOÈS (Schroder).

Tartre stibié   0 gr. 25 centigr.
Aloès   4 —

F. s. a. 60 pilules. Dose 2 à 3.

PILULES STIBIÉES.

Émétique   0 gr. 10 centigr
Gomme-gutte   0 — 20 —
Poudre de séné   1 — 50 —
Extrait de rhubarbe   Q. s.

Pour 30 pil. Dose : 1 à 3.

POTION CONTRE BRONCHITE.

Émétique	0 gr. 05 centigr.
Sel ammoniac	5 —
Extrait de jusquiame	0 — 10 —
Suc de réglisse	10 —
Eau	200 —

Par cuillerées.

POTION CONTRE LA CHORÉE (Gillette).

Potion gommeuse	125 gr.
Émétique	20 centigr. à 50 centigr.

M. Par cuillerées à café toutes les heures ou toutes les 2 heures.

POTION CONTRE PNEUMONIE.

Émétique	0 gr. 10 centigr.
Sirop de Desessartz	30 —
Oxymel scillitique	10 —
Infusion de polygala	150 —

M. Par cuillerées.

POTION CONTRO-STIMULANTE.

Tartre stibié	0 gr. 30 centigr.
Sirop de polygala }	āā 25 —
— diacode }	
Infusion de feuilles d'oranger	200 —

POTION ÉMÉTISÉE (Jaccoud).

Émétique { femmes 0 gr. 30 centigr. à 0 — 40 — hommes 0 — 40 — à 0 — 60 —

Dans une potion de 120 gr. Par cuillerées à bouche (à surveiller). Pneumonie, pleurésie.

POTION STIBIÉE (Louis).

Émétique	0 gr. 30 centigr.
Infusion de tilleul orangé	150 —
Sirop diacode	30 —

M. Par cuillerée toutes les heures.

POTION STIBIÉE (Rayer).

Solution de gomme	125 gr.
Tartre stibié	0 — 15 centigr.
Sirop diacode	16 —

M. Une cuillerée à bouche toutes les 2 heures.

POTION STIBIO-OPIACÉE (Peysson).

Émétique	0 gr. 05 à 0 gr. 50 centigr.
Teinture d'opium	XXX gouttes

Eau	240 gr.
Sirop de fleurs d'oranger	20 —

F. s. a. Par cuillerée toutes les 1/2 heures.

POTION VOMITIVE

Émétique	0 gr. 10 centigr.
Alcoolat de menthe	5 —
Eau	100 —
Sirop d'ipécacuanha	50 —

M. En 3 fois, à 10 m. d'intervalle

POUDRE STIBIÉE EXPECTORANTE.

Émétique	0 gr. 05 centigr.
Sel ammoniac	5 —
Suc de réglisse pulv.	10 —

Divisez en 10 doses.

POUDRE STIBIO-OPIACÉE.

Extrait d'opium en poudre } 0 gr. 10 centigr. Émétique } Sucre 120 —

Divisez en 12 paquets. 1 le matin et 1 le soir dans un verre d'eau.

POUDRE VOMITIVE.

Ipécacuanha	1 gr. 50 centigr.
Émétique	0 gr. 05 à 0 — 10 —

M. et divisez en 3 paquets. 1 toutes les 10 minutes.

SEL DE GUINDRE (Cadet).

Sulfate de soude effleuri	25 gr.
Nitrate de potasse	0 — 50 centigr.
Émétique	0 — 025 milligr.

M. En une fois le matin à jeun.

SPARADRAP STIBIÉ (Mialhe).

Poix blanche		40 gr.
Colophane }	āā	20 —
Cire }		
Térébenthine }	āā	5 —
Huile d'olive }		
Émétique		10 —

F. s. a.

VIN ANTIMONIÉ-STIBIÉ (Cod.).

Émétique	1 gr.
Vin Malaga	300 —

15 gr. contiennent 0 gr. 05 centigr. (un grain) d'émétique.

ENCENS. — Fourni par le *Boswellia carteri* (Térébinthacées). Soluble en partie seulement dans alcool, soluble éther. *Syn.* Oliban.

Prop. thérap. — Entre dans la composition des pilules de cynoglosse et de la thériaque ; en poudre, employé contre la pustule maligne ; en fumigations contre les rhumatismes.

Prép. pharm. et posol. — *A l'int.* poudre 1 gr. — *A l'ext.* poudre en fumigations et en pâtes.

<table>
<tr><td colspan="2">ÉLECTUAIRE ANTIBLENNORRHAGIQUE.</td></tr>
<tr><td>Oliban pulvérisé
Baume de copahu } āā</td><td>15 gr.</td></tr>
<tr><td>Conserve de cynorrhodons</td><td>30 —</td></tr>
<tr><td>Sirop de baume de tolu</td><td>Q. s.</td></tr>
</table>

F. s. a. un électuaire, dont on prendra 16 gr. en 2 ou 3 fois.

<table>
<tr><td colspan="2">ONGUENT DE L'ABBAYE DU BEC</td></tr>
<tr><td>Poix de Bourgogne</td><td>250 gr.</td></tr>
<tr><td>Cire jaune</td><td>100 —</td></tr>
<tr><td>Poix-résine
Poix navale } āā</td><td>80 —</td></tr>
<tr><td>Axonge</td><td>240 —</td></tr>
<tr><td>Oliban en poudre</td><td>20 —</td></tr>
</table>

M. Contre les ulcères indolents.

ÉPINE-VINETTE. — *Berberis vulgaris* (Berbéridées).

Part. empl. — Racines, feuilles, fruits.
Princ. act. — Berbérine.
Prop. thérap. — Fébrifuge.
Prép. pharm. et posol. — *A l'int.* extrait hydro-alcoolique (fait partie de la quinoïde Armand), sirop *ad libitum*, suc *ad libitum*.

ÉPONGE FINE. — *Spongia officinalis* et *usitatissima* (Zoophytes spongiaires).

Princ. act. — Iode.
Prop. thérap. — Préconisée contre le goitre : sert à dilater les plaies et certaines cavités naturelles.
Prép. pharm. et posol. — *A l'int.* éponge torréfiée 1 à 2 gr. — *A l'ext.* éponge à la cire, éponge à la ficelle.

<table>
<tr><td colspan="2">BOLS ANTISCROFULEUX (Bailly).</td></tr>
<tr><td>Éponge calcinée</td><td>1 gr.</td></tr>
<tr><td>Sulfate de potasse</td><td>1 —</td></tr>
<tr><td>Baume de soufre simple</td><td>0 —50 centigr.</td></tr>
</table>

F. s. a. 10 pilules. 2 à 4 par jour (Cad.).

<table>
<tr><td colspan="2">COLLIER DE MORAND (Cad.).</td></tr>
<tr><td>Hydrochlorate d'ammoniaque
Sel décrépité
Éponge calcinée } āā</td><td>50 gr.</td></tr>
</table>

Pulvérisez et M. répandez sur une corde de coton disposée en cravate, contre le goitre.

<table>
<tr><td colspan="2">POUDRE CONTRE LE GOITRE.</td></tr>
<tr><td>Poudre d'éponges torréfiées</td><td>20 gr.</td></tr>
<tr><td>Chlorhydrate d'ammoniaque</td><td>1 —</td></tr>
<tr><td>Charbon végétal</td><td>2 —</td></tr>
</table>

M. 3 gr. par jour par prises de 1 gr.

ERGOT DE SEIGLE. — *Mycelium du Claviceps purpurea* (Champignons). *Syn.* Seigle ergoté.

Prop. thérap. — Provoque les contractions utérines, hémostatique, antipyrétique.
Prép. pharm. et posol. — *A l'int.* extrait et ergotine, 0 gr. 50 cent. à 4 gr. ; — poudre 2 à 6 gr. (antipyrétique), — 2 gr. à 4 gr. (hémostatique), — 0 gr., 50 centigr. à 4 gr. (obstétrical).

<table>
<tr><td colspan="2">BOLS SÉDATIFS (Desruelles).</td></tr>
<tr><td>Seigle ergoté</td><td>1 gr.</td></tr>
<tr><td>Extrait de jusquiame</td><td>0 — 05 centigr.</td></tr>
<tr><td>Nitrate de potasse</td><td>1 —</td></tr>
<tr><td>Camphre</td><td>0 — 15 —</td></tr>
</table>

F. s. a. 40 bols. 2 toutes les 2 heures (Bouch.).

<table>
<tr><td colspan="2">EAU HÉMOSTATIQUE.</td></tr>
<tr><td>Seigle ergoté concassé</td><td>100 gr.</td></tr>
<tr><td>Eau bouillante</td><td>500 —</td></tr>
<tr><td colspan="2">*Traitez par lixiviation. Ajoutez :*</td></tr>
<tr><td>Alcoolat de citron</td><td>5 —</td></tr>
</table>

En applications.

LAVEMENT AU SEIGLE ERGOTÉ.

Seigle ergoté   5 à 10 gr.
F. bouillir 10 minutes dans :
Eau   300 —
Passez.

MIXTURE AU SEIGLE ERGOTÉ (Dufrémy).

Élixir de Garus ou Chartreuse   50 gr.
Eau   50 —
Poudre récente d'ergot de seigle 2 à 4 —
M. s. a 1 cuillerée à bouche toutes les 4 heures. Agitez.

MIXTURE DE DEWES.

Seigle ergoté pulvérisé |
Cannelle | ãã   2 gr.
Sucre   10 —
M. En 3 fois dans un peu d'eau à 10 minutes d'intervalle pour exciter les contractions utérines, le col étant suffisamment dilaté.

PAQUETS DE CHARCOT.

Poudre récente de seigle ergoté
                  0 gr. 20 à 0 gr. 30 centigr.
Pour un paquet.

PILULES ANTIHÉMOPTOIQUES
(G. de Mussy).

Ext. de ratanhia pulv. 4 gr.
Ergot de seigle   3 —
Digitale pulv.   0 — 50 centigr.
Extrait de jusquiame   0 — 25   —
F. s. a. 20 pilules. 4 à 6 par jour.

PILULES ANTIHÉMORRHAGIQUES (Hérion).

Ergot de seigle pulvérisé 1 gr.
Acide tannique   0 — 30 centigr.
Digitaline amorphe   0 — 01
F. s. a. 10 pilules. 5 par jour.

PILULES D'ERGOT ET DE DIGITALE.

Poudre de digitale   1 gr.
   —   de seigle ergoté   4 —
Extrait de chiendent   Q. s.
F. s. a. 30 pilules. 6 à 8 par jour.

PILULES D'ERGOT ET DE FER (Grimaud).

Limaille de fer   2 gr. 50 centigr.
Ergot de seigle   0 — 30   —
M. pour 10 pilules.

PILULES DE SEIGLE ERGOTÉ.

Poudre récente de seigle
  ergoté   2 gr.
Beurre de cacao   Q. s.
M. et F. 10 pilules. 2 par jour.

PILULES DE SEIGLE ERGOTÉ (Robert).

Seigle ergoté   0 gr. 10 centigr.
Camphre   0 — 05   —
Savon médicinal   Q. s.
M. p. 1 pilule.

PILULES HÉMOSTATIQUES (Aran).

Digitale pulvérisée   1 gr.
Seigle ergoté   4 —
Sirop simple   Q. s.
F. s. a. 28 pilules. 6 à 10 par jour.

POTION CONTRE L'HÉMOPTYSIE (Lange).

Seigle ergoté (extrait) 1 gr. 50 centigr.
Acide tannique ou
  gallique   2 —
Eau distillée   180 —
Sirop simple   30 —
F. s. a. Par cuillerées dans les 24 heures.

POTION HÉMOSTATIQUE.

Seigle ergoté   4 gr.
F. infuser dans :
Eau bouillante   100 —
Sirop de digitale   20 —
Sirop de Ratanhia   30 —
M. Par cuillerée toutes les demi-heures.

POUDRE CONTRE LEUCORRHÉE.

Seigle ergoté pulv.   4 gr.
Carbonate de fer   5 —
Poudre de cannelle |
Sucre vanillé | ãã   1 —
M. et divisez en 20 paquets. 2 par jour, soir et matin.

POUDRE CONTRE LES HÉMOPTYSIES.

Seigle ergoté pulvérisé 5 gr.
Acide tannique   2 — 50 centigr.
M. et divisez en 10 paquets. 1 paquet matin et soir.

POUDRE CONTRE LA MÉTRITE CHRONIQUE
(Gallard).

Seigle   ergoté
  pulvérisé   20 centigr. à 25 centigr.
Carbonate de fer |
Colombo pulvérisé | ãã 0 gr. 10 centigr.
Cannelle pulvérisée |
M. pour 1 paquet. 1 ou 2 par jour

POUDRE OCYTIQUE (Schmidt).

Seigle ergoté |
Borate de soude |
Oléo saccharure | ãã 0 gr. 50 centigr.
  de camomille |
F. s. a. et divisez en 6 paquets: tous les 1/4 d'heure.

PRISES CONTRE LES HÉMOPTYSIES (Gimbert).

Sulfate de quinine	0 gr. 50 centigr.
Seigle ergoté pulv.	2 —

M. et divisez en 10 prisés. 1 toutes les heures.

SIROP CONTRE LA COQUELUCHE (Greepenkerl).

Seigle ergoté concassé	0 gr. 50 centigr. à 2 gr.

F. bouillir dans q. s. d'eau pour obtenir 32 gr. de colature. Ajoutez

Sucre blanc pulvérisé	48 gr.

F. s. a. 1 cuillerée à café toutes les 2 heures.

VIN DE BALARDINI

Seigle ergoté en poudre	2 à 5 gr.
Vin blanc ou d'Espagne	100

M. et agitez chaque fois. 1 cuillerée toutes les 10 minutes.

ERGOTINE. — Extrait aqueux de seigle ergoté repris par l'alcool.

Prop. thérap. — Comme l'ergot de seigle.

Prép. pharm. et posol. — 0 gr., 50 centigr. à 4 gr.

COLLUTOIRE CONTRE LA PHARYNGITE CHRONIQUE (Darney).

Ergotine	1 gr. 20 centigr.
Teinture d'iode	3 —
Glycérine	24 —

F. dissoudre.

CONTRE SUEURS NOCTURNES DES PHTISIQUES.

Ergotine Yvon	15 gr.
Soluté de morphine à 1/50e	5 —

1 cent. cube le soir jusqu'à obtention; puis renouveler tous les 2 ou 3 jours.

INJECTION HYPODERMIQUE ANTIHÉMOR-RHAGIQUE (Lucas-Championnière).

Ergotine	2 gr.
Glycérine	15 —
Hydrolat de laurier-cerise	15 —

F. dissoudre.

INJECTION HYPODERMIQUE CONTRE LE PROLAPSUS DU RECTUM (Vidal).

Ergotine	1 gr.
Hydrolat de laurier-cerise	5 —

F. dissoudre.

LINIMENT CONTRE LA MÉTRITE (Dabney).

Ergotine	2 gr.
Extrait de belladone	0 — 30 centigr.
Glycérine pure	
Eau distillée	} ãã 16 —

F. s. a.

OXYMEL DIURÉTIQUE (Gubler).

Teinture alcoolique de digitale	10 gr.
Extrait aqueux de seigle ergoté	10 —
Acide gallique	5 —
Bromure de potassium	30 —
Hydrolat de laurier-cerise	30 —
Sirop de cerises	400 gr.
Oxymel scillitique	315 —

F. s. a. 2 ou 3 cuillerées par jour dans de l'eau.

PILULES CONTRE HÉMOPTYSIES (Lebert).

Ergotine	
Tannin	} ãã 1 gr. 20 centigr.
Extrait d'opium	0 — 30 —

Pour 20 pilules. Dose 2 à 10, dans la journée.

PILULES D'ERGOTINE ET DE QUININE (Eklund).

Sulfate de quinine	4 gr.
Ergotine	2 —

F. s. a. 40 pilules. 3 à 4 par jour contre hémoptysie, donner des boissons chaudes

PILULES D'ERGOTINE ET DE RATANHIA.

Extrait aqueux de seigle ergoté	2 gr.
Extrait de ratanhia	4 —

F. s. a. 24 pilules. A prendre dans la journée.

PILULES D'ERGOTINE ET DE FER.

Tartrate de fer	
Extrait aqueux d'ergot	} ãã 0 gr. 20 centigr.

F. s. a. 4 pilules. A prendre dans la journée.

PILULES D'ERGOTINE ET DE FER (Gallard).

Carbonate de fer	
Ergotine	} ãã 5 gr.
Extrait gommeux d'opium	0 — 25 centigr.

F. s. a. 50 pilules. 4 par jour.

POTION D'ERGOTINE.

Ergotine	1 à 4 gr.

Vin.cordial   100 gr.
Sirop d'éc. d'orang. amères   30 —
F. s. a. Par cuillerées dans la journée.

POTION CONTRE LA CYSTITE HÉMORRHOÏDALE (Molfese).

Ergotine   1 gr.
Eau distillée   100 —
Sirop d'écorces d'oranges   50 —
F. s. a. 1 cuillerée à bouche toutes les 1/2 heures.

POTION CONTRE LA MÉTRORRHAGIE.

Ergotine   1 gr.
Teinture de digitale   XV gouttes
Infusion de roses de
  Provins   90 gr.
Sirop de ratanhia   30 —
F. s. a. Par cuillerées toutes les 1/2 heures.

POUDRE CONTRE LA LEUCORRHÉE
(Guipon).

Sulfate de fer pulvérisé   8 gr.
Sous-carbonate de fer   12 —
Quinquina rouge pulvérisé   4 —
Cannelle pulvérisée   4 —

Ergoline   4 gr.
F. s. a. 1 ou 2 pincées avant les principaux repas.

SIROP D'ERGOTINE.

Sirop de fleurs d'oranger   200 gr.
Ergotine   5 —
F. s. a. 2 à 4 cuillerées à bouche par jour. Contient 0 gr. 50 d'ergotine par cuillerée.

SIROP HÉMOSTATIQUE (Lange).

Ergotine   5 gr.
Tannin   2 —
Sirop de consoude   200 —

Par cuillerées à bouche.

SOLUTION TITRÉE D'ERGOT OU D'ERGOTINE
POUR INJECTIONS HYPODERMIQUES.
(Ergotine Yvon).

Ergot récent   100 gr.
Après traitement par l'eau acidulée (acide tartrique) précipitation par l'alcool, etc. (Voir Journal de Pharmacie 1877), on obtient 100 centimètres cubes d'un liquide inaltérable qui représente son poids d'ergot, et renferme le principe obstétrical et hémostatique de cette substance.

— ERGOTININE. — Alcaloïde cristallisé extrait de l'ergot par Tanret.

Dose 1/4 de milligr. jusqu'à 1 milligr.

SIROP D'ERGOTININE (Tanret).

Ergotinine   0 gr. 05 centigr.
Acide lactique   0 — 10 —
Eau distillée   5 — 00 —
Sirop de fleurs d'oranger   995 — 60 —
1/4 de milligr. d'ergotinine par cuillerée à café.

SOLUTION D'ERGOTININE POUR INJECTIONS
HYPODERMIQUES (Tanret).

Ergotinine   0 gr. 01 centigr.
Acide lactique   0 — 02 —
Eau distillée de laurier-cerise   10 —
1 milligr. par centim. cube.

ERIGERON CANADENSE. (Composées.)

Part. empl. — Feuilles et sommités fleuries.
Prop. thérap. — Antidiarrhéique. — Antihémorrhagique.
Prép. pharm. et posol. — A *l'int.* infusion 1 gr., 50 centigr. pour 100 d'eau ; poudre 0 gr., 05 à 0 gr., 10 centigr. toutes les heures.

ERYSIMUM. — *Sisymbrium* ou *Erysimum officinale* (Crucifères). *Syn.* Velar, tortelle, herbe aux chantres.

Part. empl. — Feuilles et plante fleurie.
Prop. thérap. — Stimulant béchique, antiscorbutique, résolutif.
Prép. pharm. et posol. — A *l'int.* infusion 10 p. 1000 — sirop 30 à 60 gr.

SIROP D'ERYSIMUM COMPOSÉ (Cod.).

20 à 100 gr. (bronchites chroniques, enrouements).

ERYTHROPHLEUM. — *Judiciale :* Légumineuse origi-
naire d'Afrique dont le principe actif l'**Erythrophléine** a été préco-
nisé comme remplaçant la cocaïne dans la thérapeutique oculaire,
mais elle est parfois irritante, douloureuse et moins active que la cocaïne.

ESCARGOT OU LIMAÇON. — *Helix pomatia.* (Mol-
lusque gastéropode.)

Prop. thérap. — Préconisé contre les affections de poitrine et
les dartres.

Prép. pharm. et posol. — *A l'int. :*

Bouillon	Pâte	
Gelée	Saccharolé	} *ad libitum* (peu employé).
Pastilles	Sirop (Codex)	

ESCULINE. — V. *Marronnier d'Inde.*

ÉSÉRINE. — V. *Fève de Calabar.*

ESSENCE DE TÉRÉBENTHINE ($C^{10}H^{16}$). *Syn.*
Huile essentielle de térébenthine, du *Pinus maritima* (Conifères). Inso-
luble eau, peu soluble alcool, très soluble éther, miscible aux huiles
grasses et volatiles. — V. à *Térébenthine.*

Prop. thérap. — Stimulant énergique, vermifuge ; conseillée
contre le tétanos, la péritonite puerpérale, la salivation mercurielle,
antidote du phosphore, révulsif, rubéfiant.

Prép. pharm. et posol. — *A l'int.* 4 à 8 gr. en capsules, perles ;
antidote du phosphore jusqu'à 30 gr. et 40 gr. — *A l'ext.* en liniments.

ÉMULSION.

Essence de térébenthine	5 à 10	gr.
Jaune d'œuf		n° 1
Sirop de menthe	50	gr.
Eau	100	—

Par cuillerées à bouche.

ÉMULSION.

Essence de térébenthine	5 à 15	gr.
Poudre de gomme arabique	5 à 15	—
Sucre pulvérisé	50	—
Eau de menthe poivrée	100	—

Par cuillerées à bouche.

MIXTURE DE DURANDE OU DE WHITT.

Essence de térébenthine	15	gr.
Éther sulfurique	30	

2 à 4 gr. par jour.

MIXTURE ANTI-ODONTALGIQUE ANGLAISE.

Essence de térébenthine	30	gr.
Camphre	8	

MIXTURE TÉRÉBENTHINÉE (Rayer).

Emulsion d'amandes	60	gr.
Sirop diacode	20	
Essence de térébenthine	1 à 4	

ÉTAIN. — *Stannum* (Sn).
Prop. thérap. — Anthelminthique.
Prép. pharm. et posol. — *A l'int.* Limaille } 5 à 30 gr.
poudre } inusité.

AMALGAME D'ÉTAIN.

Etain pur	3	gr.
Mercure	1	—

*F. fondre l'étain. Ajoutez le mercure. Pulvérisez après refroidissement. em-
ployé jadis comme tænifuge à la dose de quelques centigr. à 4 gr. par jour.*

—**ETAIN (CHLORURE D')** ($SnCl^4$). Liqueur fumante de *Libavius.*
Syn. Chlorure stannique.

Prop. thérap. — Antiseptique, employé contre les ulcères cancéreux.
Prép. pharm. et posol. — A *l'ext.* pommade, solution aqueuse.

POMMADE.		SOLUTION (Nauche).	
Chlorure stannique	5 à 10 gr.	Chlorure stannique	0 gr. 025 milligr.
Axonge	30 —	Eau distillée	500 —
M.			
En 8 doses. 1 par jour en frictions.			

ÉTHER ACÉTIQUE ($C^2H^3O^2$, C^2H^5). Soluble 14 parties

d'eau, soluble alcool et éther en toutes proportions.

Prop. thérap. — Comme l'éther sulfurique.
Prép. pharm. et posol. — A *l'int.* comme l'éther sulfurique
(peu usité). — A *l'ext.* en frictions, embrocations.

BAUME ACÉTIQUE CAMPHRÉ (Pelletier).		LOTION CONTRE CÉPHALALGIE.	
Savon animal	4 gr.	Éther acétique	10 gr.
Éther acétique	30 —	Eau	190 —
F. dissoudre au B.-M., ajoutez :		POTION D'ÉTHER ACÉTIQUE.	
Camphre	4 gr.		
Huile volatile de thym	0 — 4 décigr.	Potion gommeuse	n° 1
Filtrez.		Éther acétique	X à XXX gouttes
En frictions.		*M. A prendre en 3 fois.*	

ÉTHER AZOTEUX (AzO^2, C^2H^5). *Syn* — Éther nitrique,

peu soluble eau (1/50), très soluble alcool et éther ordinaires.

Prop. thérap. — Excitant, nervin, carminatif, diurétique, anesthésique.
Prép. pharm. et posol. — A *l'int.* X à LX gouttes. On l'emploie surtout mélangé à son volume d'alcool (éther nitrique alcoolisé). Sous cette forme, les Anglais l'emploient jusqu'à la dose de 30 gr. comme diurétique.

ÉTHER BROMHYDRIQUE. ($C^2H^5Br.$) *Syn.* Bromure

d'éthyle. Insoluble eau, soluble en toutes proportions dans l'alcool et l'éther ordinaires.

Prop. thérap. — Anesthésique, antihystérique, antiépileptique.
Prép. pharm. et posol. — A *l'int* en inhalations réitérées (bon anesthésique général). — A *l'ext.* en pulvérisations (anesthésie locale) est le seul anesthésique local qui permette l'emploi du thermo-cautère ; on continue la pulvérisation pendant l'opération (Terrillon et Yvon).

ÉTHER IODHYDRIQUE (C^2H^5I). *Syn.* Iodure d'éthyle

insoluble eau, très soluble alcool et éther.

Prop. thérap. — Antiasthmatique.
Prép. pharm. et posol. — A *l'int.* X à XL gouttes en inspirations ; plusieurs fois par jour.

ÉTHER SULFURIQUE ($C^4H^{10}O$). *Syn.* Éther hydrique,

éther vinique, oxyde d'éthyle. — 1 partie est soluble dans 9 parties d'eau à 15°, en toutes proportions dans l'alcool, insoluble chloroforme et glycérine.

Prop. thérap. — Excitant diffusible très énergique, antispasmodique, anesthésique général et local.

Prép. pharm. et posol. — A l'int. X à XL gouttes, en potion, sirop à 2 0/0 (Codex), perles; pur en injections hypodermiques. — A l'ext. en pulvérisations.

LAVEMENT D'ÉTHER.

Ether sulfurique	4 gr.
Jaune d'œuf n° 1.	
Eau fraiche	125 —

M.

LIQUEUR D'HOFFMANN. ÉTHER ALCOOLISÉ (Codex).

P. E. d'éther et d'alcool.

Même emploi et mêmes doses que l'éther.

POTION ANTISPASMODIQUE.

Eau	100 gr.
Sirop de fleurs d'oranger	15 —
Sirop diacode	20 —
Ether	2 —

M. 1 cuillerée toutes les heures.

POTION ANTISPASMODIQUE CALMANTE.

Sirop de morphine	20 à 40 gr.
Eau distillée de tilleul	150 —
Ether sulfurique	2 —

M. A prendre par cuillerée.

POTION ANTISPASMODIQUE (Cod.).

gr. d'éther pour 150.
Par cuillerées à bouche.

POTION ANTISPASMODIQUE OPIACÉE (F. H. M.).

Eau aromatique de menthe	60 gr.
Sirop simple	30 —
Ether sulfurique alcoolisé	2 —
Vin d'opium composé	0 — 60 centigr.

F. s. a. Par cuillerée à bouche à intervalles plus ou moins éloignés.

POTION ANTISPASMODIQUE OPIACÉE (F. H. P.).

Sirop d'opium	15 gr.
— de sucre	10 —
Eau de fleurs d'oranger	15 —
Ether sulfurique	1 —
Eau	100 —

M. Par cuillerée toutes les heures.

POTION DE RIVIÈRE ÉTHÉRÉE OPIACÉE (Guibourt).

Sirop de limons	30 gr.
Suc de citron	15 —
Eau distillée de fleurs d'oranger	15 —
— de tilleul	60 —
Laudanum de Sydenham	XV gouttes
Ether sulfurique	1 gr.

M. ajoutez :

Bicarbonate de potasse	2 —

A prendre en 3 ou 4 fois.

ETHIOPS MINÉRAL. — V. *Sulfure de Mercure.*

— MARTIAL. V. *Fer. Oxyde ferroso-ferrique.*

ETOXICAFÉINE. V. *Caféine.*

EUCALYPTUS. — *Eucalyptus globulus* (Myrtacées). *Syn.* Arbre à la fièvre.

Part. empl. — Feuilles.

Princ. act. — Eucalyptol. Essence d'eucalyptus.

Prop. thérap. — Fébrifuge, antiphthisique, anticatarrhal.

Prép. pharm. et posol. — A l'int. alcoolature 4 à 16 gr. ; — extrait alcoolique 0 gr., 50 centigr. à 2 gr. ; — infusion 20 p. 1000 ; — perles d'essence 4 à 10 ; — poudre 4 à 16 gr. ; — sirop 30 à 100 gr. — teinture alcoolique 1 à 10 gr. — A l'ext. infusion 10 p. 1000 ; — teinture alcoolique 5 à 10 gr.

CIGARETTES D'EUCALYPTUS.

Q. v.

INHALATIONS D'EUCALYPTUS.

Huile essentielle d'eucalyptus	5 gr.
Alcool à 90°	25 —
Eau	100 —

M. VI à LX gouttes dans la diphthérie laryngée.

INHALATIONS CONTRE LA LARYNGITE CHRONIQUE (Mosler).

Essence de feuilles d'eucalyptus	3 à 5 gr.
Alcool rectifié	75 —
Eau distillée	170 —

M. en agitant. 3 ou 4 pulvérisations de 10 à 15 minutes par jour.

MÉLANGE DÉSINFECTANT (Smith).

Essence d'eucalyptus }
Phénol } āā 15 gr.
Essence de térébenthine 100 —

M. laissez évaporer près du l-t du malade et suspendre dans la chambre des linges imbibés de ce mélange.

POTION CONTRE LA GANGRÈNE PULMO-NAIRE (Bucquoy).

Alcoolature d'eucalyptus 2 gr.

Julep diacodé 120 gr.

M. Par cuillerées dans les 24 heures.

SOLUTION ANTISEPTIQUE (Martineau).

Solution d'hydrate de chloral
au 100e 500 gr.
Alcoolé d'essence d'eucalyptus 50 —
M.

VIN D'EUCALYPTUS (Codex).

300 à 15 gr.

— **EUCALYPTOL.** ($C^{20}H^{18}O^2$). Liquide mobile incolore, odeur mixte de camphre et de menthe, bouillant à 174°, insoluble eau ; soluble alcool, ether, huiles fixes et volatiles.

— **ESSENCE D'EUCALYPTUS.** — Mêmes propriétés que l'essence de cajeput et s'emploie comme elle. V. *Eucalyptus* pour les formules

Prop. thérap. — Stimulants, employés contre les bronchites chroniques.

Prép. pharm. et posol.—*A l'int.* 0 gr. 75 centigr. à 3 gr., en perles.

POMMADE CONTRE BLÉPHARITE CILIAIRE (Hubert).

Huile de bouleau }
Essence d'eucalyptus } āā , 0 gr. 50 centigr.
Vaseline 10 —
F. s. a.

EUPATORIUM PERFOLIATUM. — (Synanthérées.)

Syn. herbe à la fièvre, herbe parfaite.

Part. empl. — Feuilles.

Prop. thér.— Tonique, purgatif, diurétique, sudorifique (États-Un.).

Prép. pharm. et posol. — *A l'int.* Décoction 30 gr. p. 750 d'eau, 120 à 150 gr. (éméto-cathartique) — poudre 0 gr. 30 centigr. à 2 gr. (tonique).

EUPHORBE (gomme résine d'). — Provenant de 1° *Euphorbia officinale, Euphorbia officinarum* ; 2° *Euphorbe des Canaries, Euphorbia canariensis* ; 3° *Euphorbe des anciens, Euphorbia antiquorum* (Euphorbiacées).

Prop. thérap. — Purgatif, drastique violent, rubéfiant, vésicant, sternutatoire.

Prép. pharm. et posol. — *A l'int.* Poudre. — *A l'ext.* Alcool et teinture 1 à 2 gr. sur un emplâtre. Poudre.

EMPLATRE D'EUPHORBE.

Poix blanche 10 gr.
Térébenthine 3 —
Euphorbe pulvérisée 4 —
F. s. a.

POMMADE D'EUPHORBE (Néligan).

Euphorbe pulvérisée 1 gr.
Axonge 20 —
M. pour enduire les mèches à introduire dans les trajets fistuleux.

— **EUPHORBIA PILULIFERA** (Euphorbiacées).

Part. empl. — Plante entière.

Prop. thérap. — Antidyspnéique.

Prép. pharm. et posol. — *A l'int.* décocté 15 gr. p. 2000 + 50 gr. d'alcool ; — extrait aqueux 0 gr. 04 à 0 gr., 10 centigr. extrait fluide 2 à 4 gr. ; — teinture alcoolique X à XXX gouttes.

POTION ANTI-ASTHMATIQUE (Blair).

Extrait fluide d'Euphorbia pilulifera }
— — de grindelia robusta } āāā 15 gr.
Sirop de cannelle }
Azotate de Strychnine 0 gr. 005 milligr.
F. s. a. 2 cuillerées à café par jour.

EUROPHÈNE. — Iodure d'isobutylorthocrésylol, poudre jaune, odeur aromatique, insoluble dans l'eau, soluble dans l'alcool et l'éther

Antiseptique succedané de l'iodoforme et de l'aristol, mêmes doses et formules.

POMMADE CONTRE BRULURES AU 3e DEGRÉ		POUDRE CONTRE ECZÉMA (Saalfed).		
Europhène	3 gr.			
Huile d'olives	7 —	Europhène	ãã	5 gr.
Vaseline	60 —	Lanoline desséchée		
Lanoline	30 —	Poudre do Talc		90

ÉVONYMINE. — Extrait hydro-alcoolique de l'*Evonymus atropurpureus* (Celastracées). — 3 variétés : brune, verte, liquide. On emploie surtout la brune.

Prop. thérap. — Laxatif, cholagogue.

Prép. pharm. et posol. — *A l'int.* 0 gr., 05 à 0 gr., 15 centigr.

PILULES.		PILULES (Blondeau).	
Evonymine brune	1 gr.	Evonymine brune	0 gr. 05 centigr.
Extrait de jusquiame	0 — 20 centigr.	Extrait de jusquiame	0 — 05 —
Pour 20 pilules contenant chacune		*Pour 2 pilules. 1 le matin et 1*	
0 gr. 05 centigr. 1 à 2 tous les soirs.		*soir.*	

EXALGINE. — Voir à *Méthylacétanilide.*

F

FAAM. — *Angræcum fragrans* (Orchidées). *Syn.* Faham, thé de l'île Bourbon ou de Madagascar.

Part. empl. — Feuilles.

Princ. act. — Coumarine.

Prop. thérap. — Excitant.

Prép. pharm. et posol. — *A l'int.* Infusion théiforme, 4 gr. p. 250 gr.

FARINES. — V. au nom de la plante d'où est extraite la farine.

FARINES ÉMOLLIENTES (Anc. Cod.).			FARINES RÉSOLUTIVES (Anc. Cod.).		
Farine de lin			Farine de fenugrec		
— de seigle	ãã	P. E.	— de fèves	ãã	P. E.
— de riz			— d'orobe		
— d'orge			— de lupin		

FÉCULE DE POMME DE TERRE. — V. *Pomme de terre.*

FENOUIL. — *Fœniculum vulgare* (Ombellifères).

Part. empl. — Feuilles, racines, séminoïdes.

Prop. thérap. — Apéritif, carminatif, diurétique, parasiticide (?).

Prép. pharm. et posol. — *A l'int.* Huile volatile I à X gouttes; — hydrolat 25 gr., à 50 gr. ; — infusion 10 p. 1000. — *A l'ext.* poudre 1 à 5 gr. — feuilles en cataplasmes — huile essentielle en pommade — poudre — entre dans la composition du sirop des cinq racines.

POMMADE.	
Huile essentielle de fenouil XXX gouttes	
Axonge	120 gr.

M.

FER (Fe.).

Prop. thérap. — Spécifique de la chlorose.

Prép. pharm. et posol. — *A l'int.* Fer réduit par l'hydrogène, 0 gr., 05 à 0 gr., 50 centigr. — Limaille de fer. 0 gr., 10 centigr. à 1 gr.

Incompat. — Tannin, écorce de chêne, cannelle, quinquina, cachou, alcalis et leurs carbonates.

CHOCOLAT AU FER (Quévenne).

| Fer réduit | 25 gr. |
| Chocolat fin | 5000 — |

M. s. a. et F. des tablettes de 40 gr. renfermant 0 gr. 20 centigr. de fer réduit.

CHOCOLAT FERRUGINEUX (Cod.)

10 gr. de limaille de fer, pour 500 de chocolat.

DRAGÉES AU FER RÉDUIT (Bretonneau).

Fer réduit	0 gr. 16 centigr.
Sulfate de quinine	0 — 01 —
Gingembre pulvérisé	0 — 01 —
Extrait de quinquina jaune	0 — 03 —
Extrait de rhubarbe composé	0 — 03 —
Aloès socotrin	0 — 004 millig.

M. pour 1 dragée. — 1 à 6 par jour.

DRAGÉES AU FER RÉDUIT (Quévenne).

| Fer réduit | 2 gr. |
| Sucre blanc | 18 — |

F. s. a. 40 dragées contenant 0 gr. 05 à 5 par jour.

PILULES FERRUGINEUSES ALOÉTIQUES.

Limaille de fer porphyrisée	10 gr.
Aloès socotrin pulvérisé	5 gr.
Savon médic.	Q. s.

F. s. a. 100 pilules 2 à 10 par jour.

PILULES MARTIALES.

Limaille de fer porphyrisée	4 gr.
Extrait de quassia	2 —
Extrait d'absinthe	Q. s.

F. s. a. 40 pilules. 4 à 6 par jour, en 2 fois.

POUDRE DE MARSEILLE (Dorvault).

Cachou }	
Fer porphyrisé } āā	10 gr.
Sucre }	

M. 2 à 5 gr.

POUDRE DE RHUBARBE FERRUGINEUSE

Limaille de fer }	
Poudre de rhubarbe } āā	5 gr.
— de quinquina }	

F. s. a. et divisez en 30 prises. Une prise par jour, jusqu'à 3 et 4.

— ACÉTATE DE FER (Pharm. allem., belge et russe).

TEINTURE ÉTHÉRÉE D'ACÉTATE DE FER.

Acétate de fer	9 parties (en poids).
Alcool rectifié	2 —
Ether acétique	1 —

— ARSÉNIATE DE FER (AsO⁴HFe). *Syn.* Arséniate ferreux, — insoluble eau, soluble pyrophosphate de soude ou d'ammoniaque et dans le citrate des mêmes bases.

Prop. thérap. — Antichlorotique.

Prép. pharm. et posol. — *A l'int.* 0 gr., 01 à 0 gr., 20 centigr. (Duparc) en pilules de 0 gr., 01 centigr.; — en granules de 0 gr., 001 millig.

SIROP ARSENICAL FERRUGINEUX (Yvon).

Pyrophosphate de fer et de soude	12 gr.
Arséniate de soude	0 gr. 12 centigr.
Eau de fleurs d'oranger	50 —
Alcool à 90°	50 —
Sirop simple	2400 —

Par cuillerée à bouche, 0 gr. 10 centigr. de sel de fer et 0 gr. 001 milligr. d'arséniate. Dose 2 à 4 cuillerées par jour.

— BROMURE DE FER (FeBr). *Syn.* Proto-Bromure de fer — Bromure ferreux. Mêmes propriétés que le chlorure et l'iodure de fer ; est employé aux mêmes doses et dans les mêmes formules.

— BROMURE DE FER (Sesqui). Sel amorphe, deliquescent contient pour 100 : 19 de fer et 81 de brome, reconstituant, sédatif, dose : 0,10 à 0,50.

DRAGÉES DE SESQUI — BROMURE DE FER. (Dr Hecquel).

| Sesqui Bromure de fer | 5 gr. |
| Poudre, réglisse et sirop | Q. s. |

Pour pilules dragéifiées contenant 0,05 de sel de fer. Dose : 4 à 10 par jour.

— **SOUS-CARBONATE DE FER.** (*Syn.* Sesquioxyde de fer hydraté.) (V. ce mot.)

— **CARBONATE DE FER** (Fe CO³). *Syn.* Proto-carbonate ferreux. Insoluble eau pure : est obtenu par double décomposition dans les Pilules de Blaud et de Vallet; dans les autres formules on emploie le sous-carbonate de fer.

Prop. thérap. — Ferrugineux insoluble très employé.

Posol. — 0 gr. 20 centigr. à 1 gr.

PILULES AU CARBONATE DE FER (de Vallet, Cod.).

2 à 10 *par jour*.

PILULES DE BLAUD.

Sulfate de fer pur	15 gr.
Carbonate de potasse	15 —
Miel	Q. s.

F. s. a. 100 *pilules.*

PILULES EMMÉNAGOGUES.

Sous-carbonate de fer	4 gr.
Poudre de safran	6 —
— d'aloès	4 —
Extrait d'armoise	Q. s.

F. s. a. 80 *pilules.* — 2 à 10 *par jour.*

PILULES EMMÉNAGOGUES (Sichel).

Gomme ammoniaque		
Sous-carbonate de fer	āā	5 gr.
Aloès socotrin		

F. s. a. 50 *pilules.* 2 à 6 *par jour.*

POUDRE CONTRE AMÉNORRHÉE.

Sous-carbonate de fer		5 gr.
Poudre de quinquina		
Poudre de cannelle	āā	2 —
Magnésie calcinée		

2 à 4 *gr. par jour.*

SIROP FERRUGINEUX (Ricord).

Sirop de tolu		500 gr
Sous-carbonate de fer	āā	10 —
Extrait de ratanhia		

M. 4 à 6 *cuillerées.*

— **CHLORURES DE FER.**

—1° *Chlorure ferreux* (FeCl³+4H²O). *Syn.* Protochlorure de fer.

Prop. thérap. — Très bon ferrugineux.

Prép. pharm. et posol. — A *l'int.* 0 gr., 10 à 0 gr. 30 centigr. en pilules de 0 gr. 10 centigr. (Codex).

Incompat. — Alcalis, carbonates alcalins.

MIXTURE TONIQUE DE HEBGT (Bouch.).

Protochlorure de fer	0 gr. 20 centigr.
Musc	0 — 25 —
Eau distillée	60 —
Sirop d'écorces d'oranges	30 —

F. s. a. 1 *cuillerée toutes les heures.*

PILULES.

Protochlorure de fer	4 gr.
Aloès	0 — 50 centigr.
Extrait de quinquina	4 —
Savon médicinal	Q. s.

F. s. a. 40 *pilules.* 4 à 10 *par jour.*

PILULES.

Protochlorure de fer sec	10 gr.
Guimauve pulvérisée	5 —
Extrait de chiendent	Q. s.

F. s. a. 100 *pilules. Toluiser.*

SIROP.

Protochlorure de fer	5 gr.
Sirop de gomme	950 —
Sirop de fleurs d'oranger	45 —

M. 20 *gr. contiennent* 0 *gr.* 10 *centigr. de sel.*

2° *Chlorure ferrique* (Fe²Cl⁶) *Syn.* Sesquichlorure, perchlorure de fer. Soluble dans 2 parties d'eau, 4 d'alcool à 90° et 4 d'éther.

Prop. thérap. — Tonique, hémostatique puissant, coagulant.

Prép. pharm. et posol. — La solution officinale de perchlorure de fer, marque 1.26 au densimètre (30° Baumé) et renferme : eau 74 chlorure ferrique anhydre 26. — A *l'int.* 1 gr. à 4 gr. — A *l'ext.* Solution aqueuse de 1 à 20 p. 100. On emploie très rarement la solution officinale pure.

Incompat. — Alcalis et leurs carbonates, infusés astringents, tannin, gomme, mucilages, albumine, sels de mercure et d'argent, arséniates, arsénites, kermès, émétique.

COLLODION FERRUGINEUX (Aran).

Perchlorure de fer	10 gr.
Collodion élastique	90 —

M.

COTON HÉMOSTATIQUE (Jordan).

Coton en rame	Q. v.
Solution offic. de perchlorure de fer	Q. s.

INJECTION COAGULANTE.

Solution au maximum de concentration.

INJECTION DE PERCHLORURE DE FER (Deleau).

Perchlorure de fer à 30°	1 à 40 gr.
Eau	1 litre

LAVEMENT DE PERCHLORURE DE FER.

Perchlorure de fer à 30°	1 à 2 gr.
Eau	250 à 500 —

LIQUEUR DE PIAZZA.

Perchlorure de fer à 30°		
Chlorure de sodium	ãã	1 gr.
Eau distillée		4 —

M. En injections interstitielles.

LOTION HÉMOSTATIQUE (H. P.).

Solution de perchlorure de fer	1 gr.
Eau	10 —

M.

PILULES DE PERCHLORURE DE FER (Deleau).

Perchlorure de fer liquide	5 gr.
Poudre de guimauve	Q. s.

F. s. a. 100 pilules.

POMMADE DE PERCHLORURE DE FER.

Perchlorure de fer liquide à 30°	1 à 6 gr.
Axonge benzoïnée ou vaseline	30 —

M.

POTION ASTRINGENTE (F. H. M.).

Solution de perchlorure de fer à 30°	0 gr. 50 centigr.
Sirop simple	30 —
Eau distillée	100 —

M.

POTION DE PERCHLORURE DE FER.

Solution de perchlorure de fer D. 1,26.	1 à 4 gr.
Eau distillée	120 —
Sirop de fleurs d'orang	50 —

F. s. a. par cuillerées.

POTION CONTRE CROUP (Aubrun).

Solution de perchlorure de fer	XX à XL gouttes
Eau	1 verre

M. 1 cuillerée à dessert toutes les 5 minutes.

POTION HÉMOSTATIQUE.

Perchlorure de fer	4 gr.
Eau de Rabel	2 à 5 —
Sirop d'opium	30 —
Eau	120 —

Par cuillerées.

SIROP DE PERCHLORURE DE FER (Codex).

1 cuillerée à bouche représente environ 0 gr. 30 centigr. de perchlorure de fer liquide.
20 à 100 gr.

SOLUTION DE PERCHLORURE DE FER (Ph. Germ.).

Perchlorure de fer cristallisé	2 gr.
Eau distillée	1 —

SOLUTION DE PERCHLORURE CONTRE CHANCRE (Rollet).

Eau	24 gr.
Perchlorure de fer à 30°	12 —
Acide citrique	4 —

F. s. a.

SOLUTION DE PERCHLORURE CONTRE ZONA (Lailler).

Perchlorure de fer sublimé	10 gr.
Alcool à 90°	40 —

SOLUTION DE PERCHLORURE DE FER POUR INHALATION (Ficher).

Perchlorure de fer D. 1.26	0 gr. 10 centigr. à 2 gr.
Eau distillée	100 —

M.

TEINTURE ALCOOLIQUE DE PERCHLORURE.

Perchlorure de fer anhydre	1 gr.
Alcool à 80° c.	4 —

F. dissoudre.

TEINTURE DE BESTUCHEF.

Perchlorure de fer desséché	1 gr.
Liqueur d'Hoffmann	7 —

M.

TOPIQUE CONTRE CHANCRE (Rollet).

Acide chlorhydrique		
Acide citrique	ãã	4 gr.
Perchlorure de fer		
Eau distillée		30 —

F. s. a.

3° *Chlorure ferrico-ammonique* $(Fe^2Cl^64AzH^4Cl+2H^2O)$.

PILULES (Frerichs).

Chlorure de fer ammo-		
niacal	2	gr.
Sulfate de quinine	2 — 50	centigr.
Aloès	1 — 25	—
Extrait de chiendent Q. s.		

Pour 60 pilules. Dose 4 à 6 par jour.

PILULES CONTRE. CHLOROSE (Behrends)

Chlorure de fer ammoniacal		āā 3 gr.
Galbanum		
Asa fœtida	6	—
Castoréum	1	—
Extrait de gentiane	Q. s.	

Pour 100 pilules. 3 à 5 matin et soir.

— CITRATES DE FER.

— **1° *Ferrique*.** Citrate de sesquioxyde de fer. Soluble eau, quand il est récent.

Prép. pharm. et posol. — *A l'int.* 0 gr., 25 centigr. à 2 gr. peu usité, on emploie le citrate ammoniacal.

PASTILLES DE CITRATE DE FER (Bouch.).

Citrate de fer		
Acide citrique	āā	10 gr.
Essence de citron		XX gouttes
Sucre granulé		200 gr.
Eau		Q. s.

F. s. a. des pastilles à la goutte de 0 gr. 50 centigr. 5 à 6 par jour.

PILULES DE CITRATE DE FER.

Citrate de fer	10 gr.

Extrait de rhubarbe	4 gr.
Poudre de cannelle	Q. s.

F. s. a. 100 pilules. 2 à 6 par jour.

POUDRE FERRUGINEUSE ALCALINE.

Citrate de fer		2 gr
Bicarbonate de soude		āā 1 —
Sucre vanillé		

Divisez en 10 doses. 2 par jour.

— **2° *Citrate de fer ammoniacal*.** Soluble eau, toutes proportions, insoluble alcool.

Ce sel prend très facilement l'humidité : ne doit pas tre prescrit en *paquets*.

Prép. pharm. et posol. — *A l'int.* 0 gr., 30 à 1 gr., 50 centigr.

Incompat. — Acides minéraux, alcalis, astringents végétaux.

ÉLIXIR AU CITRATE DE FER (Ph. de Bord.).

Citrate de fer ammoniacal	3 gr.
Lactate ferreux	1 —
Elixir de Garus	200 —

F. dissoudre. 10 à 40 gr.

PASTILLES (Béral).

Sucre vanillé en poudre	160 gr.
Citrate de fer ammoniacal	2 —
Mucilage	Q. s.

F. s. a. 100 Pastilles.

PILULES.

Citrate de fer ammoniacal		
Extrait de quinquina		10 gr.
Glycérine		XX gouttes.

F. s. a. 100 pilules argentées ou toluisées. 4 à 10.

SIROP DE CITRATE DE FER AMMONIACAL.

Citrate de fer	10 gr.
Teinture de noix vomique	5 —

Sirop d'écorces d'oranges amères 385 gr.

F. s. a. 2 cuillerées par jour.

SIROP DE CITRATE DE FER AMMONIACAL (Codex).

1 *cuillerée renferme 0 gr. 50 centigr. de citrate. 1 à 3 cuillerées.*

VIN FERRUGINEUX (Cod.).

20 gr. représentent 0 gr. 10 centigr. de citrate. 20 à 60 gr.

VIN FERRUGINEUX BROMURÉ (Siredey).

Citrate de fer ammoniacal	2 gr.
Bromure de potassium	4 —
Vin de Malaga	100 —

F. dissoudre. 1 cuillerée matin et soir.

VIN FERRUGINEUX (Whithe et Draper).

Citrate de fer ammoniacal	105 gr.
Citrate d'ammoniaque	39 —
Sherry	5000 —

F. dissoudre, filtrez. 20 à 60 gr.

— 3° *Citrate de fer et de quinine* (Ph. Brit., Belge, Germ.).
Prop. thérap. — Celles du fer et de la quinine.
Prép. pharm. et posol. — A l'int. 0 gr. 30 à 0 gr. 60 centigr. en solution ou en pilules.
Incompat. — Alcalis et leurs carbonates, acide tannique, astringents végétaux.

— **HYDRATE FERRIQUE.** — V. *Oxyde de fer hydraté.*

— **HYPOPHOSPHITE DE FER.** — V. *Phosphates de fer.*

— **IODURE DE FER.** — V. *Iode.*

— **LACTATE DE FER** $(C^3H^5O^3)^2Fe+3H^5O$. Soluble 50 parties eau et 6 parties glycérine, insoluble alcool concentré.
Prép. pharm. et posol. — A l'int. 0 gr., 1 décigr. à 1 gr.
Incompat. — Alcalis et leurs carbonates, sulfures solubles, tannin, décoctés astringents.

DRAGÉES DE LACTATE DE FER.

Lactate de fer	0 gr. 05 centigr.
Sucre pulvérisé	Q. s.

Pour 1 dragée. 1 à 6 *matin et soir avant les repas.*

PASTILLES DE LACTATE DE FER (Cod.)

Lactate de fer pulvérisé	5 gr.
Sucre pulvérisé	100 —
Sucre vanillé	3 —
Mucilage de gomme adragante	Q. s.

F. 100 *pastilles.* 1 à 6.

PILULES DE LACTATE DE FER.

Lactate de fer	5 gr.

Aloès	0 gr. 50 centigr.
Extrait de rhubarbe Q. s.	

Pour 50 pilules 2 à 6 par jour.

POUDRE.

Lactate de fer		
Poudre de calamus	ãã	3 gr.
— de sucre		

Pour 10 doses. 1 à *chaque repas.*

SIROP DE LACTATE DE FER.

Lactate de fer	5 gr.
Sirop de gentiane	250

F. s. a. 2 à 4 *cuillerées par jour.*

— **OXALATE DE FER.** — V. *Acide oxalique.*

— **OXYDES DE FER.**

— 1° *Ferrique* (Fe^2O^3). *Syn.* Sesquioxyde ou peroxyde de fer, oxyde rouge de fer, colcothar. Insoluble dans les dissolvants ordinaires.
Prép. pharm. et posol. — A l'int. 0 gr., 10 à 0 gr., 30 centigr., peu employé. — A l'ext. fait partie de l'onguent de Canet.

ONGUENT DE CANET (Codex).

100 *gr. de colcothar pour* 400. *Pansement des ulcères atoniques.*

— 2° *Ferrique hydraté. Syn.* Safran de Mars apéritif, improprement sous-carbonate de fer. Mélange d'hydrate ferrique et de sous-carbonate de peroxyde de fer. — Voir à *Carbonate de fer.*
Prép. pharm. et posol. — A l'int. 0 gr. 10 à 0 gr., 50 centigr.

BOLS FERRUGINEUX (Velpeau).

Safran de Mars apéritif	0 gr. 10 centigr.
Extrait de valériane	1 —
Racine de valériane pulvérisée	Q. s.

M. pour 1 bol. 2 à 6 *par jour.*

ÉLECTUAIRE FERRUGINEUX

Safran de Mars apéritif	3 gr.
Cannelle pulvérisée	1 —

Quinquina jaune pulvérisé	2 gr.
Miel blanc	24 —

Une cuillerée à café avant chaque repas.

PILULES TONIQUES ANTILEUCORRHÉIQUES (Debreyne).

Safran de Mars apéritif	0 gr. 10 centigr.
Cachou	0 — 10 —
Aloès	0 — 025 milligr.
Térébenthine de Venise Q. s.	

M. pour 1 pilule. 1 à 6 *par jour.*

— 3° *Hydrate ferrique* (Fe^2O^3 $3H^2O$). Insoluble.

Prop. thérap. — Contrepoison de l'acide arsénieux.

Prép. pharm. et posol. — *A l'int.* N'est plus employé aujourd'hui. On le remplace par la magnésie.

— 4° *Ferroso-ferrique* (FeO,Fe^2O^3). *Syn.* Oxyde noir de fer, éthiops martial. Insoluble.

Prép. pharm. et posol. — *A l'int.* 0 gr., 10 centigr. à 1 gr.

ÉLECTUAIRE FERRUGINEUX LAXATIF.

Ethiops martial		10 gr.
Cannelle pulvérisée		
Quinquina jaune pulvérisé	ãã	5 —
Racine de Jalap pulvérisée		2 —
Miel blanc		120 —

M. 5 à 10 gr. par jour avant les repas.

OPIAT ANTICHLOROTIQUE.

Ethiops martial	1 gr.
Cannelle pulvérisée	1 gr.
Miel de Narbonne	25 —

M. 1 à 4 cuillerées à café par jour avant les repas.

PILULES.

Oxyde de fer noir	5 gr.
Extrait de rhubarbe	2 —
Poudre de rhubarbe	Q. s.

M. et divisez en 40 pilules. 2 à 4 avant les repas.

— **PHOSPHITE** et **PHOSPHATES DE FER**. Au nombre de trois : hypophosphite, phosphate ferreux, pyrophosphates.

— 1° *Hypophosphite de fer* (FeO^2) (PhO^2)^2. Très soluble eau.

Prép. pharm. et posol. — *A l'int.* 0 gr., 25 à 0 gr., 50 cent.

SIROP (Wood).

Sulfate de fer granulé	31 gr.
Hypophosphite de chaux pulv.	21 —
Acide phosphorique dilué	24 —
Eau	46 —
Sirop simple	Q. s.

F. dissoudre le sulfate dans l'acide mêlé avec l'eau, triturez, exprimez. Filtrez et ajoutez 7 fois le volume de sirop simple.

SIROP (Hardy).

Hypophosphite de baryte	71 gr.
Acide sulfurique à 66°	25 gr.
Limaille de fer	Q. s.
Eau distillée	250 gr.
Sucre	600 —

F. s. a.

SIROP (Carles).

Sulfate de fer	15 gr.
Hypophosphite de chaux	9 — 17 centigr.
Eau distillée bouillie	350 —
Sucre	660 —

— 2° *Phosphate ferreux* (PhO^4)^2 Fe^3. Insoluble eau. *Syn.* protophosphate de fer, phosphate ferroso-ferrique.

Prép. pharm. et posol. — *A l'int.* 0 gr., 25 à 0 gr., 50 centigr. On l'emploie surtout en dissolution dans l'acide chlorhydrique, sous forme de chlorhydrophosphate.

PILULES DE PHOSPHATE DE FER.

Phosphate de soude sec	ãã	10 gr.
Sulfate de fer		
Miel		Q. s.

F. 100 pilules. 1 à 10 par jour.

SIROP DE CHLORHYDRO-PHOSPHATE DE FER.

Chlorure ferreux	5 gr.
Acide phosphorique médicinal	5 —
Eau distillée	350 —
Sucre concassé	640 —

Dissolvez le chlorure dans l'eau, ajoutez l'acide phosphorique et faites fondre le sucre. 20 gr. représentent 0 gr. 10 centigr. de sel de fer. 3 à 4 cuillerées à bouche.

SOLUTION DE CHLORHYDRO-PHOSPHATE
DE FER.

Chlorure ferreux	5 gr.
Acide phosphorique médicinal	5 —
Eau distillée	Q. s.

Pour 1 litre, 20 gr. renferment 0 gr. 10 centigr. de sel de fer.

— 3° *Pyrophosphate de fer citro-ammoniacal.* Soluble eau, toutes proportions.

Prép. pharm. et posol. — *A l'int.* 0 gr., 10 à 0 gr., 50 centigr.

DRAGÉES ET PILULES FERRUGINEUSES
(Robiquet).

Pyrophosphate de fer citro-ammoniacal	0 gr. 10 centigr.
Sucre pulvérisé	Q. s.

P. 1 dragée ou pilule enrobée suivant besoin dans tolu ou sucre : 1 ou 2 matin et soir avant le repas.

DRAGÉES FERRUGINEUSES-MANNO-BISMU-THÉES (Foucher d'Orléans).

Pyrophosphate de fer citro ammoniacal	0 gr. 05 centigr.	
Sous-nitrate de bismuth	0 — 05	—
Manne en larmes purifiée	0 — 25	—

Pour 1 dragée. 2 à 10 par jour.

SIROP FERRUGINEUX (Robiquet et Cod.).

Pyrophosphate de fer citro-ammoniacal	10 gr.
Sirop simple	900 gr.
Sirop de fleurs d'oranger	100 —

F. s. a. 2 à 3 cuillerées par jour.

SIROP DE PYROPHOSPHATE DE FER (Cod.).

20 gr. représentent 0 gr. 20 centigr. de sel de fer. 10 à 80 gr.

SOLUTION FERRUGINEUSE (Robiquet).

Pyrophosphate de fer citro-ammoniacal	1 gr.
Sucre	15 —
Eau distillée	75 —
Alcool à 90°	10 —

F. s. a. 2 à 3 cuillerée par jour.

VIN DE QUINQUINA FERRUGINEUX
(Robiquet).

Pyrophosphate de fer citro-ammoniacal	10 gr.
Extrait de quinquina gris	5 —
Vin blanc	1000 —

F. s. a. 1 à 2 cuillerées à bouche.

— 4° *Pyrophosphate de fer et de soude.* Soluble eau, toutes proportions.

Prép. pharm. et posol. — *A l'int.* 0 gr., 20 centigr. à 1 gr.

SIROP DE QUINQUINA FERRUGINEUX
(Grimault).

Pyrophosphate de fer et de soude	1 gr.
Eau distillée	30 —
Sucre blanc	70 —

F. dissoudre le sel; F. un sirop par solution au B.-M.

Extrait hydro-alcoolique de quinquina rouge	1 gr.
Alcool à 60°	10 —

F. dissoudre. Filtrez, et mêlez au sirop.

20 gr. représentent 0 gr. 20 centigr. de sel de fer. 20 à 100 par jour.

— **SULFATE DE FER** ($SO^4Fe + 7H^2O$). *Syn.* Sulfate ferreux, couperose verte, vitriol vert. Une partie est soluble dans 2 parties d'eau à 15°, 4 de glycérine, insoluble alcool, chloroforme, éther.

Prop. thérap. — Astringent, tonique.

Prép. pharm. et posol. — *A l'int.* 0 gr., 05 à 0 gr., 50 centigr. — *A l'ext.* p. 100, collyres, injections, etc.

Incompat. — Tannin, alcalis et carbonates, sels formant des sulfates insolubles, sulfures solubles, savons.

EAU CHALYBÉE.

Sulfate de fer cristallisé	0 gr. 05 centigr.

F. dissoudre dans :

Eau privée d'air	500 —

Par petits verres.

MIXTURE OXALICO-MARTIALE (Gamburini)

Sulfate de fer	0 gr.	50 centigr.
Acide oxalique	0 —	25 —
Eau distillée	180 —	
Sirop de menthe	30 —	

Par cuillerées.

PILULES ALOÉTIQUES FERRUGINEUSES
(Ed.).

Sulfate ferreux 6 gr.
Aloès |
Poudre de cannelle | ãã 2 —
Extrait de rhubarbe Q. s.

F. s. a. 80 pilules. Dose 1 à 4.

PILULES DE KAMPF.

Sulfate de fer 4 gr.
Myrrhe |
Galbanum | ãã 6 gr.
Extrait d'écorces d'oranges amères Q. s.

Pour 120 pilules. 2 à 6 par jour.

PILULES FÉBRIFUGES DE MARC.

Myrrhe pulvérisée 10 gr.
Carbonate de soude | ãã 5 —
Sulfate de fer |
Sirop Q. s.

M. et F. des pilules de 0 gr. 15 centigr. 3 à 8 par jour.

PILULES DE FER ET MANGANÈSE.

Sulfate de fer cristallisé 75 gr.
— de manganèse 25 —
Carbonate de soude cristallisé 120 —
Miel 60 —
Sirop de sucre Q. s.

F. s. a. pilules de 0 gr. 20 centigr. 2 à 10 par jour.

PILULES TONI-ANTISPASMODIQUES.

Extrait de valériane)
Protosulfate de fer | ãã 5 gr.
Carbonate de potasse)
Sulfate de quinine 2 —
Poudre de valériane Q. s.

F. s. a. 50 pilules. 1 à 4 par jour.

PILULES TONI-PURGATIVES (Beasley).

Sulfate de fer des-
séché 2 gr.

Extrait de rhubarbe 5 gr.
Conserve de roses 2 — 50 centigr.

M. et divisez en 40 pilules. 1 à 3 par jour.

PILULES TONI-PURGATIVES (Brandes).

Sulfate de fer 1 gr. 25 centigr.
Carbonate de potasse 1 — 25 —
Myrrhe 4 —
Aloès socotrin 2 —

M. et F. 30 pilules. 2 à 3 par jour.

POMMADE DE SULFATE DE FER.

Sulfate de fer 0 gr. 50 centigr. à 2 gr.
Axonge 30

F. s. a.

POUDRE VERMIFUGE FERRUGINEUSE.

Sulfate de fer | ãã 0 gr. 60 centigr.
Santonine |
Sucre vanillé 5 —

Pour 10 doses. 1 le matin.

SOLUTÉ CONTRE DIARRHÉE CHOLÉRIFORME
DES ENFANTS (Braithwaite).

Sulfate de fer | ãã 0 gr. 60 cent.
Salicylate de soude |
Glycérine 10 —
Eau 40 —

4 cuillerées à café par jour.

SOLUTION CONTRE MENTAGRE
(Dauvergne)

Sulfate de fer cristallisé 1 à 2 gr.
Eau 8

F. dissoudre.

SOLUTION FERRUGINEUSE CONTRE ÉRY-
SIPÈLE (Velpeau).

Sulfate de fer 60 gr.
Eau 1000

F. fondre.

— **SULFURE DE FER.** — Voir à *Soufre.*

— **TARTRATES DE FER.**

— 1° *Tartrate ferreux.* Peu soluble eau.

Prép. pharm. et posol. — À *l'int.* Peu employé ; entre dans la composition du vin chalybé des anciennes pharmacopées.

POUDRE GAZÉIFÈRE FERRUGINEUSE DE QUÉNESVILLE (Codex).

20 grammes pour 1 litre d'eau ou 1 cuillerée de café pour 250 gr.

— 2° *Tartrate ferrico-ammonique* ($C^4H^4O^9$ FeO AzH^4+2H^{2}O). Soluble dans l'eau en toutes proportions.

Prép. pharm. et posol. — *A l'int. 0 gr., 50 centigr. à 4 gr.*

SIROP (Codex).	TABLETTES (Codex).

1 cuillerée à bouche renferme 0 gr. 50 centigr. de tartrate. 10 à 40 gr.

Chaque tablette renferme 0 gr. 05 centigr. de tartrate de fer.

— 3° *Tartrate ferrico-potassique* ($C^4H^4O^6$ FeOK). Soluble eau, toutes proportions; insoluble alcool.

Prép. pharm. et posol. — *A l'int. 0 gr., 50 à 4 gr.* — Sirop du Codex, 0 gr. 50 par cuillerée.

Incompat. — Acides minéraux, eau de chaux, préparations végétales astringentes.

BOULES DE NANCY (Codex).

Représentent un composé de tartrate de potasse, de tartrate ferreux et de tartrate ferrique, outre l'extrait des plantes aromatiques.

EAU DE BOULES DE NANCY.

Boule de Nancy	n° 1
Eau	1000 gr.

3 ou 4 verres par jour à l'int. — *en lotions, fomentations à l'ext.*

EAU FERRÉE GAZEUSE (Mialhe).

Tartrate ferrico-potassique	1 gr.
Bicarbonate de soude	5 —
Acide citrique	4 —
Eau commune	650 —

Introduisez dans l'eau le bicarbonate et le tartrate. Ajoutez l'acide. Bouchez, ficelez. 200 à 500 gr. par repas.

PILULES TARTRATE FERRICO-POTASSIQUE.

Tartrate ferrico-potassique	10 gr.
Rhubarbe	10 —

F. s. a. 100 pilules. 1 à 10.

PILULES FER ET QUINA.

Tartrate de fer et de potasse	10 gr.
Extrait de quinquina	10 —
Miel	Q. s.

Pour 100 pilules.

SIROP FERRUGINEUX (Mialhe).

Tartrate ferrico-potassique	āā 15 gr.
Eau de cannelle	
Sirop de sucre blanc	500 —

M. 1 à 2 cuillerées.

SIROP FERRUGINEUX (Prof. Jaccoud).

Tartrate ferrico potassique	2 gr. 50 centigr.
Rhum	
Sirop d'écorces d'oranges amères	āā 100 —

F. dissoudre. 1 ou 2 cuillerées.

SOLUTÉ DE TARTRATE FERRICO POTASSIQUE (Codex). Teinture de mars tartarisée.

Tartrate ferrico-potassique pur	10 gr.
Eau distillée	40 —

F. s. a.

N.-B. Le Codex de 1866. prescrivait de faire bouillir la limaille de fer (100 gr.) avec la crème de tartre (250 gr.) dans 3000 gr. d'eau et après réduction d'ajouter 50 gr. d'alcool.

SOLUTION FERRIQUE (Ricord).

Eau distillée	200 gr.
Tartrate ferrico-potassique	30 —

M.

VIN FERRUGINEUX OU CHALYBÉ.

Tartrate ferrico-potassique	5 gr.
Vin blanc ou autre.	1000 —

Par petits verres.

— **VALÉRIANATE DE FER.**

Prop. thérap. — Celles de la valériane et des ferrugineux.

Prép. pharm. et posol. — *A l'int. 0 gr., 10 à 0 gr., 50 centigr.*

PILULES DE VALÉRIANATE DE FER.

Valérianate de fer	āā 1 gr.
Castoréum	
Extrait de rhubarbe	Q. s.

F. s. a. 20 pilules. 2 à 10 par jour.

PILULES DE VALÉRIANATE DE FER CONTRE LA CHORÉE.

Extrait de jusquiame	2 gr.
Valérianate de fer.	4 —

F. s. a. 40 pilules. 3 par jour.

FERROPYRINE. — Combinaison d'antipyrine et de fer : poudre rouge cristalline, soluble dans 5 parties d'eau; astringent sans être caustique. — *Us. ext.* en solution à 20 p. 100, mêmes indications que le perchlorure de fer. *Us. int.* ferrugineux et astringent 0,05 à 0,15 par jour en pilules ou potion.

FÈVE DE CALABAR. — *Physostigma venenosum* (Légumineuses). *Syn.* Fèves d'épreuve.

Part. empl. — Graine.

Princ. act. — Esérine ou calabarine.

Prop. thérap. — Déprime les fonctions de la moelle, diminue la sensibilité réflexe, paralyse le cœur et les muscles inspirateurs, antimydriatique puissant, antagoniste de l'atropine.

Prép. pharm. et posol. — *A l'int.* poudre 0 gr., 05 à 0 gr., 20 cent. — *A l'ext.* extrait alcoolique 0 gr. 02 à 0 gr. 15 centigr. en collyre.

PAPIER DE CALABAR (F. H. M.)
(Hamburg).

Extrait alcoolique de
  calabar   0 gr. 20 centigr.
Eau distillée   ? —
Acide acétique   XX gouttes

F. dissoudre. Plongez un carré de papier Berzelius de 0 m. 1 décim. de côté ; laissez sécher, replongez et faites de nouveau sécher à l'air libre. Quadrillez le papier en autres carrés, dont chacun représentera 0 gr. 002 milligr. d'extrait. 1/3 ou 1/4 de cent. carré détermine une forte contraction de la pupille.

PAQUETS.

Extrait de fève de Calabar   0 gr. 05 centigr.
Bromure de potassium 5 —
Sucre de lait   5 —

Pour 10 doses. 1 à 2 par jour.

ÉSÉRINE. — Peu soluble eau, soluble alcool, éther, chloroforme.

Prop. thérap. — Contracte la pupille comme la fève de Calabar.

Prép. pharm. et posol. — On emploie le bromhydrate, le sulfate neutre et le salicylate. — *A l'int.* bromhydrate 0 gr., 002 à 0 gr., 006 milligr. ; ésérine 0 gr., 001 à 0 gr., 004 milligr. ; — sulfate 0 gr., 001 à 0 gr., 004 mil. — *A l'ext.* bromhydrate 1 gr. pr 100 ; — ésérine 1 gr. p. 200 ; — sulfate 1 gr. p. 200 en collyre.

COLLYRE AU SULFATE D'ÉSÉRINE

Sulfate d'éserine   0 gr. 10
Eau distillée   20 —

  F. dissoudre.

COLLYRE CONTRE L'HÉMÉRALOPIE
(Galezowski).

Bromhydrate d'éserine 0 gr. 10 centigr.
Eau distillée de roses 10 —
  F. dissoudre. 1 ou 2 instillations par jour.

FÈVE DE SAINT-IGNACE. — *Strychnos Ignatii* (Loganiacées).

Part. empl. — Semence.

Princ. act. — Strychnine, brucine, igasurine.

Prop. thérap. — Comme la noix vomique.

Prép. pharm. et posol. — Comme la noix vomique à doses plus faibles, 0 gr. 01 à 0 gr. 15 centigr. — V. *Noix vomique.*

FÈVE TONKA. semence du *Coumarouna odorata* (Leg.), renferme de la *Coumarine.* Cette dernière substance peut servir à désodoriser l'Iodoforme. (Voir à ce mot.)

FIEL DE BŒUF. — *Syn.* Bile ou amer de bœuf.

Prop. thérap. — Amer, stomachique, vermifuge.

Prép. pharm. et posol. — *A l'int.* 1 à 10 gr. en pilules. Peu usité.

FIGUIER. — *Ficus carica* (Urticées)

Part. empl. — Fruit

Prop. thérap. — Pectoral, émollient, laxatif. Fait partie des fruits pectoraux.

Prép. pharm. et posol. — A *l'int.* Décocté 50 p. 1000.

FLEURS PECTORALES. — Espèces pectorales; infusé 5 gr. p. 1000. Les fleurs pectorales sont ainsi composées : fleurs de mauve ; pied de chat ; pas-d'âne ; pétales de coquelicot ; fleurs de bouillon blanc ; guimauve ; violettes. Parties égales.

FLUOROL. — Fluorure de sodium : poudre blanche, soluble dans l'eau ; antiseptique en solution de 1 à 5 p. 1000.

FLUORHYDRIQUE. *Acide.* — Préconisé en inhalations contre la phthisie (Bergeon): au moyen de divers appareils: on fait barboter de l'air dans un flacon en gutta-percha contenant de l'acide fluorhydrique étendu de deux fois son volume d'eau ; on emmagasine cet air dans des salles d'inhalation ou bien on le fait aspirer au malade au moyen d'un ajutage spécial.

FLUOSILICATE DE SOUDE, antiseptique. On emploie la solution aqueuse à 1 gr. pour 200 gr. (Dr Thomson).

FOIE DE SOUFRE. — Trisulfure de potassium. V. à *Soufre.*

FORMOL (CH^2O). — *Syn.* formaldéhyde, aldéhyde formique. Gaz obtenu par le passage des vapeurs d'alcool méthylique sur le charbon porté au rouge : ce gaz est très soluble dans l'eau et l'alcool. On utilise une solution alcoolique à 40 pour 100. Cette solution présente une odeur de souris et est très irritante. Le formol est très soluble dans l'eau (Trillat).

Prop. thérap. — Le formol est un antiseptique puissant aussi actif que le sublimé; il n'est pas toxique; il agit à l'état de vapeur.

Prop. pharm. — Solutés aqueux à 0,5 pour 100 pour désinfection ; pour pansements de 1/4000 à 1/1000 ; cette dernière commence déjà à être irritante.

FOUGÈRE MALE. — *Aspidium* ou *Nephrodium Filix mas, Fougères.*

Part. empl. — Rhizome.

Princ. act. — Matière grasse, soluble dans l'éther.

Prop. thérap. — Antihelminthique.

Prép. pharm. et posol. — A *l'int.* Huile éthérée 2 gr. à 8 gr. — poudre 30 gr. à 50 gr. — tisane 20 pour 1000.

BOLS VERMIFUGES (Peschier).

Extrait oléo-résineux de fougère mâle	0 gr. 2 décigr.
Racine de fougère mâle pulvérisée	0 — 5 —
Conserve de roses	Q. s.

M. pour 1 bol. 10 bols en une seule fois.

CAPSULES D'EXTRAIT OLÉO-RÉSINEUX DE FOUGÈRE MALE (Trousseau).

Extrait oléo-résineux de fougère mâle	0 gr. 5 décigr.

Pour 1 capsule. 6 à 10 capsules. 1 capsule de 10 en 10 minutes.

CAPSULES (Craquy).

Extrait éthéré de fougère mâle	8 gr.
Calomel	0 — 80 centigr.

En capsules Le Huby.

MÉLANGE TŒNIFUGE (Hérard).

Extrait éthéré de fougère mâle	8 gr.
Gomme arabique pulvérisée	8 —
Sirop d'éther	40 —
Eau distillée de menthe	100 —

Melez : à prendre en 1 ou 2 fois; on donne ensuite 40 à 50 gr. d'huile de ricin.

TŒNIFUGE FRANÇAIS (Dr Dubourcau de Cauterets)

Extrait vert de fougère mâle	1 gr. 20
Chloroforme pur	3 — 60
Huile de Ricins	4 — 80
— Croton	1/2 goutte

Pour 12 capsules à prendre en 20 minutes, action prompte et sûre, — inutile d'administrer un purgatif.

TÆNIFUGE FOUPPER.

Poudre de fougère mâle ·	6 à 12 gr.
Eau	125 —

M. En 1 fois le matin à jeun.
Une heure après, administrez le bol purgatif ci-après :

Calomel à la vapeur	0 gr. 6 décigr.
Scammonée pulvérisée	0 — 6 —
Gomme-gutte	0 — 3 —
Miel	Q. s.

M. pour 4 bols (Jourd.).

TEINTURE DE BOURGEONS DE FOUGÈRE MALE (Peschier).

Bourgeons récents de fougère m.	500 gr.
Ether sulfurique	1000 gr.

, 8 gr. dans un verre d'eau sucrée.

TRAITEMENT DU TÆNIA PAR L'HUILE ÉTHÉRÉE DE FOUGÈRE (Coindet, Trousseau).

Huile éthérée de fougère mâle	2 gr. 5 décigr.
Calomel à la vapeur	2 — 5 —
Poudre de fougère récente	Q. s.

F. s. a. pilules de 30 centigr.

Deux heures après la dernière dose on prescrit 60 gr. d'huile de ricin.

FRAGON ÉPINEUX. — *Ruscus aculeatus* (Asparaginées).

Syn. Petit houx.

Part. empl. — Rhizome.

Prop. thérap. — Diurétique léger, fait partie des cinq racines apéritives.

Prép. pharm. et posol. — *A l'int.* Décocté 20 p. 1000.

FRAISIER. — *Fragaria vesca* (Rosacées).

Part. empl. — Rhizome, fruit.

Prop. thérap. — Astringent, diurétique, stimulant, aromatique.

Prép. pharm. et posol. — *A l'int.* Alcoolat de fraises, 10 gr. à 30 gr. — décocté de rhizome 20 p. 1000 — sirop de fraises, *ad libitum.*

FRAMBOISIER. — *Rubus idæus* (Rosacées Fragariées).

Part. empl. — Fruit.

Prop. thérap. — Laxatif, diurétique, rafraîchissant.

Prép. pharm. et posol. — *A l'int.* Alcoolat 10 gr. à 30 gr., — sirop *ad libitum,* — suc *ad libitum.*

SIROP DE VINAIGRE FRAMBOISÉ (Cod.).

P. E. de sirop de vinaigre et de sirop de framboises.

20 à 50 gr. en gargarismes, tisanes.

VINAIGRE DE FRAMBOISES.

Framboises	3 parties
Vinaigre blanc	2 —

F. macérer 10 jours. Filtrez.
20 à 50 gr. en gargarismes, tisanes.

FRÊNE. — *Fraxinus excelsior* (Jasminées).

Part. empl. — Feuilles, écorce des rameaux.

Princ. act. — Mannite, fraxinine.

Prop. thérap. — Purgatif, fébrifuge.

Prép. pharm. et posol. — *A l'int.* Infusé de feuilles 15 à 25 p. 1000 (purgatif) — infusé d'écorce 10 à 15 p. 1000 (fébrifuge), — poudre de feuilles 1 gr.

FRUITS PECTORAUX. — Dattes, jujubes, figues sèches, raisins secs, à part. ég. — décocté 50 p. 1000.

FUCUS CRISPUS. — V. *Carragaheen.*

— VESICULOSUS (Algues).

Part. empl. — Plante entière.

Prop. thérap. — Préconisé contre l'obésité (Duchesne-Duparc).

Prép. pharm. et posol. — *A l'int.* Décocté 10 à 20 p. 1000, — extrait alcoolique 0 gr., 05 centigr. à 0 gr., 25 centigr. en pilules.

FULIGOKALI. — Préparé comme l'anthrakokali en substituant la suie au charbon.

Prop. thérap. — Antiscrofuleux, antipsorique.

Prép. pharm. et posol. — *A l'int.* Fuligokali simple ou sulfuré, 0 gr., 10 centigr. à 0 gr., 50 centigr. en pilules ou en sirop.

FUMETERRE. — *Fumaria officinalis* (Papavéracées. Fumariées).

Part. empl. — Plante fleurie.

Prop. thérap. — Tonique, dépuratif.

Prép. pharm. et posol. — Extrait 2 gr. à 10 gr. — infusé 20 p. 1000, — sirop 20 à 100, — suc dépuré 50 gr. à 250 gr.

SUC D'HERBES ORDINAIRE DÉPURATIF.			Q. s. *pour obtenir* 120 gr. *de suc d'herbes. Le matin à jeun en* 1 *fois.*
Feuilles de chicorée			
— de fumeterre			TISANE DE FUMETERRE (Codex).
— de cresson	ãã	P. E.	10 gr. *pour* 1000.
— de laitue			*A prendre par verres.*

FUCHSINE. — Chlorhydrate de rosaniline ($C^{20}H^{19}AzH^3Cl$). Soluble eau, peu soluble alcool, insoluble éther.

Prop. thérap. — Préconisé contre l'albuminurie.

Prép. pharm et posol. — *A l'int.* 0 gr., 05 à 0 gr. 40 centigr., suivant l'âge.

PILULES.		POTION CONTRE L'ALBUMINURIE (Bouchut).	
Fuchsine 0 gr. 05 centigr. à 10 centigr.		Julep gommeux	100 gr.
Extrait de chiendent	Q. s.	Fuchsine	0 — 15 centigr.
Poudre de guimauve	Q. s.	Essence de menthe ou de badiane Q. s.	
Pour 1 *pilule.*		*M. à prendre par cuillerées à café dans les* 24 *heures.*	

G

GAÏAC ou **GAYAC.** — *Guajacum officinale* (Rutacées). *Syn.* — Jasmin d'Afrique.

Part. empl. — Bois du tronc, résine.

Princ. act. — Acide gayacique.

Prop. thérap. — Stimulant, diaphorétique, antigoutteux, antirhumatismal.

Prép. pharm. et posol. — *A l'int.* Décocté 50 p. 1000 — extrait 1 gr. à 5 gr. — poudre 2 gr. à 10 gr. — sirop 20 gr. à 60 gr. — *A ext.* teinture (eau-de-vie) 5 gr. à 10 gr. Dentifrice.

APOZÈME DE GAÏAC.

Bois de gaïac râpé		25 gr.
Follicules de séné		
Semences de fenouil	āā	5 —
Réglisse		10 gr.

Eau Q. s. *pour 500 gr. de décocté. A prendre dans la journée.*

ÉLECTUAIRE ANTIRHUMATISMAL.
(Ph. Britann.).

Résine de gaïac	4 gr.
Racine de rhubarbe	8 —
Soufre sublimé	60 —
Muscade n° 1.	
Crème de tartre	30 —
Miel blanc	500 —

M. 10 à 30 gr. par jour, en 2 fois.

ELIXIR ANTIARTHRITIQUE (ile de France).

Myrrhe	3 gr
Résine de gaïac	4 —
Aloès socotrin	4 —
Alcool à 52° C.	300 c.c.

F. dissoudre séparément chaque substance dans 100 c.c. d'alcool. Mêlez les alcoolés; filtrez; 10 à 30 gr. tous les matins.

ELIXIR ANTIARTHRITIQUE. RATAFIA DES CARAÏBES. TEINTURE D'ÉMÉRIGON
(Cadet).

Résine de gaïac	1 gr.
Tafia	45 —

F. dissoudre; filtrez, 10 à 20 gr. tous les matins.

ÉLIXIR ANTIVÉNÉRIEN DE LEMORT
(Cad.).

Résine de gaïac	10 gr.
Baume de copahu	30 —
Alcool à 90°	140 —
Essence de sassafras	2 —

4 à 10 gr. par jour dans un véhicule approprié.

ÉMULSION DE RÉSINE DE GAÏAC. LAIT DE GAÏAC.

Résine de gaïac pulvérisée	1 à 2 gr.
Gomme arabique	5 —
Sirop d'orgeat	30 —
Eau commune	100 —

Mêlez la résine avec la gomme. Ajoutez le sirop, en triturant, puis l'eau peu à peu. Une cuillerée à bouche toutes les 2 heures.

GOUTTES ANTIARTHRITIQUES (Græfe).

Alcoolé de potasse (pot. caustique 1. Alcool à 86° 6)	15 gr.
Teinture de gaïac ammoniacale	7 —
Opium brut	2 —

F. macérer 4 jours, filtrez. X à XX gouttes 3 fois par jour.

GOUTTES DES JÉSUITES OU DE WALKER.
(Elixir antivénérien).

Résine de gaïac	200 gr.
Sassafras	150 —
Baume du Pérou	10 —
Alcool rectifié	1000 —

F. s. a. une cuillerée à café dans un verre d'eau sucrée.

PILULES ANTIARTHRITIQUES (Græfe).

Kermès minéral	0 r. 02	centigr.
Extrait d'aconit	0 — 02	—
— de douce-amère	0 — 4	décigr.
Résine de gaïac	0 — 4	—
Baume du Pérou	Q. s.	

M. pour 1 pilule. 1 à 2 toutes les 3 ou 4 heures.

POUDRE ANTIRHUMATISMALE (Pereira).

Poudre de gaïac	4 gr.
Poudre de feuilles d'oranger	2 —
Acétate de morphine	0 — 04 centigr.

M. et divisez en 6 prises. 1 prise toutes les 2 heures.

SIROP ANTIARTHRITIQUE (Dubois).

D'une part :

Salsepareille coupée et fendue	60 gr.
Gaïac râpé	60 —
Eau	3000 —

F. bouillir jusqu'à réduction à 500 gr., ajoutez :

Sucre	1000 gr.

Faites un sirop.

D'autre part :

Extrait d'opium	0 gr. 6 décigr.
Résine de gaïac	16 —
Carbonate de potasse	12 —
Teinture de colchique à 1/3	5 —
Essence de citron	II gouttes

Triturez ensemble; ajoutez-les peu à peu au sirop refroidi; filtrez. 20 à 60 gr.

TEINTURE DE GAÏAC AMMONIACALE
(Ph. Allem. Ewald).

Résine de gaïac	3 gr.
Alcool à 90° C.	10 —
Ammoniaque liquide D. 0,96	5 —

F. dissoudre la résine dans l'alcool. Ajoutez l'ammoniaque; filtrez. 1 à 4 gr. en potion.

TISANE SUDORIFIQUE LAXATIVE
(Traitement de la Charité).

Gaïac râpé		30 gr.
Salsepareille	āā	
Séné		15 —

Sassafras		
Réglisse	āā	5 gr.
Eau		1000 —

Pour réduire à 500.

GAÏACOL. ($C^{14}H^8O^4$). — Cristaux incolores. fusibles à 28°,5 en un liquide qui reste en surfusion; et bout à 205, soluble dans 60 fois son poids d'eau froide; très soluble alcool, éther, et acide acétique. est, avec le *Créosol*, un des principes constituants de la *créosote de hêtre* et peut lui être substitué aux mêmes doses et dans les mêmes formules. Vient d'être préconisé en injection hypodermique par le Dr Picot (contre phthisie) associé à l'Iodoforme.

MIXTURE (Sahli).

Gaïacol	1 à 2 gr.
Alcool	20 —
Eau	180 —

F. s. a. à prendre dans la journée.

INJECTION HYPODERMIQUE (Picot).

Gaïacol	5 gr.
Iodoforme	1 —
Huile d'olive et vaseline liquide stérilisées	Q. s. pour 100 cent. cube.

MIXTURE (Fraentzel).

Gaïacol	13 gr.
Teinture de gentiane	30 —
Alcool à 90°	190 —

Vin de Xérès ou autre Q. s. pour 1 litre.

1 cuill. à bouche 2 ou 3 fois par jour.

POMMADE CONTRE FIÈVRE TUBERCULEUSE CHEZ LES ENFANTS (Rachford).

Gaïacol	āā	4 gr.
Lanoline		
Axonge		30 —

M. en onctions le soir sur le thorax.

VIN GAÏACOLÉ (Gilbert).

| Gaïacol cristallisé | 2 gr. 50 centigr. |
| Vin de Grenache | 250 — — |

1/2 à 1 verre à liqueur après le déjeuner et après le dîner.

— **BENZOATE DE GAÏACOL.** — *Syn.* Bonzosol : obtenu en faisant réagir le chlorure de benzoïle sur le gaïacol potassé.
Prop. — Cristaux incolores, et à peu près inodores et insipides, très peu solubles dans l'eau et un peu plus dans l'alcool. Proposé pour remplacer le gaïacol et la créosote; employé par Sahli à la dose de 2 à 6 et même 10 gr. par jour : n'est pas décomposé dans l'estomac, mais seulement dans l'intestin : résultats peu marqués.

— **CARBONATE DE GAÏACOL.** — Obtenu par l'action de l'acide chlorocarbonique sur le gaïacol en solution alcaline. Produit bien défini, cristallisé fusible entre 86 et 90° inodore, insipide, insoluble dans l'eau, dépourvu d'action irritante sur les muqueuses, il n'est pas toxique.
Employé au lieu et place du gaïacol et de la créosote. — Dose 0 gr. 20 à 1 gr. par jour en capsules.

— **ÉTHYLÈNATE DE GAÏACOL.** — Éther gaïacolé thylénique : Aiguilles d'un blanc jaunâtre peu solubles dans l'eau, solubles dans l'alcool, inodores. Succédané de Gaïacol, mêmes indications. — *Dose* 1 à 2 gr. par jour en cachets ou pilules.

GALANGA. — Plusieurs espèces. 1° *Grand galanga* ou *galanga de l'Inde*, de Java ; Galanga major ou *Alpinia galanga* (Amomées); 2° *Petit galanga* de l'Alpinia officinarum.
Part. empl. — Rhizomes.
Prop. thérap. — Excitant, aromatique, masticatoire.
Prép. pharm. et posol. — *A l'int.* Poudre 2 gr. à 4 gr. Peu usité, entre dans quelques composés officinaux.

GALBANUM. — *Peucedanum Galbanifluum* et *P. rubricaule* (Ombellifères).

Part. empl. — Gomme-résine.

Prop. thérap. — Stimulant et antispasmodique.

Prép. pharm. et posol. — A *l'int.* 0 gr., 50 centigr. à 2 gr. — A *l'ext.* Entre dans la composition d'un certain nombre de baumes et d'emplâtres (diascordium, thériaque, Fioravanti, etc.).

PILULES DE GALBANUM COMPOSÉES OU ANTIHYSTÉRIQUES (Murrez).				
Galbanum	2 gr.	Asa fœtida	1 gr.
Myrrhe	3 —	Savon	2 —
Sagapenum	3 —	Sirop	Q. s.

F. s. a. pilules de 0 gr. 20 centigr. 3 à 4 par jour.

GALIPOT. — Du *Pinus maritima* (Conifères).

Part. empl. — Résine.

Prop. thérap. — Stimulant.

Prép. pharm. et posol. — A *l'ext.* Entre dans la préparation de quelques topiques composés.

GALLANOL. — *Syn.* Gallol, Gallanilide, corps cristallisé obtenu en faisant agir l'acide gallotannique sur l'aniline : peu soluble eau (1/1000). Préparé par Cazeneuve et préconisé comme succédané des acides chrysophanique et pyrogallique dans le traitement du psoriasis et de l'eczéma — ne tache pas la peau.

Prép. pharm. — Poudre pure ou mélangée avec du talc; pommade de 1/4 à 1/10.

GALLICINE. — Éther méthylgallique : cristallise en aiguilles fines, soluble à chaud dans l'eau et dans l'alcool; préconisée par Mellinger contre conjonctivite, kératite, ophtalmies phlycténulaires; on l'emploie en collyre sec.

GALLIQUE (acide) $(C^7H^6O^5)$.

Prop. thérap. — Astringent.

Prép. pharm. et posol. — A *l'int.* 0 gr., 30 centigr. à 1 gr. en pilules ou en potion.

Fait partie de l'*Oxymel diurétique* de GUBLER.

GALLOBROMOL. — Acide dibromogallique — cristallise en aiguilles blanches, soluble alcool et éther, peu soluble dans l'eau — préconisé par Lépine comme succédané du bromure de potassium : dose 5 à 10 gr. — Très peu actif.

GARANCE. — *Rubia tinctorum* (Rubiacées).

Part. empl. — Racine.

Prop. thérap. — Employée contre le rachitisme, faisait partie des cinq racines apéritives mineures.

Prép. pharm. et posol. — A *l'int.* Décocté 20 p. 1000 — poudre 2 gr. à 4 gr.

GAROU. — *Daphne gnidium* (Thyméléacées). *Syn.* Sainbois.

Part. empl. — Feuilles, baies, écorce.

Princ. act. — Daphnine (dans l'écorce).

Prop. thérap. — Purgatif, diaphorétique, irritant.

Prép. pharm. et posol. — A *l'int.* Baies 4 à 10. — feuilles 2 gr.

à 4 gr., — infusé de poudre d'écorce 1 à 2 p. 100, — poudre d'écorce 0 gr. 05 à 0 gr., 25 centigr. — *A l'ext.* Extrait éthéré, pommades et papiers épispastiques.

PAPIER ÉPISPASTIQUE (Cod.).

Se prépare avec l'extrait éthéro-alcoolique. Pansement des vésicatoires, dont on veut entretenir la suppuration.

POMMADE ÉPISPASTIQUE AU GAROU (P. H. M.).

Axonge	20 gr.
Cire jaune	2 —
Écorce sèche de garou	5 —
Alcool à 85° C.	Q. s.

GÉLATINE.

— Facilement soluble eau bouillante, 3 espèces principales.

— 1° **GÉLATINE PURE** ou *Grénetine.* Base d'un grand nombre de gelées médicinales.

COLLES MÉDICAMENTEUSES D'URN

Gélatine / Oxyde de zinc } āā	15 gr.	Glycérine	25 gr.
		Eau	45 —

Si les substances incorporées retardent la solid cation de la gélatine, on prend la formule suivante :

Oxyde de zinc	10 gr.
Gélatine / Glycérine / Eau } āā	30 —

Dans cette masse emplastique on incorpore les substances finement pulvérisées *(iodure de plomb, iodoforme, acide salicylique, etc.),* en proportion variant de 5 à 10 p. 100 et jusqu'à 30 pour l'iodoforme.

— 2° **COLLE DE FLANDRE.**
Prop. thérap. — Employée en bains fortifiants.
Prép. pharm. et posol. — *A l'ext.* 500 à 1000 gr. pour un bain.
Incompat. — Alcool, tannin, décoctés astringents, quelques sels métalliques.

— 3° **COLLE DE POISSON.** *Syn.* Ichthyocolle.
Prop. thérap. — Adoucissant, sert à faire des gelées et le taffetas dit d'Angleterre.
Prép. pharm. et posol. — *A l'int.* Soluté 5 à 10 p. 100.

GELSEMIUM SEMPERVIRENS *(Loganiacées).* *Syn.*

Jasmin de Caroline, jasmin jaune ou sauvage.
Part. empl. — Écorce de racine.
Princ. act. — Gelsémine. (Toxique.)
Prop. thérap. — Fébrifuge, antinévralgique.
Prép. pharm. et posol. — *A l'int.* Poudre, 0 gr. 05 à 0 gr. 20 et parfois jusqu'à 0 gr. 40 centigr.; — teinture, X à L gouttes, soit 0 gr. 20 à 1 gr. (A surveiller.)

PILULES.

Poudre de gelsemium	5 gr.
Extrait de chiendent	Q. s.

Pour 100 pilules contenant 5 centigr. de plante.
Dose : 2 à 4 par jour.

MIXTURE ANTIASTHMATIQUE (Jones).

Teinture de Gelsémium / — de Lobélie } āā	4 gr.	
Bromure de Potassium	15 —	
Eau	30 —	

60 gouttes toutes les 3 heures dans un peu d'eau.

GELSEMINE. — L'alcaloïde pur est une poudre blanche amorphe très active : en Amérique on désigne sous le même nom un mélange d'alcaloïde et de résines, ce qui explique les variations d'activité.

La *Gelsemine* pure s'emploie par milligrammes. — *Dangereux.*

GENÊT. — *Genista scoparia* (Légumineuses, Papilionacées).

Part. empl. — Fleurs.

Princ. act. — Spartéine et scoparine.

Prop. thérap. — Diurétique.

Prép. pharm. et posol. — *A l'int.* 15 à 30 gr. p. 1000.

TISANE CONTRE L'ALBUMINURIE (Cullen).

Fleurs de genêt	30 gr.
Baies de genièvre	10 —
Eau bouillante	1000 —
Sirop des cinq racines	50 —

F.

— SPARTÉINE. Alcaloïde liquide ; on emploie le *sulfate.*

— SULFATE DE SPARTÉINE. $(C^{15}H^{26}Az^2,H^2SO^4)$. Cristaux incolores très solubles dans l'eau, solubles dans l'alcool, insolubles dans l'éther.

Posol. — 0 gr., 10 à 0 gr., 15 centigr. par jour.

Prop. thérap. — Dynamique et régularisateur du cœur (G. Sée).

PILULES.

Sulfate de spartéine	1 gr.
Poudre de guimauve	0 — 50 centigr.
Extrait de chiendent	Q. s.

Pour 20 pilules. Contiennent 0 gr. 05 centigr. de sel. 2 à 3 par jour.

POTION.

Sulfate de spartéine	0 gr. 30 centigr.
Sirop de Tolu	30 —
Eau distillée de tilleul	70 —

0 gr. 05 de sel par cuillerée à bouche. 2 à 3 par jour.

GENÉVRIER. — *Juniperus communis* ou *vulgaris* (Conifères).

Part. empl. — Fruit, bois, feuilles, sommités.

Prop. thérap. — Bois : sudorifique, antisyphilitique ; feuilles et sommités : purgatives ; fruits : stomachiques et diurétiques.

Prép. pharm. et posol. — *A l'int.* Extrait 2 à 5 gr., — huile volatile II à VI gouttes, — infusion de baies 20 p. 1000.

FUMIGATIONS DE GENIÈVRE.

Genièvre concassé	250 gr.

On met dans une bassinoire garnie de charbons ardents, et on la passe entre les draps.

POTION DIURÉTIQUE (Oppolzer).

Baies de genièvre	5 gr.

Faire infuser dans :

Eau bouillante	180 —

Passez et ajoutez :

Acétate de potasse	5 —
Oxymel scillitique	15 —

Par cuillerée à bouche.

POTION EXPECTORANTE.

Infusion d'hysope	150 gr.
Extrait de genièvre	10 —
Oxymel scillitique	30 —

Ad libit.

Kermès	0 gr. 10 à 0 gr. 20 centigr.

M. à prendre par cuillerées.

VIN DIURÉTIQUE.

Azotate de potasse	15 gr.
Baies de genièvre concassées	50 —
Vin blanc	750 —

F. macérer 12 heures, filtrez. 2 cuillerées à bouche 2 ou 3 fois par jour.

GENTIANE. — *Gentiana lutea* (Gentianées). *Syn.* grande gentiane, gentiane jaune.

Part. empl. — Racine.

Prop. thérap. — Tonique, stomachique, fébrifuge.

Prép. pharm. et posol. — *A l'int.* Extrait 0 gr., 20 centigr. à 2 gr., — infusé 5 p. 1000, — poudre 0 gr., 50 centigr. à 5 gr., — sirop 10 à 100 gr., — teinture 2 à 50 gr., — vin 60 à 120 gr. — *A l'ext.* Pois à cautère, drains pour entretenir la suppuration de certaines plaies et pour dilater.

BIÈRE STOMACHIQUE ANGLAISE (Cadet).

Racine de gentiane concassée	16 gr.
Écorce fraîche de citron	11 —
Cannelle concassée	1 —
Biére	1000 —

F. macérer 4 jours. Passez, filtrez. 100 à 500 gr. en 2 fois avant les repas.

ÉLIXIR AMER.

Gentiane	50 gr.
Écorces d'oranges amères	25 —
Calamus aromaticus	10 —
Alcool à 40°	500 —

Faites macérer 10 jours et ajoutez :

Sirop de quinquina	200 gr.

ÉLIXIR ANTISCROFULEUX DE PEYRILHE (Cod.).

Teinture de gentiane alcaline 10 à 50 gr.

PILULES TONIQUES DE MOSCOU.

Extrait de colombo		
— de gentiane		
— de quassia	ãã	10 gr.
— de fiel de bœuf		
Poudre de gentiane		Q. s.

F. s. a. pilules de 0 gr. 20 centigr. 1 après le repas.

POTION DE GENTIANE.

Gentiane	10 gr.
Camomille	2 —

Faire infuser dans :

Eau bouillante	125 —
Sirop d'écorces d'oranges	30 —
Élixir de Peyrilhe	10 —

SIROP ANTISCROFULEUX (Bouch.).

Sirop de gentiane		
— de quinquina	ãã	500 gr.
— d'écorces d'oranges		

M. 3 cuillerées dans la journée.

SIROP ANTISCROFULEUX (Debreyne).

Sirop de quinquina au vin	100 gr.
Sirop de rhubarbe	50 —
Teinture de gentiane	6 —

M. 2 cuillerées à café par jour.

SIROP DE GENTIANE AU VIN (Béral).

Vin de gentiane	100 gr.
Sucre	175 —

F. dissoudre : 30 à 90 gr.

TEINTURE DE GENTIANE COMPOSÉE AMMONIACALE. ÉLIXIR ANTISCROFULEUX (Anc. Cod.).

Gentiane	100 gr.
Carbonate d'ammoniaque	25 —
Alcool à 60°	3000 —

F. s. a. 10 à 50 gr.

VIN STOMACHIQUE (Gallois).

Extrait de gentiane	1 gr.
Sirop d'écorces d'orange am.	45 —
Vin de quinquina	150 —
Alcoolé de noix vomique	V gouttes

F. dissoudre. M. 50 à 100 gr. 1/2 heure avant le repas.

AUTRE

Racine de gentiane	15 gr.
Écorces d'oranges am.	10 —
Xérès	500 —

GERMANDRÉE. — *Teucrium chamædrys* (Labiées). *Syn* Petit chêne, chênette, chasse-lièvre.

Part. empl. — Sommités fleuries.

Prop. thérap. — Excitant, amer, tonique.

Prép. pharm. et posol. — *A l'int.* Extrait 2 à 4 gr., — infusé 10 à 20 p. 1000, — poudre 2 à 8 gr.

GINGEMBRE. — *Zingiber officinale* (Amomacées).

Part. empl. — Rhizome.

Prop. thérap. — Stimulant stomachique, révulsif (en cataplasmes).

Prép. pharm. et posol. — *A l'int.* Poudre 1 à 2 gr., — teinture 2 à 10 gr.

BIÈRE DE GINGEMBRE.

Gingembre concassé	10	gr.
Bière	450	—

F. macérer pendant 4 jours. Passez, exprimez, filtrez. 50 à 250 gr.

GARGARISME

Gingembre	25	gr.

Faire infuser dans :

Eau bouillante	250	—

Ajouter :

Teinture de capsicum	10	—

POTION STIMULANTE.

Gingembre	15	gr.
Calamus aromaticus	10	—
Cannelle	2	—

Faites infuser dans :

Eau bouillante	200	—

Passez et ajoutez :

Sirop d'écorces d'oranges amères	50	—

GINSENG. — *Panax quinquefolia* (Ombellifères).

Part. empl. — Racine.

Prop. thérap. — Aphrodisiaque (?), fébrifuge (?).

Prép. pharm. et posol. — *A l'int.* Poudre, 0 gr. 50 à 2 gr.

PASTILLES DE GINSENG OU DE RICHELIEU.

Ginseng	30	gr.
Vanille	60	—
Essence de cannelle	X	gouttes
Teinture d'ambre gris	2	gr.
Sucre	1000	—
Mucilage	Q.	s.

F. s. a. des tablettes de 0 gr. 60 centigr.

GIROFLES. — *Caryophyllus aromaticus* (Myrtacées). *Syn.* Clous de girofle, clous aromatiques.

Part. empl. — Fleur non développée ou bouton.

Princ. act. — Caryophylline. — Huile volatile et huile fixe (Eugénine).

Prop. thérap. — Excitant, stomachique, tonique, cordial.

Prép. pharm. et posol. — *A l'int.* Eau distillée 30 à 60 gr. — huile volatile I à XII gouttes — infusé 1 à 10 p. 1000 — poudre, 0 gr. 50 cent. à 2 gr. — teinture 10 gr. — *A l'ext.* Odontalgique.

MIXTURE ANTI-ODONTALGIQUE.

1. Essence de girofle	2	gr.
Alcool camphré	10	—
2. Essence de girofle	4	gr.
Alcoolat de cochléaria	10	—
Chloroforme	5	—

GLYCÉRINE. — Soluble eau et alcool, insoluble éther.

Prop. thérap. — Préconisé contre dysenterie, acné, glycosurie. Usages externes très nombreux.

Prép. pharm. et posol. — *A l'int.* 10 à 60 gr. — *A l'ext.* Sert à préparer des pommades, des liniments : — en lavement, 10 à 60 gr. — Glycéré d'amidon (Cod.) 1 pour 14 gr.

Incompat. — Acide chromique, bichromaté et permanganate de potasse.

ANISETTE A LA GLYCÉRINE POUR DIABÉTIQUES (Yvon).

Essence d'anis	VII	gouttes
— de badiane	VIII	—
Essence de carvi	IV	—
Teinture d'oranges	3	gr.
— de vanille	4	—
Eau distillée de roses	15	—
Eau de fleurs d'oranger	15	—
Eau	70	—
Glycérine	550	—
Alcool a 90°	680	—

Préparez de même les liqueurs à divers arômes.

CONSERVES A LA GLYCÉRINE (Yvon).

Suc de coings	500	gr.
Agar-agar ou colle du Japon	2 gr. 50 centigr. à 3	gr.
Glycérine	500	—

On peut remplacer le suc de coings par tout autre suc.

LAVEMENT A LA GLYCÉRINE.

Glycérine	10 à 30	gr.
Eau	150	—

2 lavements par jour.

LOTION DE GLYCÉRINE (Stratin).

Biborate de soude	2	gr.
Glycérine	30	—
Eau de roses	120	—

M.

POTION DE GLYCÉRINE CONTRE LE DIA-BÈTE SUCRÉ (Schultzen).

Glycérine pure	20 à 30 gr.
Eau distillée	64 —
Acide citrique ou tartrique	1 à 2 —

F. dissoudre. *A prendre dans la tournée.*

SIROP ANTIPHTHISIQUE (Fremy).

Glycérine	
Sirop d'iodure de fer	āā 100 gr.
Sirop de morphine	200 —

Par cuillerées.

SUPPOSITOIRES A LA GLYCÉRINE.

Beurre de cacao	8 gr.
Glycérine	4 —

Pour 3 suppositoires

GLYCÉROPHOSPHATES. — *Syn.* phosphoglycérates.

Nouvelle forme de la médication phosphatée. On emploie les glycéro-phosphates de *potasse, soude, magnésie, chaux* et *fer*. L'étude chimique des glycérophosphates a été faite par Portes et Prunier, Gay, Lambotte et Delage; et l'étude clinique par le Dr A. Robin. Le glycé-rophosphate de chaux (*neurosine*) est le plus employé, il est soluble dans 15 parties d'eau.

On les administre en injections hypodermiques : solutés à 5 p. 100 pour les sels de chaux, potasse, magnésie. — *Dose* : 1 à 10 cent. cubes par jour correspondant à 0 gr. 05 à 0 gr. 50 centigr. de médicament et en soluté à 20 p. 100 pour le glycérophosphate de soude. — *Dose* 1 à 10 cent. cubes, soit 0 gr. 20 à 2 gr. de sel (A. Robin).

Par voie stomacale la dose est de 0 gr. 30 à 1 gr. pour les sels de chaux, soude, potasse et magnésie, et de 0 gr. 20 à 0 gr. 30 pour celui de fer : on administre sous forme de cachets, poudre granulée, sirops et pilules. Le Dr Robin, conseille d'associer les divers glycéro-phosphates entre eux et en même temps aux toniques (kola) et aux strychniques, et indique les formules suivantes :

CACHETS.

Glycérophosphate de chaux	0 gr. 30 centigr.
Glycérophosphate de magnésie	0 — 10 —
Glycérophosphate de fer	0 — 05 —
Poudre de fèves Saint-Ignace	0 — 03 —
Pepsine	0 — 15 —
Maltine	0 — 05 —

Pour un 1 cachet. 1 au déjeuner et au dîner.

PILULES FERRUGINEUSES.

Glycérophosphate de Fer	0 gr. 05 à 0 gr. 10 centigr.
Poudre de rhubarbe	0 — 05 —

Extrait de quinquina   0 gr. 15 centigr.

Pour 1 pilule. 2 à 3 par jour aux repas.

SIROP.

Glycérophosphate de chaux	6 gr.
— de soude	
— de potasse	āā 2 —
— de magnésie	
— de fer	
Teinture de fèves de Saint-Ignace	XXX gouttes
Pepsine	3 gr.
Maltine	1 —
Teinture de kola	10 —
Sirop de cerises	200 —

1 cuillerée à soupe au milieu du déjeuner et du dîner.

GOA (poudre de). — *Syn.* Araroba. Poudre résineuse de couleur jaune se fonçant à l'air comme la rhubarbe; provient du Brésil et est re-tirée d'un arbre, de l'*Angelim amargosa*, elle est constituée en grande partie (80 p. 100) par de l'acide chrysophanique ou un composé la *Chrysarobine* qui se transforme à l'air en acide chrysophanique. (Voir ce mot pour les formules.)

GOMME ADRAGANTE. — Produite par l'*Astragalus verus*, *astragalus creticus, A. aristatus, A. gummifer* (Légumineuses).

3 variétés : 1° gomme A. vermicellée ; 2° gomme A en plaque ; 3° gomme — A. en grains.

Prop. thér. — Adoucissant, sert à la confection des mucilages.

— AMMONIAQUE. Gomme résine du *Dorema ammoniacum* (Ombellifères). Soluble en partie dans eau, alcool et éther — 2 variétés : 1° gomme ammoniaque en larmes ; 2° gomme ammoniaque en sorte.

Prop. thérap. — Tonique, excitant, antispasmodique, emménagogue, anticatarrhal, expectorant, stomachique, fondant, résolutif.

Prép. pharm. et posol. — *A l'int.* 0 gr. 50 centigr. à 2 gr. — *A l'ext.* entre dans la composition de divers emplâtres.

PILULES CONTRE EMPHYSÈME PULMONAIRE (Romberg).

Gomme ammoniaque pulvérisée	1 gr.
Poudre d'ipéca	0 — 20 centigr.
Acétate de morphine	0 — 10 —
Carbonate d'ammoniaque	1 —
Mucilage de gomme	Q. s.

F. s. a. 20 pilules. 2 à 6 par jour.

PILULES EXPECTORANTES CONTRE CATARRHE PULMONAIRE CHRONIQUE.

Acide benzoïque	2 gr.
Gomme ammoniaque	2 —
Savon médicinal	Q. s.

F. s. a. 20 pilules. 4 à 8 dans les 24 heures.

POTION ANTICATARRHALE.

Infusion de lierre terrestre	100 gr.

Extrait thébaïque	0 gr. 05 centigr.
Gomme ammoniaque	0 gr. 50 centigr. à 1 gr.
Jaune d'œuf	n° 1
Sirop de fleurs d'oranger	32 gr.

F. s. a. Par cuillerée, d'heure en heure.

POTION CONTRE LA GRIPPE.

Infusion de polygala	100 gr.
Gomme ammoniaque	2 —
Gomme arabique pulvérisée	4 —
Sirop thébaïque	25 —

F. s. a. 1 cuillerée toutes les heures.

POTION EXPECTORANTE.

Gomme ammoniaque	2 gr.
Emulsion d'amandes douces	90 —
Sirop de sulfate de morphine	20 —

F. s. a. Par cuillerée d'heure en heure.

— ARABIQUE. *Acacia vera, A. Arabica, A. Adansonii, A. Albida, A. vereck* (Légumineuses), soluble eau.

Prop. thérap. — Adoucissante, base des pâtes pectorales, des mucilages.

Prép. pharm. et posol. — *A l'int.* Eau ou tisane de gomme, 20 p. 1000. Potion gommeuse du Codex. — Tablettes à 0, 10 centigr. de gomme.

Incompat. — Borax, perchlorure de fer, alcool, acétate de plomb.

POTION BÉCHIQUE (Cod.).

Sirop de gomme	30 gr.
Infusé d'espèces béchiques	120 —

F. s. a.

POUDRE DES VOYAGEURS (Cod.).

Poudre de gomme		
— sucre de lait	āā	60 gr.
— de réglisse		20 —
— de guimauve		10 —
— de nitrate de potasse		

10 gr. pour 1 litre d'eau.

TISANE RAFRAICHISSANTE EN POUDRE

Gomme arabique		1500 gr.
Sucre de lait	āā	1000 —
Sucre		
Extrait sec de chiendent		250 —

Pulv. et M. — 15 gr. pour 1 litre d'eau.

— GUTTE du *Garcinia Hamburii* (Clusiacées).

Prop. thérap. — Purgatif, drastique violent, anthelminthique.

Prép. pharm. et posol. — A l'int. 0 gr. 1 à 0 gr. 3 décigr.

BOLS PURGATIFS (Ph. Lond.).

Gomme-gutte pulvérisée 0 gr. 10 centigr.		
Bitartrate de potasse pulvérisé	0 — 30	—
Gingembre pulvérisé	0 — 02	—
Sirop simple	Q. s.	

M. pour 1 bol. 1 bol toutes les 1/2 heures jusqu'à effet purgatif.

PAQUETS PURGATIFS.

Gomme gutte { aa		1 gr.
Calomel {		
Poudre de jalap		3 —
Oléo-saccharure de fenouil		5 —

Divisez en 10 doses. 1 par jour.

PILULES GOMME-GUTTE COMPOSÉES (Ph. Lond.).

Gomme-gutte	0 gr. 05 centigr.	
Aloès socotrin	0 — 04	—

Gingembre pulvérisé	0 gr. 02 centigr.	
Savon médicinal	0 — 08	—

M. pour 1 pilule. 2 à 6 avant les repas.

PILULES DE GOMME-GUTTE OPIACÉES (Malgaigne).

Gomme-gutte	0 gr. 02 centigr.	
Extrait d'opium	0 — 01	—

F. s. a. 1 pilule. 3 à 6 dans les 24 heures.

SAVON DE GOMME-GUTTE (Soub.).

Gomme-gutte	1 gr.	
Savon médicinal	2 —	
Alcool à 56° C.	Q. s.	

F. dissoudre. Distillez au B. M. pour retirer l'alcool. F. évaporer en consistance pilulaire. 0 gr. 30 centigr. à 1 gr. par jour, en pilules.

GOUDRON DE HOUILLE. — V. *Coaltar.*

— VÉGÉTAL. — Du *Pinus maritima* (Conifères). *Syn.* Goudron de Norwège, goudron officinal. Soluble alcool, éther, huiles fixes et volatiles, cède à l'eau un certain nombre de produits.

Prop. thérap. — Stimulant, diaphorétique, diurétique énergique.

Prép. pharm. et posol. — A l'int. 0 gr., 25 à 0 gr., 60 centigr., — eau de goudron 5 p. 1000, — sirop 10 p. 3000. — A l'ext. 1 partie p. 3 en pommade, — emplâtre du pauvre homme à 1/3.

EAU DE GOUDRON (Magne-Lahens).

Goudron de bois	1	gr.
Sciure de bois de pin	3	—
Eau distillée froide	200	—

F. macérer 24 heures. Filtrez.

ÉLECTUAIRE DE GOUDRON (Mignot).

Goudron	15	gr.
Baume du Pérou	15	—
Iris de Florence	12	—

F. s. a. 2 à 8 gr. par jour.

EMPLATRE DE GOUDRON (Van Mons).

Poix noire	8	gr.
Cire jaune	90	—
Goudron	125	gr.

F. s. a.

ÉMULSION DE GOUDRON (Le Bœuf, Cod.).

Cette émulsion contient 2 p. 100 de goudron. — Sert à préparer l'eau de goudron, l'injection, l'inhalation, etc.

ÉMULSION DE GOUDRON VÉGÉTAL (Adrian).

Goudron choisi	100	gr.
Jaune d'œuf	150	—
Eau	700	—

F. s. a.

FUMIGATION DE GOUDRON (Soubeiran).

Goudron	100	gr.
Eau	1000	—

F. bouillir 1/2 heure, dans la chambre du malade, 3 ou 4 fois par jour.

GLYCÉRÉ DE GOUDRON (Lecocq, Codex).

Goudron	1	gr.
Glycéré d'amidon	3	—

M.

GOUDRON GLYCÉRINÉ (Adrian).

Goudron de bois	1	gr.
Jaune d'œuf	1	—
Glycérine	2	—

M.

PILULES BALSAMIQUES (Prof. Bouchard).

Goudron	5 gr.
Baume de tolu	5 —
Benzoate de soude	4 —

Pour 40 pilules : 4 par jour.

POMMADE ANTIPSORIQUE.

Goudron		
Soufre sublimé	ãã	15 gr.
Savon noir		
Eau chaude	ãã	50 —

POMMADE CONTRE PRURIGO (Giroux de Buzareingues).

Goudron	15 gr.
Laudanum de Rousseau	2 —
Axonge	60 —
M.	

POMMADE DE GOUDRON CAMPHRÉE.

Pommade au goudron	
— camphrée	ãã P. E.

POMMADE DE GOUDRON (N. Guillot).

Axonge	30 gr.
Carbonate de soude	
Huile de cade	ãã 2 à 4 —
Goudron	
M.	

SOLUTION ALCALINE CONCENTRÉE DE GOUDRON (Adrian).

Goudron choisi	100 gr.
Soude liquide à 36°	50 —
Eau	850 —

GRATIOLE. — *Gratiola officinalis* (Scrofulariées). *Syn.* Herbe à pauvre homme, séné des prés.

Part. empl. — Plante fleurie.

Princ. act. — Gratioline.

Prop. thérap. — Purgatif énergique, antigoutteux.

Prép. pharm. et posol. — — *A l'int.* Poudre 0 gr. 50 à 1 gr. 50 centigr.

GRENADIER. — *Punica granatum* (Myrtacées).

Part. empl. — Écorce de la racine, fleurs (balaustes), fruits (grenades) — écorce de grenade.

Princ. act. — Granatine, tannin, mannite, *Pelletiérine* et *Isopelletiérine* (Tanret).

Prop. thérap. — Astringent, vermifuge, tænifuge.

Prép. pharm. et posol. — *A l'int.* Extrait alcoolique, 10 à 20 gr.; il est préférable d'employer les préparations suivantes :

APOZÈME TÆNIFUGE (Cod.).

Ecorce fraiche de racine de grenadier	60 gr.
Eau	750 —

F. macérer 6 heures. F. bouillir à feu doux pour réduire à 500. Passez. A prendre en 3 fois à une 1/2 heure d'intervalle.

DÉCOCTION TÆNIFUGE.

Ecorce de racine de grenadier	50 gr.
Eau Q. s. pour décocté	250 —

Passez et ajoutez :

Extrait de fougère mâle	
Gomme pulvérisée	ãã 2 —
Sirop de menthe	30 —

— PELLETIÉRINE ($C^{16}H^{15}AzO^2$) et isopelletiérine ($C^{16}H^{15}AzO^2$). On emploie les *tannates* que l'on prépare en décomposant les sulfates par le tannin : ils sont solubles dans l'eau acidulée par l'acide tartrique. Si l'on ne veut pas isoler les tannates, on peut avoir recours à la formule suivante (Béranger-Féraud) : Sulfates de pelletiérine et d'isopelletiérine de 0 gr. 35 à 0 gr. 40 centigr., tannin 1 gr. à 1 gr. 50 centigr., sirop simple, quantité suffisante. M. Tanret conseille de ne pas administrer la pelletiérine aux jeunes enfants.

GRINDELIA-ROBUSTA. — Composée dont les capi-

tules renferment une matière résineuse très employée en Californie comme *antiasthmatique* et *expectorant stimulant.*

Prép. pharm. — Extrait fluide (à parties égales).

Pos. — X à XX gouttes à la fois, au début de l'attaque, on peut réitérer toutes les heures ou deux heures..

GROSEILLE. — Fruit du groseillier rouge *Ribes rubrum* (Saxifragées, Grossulariées).

Pour les prop. thérap. et les prép. pharm. v. *Framboise.*

GRUAU. — V. *Avoine.*

GUARANA. — *Paullinia sorbilis* (Sapindacées).

Part. empl. — Semences.

Princ. act. — Tannin, caféine.

Prop. thérap. — Tonique, antidiarrhéique, antinévralgique.

Prép. pharm. et posol. — *A l'int.* Extrait alcoolique 0 gr. 30 cent. à 1 gr., — décocté 3 gr. p. 1 tasse, — poudre 0 gr., 20 centigr. à 2 gr. — teinture alcoolique 10 à 20 gr. en potion.

PASTILLES (Jeannel).			SIROP.	
Guarana pulvérisé	1 gr.		Extrait alcoolique de guarana	1 gr.
Sucre vanillé	9 —		Sirop simple	100 —
Mucilage	Q. s.		*M. 2 à 5 cuillerées.*	
F. s. a. 10 pastilles.				

GUAYCURU. — *Statice Braziliensis* (Plombaginées).

Part. empl. — Racine.

Princ. act. — Tannin et guaycurine (?).

Prop. thérap. — Astringent.

Prép. pharm. et posol. — *A l'int.* Décoction (1 p. 1000), 30 gr., teinture (1 p. 10 d'alcool), 4 à 8 gr.

GUIMAUVE. — *Althæa officinalis* (Malvacées).

Part. empl. — Racine, feuilles, fleurs.

Prop. thérap. — Emolliente, adoucissante, béchique.

Prép. pharm. et posol. — *A l'int.* Infusion 20 p. 1000, — sirop 30 p. 1000, — tablettes 0 gr., 10 centigr. par tablette. — *A l'ext.* Décoction 20 p. 1000.

GARGARISME ÉMOLLIENT (H. P.).			SIROP PECTORAL ANGLAIS		
Racine de guimauve concassée	3 gr.		Eau	8000 gr.	
Mellite simple	30 —		Dattes	1000 —	
			Jujubes	500 —	
PATE DE GUIMAUVE OU GOMME (Cod.).			Racine de réglisse	200 —	
Doses : *ad libitum.*			— de guimauve		
V. à *Gomme arabique.*			Capillaire du Canada	ãã	125 —
			Têtes de pavot blanc		
			F. s. a. 30 à 60 gr. par jour.		

GURGUM (Baume de). — Mêmes propriétés et posologie que le baume de Copahu.

POTION (Vidal).			TAMPON CONTRE VAGINITE (Vidal).	
Baume de gurgum	4 gr.		Baume de gurgum	1 gr.
Poudre de gomme arabique	4 —		Eau de chaux	2 —
Sirop simple	12 —		*Mélangez.*	
Infusion de badiane	40 —			
Contre blennorrhagie.				

GUTTA-PERCHA. — Produit extrait du *Dichopsis gutta*, du *Sapota muelleri* et d'autres arbres de la famille des Sapotacées.

Prop. thérap. — Employé contre le psoriasis.

Prép. pharm. et posol. — A *l'ext.* En solution dans le chloroforme.

SOLUTION DE GUTTA-PERCHA (Traumaticine simple).

Gutta-percha	1 gr.
Chloroforme	9 —
M.	

GYNOCARDIA ODORATA (CHAULMOOGRA). Bixacées.

Part. empl. — Semences.

Princ. act. — Acide gynocardique et palmitique.

Prop. thérap. — Antiscrofuleux (?), employé dans les affections cutanées.

Prép. pharm. et posol. —A *l'int.* Huile de gynocardia ou de chaulmoogra V à XXX gouttes (en capsules). —A *l'ext.* en applications.

EMPLATRE D'HUILE DE CHAULMOOGRA (Hop. St.-Louis).

Emplâtre simple	2000 gr.
Cire jaune	1000 —
Huile de chaulmoogra	3000 —
F. s. a.	

H

HAMAMELIS VIRGINICA (Saxifragacées). — *Syn.* Noisetier de sorcière, aune mouchetée.

Part. empl. — Ecorce et feuilles fraîches.

Prop. thér. — Antihémorrhoïdale, hémostatique (action incertaine).

Prop. pharm. et posol. — A *l'int.* Extrait fluide (représentant son poids de plante) jusqu'à 20 gr. extrait sec (hamameline), 0 gr. 05 à 0 gr. 15 centigr. ; Teinture à 1/5° 2 à 6 grammes ; — A *l'ext.* pommade, teinture 1 pour 10 d'axonge.

DÉCOCTION.

Hamamelis	
Eau	30 gr.
Un verre.	500 —

MÉLANGE (Ferrand).

| Teinture d'hamamelis | 20 gr. |
| Glycérine anglaise | 60 — |

Par cuillerées à café.

PILULES.

| Extrait sec ou hama- | |
| meline | 0 gr. 50 centigr. |

Pour 10 pilules. De 1 à 3.

POMMADE.

Extrait d'hamamelis	0 gr. 20 centigr.
Beurre de cacao	10 —
Huile d'amandes	Q. s.

POTION (Dujardin-Beaumetz).

Extrait fluide d'hamamelis	
Sirop d'écorces	āā 50 gr.
d'oranges amères	
Teinture de vanille	XX gouttes

M. A prendre par petites cuillerées.

POMMADE.

| Teinture d'hamamelis | 3 gr. |
| Axonge | 30 — |

M.

SUPPOSITOIRE.

| Extrait d'hamamelis | 0 gr. 05 à 0 gr. 15 |
| Beurre de cacao | 5 — |

HASCHISCH. — Préparation obtenue avec les feuilles du chanvre indien, *Cannabis Indica* (Urticées).

Princ. act. — Haschischine.

Prop. thérap. — Excitant.

Prép. pharm. et posol. — *A l'int.* Extrait gras de haschicsh, 2 à 4 gr. ; — haschichisne, 0 gr. 05 à 0 gr. 10 centigr. ; — teinture (haschischine 1, alcool à 90° 9), X à XL gouttes.

PILULES (Debout).

Extrait de chanvre in-	
dien	
Lupulin	0 gr. 10 centigr.
	20 —

F. s. a. 100 pilules. 2 à 3 tous les soirs.

PILULES CONTRE SUEURS DES PHTHISIQUES.

| Extrait de chanvre indien | 1 gr. 50 centigr. |

| Acide gallique | 6 gr. |

F. s. a. 50 pilules. 2 à 4 le soir.

POUDRE CONTRE CHORÉE (Frerichs).

Extrait de chanvre indien	
Lupulin récent	āā 3 gr.
Sucre	

F. s. a. 10 doses. 1 matin et soir.

HASSELTIA ARBOREA (Apocynacées).

Part. empl. — Suc laiteux extrait du tronc.

Prop. thérap. — Drastique puissant, anthelminthique.

Prép. pharm. et posol. — *A l'int.* Suc laiteux (médicament dangereux).

HAZIGNE. — Nom malgache du *Symphonia fasciculata* (Clusiacées).

Part. empl. — Graines.

Princ. act. — Graisse.

Prop. thérap. — Employé contre les rhumatismes et les contusions.

Prép. pharm. et posol. — *A l'int.* Graisse de graines, en frictions.

HEDYOSMUM NUTANS (Pipéracées).

Part. empl. — Feuilles.

Prop. thérap. — Antinévralgique.

Prép. pharm. et posol. — *A l'int.* Huile volatile. — *A l'ext.* Feuilles, en applications locales.

HEDYSARUM GANGETICUM. — Légumineuses (Papilionacées).

Part. empl. — Racine.
Prop. thérap. — Antidysentérique.
Prép. pharm. et posol. — *A l'int.* Racine pulv. 5 à 10 gr. en décoction à prendre en 4 à 5 fois par jour.

HÉLÉNINE (C^7H^oO). — *Syn.* Camphre d'aunée. Presque insoluble alcool, soluble eau.

Prop. thérap. — Signalé comme spécifique du microbe de la tuberculose.

HELLÉBORE. — V. *Ellébore.*

HEMIDESMUS INDICUS (Asclépiacées). — *Syn.* Naunari.

Part. empl. — Racine.
Prop. thérap. — Tonique, diurétique, diaphorétique.
Prép. pharm. et posol. — *A l'int.* infusion, 5 à 10 gr. par 100

INFUSION.		SIROP.	
Racine concassée	32 gr.	Racine	120 gr.
Eau bouillante	300 —	Sucre blanc	840 —
60 à 90 gr. 3 fois par jour.		Eau bouillante	500 —
		F. infuser la racine dans l'eau, ajoutez le sucre. 30 à 60 gr. par jour.	

HÉMOGLOBINE.

Prop. thérap. — Ferrugineux.
Prép. pharm. et posol. — *A l'int.* 3 à 10 gr.

DRAGÉES D'HÉMOGLOBINE.			
Chaque dragée renferme 0 gr. 25 centigr. d'hémoglobine. 3 à 6 par jour.		*Chaque cuillerée renferme 0 gr. 25 centigr. d'hémoglobine.*	

SIROP.		VIN.	
Hémoglobine	15 gr.	Hémoglobine	15 gr.
Sirop de sucre	Q s. pour 1 litre	Vin blanc d'Espagne	
M. 2 à 4 cuillerées.			Q. s. pour 1 litre
		M. 2 à 3 verres à madère.	
		Chaque verre renferme 0 gr. 25 centigr. d'hémoglobine.	

HENNÉ-ALHENNA. — *Lawsonia Inermis* (Salicariées).

Très employé dans la médecine arabe.
Princ. actif. — Acide hennotannique.
Part. emp. — Racines, feuilles et fleurs.
Propriét. — La racine est astringente. Les feuilles sont employées en topique contre les ulcères et servent à teindre les ongles des pieds et des mains en jaune-orange, et à dorer les cheveux ; une application successive de feuilles d'indigo fait virer la couleur au noir.
Les fleurs sont réputées emménagogues.

HERACLEUM LANATUM (Ombellifères).

Part. empl. — Racine.
Prop. thérap. — Stimulant et carminatif — antiépileptique.
Prép. pharm. et posol. — *A l'int.* 6 à 9 gr.

HÊTRE. — *Fagus sylvatica* (Castanéacées).

Part. empl. — Ecorce,

Prop. thérap. — Astringent, fébrifuge (?).
Prép. pharm. et pos. — A *l'int.* Décoction 30 gr. pour 180.

HIÈBLE. — *Sambucus ebulus* (Rubiacées).
Part. empl. — Baies, racine.
Princ. act. — Hiéblin (surtout dans la racine).
Prop. thérap. — Purgatif violent.
Prép. pharm. et posol. — A *l'int.* Suc de baies (inusité).

HOANG-NAN. — Poussière rougeâtre provenant de l'écorce du Strychnos Gaulteriana.
Princ. act. — Brucine, strychnine (F. Wurtz).
Prop. thérap. — Employé contre maladies de peau.
Prép. pharm. et posol. — A *l'int.* 0 gr. 05 à 0 gr. 25 centigr.

PILULES.

Alun	1/5
Réalgar naturel	2/5
Hoang-nan	2/5

Doses : 0 gr. 05 centigr. et 0 gr. 20 centigr. à 1 gr. 50 centigr.,
progressivement et en surveillant l'action.

HOMATROPINE. ($C^{10}H^{21}AzO^3$) combinaison d'atropine et d'acide oxytoluique, peu soluble eau, on emploie aussi le bromhydrate.
Prop. thérap. — Dilate la pupille.
Prép. pharm. et posol. — A *l'ext.* 0 gr. 05 centigr. p. 10 gr. en collyre. A peu près inusité.

COLLYRE.

Homatropine	0 gr. 05 centigr.
Eau distillée	10 —

1 goutte en instillation.

HOPEINE. — Prétendu alcaloïde qu'on a dit retiré du houblon d'Amérique ; les échantillons examinés ne renfermaient que de la morphine aromatisée avec de l'essence de houblon.

HOUBLON. — *Humulus lupulus* (Ulmacées).
Part. empl. — Fleurs.
Princ. act. — Lupulin. Huile essentielle.
Prop. thérap. — Tonique amer, narcotique, sédatif.
Prép. pharm. et posol. — A *l'int.* Houblon, extrait 0 gr. 30 centigr. à 2 gr — infusion 10 p. 1000 — sirop 20 à 100 gr. ; — lupulin 0 gr. 50 centigr. à 2 gr. — A *l'ext.* Houblon en cataplasmes, lupulin en pommade.

ALCOOLÉ DE LUPULIN (Personne).

Lupulin	1 gr.
Alcool à 90°	4 —

F. digérer 8 jours. Passez. 2 à 4 gr.
M. Pour 1 cataplasme (Foy).

PILULES CONTRE POLLUTIONS NOCTURNES (Sigmund).

Lupulin et extrait de houblon	ãã	1 gr. 50 centigr.
Camphre et extrait d'opium		0 gr. 07 centigr. à 0 gr. 15 centigr.

F. s. a. 15 pilules. 1 à 2 par jour.

AUTRE (Frerichs).

Lupulin	7 gr. 30 centigr.
Extrait de chanvre indien	ãã 0 — 50 —
Aloès	
Extrait de belladone	0 — 40 —
— de réglisse	Q. s.

Pour 80 pilules. Dose 2 à 4 gr.

PILULES CONTRE SATYRIASIS

Lupulin	2 gr.
Bromure de potassium	2 —
Extrait de nymphœa	Q. s.

Par 20 pilules. 2 toutes les heures.

HOUX. — *Ilex aquifolium* (Ilicinées). — *Syn.* Houx commun.
Part. empl. — Feuilles, baies.
Princ. act. — Ilicine.
Prop. thérap. — Sudorifique fébrifuge (feuilles), purgatif (baies).
Prép. pharm. et posol. — *A l'int.* Décoction de feuilles fraîches 30 à 60 gr. p. 1000 — poudre, 6 gr. — *A l'ext.* Feuilles en lavement

JULEP FÉBRIFUGE (Magendie).

Feuilles de houx	20 gr.
Eau	200 —

F. bouillir jusqu'à réduction d'un sixième, passez, ajoutez :

Sirop de gentiane	50 gr.

A prendre en 2 fois dans la journée

VIN DE HOUX (Rousseau).

Feuilles de houx en poudre	10 gr.
Vin blanc	200 —

F. infuser 12 heures. 100 à 200 gr.

HYDRANGEA ARBORESCENS (Saxifragacées).

Part. empl. — Racine.
Prop. thérap. — Employée contre la gravelle et les maladies des voies urinaires.
Prép. pharm. et posol. — *A l'int.* Décoction 15 gr. p. Q. s. d'eau — Extrait fluide 2 gr.; — poudre 2 gr. toutes les 2 heures; — sirop 20 gr.

HYDRASTIS CANADENSIS (Renonculacées).

Part. empl. — Racine.
Princ. act. — Berbérine, hydrastine, xanthopuccine.
Prop. thérap. — Tonique, antipériodique, diurétique, préconisé contre l'hémorrhagie utérine.
Prép. pharm. et posol. — *A l'int.* Décoction 60 p. 1000 — extrait fluide, LXXX gouttes (en 4 fois) — hydrastine 0 gr 05 à 0 gr. 20 centigr. — teinture (1 p. 10), XX à XXX gouttes.

ÉLIXIR D'HYDRASTIS.

Teinture d'hydrastis	10 gr.
Elixir de Garus	160 —

1 gr. par cuillerée.

HYDRASTINE. ($C^{12}H^{21}AzO^{12}$), cristaux prismatiques incolores et brillants, insolubles dans l'eau, solubles dans 120 parties d'alcool. Dose 5 à 20 centigr. par jour en pilules de 0 gr. 05 centigr.

L'*Hydrastine impure* et le produit cristallisé désigné sous le nom d'*Hydrastine* (mélange du *Chlorhydrate*, de *Berberine* et d'*Hydrastine*) ont la même posologie.

HYDRASTININE. ($C^{12}H^{11}AzO^4 + H^2O^2$), obtenue en oxydant l'hydrastine par l'acide azotique : poudre blanche, peu soluble dans l'eau, soluble alcool et éther, préconisée contre hémorrhagies, métrorrhagie, métrite. Dose 5 à 10 centigr. en injections hypodermiques. On emploie le *Chlorhydrate* — toxique à doses plus élevées.

HYDROCOTYLE ASIATIQUE. *Hydrocotyle asiatica* (Ombellifères).
Part. empl. — Plante entière.
Prop. thérap. — Employée contre les ulcérations non spécifiques, et certaines maladies de la peau.
Princ. act. — Vellarine (?).
Prép. pharm. et posol. — *A l'int.* Poudre 0 gr. 50 à 1 gr. 50 centigr. en 3 fois. — *A l'ext.* Feuilles en cataplasmes

PILULES (Lépine).

Extrait d'hydrocotyle	5 gr.
Poudre de guimauve	Q. s.

Pour 100 pilules contenant chacune 0 gr. 05 centigr. d'extrait.

SIROP (Lépine).

Extrait d'hydrocotyle	2 gr.
Sirop simple	1000 —

0 gr. 05 centigr. d'extrait par cuillerée.

TISANE D'HYDROCOTYLE.

Hydrocotyle	8 à 30 gr.
Eau	2000 —

F. bouillir jusqu'à réduction à 1000. — 3 verres par jour.

HYDROGALA. — *Lait* 125 gr., eau 1000 gr. : ou lait 250 gr., eau 750 gr. (F. H. P.)

HYDROMEL. — *Miel* 100 gr., eau 1000 gr.

HYOSCIAMINE. — V. *Jusquiame.*

HYOSCINE. — Isomère de l'*atropine* et de *hyosciamine*, le chlorhydrate a été proposé par le Dr GLEY comme *mydriatique*, et comme *hypnotique*. — *Posologie :* en collyre comme l'atropine : usage interne. — Dose de 1/2 à 3 m. m. *progressivement.*

HYPNAL (MONOCHLORAL ANTIPYRINE). Combinaison à équivalents égaux de chloral et d'antipyrine, produit cristallisé, fondant à 68°; soluble dans 15 parties d'eau, plus soluble dans l'alcool. (H.)

Prop. thérap. — Hypnotique et analgésique, sans saveur désagréable et non irritant.

Posologie. — Dose moyenne 1 gr. (en 1 ou 2 fois) pouvant être portée jusqu'à 2 gr., en cachets, capsules, potion, sirop, élixir.

HYPNONE (C^8H^8O). — *Syn.* Méthyl-benzoïle, méthylacétone, acétophénone. Insoluble eau, soluble alcool, éther, glycérine, huiles et essences.

Prop. thérap. — Anesthésique, narcotique. *Contre indication,* affections cardiaques.

Prép. pharm. et pos. — A *l'int.* 0 gr. 50 centigr. au maximum. La dose habituelle est de IV à VIII gouttes (0 gr. 10 à 0 gr. 20 centigr.) dans une infusion théïforme.

CAPSULES GÉLATINEUSES D'HYPNONE

Huile	1 gr.
Hypnone	0 — 30 centigr.

M. et F. 5 capsules gélatineuses. A prendre en 2 ou 3 fois.

PERLES D'HYPNONE.

Les perles d'hypnone préparées par les droguistes contiennent 0 gr. 05 centigr. à 0 gr. 10 centigr. d'hypnone.

SIROP.

Hypnone	XX gouttes
Sirop de fleurs d'oranger	25 gr.

IV gouttes par cuillerée à café. De 1 à 3 cuillerées.

HYSOPE. *Hyssopus officinalis* (Labiées).

Part. empl. — Sommités fleuries.

Prop. thérap. — Stimulant, béchique, expectorant, stomachique, carminatif.

Prép. pharm. et posol. — A *l'int.* Eau distillée 50 à 100 gr. — Infusion 10 p. 100 — Sirop 30 à 60 gr.

I

ICHTHYOCOLLE. — V. *Gélatine.*

ICHTHYOL. — Produit de la distillation d'une roche bitumineuse trouvée dans les environs de Seefeld (Tyrol). Un peu soluble, éther et alcool, miscible à la vaseline et aux huiles, s'émulsionne avec l'eau.

Prop. thérap. — Préconisé dans le psoriasis et autres maladies de la peau, et contre les douleurs rhumatismales (Unna).

Prép. pharm. et posol. — *A l'ext.* En applications.

ICHTHYOL CONTRE ANTHRAX (Dr Félix).

Ichthyol	4 gr.
Cérat camphré	15 —

POMMADE.

Ichthyol	10 gr.
Axonge	100 —

M.

POMMADE.

Litharge	10 gr.
Vinaigre	30 —

F. bouillir et réduire à 30 gr.

Ajoutez :

Huile d'olive, Axonge,		
Ichthyol	ãã	10 —

POMMADE CONTRE CONJONCTIVITE LES ECZÉMATEUX (Von Schlen).

Ichthyol	0 gr. 20 à 0 gr. 50

Poudre d'amidon	ãã	10 gr.
Oxyde de zinc		
Vaseline		25 —

M.

SOLUTION.

Ichthyol	20 gr.
Huile de ricin	20 —
Alcool	100 —

M. pour la tête.

SOLUTION

Ichthyol	5 gr.
Alcool	50 —
Ether	50 —

M. pulvérisations dans l'angine catarrhale.

INGA. — Du *Mimosa cochleocarpa* (Mimosées).

Part. empl. — Ecorce.

Prop. thérap. — Tonique, astringent, fébrifuge.

Prép. pharm. et posol. — *A l'int.* Extrait 0 gr. 50 centigr. à 2 gr. — *A l'ext.* décoction Q. v.

Incompat. — Sels de fer, de plomb, gélatine.

INGLUVINE. — Matière extraite des gésiers d'oiseaux : analogue à la pepsine.

Prép. pharm. et posol. — *A l'int.* Poudre 0 gr. 50 à 1 gr. 50 centigr. sur du pain après le repas.

IODE — I — 1 partie est soluble dans 7000 parties d'eau à 10°, et 52, 63 de glycérine. 12 parties d'alcool, 20 parties d'éther, et de chloroforme. Soluble dans huiles, graisses, vaseline.

Prop. thérap. — Fondant, résolutif, révulsif, antiscrofuleux.

Prép. pharm. et posol. — *A l'int.* 0 gr. 01 à 0 gr. 05 centigr. — (sirop raifort iodé, 0 gr. 02 centigr. d'iode par cuillerée.) — *A l'ext.* Iode, en pommade — teinture d'iode (1 p. 12 d'alcool).

Incompat. — Gomme, amidon, tannin et substances qui en contiennent ; alcaloïdes et leurs préparations ; alcalis et carbonates alcalins ; sels métalliques.

BAIN IODURÉ (Cod. 66 : H. P.).

Iode	10 gr.
Iodure de potassium	20 —
Eau	250 —

F. dissoudre, ajoutez à l'eau du bain.

COLLYRE IODÉ (Boinet).

Eau distillée de roses	25 gr.
Tannin	0 — 10 centigr.
Teinture d'iode	10 —

F. s. a.

COLLODION IODÉ.

| Iode | 1 | gr. |
| Collodion élastique | 30 | — |

COLLUTOIRE IODÉ (Mandl).

Iode		
Acide phénique	} āā 0 gr. 50 centigr.
Iodure de potassium	1	—
Glycérine	50	—

Contre pharyngite granuleuse.

COTON IODÉ (Méhu).

| Coton cardé sec | 25 | gr. |
| Iode pulvérisé | 2 | — |

Mêlez ; placez dans un flacon fermé, chauffez à 100° pendant une heure.

EMBROCATION RÉVULSIVE (Todd).

Iode	4	gr.
Iodure de potassium	2	—
Alcool	30	—

F. dissoudre.

GARGARISME IODÉ

Teinture d'iode	} āā	10	gr.
Glycérine			
Décocté de roses de Provins	200	—

GARGARISME ANTISYPHILITIQUE
(Langlebert).

Teinture d'iode	4	gr.
Eau distillée	400	—
Sirop de mûres	40	—

F. s. a.

GARGARISME OU LOTION IODURÉE (Ricord).

Eau distillée	200 gr.
Iodure de potassium	0 — 50 centigr.
Teinture d'iode	4 — —

GLYCÉRÉ D'IODE (Foucher).

| Teinture d'iode | 2 à 4 gr. |
| Glycérine | 15 — |

M.

GLYCÉRÉ D'IODE (Auspitz).

| Iode | 1 | gr. |
| Glycérine | 200 | — |

F. dissoudre.

GLYCÉRÉ D'IODE PHÉNIQUÉ (Mandl).

Iode	1	gr.
Iodure de potassium	2	—
Acide phénique	1	—
Glycérine	100	—

F. dissoudre.

GOUTTES CONTRE PHTHISIE (Rosemberg.)

| Teinture d'iode | 20 | gr. |
| Menthol | 4 | — |

F. s. a. V à XX gouttes par jour.

HUILE DE FOIE DE MORUE IODÉE.

| Iode | 1 | gr. |
| Huile de foie de morue | 1000 | — |

INJECTION CONTRE CYSTITE (Mallez).

Teinture d'iode	3	gr.
Iodure de potassium	1	—
Eau distillée	300	—

F. s. a. Pour 3 injections. — 1 par jour.

INJECTION (EMPYÈME) (Hérard).

Teinture d'iode	20 à 40	gr.
Iodure de potassium	4	—
Eau	100	—

F. dissoudre.

INJECTION CONTRE MÉTRORRHAGIE
(Dupierris).

Teinture d'iode	15	gr.
Iodure de potassium	0 — 50 centigr.
Eau distillée	30 —

F. s. a.

INJECTION CONTRE VAGINITE
(Langlebert).

Eau distillée	1000	gr.
Teinture d'iode	20 à 40	—
Iodure de potassium	Q. s

Pour empêcher la précipitation de l'iode.

INJECTION DE BOYS.

Teinture d'iode	8	gr
Glycérine	30	—
Eau	150	—
Acide phénique liquide	I goutte

INJECTION DÉTERSIVE (Mallez).

Teinture d'iode	3	gr.
Iodure de potassium	1	—
Eau	300	—

F. dissoudre. — Injections de 100 gr. par jour.

INJECTION IODÉE (Boinet).

Teinture d'iode	150	gr.
Iodure de potassium	4	—
Eau distillée	150 à 500	—

F. s. a.

INJECTION IODO-TANNIQUE (Boinet).

Teinture d'iode	2	gr.
Tannin	5	—
Eau distillée	500	—

INJECTION IODURÉE (Cod. 66).

Iode	5	gr.
Iodure de potassium	5	—
Alcool à 90° C.	50	—
Eau distillée	100	—

F. dissoudre l'iode et l'iodure dans l'eau ; ajoutez l'alcool.

IODE CAUSTIQUE (Riesaberg).

Iode pulvérisé	1	gr.
Glycérine	2	—

Agitez. Etendre tous les 2 jours avec un pinceau.

LAVEMENT IODÉ (Delioux).

Teinture d'iode	X à XX gouttes
Iodure de potassium	0 gr. 50 centigr.
Pour dissoudre :	
Eau	250 gr.

Dysenterie chronique.

LINIMENT VÉSICANT (Neligan).

Iode	10	gr.
Iodure de potassium	4	—
Camphre	2	—
Alcool	60	—

F. dissoudre.

MIXTURE IODÉE (Mayet).

Sirop antiscorbutique	30	gr.
Sirop de quinquina	30	—
Vin de quinquina	140	—
Teinture d'iode	1	—

M. filtrez.

PILULES EMMÉNAGOGUES (Brera).

Iode	0 gr. 05	centigr.
Réglisse pulvérisée	1 — 20	—
Rob de sureau	Q. s.	

F. s. a. 8 pilules. — En donner de 4 à 8 par jour.

POMMADE CONTRE CHUTE DES CHEVEUX (Bouchut).

Extrait de jusquiame	5	gr.
Teinture d'iode	5	—
Moelle de bœuf	30	—
Essence de bergamote	Q.	s.

F. s. a. une pommade. — Frictionner le cuir chevelu matin et soir.

POMMADE CONTRE OPHTALMIE SCROFULEUSE (Lugol).

Iode	0 gr. 60	centigr.
Iodure de potassium	4	—
Vaseline	50	—

F. s. a. (Ewald).

POMMADE CONTRE TUMEURS BLANCHES.

Iode	1	gr.
Iodure de potassium	6	—
Teinture d'opium	8	—
Axonge	60	—
(Ewald).		

POMMADE IODÉE.

Iode	1	gr.
Axonge ou vaseline	30	—

Mêlez.

POTION IODÉE (Joannel).

Teinture d'iode	6	gr.
Iodure de potassium	1	—
Sirop simple	60	—
Eau distillée	500	—

M. 1 cuillerée à bouche toutes les heures.

POTION IODÉE (Schmitt).

Teinture d'iode	XV	gouttes
Hydrolat de menthe	60	gr.
Eau distillée	60	—
Sirop simple	30	—

M. 1 cuillerée à bouche toutes les 2 heures.

SIROP IODO-FERRÉ (Fournier).

Iode	0 gr. 50	centigr.
Peroxyde de fer	2 — 50	—
Sirop Raifort composé	1000	—

SIROP IODO-TANNIQUE (Guillermond).

Iode	2	gr.
Extrait de ratanhia soluble	8	—
Eau et sucre	Q.	s.

F. s. a. 1 kilo de sirop. 1 cuillerée à bouche 2 fois par jour.

SIROP DE RAIFORT IODÉ (Grimault).

Le Codex indique :

Iode	1	gr.
Alcool à 90°	15	—
Sirop de raifort composé	985	—

20 gr. contiennent 2 centigr. d'iode.

SOLUTÉ-IODURÉ CAUSTIQUE (Lugol).

Iode	āā	1	gr.
Iodure de potassium			
Eau distillée		2	—

F. dissoudre.

SOLUTÉ-IODURÉ SUBSTITUTIF (Guibourt).

Iode	āā	1	gr.
Iodure de potassium			
Alcool à 90° C.		10	—
Eau distillée		18	—

F. dissoudre.

SOLUTION CONTRE PRURIT VULVAIRE (Hancke).

Iode		gr.
Iodure de potassium	2 — 50	centigr.
Alcool	30	—
Eau	250	—

SOLUTION IODÉE CONTRE ABCÈS DES ARTICULATIONS (Bonnet).

Iode	5	gr.
Iodure de potassium	10	—
Eau	40	—

M.

SOLUTION IODÉE CONTRE LUPUS
(Anspitz).

Iode	1 gr.
Glycérine	200 —

F. dissoudre.

SOLUTION IODÉE CAUSTIQUE A L'IODURE
DE POTASSIUM (F. H. P.).

Iode	
Iodure de potassium } ãã	10 gr.
Eau distillée	20 —

F. dissoudre.

SOLUTION IODÉE CAUSTIQUE A L'IODURE
DE POTASSIUM (Hardy).

Iode pur	3 à 4 gr.
Iodure de potassium	8 —
Eau distillée	30 —

F. dissoudre.

SOLUTION IODÉE A L'IODURE DE POTAS-
SIUM POUR BOISSON (H. P.).

Iode	0 gr. 20 centigr.
Iodure de potassium	0 — 40 —
Eau distillée	1000 —

F. dissoudre.

SOLUTION IODO-TANNIQUE NORMALE
(Guillermond).

Iode	5 gr.
Tannin	45 —
Eau	1000 —

F. s. a.

SOLUTION CONTRE OZÈNE (Miot.)

Teinture d'iode	10 gr.
Iodure de potassium	1 —
Eau	10 —
Laudanum Sydenham	3 —

*Pour applications après avoir préa-
lablement badigeonné avec une solu-
tion de chlorhydrate de cocaïne à 1/20e.*

TAMPON VAGINAL (Chéron).

Teinture d'iode	} ãã	40 gr.
Tannin		
Glycérine		150 —

Q. s. pour imbiber un tampon.

TEINTURE D'IODE IODURÉE.

Teinture d'iode	30 gr.
Iodure de potassium	4 —

M.

TEINTURE D'IODE MORPHINÉE
(Mackenzie).

Teinture d'iode	4 gr.
Chlorhydrate de morphine	0 — 20 centigr.

F. dissoudre.

TOPIQUE IODÉ (Casten).

Gelée d'amidon	200 gr.
Teinture d'iode	8 —

M. pour pansements (Bonch.).

TOPIQUE IODÉ (Chaberly).

Amidon en poudre	60 gr.
Iode en poudre	0 — 50 centigr.
Acétate de morphine	0 — 45 —

M.

TOPIQUE IODÉ (Schœbein).

Sel marin	100 gr.
Sulfate de magnésie	50 —
Teinture d'iode	2 —
Eau	500 —

F. dissoudre (Dorvault).

TOPIQUE RÉSOLUTIF ET SÉDATIF (Diday).

Teinture d'iode	6 gr.
Extrait de belladone	6 —

M.

— ACIDE IODHYDRIQUE — HI —.

Prop. thérap. — Employé comme les autres préparations d'iode, mais rarement.

Prép. pharm. et posol. — *A l'int.* X à XL gouttes de la solution officinale de Buchanam.

ACIDE IODHYDRIQUE (Buchanam).

Acide tartrique	13 gr. 20 centigr.
Iodure de potassium	15 — 50 —

*F. dissoudre séparement dans
16 gr. d'eau distillée. M. en agitant,
et passez. Ajoutez q. s. d'eau pour* avoir 200 gr. de liquide. X à XL gouttes dans un verre d'eau.

SIROP D'ACIDE IODHYDRIQUE (Murdoch).

Sirop de sucre	80 gr.
Solution de Buchanam	20 —

M. 1 cuillerée à café.

— ACIDE IODIQUE. — Très soluble eau.

Prop. thérap. — Antigoitreux, antiscrofuleux.

Prép. pharm. et posol. — *A l'int.* Solution à 1/5°, 1 à 2 gr.

INJECTION HYPODERMIQUE (Lutton).

Acide iodique	2 gr.
Eau	10 —

F. dissoudre. 1 à 2 gr. en injection.

— IODATE DE POTASSE. — Mêmes propriétés et mode d'emploi que le *Chlorate de potasse à doses plus faibles.*

— IODATE DE SOUDE. — Mêmes propriétés et mode d'emploi que le *Chlorate de soude*, à doses plus faibles cependant.

IODOFORME (CHI³).— Insoluble eau, soluble dans 80 parties d'alcool à 90° à froid, dans 12 parties d'alcool bouillant, et dans 6 parties d'éther ; soluble dans chloroforme, benzine, huiles fixes et volatiles, insoluble glycérine.

Prop. thérap. — Anesthésique, cicatrisant, désinfectant, antisyphilitique, antigoitreux, antiscrofuleux.

Prép. pharm. et posol. — *A l'int.* Poudre 0 gr. 10 à 0 gr. 60 centigr. — *A l'ext.* Poudre en applications.

CHLOROFORME IODOFORMIQUE.

Dissolution d'iodoforme à 1/10 ou à saturation.

COLLODION IODOFORMÉ.

Iodoforme	0 gr. 25 centigr.
Collodion élastique	4 —

F. dissoudre.

COTON ET GAZE IODOFORMÉS.

Renferment 10 p. 100 de leur poids d'iodoforme (Codex).

CRAYONS D'IODOFORME (Cod.).

Iodoforme	10 gr.
Gomme pulvérisée	0 — 50 centigr.

M. ajoutez q. s. d'eau et de glycérine pour faire une masse pilulaire que l'on roule en crayons.

ÉTHER IODOFORMÉ.

Iodoforme	5 gr.
Ether sulfurique	100 —

ÉTHER IODOFORMÉ POUR PULVÉRISATIONS CONTRE ULCÉRATION DE LA GORGE ET DU VAGIN (Dujardin-Beaumetz).

Iodoforme	1 gr.
Ether sulfurique	100 —

FORMULES POUR MASQUER L'ODEUR DE L'IODOFORME.

1. Iodoforme	2 parties
Café pulvérisé	1 —
2. Acide phénique cristallisé	1 gr.
Iodoforme	10 —
3. Iodoforme	10 gr.
Acide phénique	0 — 05 centigr.
Essence de menthe	I ou II gouttes
4. Camphre	5 gr.

Essence de menthe	2 gr.
Iodoforme	—
5. Iodoforme	100 gr.
Essence de menthe	5 —
— de néroli	1 —
— de citron	2 —
Teinture de benjoin	1 —
6. Iodoforme	5 gr.
Essence de roses	II gouttes
7. Iodoforme	5 gr.
Coumarine	1 —

GLYCÉRÉ D'IODOFORME (Bilroth).

Iodoforme	1 gr.
Glycérine	10 —

M.

HUILE IODOFORMÉE (Moretin).

Iodoforme	5 gr.
Huile d'amandes douces	1000 —
Essence d'amandes amères	III gouttes

F. dissoudre. Filtrez. 1 à 3 cuillerées à bouche.

HUILE DE FOIE DE MORUE IODOFORMÉE (Fonssagrives).

Huile de foie de morue blonde	100 gr.
Iodoforme	0 — 25 centigr.
Essence d'anis	X gouttes

M.

HUILE DE FOIE DE MORUE IODOFORMÉE (Purdon).

Iodoforme	1 gr.
Huile de foie de morue	250 —
Essence d'anis	3 —

M. 2 cuillerées à bouche.

INJECTION CONTRE BLENNORRHAGIE.

Acide tannique	2 gr. 50 centigr.
Iodoforme	2 — 50 —
Glycérine	31 —
Eau	94 —

F. s. a.

Faites d'abord passer un courant d'eau à 40° dans l'uréthre (jusqu'à 1 litre), puis faites l'injection précédente.

INSUFFLATIONS D'IODOFORME.

Iodoforme	2 parties
Amidon pulvérisé	1 —

M.

LINIMENT A L'IODOFORME.

Alcool à 85°	30 gr.
Savon animal	4 —
Iodoforme	1 —
Huile volatile de menthe	1 —

M. F. dissoudre au B.-M. En frictions.

LINIMENT A L'IODOFORME (Gallois).

Iodoforme	1 partie
Baume du Pérou	3 —
Esprit-de-vin ou glycérine	12 —

M.

MÉLANGE GLYCÉRINÉ D'IODOFORME CONTRE MÉTRITE (Kisch).

Iodoforme	30 gr.
Glycérine	100 —
Essence de menthe poivrée	3 —

M.

MÉLANGE GLYCÉRINÉ D'IODOFORME POUR INJECTION HYPODERMIQUE DANS LA SYPHILIS (Lipp.).

Iodoforme	6 gr.
Glycérine	20 —

M. 0 gr. 30 centigr à 0 gr. 75 centigr. en injection.

MÉLANGE GLYCÉRINÉ D'IODOFORME POUR INJECTION INTERSTITIELLES DANS LE GOITRE (Mosetig).

Iodoforme	1 gr
Glycérine	20 gr.

M.

MÉLANGE POUR INJECTION INTERSTITIELLE CONTRE LE GOITRE (Mosetig).

Iodoforme	1 gr.
Benzol	9 —
Huile de vaseline	10 —
Huile de gaultheria	II gouttes

M.

ONCTIONS CONTRE CATARRHE CHRONIQUE DU NEZ (Eberlé).

Iodoforme	4 gr.
Essence solide de géranium	0 — 50 centigr.
Acide phénique liquide XV gouttes	
Vaseline	32 gr.

F. s. a.

PASTILLES D'IODOFORME.

Iodoforme	5 gr.
Sucre vanillé	100 —
Coumarine	1 —
Mucilage de gomme adragante	1 —

F s. a. 100 pastilles 5 à 6 par jour.

PERLES D'IODOFORME.

Solution éthérée d'iodoforme à saturation.

F. s. a. des perles contenant 0 gr. 25 centigr. de dissolution. 1 à 2 par jour.

PILULES D'IODOFORME.

Iodoforme	aa	5 gr.
Extrait de quinquina		
Essence de menthe	II gouttes.	

Pour 50 pilules contenant chacune 0 gr. 10 centigr. d'iodoforme.

PILULES D'IODOFORME.

Iodoforme	0 gr. 10 centigr.
Sucre de lait	0 — 05 —
Mucilage	Q. s.

Pour 1 pilule. 2 à 3 par jour.

PILULES D'IODOFORME (Bouchardat).

Iodoforme	5 à 10 gr.
Extrait d'absinthe	Q. s.
Essence de roses	I à II gouttes

F. s. a. 50 pilules. 2 à 5 par jour.

PILULES D'IODOFORME (Greenhalgt).

Iodoforme	0 gr. 10 centigr.
Racine de guimauve pulvérisée	aa Q. s.
Miel blanc	

M. pour 1 pilule. 1 à 3, trois fois par jour.

PILULES D'IODOFORME CONTRE DIABÈTE (Moleschott).

Iodoforme	1 gr.
Extrait de lactucarium	1 —
Coumarine	0 — 10 centigr.

Pour 20 pilules. 2 à 8 par jour.

PILULES D'IODOFORME CONTRE NÉVRALGIES SYPHILITIQUES (Zeissel, Mauriac).

Poudre d'iodoforme	1 gr. 50 centigr.
Extrait et poudre de gentiane	Q. s.

F. 20 pilules. 2 à 3 par jour.

PILULES D'IODOFORME CONTRE PHTHISIE
(Chiarenelli).

Iodoforme	0 gr. 10 centigr.	
Poudre de lycopode	0 — 50	—
Extrait de gentiane	0 — 50	—

Pour 1 pilule. 2 à 6 par jour.

PILULES D'IODOFORME ET CRÉOSOTE
(Legroux).

1.		
Créosote	5	gr.
Iodoforme	5	—
Terpine	5	—
Acide benzoïque	2	—
Térébenthine de mélèze	2	—
Poudre de guimauve	6	—
Magnésie légère	6	—

Pour 100 pilules. 4 à 10 par jour.

2.		
Iodoforme	5 gr.	
Créosote	2 — 50 centigr.	
Térébenthine	2 —	
Magnésie légère	3 —	
Poudre de guimauve	3 —	

Pour 100 pilules. 4 à 10 par jour.

3.		
Iodoforme	3 gr.	
Terpine	3 —	
Térébenthine de mélèze	3 —	
Poudre de guimauve	1 — 50 centigr.	
Acide benzoïque	2 —	
Magnésie légère	1 — 50 —	

Pour 60 pilules. 4 à 10 par jour.

4.		
Iodoforme	5	gr.
Créosote	5	—
Térébenthine	2	—
Acide benzoïque	2	—
Guimauve pulvérisée	6	—
Magnésie	6	—

Pour 100 pilules. 4 à 10 par jour.

POMMADE D'IODOFORME.

Iodoforme pulvérisé	3 parties	
Café pulvérisé	1	—
Paraffine	30	—

M.

POMMADE D'IODOFORME.

Iodoforme	2 à 4 gr.
Cérat simple ou vaseline	30 —
Essence de roses	II à IV gouttes

M.

POMMADE D'IODOFORME CONTRE BLÉPHA-
RITE CILIAIRE (Rayer).

Iodoforme	1	gr.
Vaseline	4	—

M.

POMMADE D'IODOFORME CONTRE CHANCRES

Iodoforme	1	gr.
Baume du Pérou	3	—
Vaseline	8	—

M.

POMMADE D'IODOFORME CONTRE FISSURES
A L'ANUS.

Iodoforme	4	gr.
Axonge benzoïnée	20	—

F. s. a.

POMMADE D'IODOFORME CONTRE HÉMOR-
RHOÏDES (Sabal).

Iodoforme	4	gr.
Opium pulvérisé	1	—
Vaseline	4	—

F. s. a.

POMMADE D'IODOFORME CONTRE L'ORCHITE
(Alvarez).

Iodoforme	1 à 2	gr.
Axonge	30	—

M.

POMMADE D'IODOFORME CONTRE L'ORCHITE
(Bourdeaux).

Iodoforme	4	gr.
Vaseline	30	—

M.

POMMADE D'IODOFORME CONTRE L'OZÈNE
(Lennox-Brown).

Iodoforme	0 gr. 50 centigr.
Vaseline	30 —

M.

POMMADE D'IODOFORME CONTRE L'OZÈNE
(Lennox-Brown).

Iodoforme	0 gr. 30 à 0 gr. 50 centigr.
Éther sulfurique	3 à 5 —
Vaseline	30 —
Essence de roses	V à VIII gouttes

F. s. a.

POMMADE D'IODOFORME CONTRE LE
PRURIGO (Hillairet).

Iodoforme	5	gr.
Axonge	45	—

M.

POMMADE D'IODOFORME CONTRE LES UL-
CÈRES CHRONIQUES (Wyndham Cottle).

Iodoforme	1 gr. 20 centigr.
Axonge	28 —

M.

POMMADE D'IODOFORME CONTRE LE VAGI-
NISME (Gallard).

Iodoforme pulvérisé	ãã	2 gr.
Beurre de cacao		
Axonge	15	—

M.

POUDRE CONTRE CATARRHE NASAL
(Beverley).

Iodoforme pulvérisé	4	gr.
Camphre pulvérisé	4	—
Gomme pulvérisée	8	—

M.

POUDRE ABSORBANTE ANTISEPTIQUE
(Lucas-Championnière)

Poudre d'iodoforme		
— de quinquina gris		
— de benjoin	} ãã 100 gr.	
— de carbonate de magnésie		
Essence d'eucalyptus	12 gr. 50	

F. s. a.

POUDRE CONTRE BUBON SUPPURÉ
(Dr Cavazani).

Iodoforme		
Acide salicylique	22	gr.
Sous-nitrate de bismuth	10	—
Camphre pulvérisé	10	—
	3	—

F. s. a. Pour saupoudrer les plaies résultant de l'incision.

POUDRE DÉSINFECTANTE CONTRE CANCER
UTÉRIN (Gillette).

Iodoforme		
Sulfate de quinine	18 gr.	
Charbon pulvérisé	3	—
Essence de menthe	15	—
	XL gouttes	

M. En applications.

PRISES D'IODOFORME CONTRE NÉVRAL-
GIES SYPHILITIQUES (Zeissel).

Iodoforme	1 gr. 50 centigr.
Sucre pulvérisé	3 —

M. et F. 20 prises. 3 par jour.

SOLUTION ANTISYPHILITIQUE (Iznard).

Iodoforme	3	gr.
Alcool rectifié	10	—
Glycérine pure	30	—

F. dissoudre.

SOLUTION ALCOOLIQUE D'IODOFORME.

Iodoforme		10 gr.
Ether sulfurique	ãã	20 —
Alcool		

SOLUTION ÉTHÉRÉE D'IODOFORME CONTRE
ULCÈRES SYPHILITIQUES (Iznard).

Iodoforme	2 gr.
Ether sulfurique	40 —

F. dissoudre.

SOLUTION ÉTHÉRÉE D'IODOFORME POUR
PANSEMENTS (Gubler).

Iodoforme cristallisé	1 gr.
Ether	6 —

F. dissoudre.

SUPPOSITOIRE D'IODOFORME (Reliquet).

Iodoforme	0 gr. 05	0 gr. 20 centigr.
Extrait jusquiame	0 — 05	—
Beurre de cacao	Q. s.	

F. 1 suppositoire.

SUPPOSITOIRE D'IODOFORME (Morelin).

Iodoforme	1 gr. 20 centigr.
Beurre de cacao	30 —

F. s. a. 6 suppositoires.

SUPPOSITOIRE D'IODOFORME CONTRE
CANCER UTÉRIN (Purdon).

Iodoforme	1	gr.
Beurre de cacao	25	—

F. s. a. 5 suppositoires.

VASELINE IODOFORMÉE.

Vaseline	5 gr.
Iodoforme	1 à 2 —

M.

— **IODOL** (C^4I^4AzH). — Tetraïodopyrrol. — Insoluble eau, un peu soluble alcool chaud, soluble éther, acide acétique, huiles grasses.

Prop. thérap. — Antiseptique, anesthésique local (?).

Prép. pharm. et posol. — N'ont pas encore été nettement indiquées ; peut être administré à la dose de 0 gr. 10 à 0 gr. 15 centigr. maximum. 1 gr. par jour en 5 fois. Pour usage externe, même mode d'emploi que l'iodoforme.

COLLODION.

Iodol	10	gr.
Alcool à 75o	16	—
Ether	64	—
Coton poudre	4	—
Huile de ricin	6	—

GAZE A L'IODOL.

Iodol	1	gr.
Résine	1	—
Glycérine	1	—
Alcool	10	—

F. s. a. pour imprégner la gaze.

MÉLANGE CONTRE OZÈNE (Turban).

Iodol		
Tannin	} ãã	5 gr.
Borax		

Mêlez et prisez de 3 à 6 fois par jour.

SOLUTION.

Iodol	1	gr.
Alcool	16	—
Glycérine	34	—

—IODURE D'AMIDON. — Deux variétés : iodure d'amidon insoluble et iodure d'amidon soluble.

Prop. thérap. — Antiscrofuleux.

Prép. pharm. et posol. — *A l'int.* Iodure d'amidon insoluble, 1 à 5 gr. ; iodure d'amidon soluble, 0 gr. 50 centigr. à 2 gr.

SIROP D'IODURE D'AMIDON SOLUBLE (Soubeiran).

Iodure d'amidon soluble	1	gr.
Eau distillée	35	—
Sucre blanc	64	—

20 à 60 gr. : 0 gr. 20 centigr. par cuillerée à bouche.

— IODURE D'AMMONIUM (AzH^4I). — Très soluble eau et alcool, insoluble éther.

Prop. thérap. — Antiscrofuleux, antisyphilitique, employé contre affections cutanées.

Prép. pharm. et posol. — *A l'int.* 0 gr. 10 centigr. à 2 gr. — — *A l'ext.* En pommade.

Incompat. — Acides, alcalis et leurs carbonates, sels d'argent, d'or, de mercure, de plomb, tannin, graisse rance.

HUILE A L'IODURE D'AMMONIUM
(Gamburini).

Iodure d'ammonium	0 gr. 15 centigr.
Huile d'olive	30 —

F. s. a. En embrocations.

PILULES D'IODURE D'AMMONIUM
(Richardson).

Iodure d'ammonium	2 gr.
Extrait de gentiane	Q. s.

F. s. a. 20 pilules toluisées. 1 à 3 par jour.

POMMADE A L'IODURE D'AMMONIUM
(Biett).

Iodure d'ammonium	1	gr.
Graisse de mouton	20	—
Huile d'amandes douces	5	—

F. s. a.

— IODURE D'ARSENIC. — Voir à *Arsenic.*

Prop. thérap. — Employé contre les dartres rongeantes tuberculeuses (Biett).

Prép. pharm. et posol. — *A l'int.* 0 gr. 005 à 0 gr. 015 milligr. — *A l'ext.* 0 gr. 05 centigr. p. 4 gr. d'axonge.

PILULES D'IODURE D'ARSENIC (Green).

Iodure d'arsenic	0 gr. 18 centigr.
Extrait de ciguë	2 —

F. s. a. 30 pilules. 1 à 3 par jour.

SOLUTION DE DONOVAN-FERRARI.

Iodure d'arsenic	0 gr. 20 centigr.
Bi-iodure de mercure	0 gr. 40 centigr.
Iodure de potassium	4 —
Eau	125 —

Dose : 0 gr. 50 centigr. à 5 gr. ; 4 gr. contiennent 6 milligr. d'iodure d'arsenic et 12 milligr. de bi-iodure de mercure.

— IODURE DE BARYUM (BaI^2).

Prop. thérap. — Antiscrofuleux.

Prép. pharm. et posol. — *A l'int.* 0 gr. 10 centigr. ; ne s'emploie pas à hautes doses ; toxique. — *A l'ext.* En pommade.

POMMADE D'IODURE DE BARYUM CONTRE ENGORGEMENTS SCROFULEUX.

Iodure de baryum	0 gr. 20 centigr.
— de potassium	2 —
Axonge	20 —

M. 2 à 4 gr. en frictions.

TISANE D'IODURE DE BARYUM.

Iodure de baryum	0 gr. 10 centigr.
Eau	950 —
Sirop de fleurs d'oranger	

M. A prendre dans la journée.

— IODURE DE CALCIUM (CaI^2).

Prép. thérap. — Antiscrofuleux, antiphthisique

Prop. pharm. et posol. — A l'int. 0 gr. 50 centigr. à 1 gr. — A l'ext. 0 gr. 20 centigr. p. 20 gr. en pommade.

ÉLIXIR A L'IODURE DE CALCIUM

Iodure de calcium sec	15 gr.
Teinture de vanille	10 —
Alcool à 90°	100 —
Eau	125 —
Sirop d'écorces d'oranges am.	250 —

0 gr. 50 centigr. par cuillerée à bouche.

SIROP D'IODURE DE CALCIUM
(Stanislas-Martin).

Chaux éteinte lavée	5 gr.
Iode	2 gr.
Sucre blanc	200 —
Eau distillée	100 —
Alcoolature d'écorces d'oranges	1. —

F. 20 à 60 gr.

TISANE D'IODURE DE CALCIUM.

Iodure de calcium	0 gr. 10 centigr.
Tisane	1 litre

M. A prendre dans la journée.

— IODURE D'ÉTHYLE. — V. *Éther iodhydrique.*

— IODURE DE FER (FeI^2). — Très soluble eau et alcool.

Prop. thérap. — Tonique, antiscrofuleux, fondant.

Prép. pharm. et posol. — A l'int. 0 gr. 10 centigr. à 1 gr. ; pilules contenant 0 gr. 05 centigr. de sel ; sirop, 20 gr. contiennent 0 gr. 10 centigr. de sel — A l'ext. Bains, injections ; pommades, 4 gr. pour 30.

Incompat. — Iodure de potassium (s'il est alcalin), acides, alcalis, sulfates, tannin, et substances qui en contiennent.

BAIN AVEC IODURE DE FER (Soub.).

Iodure de fer	60 à 120 gr.

F. dissoudre dans :

Eau	500 —

Versez dans le bain.

BOLS DE FER ET QUINA.

Iodure de fer	
Extrait de quinquina	5 gr.
— de rhubarbe	
Poudre de cannelle	Q. s.

F. s. a: 100 *bols toluisés :* 1 à 4 *par jour.*

DRAGÉES D'IODURE DE FER
ET DE MANNE.

Iodure de fer	5 gr.
Limaille de fer porphyrisée	2 —
Manne	90 —

Pour 100 *dragées contenant* 0 gr. 05 *centigr. d'iodure de fer. Dose :* 4 à 8.

EMPLATRE D'IODURE DE FER IODURÉ.

Iodure de fer	4 gr.
Iodure de potassium	4 —
Emplâtre de diachylon	60 —
Térébenthine	Q. s.

F. s. a.

HUILE D'IODURE DE FER (Gillie).

Iode pur	2 gr. 25 centigr.
Limaille de fer	15 —
Huile d'amandes douces	800 —

Triturez l'iode et le fer ; ajoutez : d'abord 30 gr. d'huile, triturez ; puis ajoutez le reste de l'huile (Dorvault).

INJECTION CONTRE BLENNORRHAGIE
(Ricord).

Eau distillée	200 gr.
Protoiodure de fer	10 centigr. à 2 —

F. dissoudre.

LOTION A L'IODURE DE FER.

Iodure de fer	2 à 5 gr.
Eau	1000 —

PASTILLES D'IODURE DE FER (Bouchardat).

Iode	20 gr.
Limaille de fer	10 —
Eau	200 —

M.F. chauffer au B. M. jusqu'à décoloration. Filtrez, ajoutez :

Sucre granulé	1000 gr.
Essence de menthe	5 —
Eau distillée de menthe	Q. s.

F. s. a. des pastilles à la goutte de 0 gr. 50 centigr. 5 à 20 *par jour.*

PILULES D'IODURE DE FER (Blancard) (Cod.).

Chaque pilule représente 0 gr. 05 centigr. d'iodure de fer. 2 à 10 par jour.

PILULES D'IODURE DE FER ET DE QUINQUINA.

Iodure de fer	4	gr.
Limaille de fer	2	—
Extrait de quinquina	6	—
Rhubarbe	Q.	s.

Pour 100 pilules toluisées. Dose : 4 à 6 par jour.

PILULES IODURE DE FER ET CACAO (Vezu).

Protoiodure de fer	5	gr.
Fer réduit	5	—
Beurre de cacao	20	—

F. s. 100 pilules. Chaque pilule contient 0 gr. 05 centigr. de protoiodure, et de fer réduit.

PILULES IODURE DE FER ET DE MERCURE.

Protoiodure de fer	5 gr.	
Protoiodure de mercure	2 — 50 centigr.	
Extrait de gentiane	Q. s.	

F. s. a. 100 pilules. 2 à 3 par jour.

SACCHARURE D'IODURE DE FER (Ph. Germ., Bav.).

Limaille de fer	2	gr.
Iode	4	—
Eau distillée	5	—

M. et agitez dans un ballon jusqu'à décoloration. Filtrez, ajoutez :

Sucre de lait pulvérisé	12	gr.

SIROP ANTIHERPÉTIQUE (Duchesne-Duparc).

Iodure de fer	4	gr.

Extrait { de petite centaurée			
de fumeterre		āā	4 gr.
de douce-amère			
de rhubarbe }			
Sirop de sucre		500	—

2 à 6 cuillerées par jour.

SIROP DÉPURATIF FERRUGINEUX.

Sirop de salsepareille	300	gr.
— de gentiane	200	—
Iodure de fer	5	—

F. s. a. 0,20 par cuillerée.

SIROP D'IODURE DE FER (Codex).

20 gr. contiennent 0 gr. 10 centigr. d'iodure de fer. 20 à 100 gr. par jour.

SIROP D'IODURE DE FER (Ricord).

Sirop sudorifique	500	gr.
Protoiodure de fer	4	—

F. dissoudre. 2 à 6 cuillerées par jour.

SIROP D'IODURE DE FER ET DE POTASSIUM

Iodure de fer	5 gr.	
— de potassium	12 — 50 centigr.	
Sirop de fleurs d'oranger	50	—
Sirop de gomme	450	—

On peut remplacer le sirop de gomme par celui de gentiane ou de salsepareille.

SIROP DE RAIFORT IODO-FERRÉ.

Teinture d'iode	12	gr.
Iodure de fer	5	—
Sirop de raifort composé	1000	—

2 à 4 cuillerées par jour.

— IODURE DE FER ET DE QUININE.

Prop. thérap. — Fébrifuge, antiscrofuleux, antichlorotique.

Prép. pharm. et posol. — *A l'int.* 0 gr. 10 à 0 gr. 50 centigr.

PILULES PROTOIODURE DE FER ET QUININE.

Protoiodure de fer	5	gr.
Sulfate de quinine	1	—
Miel	1	—
Poudre de réglisse	Q.	s.

F. s. a. 50 pilules. 2 à 6 par jour.

SIROP D'IODURE DE FER ET DE QUININE.

Iode	5	gr.
Fer	2	gr.
Eau	20	—

F. digérer au B.-M. jusqu'à décoloration ; filtrez ; ajoutez :

Sirop de sucre	1120	gr.
Sulfate de quinine	1	—

Dissous dans :

Eau acidulée	10	—

Par cuillerées.

— IODURE DE PLOMB (PbI²). — Soluble 1300 parties d'eau

Prop. thérap. — Antiscrofuleux, fondant.

Prép. pharm. et posol. — *A l'int.* 0 gr. 10 à 0 gr. 50 centigr. peu employé). — *A l'ext.* 4 gr. pour 30 en pommade et à 1/10° (Cod.).

EMPLÂTRE FONDANT (Ricord).

Emplâtre de ciguë	250 gr.
Iodure de plomb	30 —

M.

PILULES D'IODURE DE PLOMB (Cottereau).

Iodure de plomb	2 gr.
Conserve de roses	Q. s.

F. s. a. 144 pilules, 2 par jour et plus.

POMMADE IODURE DE PLOMB (Codex).

5 gr. pour 45 d'axonge.

POMMADE D'IODURE DE PLOMB CONTRE FIBROMES UTÉRINS (Gallard).

Extrait de jusquiame	3 gr.
Iodure de plomb	6 —
Axonge	50 —

F. s. a.

POMMADE D'IODURE DE PLOMB CONTRE SICOSIS (Bazin).

Iodure de plomb	āā	1 gr.
Extrait de ciguë		
Axonge		30 —

M.

POMMADE D'IODURE DE PLOMB FONDANTE RÉSOLUTIVE (Langlebert).

Iodure de plomb	1 gr.
Extrait de ciguë	3 —
Axonge récente	20 —

M.

POMMADE D'IODURE DE PLOMB FONDANTE RÉSOLUTIVE (Voillemier).

Iodure de plomb	2 gr.
Onguent napolitain	3 —
Axonge	10 —

M.

— IODURE DE POTASSIUM (KI). — Soluble dans 0 partie 8 dixièmes d'eau froide, dans 18 parties d'alcool froid à 90°, dans 6 parties d'alcool bouillant, dans 2 gr. 5 décigr. de glycérine.

Prop. thérap. — Antisyphilitique, fondant, antiasthmatique (etc.), fondant résolutif.

— **Prép. phar. et posol.** — A l'int. 0 gr. 50 centigr. à 10 gr.; sirop, 0 gr. 50 centigr. par cuillerée. — A l'ext. Pommade, 4 gr. pour 30 et à 1/10°.

Incompat. — Sels de plomb, de mercure, d'argent; acides, sels acides, chlore, brome, graisse rance, iodures métalliques (à cause de l'alcalinité de l'iodure de potassium).

BAIN IODURÉ (Dorvault).

Iodure de potassium	50 gr.
Eau distillée	450 —

Versez dans eau Q. s. pour un bain.

BAUME IODURÉ (Schacuffèle).

Savon animal	60 gr.
Iodure de potassium	42 —
Alcool à 85° C.	500 —
Essence de citron	4 —

F. dissoudre dans l'alcool l'iodure, puis le savon. Ajoutez l'essence. Filtrez.

BAUME IODURÉ

Iodure de potassium	10 gr.
Glycérine	25 —
Baume Nerval	75 —

Dissolvez à chaud. M.

BISCUITS IODÉS (Dorvault).

Iodure de potassium	0 gr. 10 centigr.
Pâte	Q. s.

M. Pour 1 biscuit, 1 d 5. (Iodogno-sic.)

BOUGIES IODURÉES (Dorvault).

Gélatine	āā	2 gr.
Gomme		
Sucre		1 —
Eau de rose		4 —

F. fondre au B.-M. Ajoutez :

Iodure de potassium	1 —

Pour recouvrir des mandrins appropriés

COLLYRE IODURÉ (Desmarres).

Eau distillée	50 gr.
Iodure de potassium	0 — 20 centigr.

F. s. a. Ophtalmies purulentes.

EAU IODURÉE GAZEUSE (Mialhe).

Iodure de potassium	1 gr.
Bicarbonate de soude	4 —
Acide citrique	5 —
Eau commune	650 —

F. dissoudre les sels. Ajoutez l'acide. Bouchez. Par verres en mangeant.

EMPLÂTRE IODURÉ (Gueneau de Mussy).

Iodure de potassium pulv.	5 gr.

Emplâtre de ciguë
— de diachylum } āā 25 gr.

`F. s. a.`

EMPLATRE COMPOSÉ (Ph. Lond.).

Iodure de potassium pulvérisé 15 gr.
Cire jaune 12 —
Oliban 90 —
Huile d'olive 4 —

F. fondre les matières grasses. Ajoutez l'iodure dissous dans son poids d'eau. M.

GARGARISME IODURÉ.

Iodure de potassium 5 gr.
Infusion de feuilles de sauge 200 —

F. s. a. Angines syphilitiques.

GARGARISME IODURÉ (Cullerier).

Iodure de potassium 1 gr.
Sirop de miel 30 —
Décoction d'orge 125 —

F. dissoudre.

GLYCÉRÉ D'IODURE DE POTASSIUM (H. P.).

Iodure de potassium 2 gr.
Eau 2 —
Glycéré d'amidon 12 —

F. dissoudre. M.

GLYCÉRÉ D'IODURE DE POTASSIUM (Cod.).

Iodure de potassium 4 gr. Eau 4 gr. pour 22 gr. de glycéré d'amidon.

INJECTION D'IODURE DE POTASSIUM IODÉ H. P.).

Iodure de potassium | āā 1 gr.
Iode |
Alcool à 90° C. 10 —
Eau distillée 20 —

F. dissoudre l'iode et l'iodure dans l'eau; ajoutez l'alcool.

INJECTION SOUS-CUTANÉE D'IODURE DE POTASSIUM MERCURIEL (Ragazzionni).

Eau distillée 2 gr.
Iodure de potassium 2 —
Biiodure de mercure 0 — 02 centigr.

F. s. a. 2 injections par jour.

INJECTION SOUS-MUQUEUSE D'IODURE DE POTASSIUM IODURÉ (Zakubowitz).

Iodure de potassium 2 gr. 40 centigr.
Iode 0 — 10 —
Eau distillée 30 —

F. s. a. 2 ou 3 injections par semaine.

LAIT IODURÉ (lait chloro-bromo-ioduré).

Crème de lait
fraîche 100 gr.

Iodure de
potassium } āā 0 gr. 50 centigr.
Bromure de
potassium
Chlorure de sodium 1 —
Sucre vanillé 10 —

M. Pour une dose.

LAVEMENT ANTIDYSENTÉRIQUE (Palm.).

Iodure de potassium 1 gr.
Iode 0 — 60 centigr.
Eau distillée 60 —

F. dissoudre.

LOTION RÉSOLUTIVE IODURÉE (F. H.).

Iodure de potassium |
Chlorhydrate d'am- } āā 1 gr.
moniaque |
Eau-de-vie camphrée 40 —

F. dissoudre.

MIXTURE IODURÉE (Lebert).

Iodure de potassium 4 gr. à 8 gr.
Teinture de bulbes de
colchique X à XV gouttes.
Eau 200 gr.

1 à 2 cuillerées dans la journée.

PILULES ANTISCROFULEUSES IODURÉES

Iodure de potassium |
Extrait de feuilles de noyer | āā 2 gr.
Poudre de feuilles de noyer Q. s.

Pour 10 pilules toluisées. 5 à 10 par jour.

POMMADE ANTIHÉMORRHOÏDALE (E. Barré).

Iodure de potassium 2 gr.
Extrait de ratanhia 4 —
Laudanum de Sy-
denham } āā 0 — 50 centigr.
Extrait de bella-
done
Axonge 30 —

F. s. a. Une onction matin et soir

POMMADE FONDANTE RÉSOLUTIVE (Langlebert).

Iodure de potassium 1 gr.
Extrait de ciguë 3 —
Axonge récente 20 —

M. Une onction matin et soir.

POMMADE A L'IODURE DE POTASSIUM (Codex).

1 gr. d'iodure pour 10 d'axonge.

AUTRE :

Iodure de potassium 10 gr.
Vaseline ou lanoline 50 —

F. s. a.

POMMADE IODURE DE POTASSIUM IODURÉE.

Iodure de potassium	5 gr.
Iode	1 —
Axonge benzoïnée	40 —

F. s. a.

POMMADE IODURE DE POTASSIUM IODURÉE
(F. H. M.).

Iodure de potassium	3 gr.
Iode	1 —
Axonge	25 —
Eau distillée	3 —

F. dissoudre l'iodure dans l'eau, ajoutez l'iode, mêlez avec l'axonge.

POMMADE IODURÉE (Bouchardat).

Iodure de potassium	1 gr.
Eau de roses	1 —
Axonge balsamique	10 —
Essence de roses	II gouttes

F. s. a.

POMMADE IODURÉE

Iodure de potassium	4 gr.
Extrait de ciguë	4 —
Axonge	32 —

F. s. a.

POMMADE IODURÉE OPIACÉE (Lemasson).

Iodure de potassium	5 gr.
Iode	1 —

M. Ajoutez :

Axonge	100 —
Laudanum de Rousseau	10 —

F. s. a.

POMMADE ANTIOPHTALMIQUE (Lohsse).

Iodure de potassium	1 gr. 25 centigr.
Iode	0 — 08 —
Axonge récente	15 —

F. s. a.

POTION ANTISCROFULEUSE (Guibourt).

Iodure de potassium	2 gr.
Teinture d'iode	1 —
Tannin	1 —
Sirop de quinquina	50 —
Julep gommeux	150 —

F. s. a. Par cuillerées.

POTION CONTRE AMÉNORRHÉE (Gallois).

Iodure de potassium	8 gr.
Vin de colchique	4 —
Sirop de salsepareille	50 —
Eau distillée	50 —

M. 3 cuillerées à café par jour.

POTION CONTRE ASCITE, ASTHME
(Huchard).

Iodure de potassium	
Teinture de lobélie	āā 10 gr.
— de polygala	
Extrait d'opium	0 — 10 centigr.
Eau	300 —

1 cuillerée matin et soir.

POTION CONTRE ASTHME (Dujardin-Beaumetz).

Iodure de potassium	
Teinture de lobelia	āā 15 gr.
Eau	250 —

F. s. a. 2 cuillerées à bouche par jour.

POTION CONTRE DYSPNÉE CARDIAQUE
(G. Sée).

Iodure de potassium	1 gr. 25 centigr. à 2 gr.
Hydrate de chloral	2 à 4 —
Julep gommeux	120 —

F. s. a. Une cuillerée toutes les 2 heures.

POTION CONTRE ASTHME (Rokitansky)

Hydrate de chloral	
Iodure de potassium	āā 2 gr.
Eau	150 —
Sirop d'écorces d'oranges amères	20 —

F. s. a. 2 à 5 cuill. à bouche par jour

POTION CONTRE HYPERTROPHIE
DU CŒUR (H. Green).

Iodure de potassium	10 gr.
Teinture de digitale	12 —
— de jusquiame	12 —
Sirop de salsepareille composé	100 —

F. s. a. 1 cuillerée à café matin et soir.

POTION CONTRE RHUMATISME (Bogros).

Iodure de potassium	4 gr.
Teinture de digitale	2 —
Hydrolat de tilleul	150 —
Sirop de morphine	32 —

F. s. a. 1 cuillerée toutes les 3 heures.

POTION CONTRE RHUMATISME

Iodure de potassium	2 gr.
Salicylate de soude	1 —
Sirop de menthe	20 —
Eau distillée	120 —

A prendre chaque jour en 2 ou 3 fois.

POTION CONTRE SCROFULE (Gallois).

Iodure de potassium   4 gr.
Extrait de quinquina   2 —
Infusion de pensées sauvages   80 —
Sirop antiscorbutique   20 —

F. s. a. Prendre le 1/4 de la potion le matin à jeun.

POTION CONTRE SCROFULE (Gallois).

Iodure de potassium   6 gr.
Iode   0 — 40 centigr.
Teinture de cardamôme   25 —
Sirop de salsepareille composé   75 —

F. s. a. 2 à 3 cuillerées à café par jour.

POTION CONTRE SCROFULE (Guépin).

Iodure de potassium   5 gr.
Chlorhydrate d'ammoniaque ·   3 —
Sirop antiscorbutique   45 —
Hydrolat de tilleul   100 —

F. s. a. Une cuillerée à café matin et soir.

POTION IODURÉE

Iodure de potassium   1 à 2 gr.
Infusion légère de café   100 —
Sirop de sucre   20 —

F. s. a. Prendre en 3 fois dans la journée.

POTION IODURÉE ANTIÉMÉTIQUE (Becquerel).

Eau   120 gr.
Iodure de potassium   0 — 50 centigr.
Teinture d'iode   XX gouttes
Sirop   30 gr.

F. s. a. Par cuillerées.

POTION IODURÉE AVEC DIGITALE (Bouch.).

Iodure de potassium   0 gr. 15 centigr.
Teinture de digitale   XV gouttes
Potion gommeuse   150 gr.

F. s. a. En 3 fois dans la journée

POUDRE CONTRE GOITRE (Fabre).

Iodure de potassium pulvérisé   5 gr.
Réglisse pulvérisée   10 —

M. En frictions sur la langue.

POUDRE D'IODURE DE POTASSIUM (Legroux).

Iodure de potassium pulvérisé   1 gr.

Dans un petit tube en verre. On verse dans la première cuillerée de potage (en voyage).

SALSEPAREILLE IODURÉE.

Iodure de potassium   2 à 5 gr.
Essence de salsepareille   100 —

1 à 2 cuillerées dans les 24 heures.

SIROP A L'IODURE DE POTASSIUM.

Iodure de potassium   25 gr.
Sirop d'écorce d'orange amère   500 —

F. dissoudre. 1 à 4 cuillerées à bouche, contenant chacune 1 gr. d'iodure.

SIROP A L'IODURE DE POTASSIUM (Ricord).

Sirop de salsepareille   500 gr.
Iodure de potassium   16 —

M. s. a. 3 à 12 cuillerées par jour dans une infusion.

SIROP ANTISCROFULEUX (Boinet).

Sirop de gentiane
— de quinquina
— d'écorce d'orange } āā 300 gr.
Iodure de potassium   15 —
Tartrate de fer ammoniacal   18 —

F. s. a. 3 cuillerées par jour dans une infusion.

SIROP ANTISCROFULEUX (Verneuil).

Iodure de potassium
Teinture d'iode } āā 2 gr.
Sirop de gentiane
Sirop de quinquina } āā 125 —

M. 1 à 2 cuillerées à café par jour.

SIROP D'IODURE DE POTASSIUM (Codex).

20 gr. contiennent 0 gr. 50 centigr. d'iodure. 2 à 10 cuillerées.

SOLUTÉ D'IODURE DE POTASSIUM IODURÉ (Lugol).

Iodure de potassium   2 gr.
Iode   1 —
Eau distillée   20 —

F. dissoudre. X à XL gr. par jour en 3 fois.

SOLUTION IODURÉE DE BOUCHARDAT. (Réactif des alcaloïdes.)

Iodure de potassium   20 gr.
Iode   10 —
Eau distillée   500 —

SOLUTION IODO-IODURÉE.

Iodure de potassium   5 à 10 gr.
Iode   2 —
Eau distillée   250 —

M. F. dissoudre. Une cuillerée à café 2 à 3 fois par jour.

SOLUTION IODURÉE (Ricord).

Iodure de potassium	15 gr.
Eau	250 —

F. dissoudre. 2 cuillerées.

SOLUTION IODURÉE (Velpeau).

Iodure de potassium	15 gr.
Eau distillée	500 —

F. dissoudre. 2 cuillerées à bouche.

SOLUTION IODURÉE ATROPHIQUE
(Magendie).

Iodure de potassium	15 gr.
Sirop de gomme	50 —
Eau de laitue	250 —
Eau de fleurs d'oranger	5 —
Teinture de digitale	10 —

F. s. a. Une cuillerée à bouche matin et soir. (Bouch.)

SOLUTION IODURÉE CAUSTIQUE (F. H. P.)

Iodure de potassium		
Iode	ãã	10 gr.
Eau distillée		20 —

F. dissoudre.

SOLUTION IODURÉE CONTRE ANGINE SCAR-
LATINEUSE (Reevers).

Iodure de potassium	1 gr.
Iode	0 — 10 centigr.
Chlorate de potasse	4 —
Nitrate de potasse	6 —
Bicarbonate de potasse	2 —
Eau	240 —

F. s. a. Une cuillerée à café toutes les 4 heures. (Bouch.)

SOLUTION IODURÉE CONTRE ASTHME

Iodure de potassium	15 gr.
Eau	240 —

F. dissoudre. 2 cuillerées à café ou à bouche.

SOLUTION IODURÉE CONTRE ASTHME
(Trousseau).

Iodure de potassium	10 gr.
Eau	250 —

F. dissoudre. Une cuillerée à café après dîner.

AUTRE :

Iodure de potassium 25 centigr. à 2 gr.	
Infusion de polygala	50 —

F. dissoudre. A prendre chaque jour.

SOLUTION IODURÉE CONTRE PNEUMONIE
(Schwertz).

Iodure de potassium	5 gr.
Eau distillée	200 —

F. dissoudre. Une cuillerée à bouche toutes les 2 heures.

SOLUTION IODURÉE CONTRE RHUMATISME
MUSCULAIRE CHRONIQUE (Magendie,
Delioux, Trastour).

Iodure de potassium	10 gr.
Iode	1 —
Eau distillée	300 —

F. s. a. 3 cuillerées à café par jour.

SOLUTION IODURÉE CONTRE TACHES DE LA
CORNÉE (Armieux).

Eau distillée	30 gr.
Iodure de potassium	5 —
Teinture d'iode	XXX gouttes

F. s. a. En instillations sur la cornée.

SOLUTION IODURÉE CONTRE TACHES DE
LA CORNÉE (Kemmerer).

Eau distillée	50 gr.
Iodure de potassium	2 —
Bicarbonate de soude	1 —

F. s. a.

SOLUTION IODURÉE POUR BOISSON (H.P.).

Iodure de potassium	0 gr. 40 centigr.
Iode	0 — 20 —
Eau distillée	1000 —

F. s. a. Par verres.

SOLUTION IODURÉE POUR INHALATIONS
CONTRE PHAGÉDÉNISME DE LA BOUCHE
(Fournier).

Iodure de potassium	4 gr.
Eau distillée	250 —

F. dissoudre.

SOLUTION IODURÉE POUR INJECTIONS
(Codex).

5 gr. d'iode et d'iodure pour 50 d'alcool et 90 d'eau.

SOLUTION IODURÉE RUBÉFIANTE
(F. H. P.).

Iodure de potassium	20 gr.
Iode	10 —
Eau distillée	120 —

F. dissoudre par trituration.

SOLUTION IODURÉE RUBÉFIANTE (Lugol).

Iode	3 gr.
Iodure de potassium	6 —
Eau	41 —

SOLUTION IODURÉE SULFUREUSE (Baumès)

Iodure de potassium	3 gr.
Sulfure de potasse	5 —
Eau distillée	200 —

F. s. a. en lotions.

TISANE IODURÉE (Ricord).		VIN IODURÉ (Boinet).	
Infusion de saponaire	1000 gr.	Iodure de potassium	5 gr.
Iodure de potassium	2 à 8 —	Vin blanc ou de Madère	500 —
Sirop de sucre	60 —	*F. dissoudre. 3 cuillerées à bouche.*	
F. s. a. A prendre dans la journée			

— IODURE DE SODIUM (NaI). Ce sel doit êtreanhydre.

Prop. thérap. — Comme l'iodure de potassium ; de plus employé contre l'angine de poitrine.

Prép. pharm. et posol. — Comme l'iodure de potassium, mais peut être prescrit à doses plus élevées.

POTIÓN CONTRE L'ANGINE DE POITRINE (Huchard).		TRAITEMENT DE LA DIPHTÉRIE (Kersch).	
Iodure de sodium	20 gr.	Iodure de sodium	3 gr.
Eau distillée	300 —	Salicylate de soude	5 —
F. dissoudre. 2 cuillerées par jour.		Sirop de framboises	30 —
		Eau	200 —
		Par cuillerées à bouche (ou plus) toutes les heures.	

— IODURE DE STRONTIUM. — Mêmes propriétés et dosage que l'iodure de potassium (V. à *Strontiane*).

— IODURE DE SOUFRE (SI²). Insoluble.

Prop. thérap. — Antidartreux, antiscrofuleux, employé contre la morve farcineuse.

Prép. pharm. et posol. — A *l'int.* 0 gr. 20 centig. — A *l'ext.* 1 gr. pour 20 d'axonge en pommade.

Incompat. — Comme pour l'iode.

PILULES IODURE DE SOUFRE (Devergie).			POMMADE IODURE DE SOUFRE.	
Iodure de soufre	1 gr.		Iodure de soufre	1 gr. à 2 gr.
Soufre	0 — 50 centigr.		Vaseline	30 —
Savon médicinal	Q. s.		*M.*	
F. 20 pilules toluisées.				

— IODURE DE ZINC (ZnI²).

Prop. thérap. — Comme l'iodure de potassium, peu usité à l'intérieur à cause de ses propriétés vomitives et toxiques.

Prép. pharm. et posol. — A *l'ext.* 1 gr. p. 8 en pommade.

POMMADE IODURE DE ZINC.		SIROP (Deschamps).	
Iodure de zinc	4 gr.	Iodure de zinc	1 gr.
Vaseline	30 —	Sirop simple	400 —
M. 4 à 8 gr. En frictions.		*0 gr. 05 centigr. de sel par cuillerée à bouche.*	

IPÉCACUANHA. — Annelé ou officinal (*Cephælis ipéca-cuanha*). Rubiacées.

Part. empl. — Racine.

Princ. act. — Emétine.

Prop. thérap. — Vomitif, tonique, expectorant.

Prép. pharm. et posol. — A *l'int.* extrait alcoolique 0 gr., 10 à 0 gr. 30 centigr. ; — extrait aqueux 0 gr. 25 centigr. à 0 gr. 75 ; — infusé 2 p. 100 ; — pastilles à 0 gr., 01 centigr. 2 à 10 ; — poudre 0 gr. 5 à 1 gr., 5 décigr. (vomitif) ; — 0 gr., 03 à 0 gr. 30 centigr. (tonique) ; — 2 à 10 gr. en lavement ; — sirop 10 à 50 gr., 20 gr. contiennent 0 g., 20 centigr. d'extrait ; — teinture alcoolique 5 à 10 gr.

Incompat. — Substances tannantes, infusés astringents, sels de plomb, de mercure, acides végétaux.

INFUSÉ D'IPÉCA CONTRE BRONCHITE ET TOUX CONVULSIVE.

Ipéca .... 0 gr. 30 centigr.
Faites infuser dans :
Eau .... 120 —
Ajoutez :
Chlorhydrate de morphine .... 0 — 03 —
Eau distillée d'amandes amères .... 20 —
Par cuillerées.

JULEP ANTIDIARRHÉIQUE.

Ipécacuanha gris concassé ...... 2 à 5 gr.
F. bouillir un 1/4 d'heure dans :
Eau .... , 150 —
Passez ; ajoutez :
Sirop citrique .... 50 —
Par cuillerées toutes les 10 minutes.

LAVEMENT D'IPÉCA (Bourdon).

Ipéca concassé .... 5 à 10 gr.
Eau d'amidon .... 250 —
F. 3 décoctions, chacune avec le 1/3 de l'eau. Réduisez à 200 gr. pour un lavement. Ajoutez :
Laudanum de Sydenham V à X gouttes.

MIXTURE AU VIN D'IPÉCA (Cheyne).

Vin d'ipéca .... 10 gr.
Sirop de baume de tolu .... 15 —
Mucilage de semences de coings 25 —
M. Une cuillerée à café toutes les heures ou toutes les 2 heures.

MIXTURE DIAPHORÉTIQUE ET EXPECTORANTE (Dickson).

Poudre d'ipéca .... 4 gr.
Teinture d'opium camphrée .... 6 —
Infusion de racine de serpentaire .... 180 —
M. 4 à 12 gr. toutes les 1/2 heures, ou toutes les 2 heures.

PILULES D'IPÉCA ET DE SCILLE (Ph. Brit.).

Poudre d'ipéca .... 3 gr.
Scille pulvérisée .... 1 —
Gomme ammoniaque pulvérisée 1 —
Mélasse .... Q. s.
F. s. a. 30 pilules : de 2 à 4.

POTION ANTIDYSENTÉRIQUE (Spielmann).

Ipécacuanha .... 8 gr.
Eau .... 400 —
Partagez l'eau en 3 parties. F. une décoction avec chacune d'elles, et réduisez le tout à 200. Ajoutez :

Sirop de gomme .... 60 gr.
A prendre en 3 fois à 3 heures d'intervalle.

POTION DIAPHORÉTIQUE.

Ipéca .... 0 gr. 50 centigr.
Fleurs de sureau .... 2 —
Faites infuser dans :
Eau .... 150 —
Ajoutez :
Acétate d'ammoniaq. 10 —

POTION VOMITIVE.

Ipéca pulvérisé 1 g. à 1 gr. 50 centigr.
Émétique .... 0 — 05 —
Oxymel scillitique } āā 15 —
Sirop d'ipéca }
Eau .... 50 —
F. s. a. A prendre en 3 fois.

POUDRE CONTRO-STIMULANTE.

Ipéca pulvérisé .... 1 gr.
Kermès minéral .... 0 — 50 centigr.
Camphre pulvérisé .... 1 —
Sucre de lait pulvérisé 10 —
M. et divisez en 10 paquets. 1 paquet toutes les 2 heures.

POUDRE IPÉCA ET DIGITALE.

Poudre d'ipéca .... 0 gr. 03 centigr.
— de digitale .... 0 — 05 —
— de sucre .... 0 — 50 —
Pour 1 paquet.

POUDRE VOMITIVE.

Ipécacuanha .... 1 gr. 50 centigr.
Émétique .... 0 — 65 —
M. et divisez en 3 paquets. 1 paquet tous les 5 à 10 minutes.

SIROP D'IPÉCACUANHA (Codex).

On le prépare avec l'extrait d'ipécacuanha. 20 gr. renferment 0 gr. 20 centigr. d'extrait alcoolique. Dose : 10 à 50 gr.

SIROP D'IPÉCACUANHA COMPOSÉ (Cod. ou Desessartz).

On le prépare avec l'ipécacuanha concassé : dose 20 à 60 gr.

SIROP D'IPÉCACUANHA (F. H. M.).

Extrait alcoolique d'ipéca ...... 1 gr.
Alcool à 60° C. .... 3 —
Sirop de sucre .... 96 —
F. dissoudre l'extrait dans l'alcool au B.-M. Ajoutez le sirop : dose 10 à 60 gr.

TABLETTES D'IPÉCACUANHA (Cod.).

Chaque tablette contient 1 cen-

tigr. de poudre d'ipécacuanha. 2 à 10.

VIN D'IPÉCACUANHA (Ph. Belge).

Ipécacuanha pulvérisé	6 gr.
Alcool à 85° C.	10 —
Vin de Malaga	90 —

F. par déplacement 100 *de teinture vineuse. En potion :* 10 à 30 *gr.* (vo-

mitif). 1 à 5 *gr.* (expectorant). 2 à 12 *gr.* (contro-stimulant).

VIN D'IPÉCACUANHA (Ph. Brit.).

| Racine d'Ipéca concassée | 30 gr. |
| Vin de Xérès | 500 — |

F. Macérer ; filtrez. Doses : comme ci-dessus.

IRIS. — *Iris florentina* (Iridées).

Part. empl. — Rhizome.

Prop. thérap. — A l'état frais, émétique; sert à la fabrication des pois à cautère.

— IRISINE ou **IRIDINE.** Extrait pulvérulent tiré de la racine de l'*Iris versicolor* ou glaïeul bleu (Iridées).

Prop. thérap. — Cathartique, altérant, diurétique.

Prép. pharm. et posol. — A *l'int.* 0 gr., 25 centigr. (purgatif).

PILULES.

| Iridine | 0 gr. 10 centigr. |
| Extrait de jusquiame | Q. s. |

Pour 1 pilule. 2 à 3 pour purger.

J

JABORANDI. — *Pilocarpus pinnatus* (Rutacées).

Part. empl. — Feuilles et tige.

Princ. act. — Pilocarpine.

Prop. thérap. — Sudorifique, sialagogue.

Prép. pharm. et posol. — A *l'int.* extrait alcoolique 0 gr., 25 à 0 gr., 75 ; — extrait aqueux 0 gr., 50 à 1 gr. 25 centigr. ; — extrait fluide 0 gr., 60 centigr. à 6 gr. ; — infusion théiforme 2 à 4 gr. ; — pilocarpine, v. ci-dessous ; sirop 1 à 4 cuillerées ; teinture (1 gr. pour 5) 5 à 20 gr.

SIROP DE JABORANDI (Cod.).

0 gr. 50 de feuilles environ par cuillerée à bouche.

SIROP DE JABORANDI (O. Simon).

Feuilles de jaborandi	3 parties
Eau	15 —
Sucre	18 —

F. s. a. 2 à 3 cuillerées par jour.

— PILOCARPINE ($C^{11}H^{16}Az^2O^2$). Soluble eau, plus soluble alcool, benzine et chloroforme.

Prop. thérap. — Puissant sudorifique et sialagogue.

Prép. pharm. et posol. — A *l'int.* 0 gr., 005 mil. à 0 gr., 02 centigr. On emploie surtout le chlorhydrate et le nitrate de pilocarpine.

COLLYRE.

| Nitrate ou chlorhydrate de pilocarpine | 0 gr. 05 centigr. |
| Eau distillée bouillie | 10 — |

INJECTION HYPODERMIQUE DE PILO-CARPINE.

| Eau distillée | 30 gr. |

Nitrate de pilocarpine   0 gr. 30 centigr.
F. dissoudre. 1 gr. par jour.

INJECTION HYPODERMIQUE DE PILOCARPINE CONTRE LE PRURIGO (O. Simon).

Chlorhydrate de pilo-
carpine   0 gr. 05 centigr.
Eau distillée   10 —
F. dissoudre. 1 gr. par jour.

LAVEMENT DE PILOCARPINE
(Dujardin-Beaumetz).

Eau distillée   150 gr.
Nitrate de pilocarpine 0 — 02 centigr.
F. dissoudre.

LOTION CONTRE CHUTE DES CHEVEUX.

Eau de Cologne   200 gr.
Glycérine   25 —
Teinture de Cantha-
rides   10 —

Nitrate de pilocarpine   0 gr. 50 centigr.
F. s. a.

POTION DE PILOCARPINE CONTRE DIPHTHÉ-RIE (Dehio).

Chlorhydrate de pilo-
carpine 02 centigr. à 0 gr. 06 centigr.
Eau distillée   50 —
Vin d'Espagne   50 —
F. s. a.

POTION DE PILOCARPINE CONTRE DIPHTHÉ-RIE (Guttman).

Chlorhydrate de pilo-
carpine 03 centigr. à 0 gr. 04 centigr.
Pepsine   6 à 8 —
Acide chlorhydri-
que   XII gouttes
Eau   80 gr.
F. s. a. Une cuillerée à café toutes les heures.

JALAP tubéreux ou officinal. — *Exogonium jalapa* (Convol-vulacées).

Part. empl. — Racine.
Princ. act. — Résine (convolvuline et jalapine).
Prop. thérap. — Purgatif drastique.
Prép. pharm. et posol. — *A l'int.* extrait 0 gr., 25 centigr. à 1 gr. ; — infusé 5 p. 100 ; — poudre 1 à 4 gr. ; — résine 0 gr.. 20 centigr., 0 gr., 50 centigr. à 0 gr., 80 centigr. ; — teinture 5 à 20 gr.

DISCUITS PURGATIFS.

Résine de jalap   0 gr. 10 centigr.
Pâte à biscuit   Q. s.
M. pour 1 biscuit. 1 à 4.

CHOCOLAT PURGATIF DE MONTPELLIER
(Cadet).

Pâte de chocolat   3 gr. 50 centigr.
Poudre de jalap   0 — 30 —
Calomel à la vapeur   0 — 20 —
M. pour 1 pastille. 1 à 4 pastilles.

EAU-DE-VIE ALLEMANDE (Teint. de Jalap comp.) (Cod.).

Jalap   80 gr.
Turbith   10 —
Scammonnée d'Alep   20 —
Alcool à 60°   960 —
F. s. a. 10 à 40 gr.

ÉLECTUAIRE HYDRAGOGUE DE FOUQUIER
(Cad.).

Jalap   \
Scammonnée d'Alep   } āā   15 gr.
Scille en poudre   10 —
Résine de jalap   5 —
M. et ajoutez :
Sirop de nerprun   Q. s.
0 gr. 60 à 1 gr. 40 centigr. par jour.

ÉLECTUAIRE PURGATIF.

Poudre de jalap   \
Crème de tartre soluble } āā   10 gr.
Sucre vanillé   /
Miel   Q. s.
Dose : 6 à 15 grammes.

ÉLIXIR ANTIBILIEUX D'ÉTIENNE (Dorv.).

Jalap   150 gr.
Ipécacuanha   25 —
Scammonnée   45 —
Rhubarbe   50 —
Safran   \
Ecorce de sureau   } āā   10 —
F. macérer dans 2 litres d'eau-de-vie et ajoutez 1500 gr. de sirop de roses pâles. Par grandes cuillerées.

ÉLIXIR TONIQUE CONTRE LES GLAIRES
(Dorvault).

Jalap pulvérisé   1500 gr.
Colombo pulvérisé   90 —
Iris   —   60 —
Gentiane   —   8 —
Aloès   —   12 —
Safran   —   60 —
Santal   —   30 —
Sulfate de quinine   15 —
Emétique   12 —

Azotate de potasse ... 15 gr.
Sirop de sucre très cuit et caramélisé ... 11000 —
Alcool Montpellier à 28° ... 22 litres
Eau distillée ... 22 —

F. s. a. 15 à 45 gr.

ÉMULSION PURGATIVE.

Résine de jalap 0 gr. 20 à 0 gr. 50 centigr.
Sucre ... 5 —
Lait ... 120 —
F. s. a.

ÉMULSION PURGATIVE (Codex 66).

Renferme 0 gr. 50 centigr. de résine de jalap. A prendre en une fois.

ÉMULSION PURGATIVE (Ph. Pruss).

Résine de jalap ... 0 gr. 40 centigr.
Scammonée ... 0 — 30 —
Sucre blanc ... 25 —
Lait d'amandes ... 120 —
Alcoolature de citron X gouttes

F. s. a. A prendre en 1 ou 2 fois.

MIXTURE DRASTIQUE (Andral).

Eau-de-vie allemande } ãã 10 à 30 gr.
Sirop de nerprun }

M. A prendre en une fois le matin à jeun.

PILULES ANTICHORÉIQUES DE RASORI (Bouch.).

Extrait de jalap } ãã 0 gr. 15 centigr.
Scammonée }

M. Pour 2 pilules 1 tous les jours.

PILULES DE JALAP (Mialhe).

Résine de jalap ... 1 gr.
Savon médicinal ... 2 —
Alcool ... Q. s.
F. s. a. 10 pilules.

PILULES DRASTIQUES.

Poudre de jalap ... 2 gr.
— de scammonée ... 1 —
Savon ... Q. s.
F. s. a. 15 pilules. 2 à 6 par jour.

PILULES PURGATIVES A LA RÉSINE DE JALAP.

Résine de jalap ... 0 gr. 50 centigr.
Savon amygdalin ... 0 — 30 —
Magnésie calcinée ... 0 — 40 —
distillée ... Q. s.
M. Pour 10 pilules. 4 à 10.

POTION PURGATIVE.

Feuilles de séné ... 10 gr.

Eau bouillante ... 120 gr.

F. infuser 1/4 d'heure, passez, ajoutez :

Manne }
Sulfate de soude } ãã 15 gr.
Poudre de jalap . 1 —

En 2 fois le matin à jeun.

POTION PURGATIVE.

Eau-de-vie allemande ... 10 gr.
Sirop de nerprun ... 20 —
Limonade citrique ... 200 —

M. En 1 fois le matin à jeun.

POUDRE CATHARTIQUE (Bouchardat).

Jalap ... 10 gr.
Scammonée ... 10 —
Crème de tartre ... 20 —
M. 2 à 4 gr.

POUDRE CONTRE HÉMORRHOÏDES.

Poudre de jalap ... 10 gr.
— de rhubarbe }
Oléo-saccharure de citron } ãã 5 —
Crème de tartre }
Soufre lavé } ãã 20 —

1 cuillerée à café par jour.

POUDRE DE JALAP COMPOSÉE (Ph. Esp.).

Jalap }
Crème de tartre } ãã P. E.
Magnésie calcinée }

M. 2 à 6 gr.

POUDRE D'INOÉ (L. Daille).

Poudre de jalap ... 200 gr.
Résine de jalap ... 100 —
Laque carminée ... 5 —
Turbith en poudre ... 100 —
Iris pulvérisé ... 50 —
Sucre ... 45 —

Pulvérisez. M. Divisez en prises de 5 gr. : Dose 1/3 de prise jusqu'à 2 suivant l'âge.

POUDRE DU BARON DE CASTELET. POUDRE D'AILHAUD (Guibourt).

Jalap ... 72 gr.
Résine de gaïac ... 18 —
Scammonée ... 6 —
Aloès ... 3 —
Gomme-gutte ... 4 —
Séné ... 400 —

Pulvérisez. M. 1 à 2 gr.

POUDRE PURGATIVE.

Poudre de Jalap ... 1 gr. 50 centigr.
Sulfate de soude ... 20 —

Divisez en 3 prises. 1 toutes les 1/2 heures.

POUDRE PURGATIVE.

Poudre de jalap	1 gr.
Calomel	0 — 50 centigr.
Sucre vanillé	5 —

Divisez en 10 doses : 2 à 4 suivant l'âge.

POUDRE PURGATIVE (Copland).

Poudre de jalap	12 gr.
Calomel à la vapeur	4 —
Gingembre pulvérisé	1 —

M. 0 gr. 40 centigr. à 1 gr.

SAVON DE JALAP (Ph. Germ.).

Résine de jalap en poudre	5 gr.
Savon médicinal râpé	10 —

F. dissoudre au B.-M. dans :

Alcool à 32°	Q. s.

Evaporez jusqu'à consistance pilulaire 0 gr. 50 centigr. à 1 gr. pour les enfants.

SIROP ANTIGOUTTEUX DE BOUBÉE.

Extrait de gaïac	
Extrait alcool de salsepareille	ãã 10 gr.
Résine de jalap	10 —

Délayez avec soin dans :

Alcool à 21°	100 —
Essence de moutarde	X gouttes

Versez dans :

Sirop de salsepareille	1000 gr.

F. s. a. Par cuillerées dans un verre d'eau jusqu'à effet purgatif.

SUCRE ORANGÉ PURGATIF (Cadet).
Saccharolé de jalap composé.

Essence d'oranges	8 gr.
Sucre	448 —
Poudre de jalap	64 —
Crème de tartre soluble	16 —

M. 8 gr. dans 500 gr. d'orangeade.

VIN HYDRAGOGUE (A. F. H. D.).

Iris de Florence	
Ecorce intérieure de sureau	ãã 30 gr.
Racine d'aunée	
Feuilles de séné	ãã 50 —
Racine de jalap	10 —
Vin blanc	1000 —

F. macérer 8 jours. Filtrez. 1 verre le matin à jeun.

VIN HYDRAGOGUE MAJEUR (Debreyne).

Jalap concassé	8 gr.
Scille concassée	8 —
Nitrate de potasse	15 —
Vin blanc	1000 —

F. tremper pendant 24 heures. 3 à 9 cuillerées par jour, 2 heures avant les repas.

JEQUIRITY. — *Abrus precatorius* (Légumineuses papilionacées). *Syn.* manne à réglisse, réglisse sauvage de la Jamaïque.

Princ. act. — Jequirityzymase.

Part. empl. — Graines.

Prop. thérap. — Employé contre la conjonctivite granuleuse chronique.

Prép. pharm. et posol. — *A l'ext.* macération 10 p. 500.

LOTION DE JEQUIRITY.

Graines	10 gr.
Eau	500 —

F. macérer 24 heures. Filtrez, plusieurs lotions.

JUGLANDIN. — Extrait retiré de la résine du *Juglans cinerea* soluble alcool et éther.

Prop. thérap. — Succédané de la rhubarbe, cholagogue.

Prép. pharm. et posol. — *A l'int.* 0 gr., 15 à 0 gr., 30 centigr.

JUJUBES. — Fruits du *Zizyphus vulgaris* (Rhamnacées).

Prop. thérap. — Adoucissants, béchiques et pectoraux. Font partie des quatre fruits pectoraux.

Prép. pharm. et posol. — *A l'int.* décocté 50 p. 1000 ; pâte *ad libitum.*

JUSÉE. — Résidu liquide des tanneries.

Prop. thérap. — Antiphthisique (?).

Prép. pharm. et posol. — *A l'int.* extrait 0 gr., 20 centigr. à 1 gr. (Barruel, Vigla).

JUSQUIAME. — *Hyoscyamus niger* (Solanées). *Syn.* potélée, hannebane, porcelet, herbe aux engelures.

Part. empl. — Feuilles, racines, semences.

Princ. act. — Hyosciamine. — Hyoscine. V. *ce mot.*

Prop. thérap. — Narcotique analogue à la belladone, s'associe aux purgatifs énergiques pour en diminuer l'âcreté et en faciliter l'action.

Prép. pharm. et posol. — *A l'int.* Alcoolature 1 à 4 gr.; — extrait aqueux 0 gr., 10 à 0 gr., 30 centigr.; — infusion 1 p. 100; — poudre 0 gr., 20 à 0 gr., 50 centigr.; — sirop 20 à 60 gr.; — teinture alcoolique 1 à 4 gr.; — teinture éthérée 1 à 4 gr. — *A l'ext.* Décocté 50 p. 1000; — glycéré d'extrait à 1/10; — huile à 1/3.

BAUME TRANQUILLE (HUILE DE JUSQUIAME COMPOSÉE) (Codex).

Renferme P. E. de feuilles de jusquiame de belladone, de stramonium, etc.

CATAPLASME CALMANT (Codex 1866).

Renferme 50 gr. de feuilles de jusquiame.

EAU BRUNE (Warlomont).

Borate de soude	10 gr.
Extrait de jusquiame	5 —
Décoction d'althæa	180 —

F. dissoudre. En application sur les paupières.

EMPLATRE DE JUSQUIAME.

Extrait de jusquiame	90 gr.
Résine de pin	10 —
Emplâtre de diachylum	20 —

EMPLATRE JUSQUIAME OPIACÉ.

Emplâtre de jusquiame	10 gr.
Extrait d'opium	2 —

M.

LINIMENT ANTINÉVRALGIQUE (Ricord).

Glycérine	30 gr.
Extrait de jusquiame	4 —
Extrait de belladone	4 —

F. dissoudre.

LINIMENT CALMANT.

Huile de jusquiame	80 gr.
Chloroforme	5 —
Teinture d'opium	10 —

M.

LINIMENT SÉDATIF (Ricord).

Huile de jusquiame	200 gr.

Camphre	
Laudanum de Rousseau	
Extrait de belladone	ãã 4 gr.
Chloroforme	

M.

LOTION CALMANTE.

Extrait de jusquiame	10 gr.
Glycérine	60 —
Eau pure	450 —

LOTION NARCOTIQUE.

Jusquiame	
Morelle	
Stramoine	ãã 5 gr.
Belladone	

F. bouillir dans un litre d'eau.

ONGUENT ANTIHÉMORRHOÏDAL.

Extrait de jusquiame	
Tannin	5 gr.
Onguent populeum	90 —

M. s. a.

ONGUENT POPULÉUM (Codex).

Renferme P. E. de feuilles de jusquiame, de belladone, de pavot et de morelle, etc.

PILULES ANTINÉVRALGIQUES (Green).

Extrait de jusquiame	1 gr. 50 centigr.
Valérianate de zinc	1 —

F. s. a. 30 pilules. 2 à 3 par jour.

PILULES ANTINÉVRALGIQUES (Neligan).

Extrait de jusquiame	0 gr. 50 centigr.
Valérianate de zinc	1 —

F. s. a. 20 pilules. 2 à 3 par jour.

PILULES DE MÉGLIN (Codex).

Renferment P. E. (0,05 centigr.) d'extrait de jusquiame, de valériane, d'oxyde de zinc. D'abord 1 par jour.

PILULES DE JUSQUIAME ET CIGUË (Bouch.).

Extrait de suc dépuré de jusquiame	1	gr.
Extrait de ciguë	1	—
Poudre de réglisse	Q.	s.

F. s. a. 36 pilules. 1 à 2.

PILULES JUSQUIAME ET DIGITALE (Oesterlen).

Extrait de jusquiame	2	gr.
Poudre de jusquiame	2	—
— de digitale	1	—

Pour 80 pilules. Dose : 4 à 5 par jour contre toux convulsive.

POMMADE ANTIRHUMATISMALE (Guéneau de Mussy).

1. Extrait de belladone	4	gr.
— de jusquiame	6	—
— d'opium	2	—
Axonge	50	—
2. Extrait de jusquiame } āā	3	gr.
Extrait de belladone }		

Extrait de ciguë	4	gr.
Axonge	40	—

M.

POMMADE CALMANTE.

Extrait de jusquiame	2	gr.
Extrait de belladone	2	—
Onguent populeum	20	—

F. s. a.

POMMADE CALMANTE (Ricord).

Extrait de belladone } āā	4	gr.
— de jusquiame }		
Onguent napolitain	30	—

SUPPOSITOIRE CALMANT (Reliquet).

Extrait de jusquiame	0 gr. 07 centigr.
Laudanum Sydenham	IV gouttes.
Beurre de cacao	3 gr.

Pour 1 suppositoire.

SUPPOSITOIRE FONDANT (Staffort).

Iodure de potassium	0 gr. 80 centigr.		
Extrait de jusquiame	0 — 30	—	
— de ciguë	0 — 30	—	
Beurre de cacao	5 —		

F. s. a. Un suppositoire.

— HYOSCIAMINE. — Amorphe et cristallisée. Pr. act. de la jusquiame. Soluble eau, éther, chloroforme.

Prop. thérap. — Comme la jusquiame.

Prép. pharm. et posol. — A l'int. Hyos. liquide 0 gr. 002 milligr. à 0 gr. 010 milligr. : il est prudent de ne pas dépasser 0 gr. 005 milligr. — Hyos. cristallisée 1/2 à 1 milligr. et jusqu'à 2 milligr. en surveillant. On emploie l'hyosciamine amorphe et son sulfate en granules à 1 milligr. Les granules d'hyosciamine cristallisée sont dosés à 1/2 milligr.

INJECTION HYPODERMIQUE.

Sulfate d'hyosciamine	0 gr. 01 centigr.
Eau distillée	10 —

F. dissoudre 1 gr. de cette solution représente 0 gr. 001 milligr. de sulfate d'hyosciamine.

GRANULES D'HYOSCIAMINE.

Hyosciamine	0 gr. 10 centigr.

Poudre de guimauve	1 gr.
Excipient	Q. s.

F. s. a. 100 granules. 1 à 4 par jour.

SIROP D'HYOSCIAMINE.

Hyosciamine	0 gr. 05 centigr.
Eau distillée	10 —

F. dissoudre. Ajoutez :

Sirop de sucre	1000 gr.

10 à 30 gr.

N. B. Ces formules se rapportent à l'Hyosciamine amorphe ou liquide.

— HYOSCINE. V. *ce mot.*

K

KAIRINE. — Dérivé de la quinoléine; c'est le chlorhydrate d'oxyhydrométhylquinoléine — très soluble eau et alcool; soluble glycérine, insoluble éther.

Prop. thérap. — Antithermique.

Posol. — Par doses de 0 gr. 50 centigram., toutes les heures en cachets ou en solution : ne pas dépasser 2 grammes : *médicament dangereux*.

KALADANA. — Grains du *Pharbitis Nil*. (Convolvulacées.
Princ. act. — Résine.
Prop. thérap. — Cathartique, succédané du Jalap.
Prép. pharm. et posol. — *A l'int*. Extrait alcoolique, 0 gr. 30 à 0 gr. 40 centigr. — Teinture alcoolique, 4 gr. à 6 gr.

POUDRE COMPOSÉE.

Poudre de graines de kaladana	5 parties
Bitartrate de potasse	6 —

F. s. a. Dose : 3 à 4 gr.

KAMALA. — Poudre fournie par l'*Echinus philippinensis* (Euphorbiacées).
Part. empl. — Cette poudre est contenue dans des vésicules qui recouvrent le fruit.
Prop. thérap. — Tænifuge.
Prép. pharm. et posol. — *A l'int*. Poudre, 6 à 12 gr. — Teinture (une partie de poudre pour 5 d'alcool à 60°) 4 à 8 gr.

ÉLECTUAIRE TÆNIFUGE (Du Plessis).		POTION TÆNIFUGE (Davaine).	
Poudre de kamala	6 à 12 gr.	Teinture de kamala	20 gr.
Pulpe de tamarin	30 à 40 —	Eau aromatique	120 —
Suc de citron	Q. s.	Sirop d'écorces d'oranges	20 —
A prendre en une fois, le matin à jeun.		*A prendre en 4 fois d'heure en heure.*	

KAWA-KAWA. — Liqueur obtenue avec la racine du *Piper methysticum* (Pipéracées).
Part. empl. — Racine.
Princ. act. — Résines. α. β. γ.
Prop. thérap. — Antigonorrhéique.
Prép. pharm. et posol. — *A l'int*. Extrait hydro-alcoolique, 1 à 2 gr. en pilules de 0 gr. 10 centigr.

POTION (Bech.).

Extrait	20 gr.
Glycérine	64 —

1 gr. par cuillerée à café.
Une cuillerée à café dans un verre d'eau après chaque repas.

KÉFIR. — Boisson alimentaire préparée avec le lait de vache dont on détermine la fermentation par un procédé particulier. Le ferment est contenu dans un champignon désigné sous le nom de *grains de kéfir*. La préparation est d'autant plus riche en alcool qu'on a laissé la fermentation durer plus longtemps. Après 24 heures on a le kéfir faible, après 48 heures le kéfir moyen et au bout de 3 jours le kéfir fort. — Dose depuis 1 à 2 verres jusqu'à 3 bouteilles par jour.

KÉRATINE. — Résidu de la digestion artificielle des matières cornées (corne, os rapés et surtout tiges de plumes). Cette matière est insoluble dans les acides et très soluble dans les alcalis. Cette propriété a été utilisée par le Dr *Unna* pour protéger contre l'action du suc gastrique les médicaments qui ne doivent agir que sur l'intestin. Dans ce but il les administre sous forme de pilules qu'il fait recouvrir d'une couche de *Kératine*.

Pour *kératiniser* les pilules, on dissout la kératine dans 4 parties d'ammoniaque; on enrobe les pilules avec cette solution et on laisse évaporer; l'enduit devient noir et luisant.

KERMÈS MINÉRAL. — *Syn.* Oxysulfure d'antimoine

hydraté, poudre des chartreux, alkermès. — Insoluble eau et alcool.

Prop. thérap. — Stimulant, émétique, diaphorétique, expectorant, contro-stimulant.

Prép. pharm. et posol. — *A l'int.* 0 gr. 10 cent. à 0 gr. 20 centigr. — 1 à 2 gr. (contro-stimulant).

Incompat. — Acides et sels acides, crème de tartre, sulfates et chlorures solubles.

LOOCH KERMÉTISÉ.

Looch blanc du Codex 150 gr.		
Kermès minéral	0 — 10	centigr.
	à 0 — 30	—

M. 1 cuillerée toutes les 2 heures.

PILLULES EXPECTORANTES

Kermès	0 gr. 50	centigr.
Gomme ammoniaque	2 — 50	—
Extrait de digitale	0 — 15	—

Pour 25 *pilules. 4 à 10 par jour.*

POTION KERMÉTISÉE.

Gomme adragante en poudre	0 gr. 50	centigr.
Kermès minéral	0 — 10	—
	à 0 — 50	—

Triturez avec :

Sirop de tolu	50 —	

Ajoutez :

Infusion d'hysope	200 —	

Une cuillerée toutes les heures.

POTION KERMÉTISÉE.

Kermès   0,10 centigr. à 0 gr. 20 centigr.

Sucre	5 gr.	
Eau distillée de laurier-cerise	10 —	
Sirop de tolu	30 —	
Infusé polygala 2 p. 100	150 —	

F. s. a. Par cuillerées.

SOTION KERMÉTISÉE CONTRO-STIMULANTE.

Infusion de feuilles d'oranger	200 gr.	
Gomme adragante	0 — 50	centigr.
Kermès minéral	1 —	
Sirop de sucre	20 —	
Sirop diacode	20 —	

A prendre par cuillerées.

POUDRE CONTRE LA COQUELUCHE.

Kermès	0 gr. 10	centigr.
Ipécacuanha en poudre	0 — 20	—
Racine de belladone pulvérisée	0 — 05	—

M. et divisez en 6 paquets. 1 paquet toutes les 4 heures.

TABLETTES DE KERMÈS (Codex).

Chaque tablette renferme 0 gr. 01 centigr. de kermès. 2 à 10 par jour.

KINO. — Suc concentré, analogue aux cachous, provenant d'un certain nombre de végétaux. Les principales sortes commerciales sont :

1° Kino d'Afrique ou du Sénégal, *Pterocarpus erinaceus* (Légumineuses);

2° Kino de la Jamaïque, *Coccoloba uvifera* (Polygonées);

3° Kino de l'Australie ou de Botany-Bay. *Eucalyptus rostrata, corymbosa, citriodora* (Myrtacées);

4° Kino d'Amboine, de l'Inde ou vrai, *Pterocarpus marsupium* *Butea frondosa* (Légumineuses, Papillionacées).

Prop. thérap. — Astringent, tonique (peu employé).

Prép. pharm. et posol. — *A l'int.* Poudre 0 gr. 50 cént. à 8 gr. — Teinture 2 à 30 gr. — *A l'ext.* En injection.

Incompat. Émétique, acides, gélatine, sels d'argent et de fer; comme le tannin.

POUDRE DE KINO COMPOSÉE (Ph. Lond.).

Kino   15 gr.
Cannelle   4 —
Opium brut   1 —

Pulvérisez. M. 1 gr. toutes les 3 heures.

KOLAS AFRICAINS. — *Cola acuminata* (Malvacées).

Part. empl. — Graines.

Princ. act. — Caféine, théobromine, tannin.

Prop. thérap. — Tonique : diarrhées chroniques.

Prép. pharm. et posol. — *A l'int.* Extrait alcoolique (une partie pour 5 d'alcool) 5 à 10 gr. — Poudre (torréfiée) 5 à 10 gr. en infusion.

Incompat. — Comme les alcaloïdes et le tannin.

PILULES (Heckel).

Extrait alcoolique de kola   10 gr.
Poudre de kola   Q. s.

F. s. a. 100 pilules. 8 à 15 par jour.

POTION (Heckel).

Eau   50 gr.
Teinture de kola
(au 1/5)   10 —

Teinture de vanille   0 gr. 50 centigr.
Sirop simple   15 —

M. à prendre dans la journée.

VIN DE KOLA.

Semences fraiches de kola 50 à 100 gr.
Vin blanc doux   1000 —

F. macérer 15 jours.

L

LACTIQUE (acide) $C^3H^6O^3$. — *Syn.* Acide galactique ; soluble en toutes proportions eau et alcool.

Prop. thérap. — Tempérant, employé contre les dyspepsies, dissolvant des fausses membranes diphthéritiques, employé contre les ulcérations du cancer, la phthisie laryngée, la diarrhée verte des enfants. (Hayem.)

Prép. pharm. et posol. — *A l'int.* 2 à 4 grammes par jour. — *A l'ext.* en gargarismes, en applications.

GARGARISME ANTIDIPHTHÉRIQUE (Kline).

Acide lactique   ⎱
-Ether   ⎰ āā   XX gouttes
Glycérine   45 gr.

LIMONADE LACTIQUE (Hôpital des enfants).

Eau commune   1000 gr.
Sirop simple   60 —
Acide lactique   4 à 8 —

M. Par verre après le repas.

LIMONADE LACTIQUE (Duj.-Beaumetz).

Acide lactique pur   5 à 20 gr.
Eau aromatique   20 à 30 —
Eau de fontaine   1000 —

Prendre 100 gr. environ par jour.

POTION LACTIQUE (Hayem).

Acide lactique   2 à 4 gr.
Sirop de sucre   30 —
Eau   80 —

M. Diarrhée verte des enfants.

LACTATE DE FER. — V. *Fer.*

— LACTATE DE MAGNÉSIE. ($C^3H^5O^3$,Mg.)

— LACTATE DE SOUDE. — ($C^3H^5O^3$,Na). Très solubles eau.

Prop. thérap. — Antidyspeptiques.

Prép. pharm. et posol. — *A l'int.* 0 gr. 10 à 0 gr. 50 centigr.

PASTILLES DE LACTATE DE SOUDE ET DE MAGNÉSIE (Petrequin, Burin).

Lactate de magnésie pulvérisé	1 gr.
Saccharure de lactate de soude	4 —
Sucre pulvérisé	95 —
Mucilage de gomme adragante	Q. s.

F. 100 pastilles. 20 à 10 par jour.

SIROP DE LACTATE DE SOUDE.

Lactate de soude	5 gr.
Sirop de fleurs d'oranger	200 —

0 gr. 50 centigr. de sel par cuille-rées à bouche.

— LACTATE DE QUININE. — V. *Quinine.*

— LACTATE DE ZINC $(C^3H^5O^3)^2Zn + 3H^2O.$ **— Soluble dans** 58 parties d'eau froide.

Prop. thérap. — Antiépileptique, antihystérique.

Prép. pharm. et posol. — *A l'int.* 0 gr. 10 centigr. à 2 gr.

POUDRE ANTIÉPILEPTIQUE (Hart).

Lactate de zinc	0 gr.20 centigr.
Extrait de belladone	0 — 05 —

M. Pour 1 pilule. 1 pilule avant chaque repas.

LACTOPHÉNINE. — *Syn.* Phénolactine : c'est une phénacétine dans laquelle l'acide acétique est remplacé par de l'acide lactique. — Cristaux incolores, saveur légèrement amère, solubles dans 500 parties d'eau et 9 parties d'alcool.

Prop. — Hypnotique, analgésique, antipyrétique.

Dose. — 0 gr. 60 centigr. (antipyrétique), 1 gr. (hypnotique) : par jour 1 à 5 gr. en cachets.

LACTOPHOSPHATE DE CHAUX.— V. *Calcium.*

LACTOSE. — *Syn.* Sucre de lait : constitue d'après G. Sée, le plus puissant et le plus inoffensif diurétique connu : la quantité d'urine varie de 2 litres 1/2 à 4 litres 1/2.

Dose. — 100 grammes par 24 heures ; soit 50 grammes par litre d'eau ou de tisane dont on fait prendre 2 litres.

LACTUCARIUM. — V. *Laitue.*

LAITUE. — *Lactuca sativa ou capitata ; Lactuca virosa* (Composées).

Part. empl. — Suc épaissi ou lactucarium, feuilles.

Princ. act. — Lactucine (dans le lactucarium).

Prop. thérap. — Feuilles émollientes et sédatives ; lactucarium, hypnotique, calmant.

Prép. pharm. et posol. — *A l'int.* Eau distillée de feuilles, *ad libitum.*—Extrait (THRIDACE), 0 gr. 20 centigr. à 2 gr. — Sirop (thridace), 30 à 50 gr. — Lactucarium, 0 gr. 10 à 0 gr. 50 centigr. — Extrait alcoolique, 0 gr. 10 à 0 gr. 20 centigr. — Sirop de lactucarium, 30 à 50 gr.

Incompat. — Alcalis.

PATE DE LACTUCARIUM.

Masse de pâte de jujubes	1000	gr.
Extrait alcoolique de lactuca-rium	1	—
Teinture de baume de tolu	2	—

F. s. a. 30 à 60 gr.

POUDRE SÉDATIVE (Gumprecht).

Lactucarium	0 gr. 20 centigr.
Sucre de lait	5 —

F. s. a. une poudre. Divisez en 4 doses. Une dose toutes les 2 heures.

SIROP DE LACTUCARIUM (Aubergier).

Extrait alcoolique de lactucarium	0 gr. 75	centigr.
Sucre	1000	—
Eau distillée	500	—
Eau de fleurs d'oranger	20	—

F. s. a.

SIROP DE LACTUCARIUM OPIACÉ (Codex).

20 gr. représentent 0 gr. 005 milligr. d'extrait d'opium et 0 gr. 01 centigr. d'extrait alcoolique de lactucarium. 20 à 100 gr. par jour, c'est-à-dire 1 à 5 cuillerées.

SIROP DE THRIDACE (Codex).

20 gr. représentent 0 gr. 50 centigr. de thridace. 1 à 5 cuillerées.

LAMINAIRE. — *Laminaria digitata* (Algues).

Part. empl. — Tige.

Prop. thérap. — Sert à dilater, et remplace l'éponge à la cire ou à la ficelle.

LANOLINE. — Corps extrait du *suint* de la laine de mouton.

Excipient pour les pommades : même mode d'emploi que la vaseline.

Lanoline boriquée à 10 p. 100.
Lanoline caoutchoutée à 8 p. 100 (Portes).
Lanoline phéniquée à 5 p. 100.
Lanoline salicylée à 2 p. 100.
Lanoline hydrargyrique 50 p. 100.

LAUDANUM. — V. *Opium.*

LAURIER-CERISE. — *Cerasus lauro-cerasus* (Amygdalées-rosacées). *Syn.* L. amandier, L. officinal, L. de Trébizonde.

Part. empl. — Feuilles.

Princ. act. — Acide cyanhydrique, huile volatile.

Prop. thérap. — Calmant, sédatif, antiprurigineux, anticancéreux.

Prép. pharm. et posol. — *A l'int.* Eau distillée, 1 à 15 gr. — Huile volatile, 1 à II gouttes. — *A l'ext.* Infusion de feuilles, 20 gr. pour 1000 gr.

L'eau distillée contient par 10 gr. 5 milligr. d'acide cyanhydrique.

LOTION ANTICANCÉREUSE (Cheston).

Feuilles fraiches de laurier-cerise	125	gr.
Eau tiède	1000	—

F. infuser 1/2 heure. Ajoutez :

Mellite simple	125	—

M.

LOTION CALMANTE.

Eau distillée de laurier-cerise	50	gr.
Teinture de coca	10	—
Eau	200	—

MIXTURE DE KROYIIER.

Eau distillée de laurier-cerise	4	gr.
Teinture de noix vomique	II	gouttes

M. X gouttes.

MIXTURE DE PIGEAUX.

Alcool à 32°	180	gr.
Eau distillée de laurier-cerise	16	—
Eau	240	—

Sucre	120	gr.

M. Une cuillerée à bouche après chaque repas.

POTION CALMANTE.

Eau distillée de laurier-cerise	5 à 15	gr.
Eau distillée de laitue	100	—
Sirop de codéine	20 gr. à 40	—

M. A prendre par cuillerées.

POMMADE DE JAMES (Bouch.).

Essence de laurier-cerise	10	gr.
Axonge	80	—

M.

SIROP CONTRE ENROUEMENT (Mialhe).

Eau de laurier-cerise	aa	10	gr.
Azotate de potasse			
Sirop de tolu	aa	50	—
Sirop de capillaire			
Sirop de gomme		150	—

M. Par cuillerées dans une tasse d'infusion chaude.

SIROP DE LAURIER-CERISE (Codex).

10 à 50 gr.

LAURIER COMMUN. — *Laurus nobilis* (Laurinées). *Syn.* Laurier noble, laurier-sauce, laurier d'Apollon.

Part. empl. — Feuilles, fruits.
Princ. act. — Huile grasse.
Prop. thérap. — Tonique, excitant.
Prép. pharm. et posol. — *A l'ext.* Feuilles, en pommade. — Huile, en pommade ou pure.

POMMADE DE LAURIER.

Feuilles récentes de laurier	500 gr.
Baies de laurier	500 —
Axonge	1000 —

F. s. a.

LAVANDES (Labiées). Trois espèces.
1° Lavande commune ou officinale.
Part. empl. — Fleurs.
2° Grande lavande. *Lavandula spica. Syn.* Spic, aspic, faux nard.
Part. empl. — Huile volatile.
3° Lavande stœchas.
Prop. thérap. — Sert surtout en parfumerie.
Prép. pharm. et posol. — *A l'int.* Teinture composée, 10 à 30 gr. — *A l'ext.* Alcoolat. — Essence de lavande ou huile d'aspic en frictions.

TEINTURE DE LAVANDE COMPOSÉE
(Ph. Brit.).

Essence de lavande	5 gr.
Essence de romarin	1 —
Cannelle	10 —
Muscade	10 —
Santal rouge	10 —
Alcool à 85° C.	944 —

F. Macérer les espèces pendant 8 jours. Passez, exprimez, ajoutez sur le marc q. s. d'alcool à 85° pour compléter les 944 de teinture. Ajoutez les essences. 10 à 30 gr. en potion.

AUTRE :

Essence de lavande	20 gr.	
— de bergamote	5 —	
Teinture de musc	1 —	50 centigr.
Alcool à 80°	500	

VINAIGRE DE LAVANDE ANTISEPTIQUE.

Alcoolat de lavande	āā	100 gr.
Vinaigre très fort		
Acide salicylique		5 —

Filtrez.

LEPTANDRA VIRGINICA (Scrofulariacées).
Part. empl. — Rhizome.
Princ. act. — Leptandrin.
Prop. thérap. — Cholagogue, laxatif, tonique.
Prép. pharm. et posol. — *A l'int.* Leptandrin commercial 0 gr. 15 centigr. à 0 gr. 30 centigr.

LICHEN D'ISLANDE. — *Cetraria islandica* (Lichénées). — *Syn.* Mousse d'Islande.
Part. empl. — Plante.
Princ. act. — Lichénine, cétrarine.
Prop. thérap. — Analeptique, pectoral.
Prép. pharm. et posol. — *A l'int.* Gelée, 50 à 100 gr. — Pastilles, 5 à 20 gr. — Pâte, *ad libitum.* — Poudre 2 à 10 gr. — Saccharure, 20 à 50 gr. — Sirop, 20 à 100 gr. — Tisane, 10 gr. pour 1250 réduits à 1000 : couper avec du lait.

GELÉE DE LICHEN AMÈRE.		GELÉE DE LICHEN AU QUINQUINA (Cod. 66).	
Lichen d'Islande	60 gr.	Saccharolé de lichen	75 gr.
Sucre	125 —	Sirop de quinquina	110 —
Colle de poisson	4 —	Eau	115 —
Eau	Q. s.		
Pour 250 gr. de gelée.		*F. s. a.*	

LICHEN PULMONAIRE. — *Lobaria pulmonaria* (Lichénées).

Part. empl. — Plante.
Prop. thérap. — Succédané du lichen d'Islande.

LIERRE. — *Hedera helix* (Ombellifères). — *Syn.* Lierre commun ou grimpant.

Part. empl. — Suc de la tige, écorces, feuilles, baies.
Princ. act. — Résine connue sous le nom d'*hédérine*.
Prop. thérap. — Vulnéraire et détersif, préconisé contre syphilis, affections dartreuses. — Baies purgatives.
Prop. pharm. et posol. — Inusité.

LIERRE TERRESTRE. — *Glechoma hederacea* (Labiées). — *Syn.* Rondote, herbe de Saint-Jean.

Part. empl. — Plante fleurie.
Prop. thérap. — Vulnéraire, béchique.
Prép. pharm. et posol. — *A l'int.* Infusion (10 gr. pour 1000) 30 à 60 gr. — Sirop 30 à 60 gr.

LIMAÇON. — V. *Escargot.*

LIMON. — V. *Citron.*

LIN. — *Linum usitatissimum* (Linées).

Part. empl. — Semences.
Princ. act. — Mucilage.
Prop. thérap. — Tempérant, adoucissant, contre la constipation rebelle.
Prép. pharm. et posol. — *A l'int.* Graines, 2 cuillerées par jour. — Infusion, 10 à 20 gr. pour 1000. — *A l'ext.* Farine en cataplasmes.

LIN PURGATIF. — *Linum catharticum* (Linées). — *Syn.* Lin sauvage, linet.

Part. empl. — Plante.
Princ. act. — Linine.
Prop. thérap. — Purgatif.
Prép. pharm. et posol. — *A l'int.* Extrait aqueux 0 gr. 25 à 30 centigr. — Infusion 15 pour 120 gr. — Poudre 6 gr.

LIQUIDAMBAR. — V. *Styrax.*

LIS BLANC. — *Lilium album* (Liliacées).

Part. empl. — Bulbe, fleur.
Prop. thérap. — Emollient.
Prép. pharm. et posol. — *A l'ext.* Bulbes, en cataplasmes. — Huile (faite avec les fleurs), en applications.

LISIANTHUS PENDULUS (Gentianacées).

Part. empl. — Racines.
Prop. thérap. — Fébrifuge.

Prép. pharm. et posol. — *A l'int.* Décoction, 20 gr. pour 500.

LITHARGE. — V. *Plomb.*

LITHINE (Benzoate de) ($C^7H^5O^2LI + H^2O$). — Très soluble eau, 3 fois et demi son poids.

Prop. thérap. — Celles de l'acide benzoïque et de la lithine, employé contre la gravelle urique.

Prép. pharm. et posol. — *A l'int.* 0 gr. 20 centigr. à 2 gr. en paquets ou cachets.

— LITHINE (borate de). — (BoO^2Li).

Prop. thérap. — Employé contre la gravelle.

Prép. pharm. et posol. — 0 gr. 25 à 0 gr. 50 cent.

POTION CONTRE LA GRAVELLE.

Borate de lithine	0 gr. 50 centigr.	
Bicarbonate sodique	0 — 60 —	
Eau gazeuse	150 —	

Sirop d'écorces d'oranges   30 gr.

A prendre en 1 ou 2 fois.

— LITHINE (bromure de). (LiBr.) Très soluble eau, alcool.

Prop. thérap. — Hypnotique.

Prép. pharm. et posol. — *A l'int.* 0 gr. 25 à 0 gr. 80 centigr.

SIROP.

Bromure de lithium	10 gr.

Sirop de fleurs d'oranger   190 gr.

1 gr. par cuillerée à bouche.

— LITHINE (carbonate de). CO^3Li^2. — Soluble dans 100 parties d'eau froide.

Prop. thérap. — Antigoutteux.

Prép. pharm. et posol. — *A l'int.* 0 gr. 10 centigr. à 0 gr. 50 centigr.

EAU GAZEUSE ANTIGOUTTEUSE (Garrod).

Bicarbonate de soude	0 gr. 50 centigr.	
Carbonate de lithine	0 — 20 —	
Eau chargée d'acide carbonique	1000 —	

F. s. a. — 2 à 6 verres par jour.

EAU GAZEUSE ANTIGOUTTEUSE (Stricker).

Bicarbonate de soude	0 gr. 25 centigr.	
Carbonate de lithine	0 — 10 —	
Eau chargée d'acide carbonique	500 —	

M. A prendre dans la journée.

PILULES DE CARBONATE DE LITHINE CONTRE DIABÈTE (P. Vigier).

Carbonate de lithine	0 gr. 10 centigr.

Arséniate de soude	0 gr. 003 milligr.
Extrait de gentiane	0 — 05 centigr.

Pour une pilule. 1 à 3 dans les 24 heures.

POMMADE ANTIGOUTTEUSE (Limousin).

Glycéré d'amidon	30 gr.
Carbonate de lithine	4 —

M.

SOLUTION ANTIGOUTTEUSE (Limousin).

Glycérine	30 gr.
Carbonate de lithine	4 —

M. s. a.

SELS EFFERVESCENTS.

Carbonate de lithine	10 gr.
Bicarbonate de soude	50 —
Acide citrique	40 —

— LITHINE (citrate de). ($C^6H^3O^7$, $Li^3,2H^2O.$) — Soluble dans 25 parties d'eau froide.

— LITHINE (hydrate de). — Employé contre la gravelle urique.

Posol. — 0 gr. 05 à 0 gr. 15 centigr.

SIROP DE LITHINE (Duquesnel).

Hydrate de lithine	1 gr.

Sirop de sucre ou autre   200 gr.

F. dissoudre. Filtrez 20 à 40 gr.

— **LITHINE** (iodure de). (LiI.) — Très soluble eau et alcool.
Prop. thérap. — Succédané de l'iodure de potassium.
Prép. pharm. et posol. — A *l'int.* 1 à 2 gr.

PILULES D'IODURE DE LITHINE (Zeisst).		SIROP.	
Iodure de lithium	0 gr. 75 centigr.	Iodure de lithium	10 gr.
Extrait de quassia	āā Q. s.	Sirop de gentiane ou d'écorces	
Poudre de quassia		d'oranges amères	190
Pour 1 pilule toluisée.		1 *gr. par cuillerée à bouche.*	

— **LITHINE** (salicylate de) ($C^7H^5O^3Li$). — Soluble eau et alcool.
Prop thérap. — Employé contre la gravelle urique.
Posol. — 0 gr. 50 centigr. à 2 gr. en prises ou cachets.

LOBÉLIE ENFLÉE. — *Lobelia inflata* (Campanulacées, Lobeliées).

Part. empl. — Plante.
Princ. act. — Lobéline. Inflatine
Prop. thérap. — Antiasthmatique, antidyspnéique.
Prép. pharm. et posol. — A *l'int.* Teinture à 1 pour 5 : 1 à 4 gr.

MIXTURE ANTIASTHMATIQUE (Green).		Eau	550 gr.
Décocté de polygala 3/00	100 gr.	*M. Par cuillerées à café.*	
Iodure de potassium	8 —		
Teinture de Lobélie	25 —	VINAIGRE DE LOBÉLIE (E. U.).	
— d'opium camphrée	25 —	Lobélie	125 gr.
M. 4 à 16 gr. en 4 ou 6 fois.		Acide acétique dilué	500
MIXTURE CONTRE ASTHME (Duj.-Beaumelz).		*F. s. a. 0 gr. 40 centigr. à 2 gr.*	
Iodure de potassium	āā 10 gr.		
Teinture de lobélie			

— **LOBELIA DELESSEA.**
Part. empl. — Racine.
Prop. thérap. — Les mêmes que la lobélie enflée.
Prép. pharm. — Décocté 30 p. 1000.

— **LOBÉLIE SYPHILITIQUE.** — *Lobelia syphilitica.* — *Syn.* Mercure végétal, cardinale bleue.
Part. empl. — Racine.
Prop. thérap. — Antisyphilitique, antidartreux.
Prép. pharm. et posol. — A *l'int.* Décoction (150 gr. pour 6000 réduits à 4000 gr.) 500 à 1000 gr.

LUPULIN. — V. *Houblon.*

LYCOPODE. — *Lycopodium clavatum* (Lycopodiacées). — *Syn.* Pied ou griffe de loup, soufre végétal, poudre de vieux bois.
Part. empl. — Microspores.
Prop. thérap. — Diurétique, antirhumatismal, siccatif.
Prép. pharm. et posol. — A *l'int.* Décocté 5 à 10 gr. pour 1000, inusité. — A *l'ext.* Poudre.

LYSOL. — Produit complexe, soluble dans l'eau, obtenu en saponifiant par un alcali un mélange d'huile de goudron de houille (contenant surtout des *crésylols*), de graisse et de résine ; l'opération est faite en vases clos.

Liquide brun, à odeur caractéristique de crésylol, donnant avec l'eau distillée des solutés limpides, et avec l'eau calcaire des solutés opalescents.

Désinfectant et antiseptique en solutés de 2 à 5 p. 100.

M

MAGNÉSIUM (chlorure de). (MgCl².) Hydraté ou anhydre. Le chlorure hydraté est soluble dans 0 gr. 66 parties d'eau froide, 5 parties d'alcool à 90°.

Prop. thérap. — Purgatif, cholagogue (?).

Prép. pharm. et posol. — A l'int. 10 à 30 gr.

MAGNÉSIUM (oxyde de). (MgO.) *Syn.* Magnésie calcinée; presque insoluble eau.

Prop. thérap. — Antiacide, antilithique, purgatif.

Prép. pharm. et posol. — A l'int. 1 à 2 gr. (antiacide). — 2 à 12 gr. (purgatif). — 25 à 30 gr. (antidote de l'acide arsénieux).

CHOCOLAT A LA MAGNÉSIE.

Chocolat	40 gr.
Magnésie lourde	10 —

F. s. a. 2 tablettes. Dose 1 tablette.

CHOCOLAT A LA MAGNÉSIE (Soc. de pharm. de Bord.).

Magnésie calcinée	4 gr.
Scammonée pulvérisée	0 — 20 centigr.
Pâte de chocolat	30 —

Pour 1 tablette. 1 à 2 tablettes.

LAIT DE MAGNÉSIE (Mialhe).

Magnésie calcinée	10 gr.
Eau	80 —
Eau distillée de fleurs d'oranger	10 —

F. bouillir l'eau et la magnésie; passez, ajoutez l'eau de fleurs d'oran-ger.

MAGNÉSIE GRANULÉE.

Magnésie calcinée	1 gr.
Sucre	3 —

Granulez s. a. — 4 cuillerées à café (purg.). 1/2 à 1 cuillerée à café (anti-acide, laxatif).

POTION ABSORBANTE ALCALINE (Fonssagrives).

Magnésie calcinée	4 gr.
Eau de chaux	
Eau distillée } ãã	60 —
Sirop de fleurs d'oranger	30 —

F. s. a. Par cuillerée toutes es heures.

POTION A LA MAGNÉSIE (Codex).

Renferme 8 gr. de magnésie. A prendre en une fois.

POTION ANTIDYSPEPTIQUE (Fonssagrives).

Magnésie calcinée	4 gr.
Eau de chaux	60 —
Hydrolat de menthe	60 —
Sirop de fleurs d'oranger	30 —

F. s. a. Par cuillerées d'heure en heure.

POTION CARMINATIVE (Paris).

Magnésie calcinée	2 gr.
Alcoolat de lavande composé	2 —
Alcoolat de carvi	10 —
Sirop de gingembre	12 —
Hydrolat de menthe poivrée	8 —

M. A prendre en une ou 2 fois après le repas.

POUDRE ANTIDYSPEPTIQUE (Guipon)

Magnésie calcinée	0 gr. 30 centigr.
Fer réduit par l'hydro-gène	0 — 20 —
Rhubarbe de Chine pulvérisée	0 — 20 —

M. Pour 1 prise. A prendre après le repas.

POUDRE ANTIDYSPEPTIQUE (Guipon).

Magnésie	4 à 8 gr.
Crème de tartre soluble	12 —
Jalap pulvérisé	1 à 2 —

M. En une fois.

POUDRE ANTIGASTRALGIQUE.

Magnésie	5 gr.
Cannelle pulv.	2 —
Opium brut	0 — 05 centigr.

M. divisez en 12 paquets. 1 ou 2 avant le repas.

POUDRE CONTRE LA CONSTIPATION
(Coutaret).

Magnésie calcinée	10 gr.

Soufre sublimé et lavé	10 gr.
Sucre de lait pulvérisé	10 —

M. Une cuillerée à café le soir en se couchant. (Bouch.)

POUDRE CONTRE INTERTRIGO DES ENFANTS

Magnésie calcinée	5 gr.
Talc	10 —
Acide salicylique	2 —
Essence de lavande	X gouttes

MAGNÉSIE (acétate de).
Prop. thérap. — Purgatif.
Posol. — *A l'int.* 15 gr. inusité.

— **MAGNÉSIE** (carbonate de) $(CO^3)^3Mg^3, MgO + 4H^2O$. — *Syn.* Magnésie carbonatée, magnésie blanche, hydrocarbonate de magnésie, presque insoluble eau, insoluble éther et alcool.
Prop. thérap. — Absorbant, antiacide.
Posol. — *A l'int.* 1 à 10 gr. (antiacide).
Incompat. — Acides et sels acides.

MAGNÉSIE EFFERVESCENTE (Moxon).

Carbonate de magnésie	
Sulfate de magnésie	
Bicarbonate de soude	āā 10 gr.
Tartrate de potasse et de soude	
Acide tartrique	

Pulv. Mêlez. 1 cuillerée à café dans un verre d'eau. (Angl.)

MIXTURE CARMINATIVE (Dewees).

Magnésie carbonatée	4 gr.
Teinture d'asa fœtida	1 — 50 centigr.
— d'opium cam-phrée	XX gouttes
Sucre pulvérisé	8 gr.
Eau distillée	50 —

M. XX à XXX gouttes.

OPIAT LAXATIF SULFURO-MAGNÉSIEN
(Mialhe).

Soufre sublimé et lavé	1 gr.
Carbonate de magnésie	2 —
Miel blanc	6 —

M. 10 à 40 gr.

POTION CONTRE PYROSIS (Berends).

Carbonate de magnésie	4 gr.
Eau de menthe	100 —
Sirop d'écorce d'orange amère	15 —

F. s. a.

POUDRE DE MAGNÉSIE ET DE RHUBARBE
(Ph. Germ.).

Hydrocarbonate de magnésie	60 gr.
Sucre pulvérisé	40 —
Racine de rhubarbe pulvérisée	15 —
Essence de fenouil	1 —

M. 2 à 12 gr. (laxatif).

POUDRE POUR LES ENFANTS (Rosenstein).

Safran en poudre	0 gr. 40 centigr.
Carvi	
Magnésie carbonatée	āā 5 —
Iris de Florence	4 — 50
Réglisse	6 —

F. s. a. Et divisez en doses plus ou moins fortes suivant l'âge.

TABLETTES DE MAGNÉSIE (Codex).

Chaque tablette renferme 0 gr. 20 centigr. de carbonate.

— **MAGNÉSIE** (citrate de) $(C^6H^5O^7)^2Mg^3 + 14H^2O$. Peu soluble, eau froide.
Prop. thérap. — Purgatif.
Posol. — *A l'int.* 30 à 60 gr.

CITRATE DE MAGNÉSIE GRANULÉ
EFFERVESCENT.

Carbonate de magnésie	25 gr.
Bicarbonate de soude	91 —
Acide citrique pulvérisé	117 —

Sucre pulvérisé	21 gr.
Eau distillée	
Alcool à 60° C.	āā Q. s.

F. s. a. 30 à 60 gr. dans une bouteille d'eau sucrée. Par verres toutes les 1/2 heures.

LIMONADE AU CITRATE DE MAGNÉSIE
(F. H. M.).

Acide citrique	30	gr.
Carbonate de magnésie	16	—
Eau chaude	400	—
Sirop simple	60	—
Eau aromatique de citron	30	—
Bicarbonate de soude	4	—

F. réagir la magnésie, l'acide et l'eau dans un vase en grès; filtrez dans une bouteille en verre épais; après refroidissement, ajoutez le sirop, l'eau aromatique, et le bicarbonate de soude. Bouchez, ficelez. Par verres toutes les 1/2 heures.

LIMONADE PURGATIVE SÈCHE (Codex).

Représente 50 gr. de citrate de magnésie, par bouteille. A prendre en 3 ou 4 verres, à une 1/2 h. d'intervalle.

LIMONADE PURGATIVE (Codex).

Représente 50 gr. 40 gr. ou 30 gr. de citrate de magnésie, par bouteille.

POTION PURGATIVE (Guibout).

Acide citrique	30	gr.
Carbonate de magnésie	18	—
Sirop de cerises	30	—
Eau	120	—

F. s. a. Une potion non gazeuse. Purgatif très agréable.

POUDRE PURGATIVE (Dorvault).

Citrate de magnésie	30	gr.
Carbonate de magnésie	4	—
Acide citrique pulvérisé	8	—
Sucre pulvérisé aromatisé au citron	50	—

M. Pour une bouteille d'eau. 1 verre toutes les 1/2 heures.

TABLETTES CITRATE MAGNÉSIE (Marchand)

Citrate de magnésie	50	gr.
Sucre aromatisé au citron ou à l'orange	50	—
Mucilage	Q.	s.

F. s. a. 100 tablettes.

— MAGNÉSIE (hydrate de). (MgH_2O_2).

Prop. thérap. — Comme la magnésie calcinée; est préférable comme antidote de l'acide arsénieux.

Posol. — Comme la magnésie calcinée.

— MAGNÉSIE (sulfate de). ($SO_4Mg, 7H_2O$). *Syn.* Sel de Sedlitz, sel d'Epsom; soluble dans son poids d'eau froide, insoluble alcool et éther.

Prop. thérap. — Purgatif.

Posol. — *A l'int.* 15 à 60 gr.

Incompat. — Alcalis et leurs carbonates, phosphates solubles, sels dont la base peut former un sulfate insoluble.

EAU DE SEDLITZ (Codex).

Renferme 30 gr. de sulfate de magnésie par bouteille. Par verres.

EAU DE SEDLITZ (F.-H. M.).

Sulfate de magnésie	30	gr.
Bicarbonate de soude	7	—
Acide tartrique cristallisé	6	—
Eau	600	—

F. s. a. Par verres.

EAU SALINE PURGATIVE (Codex).

30 gr. de sulfate de magnésie pour 850 d'eau gazeuse simple. En 3 ou fois.

LAVEMENT PURGATIF.

Sulfate de magnésie	} āā	15 gr.
Séné		
Eau		250 —

PURGATIF (Yvon).

Sulfate de magnésie	30	gr.
Eau	60	—
Essence de menthe	II	gouttes

Agit très rapidement.

SEL DE CHELTENHAM COMPOSÉ (Lond.).

Sulfate de magnésie	100	gr.
Sulfate de soude	100	—
Sel commun	100	—

F. s. a. 20 à 40 gr. comme purgatif.

— MAGNÉSIE (tartrate de). — Mêmes propriétés et même posologie que le citrate.

LIMONADE PURGATIVE AU TARTRATE DE MAGNÉSIE (Garnier).

Carbonate de magnésie .... 15 gr.
Acide tartrique .... 22 —
Eau .... 600 gr.

F. dissoudre. Filtrez. Édulcorez avec 60 gr. de sirop tartrique aromatisé avec du citron ou de l'orange.

MAÏS. — *Zea maïs* (Graminées).

Part. empl. — Stigmate.

Prop. thérap. — Tempérant, diurétique.

Prép. pharm. et posol. — *A l'int.* Tisane, 10 gr. pour 1000.

MALT. — Orge germée concassée.

Prop. thérap. — Antidyspeptique.

Prép. pharm. et posol. — *A l'int.* Malt pulvérisé, 2 à 4 gr.

BIÈRE OU SIROP DE MALT.

Farine de malt .... 250 gr.
Eau à 50° .... 1000 —

M. F. digérer 1/4 d'heure ; passez, exprimez ; délayez le résidu avec 200 gr. d'eau tiède ; passez ; exprimez ; réunissez les liqueurs pour compléter 1 litre de dissolution ; filtrez, ajoutez :

Sucre blanc .... 1900 gr.

F. dissoudre à 50°. 1 à 2 cuillerées à bouche avant ou après le repas.

POUDRE DIGESTIVE.

Malt pulvérisé .... 1 gr.
Pepsine acide amylacée .... 0 — 50 centigr.
Chlorure de sodium .... 0 — 20 —

M. Pour 1 paquet. 1 ou 2 avant ou après le repas.

— **MALTINE** ou **DIASTASE**. — Mêmes propriétés, mais plus active que le malt. Poudre amorphe de couleur blanc jaunatre ou lamelles translucides, en partie soluble dans l'eau, un peu soluble dans l'alcool faible et insoluble dans l'alcool fort : transforme l'amidon en *dextrine* et en *maltose.*

Titre : Le diastase médicinale doit transformer en *sucre réducteur* 50 fois son poids d'amidon.

Prép. pharm. et posol. — *A l'int.* 0 gr. 10 centigr. à 0 gr. 50 centigr.

POUDRE ANTIDYSPEPTIQUE.

Maltine .... 0 gr. 05 centigr.
Bicarbonate de soude pulvérisé .... 0 — 05 —
Magnésie calcinée .... 0 — 10 —
Sucre blanc .... 0 gr. 50 centigr.

M. Pour 1 paquet. 1 paquet après chaque repas.

On peut l'associer à la pepsine dans ses diverses préparations.

MANÇONE. — *Erythrophlœum guineense* (Légumineuses cæsalpiniées).

Part. empl. — Écorce.

Princ. act. — Erytrophlœine ou mieux substance amère.

Prop. thérap. — Essayé contre les affections mitrales et l'hydropisie cardiaque.

Prép. pharm. et posol. — *A l'int.* Teinture (1 pour 10) 0 gr. 30 à 0 gr. 60 centigr.

MANGANATES. — V. à MANGANÈSE.

MANGANÈSE (carbonate de) ($MnCO_3$). — Insoluble eau et alcool.

Prop. thérap. — Tonique, emménagogue, succédané du fer ou employé concurremment.

Prép. pharm. et posol. — *A l'int.* 0 gr. 10 à gr. 30 centigr. en pilules.

PILULES DE CARBONATE DE MANGANÈSE ET DE FER (Burin-Dubuisson).

Sulfate de manganèse 2 gr. 50 centigr.
— de fer 7 — 50
Carbonate de soude 12 —

F. dissoudre dans :

Eau   Q. s.

Précipitez, lavez et ajoutez :

Miel   6 gr.

F. s. a. des pilules de 0 gr. 20 centigr. 2 à 10 par jour.

PILULES DE CARBONATE DE MANGANÈSE

Sulfate ferreux   16 gr.
Sulfate manganeux   7 —

Carbonate de soude cristallisé   35 gr.
Sirop simple) āā   Q. s.
Miel blanc)

F. s. a. des pilules de 0 gr. 20 centigr. 2 à 4 par jour

POUDRE POUR EAU GAZEUSE (Péfrequin).

Bicarbonate sodique   20 gr.
Acide tartrique   25 —
Sucre pulvérisé   50 —
Sulfate ferreux pulvérisé   1 — 50 centigr.
Sulfate manganeux   0 — 75 —

M. Une cuillerée à café par verre d'eau et de vin.

— MANGANÈSE (iodure de) (MnI^2).

Prop. thérap. — Succédané de l'iodure de fer. — Voir à ce mot.

Prép. pharm. et posol. — *A l'int.*

PILULES D'IODURE MANGANEUX.

Iodure de potassium   20 gr.
Sulfate manganeux   20 —

M. exactement. Ajoutez :

Miel et poudre de réglisse   Q. s.

F. s. a. des pilules de 0 gr. 20 centigr. 1 à 6 par jour.

SIROP D'IODURE MANGANEUX (Honas).

Carbonate de manganèse   4 gr.

Acide iodhydrique   Q. s.
Sirop de gaïac   500 gr.

2 à 4 cuillerées par jour.

On associe très souvent l'iodure de manganèse à celui de fer : soit en sirop, soit en pilules. Même dosage que pour les préparations ferrugineuses simples.

— MANGANÈSE (peroxyde de) (MnO^3). *Syn.* Pyrolusite; insoluble.

Prop. thérap. — Antichlorotique, emménagogue, employé contre la diarrhée atonique, sert à la préparation des manganates.

Prép. pharm. et posol. — *A l'int.* 0 gr. 10 cent. à 0 gr. 50 cent. en pilules.

— PERMANGANATE DE CHAUX. — Très soluble dans l'eau; propriétés analogues à celle du permanganate de potasse, mais plus marquées (100 fois). Bordas et Girard l'ont préconisé pour la stérilisation de l'eau potable.

— PERMANGANATE DE POTASSE (MnO^4K^2). — Soluble 15 parties d'eau froide.

Prop. thérap. — Désinfectant, préconisé contre les affections diphthéritiques.

Posol. — *A l'int.* 0 gr. 10 à 0 gr. 20 cent. p. 1000 d'eau. — *A l'ext.* Solution au 1/500 ou au 1/1000 en lotions, injections.

Incompat. — Toutes les substances organiques : alcool, glycérine, sucre; toutes les infusions végétales, etc.

INJECTION ANTIPUTRIDE (Melez).

Permanganate de potasse   1 gr.
Eau distillée   100 —

F. dissoudre. 1 ou 2 injections par jour.

INJECTION CONTRE LA BLENNHORRAGIE (Diday).

Permanganate de potasse   0 gr. 20 centigr.
Eau distillée   200 —

F. dissoudre.

MÉLANGE CONTRE LA SUEUR DES PIEDS
(St-Martin).

Permanganate de potasse	1 gr.
Eau distillée	100 —
Thymol	0 — 50 centigr.

F. s. a.

SOLUTION CONTRE LA SEPTICÉMIE
(Corput).

Permanganate de potasse	20 centigr. à 0 gr. 50 centigr.
Eau distillée	120 —

F. dissoudre. Par cuillerées à bouche dans les 24 heures.

— MANGANÈSE (sulfate de) ($MnSO^4 + 4H^2O$). Soluble dans 1 partie d'eau à 50°; peu soluble alcool.

Prop. thérap. — Antichlorotique, emménagogue.

Posol. — *A l'int.* 0 gr. 05 centigr. à 0 gr. 50 cent., en pilules. — *A l'ext.* 4 pour 30 en pommade.

Incompat. — Sels solubles de chaux, alcalis et leurs carbonates, sulfures.

PILULES DE SULFATE DE MANGANÈSE.

Sulfate ferreux	4 gr.
Sulfate manganeux	4 —
Extrait de chiendent	Q. s.

F. s. a. 120 pilules. 2 à 4 par jour.

POMMADE DE HOPPE (Bouch.).

Sulfate de manganèse	4 gr.
Axonge	30 —

F. s. a.

MANIGUETTE. — *Ammomum Malegueta* (Amomacées).

Prop. thérap. — Excitant général, succédané de la cannelle.

Prép. pharm. et posol. — Inusité en France.

MANNE. — Suc concret extrait du *Fraxinus ornus* et du *Fraxinus ornus rotundifolia* (Oléacées). Deux sortes : manne en larmes et manne en sorte.

Princ. act. — Mannite.

Prop. thérap. — Purgatif doux (médecine des enfants), la manne en sorte est plus active.

Prép. pharm. et posol. — *A l'int.* 10 à 50 gr.

ÉLECTUAIRE ANTIHÉMORRHOÏDAL (Reuss).

Manne en larmes		60 gr.
Sulfate de potasse		.
Nitrate de potasse	āā	10 —
Soufre		
Miel blanc		Q. s.

F. s. a. 8 à 15 gr. par jour. (Dorv.)

ÉLECTUAIRE LAXATIF (Ferrand).

Manne en larmes	āā	100 gr.
Miel blanc		
Magnésie calcinée		15 —

M. 20 gr. le matin à jeun. (Dorv.)

ÉMULSION LAXATIVE (Ph. Italienne).

Manne en larmes	60 gr.
Emulsion simple	180 —
Eau distillée de cannelle	4 —

F. dissoudre à froid. M. En 1 ou 2 fois.

INFUSION DE MANNE CARMINATIVE
(Ph. Esp.).

Manne	30 gr.
Séné	7 —
Tartrate de potasse	4 —
Semences d'anis	4 —
Eau	350 —

F. infuser le séné et l'anis dans l'eau bouillante; ajoutez la manne et le tartrate de potasse. Passez. Un demi-verre toutes les 1/2 heures.

LAIT PURGATIF A LA MANNE.

Manne en larmes	60 gr.
Lait chaud	200 —

F. dissoudre. En une fois.

MARMELADE LAXATIVE AU CAFÉ.

Manne en larmes		
Beurre frais	āā	50 gr.
Sucre blanc concassé		

Infusion concentrée de café . 75 gr.

F. fondre la manne dans l'infusion de café ; passez ; ajoutez les autres substances. M. 2 cuillerées à café matin et soir.

MARMELADE DE TRONCHIN.

Manne	125 gr.
Pulpe de casse	30 —
Huile d'amandes	15 —
Sirop de violettes	15 —
Eau de fleurs d'oranger	8 —

F. s. a.

PASTILLES DE MANNE ET DE CRÈME DE TARTRE (Spielmann).

Bitartrate de potasse	1 gr.
Manne	25 —
Eau	60 —

F. dissoudre la manne dans l'eau chaude ; ajoutez le sel. Passez. F. évaporer jusqu'à consistance convenable, et F. des pastilles de 0 gr. 50 centigr. à la goutte. 20 à 60 pastilles.

POTION LAXATIVE DE REAL

Manne en larmes	30 gr.
Crème de tartre	15 —
Petit-lait	200 —

POTION PURGATIVE A LA MANNE.

Manne en larmes	50 gr.
Petit-lait	100 —

F. dissoudre. En une fois.

POTION PURGATIVE A LA MANNE (F. H. M.).

Feuilles de séné	10 gr.
Sulfate de soude	15 —
Manne en sorte	60 —
Eau bouillante	110 —

F. infuser le séné ; ajoutez le reste. En 1 ou 2 fois.

POTION PURGATIVE A LA MANNE (F. H. P.).

Feuilles de séné	8 gr.
Sulfate de soude cristallisé	16 —
Manne	60 —
Eau bouillante	96 —

F. infuser le séné ; ajoutez les autres substances. Passez. En 1 ou 2 fois.

SIROP DE MANNE ET DE SÉNÉ (Ph. Germ.).

Feuilles de séné	10 gr.
Fruits de fenouil	1 —

Contusez. Ajoutez :

Eau bouillante	50 —

F. infuser jusqu'à refroidissement. Ajoutez :

Manne	15 gr.

F. dissoudre ; passez ; prenez :

De la solution ainsi obtenue	55 —
Sucre blanc	50 —

F. dissoudre. 30 à 100 gr.

SIROP DE MANNE ET DE SÉNÉ (Ph. Lond.).

Séné	75 gr.
Fruits de fenouil concassés	40 —
Eau bouillante	Q. s.

Pour obtenir 300 gr. d'infusé. F. infuser jusqu'à refroidissement passez ; exprimez ; ajoutez :

Manne	100 gr.
Sucre	500 —

F. dissoudre au B.-M. Passez. 30 à 100 gr.

TABLETTES DE MANNE (Codex).

Chaque tablette renferme 0 gr. 20 centigr. de manne. 6 à 10.

TABLETTES DE MANNE COMPOSÉES (Manfrédi).

Racine de guimauve	90 gr.
Eau	2000 —
Manne	375 —

F. bouillir la racine dans l'eau pendant 10 minutes ; ajoutez la manne. Passez. Ajoutez :

Sucre	3000 gr.
Extrait d'opium	0 — 60 centigr.
Eau distillée de fleurs d'oranger	90 —
Essence de bergamote	XV gouttes

F. évaporer en consistance convenable. F. des tablettes de 1 gr. ; 8 à 12 par jour.

TISANE LAXATIVE A LA MANNE.

Manne en larmes	100 gr.
Eau chaude	1000 —

F. dissoudre. Passez. Par verres.

MANNITE ($C^9H^{14}O^9$), soluble 7 parties d'eau, peu soluble alcool froid.

Prop. thérap. — Purgatif, moins énergique que la manne.

Posol. — A l'int. 10 gr. à 20 gr.

POTION A LA MANNITE.

Mannite	10 à 20 gr.	
Eau	100 —	

F. dissoudre. Ajoutez :

Sucre   20 gr.
Alcoolat de citron ou autre VI gouttes
Filtrez. En une fois.

MARJOLAINE. — *Origanum majorana* (Labiées).

Part. empl. — Sommités fleuries.

Princ. act. — Huile essentielle odorante.

Prop. thérap. — Considéré autrefois comme stimulant et anti-catharral, sternutatoire.

Prép. pharm. et posol. — *A l'int.* Inusitée.

POUDRE STERNUTATOIRE (Codex).

P. E. de feuilles d'asarum, de betoine, de marjolaine et de fleurs de muguet.

MARRONNIER. — *Æsculus hippocastanum* (Acérinées).

Syn. Châtaignier d'Inde.

Part. empl. — Semences, jeunes branches, écorce.

Princ. act. — Esculine, huile grasse.

Prop. thérap. — Décocté de jeunes branches proposé comme succédané du quinquina, fébrifuge, antiseptique.

Prép. pharm. et posol. — *A l'int.* Décocté, 15 à 30 gr. p. 1000. — *A l'ext.* Décocté 50 p. 1000.

TEINTURE DE MARRONNIER (Jobert).

Écorce de marronnier d'Inde	100 gr.	
Alcool à 21°	400 —	

F. macérer 15 jours. Filtrez. 1 cuil- lerée à bouche dans un 1/4 de verre de décoction de chicorée sauvage.

HUILE GRASSE.

Employée en frictions contre la goutte.

— **ESCULINE** ($C^{16}H^{16}O^9 + 12H^2O$). — Insoluble eau froide.

Prop. thérap. — Fébrifuge, antinévralgique.

Posol. — *A l'int.* 1 à 2 gr.

SIROP D'ESCULINE (Mouchon).

Esculine	1 gr. 25 centigr.	
Alcool à 56°	25 —	
Sirop	80 —	

0 gr. 25 centigr. par cuillerée à bouche.

MARRUBE BLANC. — *Marrubium vulgare* (Labiées).

Part. empl. — Plante fleurie.

Princ. act. — Marrubine (Thorel).

Prop. thérap. — Remède populaire contre la toux, antihystérique (?), antiscorbutique (?), antispasmodique, stimulant (Gubler).

Prép. pharm. et posol. — *A l'int.* Extrait alcoolique, 1 à 2 gr. — Poudre 4 à 8 gr.

MASTIC. — Du *Pistacia lentiscus* (Térébinthacées).

Part. empl. — Résine. — Deux variétés : 1° mastic commun en masse ; 2° mastic en larmes.

Prop. thérap. — Tonique, astringent, employé contre la diarrhée des enfants, en infusion ; préconisé contre l'incontinence d'urine. — Masticatoire. Sert de base à plusieurs ciments pour plomber les dents.

Prép. pharm. et posol. — *A l'int.* 2 à 8 gr. par jour.

BAUME DENTAIRE.			MASTICATOIDE IRRITANT DE BUTLER.	
Mastic			Mastic	6 gr.
Alcool	5 gr.		Liquidambar	3 —
	15 —		*F. fondre au B.-M. Ajoutez :*	
F. dissoudre et évaporer à	10 —		Racine de pyrèthre pulvérisée	2 —
Ajoutez :			Piment pulvérisé	1 —
Essence de cannelle	X gouttes		*F. s. a. 2 à 5 gr.*	

MATÉ. — *Syn.* Thé du Paraguay. *Ilex paraguayensis* (Ilcinées).

Princ. act. — Caféine, acide matétannique.

Prop. thérap. — Aliment d'épargne, digestif, stimulant, vomitif à haute dose.

Prép. pharm. et posol. — *A l'int.* Infusion, 30 à 40 p. 1000.

MATICO. — *Piper angustifolium, cordulatum, aduncum, lancæfolium* (Pipéracées).

Part. empl. — Feuilles.

Princ. act. — Maticine, acide arthantique, tannin, huile essentielle.

Prop. thérap. — Astringent, hémostatique, antiblennorhagique.

Prép. pharm. et posol. — *A l'int.* Huile essentielle, 0 gr. 25 centigr. à 1 gr. — Infusé, 10 p. 1000. — *A l'ext.* Eau distillée, en injections.

BOLS DE COPAHU AU MATICO (Favrot).		INJECTION.	
Copahu	1 gr.	Eau distillée de matico 150 gr.	
Essence de matico	0 — 05 centigr.	Sulfophénate de zinc	
Magnésie calcinée	Q. s.	0 gr. 20 centigr. à 0 — 50 centigr.	
F. s. a. 1 bol gélatinisé. 5 à 20 par jour.		SIROP DE MATICO (Dorvault).	
		Matico incisé	100 gr.
ÉLECTUAIRE DE COPAHU AU MATICO.		Eau	1000 —
Copahu	15 gr.	*Distillez 100 parties de produit.*	
Cubèbe pulvérisé	22 —	*Retirez le résidu de la cucurbite, exprimez le matico, ajoutez à la colature 700 parties de sucre. Faites rapprocher de façon qu'en ajoutant l'hydrolat vous ayez un sirop au degré ordinaire.*	
Essence de matico	1 —		
Sucre blanc pulvérisé	Q. s.		
F. s. a. 20 à 40 gr. en 6 ou 8 bols.			

MATRICAIRE. — *Pyrethrum parthenium* (Composées). — *Syn.* Malherbe, herbe à vers.

Prop. thérap. — Stimulant léger, stomachique, carminatif, antispasmodique.

Prép. pharm. et posol. — *A l'int.* Eau distillée, 30 à 100 grammes en potion. — Huile essentielle, II à VI gouttes en potion. — Infusion, IV à X gouttes p. 1000. — *A l'ext.* Décoction et infusion, 10 à 30 gr., pour 1000, en fomentations, injections.

MAUVE. — *Malva sylvestris* (Malvacées). — *Syn.* Mauve sauvage, grande mauve, fromageon.

Part. empl. — Feuilles, fleurs.

Prop. thérap. — Béchique, adoucissant.

Prép. pharm. et posol. — *A l'int.* Infusion de fleurs, 10 p. 1000. — *A l'ext.* Décocté de feuilles, 25 à 50 p. 1000, en lavements.

ESPÈCES PECTORALES.

Fleurs de mauve Pied-de-chat Pas-d'âne Pétales de coquelicot Fleurs de bouillon blanc Guimauve Violettes	ãã	P. E.

MÉLILOT. — *Melilotus officinalis* (Légumineuses).

Part. empl. — Sommités fleuries.

Princ. act. — Coumarine.

Prop. thérap. — Adoucissant, béchique, légèrement astringent.

Prép. pharm. et posol. — *A l'int.* Infusé 10 à 20 gr. en lavements. — *A l'ext.* Eau distillée en collyre, lotions, — Infusé 10 p. 1000.

MÉLISSE. — *Melissa officinalis* (Labiées). *Syn.* Citronnelle.

Part. empl. — Plante fleurie.

Prop. thérap. — Excitant, cordial, sudorifique, antispasmodique.

Prép. pharm. et posol. — *A l'int.* Eau distillée. — Infusion, 10 p. 1000.

ALCOOLAT DE MÉLISSE COMPOSÉ. EAU DE MÉLISSE DES CARMES (Codex).

5 à 20 gr. dans de l'eau sucrée, à l'intérieur; en frictions, à l'extérieur.

ÉLIXIR DE LA GRANDE-CHARTREUSE (Dorvault).

Renferme 8 gr. de feuilles fraîches de mélisse, d'hysope, d'angélique pour 125 d'alcool, 2 gr. de cannelle Ceylan, et 0 gr. 50 de muscade et de safran.

INFUSION DE MÉLISSE COMPOSÉE (Copland).

Feuilles de mélisse sèches	10 gr.
Réglisse	10 —
Fruits d'anis	2 —
— de fenouil	2 —
— de coriandre	2 —
Eau bouillante	1 litre.

F. infuser 1 heure. Passez. Par verres.

MENTHES. — Plusieurs espèces.

— **MENTHE POIVRÉE.** — *Mentha piperita* (Labiées).

Part. empl. — Sommités fleuries.

Prop. thérap. — Stimulant diffusible, stomachique, antispasmodique.

Prép. pharm. et posol. — *A l'int.* Alcoolat, 2 à 10 gr. — Esprit, huile volatile, II à X gouttes. — Hydrolat, 20 à 100 gr. — Infusion, 10 p. 1000. — Pastilles, Q. V. — Sirop, 20 à 100 gr.

SUCCÉDANÉS :

1° Menthe crépue, *Mentha crispa.*

Part. empl. — Sommités fleuries.

2° Menthe verte, *Mentha viridis.*
Part. empl. — Sommités fleuries.
3° Menthe aquatique, *Mentha aquatica.* — *Syn.* Menthe blanche, baume d'eau.
Part. empl. — Sommités fleuries.
4° Menthe pouliot, *Mentha pulegium.*
Part. empl. — Sommités fleuries.

EAU AROMATIQUE DE MENTHE, HYDROLÉ DE MENTHE (F. H. M.).

Huile volatile de menthe	1	gr.
Sucre blanc	5	—
Alcool à 95° C.	5	—
Eau distillée	1000	—

Triturez l'huile et le sucre : ajoutez en triturant l'alcool, puis l'eau. Filtrez. 30 à 100 gr. comme véhicule de potions.

MÉLANGE STIMULANT.

Alcool de menthe	20	gr.
Sirop de gomme	100	—
Eau de cannelle	50	—

Par cuillerées.

POTION STOMACHIQUE.

Alcoolat de menthe	} āā	15	gr.
— d'anis			
Sirop de cannelle		30	—
Eau de tilleul		120	—

Par cuillerées.

TEINTURE DE MENTHE (Ph. Brit.).

Alcool à 56° C.	500	gr.
Essence de menthe	15	—
Feuilles fraîches d'épinards	10	—

F. macérer. Passez. Exprimez. Filtrez. 2 à 5 gr. dans un verre d'eau sucrée.

MENTHOL. ($C^{20}H^{20}O^2$). — Camphre de l'essence de menthe du *Mentha arvensis*, variété *purpurescens.* — Cristaux transparents et incolores fusibles à 42°. Solubles alcool, éther, chloroforme peu solubles dans l'eau.

Prop. thérap. — Antinévralgique, antiseptique.
Prép. pharm. et posol. — *A l'ext.* En applications. — Crayons migraine.

MÉLANGES ANTISEPTIQUES POUR CALMER LES DOULEURS DE DENTS.

1. Menthol	} āā		P. E.
Thymol			
2. Menthol	} āā		P. E.
Acide phénique			
3. Menthol	} āā		P. E.
Hydrate de chloral			
4. Menthol		3	parties
Camphre		2	gr.
5. Menthol		2	—
Croton chloral		1	—

Ces mélanges sont également préconisés pour le traitement des affections du nez et de la gorge.

MÉLANGE POUR TRAITEMENT LOCAL DES NÉVRALGIES (Sabbatani).

Menthol	} āā	1	gr.
Gaïacol			

Alcool absolu	18	gr.

M. Étendre au pinceau sur le point douloureux.

POMMADE CONTRE MIGRAINE

Menthol	2	gr.
Huiles d'olives	1	—
Lanoline	4	— 50 centigr.

F. s. a.

POMMADE CONTRE RHINITE
(Calot et Pierre).

Mentol	} āā	0 gr. 10 centigr.	
Chlorydrate de cocaïne			
Acide borique		3	—
Vaseline		30	—

F. s. a.

MÉNYANTHE. — *Menyanthus trifoliata* (Gentianées). — *Syn.* Trèfle d'eau, des marais, de castor.
Part. empl. — Feuilles.
Princ. act. — Ményanthine.
Prop. thérap. — Tonique, fébrifuge, antiscorbutique, fait partie du sirop antiscorbutique.

Prép. pharm. et posol. — *A l'int.* Extrait, 1 à 4 gr. — Infusé, 10 p. 1000. — Sirop de raifort composé ou antiscorbutique.

MERCURE (Hg). — Insoluble eau et alcool.

Prop. thérap. — Antisyphilitique, résolutif.

Prép. pharm. et thérap. — *A l'int.* 0 gr. 05 à 0 gr. 10 centigr. — *A l'ext.* 1 partie pour 1 ou 2 d'axonge, en pommade, emplâtre, etc.

BAUME MERCURIEL DE PLENCK.

Mercure	8	gr.
Oléo-résine de thérébenthine	4	—
Axonge	24	—
Onguent d'Arcœus	54	—
Calomel à la vapeur	1	—

Eteignez le mercure dans la térébenthine ; ajoutez par trituration les autres substances.

CÉRAT MERCURIEL (Codex).

Parties égales d'onguent mercuriel et de cérat de Galien. En pansements.

DIGESTIF MERCURIEL (Cod. 66).

Onguent mercuriel	āā	P. E.
Digestif simple		

M.

EAU MERCURIELLE SIMPLE.

Mercure	60	gr.
Eau	2000	—

F. bouillir 2 heures, et décantez. En lotions, ou 30. gr. contre les oxyures à l'intérieur.

EMPLATRE CALMANT RÉSOLUTIF.

Emplâtre de Vigo	20	gr.
— de belladone	10	—

EMPLATRE CONTRE DOULEURS OSTÉOCOPES, PÉRIOSTOSES, EXOSTOSES, SARCOCÈLES SYPHILITIQUES (Ricord).

Emplâtre de Vigo	āā	20 gr.
— de ciguë		
— d'opium	10	—

EMPLATRE DE VIGO CUM MERCURIO (Codex).

En applications.

ETHIOPS ANTIMONIAL (Guibourt.

Mercure	10	gr.
Sulfure d'antimoine	20	—

M. exactement.

HUILE GRISE (P. Vigier).

Onguent mercuriel (Codex)	1	gr.
Mercure	13 — 50	centigr
Vaseline solide	9 — 50	—
Huile de vaseline	20	—

Contient 40 p. 100 de mercure.

LANOLINE MERCURIELLE.

Mercure	100	gr.
Lanoline	100	—

F. s. a.

MERCURE AVEC CRAIE (Ph. Brit.).

Mercure	28	gr.
Craie	56	—

M.

MERCURE AVEC LA MAGNÉSIE (Dorvault).

Mercure	2	gr.
Manne	2	—
Magnésie carbonatée	1	—

Triturez le mercure avec la manne, et quelques gouttes d'eau ; ajoutez 1/3 de la magnésie. et triturez jusqu'à extinction. Traitez trois fois par l'eau, et ajoutez au dépôt le reste de la magnésie.

MERCURE GOMMEUX.

Mercure	1	gr.
Gomme arabique	2	—

F. un mucilage.

MERCURE GOMMEUX DE PLENCK (Cad.).

Mercure	1	gr.
Gomme arabique pulvérisée	3	—
Sirop diacode	4	—

Triturez jusqu'à extinction de mercure. 2 gr. par jour.

MERCURE SACCHARIN (Soubeiran).

Mercure	1	gr.
Sucre blanc très sec	2	—

Triturez.

MERCURE SOLUBLE DE MASCAGNI.

Mercure doux	1	gr.
Eau de chaux	160	—

F. bouillir, lavez et séchez.

ONGUENT MERCURIEL BELLADONÉ.

Onguent mercuriel double	40	gr.
Extrait de belladone	6	—

F. s. a.

ONGUENT MERCURIEL AU GOUDRON.

Onguent mercuriel	20	gr.
Pommade au goudron	10	—

ONGUENT MERCURIEL SOUFRÉ.

Onguent mercuriel   50 gr.
Soufre   20 —
Vaseline   20 —
  F. s. a.

PILULES ANTICTÉRIQUES (Storck).

Extrait de ciguë   5 gr.
Masse de Belloste   1 —
  F. s. a. 60 pilules. 1 à 2 par jour
(Bouch.).

PILULES ANTISYPHILITIQUES
(Laboulbène).

Onguent mercuriel double   4 gr.
Savon amygdalin   2 —
Extrait de quinquina   1 —
  — gommeux d'opium   1 —
Guimauve pulvérisée   Q. s.
  M. pour 40 pilules. 1 à 3 par jour.

PILULES CONTRE L'ECZÉMA

Masse de Belloste   2 gr.
Arséniate de fer   0 — 40 centigr.
Extrait de fumeterre   Q. s.
  M. et F. 40 pilules. 2 par jour.

PILULES DE BELLOSTE (Codex).

  *Chaque pilule contient 0 gr. 05 cen-
tigr. de mercure, autant d'aloès, et
0 gr. 017 milligr. de scammonée. 2 par
jour.*

PILULES DE MERCURE. — PILULES
BLEUES (Cod.).

Mercure   2 gr.
Conserves de roses   3 —
Réglisse pulvérisée   1 —
  *F. s. a. 40 pilules, contenant 5 cen-
tigr. de mercure.*

PILULES DE PLENCK (Planche).

Mercure
Extrait de ciguë   ⟩ ãã   6 gr.
Miel
Poudre de ré-   ⟩ ãã   10 —
  glisse
  *M. jusqu'à extinction du mercure,
et F. des pilules de 0 gr. 10 centigr.
2 à 6 par jour.*

PILULES DE MERCURE ET QUINQUINA.

Mercure   2 gr.
Styrax   2 —
Extrait de quinquina   4 —
Guimauve pulvérisée   Q. s.
  *Pour 100 pilules, contenant 2 cen-
tigr. de mercure. Dose : 4 à 8 par jour.*

PILULES MERCURIELLES.

Onguent mercuriel   10 gr.

Extrait d'opium   1 gr.
Magnésie calcinée   Q. s.
  *M. et F. 100 pilules, contenant 5 cen-
tigr. de mercure. 1 à 5 par jour.*

PILULES MERCURIELLES DE SEDILLOT
(Codex).

  *Chaque pilule contient 0 gr. 05 cen-
tigr. de mercure. 2 à 3 par jour.*

PILULES NAPOLITAINES (Martin-Solon).

Onguent mercuriel   5 gr.
Extrait de ciguë   3 —
  — d'opium   2 —
  *M. F. 100 pilules, contenant 0 gr.
025 de mercure. 2 à 8 par jour. (Dorv.)*

POMMADE DE FOURNIER.

Onguent mercuriel
  double   50 gr.
Onguent basilicum   25 —
Poudre de cantharides 0 — 50 centigr.
  F. s. a.

POMMADE DE MERCURE ET D'IODURE
DE PLOMB.

Onguent mercuriel double   40 gr.
Iodure de plomb   5 —
  F. s. a.

POMMADE MERCURIELLE (Guib.).

Mercure métallique   50 gr.
Huile d'amandes douces   10 —
Beurre de cacao   40 —

POMMADE MERCURIELLE BELLADONÉE
OPIACÉE.

Onguent mercuriel double   30 gr.
Extrait de belladone   4 —
  — d'opium   1 —
  M.

POMMADE MERCURIELLE COMPOSÉE.

Onguent mercuriel   12 gr.
Cire jaune   6 —
Huile d'olives   6 —
Camphre   3 —
  F. s. a.

POMMADE MERCURIELLE COMPOSÉE
(Hôp. de Toulon).

Onguent napolitain   15 gr.
Chaux hydratée   4 —
Chlorhydrate d'ammoniaque pul-
  vérisé   2 —
Soufre sublimé   2 —
  Triturez, en frictions.

POMMADE OU ONGUENT MERCURIEL
DOUBLE, ONGUENT NAPOLITAIN (Cod).

  *P. E. de mercure et d'axonge ben-
zoïnée. 1 à 5 gr. en frictions.*

POMMADE MERCURIELLE AU SAVON (Yvon).

Mercure	1 kilogr.
Savon noir ou blanc aussi neutre que possible	1 —

Soluble dans l'eau.

POMMADE MERCURIELLE OPIACÉE.

Extrait d'opium	1 gr.
Pommade mercurielle au savon	30 —

M. 4 gr. 2 fois par jour en frictions.

POMMADE MERCURIELLE RÉSOLUTIVE (Dupuytren).

Sel ammoniac en poudre	5 gr.
Pommade mercurielle	100 —

M. En frictions matin et soir.

POMMADE MERCURIELLE SIMPLE (ONGUENT GRIS) (Codex).

1 partie de mercure pour 7 d'axonge. En frictions.

POMMADE ANTIOPHTALMIQUE

Onguent napolitain	20 gr.
Extrait d'opium	1 —
Extrait de jusquiame	5 —

M. 5 ou 6 frictions par jour sur le front.

POMMADE OPHTALMIQUE (Sichel).

Onguent napolitain	16 gr.
Extrait de belladone	8 —

En frictions sur le front. 5 ou 6 fois par jour.

POMMADE RÉSOLUTIVE (Langlebert).

Onguent napolitain	20 gr.
Extrait de belladone	3 à 5 —

M.

POUDRE MERCURIELLE D'HAHNEMANN (Jourdan).

Opium pulvérisé	1 gr.
Mercure soluble d'Hahnemann	1 —
Gomme adragante	10 —

M. 0 gr. 30 centigr. par jour, en plusieurs fois.

SIROP MERCURIEL GOMMEUX (Lagneau et Cadet).

Mercure	1 gr.
Gomme arabique pulvérisée	30 —
Sirop de rhubarbe composé	70 —

Contient un centième de son poids de mercure.

SUPPOSITOIRE MERCURIEL.

Onguent mercuriel	3 gr.
Axonge benzoïnée	1 —
Cire blanche	0 — 50 centigr.
Beurre de cacao	4 —

F. fondre la cire ; ajoutez le beurre de cacao, puis l'axonge. F. refroidir. Ajoutez l'onguent mercuriel. Pour 2 suppositoires.

SUPPOSITOIRE MERCURIEL BELLADONÉ.

Onguent mercuriel	3 gr.
Extrait de belladone	0 — 05 centigr.
Cire blanche	0 — 20 —
Beurre de cacao	4 —

F. s. a. 2 suppositoires.

TABLETTES DE MERCURE (Lagneau).

Sucre en poudre	280 gr.
Mercure	60 —
Gomme arabique pulvérisée	20 —

M. et triturez jusqu'à extinction du mercure. Ajoutez :

Vanille en poudre	2 gr.
Eau	Q. s.

F. s. a. Des tablettes de 0 gr. 60 centigr. 1 à 2 par jour. (Dorv.)

— ACÉTATE MERCUREUX $(C^2H^3O^2)Hg^2$. — *Syn.* Acétate de protoxyde de mercure. — Terre foliée mercurielle. Soluble 333 parties eau, insoluble alcool.

Prop. thérap. — Antisyphilitique.

Posol. — *A l'int.* 0 gr. 01 à 0 gr. 05 centigr. (inusité).

DRAGÉES DE KEYSER.

Acétate de protoxyde de mercure	0 gr. 60 centigr.
Manne en larmes	12 —

F. s. a. 72 pilules. 2 matin et soir.

— AZOTATES DE MERCURE. — Azotates mercureux ; — azotate mercurique.

— 1° AZOTATES MERCUREUX.

α. Azotate de protoxyde de mercure cristallisé $(AzO^3)^2Hg^2 + 2H^2O$. — Soluble eau (petite quantité). — *Syn.* Protonitrate.

Prop. thérap. — Antisyphilitique, antidartreux.

Posol. — A l'int. (peu employé) comme le sublimé. — A l'ext. gr. pour 30 en pommade.

Incompat. — Eau, alcalis et carbonates, chlorures, sulfures, iodures solubles.

PILULES D'AZOTATE DE MERCURE.

Protonitrate de mercure cristal-lisé	
Extrait de quinquina	1 gr.
	4 —
Poudre de cannelle	Q. s.

M. F. 100 *pilules.* 2 à 5 *par jour.*

POMMADE ANTIHERPÉTIQUE (Dupuytren).

Protonitrate de mercure	20 gr.
Axonge	80 —
Huile rosat	10 —

M.

POMMADE CITRINE (onguent citrin)(Cod.).

Axonge	400 gr.

Huile d'olive	400 gr.
Mercure	40 —
Acide nitrique à 1,42	80 —

F. s. a.

POMMADE CONTRE L'ECZÉMA DES PAUPIÈRES (Hardy).

Axonge	10 gr.
Protonitrate de mercure	0 gr. 01 à 0 gr. 03 centigr.

M.

POMMADE PROTONITRATE DE MERCURE

Protonitrate de mercure	1 gr.
Vaseline	30 —

M.

2. *Azotate basique* $(AzO^3)^2(Hg^2)Hg^2O.H^2O.$ — *Syn.* Sous-nitrate, turbith nitreux. Insoluble eau, soluble potasse.

Prop. thérap. — Résolutif, fondant, antiherpétique.

Posol. — A l'ext. 1 gr. p. 50, en pommade.

POMMADE AU TURBITH.

Turbith nitreux	2 gr.
Axonge	80 —
Essence de bergamote	2 —

F. s. a. contre *pellicules.*

POMMADE CONTRE LA BLÉPHARITE REBELLE (Macnaughton Jones).

Onguent au nitrate de mercure.

Poudre de turbith nitreux	0 gr. 20 centigr.
Acide arsénieux	0 — 02 —
Huile d'amandes douces	XX gouttes.
Vaseline	30 gr.

F. s. a.

— 2° AZOTATE MERCURIQUE $(AzO^3)^2Hg + 2H^2O.$ — *Syn.* Nitrate acide de mercure.

N. B. — On n'emploie pas le sel isolé ; mais une solution renfermant un excès d'acide azotique, obtenue avec mercure 100 gr., acide azotique 165 gr., eau 35 gr. : faites réduire à 225 gr.

Prop. thérap. — Caustique puissant, contre dartres, ulcères syphilitiques.

Posol. — A l'ext. En applications, en pommade.

POMMADES CONTRE LES DARTRES.

Vaseline	30 gr.
Nitrate acide de mercure	X à XX gouttes.

— CHLORO-IODURE MERCUREUX. — *Syn.* Sel de Boutigny, iodo-calomel — obtenu en mélangeant du calomel et de l'iode et est constitué par un mélange à équivalents égaux de bi-odure et de bi-chlorure de mercure.

Prop. thérap. — Antisyphilitique, antidartreux.

Posol. — A l'int. 0 gr. 0025 dix-milligrammes à 0 gr. 01 centigr. A l'ext. 0 gr. 25 à 0 gr. 75 cent. p. 30, en pommade.

LOTION ANTIDARTREUSE.

Chloro-iodure de mer-	
cure	0 gr. 50 centigr.
Iodure de potassium	0 — 50 —
Eau distillée	200 —

PILULES (Rochard-Boutigny)

Iodure chlorure mer-	
cureux	0 gr. 25 centigr.
Gomme arabique	1 —
Mie de pain	Q. s.

Eau de fleurs d'o-	
ranger	Q. s.

F. s. a. 100 pilules. 1 à 4 par jour.

POMMADE (Rochard-Boutigny).

Iodure chlorure mer-	
cureux	0 gr. 25 à 0 gr. 50 centigr.
Axonge	30 —

F. s. a. 1 friction par jour pendant 3 jours.

— BI-CHLORO-IODURE DE MERCURE. — Ce sel obtenu en triturant équivalents égaux de biiodure et de bichlorure de mercure est le même que le précédent.

— CHLORURE MERCUREUX. — CALOMEL. (HCl). — *Syn.* Protochlorure de mercure, mercure doux.

Prop. thérap. — Antisyphilitique, vermifuge, purgatif. — Voir à **CALOMEL** pour les formules *vermifuges* et *purgatives*.

Posol. — *A l'int.* 0 gr. 01 à 0 gr. 05 centigr. (antisyphilitique). — *A l'ext.* En collyre sec, en pommades au 1/10.

— CHLORURE MERCUREUX PRÉCIPITÉ. — PRÉCIPITÉ BLANC. — Plus actif que le précédent. C'est du protochlorure de mercure préparé par voie humide; on le réserve pour l'usage externe; le calomel est préparé par voie sèche.

Posol. — *A l'int.* Inusité. — *A l'ext.* En pommade au 1/10.

Incompat. — (V. *Calomel.*)

BOUGIES AU CALOMEL (Beral).

Calomel	1 gr.
Cire blanche	24 —

F. s. a.

CALOMEL CONTRE OPHTHALMIE
(G. Teulon).

Projeter, à l'aide d'un petit pinceau qu'un coup sec sur le doigt met en vibration, une pincée de calomel en poudre impalpable.

CÉRAT AU CALOMEL.

Calomel	4 gr.
Cérat de Galien	30 —

M. En frictions à la dose de 2 à 3 gr.

CÉRAT AU PRÉCIPITÉ BLANC.

Cérat	30 gr.
Précipité blanc	2 —
Acide chrysophanique	0 — 25 centigr.

M.

COLLYRE SEC CONTRE TAIES DE LA CORNÉE
(Dupuytren).

Calomel à la vapeur		
Sucre candi	āā	5 gr.
Tuthie		

Pulvérisez et mêlez. Insufflez une pincée entre les paupières écartées.

EAU PHAGÉDÉNIQUE NOIRE (Rustin).

Calomel	4 gr.
Opium en poudre	2 —
Eau de chaux	375 —

M. et agitez chaque fois; en lotions.

EMPLATRE AU CALOMEL (Hôp. St.-Louis)
(Portes et Quinquaud).

Emplâtre diachylon	300 gr.
Calomel	100 —
Huile de Ricin	30 —

GLYCÉRÉ AU CALOMEL (Vidal).

Calomel		1 gr.
Tannin	āā	
Glycérolé d'amidon		30 —

Contre eczéma sec.

GLYCÉRÉ AU CALOMEL (Hôp. St.-Louis).

Glycéré d'amidon	88 gr.
Calomel	12 —

F. s. a.

INJECTION AU CALOMEL (Foy).

Calomel	4 gr.
Gomme arabique	8 —
Eau	250 —

LOTION MERCURIELLE.

Calomel (2 gr.
Décoction de guimauve 250 —
Agitez.

MÉLANGE ANTISCROFULEUX DE GRÆFE.

Calomel
Soufre doré d'an-
  moine } āā 0 gr. 60 centigr.
Poudre de ciguë
Sucre 6 —

Pour 12 paquets. Un le matin.

MÉLANGE POUR INJECTIONS HYPODER-MIQUES.

Calomel 0 gr. 50 centigr.
Vaseline liquide 25 cent. c.

Un centigr. de calomel par 1/2 cen-timètre cube. Agitez.

MIEL AU CALOMEL.

Calomel 0 gr. 25 centigr. à 1 gr.
Miel 10 —
Sucre vanillé 2 —

PASTILLES DE CALOMEL.

Celles du Codex contiennent 5 cen-tigr.; on en fait également à 1 cen-tigr.

PILULES CONTRE AFFECTIONS CHRONIQUES DES INTESTINS (Ewald).

Calomel 1 gr.
Extrait de noix vo-
  mique 0 — 50 centigr.
Extrait de rhubarbe 3 —
Poudre — Q. s.

F. s. a. 50 pilules. 1 matin et soir.

PILULES ANTIDYSENTÉRIQUES (Boudin).

Ipécacuanha 0 gr. 30 centigr.
Calomel 0 — 03 —
Extrait d'opium 0 — 06 —

F. 3 pilules. 1 toutes les heures.

PILULES DE CALOMEL COMPOSÉES (Ricord).

Calomel à la vapeur 1 gr.
Poudre de ciguë }
Savon médicinal } āā 2 —

F. 20 pilules. 1 à 6 par jour.

PILULES CIGUË ET CALOMEL.

Extrait de ciguë 2 gr.
Protochlorure de mercure 1 —

F. s. a. 40 pilules toluisées. 1 à 6 par jour.

PILULES CALOMEL ET JALAP.

Calomel gr.

Résine de jalap }
Savon médicinal } āā 2 gr.

F. s. a. 50 pilules. 2 à 4 par jour.

PILULES DE PLUMMER COMPOSÉES (Edimb.).

Soufre doré d'antimoine } āā 2 gr.
Calomel
Résine de gaïac 4 —
Sirop de gomme Q. s.

F. s. a. pilules de 0 gr. 30 centigr. 2 à 4 par jour.

PILULES DE SEGOND.

Ipécacuanha en poudre 0 gr. 40 centigr.
Calomel 0 — 20 —
Extrait aqueux d'o-
  pium 0 — 05 —
Extrait de rhubarbe Q. s.

F. s. a. 6 pilules. 1 toutes les 2 heures.

PILULES DE CALOMEL OPIACÉES.

Calomel 1 gr.
Opium 0 — 20 centigr.

F. s. a. 10 pilules. 1 toutes les 2 ou 3 heures.

PILULES MERCURIELLES DIURÉTIQUES (Cruveilhier).

Calomel 1 gr.
Poudre de scille 0 — 50 centigr.
Extrait de genièvre Q. s.

F. s. a. 12 pilules. 1 à 2 par jour.

PILULES MINEURES D'HOFFMANN.

Calomel }
Mie de pain } āā 2 gr.
Eau Q. s.

M. et F. 72 pilules.

PILULES SUÉDOISES (Guibourt).

Calomel 6 gr.
Sulfure noir de mercure 4 —
Kermès minéral 4 —
Mie de pain Q. s.

F. 144 pilules. 3 à 4 par jour.

PILULES TROUSSEAU (antidiarrhéiques).

Calomel 0 gr. 50 centigr.
Extrait d'opium 0 — 25 —

F. s. a. 25 pilules. 2 à 4 par jour.

POMMADE ANTIHERPÉTIQUE (Gibert).

Précipité blanc 2 gr.
Cinabre 1 —
Chlorhydrate de mor-
  phine 0 — 25 centigr.
Cérat ou vaseline 30 —

F. s. a.

POMMADE ANTIDARTREUSE AU BEURRE DE CACAO (Corbel-Lagneau).

Précipité blanc	1	gr.
Baume du Pérou	4	—
Beurre de cacao	30	—

M. s. a.

POMMADE ANTIHERPÉTIQUE (Hôp. Paris).

Calomel	5	gr.
Soufre sublimé	5	—
Eau distillée laurier-cerise	5	—
Axonge	40	—

En frictions.

POMMADE CONTRE CHANCRES INDURÉS (Ewald).

Calomel	1	gr.
Camphre	0 — 50	centigr.
Cérat	15	—

POMMADE AU PRÉCIPITÉ BLANC (Cod.).

Précipité blanc	1	gr.
Axonge récente ou vaseline	9	—

POMMADE AU CALOMEL (F. H. P.).

Mercure doux à la vapeur	1	gr.
Axonge	30	—

Mêlez par trituration.

POMMADE AU CALOMEL CAMPHRÉE.

Calomel à la vapeur	2	gr.
Camphre	0 — 50	centigr.
Axonge	25	—

Mêlez.

POMMADE CONTRE ECZÉMA (Oppolzer).

Calomel	1	gr.
Sous-nitrate de bismuth	2	—
Cérat ou vaseline	25	—

POMMADE CONTRE L'ECZÉMA DES PAUPIÈRES (Galezowski).

Calomel	0 gr. 25 à 0 gr. 50 centigr.
Glycérolé d'amidon	10 —

M.

POMMADE CONTRE BLÉPHARITE CILIAIRE (Hubert).

Précipité blanc	0 gr. 50 centigr.
Oxyde de zinc	0 — 50 —
Vaseline	10 —

F. s. a.

POMMADE DE HEBRA.

Précipité blanc	2 gr. 50 centigr.
Onguent populeum	20 —

F. s. a. contre psoriasis et prurigo.

POMMADE DE SCARPA.

Calomel		
Aloès	ãã	0 gr. 10 centigr.
Oxyde de zinc		3 —
Cérat sans eau		12 —

Contre ophtalmies scrofuleuses.

POMMADE AU PRÉCIPITÉ BLANC (Ricord).

Cérat opiacé	30	gr.
Précipité blanc	2	—
Extrait de ratanhia	4	—

M. s. a.

POMMADE RÉSOLUTIVE (Biett).

Protochlorure de mercure	3	gr.
Acétate de plomb	3	—
Axonge purifiée	20	—
Camphre	0 — 5	décigr.

M. Comme résolutif. (Bouch.)

POUDRE CONTRE CROUP (Weber).

Calomel	0 gr. 50	centigr.
Magnésie calcinée	0 — 50	—
Sucre	1 —	

M. En 2 fois à 1/2 heure d'intervalle.

POUDRE CONTRE OZÈNE (Trousseau).

Calomel	4	gr.
Précipité rouge	4	—
Sucre	15	—

F. s. a. une poudre impalpable. En prises 5 à 6 fois par jour.

POUDRE DE PLUMMER (Guibourt).

Calomel porphyrisé	1	gr.
Soufre doré d'antimoine	1	—

M. 0 gr. 30 centigr. à 0 gr. 50 centigr. par jour.

POUDRE CONTRE CORYZA.

Calomel	0 — 50	centigr.
Carbonate de bismuth	5 —	
Benjoin pulvérisé	2 —	
Chlorhydrate de morphine	0 — 05	—

F. s. a.

POUDRE PURGATIVE.

Calomel	0 gr. 20 centigr. à 0,50 centigr.
Poudre de jalap	de 1 à 2 gr.

POUDRE FUMIGATOIRE MERCURIELLE (Foy).

Mercure doux		5 gr.
Sucre en poudre	ãã	20 —
Benjoin		

M. 5 à 10 gr. pour une fumigation.

SOLUTION POUR INJECTION HYPODER-MIQUE (Heisser).

Calomel
Chlorure de sodium $\Big\}$ āā 5 parties
Eau distillée 50 —

Mucilage de gomme arabique, 5 parties

F. s. a. On injecte 1 fois par se-maine 0 gr. 10 centigr. de calomel. 4 à 6 injections.

— **CHLORURE MERCURIQUE** (HgCl²). — *Syn.* Bichlorure, deutochlorure de mercure, sublimé corrosif. — Soluble 15 parties d'eau; 4 parties d'alcool à 90°; 4 parties d'éther; 14 parties glycérine.

Prop. thérap. — Antisyphilitique, antiseptique, désinfectant énergique, escharotique.

Posol. — *A l'int.* 0 gr. 030 à 0 gr. 050 milligr. — *A l'ext.* Solu-tions et injections jusqu'à 2 pour 1000.

Incompat. — Alcalis, carbonates et sulfures, iodures, bromures alcalins, savons, émétique, métaux, décoctés astringents, albumine, matières animales.

BAIN MERCURIEL (Cod.).

Bichlorure de mercure
Chlorhydrate d'ammo-niaque $\Big\}$ āā 20 gr.
Eau distillée 200 —

Pour un bain (baignoire en bois).

BAIN SUBLIMÉ.

Sublimé 10 à 20 gr.
F. dissoudre dans :
Eau de Cologne 50 —

Versez dans une baignoire en bois contenant :
Eau . Q. s.

BICHLORURE DE MERCURE ANIMALISÉ (mercure animalisé).

Blancs d'œufs n° 2
Délayez dans :
Eau distillée 500 gr.
Versez :
Solution aqueuse renfermant sublimé corrosif 5 —

Recueillez le précipité ; lavez-le, et faites-le sécher à l'étuve : doser à chaque opération la quantité de mer-cure.

CATAPLASME MERCURIEL (Hamilton-Foy).

Deutochlorure de mer-cure 0 gr. 10 centigr.
F. dissoudre dans :
Eau distillée Q. v.
F. s. a. un cataplasme avec q. s. de mie de pain

CÉRAT ÉMULSO-MERCURIEL (Dorvault).

Huile d'amandes 250 gr.
Cire blanche 80 —

Lait d'amandes
amères 180 gr.
Sublimé corrosif 0 — 80 centigr.
Alcool pour dissoudre ce dernier Q. s.
F. s. a.

CHOCOLAT ANTISYPHILITIQUE.

Bichlorure de mercure 0 gr. 50 centigr.
Blanc d'œuf n° 1
Chocolat 100 —
Sucre vanillé 25 —

M. et F. 100 tablettes contenant chacune 5 milligr. de bichlorure.

CIGARETTES MERCURIELLES (Trousseau).

Sublimé
Azotate de potasse $\Big\}$ āā 1 gr.
Eau 20 —

F. dissoudre. Etendez sur un pa-pier. Divisez. Roulez en 20 cigarettes.

COLLODION MERCURIEL (Debout).

Collodion 30 gr.
Sublimé corrosif 1 —

F. dissoudre. Contre pustules va-rioliques.

COLLODION MERCURIEL (Delioux).

Collodion du Codex 60 gr.
Térébenthine de Venise 3 —
Sublimé corrosif 0 gr. 40 à 0 — 60 centigr.
F. s. a.

COLLYRE DE CONRADI (Ewald).

Bichlorure de mercure 0 gr. 05 centigr.
Eau distillée de roses 150 —
Laudanum de Syden-ham 1 — 50 —

M. et F. dissoudre.

COLLYRE ANTISYPHILITIQUE.

Sublimé corrosif   0 gr. 05 centigr.
               à 0 — 10 —
Eau de roses   200 —
    F. dissoudre.

COLLYRE CONTRE BLÉPHARITE (Sichel).

Sublimé   0 gr. 05 centigr.
    F. dissoudre dans :
Eau distillée   120 —
    Ajoutez :
Laudanum de Syden-
ham   0 — 50 centigr.
Mucilage de coings   10 —
    I ou II gouttes 3 fois par jour.

**COLLYRE CONTRE CONJONCTIVITES CHRO-
NIQUES** (Jündgken).

Sublimé   0 gr. 06 centigr.
Eau distillée de
   roses
Eau distillée de   }   ãã 15 —
   laurier-cerise
    F. s. a.

COSMÉTIQUE OU ÉMULSION AU SUBLIMÉ.

Amandes douces   30 gr.
   — amères   15 —
Eau distillée de laurier-cerise   50 —
Eau   250 —
    F. une émulsion. Ajoutez :
Sublimé   0 gr. 25 centigr.
Teinture de benjoin   20 —
    F. s. a.

EAU CONTRE CORYZA (Schrötter).

Sublimé   0 gr. 05 centigr.
Eau distillée de
   laurier-cerise   }
Laudanum de   }   ãã 1 —
   Sydenham   }
Eau   250 —

EAU PHAGÉDÉNIQUE (Cod.).

Deutochlorure de mer-
cure   0 gr. 40 centigr.
    F. dissoudre dans :
Eau pure   12 —
    Ajoutez :
Eau de chaux   125 —
    Agitez chaque fois. En lotions.

EAU COSMÉTIQUE DE GUERLAIN.

Bichlorure de mer-
cure   0 gr. 10 centigr.
Eau distillée de lau-
rier-cerise   10000 —

Extrait de Saturne   125 gr.
Teinture de benjoin   15 —
Alcool   60 —
    F. s. a. (Dorv. supprime le sublimé.)

ÉLIXIR ANTIVÉNÉRIEN DE WRIGHT (Cad.).

Résine de gaïac pulvérisée   72 gr.
Serpentaire de Virginie con-
cassée   12 —
Piment en poudre   8 —
Opium coupé en petits morceaux   4 —
    F. macérer 3 jours dans :
Alcool à 32°   1000 —
    Passez ; F. ensuite dissoudre :
Deutochlorure de mercure   2 —
    *Filtrez. 30 gr. par jour dans un
litre de tisane de salsepareille.*

ÉMULSION MERCURIELLE (Hebra).

Emulsion d'amandes
amères   300 gr.
    F. dissoudre :
Deutochlorure de mer-
cure   0 — 05 centigr.
et ajoutez :
Teinture de benjoin   5 —

GARGARISME ANTISYPHILITIQUE.

Décoction de guimauve   200 gr.
Miel rosat   40 —
Liqueur de van Swieten   30 —
    F. s. a. 5 ou 6 fois par jour.

GARGARISME AU SUBLIMÉ (Ricord).

Décoction ciguë et mo-
relle   250 gr.
Deutochlorure de mer-
cure   0 — 15 centigr.
    F. s. a. 5 ou 6 fois par jour.

GAZE AU SUBLIMÉ CORROSIF (Codex).

Renferme 1 millième de son poids de
   sublimé.

GOUTTES ANTIVÉNÉRIENNES (Ph. Brit.).

Perchlorure de fer
   cristallisé   }
Bichlorure de mer-   }   ãã   1 gr.
   cure   }
Eau distillée   1000 —
    *F. dissoudre. Filtrez. 10 à 30 gr.
dans du lait.*

INJECTION ANTISYPHILITIQUE (F. H. M.).

Bichlorure de mer-
cure   0 gr. 10 centigr.
Eau distillée   100 —
    F. dissoudre.

INJECTION DE STERN (Ewald).

Bichlorure de mer-
cure   0,20 centigr. à 0 gr. 25 centigr.
Chlorure de so-
dium   2 gr. à 2 — 50 —
Eau distillée   Q. s.

Pour faire 50 cent. cubes contenant chacun 4 à 5 milligr. de sublimé. Pour injections sous-cutanées.

AUTRE (Ewald) :

Bichlorure de mercure 1 gr.
Urée   0 — 50 centigr.
Eau distillée   Q. s.

Pour 100 cent. cubes.

INJECTION SOUS-CUTANÉE AU SUBLIMÉ
(Liégeois).

Eau distillée   90 gr.
Sublimé corrosif   0 — 20 centigr.
Chlorhydrate de mor-
phine   0 — 10 —

F. s. a. 2 injections par jour.

LAVEMENT CONTRE LES ASCARIDES
(Kopp).

Sublimé   0 gr. 015 milligr.
Décocté de graine
de lin   60 —

LIQUEUR DE GOWLAND.

Sublimé   0 gr. 10 centigr. à
        0 — 40 —
Sel ammoniac   0 — 10 —   à
        0 — 40 —
Emulsion d'amandes
amères   200 —
F. s. a

LIQUEUR DE VAN SWIETEN (Codex).

Au millième.

Chaque cuillerée renferme 15 milligr. de deutochlorure de mercure. 1 cuillerée dans un verre d'eau sucrée.

LOTION ANTIPARASITAIRE.

Sublimé corrosif   0 gr. 20 centigr.
Eau de Cologne   10 —
Eau distillée   120 —
F. dissoudre.

LOTION CONTRE LE PITYRIASIS DU CUIR CHEVELU ET L'ÉRYTHÈME CUTANÉ (Marti-neau).

Hydrate de chloral   25 gr.
Eau distillée   500 —
Liqueur de van Swieten   100 —

F. s. a. Pour frictions : une tous les jours avec une cuillerée à bouche de la solution chauffée.

LOTION CONTRE LE PRURIGO (Doyon).

Eau distillée   100 gr.
Sublimé   1 —
Alcool   Q. s.

F. s. a. 1 cuillerée à café pour une lotion. 3 lotions par jour.

LOTION CONTRE PRURIT ANAL
(Ohmann Dumesnil)

Sublimé corrosif   0 gr. 03 centigr.
Chlorhydrate d'ammo-
niaque   0 — 12 —
Acide phénique   4 —
Glycérine   60 —
Eau distillée de
Roses   115 —

En application matin et soir.

LOTION CONTRE LES ÉPHÉLIDES (Yvon).

Acide chrysophanique   0 gr. 15 centigr.
Sublimé   0 — 30 —
Essence de bergamote   2 —
Alcool à 60°   150 —

F. s. a. Lotions matin et soir.

LOTION CONTRE L'INTERTRIGO.

Eau distillée   100 gr.
Alcool à 90°   10 —
Sublimé   1 —

F. s. a.

LOTION MERCURIELLE.

Sublimé corrosif   0 gr. 50 centigr.
Eau distillée   150 —
Alcoolat de lavande   10 —

F. s. a.

LOTION MERCURIELLE COSMÉTIQUE.

Bichlorure de mer-
cure   0 gr. 10 centigr.
Chlorhydrate d'am-
moniaque   2 —
Alcool   15 —
Hydrolat d'amandes
amères   15 —

F. dissoudre. Ajoutez :

Emulsion d'amandes
amères   500 gr.

LOTION PARASITICIDE (Hallopeau).

Alcool camphré   420 gr.
Glycérine   100 —
Essence de térébenthine   80 —
Sublimé corrosif   0 g. 60 centigr.

F. s. a.

PAPIER AU SUBLIMÉ (Balme).

Sublimé corrosif   }   āā   5 gr.
Chlorure de sodium
Eau distillée   15 —

Imbibez avec XXV gouttes normales de ce soluté du papier (pur chiffon) découpé en bandes de 0 m. 10 sur 0 m. 04, séchez à l'étuve, chaque feuille doit porter les mots : Sublimé 0 gr. 25 (au carmin d'indigo) et Poison (en rouge).

PILULES ALTÉRANTES (Ewald).

Sublimé   0 gr. 60 centigr.
Opium pulvérisé   0 — 30   —
Extrait de réglisse   Q. s.
   Pour 100 pilules.

PILULES ANTISYPHILITIQUES (Dupuytren).

Chaque pilule contient 0 gr. 01 centigr. de sublimé corrosif, et 0 gr. 02 centigr. d'extrait gommeux d'opium. 1 à 3 par jour. (Cod.)

PILULES DE SUBLIMÉ (Simonet).

Extrait thébaïque   0 gr. 75 centigr.
Glycérine   1 — 50   —
   Faites dissoudre et mélangez avec :
Gluten   7 — 50   —
   Ajoutez ensuite :
Sublimé corrosif   }
Chlorure de so-   } āā 1 —
   dium   }
   Dissous dans :
Eau distillée   3 —
   F. s. a. 100 pilules toluisées contenant chacune un centigr. de sublimé.

PILULES MAJEURES D'HOFFMANN.

Sublimé corrosif   1 gr.
Mie de pain   10 —
Eau distillée   Q. s.
   F. 216 pilules. 1 matin et soir.

POUDRE POUR ANTISEPSIE OBSTÉTRICALE

Sublimé corrosif pulv. 0 gr. 25 centigr.
Acide tartrique pulv.   1 —
Rouge de Bordeaux   1 milligr.
ou Carmin d'Indigo   1   —
ou Bleu Coupier   2   —
   N.-B. — Le Codex prescrit le carmin d'indigo.
        Us. ext.
P. faire dissoudre dans un litre d'eau

POMMADE CONTRE LA MENTAGRE (Thomson).

Bichlorure de mer-
   cure   0 gr. 40 centigr.
Axonge   30 —
   F. dissoudre le bichlorure dans q. s. d'eau et incorporez à l'axonge.

POMMADE CONTRE L'ESTHIOMÈNE (Duchesne-Duparc).

Nº 1. Styrax liquide   90 gr.
   Axonge lavée   90 —
   Sublimé   4 —
   Emétique   4 —
   Teinture de cantharides   2 —
   Poudre d'euphorbe   2 —
   F. s. a. pommade homogène.
Nº 2. Styrax liquide   120 gr.
   Axonge lavée   60 —
   Sublimé   8 —
   Emétique   8 —
   Teinture de cantharides   4 —
   Poudre d'euphorbe   4 —
   F. s. a. pommade homogène. (Dorv.)

POMMADE DE CIRILLO (Anc. Cod.).

Sublimé corrosif   4 gr.
Axonge   32 —
   F. s. a.

POMMADE DE HUFELAND.

Bichlorure de mercure   }
Sel ammoniac   } āā   3 gr.
Axonge   24 —
   M. avec soin.

SIROP COMPOSÉ DE LARREY.

Sirop dépuratif de
   Larrey   500 gr.
Deutochlorure
   de mercure
Hydrochlorate   } āā   0 — 25 centigr.
   d'ammoniaque
Extrait aqueux
   d'opium
   Ad libitum :
Liqueur d'Hoffmann   2 —
   M. 20 à 60 gr.

SIROP MERCURIEL ARSÉNICAL (Devergie).

Iodure de fer   2 gr.
Iodure de potassium   10 —
Bichlorure de mercure 0 — 10 centigr.
Solution de Fowler   1 — 50   —
Sirop de sucre   500 —
   F. s. a.

SIROP MERCURIEL (Devergie).

Iodure de fer   2 gr.
Iodure de potassium   10 —
Bichlorure de mercure 0 — 12 centigr.
Sirop de sucre   500 —
   F. s. a.

AUTRE :

Bichlorure de   }
   mercure   } āā 0 gr. 25 centigr.
Sel ammoniac   }
Sirop de cuisinier   500 —
   Un centigr. par cuillerée.

SOLUTION ANTISEPTIQUE POUR LA CHI-
RURGIE OCULAIRE (Panas).

Eau   1000 gr.
Sublimé   0 — 10 centigr.
Chlorhydrate d'ammo-
  niaque   4 —
  F. s. a.

SOLUTION POUR ANTISEPTIE CHIRURGI-
CALE.

Sublimé   1 gr.
Eau distillée   1000 —

SOLUTION CONTRE L'ALOPÉCIE DES PAU-
PIÈRES.

Eau distillée   100 gr.
Chlorhydrate ammo-
  nique   2 —
Sublimé   0 — 01 centigr.
  F. s. a.

SOLUTION DE BICHLORURE DE MERCURE
(Ph. Lond.).

Bichlorure de mercure }
Chlorhydrate d'ammo-   } ãã   1 gr.
  niaque   }
Eau distillée   1000 —
  *F. dissoudre. Filtrez. 10 à 30 gr.
par jour.*

SOLUTION DE BICHLORURE DE MERCURE
POUR BAIN (Codex).

*20 gr. de bichlorure pour 200 d'eau
et 20 de chlorhydrate d'ammoniaque.*

SOLUTION DE BICHLORURE DE MERCURE
POUR INJECTION HYPODERMIQUE (Wec-
ker).

Bichlorure de mercure 1 gr.

Chlorure de sodium   2 gr.
Chlorhydrate de mor-
  phine   0 — 20 centigr.
Eau distillée   100 —

  *F. dissoudre. Filtrez. 0 gr. 50 cen-
tigr. à 1 gr.*

SOLUTION DE SUBLIMÉ POUR INJECTION
HYPODERMIQUE (Kæder, Kratschmer).

Sublimé corrosif   1 gr.
Chlorure de sodium   6 —
Eau distillée   100 —
  F. s. a.

SOLUTION DE SUBLIMÉ ANTISEPTIQUE
(Laplace).

Sublimé corrosif   1 gr.
Acide tartrique   6 —
Eau   1000 —

TROCHISQUES ESCHAROTIQUES (Cod. 66).

Sublimé corrosif   8 gr.
Amidon   2 —
Mucilage de gomme adragante   Q. s.

  *F. s. a. des trochisques de 0 gr. 15
centigr.*

VASELINE AU SUBLIMÉ (Codex).

Sublimé finement pulv.   0 gr. 10 centig.
Vaseline   100 —

  Etiquetez : Vaseline au sublimé à
1 millième (pour antisepsie obstétricale)

2° CYANURES DE MERCURE. — 1° Cyanure de mercure ; —
2° Cyanhydrargyrate de potassium ; — 3° sulfocyanure.

1° *Cyanure de mercure* (HgCy²). — Soluble dans 8 parties d'eau
froide, 20 d'alcool, 4 de glycérine.

Prop. thérap. — Réputé autrefois le plus puissant antisyphilitique ;
presque inusité aujourd'hui.

Posol. — Comme le sublimé corrosif. Plus toxique que lui.

Incompat. — Acides, sels acides, sels métalliques.

2° *Cyanhydrargyrate de potassium* (HgCy²KI). Mélange de deux
solutions équivalentes de cyanure mercurique et d'iodure potassique.

Prop. thérap. — Antisyphilitique.

Posol. — Inusité.

3° *Sulfocyanure de mercure.* — Inusité.

Prop. thérap. — Antisyphilitique.

Posol. — *A l'ext.* En pommade comme le sublimé.

CÉRAT OPIACÉ AU CYANURE DE MERCURE.

Cérat   30 gr.
Cyanure de mercure
      de 0 gr. 05 à 0 gr. 10 centigr.
Eau laurier-ce-
rise
Laudanum Rous- } ãã 2 —
seau

   M. s. a.

COLLYRE AU CYANURE DE MERCURE
(Desmarres).

Eau distillée   100 gr.
Cyanure de mercure   0 — 05 centigr.
  F. dissoudre.

PILULES DE CYANURE DE MERCURE
(Parent).

Cyanure de mercure   1 gr.
Extrait de buis   50 —
 — d'aconit }
Sel ammoniac } ãã   10 —
Essence d'anis   XXIV gouttes

   M. et F. 400 pilules. 1 matin et soir (Bouch.).

PILULES DE CYANURE OPIACÉES (Parent).
Cyanure de mercure   0 gr. 30 centigr.

Opium brut   0 gr. 60 centigr.
Mie de pain }
Miel   } ãã   Q. s.

   M. et F. 96 pilules (Guib.).

POMMADE AU CYANURE DE MERCURE
(Cazenave).

Cyanure de mercure   0 gr. 30 centigr.
Vaseline   30 —
   M.

POMMADE AU SULFOCYANURE DE MERCURE
(Lutz).

Sulfocyanure de mercure 0 gr. 1 décigr.
Axonge   5 —
   Mêlez.

SOLUTION CYANURÉE.

Cyanure de mercure   0 gr. 50 centigr.
Eau distillée   500 —
   F. dissoudre. 5 à 10 gr. par jour dans un verre de lait.

SOLUTION POUR INJECTION HYPODER-
MIQUE (Mandelbaum).

Cyanure de mercure   0 gr. 15 centigr.
Eau   20 —

OXYCYANURE DE MERCURE. — Préconisé par le Dr Chibret comme antiseptique. — Les solutions sont moins irritantes que celles du sublimé et n'attaquent pas les instruments.

  On l'emploie en solution aqueuse titrant de 1 à 5 gr. 1000.

  — IODURE MERCUREUX (Hg²I²). — *Syn.* Proto-iodure de mercure. Presque insoluble eau, insoluble alcool.

  Prop. thérap. — Antisyphilitique.

  Posol. — A *l'int.* 0 gr. 01 à 0 gr. 10 centigr. — A *l'ext.* 0 gr. 50 centigr. à 1 gr. p. 20 en pommade.

  Incompat. — Lumière, alcalis, sulfures, iodures, chlorures solubles.

PASTILLES DE PROTOIODURE DE MERCURE

Protoiodure de mercure   1 gr.
Chlorate de potasse   10 —
Sucre vanillé   90 —
Mucilage   Q. s.
   F. 400 pastilles. 1 à 5 par jour.

PILULES.

Protoiodure de mer-
cure   2 gr. 50 centigr.
Extrait thébaïque   1 — 00 —
Extrait de gaïac   1 — 50 —
   Pour 100 pilules toluisées contenant chacune 0 gr. 025 milligr. de protoiodure.

PILULES.

Protoiodure de mercure   5 gr.
Extrait thébaïque   1 —
Extrait de gaïac   2 —
   Pour 100 pilules toluisées contenant chacune 0 gr. 05 centigr. de protoiodure.

PILULES (A. Fournier).

Protoiodure de mercure   5 gr.
Extrait d'opium   1 —
   Pour 100 pilules contenant 0 gr. 05 centigr. de protoiodure.

PILULES (de Montfumat).

Protoiodure de mercure   5 gr.
Extrait d'opium   1 —
Extrait de quinquina   10 —
   Pour 100 pilules contenant 0 gr. 05 centigr. de protoiodure.

PILULES PROTOIODURE DE MERCURE
(Ricord).

Protoiodure de mer-
cure
Thridace   } ãã   5 gr.
Poudre de feuilles de
belladone
Extrait thébaïque   1 —
   M. F. s. a. 100 pilules. 1 le soir. 0 gr. 05 centigr. de protoiodure par pilule.

PILULES PROTOIODURE DE MERCURE OPIACÉES (Ricord).

Protoiodure de mercure ⎫
Thridace   ⎬ āā   3 gr.
Extrait thébaïque   1 —
F. ... de ciguë   6 —

F. s. a. 60 pilules. 1 le soir. 0 gr. centigr. de sel par pilule.

PILULES PROTOIODURE DE MERCURE OPIACÉES (Codex).

Chaque pilule contient 0 gr. 05 centigr. de protoiodure de mercure. 1 à 2 par jour.

POMMADE CONTRE ALOP. VÉNÉRIENNE (Langlebert).

Protoiodure de mercure   1 gr.
Axonge   20 —
Teinture de cantharides   3 à 5 —

M. 2 onctions par jour.

POMMADE CONTRE BUBONS (Pelletan).

Protoiodure de mer-
cure   0 gr. 30 centigr.
Chlorhydrate de mor-
phine   0 gr. 25 centigr.
Axonge   25 —

F. s. u.

POMMADE CONTRE LE PSORIASIS (Boinet).

Protoiodure de mercure   2 gr.
Axonge   32 —

M. 1 friction par jour.

POMMADE CONTRE L'OTORRHÉE CHRONIQUE (Ménière).

Protoiodure de mercure   1 gr.
Chlorhydrate de morphine 0 — 2 décigr.
Pommade de concombres   20 —

M. Frictionnez l'intérieur de l'oreille avec un bourdonnet de coton enduit de cette pommade.

POMMADE CONTRE PITYRIASIS (Mialhe).

Axonge   60 gr.
Protoiodure de mer-
cure   1 gr. 30 centigr.
Bisulfure de mercure   0 — 25 —
Essence de roses   V gouttes

F. s. a.

POMMADE PROTOIODURE DE MERCURE (Cod. 66).

Protoiodure de mercure   1 gr.
Axonge benzoïnée   20 —

M.

IODURE MERCURIQUE (HgI^2). — *Syn.* Biiodure, deutoiodure de mercure, iodure rouge de mercure ; très peu soluble eau ; 4 centigr. par litre, et 0 gr. 08 centigr. dans l'eau contenant 10 pour 100 d'alcool à 90°. Soluble alcool et éther.

Prop. thérap. — Antisyphilitique, à dose plus faible que le protoiodure.

Posol. — A l'int. 0 gr. 005 milligr. à 0 gr. 025. — A l'ext. 0 gr. 05 à 0 gr. 50 pour 30 en pommade.

Incompat. — Lumière vive, alcalis et leurs carbonates, iodures et chlorures solubles.

CRAYONS DE BIIODURE DE MERCURE (Dubrisay).

Biiodure de mer-
cure   1 gr. à 1 gr. 50 centigr.
Beurre de cacao   25 —
Cire blanche   25 —
Huile d'amandes douces 50 —

Traitement de la teigne.

LOTION CONTRE CREVASSES DU MAMELON (Dr Lepage).

Glycérine   250 gr.
Eau stérilisée   225 gr.
Alcool   25 —
Bi-iodure de mer-
cure   0 gr. 05 à 0 — 10 centigr.
Iodure de potassium   Q. s.

F. s. a. En lotions préventives, puis en compresses s'il survient des crevasses.

PILULES DE DEUTOIODURE DE MERCURE.

Deutoiodure de mer-
cure   0 gr. 50 centigr.
Extrait d'opium   0 — 25 —
Poudre de réglisse   1 —
Extrait de chiendent   Q. s.

M. et F. 50 pilules : 2 à 4 par jour.

PILULES DEUTOIODURE IODURÉ DE MERCURE (Gibert).

Biiodure de mercure   0 gr. 10 centigr.
Iodure de potassium   5 —
Gomme arabique pul-
vérisée   0 — 50 —
Miel   Q. s.

F. s. a. 20 pilules. 2 pilules le matin à jeun.

POMMADE CONTRE ENGORGEMENTS GLANDULAIRES.

Deutoiodure de mercure 0 gr. 25 centigr.
Hydriodate de potasse 5 —
Axonge 25 —

M. 2 frictions par jour.

POMMADE CONTRE LUPUS (Biasius).

Biiodure de mercure 1 gr.
Vaseline 15 —

POMMADE CONTRE LUPUS (Cazenave).

Biiodure de mercure 20 gr.
Axonge \
Huile d'olive / āā 10 —

M. sur le porphyre. En applications tous les 6 ou 8 jours avec un pinceau.

SIROP ANTISYPHILITIQUE.

Biiodure de mercure 0 gr. 20 centigr.
Iodure de potassium 15 —
Sirop de cuisinier 500 —

F. s. a. 2 à 4 cuillerées par jour.

SIROP DE DEUTOIODURE IODURÉ DE MERCURE (Gibert-Boutigny).

Biiodure de mercure 1 gr.
Iodure de potassium 50 —
Eau 50 —

Dissolvez ; filtrez ; ajoutez :
Sirop de sucre 2400 —

1 cuillerée à bouche.

On peut remplacer le sirop de sucre par celui de gentiane.

SOLUTION IODURÉE MERCURIQUE. POUR INJECTIONS HYPODERMIQUES (Panas).

Bi-iodure de mercure 0 gr. 15 centigr.
Huile d'olives stérélisée 30 cent. cubes.

F. s. a.

1 cent. cube renferme 5 milligr. de bi-iodure : à injecter tous les jours ou tous les deux jours.

SOLUTION POUR ANTISEPSIE INTRA-OCULAIRE (Panas).

Biiodure de mercure 0 gr. 05 centigr.
Alcool à 90° 20 —
Eau distillée bouillie 1000 —

F. s. a. Filtrez.

SOLUTION POUR INJECTION HYPODERMIQUE (Ragazzioni).

Eau distillée 2 gr.
Iodure de potassium 2 —
Biiodure de mercure 0 — 05 centigr.

F. s. a. 2 injections par jour.

AUTRE (Yvon).

Biiodure de mercure 1 gr.
Iodure de potassium 1 —
Phosphate tribasique de soude 2 —
Eau distillée Q. s.

Pour 50 cent. cubes .

2 centigr. de biiodure par cent. cubes.

Cette solution ne coagule pas l'albumine et est absorbée très rapidement.

— IODHYDRARGYRATE D'IODURE DE POTASSIUM.

Combinaison du biiodure de mercure avec l'iodure de potassium.

Prop. thérap. — Antisyphilitique, très sûr.

Posol. — *A l'int.* 0 gr. 025 à 0 gr. 150 milligr. — *A l'ext.* 1 à 4 gr. pour 400, en pommade. — 1 pour 1000, en gargarisme.

GARGARISME.

Iodhydrargyrate 1 gr.
Décocté de guimauve 1000 —
Sirop de salsepareille 100 —

F. s. a.

PILULES.

Iodhydrargyrate 1 gr.
Extrait de quinquina 2 —
 — d'opium 0 — 10 centigr.
Poudre de cannelle Q. s.

F. s. a. 50 pilules. 1 à 8 par jour. 0 gr. 02 centigr. par pilules.

PILULES (Puche).

Biiodure de mercure \
cure |
Iodure de potassium } āā 0 gr. 40 centigr.
sium |
Poudre de guimauve 1 gr.
Mucilage Q. s.

F. s. a. 32 pilules toluisées. 1 à 4 par jour.

POMMADE.

Iodhydrargyrate 1 à 2 gr.
Vaseline 40 —

F. s. a.

SIROP ANTISYPHILITIQUE COMPOSÉ.

Iodhydrargyrate 1 gr.
Iode 0 — 50 centigr.
Iodure de potassium 20 —
Sirop de salsepareille 480 —

F. s. a. 25 à 60 gr. par jour.

AUTRE :

Iodhydrargyrate 1 gr.
Iodure de potassium 10 —
Tartrate de fer et de potasse 10 —
Sirop de cuisinier 480 gr.

F. s. a. 1 à 3 cuillerées par jour.

OXYDES DE MERCURE. — Oxyde mercureux. — Oxyde mercurique.

1° *Oxyde mercureux* (Hg²O). — *Syn.* Protoxyde. Inusité aujourd'hui.

2° *Oxyde mercurique* (HgO). — *Syn.* Bioxyde. 2 variétés. — 1° Par voie sèche, oxyde rouge, précipité rouge, deutoxyde. — 2° Par voie humide : oxyde jaune ou oxyde précipité par la potasse. Très peu soluble eau, insoluble alcool.

Prop. thérap. — Antisyphilitique, employé contre les ulcères vénériens et les taches de la cornée.

Posol. — *A l'int.* 0 gr. 003 milligr. à 0 gr. 01 cent. (peu usité). — *A l'ext.* 1 à 2 gr. pour 15, en pommade.

Incompat. — Graisse rance, sulfures, chlorures, iodures, acides, sels acides.

CÉRAT AU PRÉCIPITÉ ROUGE (Gibert).

Précipité rouge	1 gr.
Cérat opiacé	50 —

COLLYRE SEC (Dupuytren).

Sucre blanc	10 gr.
Deutoxyde de mercure	0 — 5 décigr.
Tuthie	1 —

F. s. a. une poudre très ténue et bien homogène.

MÉLANGE MERCURIEL (Wendt).

Oxyde rouge de mercure	0 gr. 10 centigr. à 0 gr. 15 centigr.
Opium pulvérisé	0 — 20 —
	à 0 — 30 —
Sucre blanc	10 —

M. Divisez en 10 paquets. 1 à 4 paquets par jour. (Syphilis secondaire.)

ONGUENT BRUN DE LABBEY (Cod.).

Onguent basilicum	45 gr.
Précipité rouge	3 —

Mêlez. Comme stimulant, et légèrement cathérétique. (Ne se conserve pas.)

N. B. Pour toutes ces pommades on remplace avec avantage l'axonge et le beurre par la VASELINE *et l'oxyde* ROUGE *par le* JAUNE.

POMMADE ANTIOPHTALMIQUE DE JUNDGREN.

Oxyde rouge de mercure	0 gr. 40 centigr.
Poudre d'opium	0 — 30 —
Onguent rosat	6 —

AUTRE :

Oxyde jaune de mercure	0 gr. 20 centigr.
Sulfate de zinc	0 — 50 —
Vaseline	30 —

AUTRE :

Oxyde de mercure	0 gr. 10 centigr.
Camphre	0 — 20 —
Vaseline	10 —

F. s. a. : en porphyrisant le camphre avec soin.

POMMADE ANTIOPHTALMIQUE (Régent).

Oxyde rouge de mercure	10 gr.
Acétate de plomb cristallisé	10 —
Camphre	1 —
Vaseline	180 —

M. et broyez sur le porphyre.

POMMADE ANTIOPHTALMIQUE (St-Yves).

Précipité rouge	3 gr.
Oxyde de zinc	1 —
Camphre	1 —

M. Et incorporez dans :

Cire	5
Beurre frais ou vaseline	30 —

F. s. a. (Cad.).

POMMADE ANTIOPHTALMIQUE (Desault).

Oxyde rouge de mercure	1 gr.
Oxyde de zinc sublimé	1 —
Alun calciné	1 —
Acétate de plomb	1 —
Deutochlorure de mercure	0 — 15 centigr.
Pommade rosat	8 —

M. et broyez sur le porphyre.

POMMADE CATHÉRÉTIQUE (Wecker).

Oxyde rouge de mercure	2 gr.
Sous-acétate de plomb	20 —
Huile d'amandes	40 —
Axonge	120 —

Porphyrisez longuement. Onction légère sur les bords libres des paupières.

POMMADE CONTRE LA BLÉPHARITE (Desmarres).

Précipité rouge	0 gr. 15 centigr.
Camphre	0 — 15 —
Huile d'olives	I goutte.
Beurre lavé	3 gr.

F. s. a.

POMMADE CONTRE LA BLÉPHARITE CILIAIRE (Galezowski).

Précipité rouge	0 gr. 10 centigr.

Acétate de plomb cris-
tallisé   0 gr. 05 centigr.
Axonge   5 —
Huile d'amandes dou-
ces   V gouttes
F. s. a. Une application le soir.

POMMADE CONTRE ECZÉMA (Brocq).

Oxyde jaune de mercure
       0 gr. 50 à 1 gr.
Huile de cade vraie   1 —   à 4 —
Vaseline   20 —
En application sur les plis.

POMMADE CONTRE L'ECZÉMA PAPULEUX (Gabey).

Pommade soufrée   30 gr.
Oxyde rouge de mercure   8 —
Térébenthine de Venise   4 —
Acide sulfurique pur   XXX gouttes
F. s. a. 2 onctions par jour avec gros comme une noisette.

POMMADE CONTRE ORGELET ET FURONCLES (Jorissenne.)

Précipité rouge   0 gr. 10 centigr.
Lanoline   10 —
F. s. a.

POMMADE MERCURIELLE.

Bioxyde de mercure   0 gr. 25 centigr.
Onguent napolitain   2 —
Vaseline   5 —
On en applique 2 ou 3 fois par jour, gros comme une tête d'épingle.

POMMADE ANTIOPHTALMIQUE (Cod. 66).

Onguent rosat   15 gr.
Précipité rouge   1 —
M.

POMMADE ANTIOPHTALMIQUE (Cunier).

Précipité rouge   0 gr. 2 décigr.
Huile de foie de morue   4 —
Cérat   2 —
Mêlez.

POMMADE ANTIOPHTALMIQUE (Sichel).

Axonge   2 gr.
Précipité rouge   0 — 20 centigr.
Mêlez. Ajoutez dans quelques cas :
Sulfate de cadmium   0 gr. 1 décigr.
F. s. a.

POMMADE D'OXYDE DE MERCURE, POMMADE DE LYON (Cod.).

Oxyde *rouge* ou *jaune* de mer-
cure   1 gr.
Vaseline   15 —

POMMADE DE L'HÔTEL-DIEU DE LYON.

Précipité rouge   4 gr.
Cinabre   2 —
Beurre frais   250 —

POMMADE SAINT-ANDRÉ DE BORDEAUX.

Acétate de plomb cris-
tallisé   5 gr. 20 centigr.
Chlorhydrate d'ammo-
niaque   0 — 60   —
Tuthie   0 — 30   —
Oxyde rouge de mer-
cure   5 — 20   —
Beurre lavé à l'eau
de rose   30 — 00
Porphyrisez.

POUDRE CAUSTIQUE (Plenck).

Oxyde rouge de mer-
cure pulvérisé   ⎫ āā   10 gr.
Alun calciné pulvérisé ⎭
Sabine pulvérisée   40 —
M. exactement. (Dorv.)

— PEPTONATE DE MERCURE. — *Syn.* Peptone mercurique. Soluble eau.

Pro. thérap. — Antisyphilitique.

Posol. — *À l'int.* Quantité correspondante à 0 gr. 005 ou 0 gr. 010 milligr. de bichlorure ou de biiodure en injection hypodermique ou en pilules.

PEPTONATE DE MERCURE POUR INJECTION HYPODERMIQUE (Bamberger).

Peptone de viande   1 gr.
Eau   50 —
Filtrez. Ajoutez :
Solution de sublimé à 5 p. 100   20 gr.
Solution de sel marin à 20/00   16 —
Eau distillée pour faire 100 c. c. Q. s.
Chaque centimètre cube contient gr. 01 centigr. de sel de mercure.

SOLUTION DE PEPTONATE DE MERCURE POUR INJECTION HYPODERMIQUE (Yvon).

1. Blanc d'œuf   n° 2
   Pepsine   Q. s.

2. Bichlorure de mercure   10 gr.
   Chlorure de sodium   5 —
Pour 1 litre. 1 centim. cube contient 1 centigr. de bichlorure peptonisé.

PEPTONE MERCURIQUE AMMONIQUE POUR INJECTION HYPODERMIQUE (Delpech).

Peptone sèche pulvérisée ⎫
Chlorhydrate d'ammo- ⎬ āā   15 gr.
niaque   ⎭
Bichlorure de mercure   10 —
M.

Prenez du mélange ci-
dessus

Eau distillée	1	gr.
Glycérine	25	—
	5	—

*F. dissoudre. Filtrez. 0 gr. 50 cen-
tigr. à 1 gr. en injection hypoder-
mique : cette solution contient environ
8 milligr. de sublimé par cent. c.*

SOLUTION POUR INJECTION HYPODERMIQUE.

Peptone	0 gr. 30	centigr.
Chlorure d'ammo-nium pur	0 — 30	—
Sublimé	0 — 20	—
Glycérine	5 —	
Eau	15 —	

*F. s. a. 1 injection tous les jours
ou tous les 2 jours.*

— PHÉNATE DE MERCURE.

Prop. thérap. — Antisyphilitique.

Prép. pharm. et posol. — En pilules de 2 centigr. Dose : de 2 à 6 en augmentant graduellement. Au delà de 6, il y a phénomènes d'intolérance.

COLLYRE CONTRE KÉRATITE (Galezowski).

Phénate de mercure	0 gr. 01 à 0 gr. 045
Eau distillée	100 —

Pour lavages et instillations.

POMMADE (Galezowski).

Phénate de mercure	0 gr. 05 à 0 gr. 10
Lanoline	10 —

— SALICYLATE DE MERCURE. — La rapidité d'action de ce sel est comparable à celle des frictions d'onguent napolitain.

PILULES (Dr Schwimmer).

Salicylate de mercure	1 gr.
Laudanum de Sydenham	X gouttes
Extrait de gentiane	Q. s.

Pour 20 pilules.
2 à 3 par jour.

NOTA. — Il existe *quatre* salycilates de mercure (Grandval et Lajoux) : les sels mercuriques renferment de 42 à 59 p. 100 de mercure ; la posologie varie suivant le sel employé.

— SULFATE MERCURIQUE (SO^4Hg). — On emploie en médecine le sous-sulfate de bioxyde de mercure. ou *turbith minéral*.

— TURBITH MINÉRAL. — Peu soluble eau 12000 ; insoluble alcool.

Prop. thérap. — Violent émétique et purgatif (inusité) ; anti-herpétique.

Posol. — *A l'int.* (inusité). — *A l'ext.* 1 gr. pour 30 à 50 en pommade.

POMMADE ANTIDARTREUSE.

Turbith minéral	1	gr.
Huile d'amandes douces	5	—
Axonge ou vaseline	30	—

M.

POMMADE ANTIHERPÉTIQUE (Cullerier-Biett).

Turbith minéral		
Laudanum	āā	1 gr.
Soufre sublimé	2	—
Axonge	30	—

M. *En onctions.*

POMMADE MERCURIELLE GOUDRONNÉE (Ricord).

Cérat soufré	30	gr.
Turbith minéral	1	—
Goudron	4	—

POUDRE CONTRE OZÈNE.

Turbith	1	gr.
Poudre d'azarum	6	—

F. s. a. 10 prises. Us. ext.

— SULFURES DE MERCURE. — Le bisulfure seul est employé. Il se présente sous deux états : sulfure noir, ou éthiops minéral ; — sulfure rouge, cinabre ou vermillon.

1° Sulfure noir. — Syn. Poudre hypnotique de Jacobi.

Prop. thérap. — Vermifuge, antiscrofuleux.

Posol. — *A l'int.* 0 gr. 25 à 1 gr. 50 cent.

BOLS D'ANTIMOINE MERCURIELS (Cheyne).

Sulfure d'antimoine ⎱ ãã 1 gr.
Sulfure de mercure noir ⎰

M. et F. s. a. 2 bols. A prendre 1 le matin et 1 le soir. (Bouch.)

PILULES DE KOPP (Ewald).

Sulfure de mercure noir ⎱ ãã 6 gr.
Extrait de douce-amère ⎰

F. s. a. 100 pilules.

2° *Sulfure rouge.*

Prop. thérap. — Excitant ou antispasmodique (peu usité); employé contre les affections cutanées vermineuses.

Posol. — *A l'int.* 0 gr. 20 à 1 gr. 50. — *A l'ext.* 4 à 30 gr. en fumigations.

EMPLÂTRE ROUGE CONTRE L'IMPÉTIGO SCROFULEUX (Vidal).

Emplâtre de diachylon	520 gr.
Minium	50 —
Cinabre	30 —

F. s. a.

POMMADE CONT. ULCÈRES VARIQUEUX (Hardy).

Cérat	30 gr.
Minium	2 —
Cinabre	2 —

F. s. a.

FUMIGATION DE CINABRE

Cinabre	100 gr.
Encens pulvérisé	50 —

POMMADE AU SULFURE DE MERCURE.

Sulfure de mercure	1 à 2 gr.
Vaseline	30 —

F. s. a.

POMMADE ANTIPSORIQUE DE WILLAN MODIFIÉE.

Carbonate de potasse	5 gr.
Sulfure rouge de mercure	5 —
Soufre sublimé	10 —
Axonge	50 —
Huile d'amandes	10 —
Essence de lavande	5 —

F. s. a.

TROCHISQUES DE CINABRE ARSÉNICAUX (Polak).

Sulfure rouge de mercure	10 gr.
Acide arsénieux	0 — 50 centigr.
Fibres d'armoise	40 —

F. s. a. 8 trochisques.

— TANNATE DE MERCURE.
Prop. thérap. — Antisyphilitique.
Posol. — *A l'int.* 0 gr. 20 à 0 gr. 30 centigr.

PILULES (Casanova).

Tannate de mercure	3 gr.
Extrait de poudre de réglisse	Q. s.

F. s. a. 60 pilules. 2 par jour. Après les repas.

CACHETS (Von During).

Tannate de mercure	5 gr.
Tannin	1 —
Opium pulvérisé	0 — 25 centigr.
Sucre de lait	10 —

Divisez en 50 cachets. 3 à 4 par jour.

MERCURIALE ANNUELLE. — *Mercurialis annua*
(Euphorbiacées). — *Syn.* Foirolle, caquenlit, Vignoble.

Part. empl. — Plante.
Prop. thérap. — Émollient, laxatif, purgatif populaire.
Prép. pharm. et posol. — *A l'int.* Décocté 20 pour 1000, en lavement. — Mellite 100 gr. pour 400, en lavement.

— MERCURIALE VIVACE. — *Mercurialis perennis* (Euphorbiacées). — *Syn.* Mercuriale des bois, ou de chien.
Part. empl. — Plante.
Prop. thérap. — Celles de la précédente, mais plus actives.

MÉTHACÉTINE. — *Syn.* Acet.-paraanisidine. La méthacétine est une *Paraoxyméthylacétanilide* que l'on obtient en chauffant l'*anisidine* avec l'*acide acétique*. L'anisidine est obtenue par réduction du *nitroanisol* dérivé du *paranitrophénol*. Poudre cristalline, inodore, légèrement rosée, soluble dans l'eau et l'alcool.

Antithermique dont l'action est analogue à celle de la phénacétine ; elle paraît surtout bien réussir chez les enfants.

Dose, 0 gr. 15 à 0 gr. 30 pour les enfants ; 0 gr. 25 à 1 gr. pour les adultes en plusieurs fois.

MÉTHYLACÉTANILIDE ($C^9H^{11}AzO$). — *Syn.* Exalgine,

C'est un dérivé méthylé de l'*acétanilide*, petits cristaux en aiguilles ou larges tablettes ; blancs ; saveur légèrement amère ; solubles dans 60 parties d'eau, très solubles dans l'eau légèrement alcoolisée et dans l'alcool.

Prop. thérap. — Analgésique puissant, supérieur à l'antipyrine et agissant à doses moitié plus faibles, ne produit pas de troubles circulatoires (Duj.-Beaumetz et Bardet) et est facilement supportée par l'estomac et le tube digestif. Préconisée contre les névralgies, surtout faciales, les douleurs qui précèdent l'apparition des règles et la paralysis agitans (Desnos).

Posol. — 0 gr. 25 centigr. à gr. 40 centigr. en une fois ou 0 gr. 40 centigr. à 0 gr. 80 centigr en 2 fois dans les 24 heures. Le Dr Desnos va jusqu'à 1 gr. 50 centigr. en 24 heures par doses de 0 gr. 25 centigr.

Prép. pharm. — En paquets, ou cachets, ou en potion alcoolisée.

Exalgine	1	gr.	Eau	40 gr.
Alcool à 90°	5	—	*Contient 0 gr. 25 d'exalgine par*	
Sirop d'écorces d'oranges	20	—	*cuillerée.*	

MÉTHYLAL ($C^3H^8O^2$). — *Syn.* Diméthylate de méthylène,

éther diméthylaldéhydique. Soluble eau, alcool, éther, chloroforme, huiles fixes et volatiles.

Prop. thérap. — Hypnotique puissant, antidote de la strychnine, anesthésique.

Prop. pharm. et posol. — *A l'int.* 0 gr. 50 à 1 gr. — *A l'ext.* 1 gr. à 5 gr.

LAVEMENT AU MÉTHYLAL.			MIXTURE ANTIOTALGIQUE.		
Eau gommeuse	125	gr.	Baume tranquille	8	gr.
Méthylal	1	—	Méthylal	2	—
LINIMENT.			**POMMADE.**		
Huile d'amandes douces	85	gr.	Axonge	30	gr.
Méthylal	15	—	Cire	3	—
LINIMENT.			Méthylal	5	—
Alcool à 80°	110	gr.	**POTION.**		
Essence de lavande	5	—	Sirop de groseille	40	gr.
Méthylal	10	—	Méthylal	1	—
			Eau distillée	110	—
MIXTURE ODONTALGIQUE.			**SIROP.**		
Teinture de coca	8	gr.	Méthylal	1 gr. 50 centigr.	
Méthylal	2	—	Sirop simple	100 —	

MÉTHYLE (Chlorure de) (CH^3Cl). — Préconisé contre la sciatique par le Dr Debove : on l'emploie en pulvérisations, il produit sur la peau un abaissement considérale (—13°) de température.

MEZEREUM. — V. *Daphne mezereum.*

MICROCIDINE. — Composé complexe obtenu en ajoutant à du Naphtol β fondu, la moitié de son poids de soude caustique.

Préconisé comme antiseptique supérieur à l'acide phénique ; solutés à 5 pour 1000 (Berlioz de Grenoble).

MIEL. — De l'*Apis mellifera* (Hyménoptères).

Prop. thérap. — Emollient, rafraîchissant; à hautes doses, laxatif. C'est la base de tous les mellites.

Prép. pharm. et posol. — *A l'int.*, en lavements. — En suppositoires. — Mellite simple (Codex).

MILLE-FEUILLE. — *Achillea millefolium* (Composées). — *Syn.* Herbe aux coupures, herbe aux charpentiers.

Part. empl. — Sommités fleuries.

Prop. thérap. — Excitant, tonique, vulnéraire, emménagogue, antihémorrhoïdal.

Prép. pharm. et posol. — *A l'int.* Infusé, 20 pour 1000.

MILLEPERTUIS. — *Hypericum perforatum* (Hypéricacées). — *Syn.* Chasse-diable, Trascalan.

Part. empl. — Sommités fleuries.

Prop. thérap. — Excitant, anthelmintique, vulnéraire.

Prép. pharm. et posol. — *A l'int.* Infusé, 20 pour 1000. — *A l'ext.* Huile; entre dans la compostion du Baume du commandeur.

MINIUM. — V. *Plomb.*

MOELLE DE BŒUF. — Graisse solide contenue dans la cavité des os du *Bos Taurus* (Ruminants).

Prop. thérap. — Sert à la confection de différentes pommades, cosmétiques.

MOLÈNE. — *Verbascum thapsus* (Scrofulariées). — *Syn.* Bouillon blanc, cierge Notre-Dame, fleur de grand chandelier, herbe de Saint-Fiacre.

Part. empl. — Fleurs, feuilles.

Prop. thérap. — Adoucissant et pectoral.

Prép. pharm. et posol. — *A l'int.* Infusé de fleurs, 20 pour 1000. — *A l'ext.* Feuilles en cataplasmes.

MONESIA - BURANHEM. — *Chrysophyllum glycyphlœum* (Sapotacées).

Part. empl. — Écorce.

Princ. act. — Monésine, acide tannique.

Prop. thérap. — Astringent, stomachique, préconisé contre les diarrhées, l'hémoptysie, la métrorrhagie, contre les ulcères cutanés, les hémorrhoïdes, les fissures à l'anus.

Prép. pharm. et posol. — *A l'int.* Extrait, 0 gr. 50 centigr. à 4 gr. — Monésine, 0 gr. 03 centigr. — Sirop, 0 gr. 50 centigr. par cuill. — *A l'ext.* Extrait, en poudre, en pommade. — Monésine, en applications.

PILULES DE MONÉSIA.		AXONGE	36 gr.
Extrait de monésia	5 gr.	*F. s. a.*	
F. s. a. 25 pilules contenant 0 gr. 20 centigr. d'extrait. 5 à 10 par jour.		POTION ASTRINGENTE.	
		Extrait de monésia	
POMMADE DE MONÉSIA.		— de ratanhia	āā 2 gr.
		Sous-nitrate de bismuth 2 gr. à 4	
Extrait de monésia	5 gr.	Élixir parégorique	10
Glycérine	5	Sirop de gomme	30
		Eau de tilleul	120

MORELLE. — *Solanum nigrum* (Solanées). — *Syn.* Crève-chien, raisin de loup.

Part. empl. — Plante.

Princ. act. — Solanine.

Prop. thérap. — Narcotique, émollient, sédatif.

Prép. pharm. et posol. — *A l'int.* (Inusité.) — *A l'ext.* Décocté 50 pour 1000, en injections. — Huile (peu usitée).

FOMENTATION AVEC LA MORELLE ET LE PAVOT (H. P.).		INJECTION DE FEUILLES DE MORELLE.	
Feuilles sèches de morelle	15 gr.	Feuilles sèches de morelle	1 gr.
Capsules de pavot	15 —	Eau bouillante	20 —
Eau bouillante	1000 —	*F. infuser 1 heure. Passez, exprimez.*	
F. infuser 1 heure. Passez, exprimez.			

— SOLANINE. — Peut être également retirée de la *douce-amère* et des *germes* de *pommes de terre :* petits prismes incolores; saveur faiblement amère, un peu soluble dans l'eau; plus soluble dans l'alcool.

Prop. thérap. — Nervin, analgésique, utile dans les cas de névralgie ancienne, surtout s'il existe de la névrite, calme très bien les douleurs fulgurantes et surtout les phénomènes d'excitation motrice. (Sarda.)

Prép. pharm. et posol. — (D'après Sarda.) En cachets de 0 gr. 05 centigr., de 2 à 4 et jusqu'à 6 cachets, soit de 0 gr. 10 à 0 gr. 30 centigr. dans les 24 heures.

N. B. — L'activité de la solanine est peut-être variable suivant son origine (morelle ou pomme de terre), et il nous semble prudent de commencer par des doses moindres (granules à 0 gr. 01 centigr.).

MORPHINE. — V. *Opium.*

MORUE. — Huile de foie de morue : aliment reconstituant doit être administrée à hautes doses, 50 à 100 gr. par jour.

EMPLATRE D'HUILE DE FOIE DE MORUE (Hôp. St-Louis).		Cire jaune	1250 gr.
Emplâtre simple	3000 gr.	Huile de foie de morue	1750 —
		F. s. a.	

MOUSSE DE CORSE. — *Gigartina helminthocorton* (Algues).

Part. empl. — Plante.

Prop. thérap. — Vermifuge.

Prép. pharm. et posol. — *A l'int.* Décoction, 5 à 20 gr. — Gelée 20 à 60 gr. — Poudre, 1 à 10 gr. — Sirop, 20 à 60 gr.

LAVEMENT VERMIFUGE.		SIROP VERMIFUGE (Boullay).	
Mousse de Corse	15 gr.	Mousse de Corse	160 gr.
Semen contra	10 —	Eau	1000 —
Eau	200 —	*F. bouillir jusqu'à réduction de moitié; ajoutez :*	
F. bouillir 10 minutes.		Calamus aromaticus	
POTION VERMIFUGE (F. H. M.).		Angélique } āā	30 gr.
Mousse de Corse	30 gr.	Séné	
Sirop simple	30 —	*F. infuser; ajoutez :*	
Eau bouillante	Q. s. p. 100 —	Sucre	1000 —
F. infuser 1 heure, passez, exprimez; ajoutez le sirop. A prendre en 2 ou 3 fois.		*1 cuillerée à bouche pendant 3 jours pour les enfants de 2 à 4 ans.*	

SIROP DE MOUSSE DE CORSE (Cod.).
20 à 60 gr.

MOUSSENA. — *Albizzia anthelminthica* (Légumineuses). Mimosées.

Part. empl. — Écorce. — Succédané du Cousso, inusité.

MOUTARDES. — Deux variétés. — M. blanche. — M. noire.

— 1° **MOUTARDE BLANCHE.** — *Sinapis alba* (Crucifères).

Part. empl. — Semences.

Princ. act. — Sinapisine. Myrosine.

Prop. thérap. — Laxatif.

Posol. — *A l'int.* Une demi-cuillerée à bouche à chaque repas.

— 2° **MOUTARDE NOIRE.** — *Sinapis nigra* (Crucifères).

Part. empl. — Semences.

Princ. act. — Myrosine et myronate de potasse donnant'huile volatile.

Prop. thérap. — Excitant, antiscorbutique, rubéfiant, révulsif.

Prép. pharm. et posol. — *A l'int.* Poudre (farine) 2 à 10 gr. — *A l'ext.* Essence de moutarde, quelques gouttes. — Poudre (farine) 125 pour un sinapisme ou un pédiluve.

Incompat. — Chaleur supérieure à 40°, alcalis, acides, alcools.

BAIN SINAPISÉ (F. H. P.).

| Farine de moutarde | 1000 gr. |
| Eau tiède | Q. s. |

Placez la farine dans un linge.

CATAPLASME SINAPISÉ.

Cataplasme de farine de lin saupoudré avec de la farine de moutarde.

ÉPITHÈME RUBÉFIANT (Faure).

| Essence de moutarde | 20 gr. |
| Alcool à 30° | 300 — |

Imbibez un morceau de flanelle et appliquez sur la partie douloureuse. (Bouch.)

GARGARISME SINAPISÉ.

Essence de moutarde	II à V gouttes.
Sirop de vinaigre	30 gr.
Eau chaude	200 —

Filtrez. 7 à 8 gargarismes par jour.

LINIMENT RÉVULSIF.

| Essence de moutarde | 2 gr. |
| Alcoolat de floravanti | 100 — |

En frictions.

PÉDILUVE SINAPISÉ (F. H. P. et Cod.).

| Farine de moutarde | 150 gr. |
| Eau à 40° | 6000 — |

F. s. a.

SINAPISME (Codex).

200 gr. de farine de moutarde pour sinapisme.

SINAPISME EN FEUILLES.

Papier saupoudré de farine de moutarde préalablement privée d'huile grasse.

TEINTURE D'ESSENCE DE MOUTARDE (Ph. Germ.).

| Essence de moutarde | 1 gr. |
| Alcool à 85° C. | 49 — |

M. Inusité en France.

TISANE DE MOUTARDE.

| Graine de moutarde noire contusée | 10 gr. |

Faites macérer une heure dans :

| Eau | 1000 — |

Passez. A prendre par verres dans la journée.

VIN DE MOUTARDE (Thilenius).

| Semences de moutarde contusées | 30 gr. |
| Vin blanc | 400 |

F. macérer 5 jours et ajoutez :

| Sirop antiscorbutique | 50 — |

VINAIGRE DE MOUTARDE (Beral).

| Semences de moutarde contusées | 10 gr. |
| Vinaigre | 20 — |

Distillez après 8 jours de macération.

MUGUET. — *Convallaria maïalis* (Liliacées).

Part. empl. — Fleurs et plante entière.

Princ. act. — Convallarine, convallamarine.

Prop. thérap. — Sternutatoire, légèrement purgatif. — employé contre affections cardiaques.

Prép. pharm. et posol. — *A l'int.* Extrait aqueux 1 à 3 gr. — Extrait avec le suc, 1 à 3 gr. — Poudre 2 à 10 gr. — Tisane 10 à 20 gr. par jour.

PILULES.

| Extrait de muguet | 10 gr. |
| Poudre de muguet | Q. s. |

Pour 100 pilules contenant chacune 0 gr. 10 centigr. d'extrait.

SIROP.

Extrait de muguet	10 gr.
Sirop d'écorces d'oranges amères	200 —
Sirop diacode	30 —

Environ 1 gr. d'extrait par cuillerée à bouche.

CONVALLAMARINE. — On l'administre en pilules ou en solution alcoolique. Dose de 1 à 5 centigr. et jusqu'à 10 chez l'adulte.

MURIATIQUE (acide). — V. *Chlorhydrique* (acide).

MURIER NOIR. — *Morus nigra* (Morées).

Part. empl. — Fruit, écorce.

Prop. thérap. — Suc acidule et légèrement astringent : l'écorce de la racine passe pour tænifuge.

Prép. pharm. et posol. — *A l'ext.* Sirop en gargarismes.

MUSC. — Du chevrotin porte-musc. *Moschus moschiferus* (Ruminants).

Prop. thérap. — Stimulant diffusible, antispasmodique puissant.

Prép. pharm. et posol. — *A l'int.* Musc, 0 gr. 05 cent., à 4 gr. Teinture alcoolique, 6 à 10 gr. — Teinture éthérée, 1 à 4 gr.

Incompat. — Amandes amères, eau de tilleul, de laurier-cerise, préparations prussiques, farine et essence de moutarde, soufre doré d'antimoine, kermès.

LAVEMENT AU MUSC.

Racine de guimauve	4 gr.
Eau commune	Q. s.

Pour 200 gr. de décocté.

Musc	0 gr. 50 centigr. à 2 gr.
Jaune d'œuf nº 1.	

F. s. a.

LAVEMENT AU MUSC ET CHLORAL.

Musc	1 à 2 gr.
Jaune d'œuf nº 1.	
Décoction de guimauve	200 gr.

F. s. a. Ajoutez :

Hydrate de chloral	2 à 4 —

LAVEMENT MUSQUÉ CAMPHRÉ.

Musc	} āā	1 gr.
Camphre		

Délayez dans :

Jaune d'œuf nº 1.

Ajoutez :

Décoction de lin	250 —

PILULES ANTISPASMODIQUES.

Musc	}	
Extrait de valé-	} āā	0 gr. 10 centigr.
riane	}	
Extrait d'opium		0 — 05 —

M. Pour 1 pilule. 1 à 2.

PILULES MUSQUÉES CAMPHRÉES.

Musc	
Camphre	1 gr.
	0 — 50 centigr.
Extrait de quinquina	Q. s.

M. Pour 10 pilule. 1 à 10.

POTION AU MUSC.

Musc	0 gr. 50 centigr. à 2 gr.
Carbonate d'ammoniaque	3 —

Gomme arabique	5 gr.
Eau de cannelle	150 —
Sirop d'écorces d'oranges	50 —

F. s. a. M. 1 cuillerée à bouche toutes les heures.

POTION MUSQUÉE (Guibourt).

Infusé de valériane	90 gr.
Musc	0 gr. 50 centigr. à 1 —
Sirop de fleurs d'oranger	30 —

M. 1 cuillerée à bouche toutes les heures.

POTION MUSQUÉE (Ph. Esp.).

Fleurs d'oranger	} āā	1 gr.
Safran incisé	}	
Eau bouillante	145 —	
Sirop simple	45 —	
Musc	0 — 30 centigr.	
Carbonate d'ammoniaque	0 — 15 —	

F. infuser les fleurs d'oranger et le safran dans l'eau; filtrez; triturez le musc et le carbonate d'ammoniaque. Ajoutez peu à peu le sirop en triturant. M. Par cuillerées à bouche.

POTION MUSQUÉE CAMPHRÉE (Ewald).

Musc	0 gr. 50 centigr.
Camphre	1 —
Gomme arabique	3 —
Eau distillée de menthe	100 —
Sirop de gingembre	25 —

POUDRE MUSC ET VALÉRIANE.

Musc pulvérisé	1 gr.
Valériane pulvérisée	1 —
Opium	0 — 15 centigr.

Divisez en 20 piquets. 2 à 10 paquets par jour.

MUSCADE et MACIS. — *Myristica moschata* (Myristicées).

Part. empl. — Semences, dont l'arille porte le nom de *macis*.

Princ. act. — Huile grasse aromatique (*beurre de muscade*).

Prop. thérap. — Tonique, excitant aromatique ; employé surtout comme condiment.

Prép. pharm. et posol. — *A l'int.* Poudre, 0 gr. 20 cent., à 4 gr. — *A l'ext.* Beurre de muscade, et baume nerval (Codex) en frictions.

CÉRAT DE MUSCADE (Ph. Germ.).

Cire jaune	1	gr.
Huile d'olive	2	—
Beurre de muscade	6	—

F. fondre ; coulez dans des capsules de papier. En onctions.

LINIMENT DE ROSEN (Codex).

Beurre de muscade	āā	5 gr.
Essence de girofle		
Alcoolat de genièvre		90 —

Agitez.

MYRRHE.

MYRRHE. — Gomme-résine du *Balsamodendron Opobalsamum* (Térébinthacées).

Prop. thérap. — Excitant, tonique, emménagogue, entre dans la composition du baume de Fioravanti.

Prép. pharm. et posol. — *A l'int.* Poudre, 0 gr. 50 cent. à 4 gr. — Teinture, 2 à 8 gr. — *A l'ext.* Poudre, Q. v. — Teinture, en collutoire.

COLLUTOIRE A LA MYRRHE TONIQUE ET ANTISEPTIQUE.

Eau de chaux	45	gr.
Teinture de myrrhe	8	—
Miel rosat	8	—

M

EAU DE CHAUX A LA MYRRHE (Delioux).

Myrrhe pulvérisée	2	gr.
Eau de chaux	100	—

F. digérer 8 jours. Filtrez.

GARGARISME ANTISCORBUTIQUE.

Teinture de myrrhe	8	gr.
— antiscorbutique	20	—
Décoction de quinquina	180	—

GARGARISME CONTRE LES APHTHES.

Teinture de myrrhe	20	gr.
— d'opium camphrée	5	—
Miel rosat	30	—
Décoction d'orge	150	—

M.

GARGARISME DÉTERSIF (Ewald).

Teinture de myrrhe	8	gr.
Acide sulfurique dilué	20	—
Infusé de sauge	200	—

F. s. a

LOTION BALSAMIQUE A LA MYRRHE (Kirkland).

Teinture de myrrhe	āā	.60 gr.
Eau de chaux		

M.

PILULES ANTIASTHMATIQUES.

Extrait de suc de belladone	1	gr.
Myrrhe pulvérisée	2	—
Ipéca	2	—

F. s. a. 36 pilules. 3 par jour.

PILULES ANTICATARRHALES (Ewald).

Myrrhe	10	gr.
Kermès	1	—
Poudre de scille	2	—
Extrait douce-amère	Q.	s.

Pour 100 pilules. 2 à 6 par jour.

PILULES ANTICHLOROTIQUES, EMMÉNAGOGUES (Oesterlen).

Myrrhe		
Aloès	āā	4 gr.
Fer réduit		
Extrait de valériane		Q. s.

Pour 100 pilules. 4 à 6 par jour.

PILULES STOMACHIQUES (Tronchin).

Myrrhe	10	gr.
Extrait de petite centaurée	5	—
Baume du Pérou	2	—

F. s. a. des pilules de 0 gr. 15 centigr. 8 à 12 par jour.

POUDRE CONTRE ULCÈRES CANCÉREUX (Rust.).

Camphre	āā	8 gr.
Myrrhe		
Poudre de quinquina jaune		16 gr.
Charbon végétal		32 —

F. s. a. (Bouch.)

TEINTURE ANTISCORBUTIQUE (Copland).

Cachou	25	gr.
Myrrhe	15	—
Quinquina gris	8	—
Baume du Pérou	6	—
Alcoolat de raifort	45	—
Esprit-de-vin rectifié	300	—

F. macérer dans l'esprit-de-vin pendant 15 jours. Ajoutez l'alcoolat. Filtrez.

VIN ANTIGASTRALGIQUE (Delioux).

Myrrhe	
Écorce d'oranges amères	20 gr.
	15 —
Vin de Grenache	1 litre

2 cuillerées à bouche 2 fois par jour.

MYRTILLE. — V. *Airelle.*

TEINTURE BALSAMIQUE (Codex).

Baume du commandeur de Permes.

N

NAPELLINE. — Alcaloïde extrait de l'aconit napel.
Prop. thérap. — Propriétés de l'aconitine cristallisée, mais moins marquées ; en plus action hypnotique assez intense (Laborde, Baudin).
Posol. — A l'int. 1 pour 100 en injection hypodermique. Dose jusqu'à 0 gr. 040 milligr. en 24 heures.
Substance dont l'action est encore peu connue et qui demande à être employée avec la plus grande réserve.

NAPHTALINE. — Insoluble eau froide, soluble alcool, éther, huiles grasses et essentielles, acides acétique, chlorhydrique.
Prop. thérap. — Désinfectant dans les maladies intestinales (Rossbach) ; expectorant (Bouchardat) ; employée contre le psoriasis.
Posol. — A l'int. 0 gr. 50 à 5 gr. — A l'ext. 2 pour 30 en pommade.

NAPHTALINE DÉSODORISÉE.

Naphtaline	1500 gr.
Camphre	500 —
Coumarine	1 —
Nitrobenzine	5 —
Essence de Néroli	0 — 50 centigr.

POMMADE CONTRE PSORIASIS (Emery).

Naphtaline	2 gr.
Axonge	0 gr. 30 centigr.

POUDRE (Rossbach).

Naphtaline purifiée	5 gr.
Sucre blanc	5 —
Essence de bergamote	I goutte

Divisez en 20 paquets. 5 à 20 par jour.

NAPHTOL α ($C^{20}H^8O^2$). — *Syn.* Naphtylol α. Aiguilles brillantes, incolores, à odeur légère de phénol, fusibles à 96° et bouillant à 279°, à peu près insoluble dans l'eau froide, très soluble alcool, éther, chloroforme et benzine, mêmes propriétés et même posologie que le Naphtol β, serait même plus antiseptique et moins toxique.

CACHETS : FIÈVRE TYPHOÏDE (Maximowicz).

Naphtol α pulv.	10 gr.
Salicylate de bismuth	6 —
Poudre de cinnamome ou bromhydrate de quinine	$\bar{a}\bar{a}$ 4 gr.

P. 20 cachets. 4-6 par jour.

NAPHTOL β. ($C^{20}H^8O^2$). — *Syn.* Iso-naphtol : obtenu par l'action de la potasse en fusion sur les sulfo-naphtalates β.
Petites lamelles cristallines d'un blanc nacré ou poudre cristalline, saveur âcre et très piquante, odeur très légère de phénol, fusibles à 123°, bouillant à 286°, peu soluble dans l'eau 1/1000e et dans 75 parties d'eau chaude (une partie exigerait 5000 parties d'eau à 18° pour se dissoudre (Desesquelle), soit 0 gr. 20 centigr. par litre) très soluble alcool, éther et chloroforme ; légèrement soluble dans la glycérine et la vaseline liquide.

Prop. thérap. et posol. — Parasiticide, désinfectant, antiseptique (Bouchard). — *Us. int.* 0 gr. 50 centigr. à 2 gr. 50 centigr. par jour. — *Us. ext.* de 3 à 4 gr. pour 30 de vaseline ou d'axonge.

Prép. pharm. — En granules, paquets ou cachets. — M. le professeur Bouchard prescrit le naphtol β précipité. Pour *l'usage externe* en solution dans l'alcool à 60° de 5 à 30 gr. par litre.

FORMULES POUR L'ADMINISTRATION DU NAPHTOL (Bouchard, Charrin, Hanot, Joffroy).

Naphtol β précipité
Salicylate de bismuth } āā 0 gr. 20 centigr. à 0 — 30 —
muth
Pour un cachet.
Dose : 4 à 10 par jour.

Naphtol β précipité
Salicylate de bismuth } āā 0 gr. 20 centigr. à 0 — 30 —
Magnésie ou rhubarbe
Pour un cachet.
Dose : 4 à 10 par jour.

Naphtol β précipité 8 à 12 gr.
Magnésie 6 à 10 —
Extrait de belladone } 0 — 10 centigr. à 0 — 15 —
Pour 50 cachets.
Dose : 4 à 10 par jour.

Naphtol β précipité 12 gr. 50 centigr.
Bi-carbonate de soude 15 —
Sous-nitrate ou salicylate de bismuth 2 — 50 —
Pour 40 cachets.
Dose : 2 à 6 par jour.

Naphtol β précipité
Magnésie } de 5 à 10 gr.
Salicylate de bismuth
Charbon

Pour 50 cachets.
Dose : 4 à 10 par jour.

EAU NAPHTOLÉE (Bouchard).

Naphtol β 0 gr. 20 centigr.
Eau distillée bouillie 1 litre

NAPHTOL CAMPHRÉ (Desesquelles).

Naphtol β 10 gr.
Camphre 20 —

NAPHTOL CAMPHRÉ IODÉ (Périer).

Naphtol camphré 9 gr.
Iode 1 —

POMMADE CONTRE FAVUS ET PELADE (V. Bellarerra).

Naphtol β 14 gr.
Baume du Pérou 1 —
Vaseline 100 —
F. s. a.

POMMADE CONTRE LA GALE (Dr Josias).

Naphtol β 10 gr.
Vaseline 90 —

Dissoudre le naphtol dans l'éther et incorporer ensuite dans la vaseline en frictions MATIN *et* SOIN.

N.-B. Le naphtol α peut être substitué au β dans toutes ces formules.

NAPHTOLATE DE BISMUTH (3). — *Syn.* Orphol.

— Antiseptique intestinal préconisé par Schubenko et Jasenski.

Dose : 0 gr. 75 centigr. à 1 gr. 50 pour les enfants ; 1 gr. 50 centigr. à 3 gr. pour les adultes, en cachets ou en suspension dans une potion. Indiqué dans les cas d'autointoxication d'origine intestinale, la diarrhée, l'entérite des phtisiques, la fièvre typhoïde.

NARCÉINE. — V. *Opium.*

NARCISSE DES PRÉS. — *Narcissus pseudo-narcissus* (Narcissées).

Part. empl. — Bulbes, fleurs.

Prop. thérap. — Les bulbes passent pour purgatifs et émétiques et les fleurs pour antispasmodiques. Inusité.

NÉNUPHAR. — V. *Nymphæa.*

NERPRUN. — *Rhamnus catharticus* (Rhamnées). *Syn.* Bourguépine.

Part. empl. — Baies, écorce.

Prop. thérap. — Purgatif hydragogue.

Prép. pharm. et posol. — *A l'int.* Baies, n° 20 à 30. — Sirop, 10 à 50 gr.

MIXTURE PURGATIVE.

Eau-de-vie allemande	10 à 20 gr.
Sirop de nerprun	20 à 40 —

A prendre dans une tasse de thé.

POTION PURGATIVE.

Feuilles de séné	10 gr.
Sulfate de soude cristallisé	15 —
Sirop de nerprun	30 —
Eau bouillante	110 gr.

F. s. a. A prendre en 1 ou 2 fois.

NICOTIANE. — *Nicotiana tabacum* (Solanacées). *Syn.* Tabac.

Part. empl. — Feuilles.

Princ. act. — Nicotine.

Prop. thérap. — Narcotique, irritant, purgatif; employé en lavement contre les ascarides; conseillé contre la teigne, la gale.

Prép. pharm. et posol. — *A l'int.* Infusion, jusqu'à 1 gr. pour 100 en lavements. Très rarement jusqu'à 5 pour 100. — Poudre, 0 gr. 05 cent. à 0 gr. 10 cent. — *A l'ext.* Décoction, 10 pour 1000 en lotions.

FOMENTATION DE TABAC (H. M.).

Feuilles de nicotiane	60 gr.
Eau commune	500 —

F. bouillir. En applications contre la gale.

LAVEMENT DE TABAC (Abercrombie).

Feuilles sèches de tabac	1 à 5 gr.
Eau bouillante	250 —

F. infuser.

LAVEMENT CONTRE ÉTRANGLEMENTS HERNIAIRES (Ewald).

Feuilles de tabac		2 gr.
Valériane	} ãã	
Séné		4 —

F. infuser dans :

Eau bouillante	100 —

et ajoutez :

Huile de camomille	} ãã	25 —
Vinaigre		
Jaune d'œuf		n° 1

PAQUETS CONTRE LA COQUELUCHE
(Woisheim).

Extrait de nicotiane	0 gr. 10 centigr. à 0 — 50 —
Oléo-saccharure de fenouil	5 —

F. s. a. 20 doses; 4 à 6 par jour.

POTION CONTRE PARALYSIE (Fischer).

Racine d'angélique	10 gr.
Feuilles de nicotiane	5 —
Réglisse	15 —
Eau bouillante	250 —

F. infuser. 1 cuillerée à bouche toutes les 1/2 heures (Bouch.).

NICOTINE.

Prop. thérap. — Vantée contre le tétanos, employée contre la paralysie de la vessie.

Prép. pharm. et posol. — *A l'int.* I à III gouttes. — *A l'ext.* 0 gr. 60 cent. pour 300 en injections.

INJECTION DE NICOTINE (Pavési).

Nicotine	0 gr. 60 cent.
Eau distillée	300 —
Mucilage	30 —

15 gr. puis 30 gr. par jour.

TEINTURE DE NICOTINE (Gowe).

Nicotine	1 gr.
Alcool faible	50 —

En compresses.

NITRATES. — V. aux *Bases.*

NITRE. — V. *Potasse* (nitrate ou azotate de).

NITRIQUE (acide). — V. *Acide Azotique.*

NITRITE D'AMYLE ($C^5H^{11}AzO^2$). *Syn.* Éther amylnitreux.

Prop. thérap. — Accélère les battements du cœur, congestionne la face, le cerveau, utile dans les syncopes et les affections cardiaques qui produisent l'anémie cérébrale.

Posol. — *A l'int.* Quelques gouttes en inhalations. — On conserve dans de petites ampoules scellées à la lampe.

NITRITE DE SODIUM.

Prop. thérap. — Antiasthmatique.

Posol. — *A l'int.* 0 gr. 10 à 0 gr. 30 centigr.

POTION AU NITRITE DE SODIUM (Huchard).

Nitrite de sodium	1	gr.
Eau distillée	100	—
Sirop d'écorces d'oranges	25	—

F. dissoudre. M. 1 à 2 cuillerées à bouche par jour.

NITRO-GLYCÉRINE. — Voir *Trinitrine*.

NOIX D'AREC. — Fruit de l'*areca catechu* (*Palmiers*)

Tænifuge douteux et incertain : dose 4 à 8 gr. — *Principe actif.*

— ARECALINE. — Un des trois alcaloïdes contenus dans la noix d'arec : présente des analogies avec la *pelletiérine*, c'est un liquide alcalin, huileux, volatil. — *Toxique*, INUSITÉ.

NOIX DE GALLE. — Excroissance produite sur le *Quercus*

Lusitania (Amentacées), par suite de la piqûre du *Cynips gallæ tinctoriæ*, insecte hyménoptère.

Princ. act. — Tannin, acide gallique.

Prop. thérap. — Astringent, antidote de l'émétique et des poisons végétaux à alcaloïdes.

Prép. pharm. et posol. — *A l'int.* Extrait, 0 gr. 20 centigr. à 1 gr. — Poudre, 0 gr. 50 cent. à 2 gr. — *A l'ext.* Décocté, 20 p. 1000. — Poudre, 2 pour 20 en pommade. — Teinture, en injections et lavements.

Incompat. — Alcalis, carbonates, sels métalliques, surtout ceux de fer et d'antimoine, albumine, gélatine, émulsions, etc.

GARGARISME ASTRINGENT.

Noix de galle concassée	5	gr.
Eau	250	—

F. bouillir 20 minutes. Passez ; ajoutez :

Miel rosat	50	gr.

POMMADE ANTIHÉMORRHOÏDALE ASTRINGENTE.

Poudre de noix de galle	5	gr.
Extrait de ratanhia	2	—
Axonge	40	—

M.

POMMADE ANTIHÉMORRHOÏDALE.

Poudre de noix de galle	10	gr.
Camphre	5	—
Onguent populeum	40	—

Extrait d'opium	0 gr. 50 centigr.	

F. s. a. frictions légères. Soir et matin.

POMMADE ASTRINGENTE CONTRE HÉMORRHOÏDES.

Noix de galle finement pulvérisée	5	gr.
Axonge benzoïnée	32	—

M.

POMMADE VIRGINALE A LA COMTESSE.

Sulfate de zinc		40	gr.
Noix de galle		20	—
Noix de cyprès pulv.	} āā	20	—
Écorce de grenades pulv.			
Feuilles de myrte pulv.	} āā	30	—
Sumac pulv.			
Onguent rosat		400	—

Dorvault supprime le sulfate de zinc.

NOIX VOMIQUE. — Semence du *Strychnos nux vomica*

(Logauiacées).

Part. empl. — Semence, écorce.

Princ. act. — Brucine, strychnine.

Prop. thérap. — Mêmes propriétés que la brucine et la strychnine (voir ci-dessous), employée dans le traitement des paralysies ne dépendant pas de lésions organiques, et des gastralgies chroniques.

Prép. pharm. et posol. — *A l'int.* Extrait alcoolique, 0 gr. 02 cent. à 0 gr. 15 cent. — Poudre, 0 gr. 025 milligr. à 0 gr. 30 cent. Teinture, 0 gr. 50 cent. à 2 gr. — *A l'ext.* Teinture en frictions.

GOUTTES AMÈRES DE BAUMÉ (Cod.).

I à VIII gouttes dans un verre de tisane amère ou un peu d'eau.

GOUTTES ANTIDIARRHÉIQUES (Ewald).

Teinture de noix vomique	3 gr.
— de rhubarbe	15 —
Laudanum de Sydenham	2 —

M. X à XXX gouttes.

GOUTTES ANTIGASTRALGIQUES (Niemeyer).

Teinture de noix vomique	4 gr.
— de castoreum	4 —

M. XII gouttes dans une 1/2 tasse d'infusion de valériane.

LINIMENT CONTRE PARALYSIE.

Baume de Fioravanti	100 gr.
Teinture de noix vomique	100 —
Ammoniaque	10 —

F. s. a.

PAQUETS ANTIGASTRALGIQUES (Vogt).

Extrait de noix vomique	
Sous-nitrate de bismuth	āā 0 gr. 30 centigr.
Carbonate de magnésie	2 —
Sucre pulvérisé	6 —

Pour 10 paquets. 2 par jour.

PILULES CONTRE INAPPÉTENCE (Fonssagrives).

Extrait alcoolique de noix vomique	0 gr. 20 centigr.
Extrait de gentiane	2 —
Poudre de gentiane	Q. s.

F. s. a. 20 pilules. 1 avant chaque repas.

PILULES CONTRE INCONTINENCE D'URINE (Grisolle).

Extrait de noix vomique	
Oxyde noir de fer	0 gr. 20 centigr.
Poudre de quassia	3 —
Sirop d'absinthe	Q. s.

F. s. a. 20 pilules. 1 à 3 par jour.

PILULES CONTRE MÉNORRHAGIE (Raciborski)

Extrait alcoolique de noix vomique	0 gr. 75 centigr.
Fer réduit par l'hydrogène	4 —
Mucilage de gomme arabique	Q. s.

F. s. a. 60 pilules. 2 à 4 matin et soir.

POTION ANTIGASTRALGIQUE.

Teinture de noix vomique	XX gouttes
Carbonate de magnésie	2 gr.
Sirop de fleurs d'oranger	20 —
Eau de tilleul	80 —

F. s. a.

POTION CONTRE L'ANOREXIE (Fonssagrives).

Extrait de quinquina	2 gr.
Teinture alcoolique de noix vomique	V gouttes
Vin de Bordeaux	250 gr.
Sirop d'écorces d'oranges amères	50 —

F. dissoudre. A prendre en 3 ou 4 fois avant les repas.

POUDRE ANTIDYSPEPTIQUE (Trastour).

Poudre de noix vomique	1 à 3 gr.
— de quassia	2 —
Carbonate de chaux	2 —

M. et F. 20 paquets. 1 à 2 par jour. (Bouch.)

POUDRE CONTRE LA DYSPEPSIE (Hérard).

Noix vomique pulvérisée	1 gr.
Rhubarbe pulvérisée	4 —
Carbonate de chaux préparé	3 —
Oléo-saccharure de menthe	4 —

M. et divisez en 20 paquets. 1 avant chaque repas.

POUDRE DIGESTIVE.

Poudre de noix vomique	1 gr.
Poudre d'yeux d'écrevisses	5 —
Poudre de codéine	0 — 25 centigr.

M. et F. 30 paquets. 3 par jour. Un quart d'heure avant le repas.

— BRUCINE ($C^{23}H^{26}Az^2O^4 + 4H^2O$). Soluble 850 parties eau froide, très soluble alcool, insoluble éther.

Prop. thérap. — Comme la strychnine. (V. ci-dessous.)

Prép. pharm. et posol. — Comme la strychnine (peu usitée).

Incompat. — Les mêmes que la strychnine.

— STRYCHNINE ($C^{21}H^{22}Az^2O^2$). Soluble dans 700 parties d'eau froide, 106 d'alcool à 95°, 165 de benzine; très soluble chloroforme, presque insoluble éther.

Prop. thérap. — Médicament tétanique, employé contre les paralysies ne dépendant pas de lésions organiques; excitant de l'estomac.

Prép. pharm. et posol. — *A l'int.* 0 gr. 005 à 0,015 milligr. — Granules contenant *un* milligr. — *A l'ext.* 0,10 pour 30 d'eau en collyre. — 1 pour 30 en pommade.

Incompat. — Ceux des alcaloïdes.

COLLYRE D'HENDERSON (Foy).

Strychnine	0 gr. 10 centigr.
Acide acétique dilué	4 —
Eau distillée	32 —

F. s. a.

GRANULES DE STRYCHNINE (Codex).

Chaque granule renferme 0 gr. 001 milligr. de strychnine. 1 à 10 avant chaque repas.

HUILE STRYCHNINÉE.

Huile d'olive	100 gr.
Strychnine	0 — 10 centigr.

M. frictions.

LINIMENT STIMULANT (Neligan).

Strychnine	1 gr.
Huile d'olive	25 —

F. dissoudre. XII gouttes en frictions 3 ou 4 fois par jour.

LINIMENT STRYCHNINÉ DE FURNARI (Bouch.).

Huile d'olive	120 gr.
Ammoniaque liquide	8 —
Baume de Fioravanti	15 —
Strychnine	0 — 30 centigr.

F. s. a. En frictions sur les tempes.

PILULES ANTICHLOROTIQUES.

Tartrate de fer et de potasse	10 gr.
Extrait de quinquina	10 —
Strychnine	0 gr. 05 centigr.

F. s. a. 100 pilules. 2 à 4 aux repas.

PILULES ANTIGASTRALGIQUES.

Strychnine	0 gr. 05 centigr.
Pepsine extractive	5 —
Poudre de cannelle	Q. s.

Pour 50 pilules, 1 à 2 aux repas.

PILULES STRYCHNINE (Magendie).

Strychnine	0 gr. 10 centigr.
Conserve de roses rouges	2 —

F. s. a. 24 pilules. 1 à 2 matin et soir.

POMMADE ANTIOPHTALMIQUE (Sichel).

Cérat		
Pommade au garou	ãã	1 gr.
Strychnine		0 — 05 centigr.

M. Pansement des vésicatoires du front.

POMMADE STRYCHNINE (Sandras).

Strychnine	1 gr.
Axonge	30 —

M. s. a. En frictions. (Bouch.)

TEINTURE DE STRYCHNINE (Magendie).

Strychnine	1 gr.
Alcool à 90 C.	200 —

XII gouttes contiennent un milligr. de strychnine.

— ARSÉNIATE DE STRYCHNINE. — Soluble eau et alcool. Mêmes propriétés et posologie que le sulfate.

— AZOTATE DE STRYCHNINE ($C^{21}H^{22}Az^2O^2AzO^3H$). Soluble eau, peu soluble alcool, insoluble éther.

Prop. thérap. — Comme le sulfate de strychnine (v. plus loin), mais plus actif. Employé surtout en pommade.

Posol. — *A l'ext.* 1 gr. pour 80 en pommade.

POMMADE.

Baume Nerval	8 gr.
Nitrate de strychnine	0 — 10 centigr. à 0 gr. 20 centigr.

M. s. a. 4 gr. en frictions sur a colonne vertébrale.

— **IODURE D'IODHYDRATE DE STRYCHNINE.** — (Bouchardat.)

Prop. thérap. — Moins vénéneux que la strychnine, avec une action plus persistante.

Posol. — *A l'int.* 0 gr. 01 cent. par jour.

PILULES (Bouch.).

Iodure d'iodhydrate de strychnine	0 gr. 30 centigr.
Conserve de roses	Q. s.

F. s. a. 30 pilules. 1 par jour.

— **SULFATE DE STRYCHNINE** $(C^{21}H^{22}Az^2O^2)^2So^4H^2 + 5H^2O)$.

— Soluble 10 parties d'eau, 75 d'alcool à 90°.

Prop. thérap. — Tonique amer, régulateur des fonctions de la moelle.

Ce sel étant très soluble est plus actif que la strychnine et s'emploie à doses moindres.

Posol. — *A l'int.* 0 gr. 001 à 0 gr. 010 milligr. (tonique amer), granules à un milligr. — Sirop : cinq milligr. par cuillerée à bouche. — 0 gr. 002 à 0 gr. 010 milligr. (régulateur des fonctions de la moelle). — *A l'ext.* En injection à 1 pour 100.

GOUTTES DE STRYCHNINE (Ruault).

Sulfate de strychnine	0 gr. 05 cent.
Eau salicylée (à saturation.)	
	10 —

4 gouttes contiennent 1 milligr.

GRANULES DE SULFATE DE STRYCHNINE.

Chaque granule renferme un milligr. 1 à 8 par jour.

INJECTION VÉSICALE.

Sulfate de strychnine	0 gr. 025 milligr.
Eau	100 —

F. dissoudre.

PILULES DE SULFATE DE STRYCHNINE.

Sulfate de strychnine	0 gr. 001 milligr.
Conserve de roses	Q. s.

M. pour 1 pilule. 1 à 8 par jour.

POTION ANTIGASTRALGIQUE (Guibout).

Sulfate de Strychnine	0 gr. 05 centigr.
Sirop de menthe	50 —
Eau distil. de menthe	200 —

Une cuillerée avant les repas.
Environ 4 milligr. par cuillerée.

SIROP (Codex).

20 gr. représentent 0 gr. 005 milligr. de sel. 10 à 40 gr. en 2 à 8 fois.

SOLUTION POUR INJECTION HYPODERMIQUE.

Sulfate de strychnine	0 gr. 50 centigr.
Eau distillée	100 —

F. dissoudre X à XX gouttes.

XX gouttes représentent 0 gr. 005 milligr. de sel.

NOYER. — *Juglans regia* (Juglandées).

Part. empl. Feuilles, péricarpe, huile exprimée de la graine.

Princ. act. — Tannin, matière âcre, amère.

Prop. thérap. — Feuilles astringentes, toniques, antiscrofuleuses ; écorce, conseillée contre ictère, exanthèmes, pustule maligne ; péricarpe ou brou de noix préconisé comme antiscrofuleux, antirachitique, stomachique.

Prép. pharm. et posol. — *A l'int.* Infusé de feuilles ou de péricarpe 20 pour 1000. — *A l'ext.* Décocté 50 pour 1000 en injections, lotions, huile ; entre dans la préparation de quelques onguents.

Incompat. — Sels de fer, gélatine, comme pour les substances tannantes.

DÉCOCTION ANTISCROFULEUSE.

Feuilles de noyer	
Fleurs de pensées sauvage	ãã 25 gr.
Sené	5 —

5 gr. par tasse.

DÉCOCTION DE NOYER POUR LOTIONS.

| Feuilles sèches de noyer | 20 à 50 gr. |
| Eau bouillante | 1000 — |

F. bouillir.

EXTRAIT DE NOYER.

On prépare un extrait aqueux et un extrait alcoolique. 2 à 4 gr.

INJECTION.

| Feuilles sèches de noyer | 30 à 50 gr. |
| Eau bouillante pour 1000 gr. de décoction | Q. s. |

POMMADE DE NOYER.

| Extrait de noyer | 20 gr. |
| Baume nerval | 40 — |

| Huile d'amandes douces | 10 gr. |

F. s. a.

POTION ANTISCROFULEUSE.

| Feuilles de noyer | 10 gr. |
| Eau bouillante | 200 — |

F. infuser 1/2 heure, passez et ajoutes :

| Iodure de potassium | 2 à 4 gr. |

SIROP DE NOYER (Négrier).

| Extrait de feuilles de noyer | 10 gr. |
| Sirop de sucre | 190 — |

1 gramme d'extrait par cuillerée à bouche.

TISANE DE FEUILLES DE NOYER.

| Feuilles sèches de noyer | 10 gr. |
| Eau | 1000 — |

VIN DE NOYER.

| Feuilles de noyer | 50 gr. |
| Vin blanc | 500 — |

F. m. 8 jours.

NYMPHÆA ALBA (Nymphéacées). — *Syn.* Nénufar, lis des étangs, lune ou volant d'eau.

Part. empl. — Fleurs, racines.

Prop. thérap. — Antiaphrodisiaque (?) calmant.

Prép. pharm. et posol. — *A l'int.* Infusion, 10 pour 1000. Sirop, 50 à 100 gr.

SIROP ALCALIN DE NYMPHÆA (Ricord).

| Sirop de nymphæa | 100 gr. |
| Bicarbonate de soude pulvérisé | 8 — |

F. dissoudre. Pour édulcorer les tisanes.

O

ŒILLET ROUGE. — *Dianthus caryophyllus* (Caryophyllées).

Part. empl. — Pétales.

Prop. thérap. — Tonique, antispasmodique léger.

Prép. pharm. et posol. — *A l'int.* Sirop, 15 à 60 gr.

ŒUF DE POULE.

Part. empl. — Jaune et blanc. (Voy. *Albumine.*)
Prop. thérap. — Sert surtout pour les émulsions. Aliment complet.
Posol. — *A l'int.* Jaune 1 à 2 en potion ou en lavement.

LAIT DE POULE.

Jaune d'œuf	n° 1	
Sucre	20	gr.
Eau tiède	200	—
Eau de fleurs d'oranger	10	—

LAVEMENT ANALEPTIQUE.

Jaune d'œuf	n° 1	
Salep pulvérisé	1 à 2	gr.
Bouillon de viande sans sel	125	—

F. bouillir le salep avec le bouillon, battez le jaune d'œuf.

POTION ANALEPTIQUE (Sainte-Marie).

Jaune d'œuf	n° 2	
Crème	180	gr.
Eau distillée de cannelle	20	—
Sucre blanc	30	—

M. ad libitum.

OIGNON COMMUN. — *Allium cepa* (Liliacées).

Part. empl. — Bulbe.
Prop. thérap. — Rubéfiant.
Prép. pharm. et posol. — *A l'ext.* Pulpe, en cataplasme.

OLIVIER. — *Olea europæa* (Oléacées).

Part. empl. — Huile extraite du péricarpe du fruit, feuilles, écorce.
Prop. thérap. — Huile alimentaire, laxatif, sert à la préparation de liniments, d'emplâtres ; écorce et feuilles fébrifuges (Faucher).
Princ. act. — Olivite ou olivine.
Prép. pharm. et posol. — *A l'int.* Extrait hydro-alcoolique de l'écorce et des feuilles, 1 à 2 gr. (fébrifuge). — Huile 30 à 60 gr. (laxatif).
On obtient *l'huile d'olive stérilisée*, en lavant plusieurs fois l'huile avec de l'alcool à 90° jusqu'à ce que ce dissolvant ne se colore plus. Après séparation on chauffe l'huile à 120 degrés et on filtre.

OPIUM. — Suc épaissi provenant d'incisions faites aux capsules du Pavot officinal, *Papaver somniferum*, variété *Album* (Papavéracées). *Syn. Thébaïque* au lieu d'opium.

Plusieurs sortes d'opium :

1° *Opium de Smyrne ; 2° de Constantinople ; 3° d'Égypte ; 4° de l'Inde ; 5° de Perse et de Chine ; 6° opium indigène*, différant par la quantité de morphine qu'ils renferment.—Soluble eau et alcool, en partie.
Princ. act. — Morphine, codéine, narcotine, narcéine, papavérine.
Prop. thérap. — Sédatif par excellence, hypnotique, parfois excitant, sert à faire tolérer par l'estomac les médicaments énergiques.
Prép. pharm. et posol. — *A l'int.* Elixir parégorique 2 à 20 gr. Extrait, 0 gr. 01 à 0 gr. 10 cent. — Gouttes noires anglaises contiennent 50 p. 100 d'opium de I à V gouttes. — Laudanum Sydenham, à XL gouttes. — Laud. Rousseau, II à XX gouttes. — Poudre 0 gr. 05 gr. 20 cent. — Sirop (extrait 1/500) 5 à 50 gr. — Teinture d'extrait 1/12. V à XXX gouttes. — *A l'ext.* Emplâtre d'extrait d'opium 3/4 d'extrait. — Glycéré d'extrait d'opium, 1/10 d'extrait. — Laudanum Sydenham et Rousseau, teinture, etc., doses doubles.
Incompat. — Alcalis et leurs carbonates, sels d'argent, de mercure, de fer, de plomb ; tannin et substances qui en contiennent ; iode, chlore, etc.

BAUME ANODIN DE BATH. (Brit.)

Savon blanc	60	gr.
Opium brut	15	—
Alcool	500	—
Camphre	30	-
Essence de romarin	10	-

8 à 16 gr. en frictions.

BOLS DIAPHORÉTIQUES OPIACÉS.

Rob sureau	10 gr.	
Extrait d'opium	0 — 10	centigr.
Carbonate d'ammoniaque	2 —	

M. Divisez en 10 bols : 1 d 5 à prendre chaque soir.

CATAPLASME OPIACÉ (F. H. M.).

Cataplasme émollient	200	gr.
Teinture d'extrait d'opium	2 à 4	—

F. s. a.

CÉRAT LAUDANISÉ (F. H. P. et Cod.).

Cérat de Galien	90	gr.
Laudanum de Sydenham	10	—

CÉRAT OPIACÉ (Cod. 66).

Extrait d'opium	1	gr.
Dissolvez dans eau	1	—

Incorporez :

Cérat de Galien	98	—

COLLUTOIRE OPIACÉ (F. H. M.).

Alcoolé d'opium	1	gr.
Mellite simple	25	—

M.

COLLYRE OPIACÉ (F. H. P. Cod. 66).

Eau de roses	100 gr.	
Extrait d'opium	0 — 2	décigr.

F. dissoudre. Filtrez.

DIGESTIF OPIACÉ (F. H. P.).

Digestif simple	100	gr.
Laudanum de Sydenham	10	—

ÉLIXIR PABÉGORIQUE (Dublin, Codex).

Extrait d'opium	3	gr.
Acide benzoïque	3	—
Camphre	2	—
Huile essentielle d'anis	3	—

Faites digérer pendant 7 à 8 jours dans :

Alcool à 60°	650	gr.

10 grammes contiennent 5 centigr. d'extrait d'opium, soit 2 centigr. et demi par cuillerée à café.
Dose : 5 à 20 gr.

ÉLIXIR PABÉGORIQUE (Edimbourg).

Opium	2	gr.
Safran	12	—
Acide benzoïque	12	—
Essence d'anis	2	—
Ammoniaque liquide	150	—
Alcool à 86°	350	—

F. macérer 8 jours. séchez.
10 grammes contiennent 0 gr. 075 d'extrait d'opium, soit environ 4 centigr. par cuillère à café.

ÉLIXIR PARÉGORIQUE (New-York ou Etats-Unis).

Opium	3	gr.	88
Camphre	2	—	58
Acide benzoïque	3	—	88
Essence d'anis	3	—	11
Miel	62	—	
Alcool faible	946	—	

10 gr. contiennent 2 centigr. d'extrait d'opium. soit un centigr. par cuillerée à café.

EMPLATRE CALMANT.

Extrait d'opium		
— de jusquiame	⎱ āā	5 gr.
— de ciguë	⎰	
Emplâtre diachylum	60	—
Térébenthine	Q. s.	

F. s. a.

EMPLATRE D'EXTRAIT D'OPIUM (Cod.).

9 gr. d'extrait d'opium sur 12.

FOMENTATION DE VIN AROMATIQUE AVEC L'OPIUM (Ricord).

Vin aromatique	250	gr.
Extrait d'opium	2	

GARGARISME CALMANT.

Décocté d'orge	200	gr.
Mellite simple	40	—
Teinture d'opium	2 à 5	—

F. s. a.

GARGARISME OPIACÉ (F. H. M.).

Alcoolé d'extrait d'opium	1	gr.
Mellite simple	30	—
Décoction émolliente	100	—

M.

GLYCÉRÉ D'EXTRAIT D'OPIUM (Codex).

En pansements : 1/10 d'extrait.

GOUTTES ANGLAISES FOIRES DES QUAKERS (Codex).

Opium de Smyrne	100	gr.
Noix muscade	25	—
Safran	8	—
Vinaigre distillé	600	—
Sucre	50	—

Laissez le tout en contact pendant 1 mois, passez, évaporez, jusqu'à réduction d 200 gr. et filtrez. Cette préparation représente la moitié de son poids d'opium. Dose : II à VI gouttes dans une potion.

GOUTTES ANTICHOLÉRIQUES (Monod).

Teinture d'opium
— d'aconit   āā   15 gr.
— d'aloès

P. s. X à XXX gouttes par jour.

GOUTTES D'OPIUM ANISÉES (P. Vigier).

Extrait d'opium
Acide benzoïque
Camphre   } āā 0 gr 50 centigr.
Essence d'anis
Alcool à 80°. Q. S. pour faire 10 gr.
Filtrez. I goutte représente X gouttes de l'élixir parégorique du Codex.

GOUTTES ROUGES (Lecointe).

Camomille   60 gr.
Opium à 10 p. 100   8 —
Safran   2 —
Girofle   1 —
Cannelle   1 —
Alcool à 80°   300 —
P. s. a. De V à XX gouttes.

INJECTION CALMANTE (F. H. M.).

Alcoolé d'extrait d'opium   1 gr.
Décoction émolliente   160 —
M.

JULEP CALMANT (F. H. P.).

Sirop d'opium   15 gr.
Sirop de sucre   10 —
Fleurs de tilleul   4 —
Eau bouillante   150 —
F. s. a. A prendre par cuillerée.

JULEP CALMANT. POTION CALMANTE (Cod.).

150 gr. renferment 10 gr. de sirop d'opium. A prendre en 2 ou 3 fois.

JULEP GOMMEUX CALMANT.

Julep gommeux   150 gr.
Sirop d'opium   10 à 30 —
Eau distillée de laurier-
cerise   5 à 10 —
M. à prendre par cuillerée.

LAVEMENT AMIDON LAUDANISÉ.

Lavement d'amidon   200 gr.
Laudanum   V à XX gouttes.
M.

LAVEMENT ASTRINGENT LAUDANISÉ

Laudanum de Sydenham   XX gouttes.
Décoction de ratanhia   200 gr.
P. s. a.

LAVEMENT LAUDANISÉ.

Laudanum de Syden-
ham   X à XXX gouttes.
Décoction de gui-
mauve ou de lin   250 gr.
On ajoute fréquemment 10 gr. d'amidon.

LAVEMENT OPIACÉ (F. H. M.).

Alcoolé d'extrait d'opium   1 gr.
Décoction émolliente   500 —
M.

LAUDANUM DE ROUSSEAU (Codex).

XXXV gouttes pèsent un gr., 4 gr. représentent 1 gr. d'opium brut, ou 0 gr. 50 centigr. d'extrait d'opium. Dose : 0 gr. 20 centigr. à 1 gr.

LAUDANUM DE SYDENHAM (Codex).

XXXIII gouttes pèsent un gr., 4 gr., représentent 0 gr. 50 d'opium brut 0 gr. 25 d'extrait. Dose : 0 gr. 50 à 2 gr.

LINIMENT CALMANT

Baume tranquille   60 gr.
Chloroforme   10 —
Laudanum Sydenham   10 —

LINIMENT CALMANT

Extrait d'opium   1 gr.
— de belladone   2 —
Glycérine   20 —
Huile de camomille camphrée 60 —

LINIMENT CALMANT (Jeannel).

Baume tranquille   25 gr.
Cérat de Galien
Extrait de belladone
Laudanum de Sydenham   } āā 6 —
Chloroforme

F. dissoudre l'extrait dans le laudanum ; ajoutez le cérat, le baume tranquille, le chloroforme.

LINIMENT CALMANT, MIXTURE NARCOTIQUE.

Extrait d'opium   1 gr.
— de belladone   4 —
Eau dist. de laurier-cerise 20 —
F. dissoudre. M. En lotions.

LINIMENT NARCOTIQUE CALMANT (Cod. 66).

1 gr. de laudanum sur 10. En onctions.

LINIMENT OPIACÉ (F. H. M.).

Teinture d'extrait d'opium   5 gr.
Huile d'arachides   30 —
M.

LOOCH OPIACÉ

Looch blanc	150 gr.
Sirop d'opium	10 à 30 —

M. A prendre par cuillerée.

LOTION CALMANTE ANTICANCÉREUSE

Feuilles de ciguë	20 gr.

F. bouillir dans :

Eau	500 —

Passez et ajoutez :

Teinture d'opium	5 —
Eau distillée de laurier cerise	10 —

F. s. a.

LOTION OU FOMENTATION NARCOTIQUE OPIACÉE (F. H. P.).

Opium brut	8 gr.
Eau bouillante	1000 —

Laissez infuser 2 heures en agitant de temps en temps, passez, laissez déposer, décantez.

MIXTURE ANTIDIARRHÉIQUE.

Extrait d'o-pium	0 gr. 05 à 0 gr. 15 contigr.
Extrait de ratanhia	5 —
Sous-nitrate de bis-muth	10 —
Sirop de consoude	100 —

Par cuillerées dans une tasse de thé chaud.

MIXTURE CALCAIRE OPIACÉE.

Carbonate de chaux lavé	20 gr.
Eau distillée de cannelle	60 —
Sirop de gomme	40 —
Élixir parégorique	10 à 20 —

F. s. a. une mixture. A prendre par cuillerée dans la journée.

MIXTURE CONTRE LES MAUX DE DENTS.

Extrait d'opium	1 gr. 00
Camphre	0 — 50 centigr.
Alcool	
Essence de girofles	5 —
Teinture de Myrrhe	

MOUCHES CALMANTES OPIACÉES (Schaeuffele).

Extrait d'opium	3 gr.
Solution d'ichtyocolle à 1/30	30 —

F. dissoudre ; étendez sur du taffetas de 1 décim. de côté.

ONGUENT DIGESTIF LAUDANISÉ (F. H. P.)

Onguent digestif simple	9 gr.
Laudanum de Sydenham	1 —

PILULES ANTIDIARRHÉIQUES

Extrait thébaïque	0 gr. 20 centigr.
Tannin	2 —
Extrait de ratanhia	2 gr.

F. s. a. 20 pilules ; 1 toutes 2 heures.

PILULES BÉCHIQUES (Ewald).

Poudre d'opium	0 gr. 60 centigr.
— de digitale	āā 1 —
— d'ipéca	
Extrait d'aunée	Q. s.

Pour 50 pilules : dose : 2 à 4 par jour.

PILULES CALMANTES.

Extrait d'opium	0 gr. 20 centigr.
— de ciguë	0 — 40
Poudre de valériane	Q. s.

Pour 20 pilules. — 2 à 6 par jour.

PILULES CONTRE TOUX.

Opium pulvérisé	āā 0 gr. 50 centigr.
Ipéca —	
Extrait de jusquiame	1 —
Chlorure d'ammonium	3 —

F. s. a. 50 pilules. 2 à 4 par jour.

PILULES D'EXTRAIT D'OPIUM (F. H. M.).

Extrait d'opium	0 gr. 05 centigr.

F. 1 pilule. 1 à 2 par jour.

PILULES EXPECTORANTES.

Poudre d'opium	0 gr. 25 centigr.
Kermès	
Extrait de polygala	āā 0 — 50

F. s. a. 50 pilules. 2 à 6 par jour.

PILULES DE CYNOGLOSSE OPIACÉES (Codex).

Chaque pilule renferme 0 gr. 01 centigr. d'extrait d'opium. 2 à 4 par jour.

PILULES OPIACÉES CAMPHRÉES (Ricord).

Camphre	3 gr.
Extrait d'opium	0 — 4 décig.
Mucilage	Q. s.

F. s. a. 16 pilules. 2 ou 3 tous les soirs.

PILULES OPIUM ET JUSQUIAME.

Extrait d'opium	0 gr. 30 centigr.
— de jusquiame	0 — 60 —
Poudre de cannelle	Q. s.

F. s. a. 30 pilules.

POMMADE CONTRE GOUTTE, RHUMATISME AIGU.

Extrait d'opium	3 gr.
— de jusquiame	2 —
Lanoline	30 —

F. s. a. 2 à 3 gr. en onctions.

POTION CALMANTE.

Sirop d'opium	10 à 30 gr.
Sirop de laurier-cerise	20 —
Eau distillée de tilleul	120 —

F. s. a. Par cuillerées toutes les heures.

POTION CALMANTE (Duménil et Lailler).

Extrait d'opium
0 gr. 02 centigr. à 0 gr. 05 centigr.
Teinture de digitale
0 gr. 50 centigr. à 1 —
Sirop simple 30 —

M. Par cuillerées à bouche.

POTION CALMANTE, JULEP CALMANT OU OPIACÉ (H. P.).

Sirop d'opium	15 gr.
— de sucre	10 —
Fleurs de tilleul	14 —
Eau bouillante	150 —

F. infuser le tilleul; passez ; ajoutez les sirops. Par cuillerées à bouche.

POTION CONTRE COLIQUES.

Sirop d'opium		
— d'anis	ãã	10 gr.
— d'éther		
Eau de menthe		
Eau ordinaire	ãã	50 —

M. à prendre en 2 ou 3 fois à 1/4 d'heure d'intervalle.

POTION CONTRE DIARRHÉE.

Sous-nitrate de bismuth		
Carbonate de chaux	ãã 4 gr.	
Teinture de cannelle	0 —	
Extrait d'opium	0 — 05 centigr.	
à 0 gr. 10 centigr.		
Sirop de ratanhia	40 —	
Eau	120 —	

Par cuillerées toutes les heures.

POTION CONTRE DYSPEPSIE.

Colombo 5 gr.
F. infuser dans
Eau 150 —

Passez et ajoutez :

Acide chlorhydrique	V gouttes.
Laudanum de Sydenham	X —
Sirop diacode	30 gr.

2 à 3 cuillerées avant le repas.

POTION GOMMEUSE OPIACÉE (F. H. M.).

Potion gommeuse nº 1
Teinture d'extrait d'opium XXX gouttes.

M. Par cuillerées à bouche toutes les 2 heures.

POUDRE ANTIDIARRHÉIQUE.

Sous-nitrate de bismuth	10 gr.	
Poudre de cannelle	2 —	
— d'opium	0 — 20 centigr.	

Divisez en 10 paquets. 1 toutes les heures.

POUDRE DIAPHORÉTIQUE (Richter).

Opium pulvérisé	0 gr. 60 centigr.	
Ipéca	—	1 — 20 —
Sucre	—	5 —

Divisez en 10 paquets. De 2 à 4.

SIROP CONTRE COQUELUCHE (Boullay).

Sirop d'opium	50 gr.
— de quinquina au vin	50 —
— d'ipécacuanha	50 —

M. A prendre par cuillerée à café matin et soir.

SIROP CONTRE GASTRALGIE.

Sirop de laurier-cerise 100 gr.
Extrait aqueux d'opium 0 — 10 centigr.

Une cuillerée à café après le repas.

SIROP DE KARABÉ (Codex).

Sirop thébaïque avec teinture de succin. 10 à 40 gr.

SIROP DIACODE (Codex).

20 gr. représentent 0 gr. 01 centigr. d'extrait d'opium. 20 à 100 gr.

SIROP PECTORAL (Cod. 66).

Infusé d'espèces pectorales	120 gr.
Sucre	200 —

F. s. a. et ajoutez :

Eau de fleurs d'oranger 5 gr.
Extrait d'opium 0 — 03 centigr.

Par cuillerée à bouche.

AUTRE (Yvon).

Extrait d'opium	0 gr. 04 centigr.
— d'ipéca	0 — 03 —
Teinture de belladone	1 — 25 —
Alcoolature d'aconit	2 — 50 —
Sirop de laurier-cerise	10 —
— de coquelicot	10 —
— de baume de tolu	80 —

Par cuillerée à bouche.

SIROP TEMPÉRANT.

Sirop d'opium	50 gr.
— de tolu	100 —
— d'orgeat	250 —
Nitrate de potasse	10 —

F. s. a. par cuillerée dans un verre d'eau. (Blennorrhagie.)

SIROP THÉBAÏQUE (Codex).

20 *gr. représentent 0 gr. 04 centigr. d'extrait d'opium. 10 à 40 gr.*

TEINTURE D'OPIUM AMMONIACALE DE WARNER (Jourdan).

Opium	ãã	24 gr.
Savon		
Muscade		4 —
Camphre		8 —
Alcoolé d'ammoniaque		270 —

F. macérer 10 jours.

TEINTURE D'OPIUM CAMPHRÉE.

Camphre	12 gr.
Opium	4 —
Alcool à 40°	200 —

TISANE ALBUMINEUSE OPIACÉE.

Eau albumineuse	1 litre
Teinture d'opium	X à XX gouttes

VINAIGRE D'OPIUM, GOUTTES NOIRES ORDINAIRES (Ph. Brit.).

Opium brut divisé	1 gr.
Vinaigre distillé	4 —

F. digérer 8 jours. Filtrez. 0 gr. à 0 gr. 4 décigr. en potion.

Soubeiran indique :

Opium	gr.
Vinaigre	

CODÉINE. ($C^{18}H^{21}AzO^3 + H^2O$). — Soluble eau froide (60 parties), très soluble alcool et éther.

Prop. thérap. — Hypnotique.

Prép. pharm. et posol. — A l'int. 0 gr., 01 à 0 gr., 05 centigr.

Incompat. — V. *Morphine.*

PILULES DE CODÉINE.

Codéine	ãã	0 gr.20 centigr.
Thridace		

F. s. a. 10 pilules. 1 à 2 par jour.

PILULES DE CODÉINE.

Codéine cristallisée	0 gr. 01 centigr.
Poudre guimauve	0 — 01 —
Miel	Q. s.

M. pour 1 pilule. 2 à 5.

POTION DE CODÉINE.

Sirop de codéine	30 gr.
Infusion de feuilles d'oranger	100 —

M. Par cuillerées toutes les heures.

SIROP DE CODÉINE (Codex).

20 *gr. contiennent 0 gr. 04 centigr. de codéine. 10 à 40 gr. par jour.*

— PHOSPHATE DE. — Très soluble dans l'eau. En injections sous-cutanées, 0 gr. 01 à 0 gr. 05 centigr.

MORPHINE ($C^{17}H^{19}AzO^3 + H^2O$). — Soluble dans 1000 parties d'eau froide, 40 parties d'alcool à 90°; assez soluble éther acétique, presque insoluble éther, chloroforme, huiles essentielles.

Prop. thérap. — Hypnotique puissant, sédatif.

Prép. pharm. et posol. — A l'int. 0 gr. 01 à 0 gr. 05 centigr.

Incompat. — Tannin, iodure de potassium ioduré, et incompatibles généraux des alcaloïdes.

HUILE DE MORPHINE.

A. 1/1000°.

PILULES DE MORPHINE.

Morphine	0 gr. 1 décigr.
Poudre de réglisse	1 gr.
Poudre de gomme	Q. s.

F. s. a. 10 pilules. 1 ou 2 chaque soir.

— ACÉTATE DE MORPHINE. — Très soluble eau, peu usité.

Prop. thérap. — Sédatif, hypnotique, narcotique.

Prép. pharm. et posol. — A l'int. — 0 gr., 01 à 0 gr., 05 centigr.

Incompat. — V. *Morphine.*

GOUTTES DE GRINDLE CONTRE TOUX.

Acétate de morphine	1 gr.
Acide acétique	III gouttes
Alcool	5 gr.
Eau	50 —

X à XX gouttes.

LAVEMENT MORPHINÉ (Bailly).

Amidon	10 gr.
Délayez dans eau	500 —

Ajoutez :

Acétate de morphine 0 — 02 centigr.

— BROMHYDRATE DE MORPHINE ($C^{17}H^{10}AzO^3HBr^2+2H^2O$).

Soluble 25 parties d'eau froide.

Prop. thérap. — Narcotique.

Prép. pharm. et posol. — *A l'int.* 0 gr. 005 milligr., à 0 gr., 03 centigr.

Incompat. — Comme le chlorhydrate.

— CHLORHYDRATE DE MORPHINE ($C^{17}H^{10}AzO^3HCL +$ 3H²O).—Soluble 20 parties d'eau, 50 parties alcool, 5 glycerine.

Prop. thérap. — Comme la morphine.

Posol. — *A l'int.* 0 gr., 01 à 0 gr., 05 cent. — *A l'ext.* en pommade à 1/10e ou 1/20e.

Prép. pharm. — Sirop, 1 centigr. par 20 gr., 10 à 50 gr., solution pour inj., hyp., 1/25e.

Incompat. — Généraux des alcaloïdes.

COLLODION MORPHINÉ.

Collodion élastique	30 gr.
Chlorhydrate de morphine	0 gr. 25 à 0 — 50

F. dissoudre.

COLLYRE MORPHINÉ.

Eau distillée de roses	20 gr.
Hydrochlorate de morphine	0 — 05 centigr.

GOUTTES BLANCHES (Gallard).

Chlorhydrate de morphine	0 gr. 10 centigr.
Eau distillée laurier-cerise	5 —

I ou II gouttes sur un morceau de sucre avant chaque repas.

GRANULES DE CHLORHYDRATE DE MORPHINE (Cod.).

0 gr. 001 milligr. par granule. 5 à 30.

MÉLANGE ANTIGASTRALGIQUE (Gallois).

Sirop d'écorce d'orange	
— de chlorhydrate de morphine	ãā P. E.
— d'éther	

M. 2 cuillerées à café toutes les 1/2 heures.

MIXTURE ANTIODONTALGIQUE.

Acétate de morphine	0 gr. 10 centigr.
Acide acétique	II gouttes.
Teinture de Benjoin	5 —

SIROP D'ACÉTATE DE MORPHINE.

Acétate de morphine	0 gr. 05 centigr.
Sirop simple	100 —

1 centigr. de sel de morphine par cuillerée à bouche.

MIXTURE ANTIODONTALGIQUE (Ewald).

Chlorhydrate de morphine	0 gr. 50 centigr.
Acide acétique	0 — 15 —
Créosote	0 — 50 —
Chloroforme	10 —

MIXTURE DE GRAVES (Bouch.).

Teinture de colombo	
— quassia	
— gentiane	ãā : 50 gr.
— quinquina	
Chlorhydrate de morphine	1 —

2 centigr. et demi de sel de morphine par cuillerée à café.

Dose : 1 à 2 cuillerées à café dans une tasse de thé.

Ewald indique seulement 0 gr. 20 centigr. de sel de morphine au lieu de 1 gr. : la cuillerée à café contient alors 5 milligrammes de morphine.

PILULES CALMANTES.

Chlorhydrate de morphine	0 gr. 10 centigr.
Extrait de jusquiame	0 — 25 —
— de belladone	0 — 25 —
Baume de tolu	3 —

F. s. 50 pilules. Une toutes les 2 ou 3 heures.

POMMADE CALMANTE.

Chlorhydrate de morphine	1 gr.
Axonge benzoïnée	20 à 50 —

M.

POTION MORPHINÉE.

Sirop de morphine	20 à 40 gr.
Eau distillée de laurier-cerise	5 —
Eau de tilleul	100 —

En une ou deux fois

POUDRE ANTICATARRHALE (Ewald).

Chlorhydrate de morphine } Tartre stibié } ãã	0 gr. 06 centigr.
Poudre de jusquiame	0 — 50 —
Sucre	10 —

P. 10 paquets. 2 à 4 par jour.

POUDRE ANTIDYSPEPTIQUE (Bonnet).

Sous-nitrate de bismuth	1 gr.
Chlorhydrate morphine	0 gr. 002 à 0 gr. 004 milligr.

M. pour 1 paquet. 1 paquet dans de l'eau sucrée avant chaque repas.

POUDRE NARCOTIQUE A PRISER (Raimbert).

Sucre porphyrisé	2 gr.

Chlorhydrate de morphine	0 gr. 02 centigr. à 0 — 10 —

M. Une pincée toutes les 2 ou 3 heures.

SIROP DE CHLORHYDRATE DE MORPHINE (Codex).

20 gr. représentent 0 gr. 01 centigr. de sel. 20 à 60 gr.

SOLUTION POUR INJECTION HYPODERMIQUE (Codex).

V gouttes représentant 0 gr. 01 centigr. de chlorhydrate de morphine. V à X gouttes.

AUTRE :

Chlorhydrate de morphine	1 gr.
Eau de laurier-cerise	4
Eau distillée	45

1 centigr. par 1/2 cent. cube.

SUPPOSITOIRE MORPHINÉ.

Beurre de cacao	5 gr.
Chlorhydrate de morphine pulvérisé	0 — 02 centigr.

F. fondre le beurre de cacao; ajoutez le sel de morphine; laissez refroidir à demi en remuant; coulez; pour un suppositoire.

— SULFATE DE MORPHINE $(C^{17}H^{19}AzO^3)^2SO^4H^2 + 5H^2O.$
Soluble 32 parties d'eau froide, peu soluble alcool.
Prop. thérap. — Narcotique.
Prép. pharm. et posol. — *A l'int.* 0 gr., 005 milligr., à 0 gr. 03 centigr.
Incompat. — Comme les autres sels de morphine.

PILULES CONTRE INSOMNIE (Green).

Asa fœtida	4 gr.
Sulfate de morphine	0 — 20 centigr.

F. s. a. 30 pilules. 1 à 4 par jour

PILULES CALMANTES.

Sulfate de morphine	0 gr. 05 centigr.
Extrait de jusquiame	0 — 50 —
— de stramonium	0 — 25 —
Poudre de guimauve	Q. s.

Pour 50 pilules. 2 à 6.

PILULES DE SULFATE DE MORPHINE.

Sulfate de morphine	0 gr. 50 centigr.
Extrait de laitue	2 —
Poudre de guimauve	Q. s.

F. s. a 50 pilules. 1 le soir.

POTION CALMANTE.

Sulfate de morphine	0 gr. 03 centigr.
Eau de fleurs d'oranger	20 —
Eau de laitue	100 —
Sirop de laurier-cerise	30 —

Par cuillerées toutes les heures.

— NARCÉINE $(C^{23}H^{29}AzO^9 + 2H^2O)$. — Soluble 1285 parties d'eau, très soluble dans les alcalis caustiques, insoluble éther.
Prop. thérap. — Narcotique, antinévralgique.
Prép. pharm. et posol. — *A l'int.* 0 gr., 02 à 0 gr., 10 centigr. en pilules.

Incompat. — V. *Morphine.*

PILULES DE NARCÉINE.		SIROP DE NARCÉINE.	
Narcéine	0 gr. 50 centigr.	Narcéine	1 gr.
Acide tartrique	0 — 20 —	Acide chlorhydrique	1 —
Poudre de guimauve	1 —	Alcool à 90°	28 —
Extrait de chiendent	Q. s.	Sirop de sucre incolore	970 —
Pour 25 pilules contenant 2 centigr. de narcéine. De 2 à 4.		*Deux centigr. par cuillerées à bouche.*	

MÉCO-NARCÉINE. — Produit retiré de l'opium de Smyrne et constitué par de la *narcéine* réunie aux alcaloïdes restant encore dans l'opium lorsqu'on a retiré la morphine et les autres principes de la série toxique convulsivante (Duquesnel).

Prop. thérap. — *Soporifique analgésique.* Préconisée contre toux, bronchite, coqueluche (Laborde).

Prop. pharm. et posol. — Dose de 2 à 3 et même 4 centigr. en 24 heures, pour les adultes; 2 à 5 milligr. pour les enfants : pilules contenant 0 gr. 005 milligr.; sirop dosé à 0 gr. 005 par cuillerée à bouche ou 1 milligr. par cuillerée à café.

PAPAVÉRINE.

Prop. thérap. — Soporifique.

Prép. pharm. et posol. — *À l'int.* 0 gr., 02 à 0 gr., 10 centigr., inusitée.

Incompat. — V. *Morphine.*

OPOTHÉRAPIE. — Dénomination donnée par le professeur Landouzy au mode de traitement par les sucs d'origine animale. Les préparations des divers organes revêtent aujourd'hui des formes pharmaceutiques assez variées et sont destinées soit à l'ingestion stomacale soit aux injections hypodermiques.

CAPSULES SURRÉNALES (veau ou mouton).—La poudre sèche représente 5 fois son poids de matière fraîche. Préconisée dans la maladie d'Addison, le diabète insipide, la ménopause, neurasthénie. On administre en capsules ou tablettes renfermant 0 gr. 20 centigr. de poudre sèche. — *Dose :* 2 à 3 par jour et jusqu'à 6 dans le diabète et en injections hypodermiques. (V. *aux injections hypodermiques.*)

HYPOPHYSES CÉRÉBRALES (glande pituitaire du veau). — Préconisée par Marinesco dans l'acromégalie, accroît la diurèse : tablettes ou capsules renfermant 0 gr. 10 centigr. de poudre sèche.

MATIÈRE CÉRÉBRALE DESSÉCHÉE. — On emploie la poudre desséchée et surtout les injections hypodermiques de liquide préparé avec la substance grise (*cérébrine, cérébrinine*).

MOELLE ROUGE DES OS. — On l'administre sous forme de tablettes ou capsules renfermant 0 gr. 20 centigr. de poudre sèche. Contre l'anémie pernicieuse, la chloro-anémie, le rachitisme.

PROSTATE du taureau. — En capsules contenant 0 gr. 10 centigr. de poudre desséchée. — *Dose :* 4 à 6 par jour contre l'hypertrophie prostatique.

ROGNONS de mouton ou de porc. — Poudre sèche en tablettes ou capsules de 0 gr. 10 centigr. — *Dose :* 4 à 6 par jour contre la néphrite.

TESTICULES de bélier. — En injections hypodermiques (Brown-Séquard).

THYMUS. — On dessèche les thymus de veau ou de mouton, le rendement est de 1/6e : on administre en capsules ou tablettes contenant 0 gr. 05 centigr. de poudre sèche. — *Dose :* 12 à 15 capsules par jour. Préconisé contre goitre, la maladie de Basedow : avec le thymus on évite les phénomènes secondaires, troubles cardiaques, amaigrissement qui suivent l'ingestion des corps thyroïdes.

THYROIDE. — V. *Thyroïdine.*

THYRÉOIDINE ET THYRÉOPROTÉIDE. — Matières albuminoïdes retirées de la glande thyroïde par Notkin. La première est utilisée soit par voie stomacale, soit par voie hypodermique à la dose de 0 gr. 01 centigr. en moyenne.

PILULES			INJECTION HYPODERMIQUE.		
Thyréoïdine épurée	0 gr. 25	centigr.	Thyréoïdine épurée	0 gr. 05	centigr.
Kaolin	3	—	Phénol	0 — 02	—
Vanilline	0 — 01	—	Eau distillée	10 —	
Pour 25 pilules. 1 à 2 par jour.			*1 cent. cube par jour.*		

OR (Au).

Prop. thérap. — Préconisé comme antisyphilitique.

Prép. pharm. et posol. — *A l'int.* Poudre, 0 gr., 01 cent., à 0 gr. 20 centigr. — *A l'ext.* Poudre en pommade.

PILULES D'OR.		POMMADE.	
Or divisé	0 gr. 60 centigr.	Or précipité	1 gr.
Extrait de salsepareille 2 —		Axonge ou lanoline	30
Poudre de salsepareille Q. s.		*M.*	
F. s. a. 50 *pilules. De* 1 *à* 15 *par jour.*			

— **BROMURE D'OR.** — En granules de 5 à 10 milligr. Voir *Chlorure d'or.* — Préconisé dans les cas où le bromure de potassium est inefficace ; en granules à 0 gr. 001 ou en solution.

Bromure d'or	0 gr. 20
Bromure de sodium	0 — 20
Eau distillée	500 —
2 mm. par cuillerée à café.	

— **CHLORURE D'OR** (AuCl³). — Très soluble eau, alcool, éther.

Prop. thérap. — Antisyphilitique ; caustique (le déliquium ne laisse pas de cicatrices).

Prép. pharm. et posol. — *A l'int.* 0 gr., 005 milligr. à 0 gr. 015 milligr. — *A l'ext.* — En pommades ou comme caustique.

Incompat. — Alcalis, sucs végétaux acides, sucres et extractifs, protoxyde de fer et d'étain.

CAUSTIQUE DE RÉCAMIER.		POMMADE CHLORURE D'OR (Chrestien).	
Chlorure d'or	0 gr. 30 centigr.	Hydrochlorate d'or	0 gr. 60 centigr.
Eau régale	30 —	Axonge	30 —
		M. 1 gr. en frictions. (Bouch.)	

— **CHLORURE D'OR ET D'AMMONIUM.**

Prop. thérap. — Employé contre l'aménorrhée et la dysménorrhée.

Prép. pharm. et posol. — *A l'int.* 0 gr., 005 à 0 gr., 010 milligr.

GRANULES.

| Chlorure d'or et d'ammoniaque | 0 gr. 20 centigr. |

Poudre de guimauve 1 gr.
Extrait de chiendent Q. s.
Pour 100 *granules contenant* 2 *milligr. de sel.*

— **CHLORURE D'OR ET DE SODIUM** (AuNaCl⁴ + 2H²O). — *Syn.* Sel de Chrestien. Soluble eau, alcool, éther.
Prop. thérap. — Antisyphilitique.
Prép. pharm. et posol. — *A l'int.* 0 gr., 01 à 0 gr., 03 centigr.
— *A l'ext.* 0 gr., 50 pour 15, en pommade.
Incompat. — Comme le chlorure d'or.

GRANULES

Chlorure d'or et de sodium 0 gr. 20 centigr.
Poudre de guimauve 2 —
Extrait de chiendent Q. s.
Pour 100 *granules contenant* 2 *milligr. de sel d'or.*

PILULES CHLORURE D'OR ET DE SODIUM (Chrestien).

Chlorure d'or et de sodium 0 gr. 50 centigr.
Fécule de pomme de terre 5 —
Mucilage de gomme arabique Q. s.
F. s. a. 120 *pilules.* 1 à 15 *par jour.*

POMMADE CHLORURE D'OR ET DE SODIUM (Niel).

Chlorure d'or et de sodium 0 gr. 50 centigr.
Axonge 15 —
M. (Soub.)

POUDRE MURIATE D'OR ET DE SOUDE (Chrestien).

Lycopode ou iris lavé à l'alcool 0 gr. 10 centigr.
Muriate d'or et de soude 0 — 05 —
Divisez en 15 *paquets.* 1 *friction par jour sur la langue avec un paquet.* (Bouch.)

— **CYANURE D'OR** (AuCy³).
Prop. thérap. — Comme le chlorure, mais moins employé.
Posol. — Comme le chlorure.
Incompat. — Comme le chlorure.

— **OXYDE D'OR.**
Prop. thérap. — Comme le chlorure.
Posol. — *A l'int.* 0 gr. 005 milligr. à 0 gr., 04 centigr.
Incompat. — Comme le chlorure.

PILULES D'OXYDE D'OR (Pierquin).

Oxyde d'or 0 gr. 50 centigr.
Poudre de guimauve 1 —
Extrait de chiendent Q. s.
F. s. a. 10 *pilules contenant* 5 *milligr. d'oxyde d'or.*

ORANGER AMER. — *Citrus vulgaris* (Aurantiacées). *Syn.* Bigaradier.
Part. empl. — Feuilles, fleurs, fruit, épicarpe ou zeste.
Prop. thérap. — Comme l'oranger vrai.
Prép. pharm. et posol. — Comme l'oranger vrai.

— **ORANGER DOUX.** — *Citrus aurantium* (Aurantiacées).
Part. empl. — Feuilles, fleurs, fruits.
Prop. thérap. — Antispasmodique, diaphorétique léger.
Prép. pharm. et posol. — *A l'int.* Eau distillée de fleurs, Q. v.

— Huile volatile, II à V gouttes. — Infusé de feuilles, 5 pour 100.
Poudre de feuilles, 2 à 10 gr. — Sirop de fleurs, Q. v.

Pour les formules, voir après, *Orange.*

— **ORANGE**. — Fruit du *Citrus aurantium.*
Prop. thérap. — Antispasmodique, rafraîchissant.
Prép. pharm. et posol. — A *l'int.* Alcoolature, 5 à 20 gr.
Huile volatile, II à V gouttes. — Limonade crue ou cuite 2 oranges
par litre. — Sirop, Q. v. — Écorce d'orange, 2 à 10 gr. — Suc, Q. v.

— **ORANGE AMÈRE**. — Fruit du Bigaradier.
Part. empl. — Zeste.
Prop. thérap. — Tonique, amer.
Prép. pharm. et posol. — A *l'int.* Sirop.

CONFECTION D'ÉCORCES D'ORANGES (H. M.).

Écorces d'oranges fraîches râpées	1 gr.
Sucre	3 —

M. en broyant. 5 à 20 gr. avant chaque repas.

ELIXIR VISCÉRAL D'HOFFMANN (*Elixir d'oranges composé*). Codex 1866.

Zestes d'oranges	60 gr.
Cannelle	20 —
Carbonate de potasse	10 —
Extrait de cascarille	
— menyanthe	
— gentiane } āā	10 gr.
— d'absinthe	
Vin d'Espagne	480

Dose : 5 à 10 gr. par jour. Stomachique, — vermifuge, — fébrifuge.

GELÉE A L'ORANGE (Soubeiran).

Grénétine	23 gr.
Eau	750 —

F. dissoudre à chaud ; ajoutez :

Sucre	375 —
Acide citrique	2 —

F. bouillir ; clarifiez au blanc d'œuf ; ajoutez :

Teinture d'orange	25 gr.

M.

LIMONADE A L'ORANGE (Codex).

100 *gr. de sirop d'orange pour 900 d'eau.*

MIXTURE ANTIDYSPEPTIQUE.

Infusion d'écorce d'orange amère 2/100	125 gr.
Bicarbonate de soude	2 —
Teinture de rhubarbe	2 —
Teinture de cascarille	10 —
Sirop de sucre	30 —

M. Une cuillerée toutes les 2 heures.

SIROP D'ÉCORCE D'ORANGE (Codex).

20 *à* 100 *gr.*

TEINTURE D'ÉCORCE D'ORANGES (Ph. Brit.).

Écorce d'orange amère concassée	1 gr.
Alcool à 60°	9 —

Opérez par macération et déplacement ; ajoutez au résidu :

Alcool à 60°	Q. b.

Pour obtenir 9 d'alcoolé. 10 à 40 gr.

TILLEUL ORANGER (H. P.).

Fleurs de tilleul	} āā	4 gr.
Feuilles d'oranger		

F. infuser dans :

Eau	1000

Ajoutez :

Sirop de sucre	60

TISANE ANTISPASMODIQUE.

Fleurs de tilleul		
Fleurs de camomille	} āā	2 gr.
Feuilles d'oranger		

F. infuser dans :

Eau	1000

Ajoutez :

Sirop de sucre	100

Une tasse toutes les heures.

TISANE D'ÉCORCE D'ORANGE AMÈRE (H. Paris).

Infusion 10/1000. *A prendre par verres.*

TISANE D'ÉCORCE D'ORANGE COMPOSÉE. APOZÈME STOMACHIQUE (Ph. Britann.).

Écorce d'orange amère sèche	15 gr.
Écorce de citron fraîche	8 —
Girofle	4 —
Eau bouillante	500 —

F. infuser jusqu'à refroidissement.
Passez. 3 tasses par jour.

ORGE. — *Hordeum vulgare* (Graminées). 2 variétés : 1° dé-pouillée de ses glumes (orge mondé); 2° décortiquée, et réduite à son endosperme amylacé (orge perlé).

Prop. thérap. — Adoucissant et rafraîchissant.

Prép. pharm. et posol. — A l'int. Décocté, 20 pour 1000. — Malt (v. ce mot). — Orge miellée, décocté édulcoré avec 60 gr. de miel.

ORIGAN. — *Origanum vulgare* (Labiées).

Part. empl. — Sommités.

Prop. thérap. — Excitant.

Prép. pharm. et posol. — A l'int. Décocté 20 pour 1000.

ORME. — *Ulmus campestris* (Ulmacées).

Part. empl. — Ecorce des rameaux privée du périderme (écorce d'orme pyramidal).

Princ. act. — Ulmine.

Prop. thérap. — Préconisé contre les affections de peau et l'ascite.

Prép. pharm. et posol. — A l'int. Décocté 20 pour 1000.

SIROP D'ORME PYRAMIDAL (Soubeiran).

Extrait hydro-alcoolique d'orme pyramidal	20 gr.
Sirop de sucre	980 —

F. s. a. 2 à 6 cuillerées par jour.

PILULES

Extrait d'orme pyramidal	10 gr.
Poudre d'orme	Q. s.

Pour 50 pilules. 5 à 10 par jour.

PILULES COMPOSÉES.

Arséniate de soude	0 gr. 10 centigr.

Extrait d'orme pyramidal	5 gr.

Pour 50 pilules contenant chacune 2 milligr. d'arséniate de soude.

TISANE D'ORME PYRAMIDAL (Biett).

Ecorce d'orme pyramidal	30 gr.
Eau	1000 —

Edulcorez avec le sirop d'orme. F. réduire à moitié. 2 à 4 verres par jour.

ORME FAUVE. — *Ulmus fulva* (Ulmacées).

Part. empl. — Ecorce des rameaux.

Prop. thérap. — Employé contre les maladies inflammatoires.

Pharm. et posol. — A l'int. Infusé, 10 pour 1000. — A l'ext. En lotions et cataplasmes.

ORPIMENT. — Voir à *Arsenic*.

ORTIE BLANCHE. — *Lamium album* (Labiées).

Part. empl. — Fleurs.

Prop. thérap. — Astringent léger, remède populaire contre la leucorrhée, hémostatique léger.

Prép. pharm. et posol. — A l'ext. Infusé 10 pour 1000, en injections. — A l'int. Sirop d'extrait d'ortie (Florain). Teinture d'ortie blanche, 100 gr.; — sirop simple, 50 gr.; — eau, 25 gr. Par cuillerée à soupe toutes les 1/2 heures.

ORTIE BRULANTE. — *Urtica urens* (Urticées).

Part. empl. — Feuilles.

Prop. thérap. — Employée pour flageller les membres atteints de paralysie et de rhumatismes ; suc préconisé comme hémostatique interne.

Prép. pharm. et posol. — A l'int. Suc, 50 à 150 gr.

— **ORTIE** (grande). — *Urtica dioica* (Urticées).
Part. empl. — Feuilles.
Prop. thérap. — Préconisée contre les affections dartreuses.
Prép. pharm. et posol. — *A l'int.* Suc, 30 à 100 gr. — *A l'ext.*
Infusé.

OSEILLE COMMUNE. — *Rumex acetosa* (Polygonées).

Part. empl. — Racine, plante fraîche.
Princ. act. — Oxalate de potasse.
Prop. thérap. — Acidule, rafraîchissant, diurétique (racine).
Prép. pharm. et posol. — Infusé 10 pour 1000.

APOZÈME D'OSEILLE COMPOSÉ.
Bouillon aux herbes.

		Eau	1250	r
Oscille	40 gr.	*F. cuire. Ajoutez :*		
Laitue		Beurre	5	—
Poirée } āā	20 —	Sel	2	—
Cerfeuil				

OSMIQUE (acide) (OsO⁴). — *Syn.* Tetraoxyde d'osmium,

anhydride osmique. Soluble eau, mais lentement.
Ses vapeurs sont toxiques.
Prop. thérap. — Antinévralgique.
Prép. pharm. et posol. — *A l'int.* 0 gr. 005 milligr., à 0 gr.
01 cent.

SOLUTION POUR INJECTIONS HYPODERMIQUES.

Acide osmique	1 partie
Eau distillée	100 —

F. dissoudre. 1 cent. cube ; en injection.
Doit être conservé en vase clos et à l'abri de la lumière.

OXALIQUE (acide) ($C^2H^2O^4 + 2H^2O$). — Soluble 15 parties

d'eau, soluble alcool.
Prop. thérap. — Tempérant, rafraîchissant. — Toxique à doses
relativement peu élevées.
Prép. pharm. et posol. — *A l'int.* 0 gr., 10 à 1 gr.

LIMONADE.		PASTILLES CONTRE LA SOIF (Soubeiran).	
Acide oxalique	1 gr.	Acide oxalique	5 gr.
Sucre aromatisé au citron	60 —	Sucre	250 —
Eau	940 —	Essence de menthe	X gouttes
F. s. a.		Mucilage de gomme adragante	Q. s.
		F. s. a. des tablettes de 0 gr. 50	
		centigr.	

— **OXALATE DE CERIUM.** — Insoluble eau.
Prop. thérap. — Contre pyrosis, dyspepsie.
Posol. — *A l'int.* 0 gr. 05 à 0 gr. 10 cent., en pilules.

— **OXALATE DE FER.** — Insoluble eau.
Prop. thérap. — Tonique ferrugineux.
Prép. pharm. et posol. — *A l'int.* 0 gr. 10 à 0 gr. 20 cent. en
pilules ou pastilles.

— **OXALATE DE MERCURE.** — Insoluble eau.
Prop. thérap. et posol. — Comme le calomel.

— **OXALATE DE POTASSE** (Bi-) ($C^2O^4KH + H^2O$). — *Syn.*
Oxalate acide de potasse, sel de potasse, sel d'oseille. 1 gr. soluble
dans 40 gr. d'eau, insoluble alcool.

Prop. thérap. — Astringent, rafraichissant, léger, caustique. — Toxique comme l'acide oxalique.

Prép. pharm. et posol. — A l'int. 0 gr. 50 centigr. à 1 gr.

Incompat. — Sels de chaux.

PASTILLES.

Oxalate de potasse	12 gr.
Sucre pulvérisé	500 —
Mucilage de gomme adrag.	Q. s.
Essence de citron	XX gouttes

F. s. a. Des pastilles de 0 gr. 60 (anc. Cod.).

OXYGÈNE (O).

Prop. thérap. — Préconisé contre l'asthme, la débilité, les ulcères, le scorbut, la scrofule, le choléra, le diabète, la dyspepsie, la chlorose, l'anémie, etc., contre la gangrène.

Prép. pharm. et posol. — *A l'int.* En inhalations. — *A l'ext.* En applications.

— **EAU GAZEUSE**, improprement dite *eau oxygénée.*—Eau chargée d'oxygène sous une pression de 4 à 5 atmosphères et renfermée dans des siphons.

— **EAU OXYGÉNÉE** ou bioxyde d'hydrogène. — Oxydant, décolorant et désinfectant énergique. L'eau oxygénée contient de 5 à 10 fois son volume d'oxygène. Pour l'usage médical elle doit être aussi neutre que possible ; on l'emploie pour pansements, lotions ou injections, pure ou étendue d'eau. Le Codex prescrit l'eau renfermant 10 volumes d'oxygène.

P

PALAMOUD. — V. *Riz.*

PALOMMIER. — *Gaultheria procumbens* (Ericinées). — *Syn.* Gaulthérie, thé du Canada, thé rouge.

Princ. act. — Essence de winter-green (salicylate de méthyle).

Prop. thérap. — Stimulant.

Prép. pharm. et posol. — *A l'int.* Infusé 10 p. 1000. L'essence de winter-green est antiseptique, et employée pour parfumer les solutions de phénol.

PANAMA. — V. *Quillaya.*

PANCRÉATINE. — Poudre de couleur blanc jaunâtre, à peu près entièrement soluble dans l'eau, dissout et peptonise, en *solution neutre* les matières albuminoïdes et saccharifie l'amidon.

Titre. — La pancréatine officinale doit dissoudre et peptoniser 50 fois son poids de fibrine, et saccharifier 40 fois son poids d'amidon.

Prop. thérap. — Antidyspeptique.

Posol. — *A l'int.* 0 gr. 50 centigr. à 2 gr. en pilules, en solution vineuse. — La pancréatine émulsionne et dédouble les corps gras. On prépare une émulsion pancréatique d'huile de foie de morue. Pour les autres préparations voir les formules de la *Pepsine*.

PAPAVÉRINE. — V. *Opium*.

PARAFFINE. — Sert à la confection des appareils inamovibles.

PARAGUAY-ROUX. — Préparation pour calmer les douleurs de dents.

PARAGUAY-ROUX.			PARAGUAY-ROUX CRÉOSOTÉ.	
Feuilles et fleurs d'inula bifrons	10	gr.	Paraguay-Roux	10 gr.
Fleurs de cresson de Para	40	—	Créosote	15 —
Racine de pyrèthre	10	—	*M.*	
F. macérer 15 jours dans :				
Alcool à 33°	80	—		
Exprimez et filtrez.				

PARALDÉHYDE ($C^4H^4O^2$). *Syn.* Elaldéhyde. — Liquide incolore, neutre, à odeur éthérée spéciale, saveur brulante ; sodifiable à + 12° : soluble dans 8 fois son poids d'eau froide ; miscible à l'alcool et à l'éther.

Prop. thérap. — Hypnotique.
Prép. pharm. et posol. - *A l'int.* 2 à 4 gr. en une fois.

ÉLIXIR (Yvon).

Paraldéhyde	10	gr.
Alcool à 90°	48	—
Teinture de vanille	2	—
Eau bouillie	30	—
Sirop simple	60	—

F. s. a. Une cuillerée renferme 1 gr. de paraldéhyde. 1 à 2 cuillerées.

LAVEMENT (Keraval).

Paraldéhyde	2 gr.
Jaune d'œuf	n° 1
Eau de guimauve	120 gr.

F. s. a. pour 1 lavement.

POTION (Yvon).

Paraldéhyde	2 gr.
Eau de tilleul	70 —

Teinture de vanille	XX gouttes
Sirop de laurier-cerise	30 gr.
F. s. a.	

SOLUTION.

Paraldéhyde	15 gr.
Eau bouillie	250 —

F. dissoudre. Chaque cuillerée renferme 1 gr. de paraldéhyde. 2 à 3 cuillerées.

SOLUTION POUR INJECTION HYPODERMIQUE (Keraval).

Paraldéhyde	5 gr.
Eau distillée de laurier-cerise	5 —
Eau distillée bouillie	15 —

Chaque gramme renferme 0 gr. 20 centigr. de paraldéhyde.

PAREIRA BRAVA. — *Chondodendron tomatosum* (Ménispermées).

Part. empl. — Racine.
Princ. act. — Bébéerine.
Prop. thérap. — Diurétique assez énergique.
Prép. pharm. et posol. — *A l'int.* Infusion, 20 p. 1000.

PARIÉTAIRE. — *Parietaria officinalis* (Urticées). — *Syn.* Perce-muraille, aumure, herbe aux murailles.

Part. empl. — Plante.
Princ. act. — Azotate de potasse.
Prop. thérap. — Diurétique, émollient.
Prép. pharm. et posol. — *A l'int.* Infusion, 20 p. 1000.

POTION DIURÉTIQUE.			Oxymel de colchique	10 gr.
Infusion de pariétaire	100	gr.	Alcool nitrique.	2 —
Acétate de potasse	10	—	F. s. a.	
Sirop des cinq racines	40	—		

PARTHENIUM HYSTEROPHORUS. (Composées.)

Part. emp. — Plante entière.
Princ. act. — Parthénine (substance complexe.)
Prop. thérap. — Antinévralgique, fébrifuge (?).
Prép. pharm. — Parthénine de 0,10 centigr. à 1 gr. (antinévralgique), infusion de la plante 10 p. 1000 comme digestif.

PAS-D'ANE. — V. *Tussilage.*

PATIENCE. — *Rumex acutus* ou *patientia* (Polygonées). —

Syn. Rhubarbe sauvage.
Part. empl. — Racine.
Princ. act. — Rumicine.
Prop. thérap. — Dépuratif, antiscorbutique ; employé dans le traitement des affections cutanées.
Prép. pharm. et posol. — A l'int. Extrait (inusité) ; — infusé, 20 à 30 p. 1000 ; — poudre (inusitée).

PAULLINIA. — V. *Guarana.*

PAVOT. — *Papaver somniferum* (Papavéracées). — 2 variétés, pavot blanc, pavot noir.

Part. empl. — Feuilles fraiches ; capsules.
Princ. act. — Alcaloïdes de l'opium.
Prop. thérap. — Capsules, sédatif et narcotique léger ; — feuilles, narcotiques.
Prép. pharm. et posol. — A l'int. Extrait alcoolique, 0 gr. 10 à 0 gr. 40 centigr. (inusité) ; — infusion (sans les graines), 10 p. 1000 ; — sirop, 10 à 40 gr. — A l'ext. Décocté, 20 p. 1000, en lotions, fomentations.

FOMENTATION NARCOTIQUE.			Eau bouillante	500 —
Espèces narcotiques	50 gr.		*Ad libitum.*	
Eau bouillante	1000 —		Amidon	15 gr.
F. infuser 1 heure, passez, expri-mez.			*F. infuser 2 heures, passez.*	
GARGARISME CALMANT.			LAVEMENT DE PAVOT LAUDANISÉ.	
Têtes de pavot concassées	n° 1		Tête de pavot n° 1.	
Graine de lin	5 gr.		*F. bouillir dans :*	
F. bouillir dans :			Eau	250 gr.
Eau	200 —		*Ajoutez laudanum Sydenham X à XX gouttes.*	
Passez, ajoutez :				
Sirop diacode	40 —		SIROP DE PAVOT BLANC (Codex).	
LAVEMENT DE PAVOT (H. P.).			*20 gr. renferment 0 gr. 20 centigr.*	
Capsules de pavot	20 gr.		*d'extrait de pavot.* 10 à 40 gr.	

PÊCHER. — *Prunus persica* (Rosacées).

Part. empl. — Fleurs.
Prop. thérap. — Laxatif léger.

Prép. pharm. et posol. — *A l'int.* Infusion, 10 à 20 p. 1000 ; sirop, 10 à 60 gr.

PELLETIÉRINE. — V. *Grenadier.*

PENSÉE SAUVAGE. — *Viola tricolor arvensis* (Violacées).

Part. empl. — Plante fleurie et fleurs.

Prop. thérap. — Dépuratif, antiscrofuleux ; à haute dose, purgatif et même vomitif.

Prép. pharm. et posol. — *A l'int.* Infusion, 10 p. 1000 ; sirop, 30 à 120 gr.

PENTAL. Voir Amylène pur.

PEPSINE. — Principe actif du suc gastrique.

Prop. thérap. — Employé contre apepsie, dyspepsie, lientérie, anorexie, maladies débilitantes, convalescences lentes.

Deux formes de *pepsine :* 1° *pepsine extractive,* dont 0 gr., 20 centigr. peptonisent 10 gr. de fibrine ; 2° *pepsine médicinale ou amylacée,* mélange de la précédente avec de l'amidon ou du sucre de lait dont 0 gr. 50 centigr. peptonisent 10 gr. de fibrine.

Prép. pharm. et posol. — *A l'int.* 0 gr. 50 cent. à 4 gr. de pepsine amylacée en paquets, cachets, etc. Elixir (1 gr. pour 20), de 20 à 50 gr. ; — vin (1 gr. pour 20), de 20 à 50 gr.

ÉLIXIR DE PEPSINE (Corvisart).

Sirop de cerises	60 gr.
Alcoolat de Garus	45 —
Eau distillée	45 —

Pepsine acidifiée Q. s. pour faire 10 doses. Agitez souvent, après 24 heures filtrez. 1 verre à liqueur pendant le repas.

ÉLIXIR DE PEPSINE (Mialhe).

Pepsine amylacée	6 gr.
Eau distillée	24 gr.
Vin blanc de Lunel	54 —
Sucre blanc	30 —
Esprit-de-vin fin à 33°	12 —

M. Filtrez. 1 cuillerée à bouche après chaque repas.

ÉLIXIR DE PEPSINE DU CODEX.

Cet élixir qu'on aromatise ad libitum *contient par cuillerée à bouche 1 gr. de pepsine amylacée ou 0 gr. 40 centigr. de pepsine extractive.*

PASTILLES LACTATES ET PEPSINE (Pétrequin).

Lactate de soude	ãã	2 gr.
— de magnésie		
Pepsine amylacée		8 —
Sucre		70 —

F. s. a. des tablettes de 1 gr.

PILULES DE PEPSINE.

Pepsine extractive	10 gr.
Acide citrique	0 gr. 50 centigr.
Poudre de guimauve	Q. s.

Pour 100 pilules toluisées,

VIN DE PEPSINE.

Le Codex fait employer le vin de Lunel ou de Grenache ; on peut aussi le préparer avec du Malaga. Même dosage que l'Elixir.

PEPTONES. Voir page 426.

On désigne sous le nom de *peptones* le produit de la digestion artificielle de la viande par la *pepsine* en présence d'un acide (chlorhydrique ou tartrique) (ou la *pancréatine*), et avec le concours d'environ 50 degrés de chaleur. La peptonisation terminée on neutralise presque complètement l'excès d'acide avec du bi-carbonate de soude.

On concentre de manière à ce que la solution représente environ 3 fois son poids de viande, on obtient ainsi la *peptone liquide :* si on évapore à siccité, à une température ne dépassant pas 60° et de préférence dans le vide on a la *peptone sèche* représentant 6 fois son poids de viande environ.

Suivant le ferment qui a servi à les préparer, les peptones sont désignées sous le nom de *pepsiques* ou *pancréatiques*. Les premières sont préférables.

On administre les peptones en solution dans du bouillon ou dans du lait. Dose : 2 à 4 cuillerées à bouche de peptone liquide.

Les peptones sont surtout utiles pour les préparations des lavements nutritifs (page 426).

PEPTONATE DE MERCURE. Voir à Mercure.

PERSIL. — *Petroselinum sativum* (Ombellifères).

Part. empl. — Racine, fleurs, feuille fraiche.

Princ. act. — Apiol (v. ce mot).

Prop. thérap. Racine excitante, apéritive ; fait partie des cinq racines ; feuilles résolutives et stimulantes ; fruits carminatifs.

Prép. pharm. et posol. — A *l'int.* Infusion de racine, 15 à 20 p. 1000 ; — poudre de feuilles, 2 gr. ; sirop, 3 à 4 cuillerées à café ; — suc exprimé, 100 à 120 gr.

PERVENCHES (Grande et petite). — *Vinca major* et *minor*

(Apocynées). — *Syn.* Violette des sorciers.

Part. empl. — Plante.

Prop. thérap. — Vulnéraire, astringent léger, antilaiteux, populaire.

Prép. pharm. et posol. — A *l'int.* Infusé, 10 p. 1000.

PETIT-CHÊNE. — V. *Germandrée*.

PETIT-HOUX. — V. *Fragon épineux*.

PETITE-CENTAURÉE. — V. *Centaurée*.

PÉTROLE (Huile de). — Huile de Gabian.

Prop. thérap. — Fortifiant, antispasmodique, fébrifuge, antipsorique.

Posol. — A *l'int.* V à XXV gouttes et plus en *capsules* ou *perles.* — A *l'ext.* 60 à 100 gr. en pommades, liniments excitants.

LINIMENT ANTIPSORIQUE (Bellencontre).		
Pétrole	100	gr.
Huile d'amandes	100	—
Landanum de Sydenham	5	—

LINIMENT ANTIPSORIQUE (Hebra).		
Huile de pétrole légère		
Alcool à 90° C.	āā 60	gr.
Baume du Pérou	8	—

Essence de romarin		
— de lavande	āā	3 gr.
— de citron		
M.		

SAVON ANTIPSORIQUE (C. Paul).		
Savon de Marseille	100	gr.
Pétrole	50	—
Alcool	50	—
Cire	40	—

3 à 4 savonnages par jour.

PÉTROLEÏNE. — *Syn.* Vaseline, Petréoline. — Mélange

d'huiles lourdes, résidu de la distillation du pétrole, convenablement purifié et décoloré par filtration chaude sur le noir animal.

La *Pétroléine* est *rouge, blonde* ou *blanche*, sa densité varie de 0,835 à 0,860 : elle fond vers 40 degrés et distille vers 200. — On lui ajoute souvent de 5 à 10 p. 100 de cire pour lui donner une consistance plus ferme.

Elle est neutre, insipide, non saponifiable, résiste à l'action des acides et des alcalis; elle est insoluble dans l'eau, la glycérine, très peu soluble dans l'alcool, et seulement en partie dans l'éther à froid. Elle est inaltérable et constitue par suite un excellent excipient pour pommades. Elle dissout le brome, l'iode, les alcaloïdes, un peu l'acide phénique et quelques sels et oxydes métalliques.

Sous le nom d'*huile de vaseline*, on désigne une vaseline liquide à la température ordinaire.

MÉLANGE CONTRE OZÈNE (Ruault).

Vaseline liquide	20 gr.
Salol	0 — 25 centigr.
Essence de géranium rosat	1 goutte.

En pulvérisation dans les fosses nasales

POMMADES DIVERSES (Hôp. St.-Louis).

Vaseline au *turbith*	65 p.	1000
— a *l'oxyde de zinc*	50	—
— au *calomel*	30	—
— à *l'iodure de potassium*	100	—
— *soufrée*	65	—
— *bo-iquée*	50	—
— *iodée*	20	—

PEUPLIER. — *Populus nigra* (Salicinées).
Part. empl. — Bourgeons.
Princ .act. — Acides gallique, malique; salicine.
Prop. thérap. — Balsamique, vulnéraire, antihémorrhoïdal.
Prép. pharm. et posol. — *A l'ext.* Onguent populeum.

POMMADE ANTIHÉMORRHOÏDALE.

Onguent populeum	50	gr.
Extrait de saturne	5	—
Ad libit. Laudanum Syd.	5	—

PHELLANDRIE. — *Œnanthe phellandrium* (Ombellifères).
— *Syn.* Ciguë aquatique, persil d'eau.
Part. empl. — Fruit.
Princ. act. — Phellandrine.
Prop. thérap. — Narcotique, diurétique, fébrifuge, préconisée contre le squirrhe, la gangrène et la phthisie pulmonaire.
Prép. pharm. et posol. — *A l'int.* Poudre, 1 à 3 gr.

ÉLECTUAIRE DE PHELLANDRIE (Sandras).

Fruits de phellandrie en poudre	1 à 2 gr.
Miel blanc	Q. s.

A prendre matin et soir.

PILULES DE PHELLANDRIE (Rothe).

Fruits de phellandrie pulvérisés	0 gr. 06 centigr.
Chlorhydrate d'ammoniaque	0 — 02 centigr.

Extrait de chardon bénit	Q. s.

M. pour 1 pilule. 4 à 12 par jour.

POTION DE PHELLANDRIE (Ewald).

Semences de phellandrie	0 gr. 50 centigr.
Racine de réglisse	10 —

Faites infuser dans :

Eau bouillante	200 —

Passez et ajoutez :

Laudanum de Sydenham	2 gr.

Par cuillerées à bouche.

PHÉNACETINE. ($C^{10}H^{13}AzO^2$)— *Syn.* Para-acetphénétidine, phénédine, découverte en 1887 par Kast et Hinsberg. C'est un dérivé acétique de la *phénétidine* (éther éthylique du paraamidophénol): on prépare les *para-meta* et *orthophénacétine*; on emploie habituellement la première.

Poudre blanche, inodore, insipide; soluble dans 1500 parties d'eau froide; soluble dans 18 fois son poids d'alcool, à 95° un peu soluble dans l'eau acidulée par l'*acide lactique*.

Prop. thérap. — Antithermique : le maximum d'action se produit de 1 heure à 1 heure 1/2 après l'ingestion; la durée de l'action est d'environ 4 heures. — Préconisée dans la *fièvre palustre*, la *pneumonie*, le *rhumatisme*, et surtout contre les *névralgies* et les douleurs vagues *hystériformes*.

Prép. pharm. et posol. — La Phénacetine, étant insoluble, ne peut être administrée qu'en *poudre*, *cachets* ou *pilules* : doses de 0,25 à 0,30 centigr. plusieurs fois répétées; en dose massive 0,50 à 1 gr., 2 gr. au maximum.

CACHETS CONTRE NÉVRALGIES RHUMATISMALES (Domansky).

Phénacétine		
Salol	ãā	2 à 4 gr.
Caféine		0 gr. 20 à 0 gr. 40 cent.

Pour faire 10 cachets 2 à 4 par jour.

PHÉNÉDINE. Voir Phénacétine.

PHÉNIQUE (acide) (C^6H^5OH). — *Syn.* Phénol, acide carbolique. — 1 gr. se dissout dans 17 d'eau froide (solubilité pratique 5 p. 100), très soluble alcool, glycérine, éther, huiles fixes et volatiles. N. B. — Sous le nom commercial de *Phénol absolu* on désigne de l'acide phénique très pur et à odeur franche. On trouve aujourd'hui du *phénol synthétique* dont les solutions sont inodores.

Prop. thérap. — Agent antiseptique, antiputride, antipsorique, antipyrétique, caustique.

Prép. pharm. et posol. — *A l'int.* Acide phénique, 0 gr. 10 centigr. à 1 gr. ; — eau phéniquée (du Codex) (1/1000), 1000 gr. ; — sirop phéniqué au millième, 20 à 60 gr. — *A l'ext.* Acide phénique liquide (acide phénique 1, alcool 9); — eau phéniquée (1/20 ou 1/40); — huile phéniquée (1/100); — vinaigre phéniqué (1/100).

ACIDE PHÉNIQUE ALCOOLISÉ.

Alcool à 90o		
Acide phénique	ãā	P. É.

M.

CATGUT; LIGATURE ANTISEPTIQUE (Lister).

Acide phénique cristallisé	10 gr.
Eau distillée	1 —
Huile d'olive	5 gr.
Corde à boyau récente	Q. s.

M. l'acide avec l'eau; ajoutez l'huile; immergez la corde.

CÉRAT PHÉNIQUÉ (Reliquet).

Cérat à l'eau commune	100 gr.
Acide phénique	0 — 30 centigr.

COLLUTOIRE PHÉNIQUÉ (Illingworth).

Acide phénique	1 gr.
Tannin	5 —
Glycérine	20 —

Pour toucher les surfaces ulcérées de la gorge dans la scarlatine.

EMPLÂTRE PHÉNIQUÉ (Lister).

Huile d'olives	120 gr.
Litharge	120 —
Cire	30 —
Acide phénique cristallisé	25 —

F. s. a.

GAZE PHÉNIQUÉE (Codex).

Renferme 10 p. 100 d'acide phénique.

GARGARISME PHÉNIQUÉ (Mackenzie).

Acide phénique	1 gr.
Glycérine	12 —
Eau	250 —

GLYCÉRINE PHÉNIQUÉE. — (LIQUIDE ANTISEPTIQUE DE PONCET.)

Glycérine pure chauffée à 140o	150 gr.
Acide phénique	5 —

F. s. a,

HUILE PHÉNIQUÉE (Lister).

Huile d'olive	19 gr.
Acide phénique	1 —

M.

LAVEMENT PHÉNIQUÉ.

Acide phénique	0 gr. 10 centigr. à 1 gr.
Décoclé de graines de lin	Q. s.

Pour 1/4 ou 1/2 lavement.

LIMONADE PHÉNIQUÉE.

Acide phénique	0 gr. 25 centigr. à 0 gr. 50 centigr.
Limonade simple	1000 —

MÉLANGE ANTISEPTIQUE (Yvon).

Phénol synthétique	2 gr.
Hydrate de chloral	10 —
Alcoolat dentifrice	500 —

1 cuill. à café dans un verre d'eau pour les soins de la bouche.

MIXTURE DE ROTHE.

Acide phénique	1 gr.
Alcool	1 —
Teinture d'iode	1 —
Essence de térébenthine	2 —
Glycérine	5 —

En badigeonnage sur les plaques érysipélateuses.

PHÉNOL CAMPHRÉ.

Acide phénique	2 gr.
Camphre	1 —

Ou :

Acide phénique	1 gr.
Camphre	1 —

Laissez liquéfier et filtrez ; en application : n'est pas caustique.

PILULES DE WADENBERG (Ewald).

Acide phénique	0 gr. 20 centigr.
Tannin	2 — 50 —
Opium	0 — 20 —
Poudre de guimauve	2 —
Extrait de chiendent	Q. s.

Pour 50 pilules. 2 à 6 par jour : contre diarrhée des phtisiques.

POTION CONTRE LA FIÈVRE TYPHOÏDE (Villemin).

Acide phénique 0 gr. 50 centigr. à 1 gr.
Alcoolature d'aconit	1 —
Potion gommeuse	125 —

M.

AUTRE (Rothe) :

Acide phénique	
Alcool	āā 1 gr.
Teinture d'iode	X gouttes.
Teinture d'aconit	XXX —
Sirop d'écorce d'orange amère	15 gr.
Eau de menthe	110 —

F. s. a. Par cuillerées.

POUDRE CONTRE PRURIGO (Lassar).

Acide phénique	1 gr.
Talc	50 —

M. s. a.

SIROP D'ACIDE PHÉNIQUE.

Acide phénique	1 gr.
Alcool	10 —
Sirop de goudron	990 —

M. 2 à 6 cuillerées.

SOLUTION ANTISEPTIQUE PHÉNIQUÉE-IODÉE (Percy, Boulton).

Acide phénique liquide	VI gouttes
Alcoolé d'iode	3 gr.
Glycérine	30 —
Eau distillée	150 —

M. En injections.

SOLUTION D'ACIDE PHÉNIQUE POUR BADIGEONNAGES DANS LA DIPHTÉRIE (Gaucher).

Acide phénique	5 gr.
— tartrique	1 —
Alcool à 90°	10 —
Camphre	20 —
Huile d'amandes douces	15 —

En grattage avec un pinceau dur, puis lavage toutes les 2 heures avec eau phéniquée à 1/100e.

AUTRE (Berlioz et Ruault).

Phénol absolu	10 gr.
Acide sulforicinique	20 —

Même mode d'emploi.

SOLUTION D'ACIDE PHÉNIQUE POUR INJECTION HYPODERMIQUE (Duj.-Beaumets).

Eau distillée	94 gr.
Glycérine pure	5 —
Acide phénique	1 —

5 centimètres cubes en injection.

AUTRE :

Acide phénique	1 gr.
Glycérine	de 2 à 9 —

Suivant indication.

AUTRE CONTRE NÉVRITES (Eulenburg).

Phénol neigeux	0 gr. 20 centigr.
Chlorhydrate de morphine	0 — 10 —
Eau distillée Q. S. pour 10 cent. cubes.

1 cent. cube en injections en divers points sur le trajet du nerf malade.

SOLUTION FAIBLE D'ACIDE PHÉNIQUE (Lister).

Acide phénique	25 gr.
Alcool ou glycérine	25 —
Eau	950 —

(Solution au 1/40.)

SOLUTION FORTE D'ACIDE PHÉNIQUE (Lister).

Acide phénique	50 gr.
Alcool ou glycérine	50 —
Eau	900 —

(Solution au 1/20.)

N. B. — Dans ces solutions on peut supprimer l'alcool ou la glycérine.

VASELINE PHÉNIQUÉE.	VINAIGRE PHÉNIQUÉ CAMPHRÉ (H. P.).
Acide phénique ... 1 gr. Vaseline ... 100 — *On peut aromatiser avec quelques gouttes d'essence de winter-green.*	Acide phénique cristallisé ... 10 gr. Camphre ... 1 — Alcool à 90° C. ... 10 — Acide pyroligneux ... 80 gr.
VINAIGRE PHÉNIQUÉ (Codex). *En lotions.*	*F. dissoudre le camphre dans l'alcool ; ajoutez l'acide phénique et l'acide pyroligneux.*

PHÉNATE DE SOUDE.—*Syn.* Phénol Sodé, vulg. *Phénol.*

Prop. thérap. — Désinfectant, antiparasitaire, antihémorrhagique.

Prép. pharm. et posol.—*A l'ext.* Pommade 1/10 ; — la solution du Codex est au dixième.

POMMADE PHÉNATÉE.	SOLUTION PHÉNATE DE SOUDE
Phénate soude ... 1 gr. Vaseline ... 10 — M.	*Cette solution est au dixième.*

PHÉNÉDINE. — V. *Phénacétine.*

PHÉNOCOLLE. (Chlorhydrate de). — *Syn.* Amido-acet-paraphénétidine : combinaison de *phénétidine* et de *glycocolle.*

Le chlorhydrate de phénocolle cristallise en aiguilles ou cubes incolores, solubles dans environ 16 fois leur poids d'eau.

Prop. thérap. — Antithermique et analgésique (Kobert-Méring). nervin, et antirhumatismal (Hertels, Herzog) antimalarique (Cervello). Doses de 1 à 5 gr. en cachets (antithermique et antirhumatismal).
— de 1 à 2 gr. nervin et antinévralgique, antimalarique.

PHÉNOLSALYL. — Sous ce non le Dr de Christmas a préconisé le mélange suivant :

Acide phénique	9 gr.
— salicylique	1 —
— lactique	2 —
Menthol	0 — 10 centigr.
Essence d'eucalyptus	0 — 50 —

Très soluble dans la glycérine et dans 3 pour 100 d'eau, son pouvoir antiseptique est plus grand que celui de l'acide phénique et il est moins toxique. — Solution à 1 pour 100 pour injections vaginales ou obstétricales et stérilisation des instruments.

PHOSPHORE (Ph). — Insoluble eau, peu soluble alcool éther, très soluble sulfure de carbone, chloroforme.

Prop. thérap. — Excitant, aphrodisiaque dangereux, prescrit contre les fièvres adynamiques, la paralysie musculaire et surtout l'ataxie locomotrice.

Prép. pharm. et posol. — *A l'int.* 0,001 à 0,010 milligr. ; — huile phosphorée 1/1000. — *A l'ext.* En frictions (pommades) ; — huile phosphorée à 1/100.

N. B. — Pour l'usage interne, l'emploi du phosphure au zinc est préférable, voir plus loin.

CAPSULES D'HUILE PHOSPHORÉE.

Chaque capsule renferme environ 1 milligr. de phosphore. 1 à 5.

ÉTHER PHOSPHORÉ DE LABELIUS (Jourdan).

Phosphore	0 gr. 10 centigr.
Ether	15 —
Essence de menthe	XXIV gouttes.

F. dissoudre : II gouttes sur du sucre toutes les 2 heures.

HUILE DE FOIE DE MORUE PHOSPHORÉE

Huile phosphorée à 1/1000ᵉ	100 gr.
— de foie de morue	900 —

2 milligr. de phosphore par cuillerée.

HUILE DE FOIE DE MORUE PHOSPHORÉE CRÉOSOTÉE.

Huile phosphorée à 1/1000ᵉ	100 gr.
Créosote de hêtre	10 —
Huile de foie de morue	890 —

Par cuillerée. 2 milligr. de phosphore et 0 gr. 20 centigr. de créosote.

HUILE PHOSPHORÉE (Cod.).

1 gr. de phosphore p. 100, usage ext.
1 gr. de phosphore p. 1000, usage int.

LINIMENT PHOSPHORÉ (Tavignot).

Huile d'amandes douces	100 gr.
Naphte	25 gr.
Phosphore	0 — 20 centigr.

En frictions sur le front.

PILULES DE PHOSPHORE (Dannecy).

Phosphore	1 gr.
Sulfure de carbone	10 —
Beurre de cacao	100 —
Poudre de réglisse	Q. s.

F. dissoudre le phosphore dans le sulfure de carbone. M. au beurre de cacao. F. 1000 pilules. 1 à 5 par jour.

PILULES PHOSPHORE (Tavignot).

Phosphore	0 gr. 10 centigr.
Huile d'amandes douces	8 —
Beurre de cacao	8 —

F. dissoudre à 45°. Ajoutez :

Poudre de guimauve	Q. s.

F. . a. 100 pilules. 4 à 6.

POTION PHOSPHORÉE (Soubeiran).

Huile phosphorée 1/100ᵉ	1 gr.
Gomme arabique pulv.	8 —
Eau de menthe	100 —
Sirop de sucre	50 —

F. s. a. Par cuillerées toutes les heures.

PHOSPHURE DE ZINC (Ph^2Zn^3). — Insoluble eau. Complètement soluble acide chlorhydrique.

Prop. thérap. — Comme le phosphore.

Prép. pharm. et posol. — *A l'int.* 0 gr. 008 milligr. à 0 gr. 040 milligr.

N. B. — 8 milligrammes de phosphure de zinc représentent 1 milligramme de phosphore actif.

PILULES DE PHOSPHURE DE ZINC (Vigier).

Phosphure de zinc en poudre fine	0 gr. 80 centigr.
Poudre de réglisse	1 gr. 90 centigr.
Sirop de gomme	0 — 30 —

M. pour 100 pilules. 1 à 5 par jour.

PHOSPHORIQUE (acide) ($PhO^4H^3 + $ eau). — *Syn.* Acide phosphorique officinal.

Prop. thérap. — Conseillé contre impuissance, gravelle phosphatique, typhus, scarlatine, variole, rachitisme, hémoptysie.

Prép. pharm. et posol. — *A l'int.* 0 gr. 20 centigr. à 3 gr. : limonade phosphorique, 2 gr. par litre.

Incompat. — Sels de chaux, de bismuth et de fer ; alcalis et leurs carbonates.

BOISSON PHOSPHORIQUE (Hoffmann).

Décoction de salep (10 p.1000), 1000 gr.
Teinture d'opium   1 à 2 —
Sirop de Tolu   70 —
Eau distillée de laurier-cerise   5 —
Acide phosphorique sec   2 à 4 —
M. Par verres toutes les 2 heures.

LIMONADE PHOSPHORIQUE (Cod.).

1 à 2 litres par jour.

PILULES APHRODISIAQUES (Wulzer).

Acide phosphori- }
que officinal. } āā 0 gr. 04 centigr.
Écorce de quin- }
quina pulv. }

Camphre pulv.   0 gr. 012 milligr.
Extrait de cascarille   Q. s.
M. pour 1 pilule. 4 à 15 par jour.

MIXTURE CONTRE MÉTRORRHAGIE.

Acide phosphorique   5 gr.
Sirop de framboises   50 —
F. s. a. 1 cuillerée à café toutes les heures dans un peu d'eau (Ewald).

POTION CONTRE HÉMOPTYSIE (Hoffmann).

Eau   150 gr.
Acide phosphorique liquide   4 —
Sirop de cerises   60 —
M. Par cuillerée d'heure en heure.

PHOSPHATES. — V. aux BASES.

— HYPOPHOSPHITES DE CHAUX. — V. *Chaux.*

— HYPOPHOSPHITE DE SOUDE (PhO^2,NaH^2). — Soluble

2 parties d'eau et 15 parties alcool à 90°.
Prop. thérap. — Antiphthisique.
Prép. pharm. et posol. — *A l'int.*

SIROP D'HYPOPHOSPHITE DE SOUDE (Codex).

5 gr. de sel pour 500. 0 gr. 20 centigr. par cuillerée à bouche.

SOLUTION D'HYPOPHOSPHITE DE SOUDE

Hypophosphite de soude.   5 à 10 gr.
Eau distillée   150 —
F. dissoudre. Filtrez. 10 à 15 gr. par jour.

PHYLLANTHUS NIRURI (Euphorbiacées).

Part. empl. — Feuilles.
Prop. thérap. — Employé contre la blennorrhagie, l'hydropisie.
Prép. pharm. et posol. — *A l'int.* Infusion de feuilles, 10 p. 1000 ; — poudre, 4 gr.

PHYTOLACCA DECANDRA (Phytolaccées).

Part empl. — Racine, fruits.
Princ. act. — Tannin, phytolaccine, acide phytolaccique.
Prop. thérap. — Emétique, purgatif, un peu narcotique.
Prép. pharm. et posol. — *A l'int.* Décoction de racine (10 p. 1,000) dose suivant effet voulu ; — poudre, 0 gr. 5 décigr. à 2 gr. (émétique), 0 gr. 05 à 0 gr. 40 centigr. (altérant) ; — teinture de fruits, 4 gr.

PICHI. — *Fabiana imbricata* (Solauacées).

Part. empl. — Branches, rameaux.
Princ. act. — Fabianine (Lyons). Résine amère.
Prop. thérap. — Employé dans les maladies de l'appareil urinaire et du foic.
Prép. pharm. et posol. — *A l'int.* Décoction du bois, plusieurs verres ; — extrait fluide, 4 à 6 cuillerées.

PICRIQUE (acide). — *Syn.* Trinitrophénol, acide trinitrophénique. Soluble alcool et éther, soluble dans 86 parties d'eau.

Prop. thérap. — Employé sans succès comme fébrifuge, préconisé par Calvelli contre l'érysipèle.

Acide picrique	1 gr. 50 centigr.
Eau	250 —

En badigeonnages, 5 à 10 fois par jour.

PICROTOXINE. — V. *Coque du Levant.*
Prop. thérap. — Antiépileptique, antichoréique.
Posol. — *A l'int.* 1/2 à 3 milligr.

PIED-DE-CHAT. — *Antennaria dioïca* (Synanthérées).
Part. empl. — Capitule.
Prop. thérap. — Faiblement aromatique et béchique.
Prép. pharm. et posol. — *A l'int.* Infusion, 10 p. 1000.

PILOCARPINE. — V. *Jaborandi.*

PIMENTS. — V. *Capsicum.*

PIN MARITIME. — *Pinus maritima* (Conifères).
Part. empl. — Bois, sève. Il fournit la térébenthine de Bordeaux, le galipot, l'essence de térébenthine, la poix résine, la poix noire et le goudron (voir ces mots).
Prop. thérap. — Antiphtisique.
Prép. pharm. et posol. — *A l'int.* Sève de pin, 1 à 4 verres par jour, ou par cuillerées à l'état de sirop.

— PIN SAUVAGE. — *Pinus sylvestris* (Conifères).
Part. empl. — Bourgeon, appelé à tort bourgeon de sapin.
Prop. thérap. — Excitant, béchique, diurétique, anticatarrhal.
Prép. pharm. et posol. — *A l'int.* Eau distillée, 150 à 1000 gr.; — infusion, 30 p. 1000; — sirop, *ad libitum. A l'ext.* Laine de Pin Sylvestre.

SIROP DE BOURGEONS DE SAPIN (Sauvé).		TISANE DIURÉTIQUE.	
Bourgeons de sapin	100 gr.	Bourgeons de sapin	10 gr.
Eau	1000 —	Eau	500 —
Alcool à 60°	100 —	*F. infuser. Passez. Ajoutez :*	
Sucre	Q. s.	Vin blanc	250 —
F. s. a.		Nitrate de potasse	1 —
		Sirop de Tolu	50 —

PIPÉRAZIDINE ($C^4 H^2 Az^{10}$). *Syn.* Diéthylénimine: obtenue par synthèse et assimilée à tort à la spermine de Schreiner, c'est une base énergique, cristallisée et très soluble dans l'eau, ainsi que son *chlorhydrate :* Elle forme avec l'acide urique un urate très soluble (47 fois son poids d'eau), aussi l'utilise-t-on pour faciliter l'élimination de ce corps. Son action paraît être plus énergique que celle de la Lithine.

Posol : Pipérazidine 0 gr. 05 à 0 gr. 10, chlorhydrate 0 gr. 10 à 40; on l'administre en injections hypodermiques :

INJECTIONS HYPODERMIQUES			
Piperazidine	1 gr.	Chlorhydrate de Piperazidine	2 gr.
Eau distillée	9 —	Eau distillée	8 —
F. s. a.		*F. s. a.*	

PIPÉRIN. — V. *Poivre*.

PISCIDIA ERYTHRINA (Légumineuses papilionacées).
— Syn. Jamaïca Dogwood.
Part. empl. — Écorce de la racine.
Princ. act. — Piscidine ($C^{20}H^{24}O^8$).
Prop. thérap. — Sédatif.
Prép. pharm. et posol. — *A l'int.* Extrait fluide, représentant son poids de plante : 3 à 6 gr. ; — poudre, 4 gr. ; — teinture alcoolique à 1/5, 1 à 5 gr.

MÉLANGE (Huchard).

Teinture alcoolique de pis- }
cidia   }
Teinture de viburnum pru-   } āā 50 gr.
nifolium   }
XX à XL *gouttes.*

POTION.

Extrait fluide   20 gr.

Eau distillée   50 gr.
Sirop de sucre.   50 —
   2 à 6 cuillerées à café par jour.

SIROP.

Extrait fluide   10 gr.
Sirop d'écorce d'oranges amères 20 —
   M. 1 à 3 cuillerées à café par jour
Chacune renferme 1. gr. 50 centigr
d'extrait.

PISSENLIT. — *Taraxacum dens leonis* (Synanthérées). —
Syn. Dent de lion.
Part. empl. — Racine, feuille.
Prop. thérap. — Tonique, fondant, apéritif, diurétique.
Prép. pharm. et posol. — *A l'int.* Extrait aqueux, 1 à 5 gr.

PITURI. — *Duboisia Hopwoodii.* (Solanacées.)
Part. empl. — Feuilles.
Princ. act. — Piturine. (Peu connue.)
Prop. thérap. — Agit comme la duboisine sur le système nerveux, mais d'une façon opposée sur les sécrétions ; excite la sudation et la salivation comme la pilocarpine.

PLANTAINS (Plantaginées). — Trois espèces.

1° **PLANTAIN COMMUN.** — *Plantago major.* — Syn. Grand plantain.

2° **PETIT PLANTAIN.** — *Plantago lanceolata.*

3° **PLANTAIN MOYEN.** — *Plantago media.*
Part. empl. — Plantes fleuries.
Prop. thérap. — Astringents légers.
Prép. pharm. et posol. — *A l'ext.* Eau distillée, en collyre.

PLATINE (Perchlorure de).
Prop. thérap. — Essayé comme antisyphilitique (Hœfer).
Prop. pharm. et posol. — *A l'int.* 0 gr. 10 centigr. en 24 heures.

PILULES PLATINIQUES.

Perchlorure de platine   0 gr. 50 centigr.
Extrait de gaïac   4 —
    — de guimauve   Q. s.

F. s. a. 20 *pilules.* 1 à 4 *matin et soir.*

PLOMB (Acétate de) ($C^2H^3O^2)^2Pb+3HO^2$. — Syn. Acétate neutre de plomb, sel de Saturne. Soluble dans 2 parties d'eau et 8 d'alcool.

Prop. thérap. — Employé contre les diarrhées colliquatives, les hémorrhagies passives, les sueurs des phthisiques ; astringent, siccatif.

Posol. — *A l'int.* 0 gr. 01 à 0 gr. 20 centigr. — *A l'ext.* En pommade, collyres, injections.

Incompat. — Acides sulfurique, phosphorique, chlorhydrique, et leurs sels solubles ; tannin, iodures alcalins, borax, aloès, eau commune, lait, préparations opiacées.

COLLYRE A L'ACÉTATE DE PLOMB.

Acétate de plomb	0 gr. 30 centigr.
Eau distillée de roses	100 —
Mucilage de semences de coings	15 —

F. s. a.

COLLYRE CONTRE CONJONCTIVITE (Sichel).

Acétate de plomb cristallisé	0 gr. 50 centigr.
Eau distillée	100 —

M.

FOMENTATION D'ACÉTATE DE PLOMB (Ricord).

Eau	250 gr.
Acétate de plomb	5 —

Ad libitum :

Laudanum de Sydenham	2 —

En lotions.

GARGARISME.

Acétate de plomb	0 gr. 25 centigr. à 0 gr. 50 centigr.
Glycérine	30 —
Sirop de mûres	50 —
Décocté feuilles de ronces	200 —

F. s. a.

GLYCÉRÉ ASTRINGENT (Müller).

Acétate de plomb cristallisé	1 gr.
Glycéré d'amidon	30 —

INJECTION VAGINALE D'ACÉTATE DE PLOMB

Acétate de plomb cristallisé	5 gr.
Décoction d'écorce de chêne	150 —

F. Dissoudre.

INJECTION A L'ACÉTATE DE PLOMB POUR LE VAGIN (Ricord).

Eau	1000 gr.
Acétate de plomb cristallisé	10 —

F. Dissoudre.

INJECTION A L'ACÉTATE DE PLOMB

Acétate de plomb	0 gr. 50 centigr.
Eau de laurier-cerise	10 —
Eau distillée	150 —

INJECTION D'ACÉTATE NEUTRE DE PLOMB INJECTION SATURNINE (F. H. P. et H. M.).

Acétate de plomb cristallisé	1 gr.
Eau distillée	100 —

F. dissoudre. Filtrez.

INJECTION PLOMBIQUE COMPOSÉE.

Acétate de plomb	1 gr.
Sulfate de zinc	1 —
Tannin	2 —
Eau distillée de roses	150 —

F. s. a. Agitez.

LAVEMENT.

Acétate de plomb	} āā 0 gr. 50 centigr.
Laudanum de Sydenham	}
Eau	200 —

ONGUENT D'ACÉTATE DE PLOMB. (Ph. Esp.).

Acétate de plomb cristallisé	} āā P. É.
Huile d'olive	}

F. Fondre le sel dans son eau de cristallisation ; ajoutez peu d'à peu l'huile en triturant.

PILULES D'ACÉTATE DE PLOMB.

Acétate de plomb	1 gr. 25 centigr.
Extrait d'opium	0 —
— ratanhia	5 —

F. s. a. 50 pilules. 2 à 6 par jour.

PILULES D'ACÉTATE DE PLOMB OPIACÉES (Ph. Brit.).

Acétate de plomb cristallisé	0 gr. 06 centigr.
Opium brut sec pulvérisé	0 — 01 —
Conserve de roses	0 — 01 —

M. pour 1 pilule. 1 à 4 le soir.

PILULES ANTIPHTHISIQUES (Oesterlen).

Acétate de plomb	0 gr. 50 centigr.
Opium pulvérisé	0 — 30 —
Digitale pulvérisée	0 — 50 —
Extrait de camomille	Q. s.

Pour 50 pilules. 2 à 6 par jour.

PILULES CONTRE HÉMOPTYSIES

Extrait d'opium	0 gr. 05 centigr.
Acétate de plomb	0 — 20 —
Poudre de jusquiame	0 — 40 —

F. 8 pilules. 1 matin et soir.

PRISES CONTRE HÉMORRHAGIES PULMONAIRES (Ewald).

Acétate de plomb	0 gr. 25 centigr.
Poudre de digitale	0 — 30 —
— d'opium	0 — 15 —

P. s. a. 10 doses. 2 à 6 par jour.

POMMADE ANTIBLÉPHARIQUE (Sichel).

Minium	1 gr.
Acétate neutre de plomb	3 —
Axonge	45 —
Cire blanche	15 —
Essence de roses	III gouttes

POMMADE ANTIOPHTALMIQUE (Desault).

Oxyde rouge de mercure	1 gr.
Oxyde de zinc	1 —
Acétate de plomb cristallisé	1 —
Alun calciné	1 —
Sublimé corrosif	0 — 15 centigr.
Pommade rosat	8 —

F. s. a.

POMMADE ANTIOPHTALMIQUE.

Beurre très frais ou Vaseline	5 gr.
Minium	1 —
Acétate de plomb cristallisé	3 —

F. s. a.

POMMADE CONTRE CALVITIE (Dupuytren).

Moelle de bœuf	300 gr.
Acétate de plomb cristallisé	5 —
Baume noir du Pérou	20 —
Alcool à 21º	50 —
Teinture de cantharides	2 —
— de girofle	
— de cannelle	āā X gouttes

M. Onctions tous les soirs avec gros comme une noisette.

POMMADE CONTRE ENGELURES

Acétate de plomb	4 gr.
Extrait d'opium	0 — 20 centigr.
Baume du Pérou	10 —
Axonge	60 —

F. s. a.

POMMADE DE GIACOMINI.

Axonge récente	15 gr.
Eau de laurier-cerise	4 —
Acétate de plomb	4 —

F. s. a.

POMMADE DE SAINT-ANDRÉ DE BORDEAUX.

Acétate de plomb cristallisé	5 gr. 20 centigr.
Chlorhydrate d'ammoniaque	0 — 60 —
Tuthie	0 — 30 —
Oxyde rouge de mercure	5 — 20 —
Beurre frais ou Vaseline	30 —

POTION CONTRE PNEUMONIE CASÉEUSE (Oppolzer).

Digitale	0 gr. 05 centigr. à 0 — 30 —

F. infuser dans :

Eau bouillante	150 —

Passez et ajoutez :

Acétate de plomb	āā 0 — 25 centigr.
Teinture d'opium	à 0 — 50 —

Par cuillerées à bouche.

POUDRE ANTIHÉMORRHAGIQUE.

Acétate de plomb	0 gr. 20 centigr.
Extrait d'opium	0 — 10 —
— de ratanhia sec	5 —

F. s. a. 10 prises. Une toutes les 2 heures.

POUDRE CONTRE LES SUEURS COLLIQUATIVES (Ph. Germ.).

Acétate de plomb cristallisé	
Opium brut sec	āā 1 gr
Sucre blanc	4 —

Pulvérisez. M. 0 gr. 10 centigr. à 0 gr. 40 centigr. matin et soir.

POUDRE POUR PANSEMENT DES CHANCRES MOUS (Monroe).

Camphre pulvérisé	
Acétate de plomb pulvérisé	āā 4 gr
Poudre d'amidon	30 —

— SOUS-ACÉTATE DE PLOMB LIQUIDE. — *Syn.* Extrait de Saturne, acétate basique de plomb. Soluble eau et alcool.

Prop. thérap. — Résolutif, siccatif, astringent.

Prép. pharm. et posol. — *A l'ext.* Sous-acétate, en collyres, lotions, injections ; — eau blanche (20 p. 1000).

Incompat. — Comme le précédent, et en plus l'eau commune à moins d'indications spéciales (eau blanche) à cause de l'acide carbonique, des sulfates, phosphates, carbonates et bicarbonates qu'elle renferme.

SATURNÉ ; CÉRAT DE GOULARD (Codex).

Sous-acétate de plomb liquide	1 gr.
Cérat de Galien	9 —

M.

CÉRAT SATURNÉ ET CAMPHRÉ (Ph. Lond.).

Cire	62 gr.
Sous-acétate de plomb liquide	31 —
Huile d'olives	125 —
Camphre	1 —

F. fondre à une douce chaleur la cire avec 100 gr. d'huile ; F. dissoudre le camphre dans le reste de l'huile ; M. l'huile camphrée au cérat. Ajoutez le sous-acétate de plomb.

COLLYRE.

Acétate de plomb liquide	X gouttes.
Eau de roses	200 gr.
Mucilage de semences de coings	10 —

M.

COLLYRE RÉSOLUTIF (F. H. P.).

Eau de roses	120 gr.
Sous-acétate de plomb liquide	4 —
Alcoolat vulnéraire	8 —

EAU BLANCHE (Codex).

1 gr. de sous-acétate de plomb pour 49 d'eau.

EAU DE GOULARD (Codex).

Renferme de l'alcool vulnéraire (8 p. 100) en plus que l'eau blanche.

EAU VÉGÉTO-MINÉRALE (F. H. P.).

Sous-acétate de plomb liquide	5 gr.
Eau commune	1000 —

M.

FOMENTATION RÉSOLUTIVE.

Chlorhydrate d'ammoniaque	2 gr.
Eau	45 —
Alcool à 56° C.	8 —
Sous-acétate de plomb liquide	1 —

F. dissoudre le sel ammoniac dans l'eau ; filtrez ; ajoutez le reste.

FOMENTATION SATURNÉE.

Sous-acétate de plomb	25 gr.

Décoclé d'écorces de chêne	500

Ad libitum :

Teinture d'opium	2

INJECTION ANTIBLENNORRHAGIQUE.

Sous-acétate de plomb	1 gr. à 2 gr.
Sous-nitrate de bismuth	4 —
Eau distillée de roses	150 —

F. s. a. Agitez.

INJECTION ANTIGONORRHÉIQUE.

Sous-acétate de plomb	ää	1 gr.
Teinture d'opium		
Eau distillée		100 —

LAVEMENT CONTRE DYSENTERIE (Barthez).

De X à C gouttes d'extrait de Saturne p. 500 gr. d'eau tiède.

LOTION RÉSOLUTIVE.

Sous-acétate de plomb	10 gr.
Teinture d'arnica	30 —
Alcool camphré	10 —
Eau	500 —

F. s. a.

POMMADE CONTRE HÉMORRHOIDES.

Sous-acétate de plomb	5 gr.
Extrait de jusquiame	2 —
Onguent populeum	30 —

F. s. a.

POMMADE CONTRE CONJONCTIVITE CHRONIQUE (Jundgken).

Sous-acétate de plomb	0 gr. 30 centigr.
Extrait d'opium	0 — 10 —
Vaseline	6 —

POMMADE SATURNÉE CAMPHRÉE (Baumès).

Axonge	30 gr.
Extrait de Saturne	10 —
Camphre	5

F. s. a.

TOPIQUE CONTRE ENGELURES (Mialhe).

Extrait de Saturne	ää	30 gr.
Eau-de-vie camphrée		

M.

— CARBONATE DE PLOMB (Pb,CO^3). — *Syn.* Céruse, blanc de plomb, magistère de plomb. Insoluble eau et alcool.

Prop. thérap. — Siccatif et résolutif.

Posol. — *A l'ext.* Poudre, 10 à 20 p. 100 en pommade.

Incompat. — Sulfures, iodures.

LAVEMENT DE CÉRUSE (Devergie).

Acétate de plomb	1 gr. 10 centigr.
Carbonate de soude	0 — 80 —

F. dissoudre séparément dans un peu d'eau M. Ajoutez :

Décoction de lin	250 gr.

Laudanum de Rousseau   IV gouttes

Contre diarrhée des phthisiques.

POMMADE DE CARBONATE DE PLOMB ONGUENT BLANC DE RHAZÈS (Cod.).

1 *gr. pour* 5 *d'axonge.*

— IODURE DE PLOMB. — V. *Iode* et *Iodures.*

— OXYDES DE PLOMB.

— PROTOXYDE DE PLOMB (PbO). — 1° *Massicot* ou céruse jaune (inusité); — 2° *Litharge.*

Prop. thérap. — Base des emplâtres.

EMPLATRE SIMPLE (Codex).

Litharge pulv.	1000 gr.
Axonge	1000 —
Huile d'olives	1000 —
Eau	2000 —
F. s. a.	

EMPLATRE BLANC (Hop. St.-Louis).

Emplâtre simple	2000 gr.
Cire jaune	1000 —
Huile blanche	2000 —
F. s. a.	

— DEUTOXYDE DE PLOMB (Pb^{3}O^4). — *Syn.* Oxyde plomboso-plombique, minium. Insoluble eau.

Prop. thérap. — Siccatif.

Prép. pharm. et posol. — *A l'ext.* 1 p. 8 en pommade.

CÉRAT DE MINIUM (Van Mons).

Minium	1 gr.
Cérat simple	8 —
M.	

— TANNATE DE PLOMB.

Prép. thérap. — Siccatif.

Posol. — *A l'ext.* 10 p. 50, en pommade.

ONGUENT DE TANNATE DE PLOMB (Ph. Germ.).

Tannate de plomb humide	1 gr.
Axonge	2 —

POMMADE DE TANNATE DE PLOMB.

Sous-acétate de plomb	5 gr.
Tannin	4 —
Axonge balsamique	50 —
M.	

TANNATE DE PLOMB HYDRATÉ (Ph. Germ.).

Ecorce de chêne pulv.	8 gr.
Eau	Q. s.

F. bouillir 1/2 heure pour obtenir 40 de décocté ; filtrez ; ajoutez :

Sous-acétate de plomb liquide	4 gr.

Séparez sur un filtre le précipité de tannate de plomb, qui doit peser environ 12 gr. ; versez-le dans une capsule ; ajoutez :

Alcool à 85° C.	1 gr.
M.	

PODOPHYLLE. — *Podophyllum peltatum* (Berbéridées).

Part. empl. — Racine.

Princ. act. — Podophylline ou podophyllin.

Prop. thérap. — Purgatif ; employé avec succès contre la constipation habituelle.

Prép. pharm. et posol. — *A l'int.* Podophyllin, 0 gr. 01 à 0 gr. 05 centigr. ; — poudre de podophylle, 0 gr. 50 centigr. à 1 gr. (Peu employée.)

PILULES ALTÉRANTES.

Podophylline	1 gr.
Aloès hépatique	4 —
Gomme-gutte	2 —

F. s. a. 40 pilules. 1 à 2 par jour.

PILULES CONTRE LA CONSTIPATION.

Podophyllin	0 gr. 45 centigr.
Extrait de belladone	0 — 15 —
— de jusquiame	0 — 30 —

Pour 30 pilules. De 1 à 3.

PILULES DE PODOPHYLLIN (C. Paul).

Podophyllin	0 gr. 03 centigr.
Poudre de gingembre	0 — 03 —
Miel	Q. s.

M. pour 1 pilule. 1 à 2 par jour.

PILULES DE PODOPHYLLIN (Van der Corput).

Podophyllin	0 gr. 02 centigr.
Savon médicinal	0 — 01 —

M. pour une pilule. 2 à 4.

PILULES PURGATIVES (Trousseau et Blondeau).

Podophylline	0 gr. 02 centigr.

Extrait de belladone	
Racine de belladone pulvérisée	ãã 0 gr. 01 centigr.

M. pour 1 pilule. 1 à 2 par jour.

POUDRE A LA PODOPHYLLINE.

Podophylline	1 gr.
Sucre blanc pulvérisé	19 —

M. 30 à 60 centigr. par jour.

SIROP CONTRE CONSTIPATION (Bouchut).

Podophylline	0 gr. 05 centigr.
Alcool rectifié	5 —
Sirop de guimauve	95 —

F. dissoudre. 1/2 cuillerée à un enfant, 1 cuillerée à un adulte.

TEINTURE PURGATIVE (Dobell).

Podophylline	0 gr. 12 centigr.
Teinture de gingembre	5 —
Alcool rectifié	60 —

F. dissoudre. 1 cuillerée à café dans un verre d'eau, tous les soirs en se couchant.

POIVRE LONG. — *Chavica officinarum* (Pipéracées).

Part. empl. — Chaton de fruits.

Prop. thérap. prép. pharm. et posol. — V. *Poivre noir.* Pour les formules, voir à la suite du poivre noir.

— POIVRE NOIR. — *Piper nigrum* (Piperacées).

Part. empl. — Fruit.

Princ. act. — Pipérin.

Prop. thérap. — Condiment, aphrodisiaque, rubéfiant, employé contre la teigne, stimulant, essayé comme fébrifuge.

Prép. pharm. et posol. — *A l'int.* 0 gr. 05 centigr. à 2 gr. *A l'ext.* En pommade.

CONFECTION POIVRE (Ph. Lond.).

Poivre noir		
Aunée	ãã	370 gr.
Semences de fenouil		1110 —
Miel		
Sucre purifié	ãã	740 —

Pulv. les substances solides, et M. au miel au moment du besoin. 4 à 8 gr. 2 ou 3 fois par jour.

PILULES DE PIPÉRIN CONTRE CONSTIPATION HABITUELLE.

Piperin		
Calomel	ãã	0 gr. 75 centigr.
Extrait de noix vomique	0 — 20	—
Sulfate de quinine	1 — 50	—
Extrait de chiendent	Q. s.	

Pour 30 pilules. 1 matin et soir.

POMMADE AU POIVRE (Soubeiran).

Poivre en poudre	10 gr.
Axonge	40 —

M.

POTION EXPECTORANTE.

Poivre long concassé.	2 gr.
Eau	200 —

F. infuser. Passez ; ajoutez :

Oxyde blanc d'antimoine	2 gr.
Sirop de polygala	50 —

A prendre par cuillerées toutes les 1/2 heures. Agitez.

POUDRE DE CURRIE OU KARI
(Dorvault).

Curcuma	250 gr.
Coriandre	250 —
Poivre	150 —
Cannelle	15 —
Cumin	125 —
Capsicum	75 —
Cardamome	30 —
Poivre noir	30 —
Gingembre	30 —

M.

POIX BLANCHE. — Mélange de galipot avec la résine jaune ou la térébenthine de Bordeaux.

CÉRAT DE POIX BLANCHE (Ph. Germ.).

Cire jaune		4 gr.
Poix blanche		2 —
Suif de mouton	ãã	1 —
Oléo-résine de térébenthine		

F. fondre.

— POIX DE BOURGOGNE. — *Syn.* Poix des Vosges, poix jaune. Térébenthine tirée de l'*Abies excelsa*, vulg. *piesse, épicea.*

Prop. thérap. — Entre dans la composition de différents emplâtres, et fait la base de celui de poix de Bourgogne ; employé comme dérivatif. On le saupoudre souvent d'émétique (emplâtre stibié).

— POIX NOIRE. — Provient de la combustion imparfaite des résidus de l'exploitation des diverses térébenthines.

Prop. thérap. — Entre dans la composition d'un assez grand nombre d'emplâtres pour leur donner de l'adhérence.

— POIX RÉSINE. — *Syn.* Résine jaune. Résidu de la distillation des térébenthines battu avec de l'eau.

Prop. thérap. — Entre dans la composition des emplâtres.

POLYGALA DE VIRGINIE. — *Polygala Senega* (Polygalacées).

Part. empl. — Racine.

Princ. act. — Saponine, isolucine. — Acide polygalique.

Prop. thérap. — Excitant, diurétique, incisif, béchique ; purgatif, vomitif à hautes doses.

Prép. pharm. et posol. — *A l'int.* Extrait alcoolique, 0 gr. 05 centigr. à 1 gr. ; — infusion, 1 p. 100 ; — poudre, 0 gr. 50 centigr. à 2 gr. ; — sirop, 20 à 60 gr. ; — teinture, 0 gr. 50 centigr. à 8 gr.

PILULES EXPECTORANTES.

Kermès minéral	0 gr. 50 centigr.
Extrait de polygala	5 —
Poudre d'iris	Q. s.

Pour 50 pilules toluïsées. 2 à 10 par jour.

PILULES DE POLYGALA.

Extrait de polygala	2 gr.
— de jusquiame	0 — 20 centigr.
Poudre de scille	Q. s.

F. s. a. 40 pilules. 1 toutes les 2 heures.

POTION DE POLYGALA.

Polygala en poudre	5 à 10 gr.
Eau	150 —

F. infuser ; passez ; ajoutez :

Kermès	0 gr. 10 centigr.
Oxymel scillitique	30 —

A prendre par cuillerées.

POLYPODE COMMUN. — *Polypodium vulgare* (Fougères). — *Syn.* Polypode de chêne.

   Part. empl. — Rhizome.
   Prop. thérap. — Laxatif, apéritif, anticatarrhal.
   Prép. pharm. et posol. — Peu usité.

POMME DE TERRE. —*Solanum Tuberosum* (Solanées). — *Syn.* Parmentière.

   Part. empl. — Tubercules et fécule.
   Prop. thérap. — Émollient.
   Prép. pharm. et posol. — *A l'ext.* Fécule et pulpes, en cataplasmes.

POTASSE. — V. *Potassium* (oxyde de).

POTASSIUM (oxyde de — hydraté) (KHO). — *Syn.* Potasse caustique.

Très soluble eau, alcool, insoluble éther. 2 variétés : Potasse à l'alcool, potasse à la chaux.

   Prop. thérap. — Quelquefois employée en solution très étendue comme lithontriptique, antiscrofuleux, diurétique.
   Posol. — *A l'ext.* Comme caustique.

BOUGIES CAUSTIQUES A LA POTASSE
(Bonnefont).

Silicate de potasse	30 gr.
Potasse caustique 0 gr. 1 décigr. à 1	—
Extrait d'opium. 0 — 5 — à 2	—

CAUSTIQUE DE POTASSE ET DE CHAUX
CAUSTIQUE FILHOS (Cod.).

5 *de potasse p. 1 de chaux vive.*

PATE CAUSTIQUE (Pollau).

Potasse caustique pulv.	ãã	4 gr.
Savon médicinal sec		
Chaux éteinte pulv.		30 —

M. Au moment de l'emploi, délayez avec q. s. d'alcool.

POUDRE DE VIENNE, CAUSTIQUE DE VIENNE
(Cod.).

5 *de potasse et 6 de chaux vive.*

— ACÉTATE DE POTASSE ($C^2H^3O^2K$). — *Syn.* Terre foliée

de tartre. Soluble eau, toutes proportions, très soluble alcool.

   Prop. thérap. — Fondant, apéritif, diurétique.
   Posol. — *A l'int.* 1 à 10 gr.
   Incompat. — Acides, sels acides, sels d'argent, de mercure, persels de fer, fruits acides.

LIMON. C. RHUMAT. Nicholson).

Acétate de potasse	4 à 5	gr.
Limonade	500	—

POTION DIURÉTIQUE.

Infusion de pariétaire (30 p. 1000)	100	gr.
Acétate de potasse	10	—
Sp. des 5 racines apéritives	40	—
Oxymel de colchique	10	—
Alcool nitrique	2	—

M. Par cuillerées dans la journée.

POTION DIURÉTIQUE.

Acétate de potasse	ãã	5 à 10 gr.
Extrait de genièvre		
Ether nitrique alcoolisé	5	—
Eau	200	—

Par cuillerée toutes les heures.

POTION CONTRE HYDROPISIE (Ewald).

Feuilles de digitale	1	gr.

Faites infuser dans :

Eau bouillante	150	—

Passez et ajoutez :

Acétate de potasse	5 à 10	gr.
Oxymel scillitique	50	—

Par cuillerée toutes les deux heures.

SOLUTION D'ACÉTATE DE POTASSE
(Ph. Germ.).

Acide acétique dilué (D. 1,040)	100	gr.
Bicarbonate de potasse	48	—

F. chauffer au B.-M.; neutralisez la liqueur ; ajoutez :

Eau distillée		Q. s.

Pour obtenir 142 gr. de produit.

TISANE DIURÉTIQUE.

Décoction de chiendent	1000	gr.
Acétate de potasse	2 à 4	—
Sirop des 5 racines	50	—

M. Par petites tasses.

TISANE DIURÉTIQUE (Foy).

Infusé des 5 racines (60 p.1000)	900	gr.
Mellite scillitique	100	—
Acétate de potasse	5 à 10	—

F. dissoudre. M. 1 litre par jour.

AZOTATE DE POTASSE (AzO³K). — *Syn.* Nitrate de potasse, sel de nitre, nitre, salpêtre. Soluble 4 parties d'eau froide; peu soluble alcool faible, insoluble alcool absolu.

Prop. thérap. — Diurétique à faibles doses; vénéneux à hautes doses; contro-stimulant.

Posol. — *A l'int.* 0 gr. 50 centigr. à 2 gr. (diurétique); 4 à 8 gr. (contro-stimulant).

BOISSON TEMPÉRANTE ET DIURÉTIQUE

1. Décoction de chiendent		1000	gr.
Azotate de potasse	2 à	5	—
Sirop de pariétaire		50	—
2. Azotate de potasse	2 à	5	—
Sirop d'orgeat		50	—
Eau		1000	—

EAU DIURÉTIQUE CAMPHRÉE (Fuller).

Nitrate de potasse	60	gr.
Eau de pariétaire	500	—
Acide acétique	60	—
Camphre	10	—

Dissous dans :

Alcool	120	—

Agitez et filtrez. 4 à 6 cuillerées à bouche par jour (Cad.)

ÉMULSION NITRÉE.

Émulsion simple	1000 gr.
Nitre	0 gr. 50 centigr.

F. dissoudre.

ÉMULSION NITRÉE ET CAMPHRÉE.

Émulsion nitrée simple	900	gr.
Eau camphrée	100	—

GARGARISME (Wendt).

Nitrate de potasse	5	gr.
Sirop de mûres	30	—
Décoction d'orge	120	—

Contre angine scarlatineuse.

LAVEMENT NITRÉ (Ewald).

Nitrate de potasse	5	gr.
Petit lait	100	—
Oxymel simple	20	—

Administrer tiède.

PILULES ANTILAITEUSES.

Nitrate de potasse	10	gr.
Camphre	4	gr.
Rob de sureau	Q. s.	

M. pour 60 pilules. 2 matin et soir.

PILULES DIURÉTIQUES.

Nitrate de potasse	2	gr.
Poudre de digitale	1	—
Extrait de scille	0 — 50	centigr.
— de genièvre	Q. s.	

Pour 20 pilules à prendre dans la journée.

POTION ANTIPHLOGISTIQUE (Ewald).

Nitrate de potasse	}	
Eau distillée de	} āā 2 gr. 50 centigr.	
laurier-cerise	}	
Sirop de cerises	30	—
Eau	180	—

F. s. a.

POTION DIGITALE NITRÉE (Traube).

Digitale	1 gr. 50 centigr.

F. infuser dans :

Eau bouillante	150 —

Passez et ajoutez :

Nitrate de potasse	5 —
Sirop de framboises	50 —

F. s. a. 1 cuillerée toutes les deux heures.

POTION DIURÉTIQUE.

Sel de nitre	4 à 5	gr.
Oxymel scillitique	30	—
Décoction de chiendent	150	—

Par cuillerée.

POUDRE ANTIPHLOGISTIQUE (Rust.).

Nitrate de potasse	}	
Sulfate de soude	} āā 5 gr.	
Sucre	}	

Divisez en 10 paquets. 1 paquet toutes les heures.

POUDRE ANTISPASMODIQUE.

Poudre de valériane	0 gr. 50	centigr.
Nitre pulv.	0 — 15	—
Camomille pulv.	0 — 30	—

M. pour une prise. 1 par jour.

POUDRE CONTRO-STIMULANTE
(Bouch.).

Calomel	1 gr.
Nitrate de potasse	5 —

F. s. a. Et divisez en 9 paquets. 1 toutes les 12 heures.

POUDRE DIURÉTIQUE OU POUDRE DES VOYAGEURS (Tisane sèche).

Poudre de gomme arabique	60 gr.
— de nitrate de potasse	10 —
— de guimauve	10 —
— de réglisse	20 —
— de sucre de lait	60 —

Pulvérisez. Mêlez. Dose : 1 cuillerée à café dans un verre d'eau.

POUDRE DE DOWER (Cod. 66).

Sulfate de potasse		
Nitrate de potasse	ãã	40 gr.
Poudre d'ipéca		
— de réglisse		
— d'extrait d'opium sec	ãã	10 —

1 gr. contient 0 gr. 10 centigr. d'extrait d'opium.

POUDRE DE DOWER (Cod. 84).

Azotate de potasse		
Sulfate de potasse	ãã	40 gr.
Poudre d'ipéca		
— d'opium	ãã	10 —

1 gr. contient 0 gr. 10 centigrammes de poudre d'opium ou 0 gr. 05 d'extrait. Moitié de la formule de 66.

POUDRE POUR TISANE.

Sel de nitre	5 gr.
Sucre pulvérisé	50
Essence de citron	IV gouttes

Pour 1 litre d'eau.

AUTRE :

Sel de nitre	4 gr.
Bicarbonate de soude	2
Sucre vanillé	50

Pour 1 litre d'eau.

POUDRE TEMPÉRANTE DE STHAL (Cod. 66).

Nitrate de potasse		9 gr.
Sulfate de potasse	ãã	
Cinabre		2

Dose : 1 à 5 gr.

TISANE DIURÉTIQUE.

Queues de cerises		
Chiendent	ãã	10 gr.
Pariétaire		

F. bouillir dans :

Eau	1000

Passez et ajoutez :

Azotate de potasse	4

VIN NITRÉ (A. F. H. D.).

Vin blanc de Chablis	500 gr.
Nitre	2

— **BICHROMATE DE POTASSE** ($Cr_2O_7K_2$). — Soluble 10 parties d'eau froide.

Prop. thérap. — Antisyphilitique ; caustique.

Posol. — *A l'int.* 0 gr. 02 à 0 gr. 06 centigr. — *A l'ext.* 0 gr. 50 centigr. p. 75 gr. en pommade.

PILULES DE VICENTE.

Bichromate de potasse		
Extrait d'opium	ãã	1 gr.

F. s. a. 100 pilules. 1 matin et soir.

POMMADE CONTRE VERRUES (Blashko).

Axonge	15 gr.
Bichromate de potasse	0 — 10 centigr.

M.

— **CARBONATE DE POTASSE** (CO_3K_2). — *Syn.* Sel de tartre, potasse carbonatée, sous-carbonate de potasse. Soluble dans son poids d'eau, insoluble alcool et éther.

Prop. thérap. — Résolutif, antidartreux ; employé quelquefois comme lithontriptique.

Posol. — *A l'int.* 0 gr. 10 à 0 gr. 25 centigr. — *A l'ext.* Solution 1/10, en lotions.

Incompat. — Acides, sels acides, tous les sels dont la base peut donner naissance à un carbonate insoluble (mercure, fer, magnésie, chaux, etc.), chlorhydrate d'ammoniaque, eau de chaux, infusés végétaux.

<table>
<tr><td>

Carbonate de potasse	1 gr.
Eau distillée de laurier-cerise	20 —

F. Dissoudre. Filtrez.

</td><td>

LOTION DE CARBONATE DE POTASSE.
LOTION ALCALINE (H. P.).

Carbonate de potasse	1 gr.
Eau	8 —

F. Dissoudre. Filtrez.

</td></tr>
</table>

— CARBONATE (bi) DE POTASSE (CO^3KH). — *Syn.* Carbonate de potasse saturé. Soluble 25 parties d'eau.

Prop. thérap. — Lithontriptique, antigoutteux, antiacide, employé quelquefois contre la stomatite mercurielle, la gangrène, le scorbut ; préconisé contre le croup.

Posol. — *A l'int.* 1 à 5 gr. ; demande à être employé avec prudence chez les jeunes enfants, et à doses faibles.

Incompat. — Comme le carbonate de potasse.

<table>
<tr><td>

EAU ALCALINE GAZEUSE (Soubeiran).

Bicarbonate de potasse	4 gr. 40 centigr.
Eau gazeuse à 5 volumes	625 —

2 à 5 verres par jour.

</td><td>

TISANE ALCALINE (Bouchardat).

Bicarbonate de potasse	}	
Teinture de cannelle	} āā	1 gr.
— de vanille	}	
Sirop simple		100 —
Eau		100 —

F. dissoudre. M. Par verres.

</td></tr>
</table>

— CHLORURE DE POTASSIUM (KCl). — *Syn.* — Sel digestif, sel fébrifuge de Sylvius.

Prop. thérap. — Fondant, purgatif, fébrifuge ; soluble dans 3 parties d'eau.

Posol. — *A l'int.* 1 à 4 gr.

Incompat. — Acides minéraux, calomel, acétate de plomb, azotate d'argent, protosels de mercure.

— OXALATE DE POTASSE. — V. *Oxalique* (acide).

— OXYDE DE POTASSIUM. — V. *Potassium* (oxyde de).

— PHOSPHATE DE POTASSE. Mêmes propriétés que le *Phosphate de soude.* (V. ce mot).

— SILICATE DE POTASSE (solution de) (Codex).

Prop. thérap. — Sert à la confection d'appareils inamovibles.

— SULFATE DE POTASSE (SO^4K^2). — *Syn.* Sel duobus, tartre vitriolé, sel polychreste. Soluble 10,5 parties d'eau, insoluble alcool, éther.

Prop. thérap. — Apéritif, léger purgatif, employé comme antilaiteux.

Posol. — *A l'int.* 4 à 8 gr.

<table>
<tr><td>

ÉMULSION.

Émulsion sucrée	250 gr.
Sulfate de potasse	8 —

A prendre dans la journée.

SELS ANGLAIS.

Sulfate de potasse finement granulé imbibé d'acide acétique cristallisable aromatisé ou non.

</td><td>

POTION CONTRE PHLEGMASIA ALBA
DOLENS (Martin).

Digitale	2 gr.

F. infuser dans :

Eau bouillante	200 —

Passez et ajoutez :

Sulfate de potasse	10 —
Sirop de sucre	25 —

Par cuillerées toutes les 2 heures.

</td></tr>
</table>

— SULFURE DE POTASSIUM. — V. *Soufre.*

— TARTRATES DE POTASSE. — V. *Acide tartrique.*

POTIRON. — *Cucurbita pepo* (Cucurbitacées). — *Syn.* Courge, citrouille.

Part. empl. — Semences.

Prop. thérap. — Adoucissantes, rafraîchissantes; font partie des semences froides; préconisées comme tænifuge à haute dose (60 gr.).

Prép. pharm. et posol. — *A l'int.*

ÉMULSION OU PATE.		Sucre	30 à 50 gr.
		Eau de fleurs d'oranger	Q. s.
Semences de courge mondées	40 à 60 gr.	*Pour une pâte.*	

PROPYLAMINE. — Triméthylamine.

Prop. thérap. — Vantée, surtout en Russie, comme spécifique de la goutte et des affections rhumatismales.

Prép. pharm. et posol. — *A l'int.* Propylamine, X à XXX gouttes en potion; — chlorhydrate de triméthylamine, 0 gr. 50 centigr. à 1 gr. en potion.

POTION DE PROPYLAMINE		Alcoolat de menthe	1 gr.
(Duj.-Beaumetz).		Sirop de sucre	30 —
Propylamine	XX gouttes	*M. Par cuillerée toutes les 2 heures.*	
Eau distillée	200 gr.		

PRUNIER COMMUN. — *Prunus domestica* (Rosacées).

Part. empl. — Fruit desséché (pruneau noir).

Prop. thérap. — Laxatif très léger.

Prép. pharm. et posol. — *A l'int.* Pulpe, 50 à 200 gr.

PSYLLIUM. — *Plantago psyllium* (Plantaginacées). — *Syn.* Herbe aux puces.

Part. empl. — Semences.

Prop. thérap. — Laxatif.

Prép. pharm. et posol. — *A l'int.* Mucilage; semences, 15 à 45 gr.

On peut enrober les semences dans du sucre pur, ou un mélange de sucre et de magnésie.

PULMONAIRE. — *Pulmonaria officinalis* (Borraginées). — *Syn.* Pulmonaire officinale, herbe aux poumons.

Part. empl. — Feuilles.

Prop. thérap. — Béchique, anticatarrhal.

Prép. pharm. et posol. — Inusité.

PUNCH. — V. *Alcool.*

PYOCTANINÉS. — *Syn.* Apyonines : noms sous lesquels on désigne des matières colorantes d'aniline.

Pyoctanine bleue (violet de méthyle). *Pyoctanine jaune* (auramine) préconisées comme antiseptiques par Stilling, Moselig, etc. La première est la plus employée. La *jaune* est plus spécialement réservée à la chirurgie oculaire.

On les utilise sous forme de poudre (1 à 2 pour 100 de poudre inerte) et surtout de solutions aqueuses dont le titre varie de 1 pour 10 à 1 pour 3000. On les emploie soit en injections hypodermiques (tumeurs malignes) soit en lotions ou compresses. On prépare également des gazes, des pommades (1 à 10 pour 100) et des crayons analogues à ceux d'iodoforme.

Les taches produites par ces médicaments disparaissent au moyen d'une lotion à l'eau de Javel ou à l'hypochlorite de chaux liquide.

Leur action, assez contestée actuellement, serait utile dans le cas de cancer, tumeur maligne, affections du nez et des oreilles, des yeux, partout en un mot où il y a production de *pus*.

PYRÈTHRE DU CAUCASE. — *Pyrethrum carneum*
et *Pyrethrum roseum* (Composées).

Part. empl. — Fleur.

Prop. thérap. — Insecticide.

Prép. pharm. — Poudre du Caucase, poudre persane.

— PYRÈTHRE OFFICINAL. — *Anthemis* ou *Anacyclus pyrethrum* (Synanthérées).

Part. empl. — Racine.

Prop. thérap. — Excitant, sialagogue, sternutatoire.

Prép. pharm. et posol. — *A l'ext.* Alcoolat, poudre, teinture alcoolique (4 à 30 gr. comme collutoire), teinture éthérée.

ÉLIXIR ANTIODONTALGIQUE.

Teinture de pyrèthre		
— de gaïac	ãã 30 gr.	
— de cannelle	20 —	
Acide salicylique	5 —	
Eau de Botot	200 —	

F. s. a. 1 cuillerée à café dans un demi-verre d'eau.

ÉLIXIR ANTIODONTALGIQUE (Leroy).

Gaïac		
Pyrèthre	15 gr.	
Noix muscade	ãã 4 —	
Girofle	2 —	
Huile de romarin	X gouttes	
Huile de bergamote	IV —	

Alcool à 70°   100 gr.

F. macérer 8 jours. Filtrez. Une cuillerée à café dans un verre d'eau.

MASTICATOIRE CONTRE MAUX DE DENTS (Magendie).

Racine de pyrèthre		
— de gingembre	ãã P. É.	
Mastic		

F. s. a.

MIXTURE ANTIODONTALGIQUE.

Teinture de pyrèthre		
— d'opium	ãã 4 gr.	
Essence de girofles		
Camphre	2 —	

F. s. a.

PYRIDINE (C⁵H⁵Az).

Prop. thérap. — Employée pour combattre l'asthme névropulmonaire.

Prép. pharm. et posol. — *A l'int.* 4 à 5 gr. (sur une assiette) en inhalations dans une chambre, pendant 20 à 30 minutes, et en capsules contenant environ 0 gr. 05 centigr. de ce médicament.

PYROGALLIQUE (acide) (C⁶H³(OH)³). — *Syn.* Pyrogallol.
Soluble 2 parties 1/2 d'eau froide, très soluble alcool et éther.

Prop. thérap. — Employé contre les chancres phagédéniques, le psoriasis, l'eczéma subaigu, l'herpès tonsurans, le lupus, les cancroïdes, les hypertrophies épithéliales.

Prép. pharm. et posol. — *A l'ext.* 5 à 20 p. 100 en pommade, 10/1000 en teinture alcoolique.

POMMADE PYROGALLIQUE

Acide pyrogallique	8 gr.
Vaseline	40 —
Amidon pulvérisé	8 —

M. En onctions.

EMPLATRE D'ACIDE PYROGALLIQUE
Hôpital St.-Louis (Portes).

Gomme ammoniaque	20 gr.
Cire jaune	50 —
Lanoline caoutchoutée	50 —
Colophane	20 —
Térébenthine de Venise	50 —
Acide pyrogallique	120 —

F. a. s.

Q

QUASSIA AMARA (Simaroubées). — *Syn.* Bois amer, bois de Surinam, quinquina de Cayenne.

Part. empl. — Bois.

Princ. act. — Quassine, amorphe et cristallisée.

Prop. thérap. — Tonique énergique, sans astringence ni âcreté, fébrifuge, stomachique.

Prép. pharm. et posol. — *A l'int.* Extrait, 0 gr. 20 centigr. à 0 gr. 50 centigr. ; — infusion ou macération, 5 p. 1000 ; — poudre, 1 à 5 gr. ; — teinture, 2 à 10 gr. ; — tisane, 5 p. 1000. Le décocté est insecticide (papier tue-mouche).

— **QUASSIA EXCELSA** ou *Picrena excelsa* (Simaroubées) (V. *Simarouba*).— Fournit aujourd'hui presque tout le quassia du commerce.

Prop. thérap. et prép. pharm. et posol. — Comme le précédent.

APOZÈME TONIQUE AMER.

Quassia		
Centaurée	ãã	5 gr.
Quinquina		
Eau		500 —
Sirop de gentiane		50 —

F. s. a. Par petites tasses.

PILULES TONIQUES DE MOSCOU.

Extrait de colombo		
— de gentiane		
— de quassia	ãã	10 gr.
— de fiel de bœuf		
Poudre de gentiane		Q. s.

F. s. a. des pilules de 0 gr. 20 centigr. 1 après le repas.

VIN DE QUASSIA AMARA (Cod.).

30 à 100 *gr.*

VIN DE QUASSIA FERRUGINEUX (Yvon).

Teinture de quassia	30 gr.
Pyrophosphate de fer et de soude	5 —
Vin de Malaga	1 litre.

VIN TONIQUE AMER.

Extrait de quassia	2 gr.
— de colombo	2 —
Vin de Malaga	500 —

Dissolvez, filtrez. 2 cuillerées, une 1/2 heure avant chacun des principaux repas.

QUASSINE. — 2 variétés : 1° amorphe ; 2° cristallisée.

QUASSINE CRISTALLISÉE $(C^{32}H^{44}O^{10})$. Lamelles rectangulaires solubles dans 400 parties d'eau, 30 parties d'alcool et 2 de chloroforme.

Prop. thérap. — Augmente la sécrétion salivaire, celle du foie, des reins, réveille l'action des fibres musculaires du tube digestif.

Posol. — A l'int. Quassine amorphe, 0 gr. 025 miligr. à 0 gr. 20 centigr. ; — quassine cristallisée, 0 gr. 002 milligr. à 0 gr. 02 cent.

CACHETS (Campardon).	PILULES COMPOSÉES (Campardon).	
Quassine amorphe 0 gr. 03 centigr. à 0 gr. 05 centigr.	Fer réduit	10 gr.
Bicarbonate de soude 0 — 50 —	Extrait de gentiane	4 —
Pour 1 cachet. A prendre avant le repas.	Quassine amorphe 1 gr. 50 cent. à 2 —	
	Rhubarbe	5 —
	M. pour 80 pilules. 2 d 4 avant le repas.	

QUATRE FLEURS PECTORALES (Cod.).

QUATRE FRUITS BÉCHIQUES OU PECTO-RAUX (Cod.). *Dattes, Figues, Jujubes, Raisins de Corinthe :* ãã P. E.

QUATRE SEMENCES CARMINATIVES. —
Fruits d'anis, carvi, coriandre, fenouil : ãã P. E. (Cod.).

QUEBRACHO BIANCO. — *Aspidosperma quebracho* (Apocynées).

Part. empl. — Écorce.

Princ. act. — Aspidospermine, aspidospermatine

Prop. thérap. — Fébrifuge et désinfectant.

Prép. pharm. et posol. — *A l'int.* Extrait aqueux, 0 gr. 10 à 0 gr. 20 centigr ; — poudre, 0 gr. 30 à 0 gr. 50 centigr. ; — teinture à 1/5, 1 à 3 gr.

POTION.

Eau commune	50	gr.
Eau de menthe	40	—
Sirop simple	15	—
Teinture de quebracho	1 à 2	—

M. A prendre dans la journée.

ASPIDOSPERMINE. — Insoluble eau ; on emploie le sulfate et le chlorhydrate, solubles.

Prop. thérap. — Antithermique.

Posol. — *A l'int.* 0 gr. 05 à 0 gr. 10 centigr. par voie hypodermique (employer avec prudence).

SOLUTION.		SOLUTION.	
Eau distillée	50 gr.	Eau distillée	10 gr.
Aspidospermine	1 —	Chlorhydrate d'aspi-	
Acide sulfurique	Q. s.	dospermine 0 | 40 centigr.	
Pour dissoudre.		*Chaque centim. cubé contient 0 gr.*	
F. une solution neutre. Chaque centim. cube contient, 0 gr. 02 centigr. de substance active.		04 centigr. de sel d'alcaloïde.	

QUILLAYA. — *Quillaya saponaria* (Rosacées). — *Syn.* Écorce de Panama.

Part. empl. — Écorce.

Princ. act. — Saponine, quillaïne.

Prop. thérap. — Expectorant et légèrement diurétique.

Prép. pharm. et posol. — *A l'int.* Décoction, 5 à 20 p. 1000 ; — teinture à 1/5 sert à préparer diverses émulsions (coaltar, iodoforme, goudron, copahu, baume de tolu, etc.).

QUINIDINE. — Alcaloïde que l'on retire surtout des quinquinas Pitayo ; on emploie le sulfate (Codex). Soluble dans 110 parties d'eau froide et très soluble dans l'alcool.

Prop. thérap. — Succédané du sulfate de quinine.

Posol. — *A l'int.* Comme le sulfate de quinine (inusité).

QUININE. — V. *Quinquina.*

QUINIUM. — Extrait alcoolique de quinquina par la chaux.

Prop. thérap. — Tonique et fébrifuge excellent.

Posol. — *A l'int.* 1 gr. 50 centigr. en 10 pilules dans les 24 heures ; vin (4,50 p. 1000), 100 gr.

QUINOIDINE. — *Syn.* Quinine brute. Substance complexe provenant des résidus impurs de la fabrication du sulfate de quinine.

Prop. thérap. — Fébrifuge.

Posol. — *A l'int.* 0 gr. 50 centigr. à 1 gr. (peu usité).

QUINOLÉINE (C^9H^7Az). — Alcaloïde liquide obtenu par l'action de la potasse sur la quinine ou la cinchonine; peut être également retirée du goudron de houille. Peu soluble eau froide, miscible avec l'alcool, l'aldéhyde, l'acétone, le sulfure de carbone, les essences, les huiles grasses.

N'a pas encore reçu d'emploi thérapeutique.

QUINQUINAS. — Écorces de diverses espèces de cinchonas (Rubiacées). — 3 espèces officinales.

— 1° QUINQUINAS GRIS.

α. *Quinquina gris.* — *Cinchona micrantha, Nitida* et *Peruviana*

β. *Quinquina gris Loxa.* — *Cinchona officinalis.*

— 2° QUINQUINAS JAUNES.

α. *Quinquina jaune royal* ou *quinquina calisaya.* — *Cinchona calisaya.*

β. *Quinquina calisaya* des Indes et de Java. — *Ledgeriana, Javanica.*

γ. *Quinquina* de la Nouvelle-Grenade. — *Pitayo* et *Lancifolia.*

— 3° QUINQUINAS ROUGES. — *Cinchona succirubra.*

Princ. act. — Acide quinique, quinine, cinchonine, quinidine, cinchonidine, quinamine.

Prop. thérap. — Tonique, fébrifuge, astringent ; le gris l'est plus que le jaune : le jaune est plus fébrifuge.

Prép. pharm. et posol. — *A l'int.* Extrait alcoolique de quina gris, jaune et rouge de 1 à 4 gr. ; — extrait aqueux ou mou de quinquina gris, 1 à 6 gr. ; — extrait aqueux sec de quinquina gris (sel de la Garaye), 1 à 4 gr. ; — extrait hydro-alcoolique de quina jaune et rouge, 2 à 4 gr. ; — macération, 10 p. 1000 ; — poudre, 4 à 12 gr. ; — sirop, 10 à 100 gr. ; — teinture, 5 à 20 gr. ; — vin, 30 à 100. — À l'ext. Poudre, en pansements.

Incompat. — Acides, alcalis, sels de fer, de zinc, de mercure, émétique ; infusés de camomille, de cachou, de colombo (etc.) ; tannin (etc.).

APOZÈME DE QUINQUINA.

Quinquina jaune concassé	20 gr.
Écorce d'oranges amères	5 —

F. bouillir dans :

Eau	500 —

Acidulée avec :

Acide sulfurique alcoolisé	2 —

Ajoutez :

Sirop de quinquina	50 —

À prendre par verre.

BIÈRE DE QUINQUINA OU DE MUTIS.

Quinquina jaune pulvérisé	30 gr.
Bière	1000 —

BOL FÉBRIFUGE : BOLUS AD QUARTANAM (Desbois).

Quinquina jaune pul-vérisé	30 gr.
Carbonate de po-tasse	4 —
Émétique	0 — 80 centigr.
Sirop d'absinthe	Q. s.

M. pour 60 bols à prendre en deux jours, en 4 ou 5 fois. Bouchardat fait prendre en 5 ou 10 jours.

DÉCOCTION DE QUINQUINA.

Quinquina jaune ou gris concassé	50 gr.
Acide sulfurique ou chlorhy-drique	2 —
Eau Q. s. pour obtenir 1 litre de décocté.	

DÉCOCTION DE QUINQUINA COMPOSÉE.

Quinquina jaune ou gris	30 gr.
Centaurée	10 —

F. bouillir dans :

Eau	750 gr.

jusqu'à réduction à 500 gr.

Ajoutez :

Cannelle	5 —

Laissez infuser, pressez et ajoutez :

Sirop d'écorce d'orange	100 gr.

DÉCOCTION QUINQUINA GRIS (F. H. M.).

Quinquina gris concassé	30 gr.
Écorces d'oranges amères	5 —
Eau	1 litre

Faites bouillir l'écorce de quinquina jusqu'à réduction à 1/2 litre ;

passez ; ajoutez l'écorce d'orange ; laissez infuser jusqu'à refroidissement ; passez. Doses : par verres.

DÉCOCTION DE QUINQUINA JAUNE (F. H. M.).

Comme la décoction de quinquina gris.

ÉLECTUAIRE DENTIFRICE (Ewald).

Quinquina jaune pulvérisé		10 gr.
Myrrhe	} āā	2 —
Sang-dragon		
Essence de girofles		
— de cannelle	} āā	X gouttes.
— de menthe		

F. s. a.

ÉLECTUAIRE DE QUINQUINA ANTIMONIAL DE MASDEWAL (F. Esp. Hôp. de Madrid)

Émétique		1 gr.
Carbonate de potasse		4 gr.
Chlorhydrate d'ammoniaque		4 —
Quinquina loxa pul-vérisé	} āā	15 —
Quinquina calisaya pulvérisé		
Sirop d'absinthe		Q. s.

M. les sels par trituration 1/4 d'heure dans un mortier en verre ; ajoutez les poudres de quinquina et le sirop. Doses : 2 à 10 gr.

ÉLECTUAIRE FÉBRIFUGE (Debreyne).

Poudre de quassia amara	8 gr.
Quinquina calisaya pulvérisé	16 —
Mellite simple	40 —

10 à 50 gr. 3 heures avant l'accès.

ÉLECTUAIRE FÉBRIFUGE DE FULLER (Cad.).

Quinquina jaune pulvérisé		5 gr.
Valériane pulvérisée	} āā	1 —
Baies de genièvre		
Miel blanc		Q. s.

M. Doses : 2 à 5 gr. (tonique) 8 à 30 gr. (fébrifuge).

ÉLECTUAIRE FÉBRIFUGE.

Poudre de quinquina jaune	50 gr.
— de centaurée	10 —
— de cannelle	5 —

Sirop de quinquina gris   Q. s.

A prendre en deux jours.

ÉLIXIR FÉBRIFUGE DE HUXHAM ; TEINTURE ANTISEPTIQUE ; TEINTURE DE QUINQUINA COMPOSÉE (Ph. Brittan.).

Quinquina jaune grossièrement pulvérisé	109 gr.
Écorces oranges amères divisées	54 —
Racine de serpentaire concassée	27 —
Safran incisé	6 —
Cochenille pulvérisée	3 —
Alcool à 60°	1000 —

Opérez par macération et déplacement ; ajoutez sur le résidu q. s. d'alcool à 60° pour compléter 1000 de teinture. Dose : 10 à 40 gr.

ÉLIXIR TONIQUE (Pierquin).

Aloès socotrin	8 gr.
Myrrhe	8 —
Absinthe	15 —
Petite centaurée	15 —
Quinquina jaune	15 —
Safran	4 —
Écorce d'orange amère	12 —
Vin d'Espagne	100 —

Concassez ; incisez ; f. macérer pendant 10 jours ; passez ; ajoutez :

Sucre blanc	245 gr.

F. dissoudre. Filtrez :
Dose : 10 à 40 gr.

EXTRAIT DE QUINQUINA JAUNE FLUIDE.

Poudre quinquina jaune	100 gr.
Alcool à 60°	500 —
Glycérine	50 —

Humectez la poudre avec son poids d'alcool ; après 2 heures de macération introduisez le mélange dans l'appareil à déplacement ; épuisez-le avec le reste de l'alcool ; concentrez au B.-M. jusqu'à réduction à 50 gr., ajoutez la glycérine ; cet extrait représente poids égal de quinquina.

GARGARISME CONTRE SCORBUT (Hunter).

Décoction de quinquina	200 gr.
Teinture de myrrhe	20 —
Acide sulfurique alcoolisé	10 —
Miel rosat	60 —

F. s. a.

GARGARISME DÉTERSIF (Brande).

Décocté de quinquina (6/100)	100 gr.
Infusé de roses rouges 2/100	100 —
Teinture de myrrhe	8 —
Acide chlorhydrique	gouttes

M.

GELÉE DE LICHEN AU QUINQUINA (Cod. 68).

Saccharure de lichen	75 gr.
Sirop de quinquina	110 —
Eau	115 —

F. s. a. 3 à 4 cuillerées par jour.

LAVEMENT DE QUINQUINA (Bouchardat).

Quinquina j. concassé	20 gr.
Eau commune	Q. s.

P. 250 gr. de décocté ; passez ; ajoutez :

Laudanum Sydenham	XII gouttes

M.

LOTION AVEC LE QUINQUINA (H. P.).

Quinquina gris concassé	30 gr.

F. bouillir pendant 1 heure avec Q. s. d'eau pour 1 litre de décocté ; passez chaud.

PILULES DE QUINQUINA FÉBRIFUGES.

Extrait de quinquina jaune	10 gr.
Poudre de centaurée	Q. s.

Pour 50 pilules. 5 à 20 par jour.

PILULES DE QUINQUINA FERRUGINEUSES.

Extrait de quinquina gris	10 gr.
Tartrate de fer et de potasse	5 —
Glycérine	X gouttes.
Poudre de quinquina	Q. s.

Pour 100 pilules. 2 à 10 par jour.

PILULES DE QUINQUINA TONIQUES.

Extrait de quinquina gris	10 gr.
Poudre de cannelle	Q. s.

Pour 100 pilules. 2 à 10 par jour.

POMMADE AU QUINQUINA (Rust.).

Quinquina pulvérisé		25 gr.
Camphre pulvérisé		
Myrrhe	ãã	6 —
Onguent styrax		
Essence de térébenthine	ãã	25 —

Pansement des plaies gangréneuses.

POTION EXTRAIT QUINQUINA.

Extrait mou de quinquina	2 à 6 gr.
Teinture de cannelle	10 —
Sirop d'écorce d'orange amère	30 —
Eau	120 —

M. A prendre par cuillerées.

POTION TONIQUE (F. H. P.) (Codex).

Par cuillerées.

POTION TONIQUE (H. P.).

Sirop de quinquina	25 gr.
Alcoolat de mélisse	5 —
Eau distillée de menthe poivrée	30 —
Eau commune	90 —

M. *Par cuillerées à bouche.*

POUDRE CONTRE ESCHARES DANS LE DÉCUBITUS DORSAL PROLONGÉ

Poudre de quinquina gris	50 gr.
— de lycopode ou de talc	50 —
— d'acide borique	10 —
— de tannin	5 —

F. s. a.

SIROP DE QUINQUINA.

Quinquina calisaya	100 gr.
Alcool à 30°	1000 —
Eau	Q. s.
Sucre	1000 —

30 *à* 100 *gr. (tonique léger).*

SIROP DE QUINQUINA AU VIN (Cod.).

Extrait mou de quinquina calisaya	10 gr.
Vin Malaga ou Grenache	430 —
Sucre	560 gr.

Dose : 20 *à* 50 *gr. (tonique).*

SIROP DE QUINQUINA FÉBRIFUGE.

Quinquina jaune	100 gr.
Acide sulfurique dilué	20 —
Eau	500 —

Faites bouillir jusqu'à réduction à 200 —
Ajoutez :

Sucre	380 —
Sulfate de quinine	2 —

SIROP QUINQUINA FERRUGINEUX (Codex).

10 *à* 100 *gr.*

SIROP QUINQUINA FERRUGINEUX (Gauvinière).

Sirop de quinquina au malaga	200 gr.
Soluté d'iodure de fer à 1/10	10 —
Acide citrique	1 —

F. dissoudre l'acide citrique dans l'iodure de fer. Mêlez. Doses : 10 à 100 gr.

TABLETTES DE QUINQUINA (ancien Cod.).

Poudre de quinquina	60 gr.
Poudre de cannelle	8 —
Sucre blanc	440 —
Mucilage de gomme adragante	Q. s.

F. s. a. 600 *tablettes.* 5 *à* 6 *par jour.*

TEINTURE DE QUINQUINA COMPOSÉE; ÉLIXIR ROBORANT DE WHYTT (Ph. Allem.).

Quinquina jaune pulvérisé	30 gr.
Racine gentiane pulvérisée	10 —
Zestes d'orange	10 —
Alcool à 95°	300 —
Hydrolat de cannelle	45 —

10 *à* 30 *gr. (tonique);* 20 *à* 60 *gr. (fébrifuge).*

TEINTURE DE QUINQUINA COMPOSÉE (vin de Huxham).

T. CINCH C. (Brit. ph.).

Quina rouge	60 gr.
Écorces d'oranges amères	30 —
Serpentaire	15 —
Safran	4 —
Cochenille	2 —
Alcool à 60°	500 —

F. macérer 15 *jours et filtrez.*

TISANE DE QUINQUINA (Codex).

Par verre.

VIN AMER DE DUBOIS (Cad.).

Quinquina gris		
Quinquina jaune	ãã	150 gr.
Écorce de Winter		
Cannelle		
Genièvre	ãã	40 —
Écorce de citron		

Faites macérer 8 *jours dans :*

Vin Madère	9 kilogr.

Ajoutez :

Carbonate de soude	5 gr.

Filtrez : 30 *à* 60 *gr. le matin à jeun.*

VIN AMER FÉBRIFUGE (Ewald).

Quinquina		
Gentiane	ãã	25 gr.
Écorce d'orange amère		
Cardamone		1 —
Vin blanc		300 —

F. digérer 24 *heures et filtrez : par petits verres.*

VIN DE QUINQUINA AU CAFÉ; VIN DE BERGHEM; MOKA-KINA (Dannecy).

Vin d'Espagne	2 litres
Quinquina jaune pulvérisé	ãã 100 gr.
Café torréfié pulvérisé	
Lactate de fer	1 —

10 *à* 60 *gr. avant les repas.*

VIN DE QUINQUINA COMPOSÉ (Codex 66).

50 à 150 gr.

VIN DE QUINQUINA FERRUGINEUX (Codex).

Dose : 50 à 100 gr.

**VIN DE QUINQUINA FERRUGINEUX
(F. H. M.).**

Sulfate ferreux pur, cristallisé	1	gr.
Acide citrique	1	—
Eau distillée chaude	10	—
Sirop simple	15	—
Vin quinquina gris	500	—

F. dissoudre le sel et l'acide citrique dans l'eau prescrite ; ajoutez le sirop, puis le vin.

VIN DIT DE SÉGUIN (Soubeiran) :

Teinture de quinquina jaune	125	gr.
— d'opium	4	—
Angusture vraie	8	—
Quassia amara	5	—
Vin de Malaga		
— Pouilly blanc } āā	750	—

30 à 60 gr. par jour.

VIN QUINQUINA FÉBRIFUGE (F. H. M.).

Extrait quinquina jaune	2	gr.
Alcool 60º	8	—
Vin sucré (F. H. M).	100	—

Doses : 50 à 150 gr.

**VIN DE QUINQUINA ET DE CACAO
(Bugeaud).**

Cacao caraque	100	gr.
Quinquina calisaya	50	—
— de Loxa	50	—
Rob de genièvre	10	—
Vin de Malaga	2000	—
Esprit-de-vin 33º	400	—

**VIN TONIQUE DE QUINQUINA AU CACAO
(Soc. de Ph. de Bord.).**

Cacao caraque torréfié	1	gr.
Quinquina calisaya	1	—
Vin Malaga	20	—
Alcool 85º C.	4	—

Laissez macérer le quinquina 8 jours dans le Malaga. Versez l'alcool sur le cacao ; exposez à température de 50º pendant 8 jours, distillez. Versez le résidu dans le vin de quinquina : laissez macérer pendant 15 jours ; filtrez et ajoutez l'alcoolat : dose 50 à 150 gr.

Pour les autres préparations de quinquina et fer, voir à Fer.

VIN DE QUINQUINA ET COLOMBO (Bellini).

Quinquina calisaya	25	gr.
Racine de colombo	5	—
Vin de Palerme	1000	—

F. macérer 8 jours. Filtrez.

30 à 60 gr. par jour.

— **CINCHONIDINE** ($C^{19}H^{22}Az^2O^2$). — Isomère de la cinchonine — Soluble dans 1680 parties d'eau froide, 20 d'alcool, 70 d'éther ; inusité. On emploie le bromhydrate et le sulfate ; soluble dans 130 parties d'eau, 117 d'alcool ; insoluble éther, benzine.

Prop. thérap. — Succédané du sulfate de quinine, antipyrétique.

Posol. — A *l'int.* 0 gr. 05 à 0 gr. 30 centigr. (antipyrétique), 0 gr. 30 à 0 gr. 40 centigr., 3 ou 4 fois par jour (fébrifuge).

— **CINCHONINE** ($C^{19}H^{22}Az^2O$). — A peine soluble eau (1 p. 3810) ; soluble 140 parties d'alcool à 0,85, 371 d'éther, 350 de chloroforme.

Prop. thérap. — Comme la quinine, mais avec une action plus faible.

Posol. — A *l'int.* Dose : 1/3 plus élevée que celle de quinine.

— **IODO-SULFATE DE CINCHONINE.** *Syn. antiseptol.* V. ce mot.

— **SULFATE DE CINCHONINE** ($C^{19}H^{22}Az^2O$) $SO^4H^2 + 2H^2O$. — Soluble dans 65,5 parties d'eau, 5,8 d'alcool, 60 de chloroforme ; insoluble éther et benzine.

Prop. thérap. — Comme le sulfate de quinine, antipériodique.

Posol. — A *l'int.* 0 gr. 050 milligr. à 0 gr. 15 centigr., 3 à 4 fois par jour (tonique), 1 gr. à 2 gr. 50 centigr. par jour (antipériodique).

QUININE ($C^{20}H^{24}Az^2O^2 + 3H^2O$). — Presque insoluble eau, plus soluble alcool, éther, eau chaude.

Prop. thérap. — Fébrifuge, antipériodique, antipyrétique.

Posol. — A *l'int.* 0 gr. 05 à 0 gr. 30 centigr. et plus.

POMMADE CONTRE ALOPÉCIE (Heyder).

Quinine	
	0 gr. 50 centigr.
Teinture de cantha-	
rides	
	X gouttes.
Baume Nerval	30 —

F. dissoudre à chaud.

POTION CONTRE LA MIGRAINE (Piorry).

Quinine	
	1 gr.

TEINTURE DE QUININE (Soub.).

Alcool 80° C.	9 gr.
Teinture cannelle	5 —
Sirop de vanille	25 —

M. Par cuillerées à café.

Quinine	1 gr.
Alcool à 90°	99 —

F. dissoudre.

N. B. — Les propriétés des sels de quinine étant les mêmes que celles de la quinine, nous ne les répéterons pas à moins d'indications spéciales et nous ne donnerons que la posologie. Tous les *sels basiques* sont *neutres* au tournesol et *peu solubles* dans l'eau : ce sont les sels *neutres* de l'ancienne nomenclature.

Tous les sels *neutres* sont *acides* au tournesol et *très solubles* dans l'eau : ce sont les *sels acides* de l'ancienne nomenclature.

— ARSÉNIATE DE QUININE. Peu soluble eau, soluble alcool. — **Prop. thérap.** — Employé dans certaines formes de la folie à affaiblissement nerveux ou stupeur (Apostolidés). **Posol.** — *A l'int.* 0 gr. 005 à 0 gr. 010 milligr. ; inusité et ne peut être employé que comme préparation arsénicale.

— BROMHYDRATE DE QUININE BASIQUE $(C^{20}H^{24}Az^2O^2HBr +H^2O)$. — Soluble 60 parties, eau froide, très soluble eau bouillante; contient 76,60 p. 100 de quinine.

PRISES CONTRE LA MALARIA (M. Cereceda).

Bromhydrate basique		
de quinine	2 gr. 90 centigr.	Valerianate de caféine 0 gr. 50 centigr.

F. s. a. 2 prises d prendre dans la journée.

— BROMHYDRATE DE QUININE NEUTRE $(C^{20}H^{24}Az^2O^2 2HBr +3H^2O)$. — Soluble 7 parties eau froide, très soluble alcool; contient 60 p. 100 de quinine. (Acide au tournesol). **Prop. thérap. et posol.** — Comme le sulfate de quinine.

SOLUTION DE BROMHYDRATE DE QUININE POUR INJECTIONS HYPODERMIQUES.

Bromhydrate neutre de quinine	1 gr.
Eau distillée	9 —

F. dissoudre.

— CHLORHYDRATE DE QUININE BASIQUE $(C^{20}H^{24}Az^2HCl +2H^2O)$. *Syn. monochlorhydrate de quinine.* — Soluble 25 parties d'eau, 3 parties d'alcool à 90°, 10 de chloroforme : contient 81,71 p. 100 de quinine. **Prop. thérap. et posol.** — Pour éviter les erreurs, prescrire ainsi : *Quinine (chlorhydrate).*

PILULES CONTRE ASTHME NERVEUX (Lebert).

Quinine (chlorhydrate)	1 gr.
Acide arsénieux	0 — 06 centigr.
Sulfate d'atropine	0 — 03 —
Extrait de gentiane	Q. s.

Pour 60 *pilules. Dose :* 4 *par jour.*

SOLUTION DE CHLORHYDRATE BASIQUE DE QUININE POUR INJECTION HYPODERMIQUE (Codex).

Quinine (chlorhydrate basique)	3 gr.
Analgésine	2 —
Eau distillée	Q. s. pour faire 10 cent. cubes de soluté (neutre au tournesol).

1 *cent. cube renferme* 0 *gr.* 30 *centigr. de sel.*

— CHLORHYDRATE DE QUININE NEUTRE. *Syn. bi-chlorhydrate de quinine.* — Soluble dans moins de son poids d'eau (0,66); utilisé pour les injections hypodermiques; renferme 81,61 pour 100 de quinine.

Le soluté du Codex (acide au tournesol) renferme 0 gr. 50 centigr. de sel par centimètre cube.

CHLORHYDRO-SULFATE DE QUININE : sel soluble dans son poids d'eau.

N.-B. — Ce composé n'est pas un sel défini : on doit préparer les solutions au moment d'en faire usage.

— **CITRATE DE QUININE.** — Un peu plus soluble dans l'eau que le sulfate basique de quinine.

— **CITRATE DE QUININE ET DE FER.**

Posol. — *A l'int.* 0 gr. 25 à 0 gr., 50 centigr.

— **FERROCYANHYDRATE DE QUININE** ($C^{20}H^{24}Az^2O^2(CAz)^6$ FeH^4+2H^2O). — A peine soluble eau, très soluble alcool ; contient 56,2 p. 100 de quinine ; peu usité en France, employé en Italie.

— **IODURE D'IODHYDRATE DE QUININE.** — Insoluble eau, soluble dans l'alcool.

Employé dans le cas des fièvres intermittentes rebelles.

PILULES D'IODURE D'IODHYDRATE DE QUININE.		POMMADE D'IODURE D'IODHYDRATE DE QUININE.	
Iodure d'iodhydrate de quinine	2 gr.	Iodure d'iodhydrate de quinine	$\frac{1}{30}$ gr.
Extrait de quinquina	Q. s.	Vaseline	
F. s. a. 20 pilules. 2 à 4 par jour.			

— **LACTATE DE QUININE BASIQUE** ($C^{20}H^{24}Az^2O^2C^3H^6O^3$). — Soluble 12 parties d'eau, très soluble alcool à 90°, presque insoluble éther ; contient 72,6 p. 100 de quinine.

PILULES DE LACTATE DE QUININE		Cognac	10 gr.
Lactate de quinine	2 gr.	Eau	100
Extrait de quinquina	Q. s.	Sirop d'écorce d'oranges	30
F. s. a. 20 pilules. 2 à 10 par jour.		*M. s. a. A prendre en 8 fois.*	
POTION DE LACTATE DE QUININE.		SUPPOSITOIRES AU LACTATE DE QUININE.	
Lactate de quinine	0 gr. 50 centigr. à 1 gr.	Lactate de quinine	1 gr.
		Beurre de cacao	20
		F. 4 suppositoires.	

Ces deux sels se prêtent très bien aux injections hypodermiques (Yvon, art de formuler 1879).

— **LACTATE NEUTRE DE QUININE.** — Soluble dans 3 parties d'eau ; la solution se sursature facilement et le sel peut se dissoudre dans 2 parties d'eau. Contient 78,26 pour 100 de quinine.

— **SALYCILATE DE QUININE BASIQUE** $2(C^{20}H^{24}Az^2OC^7O^6H^3)$ $+H^2O$. — Soluble 900 parties d'eau. Contient 68,79 p. 100 de quinine.

— **SALICYLATE NEUTRE DE QUININE.** — Contient 54 p. 100 de quinine.

Prop. thérap. et posol. — Comme le *Sulfate.*

— **STÉARATE DE QUININE.**

Prop. thérap. — Fébrifuge.

Posol. — *A l'int.* 0 gr. 60 centigr. à 3 gr. — *A l'ext.* 1 p. 10 en pommade.

POMMADE AU STÉARATE DE QUININE (Thibaut).			*F. fondre au B.-M. Triturez dans un mortier chauffé. 4 à 8 gr.*	
Stéarate de quinine	āā	1 gr.	POMMADE FÉBRIFUGE.	
Savon blanc râpé			Stéarate de quinine	2 gr.
Glycérine		8	Lanoline	10
Essence d'amandes amères		Q. s.	*Mêlez.*	

— SULFATE DE QUININE BASIQUE $(C^{20}H^{24}Az^2O^2)^2$ SO^4H^2 $+7H^2O$. — *Syn.* Sulfate de quinine. Peu soluble eau froide 680 parties, soluble 17 alcool, presque insoluble éther; contient 74,3 p. 100 de quinine.

Prop. thérap. — Antipériodique par excellence, tonique.

Posol. — *A l'int.* 0 gr. 50 centigr. à 2 gr. et plus. — *A l'ext.* en pommades.

— SULFATE DE QUININE NEUTRE $(C^{20}H^{24}Az^2O^2.SO^4H^4$ $+7H^2O)$. — *Syn.* Sulfate acide de quinine (ancienne nomenclature). Soluble 11 parties d'eau, très soluble alcool; contient 59,12 p. 100 de quinine. (Acide au tournesol).

Prop. thérap. — Comme le précédent, avec une action plus rapide à cause de la solubilité plus grande.

Posol. — Comme le précédent.

N. B. Dans toutes les formules où le sulfate de quinine basique est dissous grâce à l'addition d'acide sulfurique ou d'eau de Rabel; on pourra le remplacer par le sulfate neutre qui se dissout directement.

CACHETS FÉBRIFUGES (Ewald).

Sulfate de quinine	1 gr.
Poudre de camomille	5 —
— de belladone	0 — 20 centigr.

F. s. a. 10 *cachets. Un toutes les* 2 *heures.*

AUTRE :

Sulfate de quinine	1 gr.
Extrait de quinquina ferme	5 —

F. s. a. 10 *cachets*; 4 *à* 10 *par jour.*

ÉLIXIR ALOÉTICO-FÉBRIFUGE (Récamier).

Aloès socotrin		
Myrrhe	ãã	6 gr.
Rhum		170 —

F. macérer 24 *heures; agitez; filtrez;* ajoutez :

Sulfate de quinine	6 gr.
Acide sulfurique	XXV gouttes

F. dissoudre. Ajoutez :

Laudanum de Sydenham	2 gr.

M. filtrez. Doses 5 *à* 20 *gr.*

EMPLATRE DE QUININE (Voisin).

Sulfate de quinine	6 gr.

Incorporez dans :

Emplâtre de Vigo cum mercurio	100 gr.

F. s. a. (Bouch.)

FRICTIONS FÉBRIFUGES.

Sulfate de quinine		
Acide acétique cristalli-sable	ãã	2 gr.
Alcool de mélisse		60 —

F. s. a.

INJECTION ANTIBLENNORRHAGIQUE

Sulfate neutre de quinine	1 à 2 gr.
Eau	100 —

LAVEMENT AU SULFATE DE QUININE.

Sulfate basique de quinine	1 à 2 gr.
Jaune d'œuf n° 1.	
Eau	120 —

LAVEMENT DE SULFATE DE QUININE.

Sulfate neutre de quinine	1 gr.
Eau	100 —

PAQUETS CONTRE HYPERTHERMIE PNEUMONIQUE [ENFANTS] (Lewinthal).

Phénacétine		
Sulfate de quinine	ãã	0 gr. 60 cent.
Caféine		
Benzoate de soude	ãã	0 — 10 —

Pour 10 *paquets.* 1 *toutes les* 2 *à* 4 *heures.*

PAQUETS CONTRE TUBERCULOSE (Scoda).

Sulfate de quinine	0 gr. 20 centigr.
Extrait chanvre indien	0 — 40 —
Sucre	3 —

Divisez en 6 *doses :* 1 *toutes les heures.*

PILULES ANTIGOUTTEUSES de Halfort (Cad.).

Sulfate de quinine		
Extrait acétique de colchique	ãã	0 gr. 1 décigr.
Extrait de coloquinte composé		
Poudre de Dower.		

F. s. a. 1 *pilule. Une chaque jour.*

PILULES ANTIGOUTTEUSES DE BECQUER (Dorv.).

Sulfate de quinine	0 gr. 50 centigr.
Extrait de digitale	0 — 20 —
Poudre de semences de colchique	0 — 50 —

F. s. a. 10 *pilules.* 1 *à* 3 *par jour.*

PILULES ANTINÉVRALGIQUES.

Extrait de valé-riane	} ãã 2 gr.	
Extrait de quin-quina		
Oxyde de zinc	1 —	
Extrait thébaïque	0 — 20 centigr.	
Sulfate de quinine	1 —	

Faire 20 pilules.

PILULES CONTRE MIGRAINE.

Sulfate de quinine	} ãã 1 gr.	
Caféine		
Extrait de quinquina	Q. s.	

Pour 20 pilules. De 2 à 6 par jour.

PILULES CONTRE CONSTIPATION.

Sulfate de quinine	2 gr.
Aloès des Barbades	1 —
Extrait de rhubarbe	2 —
Poudre de rhubarbe	Q. s.

F. s. a. 40 pilules.

PILULES DE SULFATE DE QUININE.

Sulfate de quinine	1 gr.
Miel	Q. s.

Pour 10 pilules (Codex 66).

PILULES DE SULFATE DE QUININE CITRIQUES.

Sulfate de quinine	0 gr. 1 décigr.
Acide citrique pulvé-risé.	0 gr. 02 centigr.
Miel	Q. s.
Amidon	Q. s.

M. Pour 1 pilule.

PILULES DE SULFATE DE QUININE, OPIACÉES.

Sulfate de quinine	0 gr. 60 centigr.
Extrait d'opium	0 — 05 —
Conserves de roses	Q. s.

F. s. a. 12 pilules : 4 par jour.

PILULES FÉBRIFUGES.

Sulfate de quinine	0 gr. 2 décigr.
Extrait de quinquina calisaya	0 — 1 —
Extrait thébaïque	0 — 005 milligr.
Racine de réglisse pulvérisée	} Q. s.
Miel blanc	

M. pour 1 pilule. Dose : 4 à 12.

PILULES FÉBRIFUGES.

Sulfate de quinine	2 gr.
Extrait de quassia	0 — 50 centigr.
Extrait de ményanthe	Q. s.

M. F. s. a. 20 pilules.

PILULES FÉBRIFUGES ET TONIQUES.

Sulfate de quinine	1 gr.
Tartrate de fer et potasse	5 —
Extrait de quinquina	Q. s.

Pour 50 pilules. 2 à 6 par jour.

PILULES DE QUININE ARSENICALES.

Sulfate de quinine	2 gr. 50 centigr.
Acide arsénieux	0 — 10 —
Extrait de gentiane	Q. s.

Pour 100 pilules. 2 à 5 par jour.

PILULES DE QUININE ET DIGITALE (Billard).

Sulfate de quinine	1 gr.
Extrait aqueux de di-gitale	0 — 20 centigr.

F. 24 pilules.

POMMADE CONTRE ALOPÉCIE (Ewald).

Sulfate de quinine	} ãã 2 gr. 50 centigr.
Tannin	
Baume du Pérou	1 —
Eau de Cologne	5 —
Baume Nerval	50 —

POMMADE FÉBRIFUGE (Labadie-Lagrave).

Sulfate de quinine acide	1 gr.
Axonge	10 —

M.

POMMADE DE QUININE (Sémanas).

Bisulfate de quinine	2 gr.
Axonge ou lanoline	20 —

M. intimement.

POTION AU SULFATE DE QUININE.

Sulfate de qui-nine	0 gr. 2 décigr. à 1 gr.
Acide tartrique	0 — 2 — à 1 —
Sirop de limons	30 —
Eau distillée	90 —

F. dissoudre. Mêlez :
A prendre en 1 ou 2 fois. 6 heures avant l'accès.

POTION CONTRE SUEURS NOCTURNES (Graves).

Bisulfate de quinine	0 gr. 50 centigr.
Teinture de jusquiame	6 —
Sirop de sucre	25 —
Infusion de camomille	100 —

1 cuillerée toutes les 3 heures.

POTION DE QUININE.

Sulfate neutre de quinine	1 gr.
Eau	100 —
Sirop de quinquina	} ãã 20 —
Sirop diacode	

A prendre en 2 fois, à 1 heure d'intervalle.

POTION DE SULFATE DE QUININE AU CAFÉ.

D'une part :

Café torréfié
Eau bouillante   12 gr.
                                               100 —

F. infuser ; passez. D'autre part :

Sulfate de quinine   Q. v.
Sucre blanc   15 gr.

Triturez ensemble ; mêlez à l'infusé.

POTION FÉBRIFUGE ALCOOLIQUE (Hérard).

Sulfate de quinine   Q. v.
Eau-de-vie de Cognac   20 gr.

F. dissoudre. A prendre en 1 fois.

POTION FÉBRIFUGE TARTARISÉE (Righini).

Sulfate de quinine 0 gr. 2 à 0 gr. 5 décigr.
Acide tartrique   0 — 5 —
Eau distillée   60 —
Sirop de menthe   30 —

F. dissoudre. Dose : la potion entière en 1 ou 2 fois, 2 heures avant l'accès.

POUDRE DE QUININE EFFERVESCENTE
(Meirien).

Sulfate de quinine
à 1 gr. 50 centigr.   1 gr.
Acide tartrique   12 —
Bicarbonate de soude
Sucre pulvérisé   } āā   15 gr.

M. et divisez en 10 paquets.

POUDRE DE SULFATE DE QUININE.

Sulfate de quinine   2 gr.
Sucre   4 —

6 paquets 3 par jour.

POUDRE FÉBRIFUGE.

Sulfate de quinine   2 gr.
—   de morphine   0 — 05 centigr.

M. 8 paquets. 2 par jour.

PRISES CONTRE COQUELUCHE (Heubner).

Sulfate de quinine   1 gr.

Poudre de belladone   0 gr. 10 centigr.
Sucre   10 —

F. s. a. 10 doses. 3 par jour.

SIROP DE SULFATE DE QUININE.

Sulfate de quinine   5 gr.
Teinture d'écorce d'oranges
     amères   25 —
Sirop de quinquina   470 —

0 gr. 10 centigr. par cuillérée à bouche.

SIROP DE SULFATE DE QUININE (Codex).

20 gr. contiennent 0 gr. 10 de sel.

SOLUTION TARTRIQUE DE SULFATE DE
QUININE (Bertella).

Sulfate de quinine
Acide tartrique   } āā   1 gr.
Eau distillée   20 —

F. dissoudre ; filtrez :

SOLUTION TITRÉE DE SULFATE DE QUININE
(F. H. M.).

Sulfate de quinine   5 gr.
Eau distillée   60 —
Acide sulfurique dilué   Q. s.

1 gr. de sel pour 13.

SUPPOSITOIRE DE QUININE.

Sulfate de quinine   0 gr. 25 à 1 gr.
Beurre de cacao   4 —

Incorporez.

TEINTURE FÉBRIFUGE (Warburg).

Sulfate de quinine   2 gr.
Aloès hépatique et zé-
     doaire   āā   4 —
Racine d'angélique   0 — 10 centigr.
Camphre   0 — 10 —
Safran   0 — 15 —
Alcool   100 —

F. s. a. 20 gr. par jour (Dorv.).

— **TANNATE DE QUININE.** — Peu soluble eau, plus soluble alcool ; contient 20 à 21 p. 100 de quinine.
Prop. thér.—Préconisé contre les sueurs et fièvres des phthisiques.
Posol. — Comme le *Sulfate.*

PILULES DE TANNATE DE QUININE OPIACÉES.

Tannate de quinine   1 gr.   Extrait de gentiane   Q. s.
Opium pulvérisé   0 — 05 centigr.   Pour 10 pilules.

— **TARTRATE DE QUININE BASIQUE.** — Peu soluble eau.

SULFOTARTRATE DE QUININE.

Sulfate de quinine   4 gr.   Eau distillée   60 gr.
Acide tartrique   2 —   F. s. a. Dose : 5 à 30 gr. par jour.

— VALÉRIANATE DE QUININE $(C^{20}H^{24}Az^2O^2\,.\,C^5H^{10}O^2)$.
Soluble 110 parties eau froide et dans 39 d'après Regnauld et Villejean,
6 d'alcool ; contient 76 p. 100 de quinine.

Prop. thérap. — Fébrifuge, antispasmodique, antinévralgique.

Posol. — *A l'int.* 0 gr. 30 centigr. à 1 gr.

LAVEMENT DE VALÉRIANATE DE QUININE.

Valérianate de quinine   0 gr. 5 décigr.
                          à 1 —
Infusion de valériane 150 —
F. s. a.

PILULES DE VALÉRIANATE DE QUININE.

Valérianate de quinine   2 gr.
Extrait de quinquina   Q. s.

F. s. a. 20 *pilules. De 2 à 10 par jour.*

POTION DE VALÉRIANATE DE QUININE
(Néligan).

Valérianate de
quinine   0 gr. 3 à 0 gr. 4 décigr.
Infusion de cascarille   125 —

M. 1 *cuillerée à bouche 4 fois par jour.*

Tableau comparatif de la richesse en quinine et de la solubilité des divers sels.

SELS	QUANTITÉ de quinine contenue dans un gramme de sel	SOLUBILITÉ à 15° un gramme de sel se dissout dans	QUANTITÉ de quinine contenue dans un cent. cube de solution
Azotate basique..........	0.856	36	0.024
— neutre.	0.750		
Bromhydrate basique....	0.765	60	0 0125
— neutre......	0.600	7	0.025
Chlorhydrate basique.....	0.836	25	0.040
— neutre......	0.899	9	0.090
Ferrocyanhydrate basique.	0.562	»	»
Lactate basique..........	0.726	12	0 077
— neutre	0.783	3	0.195
Salicylate basique........	0.688	880	»
— neutre........	0.540	»	»
Sulfate basique	0 743	680	0.001 env.
— neutre...........	0-592	11	0.049
Sulfovinate neutre.......	0.610	3	0.15
Tannate	0.206	»	»
Valérianate basique......	0.760	110 ou 39 (Regnauld)	»

Ce tableau est tiré du *Traité de l'art de formuler* (1879).

R

RAIFORT. — *Cochlearia armorica* (Crucifères). *Syn.* Cran,
cranson, moutarde des moines, radis de cheval.

Part. empl. — Racine fraîche.

Prop. thérap. — Antiscorbutique puissant, antigoutteux, stimulant énergique, diurétique, rubéfiant.

Prép. pharm. et posol. — *A l'int.* Sirop composé antiscorbuti-que) 20 à 50 gr. ; — teinture composée 16 à 32 gr. ; — vin antiscorbu-tique 30 à 125 gr.

BIÈRE ANTISCORBUTIQUE (Sapinette).		
Raifort récent	60	gr.
Cochléaria	30	—
Bourgeons de sapin	30	—
Bière nouvelle	2000	—

F. macérer 3 ou 4 jours. Filtrez. (Cod.)

TISANE DE RAIFORT COMPOSÉE (Bouch.).		
Raifort sauvage récent et con-tusé	50	gr.
Eau	1000	—

F. infuser. Passez ; ajoutez :

Sirop antiscorbutique	100	—

M. A prendre par petites tasses.

RAISIN. — Fruit de la vigne. *Vitis vinifera* (Ampélidées).

Part. empl. — Fruit vert, fruit sec.

Prop. thérap. — Raisins frais, rafraichissants, laxatifs (cure de raisin), raisins secs (1° de Corinthe ; 2° de Malaga). Béchiques, adou-cissants, font partie des quatre fruits pectoraux.

— RAISIN D'OURS. — V. *Busserole.*

RATANHIA. — *Krameria triandra, ixina, grandifolia, to-mentosa* (Polygalées).

Part. empl. — Racine.

Princ. act. — Tannin.

Prop. thérap. — Astringent puissant.

Prép. pharm. et posol. — *A l'int.* Extrait, 0 gr. 50 centigr. à 5 gr. ; — infusion, 20 p. 1000 ; — poudre, 1 à 10 gr. ; — sirop, 10 à 100 gr. ; — suppositoires contenant 1 gr. d'extrait ; — teinture 5 à 20 gr. — *A l'ext.* Décoction 50 p. 1000.

Incompt. — Alcalis et leurs carbonates, albumine, sels de plomb de mercure, de chaux.

DÉCOCTION DE RATANHIA CONTRE MÉTROR-RHAGIES.		
Ratanhia	20	gr.
Faites bouillir dans :		
Eau	200	—
Passez et ajoutez :		
Eau de Rabel	10	—
Sirop de ratanhia	50	—

F. s. a. Par cuillerées toutes les heures.

INJECTION DE RATANHIA.		
Extrait de ratanhia	4	gr.
Glycérine	20	—
Eau de roses	120	—
Laudanum de Sydenham	XX	gouttes.

LAVEMENT DE RATANHIA CONTRE FISSURES A L'ANUS (Bretonneau).		
Extrait de ratanhia	1	gr.
Alcool	1	—
Eau	125	—

Pour 1/4 de lavement.

LAVEMENT DE RATANHIA (F. H. M.)		
Racine de ratanhia concassée	5	gr.
Eau	Q.	s.

Pour 500 gr. de décoction. F. bouil-lir une 1/2 heure. Passez.

POMMADE ASTRINGENTE.		
Extrait de ratanhia	2 à 4	gr.
Axonge benzoïnée	30	—

M.

POTION ANTIDIARRHÉIQUE (Delioux).		
Éther sulfurique	4	gr.
Extrait de ratanhia	4	—
Sirop d'opium	30	—
Hydrolat de menthe	60	—
— de mélisse ou d'oranger	60	—

M. Une cuillerée à bouche tous les 1/4 d'heure.

POTION ASTRINGENTE (Codex).

5 gr. d'extrait pour 150. 1 cuillerée à bouche toutes les 1/2 heures.

POTION CONTRE LA MÉTRORRHAGIE POST-PARTEM (Courty).

Extrait de ratanhia	4 gr.
Ergotine	1 —
Extrait thébaïque	0 — 10 centigr.
Hydrolat de fleurs d'oranger	30 —
Infusion de feuilles de digitale (0 gr. 30)	100 —
Teinture de cannelle	15 —
Sirop de grande consoude	30 —

F. s. a. une cuillerée à bouche toutes les 3 ou 6 heures.

Pour les potions antidiarrhéiques, voir *Sous-nitr. de bismuth.*

SUPPOSITOIRE ANTIHÉMORRHOIDAL.

Extrait de ratanhia	0 gr. 50 centigr.
Chlorhydrate de morphine	0 — 02
Beurre de cacao	4 —

F. 1 suppositoire.

SUPPOSITOIRES DE RATANHIA (Cod.).

1 gr. d'extrait par suppositoire.

SUPPOSITOIRE CONTRE LE VAGINISME (Bouchut).

Beurre de cacao	5 gr.
Extrait de ratanhia	3 —

Pour 1 suppositoire.

TISANE DE RATANHIA (Cod.).

Préparer par infusion 20 p. 1000.

RÉGLISSE. — *Glycyrrhiza glabra* (Légumineuses). *Syn.* Bois doux, racine douce.

Part. empl. — Racine et rhizome, suc.

Princ. act. — Glycyrrhizine.

Prop. thérap. — Adoucissant, béchique, employé pour édulcorer les tisanes, poudre employée pour la confection des pilules.

Prép. pharm. et posol. — *A l'int.* Infusion, 15 à 60 p. 1000; — pâte brune *ad libitum* ; — pâte noire *ad libitum* ; poudre, 5 à 20 gr. ; — suc épaissi *ad libitum.*

POUDRE DE RÉGLISSE COMPOSÉE

Réglisse pulv.	60 gr.	Soufre lavé	30 gr.
Sené —	60 —	Fenouil pulv.	30 —
		Sucre —	130 —

REINE-DES-PRÉS. — V. *Ulmaire.*

RENOUÉE. — *Polygonum aviculare* (Polygonacées).

Part. empl. — Plante entière.

Prop. thérap. — Astringent.

Prép. pharm. et posol. — *A l'int.* Infusion 50 à 100 p. 1000; poudre, 1 à 10 gr. (inusité).

RÉSINE ÉLÉMI. — V. *Elémi.*

RÉSORCINE ($C^{12}H^6O^4$). — Dioxybenzine, métadioxybenzol; prismes rhumboïdaux incolores fusibles à 119°, soluble dans la moitié de son poids d'eau plus soluble encore dans l'alcool et l'éther, à peu près insoluble dans le chloroforme.

Prop. thérap. — Employée comme topique contre ulcères syphilitiques et scrofuleux; utilisée dans la coqueluche et comme antipyrétique.

Prép. pharm. et posol. — *A l'int.* 2 à 5 gr. — *A l'ext.* en pommades, en solution.

MIXTURE CONTRE COUPEROSE (Petrini).

Résorcine	1 gr.
Ichthyol	2 —
Collodion riciné	30 —

F. s. a.

PATE CONTRE ACNÉ (Isaac).

Résorcine pulv.	
Oxyde de zinc	ãã 5 gr
Amidon	
Vaseline jaune	15 —

POMMADE ANTISEPTIQUE A LA RÉSORCINE.

Résorcine	10 à 30 gr.
Vaseline	100 —

M. contre eczéma subaigu.

POTION A LA RÉSORCINE ANTITHÉTIQUE.
(Ugo Bassi).

Résorcine	2 à 5 gr.
Eau distillée	80 —
Eau distillée de fleur d'oran-ger	5 —
Sirop simple	30 —

M. A prendre en 2 ou 3 fois.

SOLUTION ANTISEPTIQUE DE RÉSORCINE.

Résorcine	1 à 4 gr.
Eau distillée	100 —

F. dissoudre.

PHÉNOL RÉSORCINE.

Mélange obtenu en faisant fondre 67 gr. de phénol et 33 gr. de résorcine.

RHINACANTHUS. — *Rhinacanthus communis* (Acanthacées).

Part. empl. — Racine.

Princ. act. — Rhinacanthine ($C^{14}H^{18}O^4$).

Prop. thérap. — Employée contre l'impétigo.

Prép. pharm. et posol. — A *l'ext.* Poudre mélangée avec du jus de citron.

RHUBARBES. — Deux variétés.

— 1° RHUBARBES EXOTIQUES. — Rhubarbes de Chine, de Moscovie, de Perse, provenant du *Rheum officinale, Rheum palmatum* et *Rheum tanguticum* (Polygonacées).

— 2° RHUBARBES INDIGÈNES. — Provenant surtout du *Rheum rhaponticum, Rheum undulatum, Rheum compactum.*

Part. empl. — Tige, souche.

Princ. act. — Acides gallique, tannique, chrysophanique, 3 résines (aporétine, phaorétine, érythrorétine).

Prop. thérap. — Laxatif, purgatif, tonique (torréfiée).

Prép. pharm. et posol. — A *l'int.* Extrait, 0 gr. 10 à 0 gr. 50 centigr.; — macération, 10 p. 1000; — poudre, 0 gr. 30 à 0 gr. 60 centigr. (tonique), — 4 gr. et plus (purgatif); — sirop simple, 10 à 50 gr.; — sirop composé (sirop de chicorée composé), 10 à 50 gr.; — teinture, 5 à 10 gr.; — vin, 10 à 50 gr.

Incompat. — Eau de chaux, émétique, infusés astringents.

ALCOOLÉ DE RHUBARBE COMPOSÉ. ÉLIXIR SACRÉ (Ph. Brit.).

Rhubarbe concassée	40 gr.
Aloès	24 —
Semences de cardamome	15 —
Alcool à 56° C.	1000 —

F. macérer 8 jours Filtrez. 2 à 4 gr. (stomachique). 10 à 25 gr. (purgatif).

ÉLECTUAIRE DE RHUBARBE COMPOSÉ ÉLECTUAIRE CATHOLICUM Cod.).

8 à 20 gr. (inusité).

EXTRAIT COMPOSÉ (Ph. Germ.).

Extrait rhubarbe	3 gr.
Extrait d'aloès	1 —
Eau distillée	4 —

P. dissoudre à une douce chaleur:

Savon de jalap	1 gr.
Alcool à 86° C.	4 —

F. dissoudre. M. les 2 solutions. F. évaporer au B.-M. jusqu'à siccité. 0 gr. 20 centigr. à 0 gr. 50 centigr.

INFUSÉ ALCALIN DE RHUBARBE
(Ph. Autr.).

Racine de rhubarbe concassée	6	gr.
Carbonate sodique cristallisé	2	—
Eau distillée	100	—

F. bouillir quelque instants ; laissez infuser jusqu'à refroidissement. Passez ; exprimez. Filtrez, 2 à 5 gr. (tonique) ; 10 à 50. gr. purgatif.

LIQUEUR CORDIALE DE WARNER.

Rhubarbe	80	gr.
Séné	20	—
Safran	5	—
Réglisse	20	—
Raisins secs	500	—
Alcool à 21°	1500	—

F. digérer 15 jours. Filtrez. 8 gr. (stomachique) ; 30 gr. purgatif.

MACÉRATION APÉRITIVE (Fonssagrives).

Rhubarbe de Chine concassée	4	gr.
Ecorces d'oranges amères concassées	4	—
Eau commune	250	—

F. macérer 12 heures. 2 à 4 cuillerées à bouche par jour.

PILULES DE RHUBARBE (Clerc).

Poudre de rhubarbe	4	gr.
— d'aloès	3	—
— de myrrhe	2	—
Essence de carvi	V	gouttes.
Savon médicinal.	Q.	s.

F. s. a. 100 pilules. Une matin et soir.

**PILULES DE RHUBARBE ET BELLADONE
(Wunderlich).**

Extrait de rhubarbe	} āā 1 gr. 50 centigr.
Poudre de rhubarbe	
Extrait de belladone	0 — 50 —

F. s. a. 30 pilules. 2 par jour.

**PILULES DE RHUBARBE SAVONNEUSES
(Ph. Esp.).**

Rhubarbe pulvérisée	0 gr. 25 centigr.
Savon médicinal	0 — 06 —
Sirop simple	Q. s.

M. pour 1 pilule. 1 à 5.

PILULES LAXATIVES (Hufeland).

Extrait de fiel de bœuf	} āā 5 gr.
Savon médicinal	
Rhubarbe pulvérisée	
Extrait de pissenlit	Q. s.

F. s. a des pilules de 0 gr. 10 centigr. 5 à 6 matin et soir.

**POTION CONTRE GASTRO-ENTÉRITE
CATARRHALE (Ewald).**

Rhubarbe concassée	3	gr.
Faites infuser dans :		
Eau bouillante	150	—
Passez et ajoutez après refroidissement :		
Bicarbonate de soude	5	—
Essence de menthe	V	gouttes.
Sirop d'écorce d'oranges amères	25	gr.

1 cuillerée toutes les 2 heures.

POTION ANTIDIARRHÉIQUE (Archambault).

Teinture de rhubarbe	10	gr.
Sulfate de magnésie	6	—
Hydrolat d'anis	45	—
Sirop de gomme	15	—

F. s. a. 1 cuillerée à café 3 fois par jour à un enfant de 1 an.

POTION PURGATIVE (F. H. M.).

Rhubarbe concassée	4	gr.
Manne en sorte	60	—
Eau bouillante	150	—

F. infuser la rhubarbe dans l'eau pendant 20 minutes. F. dissoudre la manne. Passez. A prendre en 1 ou 2 fois.

POUDRE LAXATIVE TARTARISÉE.

Poudre de rhubarbe	}	
— de crème de tartre	} āā 10 gr.
— d'écorce d'oranges amères	}

Par cuillerée à café.

POUDRE DE RHUBARBE ALCALINE (Leube)

Poudre de rhubarbe	20	gr.
Sulfate de soude	10	—
Bicarbonate de soude	5	—
Sucre vanillé	3	—

Par cuillerée à café.
F. s. a.

**POUDRE DE RHUBARBE COMPOSÉE
(Ph. Edimb.).**

Rhubarbe	25	gr.
Magnésie calcinée	75	—
Gingembre	12	—

Pulvérisez. M. 2 à 10 gr.

POUDRE DE RHUBARBE FERRUGINEUSE

Rhubarbe pulv.	5	gr.
Sous-carbonate de fer	2	—
Poudre de cannelle	1	—

Divisez en 10 paquets. 1 chaque repas.

TABLETTES DE RHUBARBE (ancien Cod.).
Chaque tablette contient 5 centigr. de rhubarbe.

TEINTURE DE RHUBARBE CONTRE OXYURES (Sidney-Martin.)

Teinture de rhubarbe	III à VI gouttes.
— de gingembre	I —
Carbonate de magnésie	0 gr. 20 centigr.
Eau	12 —

A prendre dans la journée en 3 ou 4 fois.

TISANE ANTIDYSENTÉRIQUE (Zimmermann).

Racine de rhubarbe concassée	4	gr.
Crème de tartre	30	—
Orge	60	—
Eau	2500	—

F. bouillir jusqu'à réduction à 2000. Passez. Par verres.

TISANE DE RHUBARBE TONIQUE.

Rhubarbe		
Quinquina	}	5 gr.
Écorce d'orange amère		
Eau		1000 —

F. macérer 4 heures.

TISANE DE RHUBARBE (Cod.) (Eau de rhubarbe).

Rhubarbe	5 gr.
Eau	1000 —

F. macérer. A prendre comme boisson ordinaire.

VIN DE RHUBARBE (Cod.).

Rhubarbe	60 gr.
Vin Grenache	1000 —

10 à 20 gr. (stomachique). 20 à 60 gr. (laxatif).

VIN DE RHUBARBE (Ph. Germ.).

Rhubarbe concassée	8 gr.
Écorce d'orange	2 —
Petit cardamome	1 —
Vin d'Espagne	100 —

F. macérer 3 jours. Passez. Exprimez. Ajoutez :

Sucre blanc	12 gr.

F. dissoudre. Filtrez. Comme ci-dessus.

RHUS RADICANS. — *Rhus toxicodendron*. Sumac vénéneux ; inusité.

Prop. thérap. — Employé contre la paraplégie.

Prép. pharm. et posol. — A l'int. Macération, V à XX gouttes ; — extrait, 0 gr. 20 centigr. à 3 gr. (successivement) ; — poudre 0 gr. 05 à 0 gr. 25 centigr.

N. B. — L'extrait est moins actif que la plante fraiche.

RICIN.— *Ricinus communis* (Euphorbiacées). *Syn. Palma Christi.*

Part. empl. — Semences desquelles on retire l'huile par expression.

Prop. thérap. — Purgatif.

Prép. pharm. et posol. — A l'int. 10 à 60 gr.

ÉMULSION PURGATIVE AVEC L'HUILE DE RICIN (Cod.).
Renferme 30 gr. d'huile de ricin. A prendre en une fois le matin à jeun.

ÉMULSION PURGATIVE AVEC L'HUILE DE RICIN (Ph. Lond.).

Eau distillée de menthe	30	gr.
Huile de ricin	24	gr.
Soluté de potasse. D. 1.075	8	—

M. Agitez fortement. A prendre en une fois.

LAVEMENT D'HUILE DE RICIN.

Huile de ricin	20 à 50 gr.
Décoction de graine de lin	250 —

LAVEMENT D'HUILE DE RICIN (F. H. P.).

Huile de ricin	20 à 60 gr.
Jaune d'œuf	n° 1

M. Ajoutez peu à peu en agitant :

Décoction émolliente	500 gr.

MIXTURE PURGATIVE.

Huile de ricin   30 à 40 gr.
Suc de 1 à 2 citrons
  P. s. a.

POTION D'HUILE DE RICIN (Velpeau).

Huile de ricin pure   30 à 50 gr.
Gomme arabique pulvérisée   10 —
Eau de menthe   120 —

Sirop citrique   30 gr.
F. s. a. En 2 fois le matin à jeun.

POTION PURGATIVE (Cottereau).

Huile de ricin   15 à 45 gr.
Sirop de limons   30 —
Eau distillée de menthe   15 —
M. En une fois.

— TOPIQUE SULFORICINÉ — ACIDE SULFORICINIQUE — SULFORICINATE DE SOUDE.

— *Syn.* Solvine, polysolve, dissolvant universel, huile tournante ricinique, huile pour la teinture en rouge turc.

Quand on fait agir l'acide sulfurique pur sur l'huile de ricin dans certaines conditions on obtient un produit ayant la consistance d'un sirop très épais, de couleur jaune foncé ; c'est l'acide sulforicinique ou mieux sulforicinate de soude médicinal.

Empl. thérap. — Il s'émulsionne avec l'eau. Il dissout un très grand nombre de corps. notamment le naphtol (10 p. 100), la créosote (10 p. 100), le salol (15 p. 100), l'acide phénique (de 20 (Codex) à 40 p. 100), (Berliozet Ruault.) Ces solutions donnent également avec l'eau des émulsions parfaites. Il sert à préparer des liquides antiseptiques, des pommades, des onguents. Il est employé pour le traitement de la tuberculose-laryngée ulcéreuse, de l'ozène, de la diphtérie, de la conjonctivite pseudo-membraneuse, etc.. etc.

Voir au *Formulaire thérapeutique*, le traitement de la diphtérie par le Dr Josias.

TOPIQUE CONTRE CONJONCTIVITE PSEUDO-MEMBRANEUSE (Bourgeois).

  Topique sulforiciné   20 gr.
  Phenol   1 à 2 —
    M.

RIZ. — *Oriza sativa* (Graminées).
Part. empl. — Semence décortiquée.
Prop. thérap. — Emollient, antidiarrhéique.
Prép. pharm. et posol. — *A l'int.* Décoction, 30 à 40 p. 1000.
— *A l'ext.* Farine en cataplasmes

PALAMOUD.

Cacao torréfié   30 gr.
Farine de riz   }
Fécule de pomme de terre } āā 120 —
Santal rouge   4 —

RACAHOUT DES ARABES.

Cacao torréfié   }
Fécule de pomme de terre } āā 60 gr.
Farine de riz   }

Salep   15 gr.
Sucre   25 —
Vanille

1, 2 ou 3 *cuillerées dans 250 gr. d'eau, de lait ou de bouillon.*

TISANE DE RIZ (Cod.).

20 *gr. pour* 1000.

ROMARIN. — *Rosmarinus officinalis* (Labiées). *Syn.* Rosemarine.
Part. empl. — Jeune rameau fleuri.
Prop. thérap. — Stomachique, stimulant, emménagogue.
Prép. pharm. et posol. — *A l'int.* Essence, IV gouttes ; — infusion, 10 à 20 p. 1000. — *A l'ext.* Teinture d'essence (alcoolé), en frictions.

FRICTIONS STIMULANTES.

Essence de romarin   10 gr.

Essence de citron   20 gr.
Alcool rectifié   150 —
F. s. a.

RONCE SAUVAGE. — *Rubus fruticosus* (Rosacées). *Syn.* Ronce noire.

Part. empl. — Feuilles.

Prop. thérap. — Astringent.

Prép. pharm. et posol. — *A l'ext.* Infusion, 20 p. 1000 en gargarismes.

ROSES. — Du rosier (Rosacées). Plusieurs variétés.

— 1° **ROSE A CENT FEUILLES** (*Rosa centifolia*). — *Syn.* Rose pâle.

Part. empl. — Pétales.

Prop. thérap. — Astringent léger.

Prép. pharm. et posol. — *A l'int.* Sirop, 10 à 50 gr. — *A l'ext.* Eau distillée de roses en collyres.

— 2° **ROSES DE DAMAS** (*Rosa damascena*).

Part. empl. — Pétales ; sert à la préparation de l'essence de roses.

— 3° **ROSE ROUGE** (*Rosa gallica*). — *Syn.* Rose de Provins.

Part. empl. — Pétales.

Prop. thérap. — Astringent énergique.

Prép. pharm. et posol. — *A l'int.* Infusion, 20 p. 1000 ; mellite de roses ou miel rosat, 10 à 60 gr. ; — vinaigre rosat à 1/10, 5 à 30 gr.

— 4° **ROSIER SAUVAGE** (*Rosa canina*). — *Syn.* Eglantier.

Part. empl. — Fruit, appelé cynorrhodon.

Prop. thérap. — Astringent, acidule, est la base de la conserve de cynorrhodon ; très usitée pour la confection des pilules.

Prép. pharm. et posol. — *A l'int.* Conserve de cynorrhodons, ad libitum.

CÉRAT A LA ROSE (Cod.).

Émollient.

COLLUTOIRES AU MIEL ROSAT.

V. *Alun, Borate de soude.*

CONSERVE DE ROSES ROUGES (Cod.).

2 à 30 gr. et plus.

ÉLECTUAIRE ANTIDIARRHÉIQUE.

Sous-nitrate de bismuth	10 gr.
Teinture d'opium	1 —
Poudre de cannelle	2 —
Conserves de roses.	Q. s.

A prendre dans la journée.

ÉLECTUAIRE ASTRINGENT DE SAINTE-MARIE (Dorv.).

Poudre de phosphate de chaux		10 gr.
Poudre de quinquina		
— d'écorce d'oranges	} āā 25 —	
Conserves de roses		
de cynorrhodon	}	

à 10 gr. par jour.

GARGARISME ASTRINGENT.

Roses rouges	5 gr.
Infuser dans :	
Eau bouillante	150 —
Passez et ajoutez :	
Aloès	4 —
Miel rosat	30 —

GARGARISME DÉTERSIF (F. H. M.).

Mellite de roses	30 gr.
Eau	200 —

M.

GARGARISME DÉTERSIF.

Eau commune	250 gr.
Mellite de roses	60 —
Acide sulfurique dilué	20 —

M.

INFUSION DE ROSES ROUGES. TISANE DE ROSES ROUGES (Cod.).

10 gr. pour 1000.

INJECTION OU FOMENTATION AVEC LES ROSES ROUGES.

Roses de Provins	60 gr.

Vin rouge   1000 gr.

F. infuser 1 heure. Passez avec expression. On ajoute souvent 50 à 100 gr. d'alcoolature vulnéraire.

— LAVEMENT ASTRINGENT (Bouch.).

Bistorte
Roses rouges } āā   10 gr.
Eau   300 —

F. Infuser; passez ; ajoutez :
Laudanum de Sydenham   V gouttes

MELLITE DE ROSES ROUGES (Cod.).
20 à 60 gr. En gargarismes, collutoires.

VIN DE ROSES ROUGES (H. P.).
Roses de Provins .   6 gr.
Alcool à 90° C.   10 —
Vin rouge   100 —

Mettez en contact pendant 10 jours. Passez. Filtrez.

VINAIGRE DE ROSES ROUGES. VINAIGRE ROSAT (Cod.).
10 à 30 gr. En boisson. Gargarisme.

RUE. — *Ruta graveolens* (Rutacées). — *Syn.* Rue des jardins.
Part. empl. — Plante fleurie.
Princ. act. — Acide rutique. Huile essentielle.
Prop. thérap. — Excitant, nervin, emménagogue puissant.
Prép. pharm. et posol. — *A l'int.* Essence, I à X gouttes ; — extrait alcoolique, 0 gr. 10 à 0 gr. 25 centigr. (inusité) ; — infusion 5 p. 1000 ; — poudre, 1 gr. à 1 gr. 50 centigr. — *A l'ext.* Infusion 20 p. 1000.

PILULES DE RUE ET DE SABINE (Beau).

Poudre de rue   0 gr. 05 centigr.
— de sabine   0 — 05 —
Sirop   Q. s.

F. s. a. Une pilule. 1 le matin et 1 le soir.

POTION EMMÉNAGOGUE DE DESBOIS (Cad.).

Sucre   30 gr.
Huile essentielle de rue
Huile essentielle de sabine } āā   VI gouttes

Triturez. Ajoutez :

Eau distillée d'armoise   160 gr.
— de fleurs
d'oranger   10 —

Une cuillerée toutes les 2 heures.

POTION EMMÉNAGOGUE.

Armoise   5 gr.
Safran   2

F. infuser dans :
Eau bouillante   125 —

Passez et ajoutez :
Huile essentielle de rue
— — de sabine } āā V gouttes
Elixir de Garus   30 gr.

RUSMA. — Pâte épilatoire des Turcs. V. *Arsenic. Orpiment.*

S

SABINE (*Juniperus sabina*). — Conifères. *Syn.* Savinier.
Part. empl. — Sommités des rameaux, feuilles.
Prop. thérap. — Vermifuge, emménagogue énergique, escharotique, employé pour le pansement des ulcères.
Prép. pharm. et posol. — *A l'int.* Extrait alcoolique, 0 gr. 10 à 0 gr. 20 centigr. (inusité); huile essentielle, I à X gouttes ; — infusion, 5 p. 1000 ; — poudre, 0 gr. 50 centigr. à 1 gr.   *A l'ext.* Infusion, 20 p. 1000 (pour pansement), poudre (escharotique).

PILULES EMMÉNAGOGUES (Cadet).

Poudre de sabine		4 gr.
— de safran	} āā	2 —
— de centaurée		
Extrait d'armoise		Q. s.

Pour 36 pilules. 2 à 5 par jour.

POUDRE EMMÉNAGOGUE.

Poudre de sabine		
— de rue	} āā	5 gr.
— de gingembre		
Sucre vanillé		40 —

M. Et divisez en 20 paquets. 1 ou 2 par jour.

POUDRE POUR DÉTRUIRE LES VÉGÉTATIONS (Langlebert).

Poudre de sabine	5 gr.

Poudre d'alun calciné	5 gr.
Calomel	2 —
Sublimé	0 gr. 05 à 0 — 10 centigr.

M. Exactement. 2 applications par jour.

POUDRE POUR DÉTRUIRE LES VÉGÉTATIONS (Velpeau).

Sabine pulvérisée	10 gr.
Alun calciné pulvérisé	20 —

M. 2 applications (soir et matin).

POUDRE POUR DÉTRUIRE LES VERRUES.

Sabine pulvérisée	} āā	P. É.
Vert-de-gris pulvérisé		

M.

SACCHARINE.

SACCHARINE. — *Syn.* Benzoil-sulfonic-imide, sucre de houille. Produit découvert en 1879, par Fahlberg en oxydant l'ortho-crésylsulfamide.

Prop. Petits cristaux microscopiques blancs, très peu solubles dans l'eau froide (1/335°), plus solubles dans la glycérine et l'alcool (30 parties). — La réaction de la saccharine est acide et elle forme des sels alcalins, qui sont solubles dans l'eau ; un mélange de saccharine avec la moitié de son poids de bi carbonate de soude est soluble dans l'eau : son pouvoir sucrant est égal à environ 300 fois celui du sucre de canne, etc.

Usage. — Alimentation des diabétiques ; dose : 0,05 à 0,10 par jour.

Prép. pharm. —

TABLETTES COMPRIMÉES.

Saccharine	0 gr. 05 centigr.
Bicarbonate de soude	05 —

1 à 2 par jour pour sucrer les liquides.

SOLUTÉ CONTRE HALEINE FÉTIDE.

Saccharine	1 gr.
Bi-carbonate de soude	1 —
Acide salicylique	4 —
Alcool purifié	200 —

Quelques gouttes dans un verre d'eau pour gargarisme.

SAFRAN.

SAFRAN. — *Crocus sativus* (Iridées).

Part. empl. — Divisions stigmatifères du style.

Prop. thérap. — Excitant, stimulant général, emménagogue.

Prép. pharm. et posol. — *A l'int.* Electuaire composé (Confection d'Hyacinthe) 5 à 20 gr. ; — extrait, 0 gr. 10 centigr. à 1 gr. (inusité) ; — poudre, 0 gr. 20 centigr. à 2 gr. ; — sirop, 20 à 60 gr. ; — teinture, 4 à 20 gr. ; — tisane, 0 gr. 50 centigr. par tasses.

COLLUTOIRE BORO-SAFRANÉ (Delioux).

Safran pulvérisé	0 gr. 50 centigr.
Borate de soude porphyrisé	1 —
Teinture de myrrhe	X gouttes.
Glycéré d'amidon	10 gr.

P. s. a. Frictions répétées sur les gencives.

PILULES EMMÉNAGOGUES.

Tartrate de fer et de potasse		0 gr. 50 centigr.
Safran en poudre	} āā	2 —
Cannelle		
Sirop d'armoise		Q. s.

F. 10 pilules. 2 à 4 par jour.

POTION EMMÉNAGOGUE.

Infusé de safran (1 p. 100)	150	gr.
Eau de cannelle	50	—
Sirop de safran	50	—

En 2 fois matin et soir.

AUTRE (Yvon).

Miel rosat	60	gr.
— de mercuriale	20	—
Teinture de safran	20	—
— de myrrhe	10	—
— de vanille	5	—
— de coca	5	

SIROP DE DENTITION (Delabarre).

Safran	3	gr.
Tamarin	30	—
Miel	200	—
Eau	100	—

F. s. a.

VIN EMMÉNAGOGUE (Bonnet).

Vin blanc	300	gr.
Teinture de safran	20	—
Acétate d'ammoniaque	20	—
Sirop d'armoise	125	—

M. 30 gr.

SAFRAN DE MARS APÉRITIF. — V. *Oxyde de fer.*

SAGAPENUM. — Gomme-résine attribuée sans raison au

Ferula persica (Ombellifères). — *Syn.* Gomme séraphique.

Prop. thérap. Excitant, entre dans la composition de plusieurs emplâtres.

Prép. pharm. et posol. — *A l'int.* 0 gr. 10 centigr. à 1 gr. — *A l'ext.* Q. v. (emplâtres). V. *Galbanum.*

PILULES DE SCHMUCKER.

Sagapénum	30	gr.
Galbanum	30	—
Savon médicinal	30	—

Rhubarbe	36	gr.
Emétique	1	—
Suc de réglisse	30	—

F. s. a. des pilules de 0 gr. 60 centigr.

SAGOU. — Fécule du *Sagus Rumphii, Sagus farinifera. Phœnix farinifera* (Palmiers).

Prop. thérap. — Analeptique.

Prép. pharm. et posol. — *A l'int. ad libitum,* en gelée.

GELÉE DE SAGOU (Soubeiran).

Sagou	15	gr.
Sucre	125	—

Eau	400	gr.

F. bouillir le sagou; ajoutez le sucre; laissez refroidir; aromatisez.

SAINBOIS. — V. *Garou.*

SALACÉTOL ou SALICYLACÉTOL. — Résulte

de l'action de la monochloracétone sur le salicylate de soude (Bourget et Fritsch); aiguilles cristallines insolubles dans l'eau, solubles dans l'alcool surtout à chaud. — Antiseptique surtout intestinal et supérieur au salol, se dédouble dans l'intestin en acide salicylique et en acétol. — Dose : 2 à 3 gr. par jour, dissous dans 20 à 30 gr. d'huile de ricin; préconisé dans les diarrhées cholériformes et le rhumatisme articulaire aigu.

SALEP. — Provient des : *Orchis mascula, Orchis morio, Orchis militaris, Orchis fusca, Orchis bifolia, Orchis latifolia* (Orchidées).

Part. empl. — Tubercules amylacés.

Prop. thérap. — Analeptique.

Prép. pharm. et posol. — *A l'int.* En gelée.

SALICAIRE. — *Lythrum salicaria* (Lythrariées).

Part. empl. — Tige, fleurs.

Prop. thérap. — Astringent, antidiarrhéique, antileucorrhéique.

Prép. pharm. et posol. — A l'int. Infusion, 50 à 100 gr.; poudre, 1 à 10 gr.

SALICINE. — V. *Saule.*

SALICYLATES. — (V. après *Acide Salicylique.*)

SALICYLIQUE (acide) ($C^7H^6O^3$). — *Syn.* Acide amybenzoïque ; soluble 500 parties d'eau, 2,5 d'alcool, 2 d'éther.

On emploie surtout les sels ou salicycates.

Prop. thérap. — Antiseptique énergique, employé contre le rhumatisme articulaire aigu, abaisse la température.

Prép. pharm. et posol. — A l'int. 1 à 4 gr. par jour. — A l'ext. 1 p. 10 en pommade; 0 gr. 50 centigr. ou 1 pour 50 en solution.

INJECTION SALICYLÉE ANTIBLENNORRHAGIQUE.

Acide salicylique	1 gr.
Teinture d'extrait d'opium	4 —
Eau distillée de roses	400 —

F. dissoudre l'acide dans la teinture; ajoutez l'eau distillée. Injection chaque fois que le malade a uriné.

MIXTURE ANTIFÉBRILE (Jaccoud).

Acide salicylique	1 gr.
Rhum ou cognac	50 —
Vin cordial	120 —
Salicylate de soude	5 —
Eau distillée	5 —

M. A prendre par cuillerées à bouche en 48 heures.

OUATE SALICYLÉE.

Acide salicylique	100 gr.
Alcool à 95° C.	3000 —
Glycérine	40 —

M. Imprégnez la ouate; pressez-la légèrement. F. sécher.

POMMADE DE LASSAR CONTRE ECZÉMA.

Acide salicylique		2 gr.
Oxyde de zinc		
Amidon	āā	25 —
Vaseline		
F. s. a.		50 —

POUDRE CONTRE OZÈNE (Waldenburg).

Acide salicylique		0 gr. 25 centigr.
Tannin		
Borax	āā 2 — 50 —
F. s. a.		

POUDRE DÉSINFECTANTE.

Acide salicylique	6 gr.
Talc	100 —
Ad libitum :	
Essence de Winter Green	X gouttes.

M.

POUDRE DÉSINFECTANTE.

Acide salicylique	3 gr.
Amidon	10 —
Talc pulvérisé	87 —

Contre sueurs des pieds.

SOLUTÉ ANTISEPTIQUE, NON TOXIQUE (Portes).

Borate de soude	11 gr.
Acide borique	5 —
— salicylique	5 —
Eau saturée d'essence de thym	1000 —

F. s. a.

SOLUTION SALICYLIQUE BORATÉE

Acide salicylique	
Borate de soude	āā 4 gr.
Eau	500 —

F. s. a. pour lavage de la vessie.

VINAIGRE DE PENNÈS.

Acide salicylique	30 gr.
Acétate d'alumine	30 —
Alcoolé d'eucalyptus globulus	100 —
— de verveine	100 —
Alcoolé de lavande	100 —
— de benjoin	100 —
Acide acétique a 8°	100 —

100 gr. pour un bain; lotions, en étendant l'eau.

SALICYLATE DE BISMUTH. ($C^7H^7O^5Bi$). Poudre blanche, à peu près insoluble dans l'eau.

Prop. thérap. — Désinfectant de l'intestin, antidiarrhéique, antithermique.

Prép. pharm. et posol. — A l'int. 2 à 10 gr. en potion, en poudre, en cachets, comme le sous-nitrate de bismuth. (V. à *Bismuth* et à *Naphtol*, les formules dans lesquelles les deux médicaments sont associés.)

POUDRE ANTISEPTIQUE (Moizard.)

Salicylate de bismuth	5 gr.
Sulfate de quinine	1 —
Poudre de benjoin	5 —

F. s. a. En insufflations nasales contre la coqueluche.

— SALICYLATE DE LITHINE ($C^7H^5O^3Li$).

Prop. thérap. — Succédané du salicylate de soude (peu usité). Employé comme lui, agit également comme sel de lithine (v. ce mot).

— SALICYLATE DE QUININE. V. *Quinine.*

— SALICYLATE DE SOUDE ($C^7H^5O^3Na$). — Soluble dans son poids d'eau froide.

Prop. thérap. — Antirhumatismal, préconisé par le Dr Hallopeau, dans l'érysipèle à la dose de 4 grammes dans les 24 heures ; on fait en même temps des lotions avec une solution de ce sel.

Prép. pharm. et posol. — *A l'int.* 2 à 6 gr., en potion, cachets, solution à 1/10, etc.,

POMMADE CONTRE PELADE (Erchorst).

Salicylate de soude	5 gr.
Acide phénique	2 —
Axonge	40 —

P. s. a.

POMMADE CONTRE RHUMATISME ARTICULAIRE AIGU (Fienga).

Salicylate de soude	30 gr.
Iodoforme	10 —
Extrait de jusquiame	5 —
Vaseline	100 —

M. Enduire l'articulation, puis recouvrir d'ouate.

POMMADE CONTRE VARIOLE (Daudon).

Salicylate de soude	4 gr.
Cold-cream	100 —

POTION ANTIRHUMATISMALE (Graves).

Salicylate de soude	4 à 6 gr.
Rhum	30 —
Sirop de limons	30 —
Julep gommeux	80 gr.

F. s. a. En 4 fois dans les 24 heures.

SOLUTION CONTRE LYMPHANGITES ET CERTAINES DERMATOSES (E. Besnier).

Salicylate de soude	25 gr.
Eau bouillie	1000 —
Bicarbonate de soude Q. s. pour neutraliser ; en compresses avec du lint.	

SALINAPHTOL. — *Syn.* Salicylate de naphtol g analogue au salol : mêmes formules et mêmes doses (Kobert et Lepine). V. *Betol.*

SALIPYRINE. ($C^{11}H^{12}Az^2O,C^7H^6O^3$). *Syn.* **Salicylate d'antipyrine, ou d'analgésine** combinaison a équivalents égaux d'antipyrine et d'acide salicylique. — Poudre cristalline à saveur un peu douce, soluble dans 200 parties d'eau froide, soluble dans l'alcool, l'éther et le chloroforme.

Prop. thérap. D'après *Guttmann :* antithermique et analgésique dans le rhumatisme chronique et les névralgies.

Posologie : De 2 à 6 grammes par jour, cachets de 1 gramme (un toutes les 2 heures).

SALOL. $C^{12}H^4(C^{14}H^6O^6)$. *Syn.* Salicylate de phénol : poudre blanche cristalline ; odeur de géranium rosat ; fusible à 46° presque insoluble dans l'eau ; soluble alcool 1/11, très soluble éther.

Prop. thérap. — Antirhumatismal, antipyrétique et antiseptique, récemment préconisée par le Dr Dreyfous comme antiseptique interne dans les affections des organes urinaires ; il rend l'urine aseptique et son emploi est indiqué aussi bien dans les cas chirurgicaux que dans ceux d'affections contagieuses. — *Us. int.* de 1 à 4 gr. et même 8 gr. (Salhi, de Nencki). — *Us. ext.* Q. v. comme l'iodoforme ; le Dr Perier l'emploie en nature pour saupoudrer les plaies, les tubes à drainage, les pièces à pansement, etc.

On prépare une gaze salolée, de l'éther salolé à 1/10°, du collodion salolé à 1/10°, des crayons de salol.

Pour les formules, voir à l'iodoforme que l'on remplace par le salol.

COLLODION CONTRE GERÇURES DU SEIN.

Salol	4 gr.
Éther	4 —
Collodion élastique	30 —
P. s. a.	

ÉLIXIR DENTIFRICE AU SALOL (Périer).

Salol	1 gr.
Alcool à 90°	100 —
Essence de roses	I goutte
— de menthe	II —
Teinture de cochenille	5 gr.

GAZE AU SALOL (Codex).

Renferme 10 p. 100 de salol,

LINIMENT CONTRE BRULURES.

Huile d'olives		60 gr.
Eau de chaux	} āā	10 —
Salol		
P. s. a.		

POMMADE CONTRE GERÇURES DES MAINS
(Steffen).

Menthol	0 gr. 75 centigr.
Salol	1 — 50 —
Huile d'olives	1 — 50 —
Lanoline	45 —

POUDRE AU SALOL (Creyx).

Salol pulv.	} āā	P. E.
Amidon		

POUDRE CONTRE CORYZA AIGU.

Salol	1 gr.
Acide salicylique	0 — 20 centigr.
Tannin	0 — 10 —
Acide borique	4 —

Pulvérisez finement.

SALOL CAMPHRÉ.

Salol	3 gr.
Camphre	2 —

Triturez et filtrez le mélange liquéfié.

SOLUTION POUR ENROBER LES PILULES
(Yvon).

Salol	2 gr.
Tannin	0 — 50 centigr.
Éther à 56°	10 —

Les pilules ainsi enrobées traversent l'estomac et ne se dissolvent que dans l'intestin (Ceppi).

SUPPOSITOIRE AU SALOL.

Salol	1 gr.
Beurre de cacao	3 —

VASELINE AU SALOL.

Salol	2 à 4 gr.
Vaseline	30 —

SALOPHÈNE. — Salicylate d'acétylparamidophenol : lamelles cristallines, incolores, inodores, presque insolubles dans l'eau froide, solubles alcool ; dédoublable en ses composants par les alcalis.

Prop. thérap. — Antiseptique intestinal analogue au salol et au benzonaphtol. — Dose, 2 à 6 gr. en cachets.

SALPÊTRE. — V. Potassium. Azotate de potasse.

SALSEPAREILLE. — Racines adventives, provenant de diverses espèces de Smilax (Smilacées).

Part. empl. — Racine. On emploie surtout, en France, la salsepareille du Mexique, S. Tuspan du Similax medica.

Princ. act. — Parigline, smilacine on salseparine.

Prop. thérap. — Stimulant léger, peut-être diaphorétique. Dépuratif très employé.

Prép. pharm. et posol. — A l'int. Extrait 1 à 5 gr. ; — poudre, 1 à 10 gr. ; — sirop simple et composé, 50 à 120 gr. ; — tisane, 60 gr. p. 1000.

BOCHET SIMPLE (Pétrequin).

Galac râpé		
Salsepareille	} āā	8 gr.
Squine		
Sassafras		
Fraisier		16 —
F. s. a. pour 1 litre.		

BOCHET PURGATIF.

On prend un verre ou deux de Bochet simple auquel on ajoute :

Séné	10 gr.
Sel d'Epsom	10 —
Manne	50 —

EXTRAIT CONCENTRÉ OU ESSENCE DE SALSEPAREILLE.

Extrait de réglisse		30 gr.
— de bourrache	⫱ 90	—
— de douce-amère		
— de salseparcille	180	—
— de gaïac	30	—
Essence de sassafras	8	—
Alcool à 90°	500	—
Eau	4000	—

F. s. a. 1 cuillerée à café pour un verre d'eau.

Souvent on ajoute à cette préparation de l'iodure de potassium.

SIROP DÉPURATIF DE LARREY (Guibourt).

Gaïac		
Bardane		
Patience	⫱ 750 gr.	
Saponaire		
Salseparcille	⫱ 1000	—
Douce-amère		
Séné	⫱ 100	—
Roses pâles		
Anis vert	50	—
Sucre	1500	—
Miel		

SIROP DE LARREY COMPOSÉ.

Sirop dépuratif simple	500 gr.
Sublimé	
Sel ammoniac ⫱	0 — 25 centigr.
Extrait d'opium	

SIROP DÉPURATIF FERRUGINEUX (Ricord et Duval).

Salseparcille	250 gr.
Écorce de mézéréon	125 —
Eau Q. s. pour décocté	2000 —
Sucre	4000 —

F. s. a. et ajoutez :

Iodure de fer	10 —

SIROP DE SALSEPAREILLE COMPOSÉ (Sirop de Cuisinier); SIROP SUDORIFIQUE (Codex).

Salseparcille	1000 gr.
Bourrache	60 —
Roses pâles	60 —
Séné	60 —
Anis	60 —
Sucre	1000 —
Miel blanc	1000 —

F. s. a. 60 à 125 gr. par jour, par cuillerée ou dans une tisane sudorifique.

SIROP SUDORIFIQUE (Ricord).

Salseparcille hachée	⫱ 200 gr.	
Gaïac râpé		
Eau commune	2000	—

F. macérer pendant 24 heures; réduisez à 500 gr. sur un feu doux. Passez avec expression et ajoutez :

Sucre blanc	1000 gr.

50 à 100 gr. par jour.

TISANE ANTISYPHILITIQUE (Dupuytren).

Squine coupée		
Gaïac coupé	⫱ 10 gr.	
Salseparcille coupée		
Eau	1500	—
Sirop de Cuisinier	120	—

F. bouillir les racines jusqu'à réduction à 1000 gr.

TISANE DE FELTZ (F. H. P. et Codex).

Salseparcille	50 gr.
Colle de poisson	10 —
Sulfure d'antimoine lavé	80 —
Eau	2 litres

F. s. a. Réduisez à 1 litre. A prendre dans la journée par verres.

TISANE DE SALSEPAREILLE (F. H. P.).

Racine de salseparcille incisée	60 gr.

Versez sur la racine :

Eau bouillante	Q. s.

pour obtenir 1 litre de tisane; laissez digérer 2 heures; passez, laissez déposer; décantez.

TISANE SUDORIFIQUE (Codex 66).

Gaïac râpé	60 gr.
Salseparcille	30 —
Sassafras	10 —
Réglisse	20 —

Eau q. s. pour 1 litre. F. s. a.

En ajoutant aux doses précédentes

Séné	15 gr.

On obtient la tisane sudorifique laxative.

SANDARAQUE. — Résine du *Callitris quadrivalvis* (Conifères); insoluble eau ; soluble alcool, à peine soluble éther, insoluble essence de térébenthine.

Prop. thérap. — Tonique stimulant (?). Inusité en médecine.

SANG. — On emploie surtout le sang de bœuf, de veau ou de volaille.

Prop. thérap. — Reconstituant.
Prép. pharm. et posol. — A l'int. Extrait de sang, 0 gr. 50 centigr. à 10 gr. et plus.

<table>
<tr><td>

EXTRAIT DE SANG.

Sang de bœuf frais défibriné, évaporé à 60°, 0 gr. 50 centigr. à 10 gr.

</td><td>

POUDRE DE SANG.

Sang desséché à l'étuve et pulvérisé.

SANG DE VEAU.

1 verre de sang chaud, à jeun, le matin.

</td></tr>
</table>

SANG-DRAGON. — Résine du fruit du *Calamus draco* (Palmiers).
Princ. act. — Draconine, acide benzoïque.
Prop. thérap. — Astringent, hémostatique assez puissant.
Prép. pharm. et posol. — A l'int. Poudre, 1 à 10 gr.

EAU HÉMOSTATIQUE DE TISSERAND.

Sang-dragon	100 gr.	Eau	1000 gr.
Térébenthine des Vosges	100 —	F. digérer 12 heures. Filtrez.	

SANGUINARINE. — Alcaloïde extrait de la racine du *Sanguinaria canadensis* (Papavéracées). On le rencontre également en grande quantité dans la racine et les feuilles du *Chelidonium majus*. Insoluble eau, peu soluble alcool ; plus soluble benzine, sulfure de carbone, chloroforme, pétrole.
Prop. thérap. — A petites doses, stimulant, tonique ; à plus hautes doses, purgatif, émétique.
Prép. pharm. et posol. — A l'int. 0 gr. 02 à 0 gr. 05 centigr. en pilules.

SANTAL JAUNE OU CITRIN. — *Santalum album* (Santalacées).
Part. empl. — Bois.
Prop. thérap. — Le bois passe pour astringent et cordial, l'essence est employée contre la blennorrhagie.
Prép. pharm. et posol. — A l'int. Essence, 1 à 8 gr. en capsules ; poudre, 2 à 10 gr.

SANTAL ROUGE. — *Pterocarpus santalinus* (Légumineuses). Inusité en médecine.

SANTONINE. — V. *Semen-contra*.

SAPIN VRAI. — *Abies pectinata* (Conifères). *Syn.* Sapin argenté.
Part. empl. — Bois et surtout bourgeons ; ceux dont on se sert proviennent presque tous du Pin sylvestre.
Prop. thérap. — Béchique, anticatarrhal, diurétique.
Prép. pharm. et posol. — A l'int. Infusion, 20 p. 1000. Sirop 30 à 60 gr.

SAPIN ÉLEVÉ. — *Piesse* ou *Epicea*. *Abies excelsa* (Conifères), fournit la poix de Bourgogne (v. ce mot).

SAPINETTE. — *Syn.* Bière antiscorbutique. — V. *Raifort*.

SAPONAIRE. — *Saponaria officinalis* (Caryophyllées).

Part. empl. — Racine, tige, feuille.
Princ. act. — Saponine.
Prop. thérap. — Dépuratif, stimulant léger et sudorifique.
Prép. pharm. et posol. — *A l'int.* Décocté de racine, 20 à 30 p. 1000 ; — extrait de saponaire, 1 à 10 gr. (inusité) ; — infusion de feuilles, 10 à 30 p. 1000 ; — sirop de saponaire, 20 à 60 gr.
Pour d'autres formules, **v.** *Bardane.*

SIROP DÉPURATIF.		SIROP DÉPURATIF ALCALIN.	
Sirop de saponaire		Bicarbonate de soude	15 gr.
— de cuisinier	͞aa 100 gr.	Sirop de saponaire	300 —
— de pensées sauvages		*2 à 3 cuill. à bouche par jour.*	
Ad libitum :		AUTRE :	
Iodure de potassium	10 à 20 —	Benzoate de soude	10 gr.
2 à 4 cuillerées par jour.		Sirop de saponaire	300 —

SARRACÉNIE. — *Sarracena purpurea* (Nymphœacées).

Part. empl. — Racine.
Prop. thérap. — Préconisée contre la variole, la rougeole, etc.
Prép. pharm. et posol. — *A l'int.* Décoction, 30 p. 1000 ; infusion, 30 p. 1000 ; — poudre, 8 à 10 gr.

SASSAFRAS. — *Sassafras officinalis* (Laurinées).

Part. empl. — Racine, écorce.
Princ. act. — Essence, safrol, safrène.
Prop. thérap. — Sudorifique, carminatif. Fait partie des bois sudorifiques.
Prép. pharm. et posol. — *A l'int.* Infusion, 10 à 30 p. 1000 ; essence, II à X gouttes ; — poudre, 2 à 4 gr. ; — sirop, 20 à 100 gr.
Pour les formules, v. *Salsepareille.*

SAUGE. — *Salvia officinalis* (Labiées). — *Syn.* Petite sauge, thé d'Europe, thé de Grèce, herbe sacrée.

Part. empl. — Sommités fleuries.
Succédané. — Sauge sclarée, *Salvia sclarea.*
Prop. thérap. — Stimulant, tonique.
Prép. pharm. et posol. — *A l'int.* Infusion, 5 p. 1000. — *A l'ext.* Huile volatile (inusitée). — Infusion concentrée, 50 p. 1000.

FUMIGATION DE SAUGE (Debreyne).	GARGARISME ASTRINGENT (Kocker).	
Fumer des feuilles sèches de sauge au moyen d'une pipe, tenir la bouche et le nez fermés, et faire une forte expiration pour refouler la fumée dans la trompe d'Eustache.	Infusion de feuilles de sauge	170 gr.
	Teinture de cachou	8 —
	Miel clarifié	30 —
	M.	

SAULE BLANC. — *Salix alba* (Salicinées).

Part. empl. — Écorce.
Princ. act. — Salicine.
Prop. thérap. — Astringent, fébrifuge.
Prép. pharm. et posol. — *A l'int.* 20 à 30 gr. (inusité). On emploie la salicine.

— SALICINE. — Soluble eau, alcool bouillant ; insoluble éther.
Prop. thérap. — Fébrifuge.
Prép. pharm. et posol. — *A l'int.* 1 à 4 gr.

PILULES CONTRE L'AMÉNORRHÉE
(Guéneau de Mussy).

Salicine pulvérisée	1 gr.
Rhubarbe pulvérisée	0 — 50 centigr.
Conserve de roses	Q. s.

F. s. a. 10 pilules. 1 à 3 par jour.

PRISES DE SALICINE (Stegmayer).

Salicine	1 gr.
Tartre stibié	0 — 06 centigr.

Sucre	4 gr.

F. s. a. 10 prises. 1 toutes les 2 heures. Contre fièvres intermittentes.

SIROP DE SALICINE.

Salicine	5 gr.
Teinture de gentiane	20 —

F. dissoudre. Ajoutez :

Sirop de quinquina	180 —

0 gr. 50 centigr. par cuillerée à bouche.

SAVON AMYGDALIN. — *Syn.* Savon *médicinal*, fait avec l'huile d'amandes douces.

EMPLÂTRE SAVONEUX DE PICK. (Hop. St.-Louis).

Emplâtre simple	70 gr.
Cire jaune	10 —

Faites liquéfier et ajoutez :

Savon médicinal pulvérisé	5 gr.
Camphre	1 —
Huile d'olives	1 —

L'emplâtre savoneux salicylé renferme en outre de 2 à 15 pour 100 d'acide salicylique.

SAVON ANIMAL. — Fait avec la *graisse de veau* d'après le nouveau Codex et anciennement avec la *moelle de bœuf*.

SAVON DE MARSEILLE ou *Savon du commerce*, qui est *blanc* ou *bleu* et *marbré* ; sert à la préparation des *suppositoires de savon* que l'on obtient en taillant un morceau en cône.

SCABIEUSE. — *Scabiosa succisa* (Dipsacées). — *Syn.* Mors du diable.

Part. empl. — Feuille, capitule, rhizome. Succédané : scabieuse des champs, *Scabiosa arvensis*.

Prop. thérap. — Préconisé dans les affections de la peau et contre la gale.

Prép. pharm. et posol. — *A l'ext.* Décocté de racines, 20 à 30 p. 1000 ; infusé de feuilles, 10 à 20 p. 1000 (inusité).

SCAMMONÉE. Suc concret de la racine du *Convolvulus scammonia* (Convolvulacées). 2 variétés : 1° scammonée d'Alep ; — 2° scammonée de Smyrne.

Princ. act. — Résine. La bonne scammonée en contient jusqu'à 91 p. 100 ; aussi, on emploie rarement la résine *pure* ou résine *blanche* de scammonée, la posologie est du reste à peu près la même.

Prop. thérap. — Purgatif drastique, hydragogue, dont l'action se porte surtout sur l'intestin grêle.

Prép. pharm. et posol. — *A l'int.* Poudre, 0 gr. 50 centigr. à 1 gr. ; — résine, 0 gr. 40 à 0 gr. 80 centigr. ; — teinture, 2 à 8 gr.

ANISETTE PURGATIVE.

Résine de scammonée	1 gr.
Anisette de Bordeaux	80 —

F. dissoudre. Filtrez. 20 à 40 gr.

BISCUITS PURGATIFS A LA SCAMMONÉE.

Résine de scammonée	60 gr.
Pâte à biscuit	Q. s.

Pour 100 biscuits, contenant 0 gr. 60 centigr. de résine : 1 biscuit pour un adulte ; 1/2 pour un enfant de 7 ans.

CHOCOLAT PURGATIF.

Pâte de chocolat	4 gr.
Scammonée	0 — 10 centigr.

Pour 4 pastille. 2 à 10.

ÉMULSION PURGATIVE (Cod.).

A prendre en 2 ou 3 fois. — Renferme 1 gr. de scammonée.

MIXTURE PURGATIVE.

Scammonée	0 gr. 25 à 0 gr. 60 centigr.
Sucre vanillé	5 —
Miel blanc	10 —

F. s. a.

PILULES DE SCAMMONÉE.

Scammonée   1 gr.
Extrait de jusquiame 0 — 10 centigr.
Savon médicinal   Q. s.

Pour 10 pilules. 2 à 6.

PILULES DE SCAMMONÉE COMPOSÉES
(Hôp. de Lond.).

Scammonée
Gomme-gutte
Extrait de jus-
quiame   } āā 0 gr. 05 centigr.
Extrait de co-
loquinte com-
posé
Savon médicinal

M. Pour 1 pilule : 2 à 3 par jour.

PILULES PURGATIVES (Ewald).

Résine de scammonée 2 gr.
Extrait de rhubarbe   4 —
   — alcoolique de
noix vomique   0 — 25 centigr.
Poudre de rhubarbe   Q. s.

Pour 100 pilules. 2 à 5 matin et soir.

PILULES PURGATIVES.

Scammonée d'Alep
Aloès socotrin   }
Résine de jalap   āā   1 gr.
Savon médicinal

F. s. a. 20 pilules. 2 le matin à eun tous les 4 ou 5 jours.

PILULES PURGATIVES (Debreyne).

Scammonée d'Alep }
Aloès socotrin   āā   1 gr.
Sirop de nerprun   Q. s.

Pour 20 pilules. 2 à 3 matin et soir.

PILULES PURGATIVES (Robinson).

Scammonée   1 gr. 25 centigr.
Extrait aqueux d'aloès 4 —
Baume du Pérou   0 — 50   —
Essence de carvi   X gouttes

M. et divisez en 28 pilules. 2 à 3 le matin à jeun.

POTION DE SCAMMONÉE.

Scammonée d'Alep   0 gr. 75 centigr.
Bicarbonate de soude 0 — 75   —

Sucre blanc   8 gr.
Lait de vache   100 —

F. s. a. A prendre en 2 fois à 1/2 heure d'intervalle.

POTION PURGATIVE (Bossu).

Scammonée pul-
vérisée   āā 0 gr. 25 centigr.
Résine de jalap
Huile de croton tiglium II gouttes
Eau de fleurs d'oranger 4 gr.
Hydrolat de menthe   100 —
Sirop de chicorée com-
posé   40 —

F. s. a. Par cuilllerées.

POTION PURGATIVE (Lepage).

Teinture de scammonée   5 gr.
Sirop de punch   30 —
Eau chaude   100 —

M. A prendre en 1 ou 2 fois.

POTION PURGATIVE (Planche).

Résine de scammonée 0 gr. 50 centigr.
Sucre blanc   10 —

Triturez ensemble; ajoutez peu à peu :

Lait pur   120 gr.
Eau de laurier-cerise 5 —

En une fois.

POUDRE D'AILHAUT (Guibourt).

Jalap pulv.   7 gr. 20 centigr.
Résine de gaïac   1 — 80   —
Scammonée   0 — 60   —
Aloès   0 — 30   —
Gomme-gutte   0 — 40   —
Séné pulv.   40 —

M. 1 à 2 gr.

POUDRE DE CORNACHINE (An. Codex).

Scammonée
Bitartrate de potasse } āā 10 gr.
Antimoine diapho-
rétique

Dose : 0 gr. 50 centigr. à 2 gr.

POUDRE DE SCAMMONÉE COMPOSÉE
(Ph. Brit.).

Scammonée pulvérisée   4 gr.
Jalap pulvérisé   3 —
Gingembre pulvérisé   1 —

M. 0 gr. 50 centigr. à 2 gr. dans du sirop simple.

SCEAU DE SALOMON. — *Polygonatum vulgare* (Asparaginées). — *Syn.* Genouillet, herbe aux panaris.

Part. empl. — Rhizome.

Prop. thérap. — Légèrement astringent, réduit en pulpe et mêlé à l'axonge, constitue un topique pour les panaris.

Prép. pharm. et posol. — *A l'ext.* Pulpe, en topique.

SCILLE. — *Scilla maritima* (Liliacées). — *Syn.* Oignon marin.

Part. empl. — Bulbe.

Princ. act. — Scillitine.

Prop. thérap. — Diurétique puissant, excitant, incisif, expectorant.

Prép. pharm. et posol. — *A l'int.* Extrait alcoolique, 0 gr. 02 à 0 gr. 20 centigr. ; — oxymel scillitique, 15 à 30 gr. ; — poudre, 0 gr., 10 à 0 gr. 30 centigr. ; — teinture, 1 à 5 gr. ; — vin, 10 à 60 gr. ; — vin composé, 15 à 60 gr. ; — vinaigre, 2 à 5 gr. — *A l'ext.* pulpe, en cataplasmes ; teinture, 10 à 25 gr.

LINIMENT DIURÉTIQUE (Bouch.).

Teinture de scille	} āā	P. É.
— de digitale		

M. En frictions sur l'abdomen et les cuisses.

LINIMENT DIURÉTIQUE (Guibert).

Teinture de scille	} āā	12 gr.
— de digitale		
— de bulbes		
de colchique		
Huile camphrée		4 gr.
Ammoniaque liquide		6 —

M. En frictions.

LINIMENT RÉSOLUTIF.

Alcoolat de Fioravanti	} āā	100 gr.
— de genièvre		
Teinture de scille		50 —

M. 3 à 4 applications tièdes par jour.

LINIMENT RÉSOLUTIF (Ricord).

Teinture de scille	20 gr.
Alcool camphré	20 —
Laudanum	20 —

Mêlez.

PILULES CONTRE HYDROPISIE (G. Sée).

Extrait de scille	1 gr.
Scille pulvérisée	0 — 50 centigr.

F. s. a. 10 pilules. 6 à 10 chaque jour.

PILULES CONTRE HYDROPISIE (Selwyn).

Huile croton tiglium	V gouttes
Squames de scille pulv.	0 gr. 25 centigr.
Gomme ammoniaque	0 — 50 —
Gingembre pulvérisé	1 —
Extrait de coloquinte composé	2 — 50 —

F. s. a. 20 pilules. 1 et jusqu'à 3 ou 4, selon l'effet, 3 fois par semaine.

PILULES DE SCILLE COMPOSÉES

Scille pulvérisée	0 gr. 025 milligr.
Azotate de potasse	0 — 050 —

PILULES DE SCILLE COMPOSÉES (suite — colonne 2)

Extrait de digitale	0 gr. 005 milligr.
Savon amygdalin	Q. s.

M. Pour 1 pilule. 2 à 10 par jour

PILULES DE SCILLE ET DE DIGITALE (Ewald).

Poudre de scille	} āā 2 gr.	
— de digitale		
Extrait de coloquinte	0 — 40 centigr.	
— de rhubarbe	Q. s.	

Pour 50 pilules. 1 à 3 matin et soir.

PILULES DIURÉTIQUES.

Extrait de scille	} āā	0 gr. 02 centigr. à
Poudre de scille		0 — 05 —
Gomme pulvérisée	Q. s.	

Pour une pilule. 1 à 2 à chaque repas.

PILULES DIURÉTIQUES.

Scille pulvérisée	} āā	5 gr.
Digitale pulvérisée		
Scammonée d'Alep pulvérisée		
Sirop simple	Q. s.	

Pour 100 pilules. 1 à 5 par jour.

PILULES SCILLITIQUES (Parmentier).

Savon médicinal	10 gr.
Gomme ammoniaque	5 —
Nitrate de potasse	5 —
Scille en poudre	5 —
Sirop simple	5 —

F. pilules de 0 gr. 2 décigr. 2 à 6 par jour. (Bouch.)

PILULES SCILLITIQUES COMPOSÉES (Britt. ph.).

Scille	36 gr.
Gingembre	28 —
Gomme ammoniaque	28 —
Savon dur	28 —
Mélasse	Q. s.

F. Pilules de 0 gr. 15 centigr.

PILULES SCILLITIQUES DE DIGITALE ET DE FER (Chomel).

Poudre de scille	} āā	2 gr.
— de digitale		

Fer porphyrisé   4 gr.
Extrait de chiendent   Q. s.

F. 40 pilules. De 2 à 6 par jour.

POTION DIURÉTIQUE.

Feuilles digitale gross.
   pulvérisées   0 gr. 5 décigr.
Eau tiède   120   —

F. macérer pendant 12 heures; filtrez; ajoutez :

Oxymél scillitique   25 gr.
Acétate de potasse   4   —

M. A prendre par cuillerée à bouche.

POTION DIURÉTIQUE (H. P.).

Oxymel scillitique   15 gr.
Eau de menthe poivrée   30   —
Acide azotique alcoolisé   2   —
Eau   100   —

M. A prendre par cuillerées.

POTION DIURÉTIQUE ACTIVE (F. H. L.).

Infusion de raifort   150 gr.
Oxymel scillitique   30   —
Teinture de digitale   XXV gouttes

M. A prendre en 2 ou 3 fois dans la journée.

POUDRE DIURÉTIQUE.

Poudre de scille   1 gr. 50 centigr.
Poudre de feuilles
   de digitale   1 — 50   —
Nitrate de potasse
   pulvérisé   20 —

M. et divisez 15 paquets. 1 ou 2 par jour.

POUDRE DIURÉTIQUE (Osiander).

Squames de scille   0 gr. 1 décigr.
Feuilles de digitale   0 — 05 centigr.
Crème de tartre   2 —

Pulvérisez. M. pour 1 paquet. 3 paquets par jour.

POUDRE DIURÉTIQUE (Ewald).

Poudre de scille
   — de digitale   } āā 0 gr. 60 centigr.
   — de cannelle
   — de crème de   āā 1 — 20 —
   tartre soluble
   — de réglisse   12 —
Essence de genièvre XX gouttes.

Divisez en 10 doses. 2 à 5 par jour.

SIROP DE SCILLE ET DIGITALE
(H. Roger).

Sirop de digitale   43
Oxymel scillitique   — gr.

M. 5 à 6 gr. pour 1 tasse d'eau nitrée 1/1000.

TEINTURE DE SCILLE (Ph. Britt.).

Scille divisée   186 gr.
Alcool à 60° C.   1000

Opérez par macération et déplacement : passez ; exprimez, ajoutez sur le résidu alcool à 60° C. ; Q. s. pour compléter 1000 de teinture, filtrez. Diurétique ; à l'intérieur, doses : 1 à 5 gr. ; à l'extérieur, en frictions, doses : 10 à 25 gr.

VIN DE SCILLE (Codex).

60 p. 1000. Dose 10 à 50 gr.

VIN AMER DIURÉTIQUE (Corvisart).

Vin blanc   4000 gr.
Alcool 34°
Ecorce citron   } āā   60   —
   — de Winter
Quinquina en poudre
Racine d'asclépias   } āā   30   —
   — d'angélique
Scille   30   —
Genièvre
Macis   } āā   10   —
Feuilles sèches absinthe } āā   2   —
   —   — de mélisse

VIN DE SCILLE AROMATIQUE (Ph. Batave).

Squames de scille   } āā   1 gr.
Baies de genièvre
Acore odorant.   2   —
Vin blanc   94   —

F. macérer pendant 4 jours; passez, exprimez, filtrez. Diurétique. 20 à 60 gr. en 2 ou 3 fois.

VIN DE SCILLE COMPOSÉ (Brichter).

Squames de scille desséchées   30 gr.
Ecorce d'orange amère   12   —
Racine de glaïeul odorant   12   —
Baies de genièvre   8   —
Vin blanc   1500   —

F. digérer pendant 3 jours, filtrez et ajoutez :

Oxymel scillitique   60 gr.

10 à 50 gr.

VIN DIURÉTIQUE (Granel).

Squames de scille   } āā   8 gr.
Feuilles de digitale
Cannelle fine   12   —
Acétate de potasse   15   —
Vin Madère   500   —

F. s. a. De 1 à 4 cuillerées à soupe le matin à jeun.

VIN SCILLITIQUE (F. H. M.).

Teinture scillitique	1 gr.
Vin blanc	100 —

M. Diurétique ; 50 à 150 gr.

VIN DE SCILLE COMPOSÉ OU VIN DIURÉTIQUE AMER DE LA CHARITÉ (Codex).

Dose 10 à 100 gr.

VIN SCILLITIQUE COMPOSÉ (Fuller).

Écorce de sureau
— de Winter } āā 30 gr.
Squames de scille

Racine d'aunée	15 gr.
— d'iris	
— d'ellébore •	āā 4 —
— de jalap	
Agaric blanc	
Feuilles de séné	āā 2 —
Vin blanc Chablis	1000 —

F. macérer pendant 4 jours : passez ; exprimez ; filtrez. Diurétique. 20 à 60 gr. en 2 ou 3 fois.

VINAIGRE SCILLITIQUE (Codex).

1/10 de scille. Dose 10 à 30 gr.

— SCILLITINE. — Inusitée.
Pour les préparations où la scille est employée concurremment avec la *digitale*, v. ce mot.

SCOLOPENDRE. — *Scolopendrium officinale* (Fougères).
Syn. Langue de cerf, ou de bœuf.
Part. empl. — Fronde.
Prop. thérap. — Astringent léger, entre dans la composition du sirop de chicorée composé.
Prép. pharm. et posol. — A l'int. Infusion, 10 p. 1000.

SCORDIUM. — *Teucrium scordium* (Labiées). — Syn. Germandrée d'eau.
Part. empl. — Plante fleurie.
Prop. thérap. — Amer stomachique. Fait partie du diascordium.
Prép. pharm. et posol. — A l'int. Infusion, 20 p. 1000.

SCROFULAIRE. — *Scrofularia nodosa* (Scrofulariées).
Part. empl. — Racine, sommités fleuries.
Prop. thérap. — Amer ; employée contre les affections scrofuleuses.
Prép. pharm. et posol. — Peu ou pas usité.

SEDLITZ POWDERS. — V. *Tartrate de potasse et de soude.*

SEIGLE. — *Secale cereale* (Graminées).
Part. empl. — Semence.
Prop. thérap. — Résolutif.
Prép. pharm. et posol. — A l'ext. Farine en cataplasmes.

— SEIGLE ERGOTÉ. — V. *Ergot de seigle.*

SÉLIN DES MARAIS. — *Selinum palustre* (Ombellifères).
Part. empl. — Herbe et racine.
Prop. thérap. — Employé contre l'épilepsie.
Prép. pharm. et posol. — A l'int. Poudre de racine, 1 à 5 gr.

SEMEN-CONTRA. — Provenant de plusieurs espèces d'armoises exotiques, *Artemisia contra*, *Artemisia glomerata*, *Artemisia* *judaïca*, *Artemisia racemosa* (Synanthérées). *Syn.* Barbotine, semence sainte.

Part. empl. — Capitule.
Princ. act. — Santonine.
Prop. thérap. — Vermifuge lombricoïde.
Prép. pharm. et posol. — *A l'int.* Extrait, 0 gr. 50 centigr. à 2 gr. (inusité) ; — huile volatile, II à X gouttes (inusité) ; — infusion, 10 p. 1000 ; — poudre, 1 à 10 gr.

APOZÈME DE SEMEN-CONTRA (II. P.).

Semen-contra pulvérisé	10 gr.
Eau bouillante	500 —

F. infuser. Passez : en 2 ou 3 fois dans la journée.

BISCUITS VERMIFUGES.

Semen-contra	
0 gr. 20 centigr. à 0 gr. 50 centigr.	
Pâte	Q. s.

M. pour 1 biscuit. 1 à 5.

BOL ANTHELMINTIQUE (F H. M.).

Semen-contra pulvé-		
risé	0 gr. 25 centigr.	
Calomel à la vapeur	0 — 05	—
Miel blanc	Q. s.	

M. pour 1 bol. 4 à 12.

LAVEMENT DE SEMEN-CONTRA.

Semen-contra	2 à 10 gr.
Eau bouillante	100 —

F. infuser 1/2 heure. Passez.

PAQUETS VERMIFUGES POUR ENFANTS
(José et Ferran).

Semen-contra	1 gr.
Benzonaphtol	2 —
Sucre pulvérisé	5 —

Pour 20 paquets. 2 à 5 par jour.

PILULES ANTHELMINTIQUES (Chaussier).

Semen-contra	0 gr. 02 centigr.	
Calomel à la vapeur	0 — 08	—
Camphre	0 — 03	—
Sirop simple	Q. s.	

M. pour 1 pilule. 2 à 8 le soir.

POTION ANTHELMINTIQUE (F. H. L.).

Semen-contra en poudre	2 gr.
Sirop de fleurs de pêcher	30 —
Eau de laitue	150 —

M. à prendre en 2 ou 3 fois. Agitez

POTION ANTHELMINTIQUE (Jaccoud).

Semen-contra	20 gr.
Mousse de Corse	10 —

Sirop d'armoise composé	60 gr.
Lait	125

F. s. a. A prendre le matin à jeun

POTION VERMIFUGE.

Semen-contra	10 gr.
Eau	100

F. infuser. Passez. Ajoutez :

Sirop de mousse de Corse	30

En une fois le matin à jeun.

POTION VERMIFUGE.

Semen-contra	5 gr.
Mousse de Corse	4
Café torréfié	4
Eau bouillante	125
Sirop de capillaire.	30

F. s. a. A prendre en 3 fois le matin à jeun.

POTION VERMIFUGE (Soubeiran).

Semen-contra	4 à 8 gr.
Eau bouillante	125

F. infuser. Filtrez. Ajoutez :

Sirop d'écorces d'oranges	30

A prendre en 3 ou 4 fois

POUDRE VERMIFUGE.

Semen-contra pulvé-		
risé	2 gr.	
Mousse de Corse pulvé-		
risée	2 —	
Valériane pulvérisée	1 —	
Calomel	0 — 20 centigr.	

M. et divisez en 2 prises. 1 le matin à jeun 2 jours de suite.

SIROP VERMIFUGE DE BOULLAY.

Semen-contra		āā 40 gr.
Mousse de Corse		
Ecorce d'orange amère		āā 20 —
Cannelle		
Eau	Q. s.	
Sucre		1000 —

2 à 4 cuillerées à bouche.

SIROP VERMIFUGE (Cruveilhier)..

Séné		
Rhubarbe		
Semen-contra		
Mousse de Corse	ãã	5 gr.
Tanaisie		
Petite absinthe		
Absinthe marine		

F. infuser dans :

Eau   Q. s.

Pour obtenir :

Colature   250 gr.
Ajoutez sucre   500 —

F. fondre à une chaleur douce. Passez. Une cuillerée à bouche chaque matin.

SANTONINE ($C^{15}H^{18}O^3$). — *Syn.* Acide santonique. Soluble 300 parties eau, 40 d'alcool, 70 d'éther et 5 de chloroforme.

Prop. thérap. — Vermifuge lombricoïde; quelquefois employé en injection dans la vessie contre l'hématurie.

Prop. thérap. — *A l'int.* 0 gr. 02 à 0 gr. 05 centigr. et 0,10 pour enfant, suivant l'âge; 0 gr. 05 à 0 gr. 25 pour adultes. — *A l'ext.* en injection (peu usité).

N. B. — Écrire toujours très lisiblement le nom de *santonine* afin qu'il n'y ait pas de confusion avec le mot *strychnine*. Il est même préférable d'écrire *acide santonique* (J. Lefort).

BISCUITS VERMIFUGES.

Santonine pure   0 gr. 05 centigr.
Pâte   Q. s.

M. pour 1 biscuit. 1 à 3 pour les enfants au-dessus de 5 ans.

DRAGÉES SANTONINE.

Contenant de 1 à 2 centigr. 1/2 de santonine.

LAVEMENT DE SANTONINE.

Santonine   0 gr. 05 à 0 gr. 30 centigr.
Alcoolat de menthe   10 —

F. Dissoudre. Ajoutez :

Eau tiède   200 gr.

Pour 1 lavement.

PILULES VERMIFUGES.

Santonine   1 gr.
Extrait d'absinthe   1 — 50 centigr.
Guimauve pulvérisée   Q. s.

M. Pour 20 pilules. 1 à 2 le matin à jeun pour les enfants. 1 à 6 pour les adultes.

POUDRE VERMIFUGE (Bouchut).

Santonine   0 gr. 10 centigr.
Calomel à la vapeur   0 — 15 —
Sucre de lait pulvérisé   1 —

M. A prendre le matin à jeun.

TABLETTES DE SANTONINE (Cod.).

Chaque tablette contient 0 gr. 01 centigr. de santonine. 5 à 20.

TABLETTES VERMIFUGES (Guichon).

Santonine pulvérisée   10 gr.
Résine de jalap   0 — 50 centigr.
Chocolat fin   90 —

F. s. a. 100 tablettes. 1 à 3 le matin à jeun, pour les adultes.

SÉNÉS. — Folioles et fruits de plusieurs espèces de *Cassia* (Légumineuses, Cassiéos).

Deux sortes commerciales.

1° Séné de la Palte, d'Égypte ou d'Alexandrie. *Cassia lenitiva* ou *acutifolia.*

2° Séné de Tinnevelly. *Cassia angustifolia* ou *lanceolata.*

Princ. act. — Cathartine. Acide chrysophanique ; Acide cathartique.

Prép. thérap. — Purgatif énergique.

Prép. pharm. et posol. — *A l'int.* Électuaire composé ou lenitif, purgatif, 10 à 30 gr. ;— en lavement, 20 à 60 gr. ; — extrait inusité; infusion, 10 à 30 gr. p. 1000 ; — poudre, 4 à 10 gr. ; — sirop, 15 à 30 gr. ; — teinture, 15 à 30 gr.

Incompat. — Alcalis et leurs carbonates, sels acides, eau chaux, émétique.

APOZÈME DIT POTION PURGATIVE (médecine noire) (Cod.).

Séné	10	gr.
Rhubarbe	5	—
Sulfate de soude	15	—
Manne en sorte	60	—
Eau bouillante	100	—

A prendre en 1 fois, le matin, à jeun.

BIÈRE PURGATIVE ANGLAISE (Cadet).

Séné	60	gr.
Petite centaurée	45	—
Feuilles d'absinthe	45	—
Aloès succotrin	8	—
Bière forte	20000	—

F. macérer pendant 8 jours ; passez ; exprimez ; filtrez. — 50 à 700 gr.

BOISSON PURGATIVE (Bouch.).

Séné	15	gr.

F. Infuser dans :

Décoction de pruneaux	500	—

Passez, ajoutez :

Miel blanc	50	—

Par verres. Dans la matinée.

BOISSON PURGATIVE AU THÉ.

Séné	10	gr.
Thé	10	—
Sulfate de soude	15	—
Eau	300	—

F. infuser 20 minutes. Passez, ajoutez :

Sirop de punch	60	gr.

CAFÉ PURGATIF.

Feuilles de séné	10	gr.

F. infuser dans :

Eau	125	—

Passez, et préparez avec ce liquide 1 tasse de café ordinaire. On sucre à volonté.

CATHOLICUM (Codex).

Doses : 30 gr.

CONFECTION DE SÉNÉ.

Séné pulvérisé	8	gr.
Coriandre pulvérisée	4	—
Casse	16	—
Tamarin	10	—
Pruneaux	7	—
Figues écrasées	2	—

Sucre grossièrement pulvérisé	30	gr.
Eau	Q.	s.

20 à 60 gr.

ÉLECTUAIRE DE PRUNES (Spielmann).

Feuilles de séné	3	gr.
Eau bouillante	10	

F. infuser jusqu'à refroidissement ; passez ; exprimez ; ajoutez à la colature :

Sucre blanc	9	gr.

F. cuire à D. 1,26 bouillant ; ajoutez :

Pulpe de pruneaux	25	

F. cuire en consistance convenable. 25 à 100 gr.

ÉLECTUAIRE DE SÉNÉ (Ph. G.).

Séné	10	gr.
Coriandre	2	
Sucre	96	
Pulpe de tamarin	52	

ÉLECTUAIRE DE SÉNÉ (Richter).

Séné pulvérisé		6 gr.
Crème de tartre	ãã	4
Fenouil pulvérisé		4
Pulpe de pruneaux		50
Sirop de sucre		Q. s.

Par cuillerée.

ÉLECTUAIRE DE SÉNÉ COMPOSÉ OU E. LÉNITIF (Codex).

15 à 30 en boisson.
30 à 60 en lavements.

ESPÈCES ANTILAITEUSES DE WEISS (Guibourt).

Feuilles de séné	3	gr.
Fleurs de millepertuis	2	
— de caille-lait jaune	ãã	1
— de sureau		

Incisez ; M.

ESPÈCES LAXATIVES (Ph. Germ.).

Feuilles de séné lavées à l'alcool et séchées	15	gr.
Fleurs de sureau	10	
Fruits de fenouil	ãã	5
— d'anis		

Incisez ; contusez ; mêlez ; ajoutez au moment de l'emploi :

Bitartrate de potasse pulvérisé	3	gr.

M. 34 gr. dans 1 litre d'eau en infusion ; par verres.

ESSENCE DE SÉNÉ DE SELVAY.

Séné de la palthe	100 gr.
Carbonate de soude	10 —

F. infuser dans :

Alcool à 21°	400 —

Passez ; ajoutez :

Sucre	150 —

60 gr. Comme purgatif.

ESPÈCES PURGATIVES (Ewald).

Séné		
Écorce de nerprun	āā	20 gr.
Centaurée		
Semences de coriandre	āā	5 —
Crème de tartre		

F. s. a. 5 par tasse.

INFUSION DE SÉNÉ COMPOSÉE
(Ewald).

Séné	10 gr.
Eau bouillante	100 —
Tartrate de soude	15 —
Manne	20 —

LAVEMENT LAXATIF.

Feuilles de séné	15 gr.
Sulfate de soude	10 —
Décoction émolliente	500 —

F. une décoction très légère. Passez, exprimez.

LAVEMENT PURGATIF (Codex, H. P.).

Feuilles de séné	15 gr.
Sulfate de soude	15 —
Eau bouillante	500 —

LAVEMENT PURGATIF (F. H. M.).

Feuilles de séné	15 gr.
Sulfate de soude	20 —
Émétique pulvérisée	0 — 2 décigr.
Eau	Q. s.

Pour un 1/2 litre de décoction. F. bouillir légèrement le séné avec l'eau ; ajoutez le sulfate de soude ; passez ; exprimez ; ajoutez l'émétique.

LAVEMENT PURGATIF (F. H. P.).

Feuilles de séné	15 gr.
Sulfate de soude	15 —
Eau bouillante	500 —

F. infuser le séné dans l'eau pendant 1 heure ; passez et faites dissoudre le sulfate de soude.

MÉDECINE AU CAFÉ.

Séné		
Sulfate de soude	āā	10 à 15 gr.
Café torréfié		

Faire infuser dans :

Eau	200 —

Passez et ajoutez :

Sucre	Q. s.

MÉDECINE DU CORR DE DEUIL (Dorv.).

Racine de guimauve		
— de patience	āā	15 gr.
— de chiendent		
— de réglisse		
Feuilles de chicorée		8 —

F. bouillir ces 5 substances coupées pendant 10 minutes dans 3 bouteilles d'eau de rivière. Ajoutez :

Follicules de séné		20 gr.
Rhubarbe de Chine concassée	āā	4 —
Sulfate de soude		

F. infuser le tout pendant 2 heures, et passez à travers une étamine. A boire dans la matinée. En 2 ou 3 jours selon l'effet.

PETIT-LAIT DE WEISS.

Séné mondé		
Sulfate de magnésie	āā	2 gr.
Fleurs de caille-lait		
— de sureau	āā	1 —
Hypéricum		

F. Infuser 1/2 heure dans :

Petit-lait clarifié bouillant	500 —

Passez. Par petites tasses dans la journée.

POTION PURGATIVE A LA MANNE ET AU
SÉNÉ (F. H. P.).

Séné	6 gr.
Sulfate de soude	16 —
Manne	60 —
Eau bouillante	100 —

F. s. a.

POTION PURGATIVE (médecine commune)
(F. H. P.).

Séné	8 gr.
Sulfate de soude	16 —
Sirop de nerprun	30 —
Eau bouillante	140 —

En une fois, le matin, à jeun.

POUDRE LAXATIVE.

Follicules de séné lavées à l'alcool et pulvérisées	6 gr.
Soufre sublimé	6 —
Poudre de fenouil	3 —
— d'anis étoilé	3 —
— de crème de tartre	9 —
— de réglisse	8 —
— de sucre	25 —

M. par cuillères à café ou à bouche tous les soirs suivant effet.

SIROP DE MANNE ET DE SÉNÉ COMPOSÉ
(Ph. Lond.).

Séné	75 gr.
Fruits de fenouil contusés	40 —
Eau bouillante	Q. s.

Pour obtenir 300 gr. d'infusé. F. infuser jusqu'à refroidissement ; passez ; exprimez ; ajoutez.:

Manne	100 gr.
Sucre	500 —

F. dissoudre au B.-M. Passez. 30 à 100 gr.

SIROP DE SÉNÉ.

Séné	Q. s.

F. infuser dans :

Eau	1000 gr.

Passez avec expression ; F. évaporer au bain-marie ; ajoutez :

Sucre	1000 gr.

Passez. Dose : 20 à 40 gr.

SIROP DE SÉNÉ (Ph. Lond.).

Séné	75 gr.
Fenouil	40 —
Manne	100 —
Sucre	500 —
Eau bouillante	1/2 litre

SIROP DE SÉNÉ AU CAFÉ (Bouchardat).

Séné,	ãã	150 gr.
Café torréfié		
Sirop de sucre		1000 —

Épuisez le séné mélangé au café avec q. s. d'eau pour obtenir 300 gr. de liqueur concentrée que vous mêlerez au sirop de sucre, après l'avoir fait évaporer d'autant. 30 à 50 gr.

SIROP DE SÉNÉ ET DE MANNE (Ph. Germ.).

Feuilles de séné	10 gr.
Fruits de fenouil	1 —

Contusez ; ajoutez :

Eau bouillante	50 —

F. infuser jusqu'à refroidissement ; ajoutez :

Manne	15 —

F. dissoudre ; passez ; prenez :

De la solution ainsi obtenue	55 —
Sucre blanc	100 —

F. dissoudre. 30 à 100 gr.

SIROP PURGATIF AU CAFÉ (Lailler).

Séné	ãã	100 gr.
Café torréfié		
Eau bouillante		Q. s.

Pour 250 d'infusé, ajoutez :

Sucre	500 gr.

F. Dissoudre au bain-marie. Doses 30 à 100 gr.

TEINTURE DE SÉNÉ COMPOSÉE (Ph. Britt.).

Feuilles de séné		106 gr.
Raisin de Corinthe		109 —
Fruits de carvi	ãã	27 —
— de coriandre		
Alcool à 60°		1000 —

Opérez par macération et déplacement. Passez ; exprimez. Ajoutez :

Alcool à 60° C.	Q. s.

pour compléter 1000 gr. d'alcool; filtrez. 10 à 50 gr. En potion.

THÉ DE SAINT-GERMAIN.

Fleurs de sureau	15 gr.
Semences de fenouil	6 —
— d'anis	5 —
Crème de tartre	5 —
Feuilles de séné	24 —

On fait macérer pendant 24 heures le séné dans l'alcool; on rejette cet alcool, et on laisse sécher les feuilles sans chauffer. On mêle et on divise en paquets de 5 gr. Chaque matin une tasse d'infusion préparée avec 1 de ces paquets.

TISANE ROYALE. APOZÈME LAXATIF (Cod.).

Par verres dans le courant de la journée.

VIN DE SÉNÉ COMPOSÉ (Ph. Suédoise).

Séné	120 gr.
Semences de coriandre	8 —
Semences de fenouil	8 —
Vin de Xérès	1000 —

Contusez les feuilles de séné et les semences. F. digérer 3 jours. Ajoutez :

Raisins secs	90 gr.

F. macérer 24 heures. Filtrez. 60 à 100 gr. le matin à jeun.

SERPENTAIRE DE VIRGINIE. — *Aristolochia serpentaria* (Aristolochiées). *Syn.* Aristoloche serpentaire, vipérine, couleuvrine de Virginie.

Part. empl. — Souche.

Princ. act. — *Aristolochine.* matière amère.

Prop. thérap. — Excitant, tonique, sudorifique, fébrifuge.

Prép. pharm. et posol. — A *l'int.* Infusion, 20 p. 1000 ; poudre, 2 à 8 grammes.

POTION (Ewald).

Serpentaire ... 15 gr.

F. infuser dans :

Eau bouillante ... 150 —

Passez et ajoutez après refroidissement :

Sirop d'éther ... 5 —

Sirop de baume du Pérou ... 25 gr.

F. s. a.

TISANE DE SERPENTAIRE (F. H. P.).

Racine de serpentaire de Virginie ... 40 gr.

Eau bouillante ... 1000 —

F. infuser 2 heures. Passez. Laissez déposer et décantez.

SERPOLET. — *Thymus serpillum* (Labiées).

Prop. thérap. — Excitant, aromatique.

Prép. pharm. et posol. — *A l'int.* Infusion, 10 p. 1000.

SERUM ANTIDIPHTÉRIQUE. — V. *Formulaire thérapeutique.*

SERUM ANTISTREPTOCOCCIQUE. — V. *Formulaire thérapeutique.*

SERUM ANTITÉTANIQUE. — V. *Formulaire thérapeutique.*

SERUM ARTIFICIEL (Hayem).

Chlorure de sodium pur ... 5 gr.

Sulfate de soude cristallisé pur ... 10 —

Eau distillée bouillie ... 1000 —

Filtrez : chauffez au B. M. à 38° et injectez dans les veines à la dose de 1000 à 2500 gr..

SETHIA ACUMINATA.

Part. empl. — Feuilles.

Prop. thérap. — Vermifuge.

Prép. pharm. et posol. — *A l'int.* Poudre, 0 gr. 50 centigr. à 1 gr.

SÈVE DE PIN MARITIME. — V. *Pin maritime.*

SILICATE DE POTASSE. — V. *Potasse.*

SIMAROUBA. — *Simarouba amara* (Rutacées. — Quassiées).

Part. empl. — Écorce de la racine.

Princ. act. — Quassine.

Prop. thérap. — Tonique, fébrifuge, antidiarrhéique.

Prép. pharm. et posol. — *A l'int.* Infusion, 50 p. 1000 ; — poudre 1 à 4 gr.

Incompat. — Sels de plomb.

POTION SIMAROUBA OPIACÉE (Lemarchand).

Écorce de simarouba ... 4 à 8 gr.

Eau ... 400 —

F. bouillir jusqu'à réduction de moitié. Ajoutez :

Laudanum de Sydenham ... X gouttes

En 2 fois. Matin et soir.

SINAPISME. — V. *Moutarde.*

SODA POWDERS. Carbonique et tartrique (acides).

SODA WATER. — V. *Bicarbonate de soude.*

SODIUM (oxyde de) (NaOH). — *Syn.* Soude caustique, oxyde de soude hydraté. On emploie la soude caustique liquide ou lessive des savonniers.

Prop. thérap. — Caustique.

Prép. pharm. et posol. — *A l'ext.* En applications.

— ACÉTATE DE SOUDE ($C^7H^3O^3Na+3H^2O$). — Soluble 3 parties eau froide et 5 d'alcool à 80°.

Prop. thérap. — Diurétique, contro-stimulant, laxatif.
Posol. — *A l'int.* 4 à 20 gr. en potion (peu employé).

— **ARSÉNIATE DE SOUDE.** — V. *Arsénique* (acide).

— **AZOTATE DE SOUDE** (AzO³Na). — *Syn.* Nitre du Chili. Soluble 1,2 partie eau froide, peu soluble alcool.

Prop. thérap. — Diurétique puissant.
Posol. — *A l'int.* 2 à 10 gr. (diurétique).

POTION DIURÉTIQUE (Ewald).					
Digitale	1 gr.		Sirop de framboises	25 gr.	
Faites infuser dans :			*Par cuillerées d'heure en heure.*		
Eau bouillante	150 —		POTION DE NITRATE DE SOUDE.		
Passez et ajoutez :			Nitrate de soude	5 à 10 gr.	
Nitrate de soude	5 —		Potion gommeuse	150	
			M. A prendre dans la journée.		

— **BENZOATE DE SOUDE.** V. *Benzoïque* (acide).

— **BICARBONATE DE SOUDE** (CO³NaH). — Soluble 13 parties eau et 13 glycérine ; insoluble alcool. *Syn.* Sel de Vichy.

Prop. thérap. — Antiacide, diurétique, digestif, lithontriptique.
Posol. — *A l'int.* 0 gr. 50 centigr. à 10 gr. et plus. — *A l'ext.* En bains comme le carbonate de soude.

Incompat. — Acides, sels acides, tous les sels dont la base peut donner lieu à un carbonate insoluble (mercure, fer, magnésie, chaux, etc.); chlorhydrate d'ammoniaque, eau de chaux, infusés végétaux.

BAIN DE VICHY (Cod.).

Bicarbonate de soude	500 gr.
Pour un bain.	

EAU DE SOUDE CARBONATÉE. SODA WATER (Codex).

1 gr. pour 650.

MIXTURE CONTRE DYSPEPSIE.

Rhubarbe	4 gr.
F. s. a. infuser dans :	
Eau bouillante	150 —
Passez et ajoutez :	
Bicarbonate de soude	10 —
Sirop d'écorce d'oranges amères	25 —
Par cuillerées.	

POTION ALCALINE.

Bicarbonate de soude	10 gr.
Eau distillée	200 —
Sirop de fleurs d'oranger	50 —
Par cuillerées à bouche.	

POTION CONTRE LE CROUP (Baron).

Bicarbonate de soude	3 gr.
Infusion de mauve	100 —
Sirop de gomme	30 —
Eau de fleurs d'oranger	15 —
F. s. a. Par cuillerées.	

SACCHAROLÉ (Blondeau).

Sucre	1000 gr.
Bicarbonate de soude	20 —
Laque carminée pour colorer	Q. s.
20 gr. dans 1 litre d'eau.	

SIROP ALCALIN (Bazin).

Bicarbonate de soude	8 gr.
Sirop simple	60
Agitez.	

SIROP ALCALIN.

Bicarbonate de soude	5 gr.
Eau distillée	10
Sirop de sucre	90
F. s. a. 20 à 100 gr.	

SIROP ALCALIN.

Bicarbonate de soude	10 gr.
Sirop de fleurs d'oranger	250
1 cuillerée à bouche le matin, 1 le soir, dans 1/4 de verre d'eau.	

SIROP ALCALIN (Jeannel).

Bicarbonate de soude	āā	10 gr.
Eau distillée		
Sirop simple		80 —
Alcoolature d'écorce d'orange		1 —
Délayez le bicarbonate dans l'eau; ajoutez le sirop; F. chauffer au B.-M. jusqu'à dissolution complète.		

SIROP ALCALIN.

Bicarbonate de soude	10 gr.
Sirop de saponaire	200
1 gr. de bicarbonate par cuillerée à bouche.	

TABLETTES DE BICARBONATE DE SOUDE. PASTILLES DE VICHY (Cod.).

0 gr. 025 milligr. par tablette, 5 à 40.

TISANE ALCALINE DE BOUCHARDAT.

Bicarbonate de soude		2 gr.
Teinture de cannelle	āā	1 —
— de vanille		
Sirop de sucre		10 —
Eau		1000 —

1 à 3 litres par jour.

AUTRE :

Bicarbonate de soude	5 gr.

Sirop d'orgeat	50 —
Eau	1 litre.

TISANE SÈCHE.

Bicarbonate de soude	5 gr.
Sucre	50 —
Essence de citron	IV gouttes.

Pour 1 litre d'eau.

— CARBONATE DE SOUDE ($CO^3Na^2 + 40H^2O$). — *Syn.* Sous-carbonate de soude, sel de soude cristallisé, sel de soude du commerce, cristaux de soude, soude effervescente. Soluble 2 parties eau; soluble dans son poids de glycérine; insoluble alcool, éther.

Prop. thérap. — Employé contre la gravelle, les scrofules, l'hydropisie.

Posol. — *A l'int.* 1 à 4 gr. — *A l'ext.* En bains, lotions, 250 gr. par bain.

Incompat. — Comme le bicarbonate de soude.

BAIN ALCALIN (Cod.).

250 gr. pour 1 bain.

BAIN DE PENNÈS.

Bromure de potassium	1 gr.
Carbonate de chaux	1 —
— de soude	300 —
Phosphate de soude	8 —
Sulfate de soude	5 —
— d'alumine	1 —
— de fer	3 —
Huile volatile de lavande	1 —
— de thym	1 —
— de romarin	1 —

BAIN DE PLÓMBIÈRES (Cod.).

Carbonate de soude	100 gr.
Chlorure de sodium	20 —
Sulfate de soude	60 —
Bicarbonate de soude	20 —
Gélatine	100 —

LOTION CONTRE LE LICHEN ARTHRITIQUE (Bazin).

Carbonate de soude	0 gr. 25 centigr. à 1 gr.
Glycérine pure	30 —
Eau de son	500 —

F. s. a.

LOTION DE CARBONATE DE SOUDE (H. P.).

Sel de soude du commerce	1 gr.
Eau	8 —

F. dissoudre. Filtrez.

PILULES CONTRE LA GRAVELLE (Beddœ).

Carbonate de soude effleuri	3 gr.
Savon médicinal	5 —
Essence de genièvre	X gouttes
Sirop de gingembre	Q. s.

M. pour 30 pilules. 1 à 4 par jour.

AUTRES (Ewald) :

Carbonate de soude desséché		
Extrait de gentiane	āā	3 gr.
Savon médicinal		
Poudre de gingembre		

Pour 100 pilules. 5 à 10 par jour.

POMMADE ALCALINE CONTRE TEIGNE (Casper).

Sous-carbonate de soude sec	āā	5 gr.
Charbon		
Axonge		20 —

M.

POMMADE ALCALINE (Biett, Devergie).

Carbonate de soude cristallisé	20 gr.
Chaux hydratée	10 —
Extrait d'opium (*ad libitum*)	1 —
Axonge	100 —

Triturez le carbonate de soude avec la chaux. Ramollissez l'extrait d'opium avec un peu d'eau. M.

POMMADE CONTRE L'ECZÉMA.

Axonge		30 gr.
Sous-carbonate de soude		
Huile de genévrier	āā	2 à 4 —
Goudron		

F. s. a. Onctions soir et matin.

POMMADE ÉPILATOIRE (Cazenave).

Carbonate de soude	10 gr.
Chaux	5 —
Axonge	40 —

M.

POTION ALCALINE (Ewald).

Carbonate de soude   5 gr.
Eau distillée de
   menthe   100 —
Sirop de menthe   25 —
Teinture de gentiane
Ether nitrique alcoolisé } ãã 2 — 50 centigr.

F. s. a. 1 cuillerée toutes les 2 heures.

POUDRE ALCALINE.

Carbonate de soude sec
Poudre de rhubarbe · } ãã 5 gr.

Poudre de gentiane   10 gr.
   — de cannelle   5

F. s. a. par cuillerée à café.

SOLUTION PARASITICIDE (Ory).

Carbonate de soude   10 gr.
Eau   500 —

F. dissoudre.

SOLUTION CONTRE ECZÉMA IMPÉTIGINEUX.

Carbonate de soude
Savon amygdalin } 5 à 10 gr.
Eau   1000 —

F. dissoudre.

—CHLORURE DE SODIUM (NaCl).— *Syn.* Sel marin, sel gemme, hydrochlorate, muriate de soude. 1 partie se dissout dans 3 parties d'eau et 5 parties de glycérine, très peu soluble alcool.

Prop. thérap. — Fondant, antiscrofuleux, purgatif, vomitif, fébrifuge, anthelminthique.

Posol. — *A l'int.* 20 à 30 gr. p. 1000 en lavements (anthelmintique) ; — 10 à 30 gr., fébrifuge ; — 20 à 60 gr., purgatif dans eau gazeuse ; — 8 à 15 gr., vomitif. — *A l'ext.* En bains, collyres.

Incompat. — Acides minéraux, calomel, acétate de plomb, azotate d'argent, protosels de mercure.

BAIN DE CHLORURE DE SODIUM (Cod.).

5 kilos pour 1 bain.

BAIN DE PIEDS AVEC LE SEL.

Sel commun   125 gr.
Eau chaude   Q. s.

BAIN DE RASPAIL.

Ammoniaque saturée de camphre   200 gr.
Sel de cuisine   1000 —
Pour 1 bain.

CHLORURE DE SODIUM IODURÉ (Trousseau).

Chlorure de sodium   99 gr.
Iodure de potassium   1 —
M.

COLLYRE DU SEL (Desmarres).

Eau   10 gr.
Sel marin   0 — 05 centigr.

1 goutte 6 fois par jour.

CRÈME DE LAIT CHLORO-BROMO-IODÉE (Trousseau).

Crème de lait fraiche   100 gr.
Iodure de potassium
Bromure de potassium } ãã 0 — 05 centigr.

Chlorure de sodium   1 gr.
Sucre vanillé   10 —
M. pour une dose.

INJECTION INTRA-VEINEUSE ANTICHOLÉRIQUE. — SÉRUM ARTIFICIEL (Hayem).

Chlorure de sodium pur   5 gr.
Sulfate de soude cristallisé pur   10 —
Eau distillée   1000 —

F. dissoudre, filtrez, chauffez au B. M. à 38°. Dose : 2000 à 2500 gr.

LAVEMENT DE SEL

Sel marin   30 gr.
Eau   500 —

PILULES ANTIPHTHISIQUES (Latour).

Sel marin   20 à 50 gr.
Tannin   10 —
Conserves de roses   Q. s.

F. s. a. 100 pilules. 1 toutes les heures.

PRISES CONTRE DYSPEPSIE (Schottin).

Chlorure de sodium   6 gr.
Sulfate de quinine   0 — 20 centigr.

F. s. a. 10 paquets. 1 avant et après le repas.

SIROP CHLORURE SODIUM (Piètra Santa).

Eau distillée	
Sel marin	200 gr.
Sucre	125 —
Eau distillée de laurier-cerise	400 —
	30 —

F. s. a.

SOLUTION CHLORO-BROMO-IODURÉE
(Potain).

Chlorure de sodium	10 gr.
Bromure de sodium	5 —

Iodure de sodium   1 gr. à
                     1 — 50 centigr.
Eau distillée   100 —

·1 cuillerée à café le matin dans une tasse de lait.

SOLUTION DE CHLORURE DE SODIUM.

Chlorure de sodium	10 gr.
Eau	100 —

Ad libitum *après l'emploi des solutions de nitrate d'argent, pour suspendre leur action.*

— **CITRATE DE SOUDE** $(C^6H^5O^7)^2 Na^3 + 14H^2O^7$.

Prop. thérap. — Employé contre le diabète.

Posol. — A *l'int.* 2 à 10 gr. — Purgatif 30 à 40 gr.

LIMONADE PURGATIVE.

Citrate de soude	20 à 50 gr.
Sirop de limons	40 —
Eau	Q. v.

Comme purgatif voir les formules du citrate de magnésie.

— **HYPOCHLORITE DE SOUDE.** — *Syn.* Chlorure de soude liquide, chlorure d'oxyde de sodium, liqueur de Labarraque.

Prop. thérap. — Désinfectant. V. *Hypochlorite de chaux.* — Calcium.

Posol. — A *l'int.* 1 à 2 gr. et plus. — A *l'ext.* En lotions, injections, etc.

N. B. — Le chlorure de soude liquide du Codex, contient 2 fois son volume de chlore actif.

COLLUTOIRE ANTISEPTIQUE.

Chlorure de soude	5 à 10 gr.
Glycérine	100 —

M.

GARGARISME ANTISEPTIQUE
(Guersant).

Chlorure de soude	30 gr.
Décocté de quinquina	90 —
Sirop d'écorce d'oranges	30 —

F. s. a.

INJECTION VAGINALE CHLORURÉE.

Chlorure de soude	20 à 50 gr.
Eau	1000 —

M.

LAVEMENT DE CHLORURE DE SOUDE
(Labarraque).

Chlorure de soude	10 gr.
Eau filtrée	500 —

M.

SOLUTION POUR PANSEMENTS (Nélaton).

Chlorure de soude	50 à 100 gr.
Eau	1000 —

TISANE CHLORURÉE (Chomel).

Chlorure de soude	2 gr.
Eau	1000 —
Sirop de quinquina	100 —

Par verres dans la journée.

— **HYPOPHOSPHITE DE SOUDE.** — V. à *Phosphore.*

— **HYPOSULFITE DE SOUDE** $(S^2O^3Na^2 + 5H^2O)$. — Très soluble eau et glycérine; insoluble alcool. — *Syn.* Sulfite sulfuré de soude.

Prop. thérap. — Employé contre les affections de la peau, sudorifique, fondant, désinfectant, purgatif.

Posol. — A *l'int.* 1 à 5 gr. 30 gr. (purgatif). — A *l'ext.* 5 p. 100 en solution.

Incompat. — Acides, sels acides, iode.

GARGARISME (Polli).

| Gargarisme émollient | 250 gr. |
| Hyposulfite de soude | 20 — |

F. dissoudre.

GLYCÉROLÉ D'HYPOSULFITE DE SOUDE (Beaufort).

| Glycérine | 100 gr. |
| Hyposulfite de soude | 8 — |

F. dissoudre.

INJECTION ANTIPUTRIDE (Wallez).

| Hyposulfite de soude | 1 gr. |
| Eau | 100 — |

F. dissoudre. Filtrez.

POTION ANTIZYMOTIQUE (Polli).

| Hyposulfite de soude | 15 gr. |
| Eau distillée | 60 — |

F. dissoudre, filtrez, ajoutez :

| Sirop simple | 25 — |

M. Une cuillerée à bouche toutes les heures.

SIROP D'HYPOSULFITE DE SOUDE (Biett).

Sirop de fumeterre	400 gr.
— de pensées sauvages	100 —
Hyposulfite de soude	10 —

M. 2 cuillerées par jour

SOLUTION ANTISEPTIQUE.

| Hyposulfite de soude | 50 gr. |
| Eau | 950 — |

SOLUTION ANTISEPTIQUE.

| Hyposulfite de soude | 1 gr. |
| Eau | 5 — |

F. dissoudre. Filtrez.

TISANE D'HYPOSULFITE DE SOUDE (Polli).

| Solution de gomme édulcorée | 1000 gr. |
| Hyposulfite de soude | 2 à 5 — |

F. dissoudre. A prendre dans la journée.

— IODURE DE SODIUM. — V. *Iode* et *Iodures.*

— BISULFITE DE SOUDE. — Désinfectant, décolorant, cristallise difficilement. On emploie la solution très concentrée, peu usité en médecine.

— LACTATE DE SOUDE. — V. *Acide lactique.*

— MONOSULFURE DE SODIUM. — V. *Soufre* et *Sulfures.*

— OXYDE DE SODIUM. — V. *Sodium.*

—PHOSPHATE DE SOUDE (PhO^4NaO^2H+12,H^2O). — Soluble 4 parties eau froide ; insoluble alcool.

Prop. thérap. — Purgatif, antidiabétique.

Posol. — A *l'int.* antidiabétique, 1 à 5 gr. ; — purgatif, 20 à 50 gr.

Incompat.— Acides, sels de chaux, de plomb, chlorures et tous les sels peuvent donner des phosphates insolubles.

COLLUTOIRE CONTRE APHTHES.

Phosphate de soude	10 gr.
Eau de roses	25 —
Miel rosat	50 —

F. s. a.

EAU PURGATIVE GAZEUSE (Bouchardat).

| Phosphate de soude | 45 gr. |
| Eau à 5 vol. d'acide carbonique | 625 — |

1 *bouteille en 3 ou 4 fois.*

POTION CONTRE BRONCHITE (Forney).

| Digitale | 1 gr. à 1 gr. 50 centigr. |

F. infuser dans :

| Eau bouillante | 150 gr. |

Passez et ajoutez :

| Phosphate de soude | 25 gr. |
| Sirop de cerises | 25 — |

F. s. a. Par cuillerée toutes les 2 heures.

RÉGIME DES BRIGHTIQUES (Semmola).

Phosphate de soude	2 gr.
Iodure de potassium	1 —
Chlorure de sodium	5 à 6 —

Pour 1 litre d'eau à prendre en 24 heures en plus du régime lacté.

VIN PHOSPHATÉ.

Phosphate de soude	20 gr.
— de potasse	20 —
Sirop d'écorce d'oranges amères	100 —
Vin de Malaga	Q. s. pour 1 litre.

— SALICYLATE DE SOUDE. — V. *Salicylique* (acide) et *Salicylate.*

— SILICATE DE SOUDE.
Prop. thérap. — Dialytique.
Posol. — A l'int. 0 gr. 25 centigr. à 2 gr.

PILULES DIALYTIQUES (Bonjean).

Silicate de soude	0 gr. 025 milligr.
Extrait alcoolique de coléhique.	0 — 015 —
Extrait d'aconit	0 — 03 centigr.
Benzoate de soude	0 — 05 —
Savon médicinal	0 — 05 —

M. pour 1 pilule. 1, 2, 3 puis 4 par jour.

SIROP DIALYTIQUE (Bonjean).

Silicate de soude	60 gr.
Benzoate de soude	30 —
Sirop de gomme	1000 —

20 à 40 gr.

— SULFATE DE SOUDE ($SO^4Na^2+10H^2O$). — Syn. Sel de Glauber, d'Epsom, sel cathartique. Soluble dans 3 parties d'eau, 1 partie de glycérine ; insoluble alcool.
Prop. thérap. — Purgatif.
Posol. — A l'int. 15 à 60 gr.
Incompat. — Alcalis, carbonates, phosphates solubles, sels dont la base peut former un sulfate insoluble.

EAU DE PULLNA ARTIFICIELLE.

Sulfate de soude cristallisé	15	gr.
— de magnésie	21	—
Chlorure de magnésium	31	—
— de calcium	1	—
— de sodium	1	—
Eau à 5 vol. d'acide carbonique	625	—

Par verres de 1/2 heure en 1/2 heure.

EAU PURGATIVE SALINE (F. H. M.).

Sulfate de soude cristallisé	30	gr.
Eau	600	—

F. dissoudre. Par verres toutes les 1/2 heures.

LAVEMENT LAXATIF (F. H. M.).

Feuilles de séné	15	gr.
Sulfate de soude cristallisé	10	—
Décoction émolliente	500	—

M. Faites bouillir quelques minutes. Passez, exprimez.

LAVEMENT PURGATIF.

Sulfate de soude	30	gr.
Décoction de guimauve	500	—

MASSE PILULAIRE INDIFÉRENTE.

Kaolin	2	parties
Sulfate de soude sec	1	—
Eau	1	—

Reste plastique 6 à 10 minutes, pour incorporer permanganate de potasse, chlorure d'or, nitrate d'argent, etc.

POTION CONTRE ICTÈRE (Frerichs).

Sulfate de soude	25	gr.
Bicarbonate de soude	6	gr.
Sirop de sucre	25	—
Eau distillée	200	—

POTION SULFATE DE SOUDE STIBIÉE (Ewald).

Sulfate de soude	25	gr.
Azotate de potasse	5	—
Emétique	0 — 03	centigr.
Sirop citrique	25	—
Eau	200	—

Par cuillerées.

SEL DE GUINDRE (Codex, Soubeiran Dorvault).

Sulfate de soude effleuri	24	gr.
Azotate de potasse	0 — 60	centigr.
Emétique	0 — 08	—

Pulv. M. F. pour un paquet à prendre dans un 1/2 litre de bouillon aux herbes tous les 1/4 d'heures, par 1/2 tasses.

SUPPOSITOIRE LAXATIF (Phœbus).

Sulfate de soude desséché	8	gr.
Savon blanc pulvérisé	16	—
Miel épaissi	Q. s.	

F. 4 suppositoires.

— SULFOVINATE DE SOUDE. — V. à Soufre.

— SULFURE DE SODIUM. — V. Soufre et Sulfures.

— TARTRATE DE SOUDE. — V. Tartrique (acide) et Tartrates.

SON.

— BAIN DE SON. — V. Hygiène thérapeutique.

SOUDE. — V. *Sodium* (oxyde de).

SOUFRE. — 2 variétés : 1° soufre sublimé lavé (fleurs de soufre), 2° soufre précipité.

Prop. thérap. — A hautes doses purgatif, à doses plus faibles excitant-diaphorétique, parasiticide.

N. B. — A l'intérieur, on emploie le soufre lavé. A l'extérieur, soit le soufre précipité, soit la fleur de soufre du commerce qui est plus active que le soufre lavé.

Posol. — *A l'int.* 8 à 16 gr. (purgatif) ; — 2 à 4 gr. (diaphorétique) ; — tablettes contenant, 0 gr. 10 centigr. — *A l'ext.* 1 p. 10, en pommades et en lotions 1/10°.

BAUME DE SOUFRE (Anc. Codex).

Soufre mou	1 gr.
Huile de noix	4 —

F. digérer au bain de sable pendant quelques jours, filtrez. 2 à 8 gr. en potion.

BAUME DE SOUFRE ANISÉ.

Soufre	1 gr.
Essence d'anis	4 —

VI à X gouttes.

BAUME DE SOUFRE TÉRÉBENTHINÉ.

Soufre mou	1 gr.
Essence de térébenthine	4 —

F. digérer 3 j. au B.-M. Filtrez. 0 gr. 20 centigr. à 1 gr. en potion.

BOL DE SOUFRE.

Soufre sublimé et lavé 0 gr. 50 centigr.
Miel
Racine de réglisse pulvérisée } āā Q. s.

M. pour 1 bol. 1 à 4 par jour.

CÉRAT SOUFRÉ.

20 gr. de soufre pour 110.

ÉLECTUAIRE AU SOUFRE.

Soufre sublimé et lavé		25 gr.
Sel ammoniac	} āā	5 —
Poudre de réglisse		
Sirop de menthe.		Q. s.

Contre catarrhe chronique.

ÉLECTUAIRE DE SOUFRE TARTARISÉ

Soufre lavé	} āā	50 gr.
Crème de tartre pulv.		
Miel blanc		Q. s.

Laxatif : dose 10 à 15 gr.

FUMIGATION DE SOUFRE (F. H. P.).

Soufre	30 gr.

Vaporisez.

GLYCÉRÉ ANTIPSORIQUE (Fournier).

Fleurs de soufre	100 gr.
Carbonate de soude	50 —
Gomme adragante pulv.	1 —
Glycérine	200 —
Essence *ad libitum*	

F. s. a.

GLYCÉRÉ DE SOUFRE (Hardy).

Soufre sublimé et lavé	1 gr.
Glycéré d'amidon	4 —

M.

HUILE DE LIN SOUFRÉE, BAUME DE SOUFRE (Hager).

Huile de lin	4 gr.
— d'olive	1 —
Soufre sublimé et lavé	1 —

F. chauffer les huiles, ajoutez peu à peu le soufre. En frictions.

LOTION CONTRE L'ACNÉ ROSACEA (Besnier).

Soufre sublimé et lavé	20 gr.
Alcool camphré	20 —

M. Lotions tous les soirs.

AUTRE (Lailler).

Soufre sublimé non lavé	50 gr.
Alcool camphré	15 —
Eau	250 —

Agités :

LOTION CONTRE DERMATOSES (Hebra).

Soufre précipité		25 gr.
Carbonate de potasse		
Alcool	} āā	10 —
Ether		
Glycérine		

LOTION CONTRE LA GALE (Welminck).

Soufre sublimé	20 gr.
Chaux vive	10 —
Eau	155 —

Faites bouillir, et passez à l'étamine. Etendez de 2 ou 3 fois son volume d'eau.

MÉLANGE POUR LOTIONS (Biett).

Sous-carbonate de potasse	4	gr.
Soufre sublimé	8	—
Eau	550	—

F. s. a.

MIXTURE CONTRE L'ACNÉ.

Soufre précipité	15	gr.
Glycérine	15	—
Alcoolé de camphre faible	50	—
Eau	100	—

M. Couvrir tous les soirs les parties malades au moyen d'un pinceau.

OPIAT SOUFRÉ (Lutz).

Soufre sublimé et lavé	20	gr.
Miel	Q.	s.

4 à 8 gr. (affections cutanées) ; 25 à 50 gr. (intoxication saturnine).

PÂTE CONTRE ACNÉ (Lassar).

Naphtol β pulvérisé		10	gr.
Vaseline jaune			
Savon vert	āā	20	—
Soufre précipité		50	—

PÂTE CONTRE ACNÉ (Unna).

Soufre précipité		40	gr.
Carbonate de chaux			
Oxyde de zinc	āā	20	—
Riz pulvérisé		15	—
Glycérine		20	—
Eau		75	—

PILULES SULFURO-ALCALINES (Mialhe).

Soufre lavé			
Carbonate de magnésie	āā	0 gr. 10	centigr.
Savon médicinal		0 — 06	—
Eau		Q.	s.

M. pour 1 pilule. 5 à 20 par jour.

POMMADE ANTIPSORIQUE DE D'HELMERICH (Codex).

Soufre sublimé	10	gr.
Carbonate de potasse	5	—
Eau	5	—
Huile d'amandes douces	5	—
Axonge	35	—

POMMADE CONTRE PITYRIASIS DU CUIR CHEVELU (Fournier).

Soufre lavé	0 gr. 60	centigr.
Teinture de benjoin	3	—
Moelle de bœuf	30	—
Huile d'amandes douces	10	—

F. s. a.

En onction tous les deux jours : le lendemain onction avec la décoction de bois de Panama ou le mélange suivant :

Eau de son	500	gr.
Glycérine	40	—
Sous-carbonate de soude	2	—

POMMADE CONTRE LE PITYRIASIS VERSI-COLOR (Hardy).

Soufre sublimé	9	gr.
Axonge	80	—

M.

POMMADE CONTRE LE PRURIGO (Hébra).

Soufre sublimé et lavé		18	gr.
Craie préparée		12	—
Huile de faine		18	—
Savon vert			
Axonge	āā	50	—

F. s. a. Plusieurs onctions par jour.

POMMADE CONTRE SEBORRÉE PILEUSE. (Fournier).

Vaseline			
Lanoline	āā	5	gr.
Soufre précipité			
Acide salicylique	āā	5	gr.

POMMADE CONTRE SEBORRÉE SÈCHE DU CUIR CHEVELU (Vidal).

Soufre précipité	15	gr.
Huile de ricin	50	—
Beurre de cacao	12	—
Baume du Pérou	2	—

F. s. a.

POMMADE AU SOUFRE ET A L'OXYDE DE ZINC.

Oxyde de zinc			
Soufre sublimé	āā	10	gr.
Axonge		45	—

M.

POMMADE SOUFRÉE (Cod.).

1 p. 9.

POMMADE SULFO-ALCALINE (Hardy).

Soufre sublimé et lavé	1 gr. à 1 gr. 50 centigr.
Sous-carbonate de potasse	0 gr. 25 centigr. à 0 — 50 —
Axonge	30 —

M. Contre herpès circiné.

POUDRE ANTIDARTREUSE (Debreyne).

Fleurs de soufre	0 gr. 60 centigr.
Soufre doré d'antimoine	0 — 15 —

Calomel à la vapeur   0 gr. 03 centigr.
M. pour 1 paquet. 1 paquet par jour en 2 fois.

POUDRE PECTORALE (Ph. Germ.).

Soufre précipité   10 gr.
Crème de tartre   20 —
Carbonate de magnésie   5 —
Sucre   50 —
Essence de menthe   V gouttes.
M. 1 à 5 gr.

POUDRE SULFO-MAGNÉSIENNE.

Soufre sublimé
Magnésie   ãã   10 gr.
Charbon

F. s. a.10 paquets. 1 tous les jours.

PRISES CONTRE CATARRHE BRONCHIQUE DES ENFANTS

Soufre lavé   0 gr. 10 centigr.
à 0 gr. 20 centigr.
Kermès   0 — 015 milligr.
Sucre   0 — 50 centigr.
Par une prise. Une toutes les deux heures.

TABLETTES DE SOUFRE (Cod.).

Chaque tablette renferme 0 gr. 10 centigr. de soufre. 4 à 8 par jour.

— **SULFOVINATE DE SOUDE** ($SO^4C^2H^5Na+H^2O$), — Très soluble eau et alcool. — *Syn.* Ethylsulfate de soude.

Prop. thérap. — Purgatif.

Posol. — *A l'int.* 15 à 25 gr. dans un peu d'eau.

— **SULFURE D'ANTIMOINE.** — V. *Antimoine.*

— **SULFURE D'ARSENIC.** — V. *Arsenic.*

— **SULFURE DE CALCIUM.** — V. *Calcium.*

— **SULFURE DE CARBONE.** — V. *Carbone.*

— **SULFURE DE FER** (FeS). — *Syn.* Sulfure ferreux, protosulfure de fer.

On emploie surtout le persulfure de fer hydraté.

Prop. thérap. — Employé contre les empoisonnements par les sels métalliques et dans les affections de la peau accompagnées d'état chlorotique.

Posol. — *A l'int.* 0 gr. 10 à 0 gr. 40 centigr.

BOLS DÉPURATIFS (Duchesne-Duparc).

1. Sulfure de fer   4 gr.
Poudre de rhubarbe   10 —
Sirop de fumeterre   Q. s.
M. pour 100 bols.

2. Sulfure de fer   6 gr.
Aloès   2 — 50 centigr.
Rhubarbe   } ãã   8 —
Quinquina }
Sirop de miel   Q. s.
M. pour 100 bols. (Dorv.)

PILULES DE SULFURE DE FER.

Sulfure de fer   }
Extrait de gentiane   } ãã   5 gr.
Poudre de gentiane   }
F. 50 pilules. 2 à 4 par jour.

PILULES DE SULFURE DE FER HYDRATÉ (Bouch.).

Persulfate de fer   20 gr.
F. dissoudre dans l'eau; versez dans un excès de persulfure de potassium liquide; lavez à grande eau; décantez. M. avec:
Miel   20 gr.
Evaporez à l'étuve en consistance pilulaire. F. s. a. des pilules de 0 gr. 40 centigr. 1 à 6 par jour.

SIROP DE PERSULFURE DE FER (Bouchardat).

Hydrate de persulfure de fer
  gélatineux   100 gr.
Sirop de sucre   500 —
M.

— **SULFURE DE POTASSIUM** (K^2S). — Inusité. On emploie le trisulfure de potassium solide. — *Syn.* Trisulfure de potassium impur sulfure de potasse, polysulfure de potassium, foie de soufre. Très soluble eau et alcool.

Prop. thérap. — Antiherpétique, antipsorique.

Posol. — *A l'int.* 100 gr. p. un bain ; 1 à 2 p. 100, en solution pommades, lotions.

BAIN SULFURÉ (Cod.).

100 gr. de trisulfure de potassium ; laissez fondre dans le bain.

BAIN SULFURÉ LIQUIDE (Cod.).

100 gr. de trisulfure de potassium avec 200 gr. d'eau. Versez dans le bain.

BAIN SULFURÉ GÉLATINEUX DE DUPUYTREN (Cod. 66).

150 gr. de trisulfure, 250 gr. de gélatine. Pour un bain.

GLYCÉRÉ DE TRISULFURE DE POTASSIUM.

Trisulfure de potassium	1	gr.
Glycéré d'amidon	30	—

M.

LINIMENT DE JADELOT (Cad.).

Savon blanc	500	gr.
Huile d'œillette	1000	—
Sulfure de potasse sec pulvé-		
risé	100	—
Essence de thym	10	—

M. Contre gale.

LOTION DITE DE BARLOW.

Sulfure de potasse ou de soude	8	gr.
Savon blanc	10	—
Alcool rectifié	8	—

Triturez dans un mortier de porcelaine. Ajoutez :

Eau de chaux	220	—

Contre teigne.

LOTION SULFO-SAVONNEUSE (Bouch.).

Savon blanc râpé	50	gr.
Eau	200	—

F. dissoudre. Ajoutez :

Sulfure de potasse liquide	50	—

LOTION SULFURÉE (Cod.).

1 gr. de trisulfure de potassium p. 50.

LOTION SULFUREUSE PARFUMÉE (P. Vigier).

Sulfure de potasse	1	gr.
Teinture de benjoin	1	—
Eau distillée	100	—

M.

MÉLANGE POUR LOTIONS.

Sulfure de potasse	3 à 4	gr.
Carbonate de potasse	1	—
Lait d'amandes	240	—
Eau distillée de laurier-cerise	10	—

PILULES SULFURÉES.

Sulfure de potasse	1	gr.
Argile	2	—

Pour 40 pilules. Une matin et soir.

POMMADE DE FOIE DE SOUFRE (Bard.).

Foie de soufre liquide	20	gr.
Axonge balsamique	50	—
Savon de potasse	50	—

M.

POMMADE HYDROSULFUREUSE (Debreyne).

Trisulfure de potassium	15	gr.
Axonge	50	—
Essence de thym	1	—
Eau commune	15	—

F. dissoudre le sulfure de potassium dans l'eau. M.

POMMADE SULFURÉE.

Trisulfure de potassium	}		
Savon de potasse	} āā	1	gr.
Axonge benzoïnée	}		

— SULFURES DE SODIUM.

1° MONOSULFURE DE SODIUM CRISTALLISÉ ($Na^2S + 9H^2O$). — *Syn.* Sulfhydrate de soude cristallisé ; sulfure de sodium. Très soluble eau et alcool.

Prop. thérap. — Sert à la préparation des eaux sulfureuses artificielles et des bains sulfureux.

Posol. — *A l'int.* 0 gr. 02 à 0 gr. 06 centigr. ; sirop (Codex), 0 gr. 10 centigr. p. 100. — *A l'ext.* 40 à 100 gr. pour un bain.

EAU SULFURÉE.

Monosulfure de sodium	0 gr. 13 centigr.	
Chlorure de sodium	0 — 1	—
Eau bouillie	650 —	

BAINS SULFURÉS.

V. Trisulfure de sodium.

SIROP SULFUREUX.

Monosulfure de sodium	0 gr. 51 centigr.
Sirop de goudron	500 —

0 gr. 02 centigr. par cuillerée à bouche. On peut remplacer le sirop de goudron par celui de Tolu, ou térébenthine.

— 2° TRISULFURE DE SODIUM SOLIDE. — *Syn.* Trisulfure de sodium impur, sulfure de soude, polysulfure de sodium.

Prop. thérap. — Bains sulfureux.

Posol. — *A l'ext.* 40 à 125 gr. pour un bain.

BAIN DIT DE BARÈGES (Cod.).

Monosulfure de sodium cristallisé		
Chlorure de sodium sec	āā	60 gr.
Carbonate de soude desséché	30	—

M. pour 1 bain.

BAIN SULFURÉ (Plenck).

1. Polysulfure de sodium	100	gr.
Eau commune	400	—

F. dissoudre :

2. Acide chlorhydrique	18	—
Eau	750	—

Versez d'abord la solution 1, puis la solution 2.

BAIN SULFURO-ALCALIN (Hardy).

Sulfure de sodium		
Carbonate sodique cristallisé	āā	32 gr.
Sel marin		16

M. pour un bain.

POMMADE DE BARÈGES (Bouch.).

Hydrosulfate de soude	10 gr.
Carbonate de soude	10

F. dissoudre dans un peu d'eau.
M. avec :

Axonge balsamique	100 gr.

POUDRE DÉPILATOIRE (Boudet).

Hydrosulfate de soude	4 gr.
Chaux vive en poudre	10
Amidon	10

M. Délayez avec un peu d'eau.

— SULFUREUX (acide) (SO²).

Prop. thérap. — Désinfectant. — Gaz liquéfié.

Prép. pharm. et posol. — *A l'ext.* Solution aqueuse, à titre variable ; désinfectant, pansement des plaies.

— SULFURIQUE (acide) (SO⁴H²).

Prop. thérap. — Tempérant, astringent, caustique.

Prép. pharm. et posol. — *A l'int.* Acide sulfurique alcoolisé, eau de Rabel, contient 1/4 d'acide ; — acide sulfurique dilué 1/10, 10 à 20 gr. p. 1000. Limonade 2 gr. par litre. — *A l'ext.* Acide sulfurique, mêlé à une poudre inerte comme caustique.

Incompat. — Alcalis, carbonates, sulfures, émulsions, lait, oxydes, azotates, sels de chaux, de baryte, de plomb, etc.

CAUSTIQUE SULFO-CARBONÉ.

Poudre de charbon	10	gr.
Acide sulfurique	4	—

CAUSTIQUE SULFO-SAFRANÉ (Velpeau).

Poudre de safran	10	gr.
Acide sulfurique	20	—

M.

COLLUTOIRE DÉTERSIF.

Miel rosat	50	gr.
Eau de Rabel	5	—

M. Agitez chaque fois.

EAU ANTIPUTRIDE DE BEAUFORT.

Acide sulfurique à 66°	32 gr.
Eau	500

M.

EAU D'ARQUEBUSADE DE THÉDEN (Cadet).

Alcool rectifié		
Vinaigre d'Orléans	āā	750 gr.
Acide sulfurique dilué		150 —
Sucre blanc		200 —

M.

ÉLIXIR ACIDE AROMATIQUE (Brugnatelli).

Feuilles de menthe poivrée		
Feuilles de menthe frisée	āā	10 gr.

Cannelle
Girofle
Gingembre } āā 5 gr.
F. macérer 8 jours dans :
Alcool à 60°
Acide sulfurique à 65° 400 — 50 —
2 à 5 gr. dans des potions.

ÉLIXIR DE HALLER (Ph. Germ.).
Acide sulfurique dilué
Alcool à 80° C. } āā P. E.
M.

ÉLIXIR VITRIOLIQUE DE MYNSICHT (Cod.).
1 à 3 grammes.

GARGARISME DÉTERSIF (Cod. 66).
Miel rosat 60 gr.
Alcool sulfurique. 2 —
Décoction d'orge 250 —
M.

LIMONADE SULFURIQUE (Cod.).
20 gr. d'acide dilué p. 1000.

POTION ANTIHÉMORRHAGIQUE.
Acide sulfurique dilué 4 gr.
Hydrolat de menthe 180 —
Sirop de framboise 30 —
M. 1 cuillerée à bouche toutes les heures.

SOZOIODOL. — *Acide diiodoparaphénolsulfonique* renferme 54 p. 100 d'iode, 20 de phénol et de 7 soufre; forme des sels cristallisables avec les bases alcalines et métalliques.
Prop. thérap. — Préconisé comme succédané de l'iodoforme.
Posol. — *Us. int. Sozoïodol de soude* de 1 à 3 gr. par jour. *Us. ext.*, sels de potasse, de zinc, de mercure, de plomb; en pommades, poudres, potions, 5 à 10 p. 100 de véhicule.

SPARTÉINE. — V. *Genêt.*

SPIGÉLIE ANTHELMINTHIQUE. — *Spigelia anthelmia* (Loganiacées).
Part. empl. — Plante fleurie.
Prop. thérap. — Anthelminthique.
Prop. thérap. — *A l'int.* En décoction. Dose, 10 à 15 gr.

INFUSION ANTHELMINTHIQUE.
Spigélie de Maryland 15 gr.
Eau bouillante 285 —
F. infuser pendant 1 heure. Filtrez.
En 6 fois de 3 en 3 heures.

INFUSION ANTHELMINTHIQUE (Cox.).
Spigélie de Maryland 15 gr.

Séné 15 gr.
Jalap pulvérisé 2 —
Semences de cardamome 2 —
Bitartrate de potasse 4 —
Extrait de réglisse 8 —
Eau bouillante 200 —
F. infuser pendant 1 heure. Filtrez.
Par cuillerées à bouche.

SQUINE. — *Smilax china* (Asparaginées).
Part. empl. — Rhizome.
Prop. thérap. — Comme la salsepareille, fait partie des bois sudorifiques.
Prép. pharm. et posol. — Comme la salsepareille. Pour les formules, v. *Salsepareille.*

STAPHYSAIGRE. — *Delphinium staphysagria* (Renonculacées).
Part. empl. — Semence.
Prop. thérap. — Employée parfois comme parasiticide.
Prép. pharm. et posol. — *A l'ext.* Infusé, — poudre mêlée à de l'axonge.

STÉRÉSOL. — Nom donné par le Dr Berlioz (de Grenoble) à un vernis antiseptique adhérent également bien sur les muqueuses et sur la peau.

Gomme laque purifiée et entièrement soluble dans l'alcool 270 gr.

Benjoin purifié et entièrement soluble
    alcool　　　　　　　　　　　10 —
Baume de tolu　　　　　　　　　10 —
Acide phénique cristallisé　　　　100 —
Essence de cannelle de Chine }　āā　6 —
Saccharine
Alcool à 90°　Q. s. pour obtenir un litre de liquide.

Employé dans le traitement des angines diphté-
ritiques, des ulcérations tuberculeuses de la peau
et de la langue, de l'eczéma, etc.

STORAX. — Baume fourni par le *Styrax officinale* (Ébéna-
cées). 2 variétés : storax en larmes (*storax calamite*); storax en pains.
Prop. thérap. — Excitant, entre dans quelques compositions
pharmaceutiques anciennes.
Prép. pharm. et posol. — *A l'ext.* Poudre; en fumigation.
V. *Benjoin.*

STRAMOINE. — V. *Datura.*

STRONTIANE. — *Syn.* Oxyde de Strontium (StO ou SrO).
On emploie le *Bromure, l'Iodure* et le *Lactate de strontiane* qui
sont très solubles dans l'eau. Ces sels doivent être *très purs et ne*
pas renfermer de baryte. Ils ont été préconisés par MM. G. Sée et
C. Paul comme *antigastralgiques, antispasmodiques, antiépileptiques*
et *antialbuminuriques.*
Posol. — 2 à 6 gr. par jour.

SOLUTION (G. Sée).		SOLUTION (C. Paul).	
Bromure de strontium	20 gr.	Lactate de strontiane	50 gr.
Eau distillée	300 —	Eau	300 —

1 *gr. par cuillerée à bouche.* 2 à 6　　3 *gr. par cuillerée à bouche.* 2 *cuil.*
cuil. par jour.　　　　　　　　　　*par jour.*

N. B. — Le bromure de strontium cristallisé renferme 30 p. 100
d'eau ; il est donc environ 1/3 moins actif que le sel anhydre.

STROPHANTUS HISPIDUS OU KOMBE.
(Apocynacées).
Princ. act. — Strophantine.

STROPHANTINE. ($C^5H^{10}O^{12}$) paillettes cristallisés blanches,
saveur très amère, très toxique, soluble dans 43 parties d'eau 20 fois
environ son poids d'alcool, insoluble éther et chloroforme.
Part. empl. — Graines.
Princ. act. — Strophantine.
Prop. thérap. — Analogues à celles de la digitale. Poison cardiaque.
Prép. pharm. et posol. — *A l'int.* Strophantine 1/2 à 1 milligram.
en injections hypodermiques. Les granules sont dosés à 1/10° de
milligr. (Codex). — Teinture de semences à 1/5°, II à X gouttes, ou
mieux teinture à 1/20°, V à XXX gouttes.

STRYCHNINE. — V. *Noix vomique.*

STYRAX LIQUIDE OU LIQUIDAMBAR.
Baume produit par le *Liquidambar orientalis* (Balsamifluées).
Prop. thérap. — Préconisé comme antigoutteux et antigonor-

thérique. Excitant et bon suppuratif. Entre dans la composition de
l'onguent styrax et de l'emplâtre de Vigo.

Prép. pharm. et posol. — *A l'int.* Peu usité. — *A l'ext.* Onguent styrax.

PILULES DE STYRAX.		STYRAX SOLIDIFIÉ (Lepage).	
Styrax purifié	5 gr.	Styrax purifié	120 gr.
Magnésie calcinée	Q. s.	Chaux hydratée	10 —
M. et F. s. a. 50 pilules. 2 à 4 matin et soir.		*M. Chauffez pendant une heure au B.-M. F.* 240 bols. 5 à 20 par jour.	

SIROP DE STYRAX.
Même formule que pour le sirop de Tolu.

SUCCIN. — *Syn.* Ambre jaune.
Prop. thérap. — Antispasmodique, excitant.
Prép. pharm. et posol. — Peu employé en fumigations.
On employait l'esprit volatil de succin, 0 gr. 50 centigr. mélangé à
100 gr. de sirop d'opium qui prenait alors le nom de sirop de *Karabé.*
Le nouveau Codex a remplacé l'esprit volatil par la teinture de succin.

— SUCCINIQUE (acide).
Prop. thérap. — Employé jadis comme antispasmodique et dia-
phorétique.
Prép. pharm. et posol. — *A l'int.* 0 gr. 0 centigr. à 1 gr.
20 centigr. (inusité).

SUIE. — *Fuligo splendens.* Soluble en partie dans l'eau.
Prop. thérap. — Passe pour vermifuge, antidartreuse, parasiticide,
employée contre la scrofule.
Prép. pharm. et posol. — *A l'int.* Peu employée. — *A l'ext.*
2 gr. 50 centigr. en pommade.

SULFONAL. ($C^{14}H^{16}S^4O^5$) — Produit de l'oxydation d'une
combinaison de *l'ethylmercaptan* avec *l'acétone* ; (diethylsulfone-
dimethyl-methane) découvert par Kast. Petits cristaux prismatiques
incolores, sans odeur, ni saveur, fusibles à 125°,5, solubles dans
environ 500 parties d'eau froide, 15 parties d'eau bouillante et 65
d'alcool.
Prop. thérap. — Hypnotique : d'après le Dr Kast, son action
serait plus énergique que celle de la paraldéhyde et même du
chloral, il agirait moins promptement que ce dernier; mais d'une
façon plus prolongée. Le Dr Rabbas dit que l'action du sulfonal se
manifeste même chez les sujets habitués aux narcotiques : il n'y
aurait pas de phénomènes d'accoutumance.
Posol. — Dose à 1 à 3 gr., en cachets chez l'adulte, 0,10 à 0,50
chez l'enfant; on peut aussi l'administrer en suspension dans l'eau.
L'action se produit au bout d'une demi-heure à 4 heures : la durée
du sommeil varie de 4 à 9 heures.

POTION CONTRE COQUELUCHE (Alméida).	
Sulfonal	0 gr. 20 centigr.
Créosote de hêtre	0 — 25 —
Sirop de tolu	150 —
Par cuill. à café toutes les 2 heures.	

SUREAU. — *Sambucus nigra* (Caprifoliacées).

Part. empl. — Ecorce, fleurs, fruit. L'écorce moyenne a été employée contre l'hydropisie.

Prop. thérap. — Fleurs, excitant, diaphorétique, sudorifique; baies sudorifiques; — deuxième écorce, purgatif drastique.

Prép. pharm. et posol. — *A l'int.* Eau distillée, véhicule de potions; — extrait de fruit (rob. de sureau), 1 à 10 gr.; — infusion de fleurs, 5 p. 1000; — suc d'écorce, 30 à 150 gr.; — vinaigre, 8 gr. *A l'ext.* en topiques; — infusion de fleurs, 20 à 50 p. 1000.

DÉCOCTION D'ÉCORCE DE SUREAU
(Sydenham).

Ecorce moyenne de sureau fraiche	60 gr.
Eau	500 —

F. bouillir une minute. Passes verre matin et soir (purgatif).

FOMENTATION OU LOTION (Cod.).

30 *gr. pour* 1000.

FOMENTATION CONTRE ÉRYSIPÈLE (Bouch.).

Lotion de sureau	500 gr.
Alcool camphré	30

TISANE DE SUREAU (Bargetti).

Ecorce moyenne de sureau	50 gr.
Eau froide	150

F. macérer 2 jours. En 2 fois à jeun (purgatif hydragogue).

T

TABAC. — V. *Nicotiane*.

TALC DE VENISE. — *Syn.* Craie de Briançon. Silicate de magnésie naturel qui a les mêmes usages que la poudre d'amidon pour saupoudrer les parties humides et éviter les excoriations. — Vient d'être préconisé contre la diarrhée par le Dr Debove : à la dose de 100 à 200 et jusqu'à 400 gr. dans les 24 heures : ou l'administre en suspension dans du lait.

TAMARIN. — *Tamarinus indica* (Légumineuses).

Part. empl. — Pulpe contenant les semences et les fibres ligneuses du fruit.

Prop. thérap. — Acidule, rafraichissante, laxative.

Prop. thérap. et posol. — *A l'int.* 20 à 50 gr.

CONSERVE DE TAMARIN (Cod.).

25 *à* 100 *gr.*

ÉLECTUAIRE PURGATIF (Jourdan).

Pulpe de tamarin	12	gr.
Crème de tartre pulvérisée	1	—
Sel de Seignette pulvérisé	2	—
Manne en larmes	4	—
Sirop de roses pâles	8	—

M. 15 *à* 30 *gr.*

PETIT-LAIT AVEC TAMARIN.

Pulpe de tamarin	60 gr.
Petit-lait bouillant	1000 gr.

Délayez, passez. Par tasses dans la journée.

SIROP DE TAMARIN (Deschamps).

Pulpe de tamarin	100 gr.
Eau	Q. s.

F. infuser au B.-M. pendant 3 heures; exprimez ; ajoutez :

Sucre blanc concassé	500 gr.

F. 40 *à* 100 *gr.*

TISANE DE TAMARIN (Cod.).

20 *pour* 1000 *en infusion. Par verres.*

TAN. — Poudre d'écorce de chêne. V. ce mot.

Prop. thérap. — Astringent.

Prép. pharm. et posol. — A l'int. 1 gr. à 10 gr. — A l'ext. Infusion, 60 p. 1000 en lotions, injections ; en nature pour saupoudrer les excoriations.

Incompat. — Comme le tannin.

FOMENTATION ASTRINGENTE.

Ecorce de chêne	50 gr.
Vin rouge	1000 —

F. bouillir jusqu'à réduction à 800.

Ajoutez, ad libitum :

Tannin	5 gr.

INJECTION OU LOTION DE TAN.

Ecorce de chêne	40 à 60 gr.
Eau bouillante	1000 —

F. infuser 2 heures. Passez.

POUDRE DE FAVE (Bouch.).

Ecorce de chêne pulv.	3 gr.
Scille en poudre	2 —
Vanille	0 — 05 centigr.
Amidon	2 —

F. s. a. 2 à 5 gr. par jour en 2 fois.

SUPPOSITOIRES FORTIFIANTS (Reuss).

Poudre de tormentille	āā	10 gr.
— de chêne		
Miel		Q. s.

F. s. a. 10 suppositoires.

TANAISIE. — *Tanacetum vulgare* (Composées). — *Syn.*

Herbe aux vers, herbe Saint-Marc.

Part. empl. — Plante fleurie.

Prop. thérap. — Anthelminthique.

Prép. pharm. et posol. — A l'int. Huile volatile, I à II gouttes (inusité) ; — infusion, 5 à 10 p. 1000 ; — lavement, 10 à 15 pour un lavement.

ESPÈCES ANTHELMINTHIQUES (Cod. 66).

Feuilles et fleurs sèches de tanaisie		
Absinthe	āā	32 gr.
Fleurs de camomille romaine		
Semen-contra		

M. 8 gr. pour 120 d'eau.

TANNIN ($C^{14}H^{10}O^{8}$). — *Syn.* Acide tannique, acide gallo-tannique.

Très soluble eau, alcool, éther aqueux ; peu soluble éther pur.

Prop. thér. — Astringent, contre les hémorrhagies passives, les hémoptysies, les diarrhées séreuses, les leucorrhées, fièvres, phthisie, asthénie, coliques néphrétiques, anasarque ; contrepoison des alcaloïdes.

Prép. pharm. et posol. — A l'int. 2 à 4 gr et plus. — A l'ext. 1 à 4 p. 100, en lotions, injections, pommades, glycéré à 1/6e.

Incompat. — Alcaloïdes, sels métalliques surtout de fer, d'antimoine, plomb, mercure, émétique : albumine, émulsions, eau de chaux.

COLLODION CONTRE ÉPISTAXIS (Rougier).

Acide tannique		
— benzoïque	āā	5 gr.
— phénique		
Collodion		100 —

Inbiber de coton pour tamponnement.

COLLODION STYPTIQUE (Richardson).

Tannin	1 gr.
Alcool à 90° C.	2 —
Collodion	10 —

*F. dissoudre le tannin dans l'al-*cool ; ajoutez le collodion, puis :

Alcoolé de benjoin	1 gr.

M.

COLLYRE DE TANNIN (Desmarres).

Eau distillée	100 gr.
Tannin pur	1 —
Eau distillée de laurier-cerise	20 —

F. s. a.

COLLYRE CONTRE LA CONJONCTIVITE DIPHTHÉRITIQUE.

Hydrolat de roses	125 gr.

Acide tannique   0 — 25 centigr.
F. s. a. Laver les yeux toutes les heures.

CRAYONS AU TANNIN (Codex).

Tannin   10 parties.
Gomme   1/2 —
Eau et glycérine   Q. s.

GARGARISME ASTRINGENT.

Tannin   4 gr.
Hydrolat de roses   100 —
Mellite de roses.   50 —
M.

GARGARISME ASTRINGENT (Jeannart).

Tannin   2 gr.
Miel rosat   50 —
Infusion de roses   150 —
F. s. a.

GLYCÉRÉ AU TANNIN.

Acide tannique   } ãã   5 gr.
Glycérine pure   }
F. dissoudre.

GLYCÉRÉ DE TANNIN (Cod.).

10 pour 50 gr. de glycéré d'amidon.

GLYCÉRÉ DE TANNIN (Demarquay).

Tannin   1 à 2 gr.
Glycérine   10 —
F. dissoudre.

INJECTION CONTRE L'OZÈNE (Wolfram).

Acide tannique   1 gr.
Glycérine pure   50 —
F. dissoudre. 2 injections par jour.

INJECTION DE TANNIN.

Tannin   1 gr.
Eau distillée   100 —
F. dissoudre.

INJECTION DE TANNIN (Ricord).

Vin rouge du Midi   150 gr.
Tannin pur   1 —
Pour le vagin doublez la quantité du tannin.

INJECTION TANNIN ET BISMUTH

Sous-nitrate de Bismuth   5 gr.
Tannin   2 —
Eau distillée de roses   150 —
F. s. a. Agitez.

LAVEMENT ASTRINGENT.

Tannin   1 gr.
Décoction de ratanhia   300 —
Teinture d'opium   VI gouttes.
M.

LIQUEUR IODO-TANNIQUE NORMALE (Guillermond).

Tannin   45 gr.
Eau distillée   1000 —
F. dissoudre; ajoutez :
Iode   5 —
F. dissoudre, réduire à 1000, filtrez.
En injections, gargarismes etc.

LOTION CONTRE LES GERÇURES DU SEIN (Druilt).

Acide tannique   0 gr. 30 centigr.
Eau distillée   24 —
F. dissoudre, filtrez.

PILULES ANTIDIARRHÉIQUES.

Tannin   } ãã 4 gr.
Extrait de ratanhia }
— d'opium   0 — 20 centigr.
F. s. a. 40 pilules. 6 à 12 par jour.

PILULES CONTRE SUEURS NOCTURNES (Hutchinson).

Tannin   1 gr. 20
Acétate de morphine   0 — 03
Pour 8 pilules. 2 à 4 par jour.

PILULES DE FRERICHS.

Tannin   3 gr.
Aloès   1 —
Extrait de chiendent   Q. s.
Pour 100 pilules. 4 à 6 par jour.
Maladie de Bright.

PILULES CONTRE LA MÉTRORRHAGIE (Green).

Acide tannique   4 gr.
Extrait d'opium   0 — 50 centigr.
Conserve de roses   2 —
F. s. a. 30 pilules. 3 à 4 par jour.

PILULES DE TANNIN (Charvet).

Tannin pur   1 gr.
Conserve de roses   Q. s.
F. s. a. 10 pilules. 1 à 4 le soir.

PILULES DE TANNIN (Voilloz).

Tannin   0 gr. 15 centigr.
Mucilage de gomme ou glycérine Q. s.
F. 1 pilule : 2 à 10 par jour.

PILULES OPIACÉES ASTRINGENTES

Tannin   2 gr.
Extrait d'opium   0 — 10 centigr.
Conserve de roses   Q. s.
F. s. a. 20 pilules. 1 toutes les 2 ou 3 heures.

POMMADE ANTIDARTREUSE (Hardy).

Calomel ... 1 gr.
Acide tannique ... 2 à 3 —
Axonge ... 30 —

M. Plusieurs onctions par jour.

POMMADE ANTIHÉMORRHAGIQUE (Orosi).

Acide tannique ... 2 gr. 50 centigr.
Sucre pulvérisé ... 2 —
Essence de lavande ... V gouttes.
Axonge ... 50 gr.

M.

POMMADE AU TANNIN.

Vaseline ... 50 gr.
Tannin ... 1 à 10 —

Dissolvez le tannin dans l'eau; ajoutez la vaseline. M.

POMMADE CONTRE ACNÉ (Rodet).

Axonge layée ... 50 gr.
Soufre sublimé ... 4 —
Tannin ... 5 —
Eau de laurier-cerise ... 5 —

POMMADE CONTRE LE CORYZA.

Acide tannique ... 0 gr. 05 centigr.
Axonge ... 5 —
Teinture de vanille ... V gouttes

M.

POMMADE CONTRE LES ULCÉRATIONS VA-
RIOLEUSES (Guéneau de Mussy).

Acide tannique ... 2 gr.
Oxyde de zinc ... 2 —
Calomel ... 0 — 25 centigr.
Extrait thébaïque ... 0 — 10 —
Cérat ... 30 —

F. s. a.

POMMADE DE NÉLIGAN.

Tannin ... 1 gr.
Glycérine ... 25 —
Chloroforme ... XX gouttes.
Cérat simple ... 6 gr.

Contre eczéma facial des enfants.

POTION ASTRINGENTE.

Tannin ... 2 gr. 50 centigr.
Sirop d'éc. d'oranges am. ... 30 —
Eau ... 150 —

F. s. a. Par cuillerées d'heure en heure.

POUDRE CONTRE DIARRHÉE PROFUSE
(Oppolzer).

Tannin ... 0 gr. 50 centigr.
Poudre d'opium ... 0 — 20
— de sucre ... 5 —

Pour 10 doses. 1 toutes les deux heures.

SIROP ASTRINGENT BI-IODURÉ
(Hop. St.-Louis).

Bi-iodure de mercure ... 0 gr. 36 centigr.
Iodure de potassium ... 36 —
Sirop iodo-tonnique ... 1200 —

F. s. a.

SIROP CONTRE ECZÉMA CHRONIQUE
(Gaucher et Perrin).

Sirop iodo-tannique ... 300 gr.
Bi-phosphate de chaux ... 15 —
Liqueur de Pearson ... 10 —

1 cuillerée à bouche matin et soir.

SIROP IODO-TANNIQUE (H. P.).

Iode ... 1 gr.
Tannin ... 4 —
Sirop de ratanhia ... 50 —
Sirop de sucre ... 440 —

F. dissoudre l'iode et le tannin à chaud dans 30 d'eau distillée; laissez refroidir; filtrez. Ajoutez le sirop de ratanhia. F. chauffer au B.-M. le mélange jusqu'à réduction à 60 gr. Ajoutez le sirop de sucre. M. 10 à 60 gr.

SIROP IODO-TANNIQUE (Guillermond).

Iode ... 2 gr.
Extrait de ratanhia ... 8 —
Sirop de sucre ... 1000 —

4 centigr. d'iode par cuillerée à bouche.

SOLUTION ASTRINGENTE (Triquet).

Acide tannique ... 0 gr. 10 centigr.
Glycérine pure ... 10 —

F. dissoudre. Pour cicatriser le tympan.

SOLUTION CONTRE LA CONJONCTIVITE
GRANULEUSE (Agnew).

Acide tannique ... 0 gr. 25 centigr.
Glycérine ... 6 —
Borate de soude ... 2 —
Eau camphrée ... 32 —

F. dissoudre.

SOLUTION CONTRE LA DIPHTÉRIE (Herbert).

Acide tannique ... 3 gr.
Glycérine pure ... 36 —

F. dissoudre. En injections répétées dans les narines 2 ou 3 fois par jour.

SOLUTION CONTRE LES ÉCOULEMENTS
VAGINAUX (Guibout).

Acide tannique ... 25 gr.
Eau commune ... 100 —

F. dissoudre. Imbibez un tampon et placez-le dans le vagin. Répétez tous les jours.

SUPPOSITOIRES DE TANNIN CONTRE L'EC-
ZÉMA DES FOSSES NASALES (Hermann).

Acide tannique	0 gr. 90 centigr.
Beurre de cacao	5 —

F. s. a.; 6 suppositoires.

SUPPOSITOIRE OPIACÉ AU TANNIN CONTRE
HÉMORRHOÏDES.

Acide tannique	0 gr. 20 centigr.

Opium brut pulvérisé	1 —
Beurre de cacao	4 —

M. pour 1 suppositoire.

VIN AROMATIQUE TANNISÉ (Ricord).

Vin aromatique	100 gr.
Tannin	1 à 5

F. dissoudre.

TANNOFORME ($C^{20}H^{20}O^{18}$). — Produit résultant de la condensation de l'acide gallotannique et du formaldéhyde. Poudre légère de couleur blanc-rougeâtre, soluble dans l'alcool, insoluble dans les autres dissolvants organiques et dans l'eau (Merck).

Siccatif précieux surtout dans les plaies provenant du décubitus prolongé, et contre les ulcères atones. On l'emploie en nature ou mélangé avec 4 parties d'amidon.

TARTRIQUE (acide) ($C^4H^6O^6$). — *Syn.* Sel essentiel de tartre, acide de tartre. 1 partie se dissout dans 0, 66 d'eau; 2,5 d'alcool, glycérine toute proportion.

Prop. thérap. — Rafraîchissant, acidule, tempérant.

Prép. pharm. et posol. — *A l'int.* 2 à 6 gr., limonade 1/1000. Q. V.; sirop d'acide tartrique, 1 p. 100; 50 à 1000 gr.

Incompt. — Sels de plomb, chaux, baryte, potasse, eau commune.

GLYCÉRÉ TARTRIQUE (Hop. St.-Louis).

Acide tartrique	50 gr.
Glycéré d'amidon	1000 —

F. s. a.

LIMONADE TARTRIQUE (Cod.).

100 gr. de sirop tartrique pour 900.

LIMONADE TARTRIQUE (F. H. P.).

Sirop tartrique	60 gr.
Eau commune	1000 —

M.

LIMONADE TARTRIQUE VINEUSE (F. H. P.).

Vin rouge	250 gr.
Sirop tartrique	60 —
Eau	700 —

POTION ACIDULÉE.

Acide tartrique	1 gr.
Acide azotique alcoolisé	1 —
Sirop simple	30 —
Eau	100 —

F. dissoudre l'acide tartrique dans l'eau. M. par cuillerées à bouche.

POUDRE GAZOGÈNE ALCALINE. SODA
POWDERS (Cod.).

2 à 5 prises par jour dans un 1/2 verre d'eau.

POUDRE GAZOGÈNE NEUTRE, POUDRE DE
SELTZ (Cod.).

2 à 5 prises par jour.

SIROP TARTRIQUE (F. H. M.).

Acide tartrique	100 gr.
Huile volatile de citron	3 —
Alcool à 95° C.	15 —
Sirop simple	6000 —

Introduisez dans une bouteille l'huile volatile dissoute dans l'alcool; ajoutez le sirop simple. Agitez fortement. F. dissoudre l'acide tartrique dans 100 d'eau chaude. M. en agitant.

TARTRATE ANTIMONIO-POTASSIQUE. —V. *Emétique.*

— **TARTRATE BORICO-POTASSIQUE** ($C^4H^4O^6$ (BoO)K). — *Syn.* Crème de tartre soluble. Soluble dans moins de son poids d'eau; insoluble alcool et éther.

Prop. thérap. — Purgatif.

Prép. pharm. et posol. — *A l'int.* 15 à 30 gr.
Incompat. — Acides et sels acides, sels de chaux et de plomb.

BOISSON TEMPÉRANTE (Bouch.).

Crème de tartre soluble	10 gr.
Nitrate de potasse	2 —
Sucre	50 —
Eau	1000 —

M. à prendre par verre.

EAU LAXATIVE (Corvisart).

Crème de tartre soluble	30 gr.
Émétique	0 — 025 milligr.
Sucre blanc	60 —
Eau	1000 —

F. dissoudre. Filtrez. Par verres toutes les 1/2 heure.

LIMONADE A LA CRÈME DE TARTRE SOLU-
BLE, LIMONADE TARTRO-BORATÉ (Cod.).

20 gr. de crème de tartre p. 1000 : par verre.

LIMONADE A LA CRÈME DE TARTRE
(F. H. P.).

Crème de tartre soluble	20 gr.
Eau bouillante	1000 —

F. dissoudre :

Sirop de sucre	100 —

POTION DIURÉTIQUE (Ewald).

Bulbe de scille	1 gr. 50 centigr.

F. infuser dans :

Eau	150 —

Passez et ajoutez :

Crème de tartre soluble	15 —
Sirop d'asperges	25 —

Par cuillerées toutes les heures ou deux heures.

— **TARTRATE FERRICO-POTASSIQUE.** — V. *Fer.*

— **TARTRATE DE POTASSE ACIDE** ($C^4H^4O^6$ KH). — *Syn.* Crème de tartre, bitartrate de potasse. Peu soluble, 1 partie dans 250 d'eau ; presque insoluble alcool ; insoluble éther.

Prop. thérap. — Rafraîchissant, purgatif, dentifrice.
Posol. — *A l'int.* 2 à 4 gr. (rafraîchissant) ; 8 à 30 gr. (purgatif).
Incompat. — Acides, sels de chaux, baryte, plomb : kermès, oxydes d'antimoine.

ÉLECTUAIRE LAXATIF.

Crème de tartre	25 gr.
Séné pulv.	5 —
Gingembre pulv.	2 — 50 centigr.
Pulpe de tamarins	50 —

1 à 2 cuillerées à café.

ÉLECTUAIRE DE SOUFRE TARTARISÉ.

Soufre sublimé et lavé	160 gr.
Crème de tartre pulvérisée	320 —
Essence de citron	1 —
Sirop simple ou miel	Q. s.

M. pour faire un électuaire : 8 à 30 gr.

POUDRE DENTIFRICE (Toirac).

Carbonate de chaux	40 gr.
Magnésie	30 —
Sucre pulvérisé	40 —
Tartrate acide de potasse	12 —
Essence de menthe	X gouttes.

AUTRE :

Charbon pulvérisé	10 gr.
Magnésie	5 —
Quinquina gris pulvérisé	5 —
Crème de tartre	4 —
Essence de menthe	II gouttes.

POUDRE ANTIPHLOGISTIQUE (Rust.).

Bitartrate de potasse		
Nitrate de potasse	ãã	8 gr.
Sucre		

Divisés en 12 paquets. 1 toutes les heures.

POUDRE TEMPÉRANTE LAXATIVE GAZEUSE.

Bitartrate de potasse en poudre		
	ãã	10 gr.
Sucre blanc pulvérisé		
Bicarbonate de soude pulvérisé	2 —	
Alcoolature de citron	X gouttes	

M. les poudres. 1 cuillerée à café dans un 1/2 verre d'eau sucrée toutes les 1/2 heure.

— **TARTRATE DE POTASSE NEUTRE** ($C^4H^4O^6K^2$). — *Syn.* Sel végétal. — 1 partie se dissout dans 4 parties d'eau ; peu soluble alcool.

Prop. thérap. — Diurétique et laxatif, altérant.

Posol. — *A l'int.* 1 à 2 gr. (altérant) ; 15 à 30 gr. (purgatif).

Incompat. — Acides et sels acides, sels de chaux et de plomb.

MIXTURE FONDANTE (Matzel, Bouch.).		
Tartrate de potasse	15	gr.
Extrait de petite centaurée	5	—
— gentiane	5	—
Eau	200	—
Par cuillerées toutes les heures.		

PURGATIF.		
Tartrate de potasse	15 à 30	gr.
Sirop de cerises ou groseilles	30	—
Eau	120	—
A prendre en une fois.		

— TARTRATE DE POTASSE ET DE SOUDE ($C^4H^6O^6KNa + 4H^2O$).

— *Syn.* Sel de Seignette, sel de la Rochelle, sel polychreste soluble. — 1 partie se dissout dans 1 p. 2 d'eau, insoluble alcool.

Prop. thérap. — Purgatif.

Posol. — *A l'int.* 16 à 60 gr.

Incompat. — Comme le tartrate neutre de potasse.

POUDRE GAZOGÈNE LAXATIVE SEDLITZ PODWERS (Cod.).		
1. Bicarbonate de soude	2	gr.
Tartrate de potasse et de soude	6	—
Paquet bleu.		
2. Acide tartrique	2	gr.
Paquet blanc.		

POUDRE TEMPÉRANTE LAXATIVE (Jeannel)		
Tartrate de potasse et de soude pulvérisé	50	gr.
Sucre blanc pulvérisé	100	—
Bicarbonate de soude pulvérisé	23	—
Acide tartrique pulvérisé	20	—
Essence de citron	XXX	gouttes
M. 1 cuillerée à café dans 1/2 verre d'eau sucrée toutes les heures.		

— TARTRATE DE MAGNÉSIE.

— Comme le citrate de magnésie. Mêmes propriétés.

Posol. — *A l'int.* 10 à 40 gr.

LIMONADE PURGATIVE AU TARTRATE DE MAGNÉSIE.		
Carbonate de magnésie	15	gr.
Acide tartrique	22	—
Eau	600	—

F. dissoudre. Filtrez. Edulcorez avec 60 gr. de sirop tartrique aromatisé à l'orange ou au citron.

— TARTRATE DE SOUDE NEUTRE ($C^4H^4O^6Na^2$).

— Comme le tartrate de potasse.

LIMONADE AU TARTRATE DE SOUDE (F. H. M.).		
Acide tartrique	20	gr.
Bicarbonate de soude	22	—
Eau aromatique au citron	30	—
Sirop simple	60	—
Eau	400	—

PURGATIF.		
Tartrate de soude	15 à 30	gr.
Sirop cerises ou groseilles	30	—
Eau	120	—
A prendre en une fois.		

TARTRATE DE SOUDE GRANULÉ EFFERVESCENT (Barbier).		
D'une part :		
Acide tartrique	75	gr.
Bicarbonate de soude	38	—
Eau distillée	30	—

M. l'acide avec le bicarbonate ; ajoutez peu à peu l'eau distillée en remuant ; versez sur un tamis et portez à l'étuve. criblez.

D'autre part :		
Acide tartrique	40	gr.
Bicarbonate de soude	75	—
Eau distillée	23	—

Opérez comme ci-dessus. M. les deux produits.

TÉRÉBENTHINE ET ESSENCE. — V. Egalement à

Essence de térébenthine. Oléo-résine retirée de diverses espèces de la famille des Conifères et des Térébinthacées.

Les principales sortes sont :

— 1° **TÉRÉBENTHINE D'ALSACE** des *Vosges* ou de *Strasbourg, térébenthine* au *citron :* du *Sapin argenté, Pinus picea* ou *Abies pectinata* (Conifères).

— 2° **TÉRÉBENTHINE DE BORDEAUX** ou *térébenthine commune* du *Pinus maritima* ou *Pinaster* (Conifères).

— 3° **TÉRÉBENTHINE DE VENISE** du *Mélèse, Larix europca* (Conifères).

4° **TÉRÉBENTHINE DE CHIO** ou *Térébinthe, Pistacia terebinthus* (Térébinthacées).

Prop. thérap. — Stimulant énergique, vermifuge ; conseillée contre le tétanos, la péritonite puerpérale, antidote de phosphore, révulsif, rubéfiant.

Prép. pharm. et posol. — A l'int. 4 à 8 gr. en capsules, perles, potions ; — pilules contenant 0 gr. 20 centigr à 2 à 10 gr. ; — sirop, à 1/10e 20 à 50 gr. — A l'ext. Entre dans la composition de divers emplâtres.

ALCOOLAT DE FIORAVANTI (Cod.).

10 à 60 gr. en frictions.

ALCOOLAT D'ESSENCE DE TÉRÉBENTHINE.

Essence de térébenthine		50 gr.
Alcool rectifié		250 —

Distillez, et séparez l'essence en excès. 1 gr. dans eau sucrée.

BAUME DE BASVILLE (Bat.).

Essence de térébenthine			90 gr.
Alcoolat de genièvre			
Savon blanc	āā	60	—
Carbonate de potasse			
Eau distillée	āā	45	—

BAUME ANTIRHUMATISMAL (Fontaine).

Baume de Fioravanti	250	gr.
Savon	30	—
Camphre	25	—
Ammoniaque	8	—
Essence de romarin	6	—
— de thym	2	—

En frictions.

BOLS D'OLÉO-RÉSINE DE TÉRÉBENTHINE (Dannecy).

Cire blanche	1	gr.
Térébenthine de Venise	5	—

F. s. a. 2 à 20 gr. en bols de 0 gr. 50 centigr.

DIGESTIF ANDRÉ (F. H. P. Anc. Cod.).

Digestif simple		
Styrax liquide	āā	P. E.

Mêlez.

DIGESTIF ANIMÉ (Lasfranc).

Digestif simple	10 gr.
Potasse caustique	8 —

DIGESTIF MERCURIEL.

Digestif simple		
Onguent mercuriel	āā	60 gr.
M.		

DIGESTIF OPIACÉ.

Opium en poudre	5 gr.
Digestif simple	100 —
M.	

DIGESTIF SIMPLE (F. H. P.).

Térébenthine du mélèze	40 gr.
Jaunes d'œufs	20 —
Huile d'olive	10 —

EAU SPIRITUEUSE D'ANHALT (Cad.).

Alcool		2500	gr.
Térébenthine		250	—
Girofle, noix muscade, cubède	āā	200	—
Encens		50	—
Semences de fenouil, baies de laurier	āā	15	—
Bois d'aloés, safran	āā	10	—
Musc		0	-- 75

F. s. a. 8 à 12 gr. dans potion.

EAU TÉRÉBENTHINÉE.

Térébenthine au citron	50 gr.
Eau	1000 —

Jetez l'eau bouillante sur la térébenthine, agitez ; laissez refroidir filtrez.

ÉLECTUAIRE ANTIBLENNORRHAGIQUE TÉRÉBENTHINÉ.

Térébenthine de Venise	30	gr.
Baume de copahu	20	—
Poudre de cubèbe	80	gr.
Magnésie calcinée	Q.	s.
Essence de menthe	XX	gouttes.

10 à 20 grammes par jour.

ÉMULSION TÉRÉBENTHINÉE (Carmichael).

Essence de térébenthine	16	gr.
Jaune d'œuf	nº 1	

Ajoutez peu à peu en triturant :

Emulsion d'amandes	125	gr.
Sirop d'écorces d'oranges	64	—

M. 1 à 2 cuillerées toutes les 2 heures.

EMBROCATION STIMULANTE (Roux).

Baume de Fioravanti	} āā	40 gr.
Alcoolat de romarin		
Ammoniaque liquide	9 à 18	—

M. quelques gouttes sur la main et placer sous les yeux. 5 à 6 fois par jour.

HUILE CAMOMILLE TÉRÉBENTHINÉE.

Huile de camomille sèche	100	gr.
Essence de térébenthine	25	—

En frictions.

INJECTION TÉRÉBENTHINÉE DE DESHARDING (Cadet).

Savon médicinal	20	gr.
Térébenthine de Venise	10	—
Eau distillée	200	—

M. s. a. et ajoutez :

Teinture de benjoin	5	—

5 ou 6 injections par jour contre surdité.

LINIMENT ANTIARTHRITIQUE (Home).

Camphre	3	gr.
Essence térébenthine	10	—
Savon noir	30	—
Baume Nerval	15	—
Essence de cumin	1	—
Carbonate d'ammoniaque	1	—

M. En frictions.

LINIMENT CONTRE AMAUROSE (Sichel).

Alcoolat de romarin	30	gr.
— de Fioravanti	15	—
Essence de lavande	1	—

LINIMENT CONTRE LES ENGELURES (Guillebert-Dhercourt).

Térébenthine de Venise	12	gr.
Huile de ricin	6	—
Collodion	30	—

M.

LINIMENT EXCITANT (Cod. 66).

Alcoolat de Fioravanti	} āā	40 gr.
Huile d'amandes douces		
Alcool camphré		15 —
Ammoniaque		5 —

F. s. a.

LINIMENT RÉSOLUTIF

Alcoolat de Fioravanti	}	
— de mélisse composé	} āā	50 gr.
— camphré	}	

M. En frictions.

LINIMENT STIMULANT ANGLAIS (Baume de vie) (Brit. ph.).

Savon dur	70	gr.
Camphre	35	—
Essence de romarin	10	—
Alcool	425	—
Eau distillée	55	—

LINIMENT STIMULANT RÉSOLUTIF. (Bouchardat).

Alcoolat de Fioravanti	} āā	50 gr.
— de romarin		
Teinture de cantharides	10	—

M.

MIXTURE DE WHITH OU DURANDE (Cad.).

Ether sulfurique	20	gr.
Essence de térébenthine	10	—

M. s. a. XV à XX gouttes par jour.

MIXTURE POUR COMPRESSES (Thielmann).

Essence de térébenthine	25	gr.
Jaune d'œuf nº 1		
Emulsionnez avec infusion de camomille (15 gr.)	300	—

Ajoutez :

Alcool camphré	25	—

PILULES CONTRE LA CYSTITE.

Térébenthine de Venise	4	gr.
Castoreum	2	—
Camphre	4	—
Magnésie calcinée	Q.	s.

F. s. a. 40 pilules ; 3 à 4 par jour.

PILULES DE TÉRÉBENTHINE (Cod.).

0 gr. 20 centigr. par pilule ; 3 à 30.

PILULES DE TÉRÉBENTHINE CUITE (Cod.).

Contenant chacune 0 gr. 30 centigr. 3 à 30 par jour.

POTION TÉRÉBENTHINÉE (Ewald).

Essence de térébenthine	15	gr.
Gomme arabique pulvérisée	8	gr.
Eau	180	—

F. une émulsion et ajoutez :

Sirop de gingembre	25	—
Ether nitrique alcoolisé	5	—

F. s. a. contre hydropisie.

SAVON DE STARKEY (anc. Cod.).

Carbonate potasse sec }
Essence de térébenthine } ãã   10 gr.
Térébenthine fine Venise }

On triture le carbonate, on y mêle peu à peu l'essence, puis la térébenthine ; on broie le mélange jusqu'à ce qu'il ait acquis consistance de miel épais.

SIROP DE TÉRÉBENTHINE (Codex).

50 à 100 gr.

SOLUTÉS EXCITANTS (Lailler).

	No 1	No 2
Alcool camphré	100 gr.	100 gr.
Essence de térébenthine	15 —	25 —
Ammoniaque liquide	5 —	15 —

F. s. a.

TERRE FOLIÉE. — V. *Acétate de potasse.*

TERPINE. $C^{10}H^{18}(H^2O^2)^2$. — *Syn.* Bihydrate de térébenthène. Hydrate de terpilène ; cristaux incolores, inodores, fusibles à 116 et distillant à 258°, solubles 250 parties eau froide, très soluble alcool, éther, essence de térébenthine.

Prop. thérap. — Diurétique, puissant modificateur des urines et des sécrétions bronchiques.

Prép. pharm. et posol. — A l'int. 0 gr. 10 centigr. à 1 gr. 50 centigr., en pilules, en cachets ou en potion.

ELIXIR (P. Vigier.)

Vanilline	
Terpine	0 gr. 02 centigr.
Glycérine	5 —
Alcool à 95° C.	} ãã 70 —
Sirop de Miel	

Contient 0 gr. 50 centigr. de terpine par cuillerée à bouche.

CACHETS CONTRE BRONCHITE AIGUE ET GRIPPALE (Solis-Cohen)

Terpine	
Salol	} ãã 4 gr.
Codéine	0 — 12 centigr.

Pour 20 cachets. 1 tous les 4 heures.

TERPINOL. — Liquide incolore, dont l'odeur rappelle celle des fleurs de jacinthe, densité 0.850 environ, bout entre 170 et 220° Ce n'est pas un produit défini, mais un mélange de *terpilénol* inactif avec une proportion moindre de *terpilène* inactif et d'*eucalyptol.*

Prop. thérap. — Modificateur des sécrétions bronchiques.

Posol. — A l'int. 0 gr. 50 centigr. à 1 gr., en capsules de 0 gr. 10 centigr.

THALLINE $(C^9H^9AzH^4CO,CH^3—)$. — On emploie le tartrate et le sulfate. Soluble dans 5 fois son poids d'eau et 100 parties d'alcool ; peu soluble, éther et chloroforme

Prop. thérap. — Antipyrétique.

Posol. — A l'int. 0 gr. 25 centigr. en 24 heures, et jusqu'à 0 gr. 50 en cachets : paquets ou dans une potion.

THAPSIA. — *Thapsia garganica* (Ombellifères).

Part. empl. — Résine extraite de l'écorce de racine.

Prop. thérap. — Employé par les Arabes comme purgatif, rubéfiant et révulsif énergique.

Prép. pharm. et posol. — Inusité à l'intérieur. — A l'ext. Emplâtre de résine.

THÉ. — *Thea chinensis* (Ternstrœmiacées).

Part. empl. — Feuilles, 2 variétés : 1° thés verts; 2° thés noirs.

Princ. act. — Caféine ou théine.

Prop. thérap. — Excitant, stomachique.

Prép. pharm. et posol. — *A l'int.* Infusion, 5 à 10 p. 1000, simple ou alcoolisée.

Incompt. — Eau de chaux, gélatine, sels de fer, vases métalliques en fer.

THÉOBROMINE.

— Alcaloïde de cacao. Salicylate de Soude et de théobromine (Gram) de 3 à 6 gr. par jour.

POTION A LA THÉOBROMINE		
Salicylate de Soude et théobromine.	3 gr.	Eau distillée 50 gr.
Sirop d'Ecorces d'orange amère	30 —	*Une cuillerée à bouche toutes les trois heures*

Sous le nom de *Diurétine* on a préconisé comme diurétique (Koritschoner), le salicylate double de soude et de théobromine évaporé à siccité, mais le produit vendu sous ce nom ne serait que de la théobromine solubilisée par le soude caustique (théobromine sodée) et mélangée avec du salicylate de soude.

THÉRIAQUE.

— *Syn.* Electuaire thériacal (Codex), 4 gr. renferment 0 gr. 05 centigr. d'opium brut, soit 0 gr. 025 milligr. d'extrait d'opium.

Prop. thérap. — Employé contre la gastralgie, les entérites.

Posol. — *A l'int.* 2 à 4 gr.

THRIDACE.

— Extrait de tiges fraîches de laitue. V. *Laitue.*

Prop. thérap. — Réputé autrefois hypnotique. Extrait, 1 à 2 gr. sirop, 0 gr. 50 centigr. par cuillerée, 2 à 4 par jour.

THYM.

— *Thymus vulgaris* (Labiées).

Part. empl. — Plante fleurie.

Princ. act. — Thymol. Essence de thym.

Prop. thérap. — Excitant, antispasmodique.

Prép. pharm. et posol. — *A l'ext.* Huile volatile, acide thymique ou thymol.

— THYMOL ($C^{10}H^{13}OH$). — Très peu soluble eau, 500; facilement soluble alcool, éther, acide acétique concentré. — *Syn.* Acide thymique.

Prop. thérap. — Succédané de l'acide phénique, antiputride puissant.

Posol. — Comme l'acide phénique.

LOTION A L'ACIDE THYMIQUE (Bouilhon-Pasquet).		SOLUTION ANTISEPTIQUE (Giraldès).	
Acide thymique	1 gr.	Acide thymique	2 à 4 gr.
Alcool à 85°	4 —	Alcool	100 —
F. dissoudre. Ajoutez :		Eau	900 —
Eau distillée	995 gr.	*F. dissoudre M.*	
En lotion, injection, inhalation, pansements.			
POUDRE CONTRE LA SUEUR (Yvon).		AUTRE :	
Talc	90 gr.	Phénol absolu	50 gr.
Amidon	10 —	Thymol	2 —
Tannin	3 —	Alcool à 90°	50 —
Acide salicylique	0 — 50 centigr.	Eau Q. s. pour un litre.	
Thymol	0 — 10 —		

THYMOL BIIODÉ.

— *Syn.* Aristol. Voir ce mot.

THYROÏDINE. — Nom donné à la poudre du corps thyroïde du mouton, convenablement desséchée. Le corps thyroïde est une glande bilobée : l'unité thérapeutique sera *un lobe*, c'est-à-dire une *demi glande*. Le poids d'un lobe normal varie de 1 gr. 05 à 1 gr. 20 centigr., ce qui fait 2 gr. 10 à 2 gr. 40 centigr. pour la glande entière.

Prép. pharm. — On prépare avec cette poudre soit des tablettes, soit des capsules gélatinisées et inaltérables. Chaque capsule renferme 0 gr. 10 de poudre sèche correspondant à 0 gr. 27 de glande fraîche. Chaque lobe pèse en moyenne 1 gr. 125 : il faut donc 3 capsules pour représenter un lobe. Ce mode d'administration est préférable à celui qui consiste à donner la glande fraîche, qu'il n'est pas toujours facile de se procurer et dont l'ingestion est souvent répugnante pour les malades.

Prop. thérap. — Préconisée contre le myxœdème par Eiselberg, Horsley, Murray et Marie; contre le goitre par Bruns; contre le psoriasis par Byrom Bramwel; et contre l'obésité par Charrin, Leichtenstern et Wendelstedt.

Dose : 1 lobe frais, tous les 2 ou 3 jours ou 1 à 2 capsules ou tablettes de 0 gr. 10 par jour.

TILLEUL. — *Tilia europæa* (Tiliacées).

Part. empl. — Fleurs.

Prop. thérap. — Antispasmodique, calmant, diaphorétique.

Prép. pharm. et posol. — *A l'int.* Eau distillée, véhicule de potions; infusion, 1 p. 1000.

BAIN DE TILLEUL (Cod.).			*F. infuser. Ajoutez :*	
Tilleul		500 gr.	Sirop de sucre	60 gr.
Eau		Q. s.		
			ESPÈCES ANTISPASMODIQUES.	
TILLEUL ORANGER (H. P.).			Fleurs de tilleul	
Fleurs de tilleul			— de camomille	āā P. E.
Feuilles d'oranger	āā	4 gr.	Feuilles d'oranger	
Eau		1000 —	— de mélisse	
			10 *gr. par litre.*	

TOILE DE MAI (Codex). — Sparadrap de cire, étendu sur de la toile.

Prop. thérap. — Sert à panser les cautères.

TOLU (Baume de). — Du *Toluifera balsamum* (Légumineuses papilionacées), et *Baume du* PÉROU, au *Myroxylon Peruiferum* (Légumineuses).

Prop. thérap. — Stimulants, basalmiques, diurétiques.

Prép. pharm. et posol. — *A l'int.* Baume, 0 gr. 50 centigr. à 2 gr. ; — éthérolé, 1 à 4 gr. ; — sirop, 30 à 60 gr. et plus ; — tablettes, q. v. ; — teinture, 4 à 8 gr. en potion. — *A l'ext.* Baume du Pérou.

CRÈME PECTORALE DE TRONCHIN (Cod.).			ÉMULSION CONTRE CREVASSES DU MAMELON.	
Beurre de cacao		60 gr.		
Sucre		15 gr.	Huile d'amandes douces	6 gr.
Sirop de Tolu			Baume du Pérou	3 —
— de capillaire	āā	30 —	Gomme arabique pulvérisée	3 —
M. par cuillerées bouche.			Eau distillée de roses	50 —
ÉMULSION DE BAUME DE TOLU (Le Bœuf, Cod.).			*F. s. a.*	
Représente 2 p. 100 *de baume de Tolu.*				

LAIT DE POULE AROMATIQUE.

Jaunes d'œufs	n° 2	
Eau chaude	200	gr.
Eau distillée de laurier-cerise	10	—
Rhum	} āā 50	—
Sirop de Tolu		

LINIMENT CONTRE ENGELURES.

Baume du Pérou	10	gr.
— nerval	20	—
Eau de Cologne	30	—

LOOCH BALSAMIQUE.

Baume de Tolu ou du Pérou	1 à 2	gr.
Gomme arabique	5	—
Sirop d'orgeat	30	—
Eau	120	—

F. s. a. par cuillerées.

MÉLANGE CONTRE OTORRHÉE TUBERCU-LEUSE (Isaïa).

Baume du Pérou	5	gr.
Chl. cocaïne	0 gr. 50 à 1	—
Glycérine	10	—

M.

MIXTURE CONTRE ENGELURES (Marjolin).

Baume du Pérou	5	gr.
Alcool	125	—

F. dissoudre. Ajoutez :

Acide chlorhydrique	4	—
Teinture de benjoin	15	—

F. s. a. pour embrocations.

OPIAT BALSAMIQUE.

Baume de Tolu	100	gr.
Copahu	50	—
Tourteau d'amandes douces	Q. s.	

F. s. a. un électuaire. Divisez en 25 doses. 3 à 6 par jour.

PILULES DE MARCUS CONTRE BRONCHITE CATARRHALE.

Baume du Pérou	6	gr.
Myrrhe	12	—
Extrait d'opium	2	—

F. s. a. 150 pilules, 2 à 6 par jour.

AUTRES :

Baume de Tolu	5	gr.
Gomme ammoniaque	2	—
Extrait de jusquiame	0 — 50 centigr.	
Savon médicinal	Q. s.	

Pour 100 pilules. 4 à 10 par jour.

POMMADE CONTRE LA CALVITIE (Ewald)

Moelle de bœuf	50	gr.
Essence de jasmin	0 — 10	centigr.
— de neroli	0 — 15	—
— de roses	0 — 25	—
— d'amandes amères	0 — 10	—
Baume du Pérou	} āā 10	—
Teinture de cantharides		

F. s. a.

POMMADE CONTRE LES ENGELURES.

Baume du Pérou	4	gr.
Extrait de Saturne	4	—
Axonge	30	—

TABLETTES DE TOLU (Cod.).

Ad libitum.

TORMENTILLE. — *Tormentilla erecta* (Rosacées).

Part. empl. — Souche.

Princ. act. — Tannin.

Prop. thérap. — Astringent puissant.

Prép. pharm. et posol. — *A l'int.* Décoction, 10 à 20 p. 1000; extrait, 1 à 4 gr. — *A l'ext.* Décoction, 20 à 50 p. 1000.

Incompt. — Comme pour le tannin.

TRAUMATICINE. — Solution au dixième de gutta-percha dans du chloroforme. (Codex).

Prop. thérap. — Employée contre les affections de la peau.

Prép. pharm. et posol. — *A l'ext.* Solution chloroformique, au dixième. — V. *Acide chrysophanique.*

TRÈFLE D'EAU. — V. *Ményanthe.*

TRIMÉTHYLAMINE (Chlorhydrate de). — *Syn.* Propylamine.

Prop. thérap. — Employé contre le rhumatisme articulaire aigu.

Prép. pharm. et posol. — *A l'int.* 0 gr. 50 centigr. à 1 gr.
(Duj.-Beaumetz).

PILULES.		POTION.	
Chlorhydrate de tri-méthylamine	2 gr.	Chlorhydrate de triméthylamine	2 gr.
Poudre de guimauve	1 —	Sirop d'anis	30 —
— de gomme arabique	0 — 50 centigr.	Eau distillée	120 —
Pour 20 pilules. 5 à 10 par jour.		0 gr. 25 centigr. de sel. Par cuillerée à bouche.	

TRIONAL. (Diethylsulfone-methylethyl-methane).

TETRONAL. (Diethylsulfone-diethyl-méthane).

Ces deux corps découverts par *Baumann* et *Kast* appartiennent au groupe du sulfonal.

Le *Trional* est du sulfonal dans lequel un atome de *methyle* est remplacé par un atome d'*éthyle*. Dans le Tetronal les deux atomes de *methyle* sont remplacés par de l'*éthyle*.

Comme le sulfonal ces deux corps possèdent des propriétés calmantes et hypnotiques : administrés à la dose de 1 gramme, ils procurent de 6 à 8 heures de sommeil. Ils présenteraient sur le sulfonal les avantages suivants :

Ils agissent à dose plus faible (1 gramme), l'effet se produit plus rapidement (15 à 20 minutes), ils réussissent souvent lorsque le sulfonal échoue. Le sommeil produit par le *trional* est généralement plus profond et de plus longue durée qu'avec le *sulfonal* et même le *tétronal*.

Ces deux corps sont inodores, cristallins, et difficilement solubles dans l'eau (Trional 1 gr. dans 320 gr. d'eau), la solution est amère et aromatique.

On les administre pulvérisés en suspension dans l'eau ou en cachets.

TRINITRINE. — *Syn.* Nitroglycérine.

Prép. pharm. — On emploie la solution alcoolique à un centième. (Codex).

Prop. thérap. — Antihystérique, antispasmodique, antinévralgique. Doses de la solution à 1/100°, II à III gouttes par jour.

SOLUTION (Huchard).			
Solution alcoolique de trinitrine à 1/100°	XXX gouttes	Eau distillée	300 gr.
		3 cuillerées à bouche par jour.	

TRYPSINE. — Ferment du suc pancréatique qui dissout

l'albumine. Soluble eau ; insoluble alcool.

Prop. thérap. — Préconisée pour dissoudre les fausses membranes diphtéritiques.

Prép. pharm. et posol. — *A l'int.* Solution à 1 p. 10.

SOLUTION.			
Solution d'acide salicylique au 1/1000°	50 gr.	4 heures ; filtrez ; rendez alcalin avec un peu de bicarbonate sodique. Pour dissoudre les fausses membranes (diphtérie).	
Trypsine	5 —		
F. digérer au B.-M. pendant			

TULIPIER. — *Liriodendron tulipifera* (Magnoliacées).

Part. empl. — Ecorce.

Prop. thérap. — Employé pour combattre les fièvres intermittentes.

Prép. pharm. et posol. — *A l'int.* Extrait alcoolique, 1 gr. poudre, 4 à 6 gr.

VIN DE TULIPIER.		Vin blanc généreux	1000
Écorce fraîche de tulipier	100 gr.	*F. macérer 8 jours. Filtrez.* 1 verre	
Concassez ; ajoutez :		*le matin à jeun.*	
Alcool rectifié	100 —		

TURBITH MINÉRAL. — V. *Sous-sulfate de bioxyde de mercure.*

— TURBITH NITREUX. — V. *Azotate mercureux basique.*

— TURBITH VÉGÉTAL. — *Ipomea turpethum* (Convolvulacées).

Part. empl. — Racine.

Princ. act. — Turpéthine.

Prop. thérap. — Purgatif drastique (peu usité) ; entre dans la composition de l'eau-de-vie allemande.

Prép. pharm. et posol. — *A l'int.* Infusion, 4 à 8 gr. p. 1000 ; poudre, 0 gr. 25 centigr. à 1 gr.

TUSSILAGE. — *Tussilago farfara* (Composées). *Syn.* Pas d'âne, taconnet.

Part. empl. — Feuilles, fleurs.

Prop. thérap. — Béchique, adoucissant.

Prép. pharm. et posol. — *A l'int.* Infusion, 10 p. 1000 ; sirop. — (peu inusité).

U

ULMAIRE. — *Spiræa ulmaria* (Rosacées). — *Syn.* Reine des prés, vignette.

Part. empl. — Fleur.

Prop. thérap. — Tonique, anticatarrhal, diaphorétique, diurétique.

Prép. pharm. et posol. — *A l'int.* Essence (acide salicyleux) ; infusion, 10 à 30 p. 1000.

EAU DISTILLÉE.		TISANE D'ULMAIRE (Obriot).		
Est employée comme véhicule pour injections hypodermiques.		Feuilles et fleurs d'ulmaire	10 à	30 gr.
		Eau		1000 —
		F. s. a. Par verres.		

ULMINE. — V. *Orme.*

URANE (Acétate d'). — Préconisé par Stein contre le coryza

Acétate d'urane	0 gr. 10 centigr.
Eau distillée	10 —

F. s. a. 2 à 3 fois par jour, instiller dans chaque narine, quelques gouttes de cette solulution tiède.

URÉTHANE ($C^3H^7AzO^2$). — *Syn.* Carbamate d'éthyle. Très soluble eau, alcool, éther.

Prop. thérap. — Hypnotique.

Prép. pharm. et posol. — *A l'int.* 3 à 4 gr.

POTION (Huchard).

Eau distillée de tilleul	40	gr.
Sirop de fleurs d'oranger	15	—
Uréthane	3 à 4	—

M. En une fois le soir en se couchant.

POTION (Vigier).

Eau		
Uréthane	100	gr.
Sirop de fleurs d'oranger	4	—
	30	—

M. En une fois.

POTION (Huchard.)

Eau distillée de tilleul		
Eau de fleurs d'oranger	ãã 20 gr.	
Sirop simple		

Uréthane	0 gr. 20 centigr.	

M. Une cuillerée à dessert toutes les 2 heures aux jeunes enfants.

SOLUTION (Huchard).

Eau distillée	100	gr.
Uréthane	20	—

F. dissoudre. 3 à 4 cuillerées à café le soir dans une infusion de feuilles d'oranger. 1 gr. par cuillerée à café.

SOLUTION (Vigier).

Eau distillée	100	gr.
Uréthane	10	—

Chaque cuillerée à café contient 0 gr. 50 centigr. d'uréthane.

UVA URSI. — V. *Busserole.*

V

VALÉRIANE. — *Valeriana officinalis* (Valérianées). — *Syn.* Petite valériane, herbe aux chats.

Part. empl. — Souche.

Princ. act. — Acide valérianique. Huile essentielle.

Prop. thérap. — Antispasmodique puissant ; préconisée comme vermifuge et fébrifuge.

Prép. pharm. et posol. — *A l'int.* Extrait, 1 à 10 gr. ; — infusion, 10 p. 1000 ; — poudre, 1 à 20 gr. ; — sirop, 20 gr. ; — teinture alcoolique, 2 à 20 gr. ; — teinture éthérée, 2 à 5 gr. — *A l'ext.* Décocté, 30 p. 1000.

BOL DE VALÉRIANE.

Valériane pulvérisée	0 gr. 25 centigr.	
Cannelle pulvérisée	0 — 05	—
Miel	Q. s.	

M. Pour 1 bol ; 4 à 20.

ÉLECTUAIRE ANTISPASMODIQUE.

Extrait de valériane	ãã 4 gr.	
Poudre de valériane		
— de feuilles d'oranger	Q. s.	

F. s. a. ; à prendre en 4 à 10 fois par jour.

ESSENCE DE VALÉRIANE.

I à II gouttes sur du sucre.

ESPÈCES NERVINES DE HUFELAND.

Racine de valériane		
Racine de benoîte	ãã P. E.	
Feuilles de menthe		
— d'oranger		

LAVEMENT ANTISPASMODIQUE.

Racine de valériane	30 gr.

F. infuser dans :

Eau bouillante	250 —

Passez et ajoutez :

Asa fœtida	4 —
Jaune d'œuf n° 1.	

AUTRE :

Valériane	20 gr.
Eau bouillante	250 —

Passez et ajoutez :

Musc	1 —
Jaune d'œuf n° 1.	

LAVEMENT ANTISPASMODIQUE ALCALIN
(Mialhe).

Racine de valériane	10 gr.
Eau bouillante	200 —

F. infuser une demi-heure ; ajoutez :

Carbonate de potasse	0 gr. 50 centigr.
Asa fœtida	1 —
Jaune d'œuf n° 1	

Broyez l'asa fœtida avec le carbonate ; délayez avec le jaune d'œuf ; ajoutez peu à peu l'infusé.

PILULES ANTIHYSTÉRIQUES.

Valériane pulvérisée		8 gr.
Galbanum		
Sagapenum	ãã	4 —
Asa fœtida		

F. s. a. des pilules de 0 gr. 20 centigr. 3 ou 4 par jour.

PILULES ANTINÉVRALGIQUES (Roger).

Extrait de va- lériane		
Asa fœtida	ãã	0 gr. 05 centigr.
Galbanum		
Castoreum		

M. pour 1 pilule. 3 par jour.

PILULES ANTISPASMODIQUES.

Musc	1 gr.
Ext. valériane	1 —
— d'opium	0 — 05 centigr.

Pour 10 pilules 1 à 5 par jour.

PILULES DE VALÉRIANE ET CAMPHRE.

Extrait de valériane	5 gr.
Camphre	1 —

Poudre de valériane.   Q. s.

F. s. a. 40 pilules. 1 à 6 par jour.

POTION ANTISPASMODIQUE.

Valériane grossièrement pulvérisée	8 gr.
Eau bouillante	150 —

F. infuser jusqu'à refroidissement. Filtrez. Ajoutez :

Eau distillée de cannelle	60 —
Ether sulfurique alcoolisé	8 —
Sirop simple	40 —

M. Une cuillerée à bouche toutes les demi-heures.

POTION VALÉRIANE.

Racine de valériane	10 gr.

F. infuser dans :

Eau bouillante	150 —

Passez et ajoutez :

Acétate d'ammoniaque	15 —
Sirop diacode	30 —

F. s. a.

POUDRE ANTIÉPILEPTIQUE.

Poudre de valériane		ãã 1 gr.
— de racines d'armoise		

Pour une dose. 1 à 2 par jour.

POUDRE VERMIFUGE (Gœlis).

Calomel	0 gr. 10 centigr.
Poudre de valériane	1 —
— de badiane	2 —
Sucre blanc	4 —

M. Divisez en 16 doses. 1 par jour dans une cuillerée d'eau.

AUTRE (Ewald) :

Poudre de valériane	0 gr. 60 centigr.	
— de jalap		ãã 0 — 30 —
— de séné		

Par une dose à prendre le matin.

POUDRE ANTISPASMODIQUE.

Poudre de casto- reum	0 gr. 10 centigr.
Poudre de valériane	0 — 30 —
— d'opium	0 — 02 —

Pour 1 dose. 4 à 10 par jour.

AUTRE :

Poudre de valériane	0 gr. 50 centigr.
Oxyde de zinc	0 — 10 —
Poudre de belladone	0 — 02 —

Pour 1 paquet. 2 à 3 par jour.

— **VALÉRIANIQUE** (acide) ($C^9H^{10}O^2$). — Soluble, 30 parties d'eau en toutes proportions, alcool, éther. — *Syn.* Acide valérique.

Prop. thérap. — Antispasmodique, employé surtout à l'état de sels (valérianates).

Prép. pharm. et posol. — *A l'int.* II à VI gouttes.

— **VALÉRIANATE D'AMMONIAQUE** ($C^5H^9O^2AzH^4$). — Très soluble eau, alcool, éther.

Prop. thérap. — Antispasmodique, antinévralgique.

Posol. — *A l'int.* 0 gr. 05 à 0 gr. 50 centigr. en potion, en pilules; — 0 gr. 05 à 0 gr. 50 centigr., en lavement de 300 gr.

Incompat. — Acides, alcalis.

PILULES.

Valérianate d'ammoniaque	1 gr.
Extrait de valériane	1 —
Poudre de valériane	Q. s.

Pour 40 pilules toluisées contenant chacune 0 gr. 025 milligr. de sel.

POTION.

Valérianate d'ammoniaque	1 gr.
Sirop de menthe	30 —
Eau de tilleul	120 —

0 gr. 10 centigr. de sel par cuillerée à bouche.

VALÉRIANATE D'AMMONIAQUE LIQUIDE
(formule Pierlot).

| Acide valérianique | 3 gr. |
| Carbonate d'ammoniaque | Q. s. |

Pour saturer :

| Extrait alcoolique de valériane | 2 gr. |
| Eau | 95 — |

2 à 3 cuillerées à café.

— **VALÉRIANATE DE FER** ($C^5H^9O^2)^2Fe$.

Prop. thérap. — Participant de la valériane et du fer.

Posol. — *A l'int.* 0 gr. 10 à 0 gr. 50 centigr.

PILULES DE VALÉRIANATE DE FER.

| Valérianate de fer | 1 gr. |
| Extrait de quinquina | Q. s. |

F. s. a. 20 pilules. 2 à 10 par jour.

PILULES DE VALÉRIANATE DE FER CONTRE LA CHORÉE.

| Extrait de jusquiame | 2 gr. |
| Valérianate de fer | 4 — |

F. s. a. 40 pilules. 3 par jour.

— **VALÉRIANATE DE QUININE.** V. *Quinquina et quinine.*

— **VALÉRIANATE DE ZINC** ($C^5H^9O^2)^2Zn+12H^2O$. 1 partie se dissout dans 50 parties d'eau; soluble alcool 18; très peu soluble éther.

Prop. thérap. — Antispasmodique, antinévralgique.

Posol. — *A l'int.* 0 gr. 10 à 0 gr. 40 centigr.

Incompat. —Acides, alcalis.

PILULES.

Valérianate de zinc	1 gr.
Extrait de belladone	0 — 10 centigr.
Miel	Q. s.

M. Pour 10 pilules. 1 à 4.

PILULES ANTINÉVRALGIQUES.

Valérianate de zinc	0 gr. 05 centigr.
— de quinine	0 — 10 —
Extrait d'opium	0 — 01 —
— de belladone	0 — 01 —

Pour 1 pilule. 2 à 6 par jour.

PILULES ANTISPASMODIQUES.

| Extrait de jusquiame | 2 gr. |
| Valérianate de zinc | 4 — |

| Sous-nitrate de bismuth | 2 gr. |
| Miel blanc | Q. s. |

F. s. a. 40 pilules. 3 ou 4 par jour.

PILULES DE VALÉRIANATE DE ZINC COMPOSÉES (Bouchardat).

Valérianate de zinc	
Extrait de quinquina	ãã 1 gr.
Extrait de gentiane	
Extrait de belladone	0 — 10 centigr.

F. s. a. et M. pour 10 pilules. Une matin et soir.

POUDRE DE VALÉRIANATE DE ZINC.

| Valérianate de zinc | 0 gr. 05 centigr. |
| Sucre vanillé | 1 — |

M. pour 1 prise. 1 à 4 par jour.

VANILLE. — *Vanilla aromatica* ou *Epidendrum vanilla* (Orchidées).

Part. empl. — Fruit.

Princ. act. — Vanilline.

Prop. thérap. — Excitant, aphrodisiaque.

Prép. pharm. et posol. — *A l'int.* Poudre (sucre vanillé) 2 à 8 gr.; sirop, 2 à 40 gr. ; teinture, 2 à 10 gr.

PASTILLES DU SÉRAIL (Dorwault).

Vanille	8 gr.
Musc	0 — 40 centigr.
Cannelle	4 —
Safran	12 —
Ambre gris	4 —
Girofle	4 —
Cubèbe	30 —
Gingembre	12 —
Macis	23 —
Mucilage á l'eau de roses	Q. s.

F. s. a. des pastilles de 0 gr. 15 centigr.

POTION DE VANILLE.

Teinture de vanille	10 gr.
Eau	150 —

Elixir de Garus   30 gr.

F. s. a. par cuillerées à bouche.

POTION STIMULANTE.

Teinture de vanille	āā	10 gr.
— de cannelle		
Vin de Malaga		100 —
Sirop d'écorce d'orange		50 —

A prendre en 3 ou 4 fois.

POUDRE STIMULANTE (Bouch.).

Sucre vanillé		50 gr.
Cannelle	āā	10 —
Muscade		
Ambre gris		2 —

M. divisez en 16 paquets. 2 à 3 par jour.

— **VANILLINE** ($C^8H^8O^3$). — Soluble dans 10 parties d'eau ; très soluble alcool, éther, chloroforme.

Prop. thérap. — Stimulant aromatique.

VASELINE. — V. *Pétroléïne.*

VELAR. — V. *Erysimum.*

VERATRE BLANC. — V. *Ellébore.*

VERATRINE. — V. *Ellébore.*

VERDET. — V. *Sous-acétate de cuivre.*

VÉRONIQUE. — *Veronica officinalis* (Scrofulariées).

Part. empl. — Sommités.

Prop. thérap. — Amer, aromatique légèrement excitant.

Prép. pharm. et posol. — *A l'int.* Infusion, 10 à 20 p. 1000 succédané, *Veronica beccabunga* (inusité).

VERVEINES.

— 1° VERVEINE BLEUE. — *Verbena hastata* (Verbénacées).

Part. empl. — Racine.

Prop. thérap. — Sudorifique.

Prép. pharm. et posol. — *A l'int.* Extrait fluide, 2 à 5 centim. cubes.

— 2° **VERVEINE COMMUNE**. — *Verbena officinalis* (Verbénacées). — *Syn.* Herbe sacrée, herbe à tous les maux.

Part. empl. — Feuilles.

Prop. thérap. — Excitant stomachique. Peu usitée, après avoir été préconisée contre toutes les maladies.

Prép. pharm. et posol. — *A l'int.* Infusion, 5 à 10 p. 1000.

VIBURNUM PRUNIFOLIUM. — Caprifoliacées.

Part. empl. — Ecorce du tronc.

Princ. act. — Viburnine.

Prop. thérap. — Tonique général du système nerveux, prévient les accouchements prématurés, préconisé comme astringent, diurétique.

Prép. pharm. et posol. — *A l'int.* Extrait fluide (représentant son poids de plante), 4 à 10 centim. cubes; teinture alcoolique à 1/5. X gouttes toutes les 2 heures.

POTION ANTIDYSMÉNORRHÉIQUE (V. Cocq).			POTION CONTRE DYSMÉNORRHÉE CHEZ LES JEUNES FILLES		
Extrait fluide de viburnum prun.	} āā 2 gr.		Bromure de potassium	} āā 10 gr.	
Extrait fluide de piscidia eryth.			Antipyrine		
Elixir de garus	20 —		Extrait fluide de viburnum	20 —	
Sirop simple	30 —		Cognac		
Eau	140 —		Sirop d'écorces d'oranges amères	} āā 30 —	
			Eau	120 —	
M. par cuill. à bouche toutes les 2 heures.			F. s. a. 2 à 4 cuill. à bouche par jour.		

VIGNE. — V. *Raisin*.

VIN. — V. *Alcool*.

VINAIGRE. — V. *Acétique* (acide).

VIOLETTE. — *Viola odorata* (Violariées).

Part. empl. — Racine, fleurs.

Succédané, *Viola canina*, *Viola calcarata*.

Prop. thérap. — Fleurs adoucissantes, béchiques; racine expectorante et vomitive (inusitée).

Prép. pharm. et posol. — *A l'int.* Infusion, 10 à 15 p. 1000; sirop, q. v.

W

WINTER. — *Drimys Winteri* (Magnoliacées).

Part. empl. — Ecorce.

Prop. thérap. — Tonique, stimulant.

Prép. pharm. et posol. — *A l'int.* Entre dans la composition des vins diurétiques amers (Codex).

WINTER-GREEN (essence de). — V. à PALOMMIER.

Y

YÈBLE. — *Sambucus ebulus* (Caprifoliacées).

Part. empl. — Racine, fruit.

Prop. thérap. — Racine, a été employée comme émétique et hydragogue, les fruits comme sudorifiques et diurétiques.

YEUX D'ÉCREVISSES. — Voir à *Ecrevisses*.

Z

ZÉDOAIRES. — Amomacées.

— 1. ZÉDOAIRE LONGUE. — *Curcuma sodoaria.*

— 2. ZÉDOAIRE RONDE. — *Curcuma aromatica.*

Prop. thérap. — Excitant.

Prép. pharm. et posol. — *A l'int.* (à peu près inusité).

ZINC (acétate de) $(C^2H^3O^2)^2Zn+3H^2O)$. — Très soluble eau.

Prop. thérap. — Émétique, antispasmodique, astringent.

Prép. pharm. et posol. — *A l'int.* 0 gr. 50 centigr. à 1 gr. (peu usité). — *A l'ext.* 0 gr. 10 à 0 gr. 50 centigr. pour 100 (collyres) : — gr. 50 centigr. à 2 gr. p. 100 (injections, lotions).

Incompat. — Acides minéraux, carbonates, sulfures solubles.

PILULES DE RICHTER CONTRE ÉPILEPSIE.

Acétate de zinc	1 gr. 20 centigr.
Asa fœtida	2 —
Extrait de Valériane	Q. s.

Pour 30 pilules. 2 à 6 par jour.

— **BROMURE DE ZINC** $(ZnBr^2)$.

Prop. thérap. — Antiépileptique.

Posol. — *A l'int.* 0 gr. 50 centigr. à 2 gr.

SIROP.

Bromure de zinc	10 gr.
Sirop de fleurs d'oranger ou d'écorces d'oranges amères	400 —

0 gr. 50 centigr. de sel par cuillerée à bouche.

— **CHLORURE DE ZINC** $(ZnCl^2)$. — *Syn.* Beurre de zinc, très soluble eau et alcool.

Prop. thérap. — Quelquefois employé contre chorée, migraine, caustique — préconisé par le Dr Lannelongue pour scléroser le tissu tuberculeux.

Prép. pharm. et posol.—*A l'int.* (peu usité).—*A l'ext.* Caustique pâte de Canquoin, — 0 gr. 10 à 0 gr. 50 centigr. p. 1000, en injections uréthrales.

CAUSTIQUE DE CHLORURE DE ZINC COMPOSÉ (Hôp. Lond.).

Chlorure de zinc	12 gr.
Chlorure d'antimoine	8 —
Amidon en poudre	5 —
Glycérine	Q. s.
F. s. a.	

CAUSTIQUE AU CHLORURE DE ZINC ET A LA GUTTA-PERCHA (Robiquet, Maunoury).

Gutta-percha	
Chlorure de zinc	1 à 2 gr.

F. fondre la gutta-percha; incorporez le chlorure de zinc.

CAUSTIQUE AU CHLORURE DE ZINC, PATE DE CANQUOIN (Cod.).

Renferme la moitié de son poids de chlorure de zinc.

COLLYRE AU CHLORURE DE ZINC

Chlorure de zinc	0 gr. 05 centigr.
Eau distillée	100 —
Laudanum de Sydenham	XXX gouttes

Filtrez.

ÉTHER DE CHLORURE DE ZINC, ÉTHER ZINCÉ (Mager).

Chlorure de zinc pur	1 gr.
Alcool absolu	2 —
Éther sulfurique	4 —

F. dissoudre; décantez. IV à VIII gouttes en potion.

GLYCÉROLÉ DE CHLORURE DE ZINC

Chlorure de zinc	1 gr.
Glycérine	100 —

INJECTION

Chlorure de zinc	0 gr. 05 à 0 gr. 10 centigr.
Glycérine	20 —
Eau distillée	130 —

SOLUTION DE LANNELONGUE CONTRE ARTHRITES TUBERCULEUSES, ADÉNITES FONGOSITÉS.

Chlorure de zinc	1 gr.
Eau distillée	9 —
F. s. a.	

Dont on injecte 2 à 3 gouttes sur un point déterminé; on répète la même opération sur d'autres points de manière à circonscrire la fongosité et à déposer 8 à 20 gouttes de solution autour d'elle.

Autour de l'épididyme on fait usage de solution à 1/20 et pour les poumons de solution à 1/40.

PATE ANTIMONIALE DE CANQUOIN.

Chlorure d'antimoine	10 gr.
— de zinc	20 —
Farine de froment	50 —
F. s. a.	

SOLUTION CONTRE LES PLAQUES MUQUEUSES (Hardy).

Chlorure de zinc	1 gr.
Eau distillée	15 —
F. dissoudre.	

SOLUTION DE CHLORURE DE ZINC COMMERCIAL POUR DÉSINFECTION ET CONSERVATION DES CADAVRES.

Marque 45 à 50° Baumé.

— CITRATE DE ZINC. — Imparfaitement soluble eau.

Prop. thérap. — Antiépileptique.

Posol. — *A l'int.* 0 gr. 20 à 1 gr.

— CYANURE DE ZINC. — V. *Cyanures.*

— IODURE DE ZINC. — V. *Iode et iodures.*

— LACTATE DE ZINC $(C^3H^5O^3)^2Zn+3H^2O.$ — Soluble 58 parties eau; insoluble alcool.

Prop. thérap. — Antiépileptique.

Posol. — *A l'int.* 0 gr. 20 centigr. à 2 gr.

PILULES ANTIÉPILEPTIQUES (Hart.).

Lactate de zinc	0 gr. 20 centigr.
Extrait de belladone	0 — 05 —

M. pour 1 pilule. 1 avant chaque repas.

POUDRE.

Lactate de zinc	2 gr.
Poudre de cannelle	0 — 20 centigr.
Sucre	8 —

Diviser en 10 prises.

— OLÉATE DE ZINC.

Prop. thérap. — Employé pour combattre l'eczéma chronique.
Posol. — *A l'int.* En pommade.

POMMADE A L'OLÉATE DE ZINC (Ph. Brit.).

Oléate de zinc	1 partie.
Paraffine molle	1 —

M. à une douce chaleur ; agitez jusqu'à refroidissement.

— OXYDE DE ZINC (ZnO). — Insoluble eau, alcool. — *Syn.* Fleurs de zinc, oxyde blanc de zinc, nihilhum, album laine philosophique.

Prop. thérap. — Antispasmodique, astringent, siccatif.

Prép. pharm. et posol. — *A l'int.* 0 gr. 10 centigr. à 2 gr. *A l'ext.* pommade au 1/10ᵉ.

Incompat. — Acides, sels acides.

La *Tuthie* est de l'oxyde de zinc impur et renfermant de l'arsenic ; on l'emploie comme cathérétique.

CÉRAT DE HUFELAND (Cad.).

Cérat simple	15 gr.
Oxyde de zinc sublimé et lavé	} āā 1 —
Lycopode en poudre	

M.

COLLYRE SEC DE RÉCAMIER.

Oxyde de zinc	
Sucre candi	} āā P. E.

F. s. a. une poudre bien homogène.

GLYCÉRÉ CONTRE ECZÉMA (Unna).

Oxyde de zinc		50 gr.
Acide salicylique		15 —
Amidon	} āā	2 —
Glycérine		
Eau		75 —

M. Faites cuire.

GLYCÉRÉ CONTRE LES RHAGADES (Rollet).

Oxyde de zinc	4 gr.
Amidon	8 —
Glycérine	10 —

M.

LINIMENT CONTRE ENGELURES
ET GERÇURES.

Oxyde de zinc	2 gr.
Tannin	1 —
Glycérine	10 —
Baume de Pérou	8 —
Camphre	4 —

F. s. a.

EMPLATRE D'OXYDE DE ZINC (Portes).
(Hôpital St.-Louis).

Emplâtre simple	720 gr.
Cire jaune	400 —
Lanoline caoutchouté	1800 —
Oxyde de zinc	600 —

F. s. a.

MÉLANGE CONTRE PRURIT VULVAIRE
(Cazenave).

Oxyde blanc de zinc	8 gr.
Poudre d'amidon	125 —
— de camphre	1 —

M. Saupoudrer les parties malades.

ONGUENT DE ZINC.

Oxyde de zinc	
Glycérine	
Teinture de benjoin	} āā P. E.
Blanc de baleine	
Huile d'amandes douces	

PILULES ANTINÉVRALGIQUES (Trousseau).

Extrait de stramoine	0 gr. 012 milligr.
— d'opium	0 — 012 —
Oxyde de zinc	0 — 20 centigr.

M. pour 1 pilule. 1 à 8 par jour.
Contre névralgies faciales.

PILULES CONTRE CHORÉE (Lebert).

Oxyde de zinc	
Asa fœtida	} āā 6 gr.
Extrait de valériane	

F. s. a. 100 pilules. 2 à 6 par jour.

PILULES CONTRE ÉPILEPSIE (Récamier).

Oxyde de zinc	0 gr. 05 centigr.
Camphre	0 — 03 —
Extrait de belladone	0 — 03 —

F. s. a. 1 pilule. 1 matin et soir.

PILULES DE MÉGLIN (Cod.).

Extrait de semences de jusquiame	0 gr. 50 centigr.
Extrait de valériane	0 — 50 —
Oxyde de zinc	0 — 50 —

Pour 10 pilules.

0 gr. 05 centigr. d'oxyde de zinc par pilule. 2 à 10 par jour.

POMMADE A L'OXYDE DE ZINC
(Galezowski).

Vaseline	
Oxyde de zinc	25 gr.
	1 —

M. 1 onction par jour.

POUDRE CALMANTE (Hardy).

Poudre d'amidon	3 parties.
Oxyde de zinc	1 —

M.

POMMADE CONTRE L'ECZÉMA (Lailler).

Oxyde blanc de zinc	4 gr.
Axonge	16 —

F. s. a.

POMMADE CONTRE LES SYPHILIDES
(Rollet).

Oxyde de zinc	2 gr.
Calomel	2 —
Axonge	30 —

F. s. a.

POMMADE D'ALIBERT.

Oxyde de zinc	1 gr.
Soufre	
Laudanum de Sydenham	
Huile d'amandes douces	ãã 5 —
Axonge	25 —

Contre prurigo.

POMMADE DE JANIN.

Calomel	5 gr.
Tuthie préparée	10 —
Bol d'Arménie pulvérisé	10 —
Axonge ou vaseline	30 —

F. s. a.

POMMADE CONTRE SYCOSIS (Kromayer).

Tannin	2 gr.
Soufre précipité	4 —
Oxyde de zinc	
Poudre d'amidon	ãã 7 —

Vaseline 20 gr.

F. s. a.

En application la nuit après lavage préalable avec une SOLUTION ALCOOLIQUE DE SUBLIMÉ *à 1 pour 100.*

POMMADE D'OXYDE DE ZINC CAMPHRÉE
(Hardy).

Oxyde de zinc	4 à 8 gr.
Camphre	2 à 4 —
Axonge	30 —

M. onctions matin et soir.

POMMADE D'OXYDE DE ZINC CONTRE MASQUE DE LA GROSSESSE (Monin).

Oxyde de zinc	0 gr. 20 centigr.
Précipité blanc	0 — 10 —
Beurre de cacao	
Huile de ricin	ãã 10 —
Essence de roses	X gouttes

F. s. a.

POUDRE ANTISPASMODIQUE (Blache).

Oxyde de zinc	4 gr.
Calomel	2 —
Valériane	2 —

F. s. a. 35 prises, 2 par jour.

POUDRE CONTRE ÉPILEPSIE (Herpin).

Oxyde de zinc	3 gr.
Sucre	4 —

M. Divisez en 20 doses. 3 par jour.

POUDRE CONTRE L'URTICAIRE (Porcher).

Oxyde de zinc pulvérisé	4 gr.
Camphre pulvérisé	4 —
Fécule de pommes de terre	80 —

M.

— **PHOSPHURE DE ZINC.** — V. *Phosphore.*

— **SULFATE DE ZINC** ($SO^4Zn—7H^2O$). — *Syn.* Vitriol blanc, couperose blanche. Soluble 0, partie 74 d'eau ; insoluble alcool.

Prop. thérap. — Astringent, antispasmodique, émétique, astringent résolutif.

Prép. pharm. et posol. — *A l'int.* 0 gr. 15 à 0 gr. 25 centigr. (antispasmodique) ; — 0 gr. 50 centigr. à 1 gr. (émétique). — *A l'ext.* 0 gr. 10 à 0 gr. 50 centigr. p. 100 en collyres ; — 0 gr. 50 centigr. à 2 gr. p. 100, en injections.

Incompat. — Alcalis et leurs carbonates, sels de plomb, de baryte, et de chaux, lait, tannin et substances tannantes.

COLLYRE ASTRINGENT OPIACÉ.

Extrait d'opium	0 gr. 10 centigr.
Sulfate de zinc	0 — 20
Eau de roses	150 —

F. dissoudre.

COLLYRE AU SULFATE DE ZINC (Codex).

Sulfate de zinc	0 gr. 15 centigr.
Eau distillée de roses	100 —

F. s. a.

COLLYRE AU SULFATE DE ZINC (F. H. M.).

Sulfate de zinc cristallisé	1 gr.
Eau distillée de roses	250 —

F. dissoudre. Filtrez.

COLLYRE AU SULFATE DE ZINC (Velpeau).

Eau distillée de bleuet	125 gr.
Sulfate de zinc cristallisé	0 — 25 centigr.
Mucilage de psyllium	4 —

F. dissoudre. Filtrez. 3 ou 4 instillations par jour.

COLLYRE AU SULFATE DE ZINC CAMPHRÉ (Hôp. Anglois).

Sulfate de zinc cristallisé	1 gr. 25 centigr.
Teinture de camphre	3 —
Eau distillée	200 —

F. dissoudre. Filtrez.

COLLYRE DE BRIDAULT ; EAU DE PROVENCE ; EAU DE L'ÉPICIER ; DE LA DUCHESSE D'ANGOULÊME.

Sulfate de zinc cristallisé		
Sucre candi	ãã	1 gr.
Iris pulvérisé		
Eau commune		200 —
Alcool à 85° c.		20 —

F. macérer. Filtrez.

COLLYRE CONTRE CONJONCTIVITES (Sichel).

Sulfate de zinc	0 gr. 05 centigr. à 0 — 10 —
Eau distillée	10 —
Laudanum de Sydenham	VI à XII gouttes

M.

COLLYRE DÉTERSIF (F. H. P.).

Eau de roses		30 gr.
Eau distillée		100 —
Sulfate de zinc		0 — 50 centigr.
Poudre d'iris	ãã	0 — 60 —
Sucre candi		

F. dissoudre le sulfate, délayez la poudre d'iris dans les eaux distillées.

COLLYRE RÉSOLUTIF ; LIQUEUR OPHTALMIQUE DÉTERSIVE (Dorvault).

Sulfate de zinc cristallisé		
Sucre candi	ãã	1 gr.
Racine d'iris de Florence		

Eau distillée de roses	625 gr.

F. macérer. Filtrez.

COLLYRE DE ZINC CAMPHRÉ.

Sulfate de zinc	0 gr. 50 centigr.
Eau camphrée	100 —

F. s. a.

EAU OPHTALMIQUE DE CRESPY (Dorvault).

Sulfate de zinc cristallisé	12 gr.
Iris de Florence pulvérisé	3 —
Eau commune	700 —

F. macérer. Agitez au moment de l'emploi.

EAU QUADRUPLE (Raspail).

Sulfate de zinc	4 gr.
Sel de cuisine	15 —
Goudron	0 — 50 centigr.
Aloès	0 — 50 —

Faites bouillir 5 minutes dans un litre d'eau et passez à travers un linge.

INJECTION ANTIBLENNORRHAGIQUE (Langlebert).

Laudanum de Rousseau	3 gr.
Eau distillée	100 —
Sulfate de zinc	20 centigr. à 0 gr. 40 centigr.

F. dissoudre.

INJECTION ASTRINGENTE.

Sulfate de zinc	0 gr. 25 centigr.
Tannin	2 —
Eau distillée de roses	200 —

F. s. a.

INJECTION ASTRINGENTE (Hôp. de la marine).

Sulfate de zinc		1 gr.
Acétate de plomb cristallisé		
Sulfate d'alumine et de potasse	ãã	0 — 50 centigr.
Camphre pulvérisé		0 — 10 —
Gomme pulvérisée		2 —
Eau distillée de roses		125 —

F. dissoudre la gomme dans l'eau distillée ; ajoutez le camphre et les sels. Agitez.

INJECTION ASTRINGENTE (Ricord).

Sulfate de zinc	2 gr.
Acétate de plomb cristallisé	2 —
Eau distillée de roses	400 —

F. s. a. Agitez.

INJECTION AU SULFATE DE ZINC (F. H. M.).

Sulfate de zinc	0 gr. 50 centigr.
Eau distillée	100 —

F. dissoudre.

AUTRE :

Sulfate de zinc		
Acétate de plomb	ãã	2 gr.
Chlorhydrate d'ammoniaque		
Aloès	ãã	1 —
Eau distillée de roses		200 —

F. s. a.

INJECTION CONTRE LE CORYZA.

Décocté d'écorce de chêne	250 gr.
Sulfate de zinc	0 — 15 centigr.

F. dissoudre.

INJECTION DE PRINGLE (Codex).

Sulfate de zinc		
Alun calciné	ãã	10 gr.
Eau pure		100 —

F. dissoudre.

INJECTION DE SULFATE DE ZINC LAUDANISÉE (H. P.).

Sulfate de zinc	1 gr.
Eau distillée	150 —
Laudanum de Sydenham	2 —

PATE CATHÉRÉTIQUE. (Mackenzie).

Sulfate de zinc desséché pulvérisé	Q. v.
Glycérine	Q. s.

M.

PILULES ASTRINGENTES CALMANTES (Dupuytren).

Extrait d'opium	1 gr.
Sulfate de zinc	2 —

M. et F. 20 pilules. 2 par jour.

PILULES DE GRAHAM (Bouch.).

Sulfate de zinc	3 gr.
Térébenthine	8 —
Magnésie	Q. s.

F. s. a, 18 pilules. 3 dans la journée. (Contre blennorrhagie.)

POMMADE AU SULFATE DE ZINC.

Sulfate de zinc	2 gr. 4
Glycérine	
Axonge	30 —

M.

POTION VOMITIVE AU SULFATE DE ZINC

Sulfate de zinc	0 gr. 50 centigr.
Hydrolat de tilleul	100 —
Sirop de fleur d'oranger	25 —

M.

POTION CONTRE COQUELUCHE (Ewald).

Sulfate de zinc	0 gr. 05 centigr. à 0 gr. 15 centigr.
Eau	100 —
Sirop de guimauve	30 —

Par cuillerée à café.

POUDRE POUR LA CONSERVATION DES CADAVRES.

Sciure de bois blanc	50 gr
Sulfate de zinc pulvérisé	20 —
Essence de lavande	1 —

POUDRE RÉVULSIVE (Ivel).

Sulfate de zinc pulvérisé	12 gr.
Sulfate de cuivre	4 —
Camphre	2 — 60 centigr.
Safran	1 — 10

M. 5 gr. dans 1 litre d'eau en lotions sur les paupières.

— SULFOPHÉNATE DE ZINC. — Soluble dans 2 fois son poids d'alcool et d'eau.

Prop. thérap. — Antiseptique, désinfectant.

Prép. pharm. et posol. — *A l'ext.* 0 gr. 15 à 0 gr. 30 centigr. p. 30 gr., en injections.

Mêmes formules que pour le sulfate de zinc.

SAVON CHIRURGICAL (A. Reverdin).

Huile d'amandes douces	72 gr.
Lessive de soude	24 —
— de potasse	12 —

Sulfophénate de zinc	2 gr.
Essence de roses	0 — 50 centigr.

Antiseptique.

— VALÉRIANATE DE ZINC. — V. *Valériane.*

P. Y.

INJECTIONS HYPODERMIQUES

PRÉLIMINAIRES

Nous allons examiner successivement : 1° l'appareil instrumental; 2° le manuel opératoire; 3° les solutions à employer; 4° les accidents qui peuvent survenir.

Seringues. — Les seringues les plus employées sont celles dites à injections sous-cutanées. Elles sont de petit volume et contiennent un centimètre cube d'eau. La tige du piston est graduée, mais cette graduation est absolument empirique et ne présente aucune exactitude.

Quand on voudra connaitre exactement la quantité versée par chaque cran de la graduation, il faudra procéder à la petite opération suivante : peser la seringue remplie jusqu'à un niveau donné, puis pousser le piston d'un certain nombre de crans, 10 divisions par exemple ; puis reposer la seringue et diviser la différence de poids par 10.

A côté de ces seringues dites à injections sous-cutanées, on en a construit de plus volumineuses et renfermant cinq centimètres cubes de liquide. Elles ont été surtout appliquées aux injections sous-cutanées antiseptiques ; quelquefois ces seringues sont munies d'ailettes latérales pour faciliter l'abaissement du piston.

Pour les injections sous-cutanées d'huile selon la méthode de Gimbert et de Burbureaux, on a construit des appareils spéciaux, (appareil de Gimbert) qui permettent d'injecter de grandes quantités de liquide, jusqu'à trois cents grammes.

Ne pas oublier que certaines solutions altèrent le cuir du piston, et qu'il faut toujours, avant de pratiquer l'injection, vérifier l'intégrité dudit piston. C'est surtout dans le piston que réside la question de l'asepsie des seringues à injections sous-cutanées. Aussi pour obtenir cette asepsie a-t-on créé des seringues avec des pistons en moelle de sureau (seringue de Roux, seringue de Straus), ce qui permet de mettre la seringue dans des étuves à 100°. La seringue de MM. les D⁷ˢ Berlioz et Duflocq est encore plus perfectionnée.

Les aiguilles sont toutes de petit calibre et toutes terminées par une pointe effilée. Les unes se vissent, les autres s'appliquent directement sur l'extrémité de la seringue. Il faut repousser les premières parce que, lorsque l'on veut renouveler l'injection dans le même point, on est forcé de renouveler la piqûre, à moins de dévisser la seringue, ce qui est long et pénible.

Ces aiguilles sont généralement courtes ; elles ont en moyenne 3 centimètres, mais il en est de beaucoup plus longues. Le plus ordinairement, les aiguilles courtes sont préférables. Ces aiguilles s'oblitèrent facilement ; aussi est-il toujours nécessaire, après chaque injection, de maintenir dans leur intérieur un petit fil d'argent. On devra aussi maintenir toujours très aiguisée l'extrémité de ces aiguilles.

On a appliqué à la seringue les conditions d'asepsie en usage pour les instruments de chirurgie, qui consistent à les placer dans l'étuve avant d'en faire usage. Quand on ne possède pas ces étuves, il faut les nettoyer avec soin à l'eau bouillante et avoir soin de flamber à la lampe les aiguilles. Comme ce flambage altérait les aiguilles, on en a construit en platine iridié, ce qui permet de les porter à une haute température sans les altérer.

On doit toujours, après s'être servi d'une seringue, la nettoyer avec le plus grand soin, et même user pour ce lavage de solutions antiseptiques.

Manuel opératoire. — Il est un fait d'observation qui domine cette question du manuel opératoire des injections hypodermiques, c'est le suivant : plus l'injection est faite profondément dans le tissu sous-dermique, mieux elle est tolérée.

Les injections hypodermiques peuvent se faire sur toute la surface cutanée ; à moins de cas exceptionnels, il n'est nullement nécessaire de les pratiquer sur le point douloureux. Il est certains points du corps où les injections sous-cutanées sont bien tolérées, même lorsqu'on use de substances irritantes. Ces points ont été localisés, par Smirnoff, dans la fesse et dans le sillon placé derrière le grand trochanter. On peut aussi se servir avec avantage de la région postérieure du thorax, au-dessous des épaules ; la laxité des tissus cellulaires permet d'injecter en ce point de grandes quantités de liquide ou dans les fosses sus-épineuses.

Pour faire pénétrer l'aiguille dans les tissus, il y a deux manières de procéder. Dans l'une — de beaucoup la plus simple et aujourd'hui presque uniquement adoptée, — on pique la peau perpendiculairement à sa surface et on enfonce l'aiguille jusqu'à sa garde avec un mouvement tout à fait analogue à celui que l'on emploie pour piquer une épingle sur une pelote. L'autre procédé consiste à faire un pli à la peau et à introduire l'aiguille parallèlement à ce pli, puis, quand elle a pénétré profondément, de retirer les doigts qui maintiennent le pli de la peau.

Le plus ordinairement, on introduit la seringue armée de son aiguille ; cependant E. Besnier veut que l'on introduise d'abord l'aiguille, puis la seringue ; il prétend éviter ainsi la pénétration directe de l'injection dans les veines, car si le sang apparaît à l'extrémité de l'aiguille, on doit recommencer la piqûre à un autre point. Mais cette pénétration dans les veines est tellement exceptionnelle que l'on peut se servir de la seringue munie de son aiguille, cette seringue donnant plus de prise à la main et permettant d'introduire plus rapidement l'aiguille.

Pour rendre encore plus facile la pénétration de l'aiguille, on peut la graisser avec de la vaseline boriquée ou non.

Il faut toujours avoir soin de laver avec une solution antiseptique le point qu'on va injecter.

Solutions. — Dans l'immense majorité des cas, ce sont des substances solubles que l'on injecte et l'on ne fait d'exception que pour certains corps insolubles, comme l'oxyde jaune de mercure, certains sels de fer insolubles, le calomel et le mercure que l'on introduit à l'état de suspension en injections hypodermiques.

Les véhicules qui servent à dissoudre les corps injectés doivent réunir les trois conditions suivantes : 1° d'être tolérés par les tissus sous-dermiques ; 2° de ne pas subir d'altérations qui modifieraient la solution ; 3° de dissoudre les corps actifs que l'on veut injecter.

Ces conditions sont remplies par certains liquides : les eaux distillées, la vaseline liquide, les huiles végétales stérilisées, l'éther, le chloroforme, la glycérine.

1° *Eaux distillées.* — L'eau est le véhicule le plus souvent employé ; seulement comme les solutions aqueuses sont altérables, on a conseillé l'eau bouillie (Constantin Paul), l'eau de laurier-cerise (Dujardin-Beaumetz), l'eau distillée d'ulmaire.

On a aussi conseillé, pour éviter l'altération des substances médicamenteuses, de les stériliser et de les maintenir dans des petits ballons fermés à la lampe et dont on brise l'extrémité au moment de s'en servir (Limousin).

Un procédé aussi simple qu'excellent consiste à placer dans le flacon un petit fragment de camphre.

2° *Vaselines liquides.* — La vaseline liquide médicinale a été très vantée (Vigier, Balzer, Albin-Meunier) ; elle est aujourd'hui abandonnée, parce que ce corps n'est pas absorbé par l'économie ou du moins pas utilisé par l'économie. On tend à y substituer aujourd'hui les huiles végétales et animales.

3° *Huiles végétales et animales.* — On a proposé surtout l'huile d'olives (Gimbert, Burlureaux, Roussel). Ces huiles doivent être aussi pures que possible. On doit les stériliser, en les portant à 120° et les maintenant dans des flacons hermétiquement bouchés, Burlureaux recommande, quand on injecte de grandes quantités d'huile, de les priver d'acide oléique par agitation avec l'alcool. On a aussi proposé l'huile de pied de bœuf stérilisée (Perron).

4° *Substances actives.* — Pour les substances actives, le plus ordinairement la solution est faite d'avance, mais, dans diverses circonstances, on est forcé de préparer la solution du médicament actif au moment même où on va s'en servir ; et, dans ce cas, on a conseillé soit des petites pastilles contenant le principe actif et qui se dissolvent dans le véhicule (méthode anglaise), soit des petits carrés de gélatine contenant une quantité dosée de la substance active et que l'on dissout dans ce véhicule (procédé suédois).

Brown-Séquard et d'Arsonval ont introduit dans la thèse pratique des injections d'extraits organiques ; elles ont toutes pour base la glycérine et sont stérilisées avec le plus grand soin.

Quantité à injecter. — Pour les solutions renfermant des substances actives, la quantité varie suivant la substance de quelques gouttes à un centimètre cube. — Pour les injections d'huile employées contre

INJECTIONS HYPODERMIQUES

la tuberculose au contraire, les quantités sont beaucoup plus considérables et varient de 15 grammes à 60 grammes et même davantage. Mais dans ce dernier cas, l'écoulement du liquide doit être très lent et l'on ne doit pas injecter par heure plus de 20 à 25 grammes de liquide, ainsi que l'a recommandé Burlureaux, dont l'appareil est construit de manière à ce que cet écoulement soit lent et régulier.

Accidents. — Les injections sous-cutanées peuvent être le point de départ d'accidents multiples, que l'on peut ranger sous les quatre titres suivants : 1° lésions inflammatoires ; 2° lésions des nerfs ; 3° lésions des vaisseaux ; 4° accidents généraux.

1° Lésions inflammatoires. — Ce sont de beaucoup les plus fréquentes. Tantôt il n'y a qu'une simple irritation avec un peu de douleur et de rougeur de la peau, tantôt il y a de l'induration qui persiste plus ou moins longtemps, tantôt il se produit un véritable abcès, tantôt enfin de la gangrène des tissus.

Ces symptômes inflammatoires peuvent se produire immédiatement après l'injection, ou bien à une époque beaucoup plus tardive ; c'est ce qui arrive pour les injections de calomel qui ne sont pas douloureuses au moment de l'injection, mais qui le deviennent le lendemain ou le surlendemain.

Ces phénomènes inflammatoires sont utilisés en thérapeutique. Ils servent de base à la méthode hypodermique substitutive de Luton, méthode destinée à combattre les sciatiques rebelles. On peut utiliser dans ces cas les injections au nitrate d'argent. Ces accidents inflammatoires dépendent des causes suivantes :

(A) *Du liquide injecté.* — Le corps injecté peut être irritant par lui-même, ou le devenir par suite des modifications qu'il éprouve dans l'économie (calomel se transformant en sublimé).

Le corps n'étant pas irritant, la solution peut, par l'action qu'elle a subite à l'air libre, provoquer des accidents (mucédinées dans les solutions de morphine).

(B) *De la propreté de l'instrument.* — Les aiguilles rouillées, les seringues mal nettoyées ou ayant servi pour des malades atteints d'affections septiques, peuvent occasionner des accidents locaux.

(C) *Du manuel opératoire.* — Les injections sous-cutanées trop superficielles peuvent déterminer des accidents locaux. En règle générale, plus l'injection est profonde plus la tolérance est grande.

(D) *Du point où on pratique l'injection.* — Certains points de la peau sont plus susceptibles que d'autres. Le point le plus favorable est le sillon fessier retro-trochantérien (Smirnoff).

(E) *Du sujet.* — Certaines peaux sont plus sensibles que d'autres. Certaines maladies diathésiques prédisposent à ces inflammations (diabète). Certaines intoxications exposent à la production d'accidents locaux (morphinomanie).

2° Lésions des nerfs. — On a observé des troubles nerveux à la suite d'injections sous-cutanées et en particulier d'injections d'éther.

3° Lésions des vaisseaux. — La pénétration des injections sous-cutanées dans les veines a été observée. Elle produit des accidents d'intoxication souvent graves.

INJECTIONS HYPODERMIQUES.

4° ACCIDENTS GÉNÉRAUX. — Les accidents généraux sont des accidents d'intoxication. Ils peuvent résulter des causes multiples suivantes : susceptibilité particulière du sujet ; dose trop considérable du médicament actif injecté ; intolérance du sujet par suite de l'imperméabilité des reins. De tout ceci, il résulte que par suite de l'impossibilité où l'on se trouve souvent de combattre les effets toxiques des injections sous-cutanées, il faut mettre une certaine prudence lorsqu'on injecte des substances toxiques très actives.

FORMULES DES INJECTIONS SOUS-CUTANÉES

Nous donnons d'abord une série de formules empruntées à l'excellent manuel de MM. Bourneville et Bricon, et nous les complétons par une série de formules employées dans le traitement de la tuberculose pulmonaire et celui de la syphilis. Nous terminons par les injections de liquides organiques.

A. — INJECTIONS HYPODERMIQUES

Pour les formules qui suivent, à moins d'indications spéciales, la quantité à injecter de la solution est représentée par une seringue entière.

ACIDE BENZOIQUE.

1. Acide benzoïque ... 1 gr.
Alcool à 60° ... 10 —
X à XX gouttes.

2. Acide benzoïque ... 2 gr. 50 centigr.
Alcool à 90° } ãã 15 —
Eau distillée }

3. Acide benzoïque ... 1 gr.
Camphre ... 1 —
Alcool à 90° ... 18 —
XX gouttes.

ACIDE CHRYSOPHANIQUE.

Acide chrysophanique ... 0 gr. 0005 à 0 gr. 001 milligr.
Eau distillée ... 1 —

ACIDE CYANHYDRIQUE. CYANURE DE POTASSIUM.

1. Acide cyanhydrique à 1 p. 100 ... 5 gr.
Eau distillée ... 30 —
II à VI gouttes.

2. Cyanure de potassium ... 1 gr.
Eau distillée ... 100 —

ACIDE OSMIQUE.

Acide osmique cristallisé ... 0 gr. 10 cent.
Eau distillée ... 10 —
0 gr. 50 cent. à 1 gr.

ACIDE PHÉNIQUE (phénol, acide carbolique).

1. Acide phénique ... 0 gr. 10 cent.
Eau distillée ... —
X à XX gouttes.

2. Acide phénique ... 2 gr.

Eau distillée ... 100 gr.
X à XX gouttes.

3. Acide phénique ... 1 gr.
Eau distillée ... 75 —

4. Acide phé-
nique 0 gr. 01 à 0 gr. 05 cent.
Eau distillée 1 —

5. Phénol pur 1 gr.
Vaseline liquide 100 —

6. Sulfate de quinine 0 gr. 05 centigr.
Acide sulfurique Q s.

Eau (bouillante 4 gr.
F. refroidir. Ajoutez :
Acide phénique 0 gr. 20 centigr.
X à XXX gouttes.

7. Acide phénique 5 gr.
Eau distillée | āā 10 —
Alcool |

ACIDE SCLÉROTINIQUE.

1. Acide sclérotinique 0 gr. 30 centigr.
Glycérine pure 4
Eau distillée 6 —

2. Acide sclérotinique 0 gr. 30 centigr.
Acide phé-
nique 0 gr. 05 à 0 — 10 —
Eau distillée 10 —

ACONIT. ACONITINE.

1. Nitrate d'aconitine 0 gr. 025 milligr.
Eau distillée 100 —
1/4 mm. par seringue.

2. Aconitine cristallisée 0 gr. 002 milligr.
Alcool |
Eau distillée | āā 7 — 50 —

3. Extrait alcoolique d'aconite 1 gr.
Eau distillée 60 —

4. Aconitine cristal-
lisée 0 gr. 005 milligr.
Chloroforme 5 gr.
Vaseline liquide médicinale 20 —

AGARICINE.

Agaricine 0 gr. 05 centigr.
Alcool absolu 4 — 50 —
Glycérine 5 — 50 —

ALCOOL.

1 gr. 75 à 3 gr. 50

ALCOOLÉ D'AMMONIAQUE ANISÉ. LI-QUEUR AMMONIACALE ANISÉE.

Essence d'anis 1 gr.
Alcool à 85° 4 —
Ammoniaque liquide 5 —
XV à XXX gouttes.

ALOÈS. EXTRAIT D'ALOÈS. ALOINE.

Aloès 10 gr.
Eau distillée 100 —

AMMONIAQUE.

Liqu. ammoniac. sulphurati 3 gr. 60 centigr.
Aqua distillata 10 — 80 —

ANTIPYRINE.

Antipyrine 2 gr.
Eau distillée 4 —

APOCODÉINE ET APONARCÉINE (chlorhydrate d').

Chlorhydrate d'apocodéine 0 gr. 03 centigr.
Eau distillée 2 —
XX à XXX gouttes.

APOMORPHINE (chlorhydrate d').

1. Chlorhydrate d'a-
    pomorphine   0 gr. 01 centigr.
   Eau distillée   1 —

2. Chlorhydrate d'a-
    pomorphine   0 gr. 20 centigr.
   Eau distillée   20 —
   Acide acétique
    dilué   III gouttes

ARGENT (nitrate d'). — Sels d'argent.

1. Nitrate d'argent
    cristallisé   1 gr.
   Eau distillée   5 à 10 —
   V à XX gouttes.

ARSÉNICAUX.

1. Liqueur de Fowler   1 partie
   Eau distillée   2 —
   1 seringue.

2. Liqueur de Fowler   10 gr.
   Eau distillée } āā   5 —
   Glycérine
   seringue.

3. Liqueur de Fowler
   Teinture de fer pom- } āā 10 gr.
     mé (malate de fer)
   De quelques gouttes à une seringue.

4. Arséniate de
    soude 0 gr. 05 cent. à 0 gr. 10 cent.
   Eau distillée   10 —
   1/4 de seringue.

ASPIDOSPERMINE.

1. Sulfate d'aspidos-
    permine   0 gr. 05 centigr.
   Eau distillée   1 —

2. Aspidospermine   3 —

   Eau distillée   50 gr.
   Acide sulfurique   Q. s.
   1 gr.

ATROPINE (sulfate et valérianate).

1. Sulfate neutre
    d'atropine   0 gr. 10 centigr.
   Eau distillée   100 —
   XX gouttes contiennent 0 gr. 001 milligr.

2. Chlorhydrate de
    morphine   0 gr. 10 centigr.
   Sulfate d'atropine   0 — 01 —

   Eau de laurier-
    cerise   20 gr.

3. Chlorhydrate de
    morphine   0 gr. 50 centigr.
   Sulfate neutre d'a-
    tropine   0 — 01 —
   Eau distillée   10 —

BELLADONE. — V. *Atropine.*

BICHLORURE DE MERCURE. — V. *Mercure*

BROMHYDRATE DE CAFÉINE. — V. *Caféine.*

— BROMHYDRATE DE CONINE, DE CONICINE OU CICUTINE. — V. *Conine.*

BROMHYDRATE DE QUININE. — V. *Quinine.*

BROMURE DE CAMPHRE. — V. *Camphre monobromé.*

BROMURE DE POTASSIUM. — V. *Potassium.*

CAFÉINE ET SES SELS.

1. Caféine	0 gr. 15 centigr.	5. Citrate de caféine	0 gr. 06 centigr.
Eau distillée	8 —	Glycérine pure	XXIV gouttes
Alcool	VI gouttes	6. Citrate de ca-	
2. Caféine	0 gr. 13 centigr.	féine	0 gr. 05 centigr.
Acide acétique		Glycérine ⟩ ãã	XXIV gouttes
concentré	VI gouttes	Eau distillée ⟩	
Eau distillée	7 gr. 50 centigr.	7. Caféine	4 gr.
3. Caféine pure ⟩		Salicylate de soude	3 —
Citrate ou bro- ⟩		Eau distillée	6 —
mhydrate de ⟩ ãã 1 gr.		8. Benzoate de soude	2 gr. 95 centigr.
caféine ⟩		Caféine	2 — 50 —
Alcool	50 —	Eau distillée	6 —
Eau distillée	100 —	9. Cinnamate de	
4. Caféine pure	1 gr.	soude	2 gr.
Eau distillée ⟩ ãã 20 —		Caféine	2 — 50 centigr.
Alcool ⟩		Eau distillée	Q. s. p. 10 cc.

CALABAR (extrait de fève de). — Calabarine; physostigmine; ésérine.

Extrait de fève de		4. Physostigmine	0 gr. 25 centigr.
Calabar	0 gr. 20 centigr.	Alcool	Q. s.
Eau distillée	2 — 50 —	Eau distillée	30 gr.
1 injection toutes les 2 heures.		5. Esérine 0 gr. 10 cent. à 0 gr. 50 cent.	
Extrait de fève de		Eau distillée	10 —
Calabar	1 gr.	6. Salicylate ou chlo-	
Glycérine	60 —	rhydrate de phy-	
Extrait de Cala-		sostigmine	0 gr. 10 centigr.
bar	0 gr. 20 centigr.	Eau distillée	50 —
Eau distillée	10 —		
2 seringues.			

CALOMEL (protochlorure de mercure).

1. Calomel	0 gr. 20 centigr.	3. Calomel 0 gr. 10 cent. à 0 gr. 15 cent.	
Glycérine	1 — 50 —	Poudre de gomme	
0 gr. 05 centigr.		arabique	0 — 05 —
2. Calomel	0 gr. 30 centigr.	Eau distillée	1 —
Eau distillée ⟩ ãã 5 —			
Glycérine ⟩			

CAMPHRE.

1. Camphre	0 gr. 50 centigr.	Huile d'amandes	
Éther sulfu-		douces	10 gr.
rique ãã 4 —		3. Camphre pur	1 gr.
Eau distillée		Vaseline liquide	
2. Camphre	0 gr. 50 centigr.	médicinale	100 —

CAMPHRE MONOBROMÉ.

Camphre monobromé	3 gr.
Alcool	25 —
Glycérine	22 —
30 à 40 gouttes.	

CANNELLE (eau distillée de). — Véhicule des solutions.

CANTHARIDINE. — V. à *Cantharidine* dans le formulaire magistral.

CHANVRE INDIEN. — V. *Haschisch.*

CHLORAL (hydrate de).

1. Chloral	3 gr.	2. Chloral	10 gr.
Eau	6 —	Glycérine	50 —

CROTON CHLORAL HYDRATÉ.

1. Croton chloral	0 gr. 30 centigr.	Glycérine chaude	16 gr.
Glycérine	1 —	Eau de laurier-cerise	18 —
2. Croton chloral	1 gr. 60 centigr.		

CHLOROFORME. — 4 à 12 gr.

Chloroforme	20 gr.
Vaseline liquide médicinale	80 —

CHLORURES. — V. *la base.*

CHLORHYDRATES. — V. *la base.*

CICUTINE. — V. *Conine.*

CINCHONINE-CINCHONIDINE. — V. *Quinine.*

CITRATES. — V. *la base.*

COCAÏNE.

1. Chlorhydrate de cocaïne	4 gr.	Eau distillée	100 gr.
Eau distillée	100 —	3. Cocaïne pure	2 gr.
Chlorhydrate de cocaïne	1 gr.	Vaseline liquide médicinale	100 —

CODÉINE.

Chlorhydrate ou phosphate de codéine	1 gr.
Eau distillée	120 —

COLCHICINE.

Colchicine cristallisée	0 gr. 05 centigr.
Alcool à 21°	20 —

1 cent. c. contient 2 milligr. et demi de colchicine.
Dose 1 à 2 seringues.

CONINE. — Bromhydrate de conine.

1. Conine	0 gr. 025 milligr.	3. Bromhydrate de cicutine	0 gr. 50 centigr.
Alcool rectifié	2 —	Alcool	1 — 50 —
Eau distillée	15 —	Eau de laurier-cerise	23 —
2. Conine	0 gr. 04 centigr.		
Alcool dilué) āā	5 —		
Eau distillée)			

V à XX gouttes.

COTOÏNE.

Cotoïne pure	1 gr.
Ether acétique	4 —

1 seringue toutes les 15 ou 20 minutes.

CRÉOSOTE.

1. Morphine	0 gr. 64 centigr.		Glycérine neutre	70 gr.
Créosote	3 — 60 —		Alcool	10 —
VI gouttes.			Eau	20 —
2. Peptone sèche	10 gr.		*5 ou 6 injections par jour.*	
Créosote de hêtre	3 —			

CURARE-CURARINE.

1. Curare	1 gr.		5. Curare	0 gr. 50 centigr.
Eau distillée			Eau distillée	5 —
Glycérine	āā 50 —		Acide chlorhydrique	1 —
2. Curare	1 gr.		*Le 1/3 d'une seringue tous les*	
Eau distillée 100 ou 50 —			*5 jours.*	
3. Curare	0 gr. 10 centigr.		6. Curarine	1 gr.
Eau distillée	5 —		Eau distillée	50 —
Acide chlorhydrique 1 —			7. Sulfate de cura-	
4. Curare	0 gr. 50 centigr.		rine	0 gr. 10 centigr.
Eau distillée	2 —		Eau distillée de lau-	
			rier-cerise	1 —
			Eau distillée	8 —

CYANURES. — V. *la base.*

DATURINE. — Extrait de stramoine.

Extrait de stramoine	1 gr.
Eau distillée	60 —
VI à XV gouttes.	

DIGITALINE.

1. Digitaline d'Homolle 0 gr. 10 centigr.			2. Digitaline cristallisée	
Alcool			de Nativelle	0 gr. 02 centigr.
Eau distillée	āā 25 gr.		Chloroforme	2 —
			Vaseline liquide mé-	
			dicinale	10 —

DUBOISINE.

Sulfate de duboisine	0 gr. 10 centig
Eau distillée	50 —

ÉMÉTINE.

Émétine pure	0 gr. 15 centigr.		Émétine pure	0 gr. 10 centigr.
Acide sulfurique	I goutte		Eau distillée	10 —
Eau distillée	2 —			

ÉMÉTIQUE.

Tartre stibié	0 gr. 06 centigr.
Morphine	0 — 01 —
Eau distillée	L gouttes

ERGOTINE. ERGOTININE. — Extrait d'ergot.

1. Extrait aqueux d'ergot ... 2 gr.
   Eau distillée {
   Glycérine pure } āā 10 —

2. Ergotine ... 1 gr.
   Eau de laurier-cerise ... 5 —
   XV à XX gouttes tous les 2 à 5 jours.

3. Ergotine ... 3 gr.
   Eau ... 13 —
   Glycérine ... 2 —

4. Ergotine ... 3 gr.
   Glycérine
   Eau } āā 15 —

6. Solution titrée d'ergot Yvon.
   V. à Ergot.

7. Ergotine ... 2 gr.
   Eau ... 30 —
   Dose : 1 *gr.*

8. Ergotine ... 1 gr.
   Glycérine ... 4 —
   Eau distillée ... 4 —
   Eau de laurier-cerise ... 2 —

9. Ergotine ... 0 gr. 10 centigr.
   Acool rectifié {
   Glycérine pure } āā 4 —

10. Ergotine ... 3 gr.
    Alcool
    Glycérine āā 3 —
    Eau

11. Extrait de seigle ergoté ... 1 gr.
    Glycérine {
    Eau } āā 5 —

12. Ergotine Bonjean 7 gr. 50 centigr.
    Eau distillée 22 — 50 —
    Chloroforme 2 —

13. Ergotinine ... 0 gr. 20 centigr.
    Acide lactique 0 — 10 —
    Alcool 2 cent. cubes
    Eau de laurier-cerise 20 — —
    Eau distillée ... Q. s.
    Pour 100 cent. cubes.

ESERINE. — V. *Calabar.*

ESSENCE DE TÉRÉBENTHINE. — V. *Térébenthine.*

ETHER SULFURIQUE. — 1 à 2 gr.

EUCALYPTOL.

1. Eucalyptol pur ... 5 parties
   Vaseline liquide médi-
   cinale ... 20 —

2. Eucalyptol pur ... 5 gr.
   Iodoforme 0 gr. 25 centigr.
   Vaseline liquide pure ... 20 gr.

EUGÉNOL.

Eugénol ... 3 parties
Vaseline liquide ... 100 —

FER. — Peptonate de fer, etc.

1. Pyrophosphate de fer citro-
   ammoniacal ... 1 gr.
   Eau distillée ... 5 —

2. Pyrophosphate de fer et de
   soude ... 1 gr.
   Eau distillée ... 6 —

3. Citrate de fer ... 2 gr.
   Eau distillée de laurier-
   cerise ... 20 —

4. Peptone sèche ... 5 gr.
   Perchlorure de fer liquide ... 6 gr.
   Glycérine neutre ... 50 —
   Eau de laurier-cerise ... 150 —
   Ammoniaque liquide ... 9 —

5. Perchlorure de fer sublimé ... 1 gr.
   Eau distillée ... 60 —
   Peptone sèche ... 2 —
   Glycérine pure ... 40 —

6. Pyrophosphate de fer ... 3 parties
   Albumine ... 4 —
   Eau distillée ... 12 —

FER QUINIQUE (citrate de). — V. *Quinine.*

FÈVE DE CALABAR. — V. *Calabar*.

GELSÉMIUM. GELSÉMINE (chlorhydrate de)

Chlorhydrate de gelsémine	1 gr.
Eau distillée	200 —

HASCHISCH (teinture de).

Teinture de haschisch	}	ā̄ā	5 gr.
Eau distillée			

III à VI gouttes.

HÉLÉNINE.

Hélénine pure	1 gr.
Vaseline liquide médicinale	100 —

HOMATROPINE (bromhydrate d').

Bromhydrate d'homatropine	0 gr. 05 centigr.
Eau distillée	10 —

HUILE ESSENTIELLE DE TÉRÉBENTHINE. — V. *Térébenthine*.

HYDRATE DE CHLORAL. — V. *Chloral*.

HYOSCIAMINE. — Teinture de jusquiame.

1. Hyosciamine	0 gr. 01 centigr.	2. Iohydrate d'hyoscine	0 gr. 01 centigr.
Eau distillée	5 ou 10 —	Eau distillée	10 —

ICHTHYOL.

Ichthyol	10 à 20 gr.
Eau distillée	100 —

Emulsionnez.

IODE.

Iode	1 gr.
Vaseline liquide	100 —

IODOFORME.

1. Iodoforme	1 gr.	5. Iodoforme	1 gr.
Ether	6 à 10 —	Ether sulfurique	6 —
Dose : 1 à 2 seringues.		6. Iodoforme	3 gr.
2. Iodoforme	6 gr.	Ether sulfurique } ā̄ā	5 —
Glycérine	20 —	Huile d'olive	
Dose : 30 à 75 centigr.		7. Iodoforme	1 gr.
3. Huile d'amandes douces	15 gr.	Huile de ricin	7 —
Iodoforme	1 —	8. Iodoforme	6 gr.
4. Iodoforme	1 gr.	Glycérine	20 —
Huile de ricin	15 —	9. Iodoforme	1 gr.
		Vaseline liquide	100 —

IODURE DE POTASSIUM. — V. *Potassium, sodium*.

JUSQUIAME. — V. *Hyosciamine.*

KAIRINE.

Chlorhydrate de kairine	0 gr. 10 centigr.
Eau distillée	1 —

LACTATES. — V. *la base.*

LAURIER-CERISE. — *Acide cyanhydrique.*

LIQUEUR AMMONIACALE ANISÉE. — V. *Ammoniaque* (Alcoolé d').

LIQUEUR DE FOWLER. — V. *Arsénicaux.*

MENTHOL.

Menthol pur	10 gr.
Vaseline liquide	90 —

MERCURE ET SES SELS.

1. Sublimé corrosif   0 gr. 20 centigr.
Eau distillée   30 —
Dose : 0 gr. 75 cent.

2. Sublimé corrosif   0 gr. 20 centigr.
Eau distillée   70 —
Glycérine   30 —
Dose : 2 seringues.

3. Sublimé corrosif   0 gr. 20 centigr.
Eau distillée   100 —
Chlorhydrate de morphine   0 — 10

4. A. Bichlorure de mercure   1 gr. 25 centigr.
Chlorure ammoniaque   1 — 25
Chlorure de sodium   4 — 25
Eau distillée   125 —
B. Blanc d'œuf   n° 1
Eau distillée pour faire   125 —   Q. s.

5. Bichlorure de mercure   1 gr.
Chlorure de sodium   6 —
Eau distillée   100 —

6. Deutochlorure de mercure   0 gr. 10 centigr.
Chlorure de sodium   1 —
Eau distillée   45 —
IV à V gouttes 2 fois par jour.

7. Bichlorure de mercure   1 gr.
Chlorure de sodium   2 —
Eau distillée   100 —

8. Bichlorure de mercure   0 gr. 30 centigr.
Chlorhydrate de cocaïne   ⟩ āā 0 — 10 —
Chlorure de sodium   ⟩
Eau distillée   30 —

9. Biiodure de mercure   0 gr. 04 centigr.
Eau distillée   20 —
Sulfate neutre d'atropine ·   0 — 003 millig.
Dose : X gouttes.

10. Biiodure de mercure   0 gr. 40 centigr.
Chlorhydrate de morphine   0 — 05 —
Eau distillée   10 —
X gouttes tous les 2 jours.

11. Biiodure de mercure   0 gr. 03 centigr.
Iodure de potassium   Q. s.
Pour dissoudre dans eau distillée   2 —

12. Iodure double de mercure et de morphine   0 gr. 50 centigr.
Eau distillée   20 —
V à X gouttes par jour.

13. Iodure de potassium   4 gr.
Biiodure de mercure   0 — 48 centigr.
Eau distillée   90 —

14. Iodure double de
mercure et de so-
dium   1 gr. 50
Eau distillée   100 —

X à XX gouttes tous les 2 jours.

15. Biiodure de mer-
cure   1 gr.
Iodure de potassium 1 —
Phosph. tribasique
de soude   2 —
Eau distillée pour   50 cent. cubes.

16. Bicyanure de mer-
cure   0 gr. 10 centigr.
Eau distillée   35 —
Dose : 0 gr. 70 centigr.

17. Cyanure de mer-
cure   0 gr. 10 centigr.
Eau distillée   20 —

18. Peptone mercu-
rique ammonique   0 gr. 40 centigr.
Eau distillée   30 —

19. Peptone mercu-
rique ammonique   0 gr. 40 centigr.
Eau distillée   25 —
Glycérine neutre   6 —

20. Peptone mercu-
rique ammonique   0 gr. 40 centigr.
Glycérine neutre   30 —

21. Peptone en pou-
dre de Catillon   9 gr.
Chlorure d'ammo-
nium pur   9 —
Sublimé corrosif   6 —

F. dissoudre dans :

Glycérine pure   72 —
Eau distillée   24 —

5 gr. de cette solution filtrée à mélanger avec 25 gr. d'eau. A injecter 1 seringue de la solution.

22. Peptone sèche   9 gr.
Chlorure d'ammo-
nium   8 —
Bichlorure de
mercure   6 à 12 —
Eau distillée   24 —
Glycérine   72 —

Dose : 1 seringue.

MORPHINE ET SES SELS.

1. Chlorhydrate de
morphine 0 gr. 60 centigr. à   1 gr.
Eau distillée   100 à 200 —

2. Chlorhydrate de
morphine   0 gr. 20 centigr.
Chloral   0 — 40 —
Eau distillée   10 —

3. Chlorhydrate de
morphine   1 gr.
Eau de laurier-
cerise   50 —

4. Chlorhydrate de
morphine   0 gr. 10 centigr.
Sulfate neutre d'a-
tropine   0 — 01 —
Eau de laurier-
cerise   20 —

5. Acétate de mor-
phine   0 gr. 75 centigr.
Acide acétique   I goutte
Glycérine   V —
Eau distillée   30 gr.

6. Chlorhydrate de
morphine   0 gr. 10 centigr.
Hydrolat de menthe 9 —
Alcoolat de menthe 1 —

7. Sulfate de mor-
phine   1 gr.
Eau distillée   31 —

8. Sulfate de mor-
phine   1 gr.
Sulfate d'atro-
pine   0 — 015 milligr.
Glycérine   4 —
Acide phénique   V gouttes
Eau distillée   28 gr.

9. Oxyde blanc d'an-
timoine   1 gr.
Chlorhydrate de
morphine   0 — 20 centigr.
Eau distillée de lau-
rier-cerise   10 —

10. Sulfate de mor-
phine   5 gr.
Eau distillée
bouillie   90 —
Acide sulfuri-
que dilué   472 millim. cub
Acide phénique   1 gr.
Glycérine pure   30 —

11. Chlorhydrate de
cocaïne 0,01 cent. 1/2 à 0 gr. 03 cent.
Morphine   0 gr. 01 centigr.
Eau distillée   2 —

MUSC.

Eau distillée	1 gr.
Teinture de musc	40 —

Dose : 3 seringues dans la journée.

NAPELLINE.

1. Napelline	0 gr. 10 centigr.	2. Napelline	1 gr.
Eau distillée	10 —	Alcool à 90°	43 —
		Eau distillée	56 —

NARCÉINE (chlorhydrate de).

Chlorhydrate de narcéine (récemment préparé)	0 gr. 20 centigr.
Eau distillée	20 —

NICOTINE.

Nicotine	0 gr. 03 centigr.
Eau distillée	7 — 50 —

NITRATE D'ARGENT. — V. *Argent.*

NITRATE DE VÉRATRINE. — V. *Vératrine.*

NITRITE D'AMYLE.

Nitrite d'amyle	10 parties
Alcool	90 —

NITRO-GLYCÉRINE ou TRINITRINE.

Solution alcoolique de trinitrine au 1/100°	XXX gouttes
Eau de laurier-cerise	8 gr. 40 centigr. à 10 gr.

OLÉANDRINE.

Oléandrine	0 gr. 66 centigr.
Eau distillée	7 — 50 —
Alcool	Q. s.

OR (chlorure d').

Chlorure d'or	0 gr. 01 centigr.
Eau distillée	5 —

1 gr. de la solution par injection.

PARACOTOINE. — Comme *Cotoine.*

PARALDÉHYDE.

Paraldéhyde			2. Paraldéhyde	60 gr.
Eau de laurier-cerise	ãã	5 gr.	Essence de menthe	X gouttes
Eau distillée		15 —	Huile d'olive	Q. s.
			Pour faire 100 cc.	

PEPTONATES. — V. *la base.*

PERCHLORURE DE FER. — V. *Fer*

PEREIRINE.

Chlorhydrate de pereirine	1 à 2 gr.
Eau distillée	20 —

PERMANGANATE DE POTASSE.

Permanganate de potasse	1 gr.
Eau distillée	100 —
2 à 3 seringues.	

PILOCARPINE (chlorhydrate et nitrate de).

Nitrate ou chlorhydrate de pilocarpine	1 gr.
Eau distillée	50 —

POTASSIUM (bromure de),

Bromure de potassium	0 gr. 02 centigr.
Eau distillée	1 —

— POTASSIUM (iodure de).

Iodure de potassium	0 gr. 50 centigr.
Eau distillée	1 —

QUININE ET SES SELS.

1. Quinine — 0 gr. 50 centigr.
   Éther — 1 c. c.

2. Quinine pure — 0 gr. 20 centigr.
   Alcool absolu — X à XV gouttes
   Éther — X à XV —
   Vaseline liquide — 20 gr.

3. Sulfate de quinine — 1 gr.
   Acide tartrique — 0 — 50 centigr.
   Eau distillée — 10 —

4. Sulfate de quinine — 4 gr. 80 centigr.
   Acide sulfurique
   dilué à 1/10 — 3 —
   Eau distillée — 32 —

5. Sulfate de quinine — 1 gr. 20 centigr.
   Acide tartrique — 0 — 40 —
   Eau distillée — 2 —

6. Sulfate de quinine — 3 gr.
   Acide sulfurique — 6 —
   Eau distillée — 30 —
   Acide phénique — 0 — 30 centigr.

7. Sulfate de quinine — 0 gr. 09 centigr.
   Acide nitrique — I goutte
   Eau distillée — XV —

8. Sulfate de quinine — 1 gr.
   Acide acétique — Q. s. gouttes
   Eau distillée — 10 gr.

9. Sulfate de quinine — 0 gr. 60 centigr.
   Acide chlorhydri-
   que dilué — 0 — 42 —
   Eau distillée — 0 — 78 —

10. Sulfate de quinine — 1 gr.
    Chlorhydrate de
    morphine — 0 — 10 centigr.
    Acide chlorhydri-
    que dilué — 0 — 70 —
    Eau distillée — Q. s.
    Pour faire 5 gr.

11. Sulfate de quinine — 4 gr.
    Acide sulfurique
    dilué — VI gouttes
    Eau distillée — 31 gr.

12. Bisulfate de qui-
    nine — 1 gr.
    Glycérine — 10 —

13. Sulfate acide de
    quinine — 1 gr.
    Eau distillée — 11 —

14. Bromhydrate neu-
    tre de quinine — 1 gr.
    Alcool — 2 — 50 centigr.
    Eau distillée — 7 — 50 —

15. Bromhydrate acide
    de quinine — 1 gr.
    Acide sulfurique
    dilué — VI gouttes
    ou acide tartrique) — 0 gr. 50 cent.
    Eau distillée — 10 —

16. Bromhydrate de
    quinine — 1 gr.
    Éther sulfurique — 8 cent. cub.
    Alcool rectifié — 2 —

17. Sulfovinate de
    quinine — 1 gr.
    Eau distillée — 5 —

18. Phénate de quinine — 1 gr.
    Alcool à 40° — 3 —

19. Chlorhydrate de
    quinine neutre — 2 gr.
    Glycérine
    Eau distillée } āā 5 —

20. Chlorhydrate de
    quinine neutre   1 gr.
    Eau distillée   6 —

21. Chlorhydrate de
    quinine neutre   4 gr.
    Eau distillée   8 —

QUINIDINE ET CINCHONIDINE.

Sulfate de cinchonidine   4 gr.
Acétate de morphine   0 — 05 centigr.
Acide sulfurique dilué   Q. s.
Eau distillée   Q. s.
Pour faire 50 cent. c.

QUINOÏDINE.

Quinoïdine   5 gr,
Éther   15 à 20 cent. cub.

QUINOLÉINE.

Citrate de quinoléine   15 gr.
Eau distillée   20 à 25 —
Acide citrique   3 —

QUINONE-HYDROQUINONE.

Hydroquinone   10 gr.
Eau distillée   100 —

RÉSORCINE.

Résorcine   5 à 20 gr.
Eau distillée   100 —

SALICYLATE DE SOUDE.

1. Salicylate de soude   1 gr.
   Eau distillée   4 —

SAPONINE.

Saponine   1 gr.
Eau distillée   10 à 50 —

SCILLINE ET SCILLIPICRINE.

Scillipicrine   1 gr.
Eau distillée   10 à 50 —
Dose : 2 à 10 cc. de substance active.

SCOPARINE. — V. *Spartéine.*

SEIGLE ERGOTÉ. — V. *Ergotine.*

SOUDE (sulfate de).

1. Sulfate de soude   0 gr. 1 centigr.
   Eau distillée   1 —
2. Sulfate de soude   10 gr.

Phosphate de soude
   cristallisé   5 gr.
Eau distillée   100 —
Dose : 5 gr.

SPARTÉINE-SCOPARINE.

1. Sulfate de spar-
   téine   1 gr.
   Eau distillée   50 —

2. Scoparine   0 gr. 06 centig.
   Eau distillée   0 — 50 —
   Glycérine   0 — 25 —

STRYCHNINE ET SES SELS.

1. Nitrate de stry- chnine	0 gr. 05 centigr.	3. Sulfate de stry- chnine	0 gr. 30 centigr.
Eau distillée	10 —	Eau distillée	30 —
2. Sulfate de stry- chnine	0 gr. 12 centigr.	4. Sulfate de stry- chnine	0 gr. 10 centigr.
Eau distillée	30 —	Eau de laurier- cerise	10 —
		Eau distillée	10 —

SULFATES. — V. *la base.*

SULFURE DE CARBONE.

Sulfure de carbone	1 gr.
Vaseline liquide	19 —

TANNIN.

Tannin	10 à 20 gr.
Eau distillée	100 —
1 d 2 gr.	

TARTRATE DE FER. — V. *Fer.*

— TARTRE STIBIÉ. — V. *Emétique.*

THALLINE.

Sulfate de thalline	1 gr.
Eau distillée	5 —

THYMOL.

Thymol pur	1 gr.
Vaseline liquide	200 —

TÉRÉBENTHINE (huile essentielle de). —Térébenthène

Térébenthène pur	5 gr.
Vaseline liquide	20 —

VALDIVINE.

Valdivine	0 gr. 002 milligr.
Eau distillée	1 cent. cube

VÉRATRINE.

Vératrine	0 gr. 05 centigr.
Alcool dilué	
Eau distillée	5 —

āā

ZINC (chlorure de).

Chlorure de zinc	20 gr.
Eau distillée	100 —

B. — INJECTIONS SOUS-CUTANÉES ANTISEPTIQUES

Le traitement des affections pulmonaires et en particulier celui de la phtisie pulmonaire a pris un grand développement et l'on a varié considérablement les formules ainsi que la quantité de substance à administrer. Nous allons reproduire ici la plupart de ces formules :

a. — INJECTIONS QU'ON EMPLOIE A LA DOSE DE 1 CENTIMÈTRE CUBE PAR INJECTION.

SOLUTION DE GAÏACOL IODOFORMÉ

(Formule du Dr Picot, de Bordeaux.)

Gaïacol	5 gr.
Iodoforme	1 —
Huile d'olive stérilisée	}àà q. s.
Vaseline liquide stérilisée	}pour 100 cc.

SOLUTION DE CRÉOSOTE COCAÏNÉE.

(Formule du Dr Josias.)

Créosote pure de hêtre	10 gr.
Cocaïne (dissoute dans q. s. d'acide oléique)	0 —10 centigr.
Huile d'olive pure stérilisée, q. s. pour	80 cc.

SOLUTION DE GAÏACOL EUCALYPTÉ IODOFORMÉ.

(Formule du Dr Pignol.)

Gaïacol	5 gr.
Eucalyptol	14 gr.
Iodoforme	1 —
Huile stérilisée, q. s. pour	100 cc.

SOLUTION DE GAÏACOL EUCALYPTÉ IODOFORMÉ A SATURATION

(Formule du Dr Morel-Lavallée.)

Gaïacol	5 gr.
Eucalyptol	12 gr.
Iodoforme	4
Huile d'olive stérilisée, q. s. pour	100 cc.

SOLUTION D'ARISTOL.

(Formule de M. Nabaud (de La Rochefoucauld.)

Aristol	1 gr.
Huile d'amandes douces stérilisée	100 cc.

b. — INJECTIONS QUE L'ON EMPLOIE A LA DOSE DE 10 A 30 GRAMMES PAR JOUR.

INJECTION DE CRÉOSOTE (Gimbert.)

Créosote pure de hêtre	10 gr.
Huile d'olives stérilisée	140 —

INJECTION DE CRÉOSOTE (Perron).

Créosote pure de hêtre	10 gr.
Huile de pied de bœuf stérilisée	140 —

INJECTIONS HYPODERMIQUES

POUR LE TRAITEMENT DE LA SYPHILIS

INJECTIONS DE SELS SOLUBLES

FORMULE DE LEWIN

1. | | |
|---|---|
| Sublimé | 0 gr. 50 centigr. |
| Chlorure de sodium | 1 — |
| Eau distillée | 100 — |

Chaque cent. cube contient 0 gr 005 de sublimé. Lewin en injecte deux cent. cubes.

FORMULE DE MARTINEAU

2. Peptone mercurique ammonique 1 gr.
Eau   Q. s. p. faire 100 cc.

Chaque cent. cube contient 1 centigramme de principe actif.

INJECTIONS HYPODERMIQUES

FORMULE DE STOUKOWENKOFF ET BALZER

1. Benzoate de mercure 0 gr. 30 centigr.
. Chlorure de sodium 0 — 10 —
   Eau distillée   40 —

Un cent. cube contient 0 gr. 075 de sel mercuriel; on injecte une seringue tous les jours.

INJECTIONS DE SELS INSOLUBLES

FORMULE DE BALZER

1. Oxyde jaune de
   mercure   1 gr. 50 centigr.
   Vaseline liquide   15 —

FORMULE DE LANG (de Vienne.)

2. Mercure métallique 5 gr.
   Lanoline   3 —
   Huile d'olive   4 —

FORMULE DE NEISSER ET BALZER

3. Mercure métallique 20 gr.
   Teinture de Benjoin 5 —
   . Huile de vaseline 40 —

FORMULE DE VIGIER

4. Mercure purifié   1 gr. 50 centigr.
   Pommade mer-
     curielle   1 —
   Vaseline blanche
     molle   9 — 30 —
   Vaseline liquide   20 —

FORMULE DE GAY

Mercure purifié   20 gr.

Lanoline   5 gr.
Vaseline liquide   35 —

FORMULE DE SMIRNOFF

Calomel   1 gr.
Glycérine 10 —

On injecte tous les 15 jours 1 cent. cube de la solution qui correspond à 0 gr. 10 de calomel.

FORMULE DE WATROSZEWSKI

1. Oxyde jaune   1 gr.
   Eau gommée   30 —

On injecte tous les 15 jours 1 cent. cube, qui renferme 0 gr. 04 d'oxyde jaune.

FORMULE DE BALZER

1. Calomel   1 gr. 50 centigr.
   Huile de vaseline 16 —

On injecte tous les 10 ou 15 jours 1 cent. cube de la solution.

C. — INJECTIONS DE LIQUIDES ORGANIQUES

Méthode de Brown-Séquard et d'Arsonval. — Couper par tranches les testicules d'un taureau qui vient d'être abattu; faire macérer un kilogramme de ces tranches dans un litre de glycérine et ajouter 500 grammes d'une solution de sel marin à 5 p. 100. Filtrer au papier et stériliser, soit à l'autoclave, soit à la bougie filtrante.

Ne jamais injecter le liquide pur ; l'étendre de moitié d'eau récemment bouillie et stérilisée. Injecter 2 grammes de liquide par jour ou tous les deux jours et élever la dose jusqu'à 8 et 10 grammes par jour.

Méthode de C. Paul. — Quinze grammes de substance grise de cerveau d'un mouton qui vient d'être tué ; couper en petits morceaux ; faire macérer 24 heures dans 75 grammes de glycérine pure et ajouter 75 grammes d'une solution à 12 p. 100 de chlorure de sodium dans l'eau.

Injecter tous les 2 jours d'abord une demi-seringue, puis une seringue du liquide pur.

INJECTIONS HYPODERMIQUES

Méthode de Crocq. — Solution à 1/50 de phosphate neutre de soude; on stérilise le mélange, on en injecte un centimètre cube.

Phosphate de soude	1 gr.
Eau de laurier-cerise	50 —

Des sérums artificiels. — Chéron et Huchard ont proposé des formules de sérums artificiels qui peuvent être dangereuses à cause de la proportion élevée de phénol qu'elles renferment, il est préférable d'employer la formule d'Hayem. (V. *Formulaire magistral.*)

Injections de glycérine. — A propos de ces injections, il faut rappeler que la glycérine a été conseillée par Halipré et Tariel. Voici leur formule :

Glycérine neutre	10 gr.
Eau bouillie	30 —

Injecter deux fois par semaine 4 grammes de ce liquide dilué par moitié avec l'eau bouillie.

Injections camphrées. — Enfin Huchard a conseillé comme injection tonique le camphre uni à l'huile d'olives. Voici la formule :

Huile d'olives stérilisée	100 gr.
Camphre	25 —

Roussel a employé, lui, le phosphore.

La vitaline employée en Russie aurait la formule suivante, d'après Girard

Borax	30 gr.
Glycérine pure de densité de 1,26	42 —
Eau	40 —

On donne 30 gouttes de cette solution 3 fois par jour à l'intérieur, ou bien des injections de 1 centimètre cube d'une solution de 1 à 10 0/0 dans de l'eau stérilisée, injections répétées de 2 à 3 fois par jour.

ANTISEPSIE ET ASEPSIE

CHIRURGICALES

Des Méthodes antiseptiques

Généralisation de la méthode mixte ;

Désinfection du champ opératoire, des mains du chirurgien, des aides ;

Stérilisation des instruments par l'étuve sèche et de tous les matériaux de pansement.

A. — DÉSINFECTION

I. — Désinfection du champ opératoire. — Lavage au sublimé à 1/1000 et 1/2000.

a. Peau non infectée. — Grand bain savonneux. Savonnage de la peau. Nettoyage avec une brosse de crin. Rasage du champ opératoire. Compresses dans l'acide borique, entourées de taffetas gommé recouvrant les parties (pansement préopératoire).

b. Peau infectée. — Mêmes précautions. Pansement préopératoire renouvelé tous les jours.

II. — Désinfection du chirurgien et des aides. — Vêtements spéciaux stérilisés à l'étuve sèche. Bras nus. Lavage des mains et des bras. Nettoyage à sec des ongles à la lime, puis lavage des mains et des bras à l'eau chaude et au savon. Emploi d'une brosse dure pendant 4 minutes. Passage à l'eau stérilisée, puis à l'eau sublimée.

Une fois les mains désinfectées, elles ne doivent plus toucher à quoi que ce soit.

B. — STÉRILISATION

I. Stérilisation de l'eau et des solutions. — Filtre Chamberland (avantages et inconvénients). Nécessité de nettoyer fréquemment ce filtre.

Ebullition : faire bouillir l'eau à plusieurs reprises. Appareils spéciaux. Appareil de Sorel. Appareil de Geneste et Herscher et de Rouart. Appareil de Terrier.

Tous ces appareils ont pour but ou de distiller l'eau et de la faire bouillir ou de la porter à une température dépassant + 110°.

II. — Stérilisation des instruments et compresses. — Instruments spéciaux en nickel à manches de métal, sans ornements, sans nom de fabricant.

Flambage (peut être utilisé à la campagne), c'est une Méthode incomplète. Stérilisation par la chaleur sèche. Différentes étuves. Etuve de Poupinel. Etuve de Mariaud. Renferment les instruments dans des plateaux spéciaux stérilisés.

Transport de ces plateaux fermés permettant de faire l'opération loin de l'appareil stérilisateur.

Stérilisateur de de Backer avec la paraffine dont on peut élever la température jusqu'à 300°.

Stérilisation par la chaleur humide.

Autoclave de Chamberland, de Redard, de Geneste et Herscher.

Stérilisateur à l'huile de Tripier (de Lyon).

Stérilisateur à glycérine de Poncet.

Stérilisateur à xylène de Mallez.

Stérilisation des tampons, éponges et des fils à ligature. Eponges repoussées de la chirurgie aseptique comme ne pouvant supporter les températures élevées. Si on les emploie, les laver à l'acide chlorhy-drique.

Acide chlorhydrique pur   20 gr.
Eau   1000 —

Tampons d'ouate hydrophile stérilisés dans une solution bouillie d'acide phénique, ou de bichlorure à 1/1000 ou dans un stérilisateur.

Abandon du catgut. Impossibilité de le stériliser par la chaleur. Généralisation de la soie pour les ligatures. Faire bouillir les fils dans de l'eau stérilisée et porter à l'autoclave.

Stérilisation des drains. — Mettre les drains dans des bocaux fermés pleins d'une solution de sublimé à 1/1000 ou d'une solution phéniquée à 1/20 ou de chlorure de zinc à 5 pour 100. Toutes les fois qu'on voudra s'en servir, faire bouillir ces drains dans l'eau qui les renferme.

On a proposé de substituer aux drains en caoutchouc des drains en os décalcifié qui sont résorbables ou bien encore on a fait des drains métalliques ; ils ont été abandonnés.

Opinions différentes des chirurgiens sur la valeur des drains ; les uns les repoussent, les autres les utilisent. D'après Terrier, le drain retarderait la guérison, mais il donne une garantie absolue à l'opé-rateur.

C. — ANTISEPSIE DE LA SALLE
D'OPÉRATIONS

Eclairage complet de la salle, pas de coins obscurs. Parquetage en ciment. Parois recouvertes d'enduit imperméable. Température main-tenue à 20°.

Tablettes d'opérations en verre ou métal nickelé.

Table d'opération en métal ou en verre.

Nécessité de pouvoir nettoyer à grande eau toutes les parois de la chambre et les objets qui y sont contenus.

En ville, suppression des rideaux, des tapis, des objets de tentures. Nettoyage répété plusieurs fois des parquets et des parois avec des solutions de sublimé 1 pour 1000 ou d'eau phéniquée 1/20. Grattage des parquets ; ne laisser entrer dans la chambre que le nombre d'aides strictement nécessaire.

DES DÉSINFECTANTS

ET DE LA DÉSINFECTION

La désinfection joue un rôle prépondérant au point de vue de la préservation des maladies. Nous allons résumer ici aussi brièvement que possible, les points principaux de cette question et nous exposerons successivement la désinfection des locaux contaminés, celle des vêtements et objets de literie, celle des personnes en contact avec les malades et celle des déjections.

1. DÉSINFECTION DES LOCAUX CONTAMINÉS.

Elle se fait soit avec les désinfectants gazeux ou avec les désinfectants liquides. Les premiers sont les vapeurs de soufre, les seconds les solutions du sublimé.

A. *Désinfection par le soufre.*

On y procède de la façon suivante :

a. Cuber exactement la pièce, en boucher aussi exactement que possible les ouvertures, y laisser tous les objets meublants (tentures et literie).

b. Brûler 50 grammes de soufre, par mètre cube. Pour brûler le soufre, construire avec des briques des foyers renfermant au maximum 1 kilogramme de fleur de soufre. Pour enflammer ce dernier sur toute sa surface, y verser de l'alcool puis y mettre le feu. On peut aussi se servir des brûleurs de soufre de Deschiens ou encore des brûleurs au sulfure de carbone. L'anhydride sulfureux en siphon (Pictet) peut aussi être utilisé.

c. Fermer hermétiquement la pièce et ne l'ouvrir que 24 ou 48 heures après, puis pratiquer un lavage très complet de toutes les parties de la pièce.

B. *Désinfection par le sublimé.*

a. Porter tous les objets meublants (literie, tentures et tapis) à l'étuve de vapeur sous pression, sèche, ainsi que tous les objets ayant été en contact avec le malade.

b. Laver la pièce avec des solutions au 1.000ᵉ de sublimé. On pourra rendre ces solutions moins dangereuses en se servant de la solution suivante :

SOLUTION DÉSINFECTANTE (Salomon).

Chlorure de sodium	1 gr.
Sulfate de cuivre	2 —
Sublimé	1 —
Acide tartrique	5 —
Eau distillée	1 litre.

Pour faire ces lavages, on pourra se servir d'une éponge ou bien d'un pulvérisateur à main (Geneste et Herscher).

DES DÉSINFECTANTS ET DE LA DÉSINFECTION

Le seul procédé à employer est la chaleur sous forme d'étuve à vapeur sous pression. Tous les autres systèmes d'étuve doivent être repoussés.

a. Porter dans des sacs imperméables et dans des voitures spéciales tous les objets ayant été en contact avec le malade ainsi que les tentures et les tapis, aux étuves municipales pour les villes qui en sont pourvues (étuve de la mairie du XIII⁵ arrondissement, Paris.) ou aux étuves particulières.

b. Pour les épidémies locales, faire usage des étuves mobiles; chaque canton du département de la Seine est pourvu d'une de ces étuves. Chaque département devrait en posséder une ou plusieurs.

3. DÉSINFECTION DES PERSONNES.

Elle comprend celle des vêtements pour les étuves et le lavage des mains et de la figure.

a. Pour les vêtements, se servir des étuves à vapeur sous pression.

b. Pour les mains, utiliser les moyens suivants :

I. Curage mécanique des ongles à sec.

II. Lavage et brossage au savon et à l'eau aussi chaude que possible pendant une minute au moins.

III. Lavage avec une solution antiseptique, L'une des meilleures est celle au sublimé modifiée par Salomon.

Chlorure de sodium	1 gr.
Sulfate de cuivre	2 —
Sublimé	1 —
Acide tartrique	5 —
Eau distillée	1 litre.

Dans les cas où les mains sont restées lontemps en contact avec des substances très infectieuses (autopsies), ajouter à ces précautions la suivante.

IV. Lavage et brossage à l'alcool à 80° pendant une minute au moins.

On peut aussi se servir des savons antiseptiques.

SAVON ANTISEPTIQUE (Hélot).

Acide borique	15 gr.
Crème de Savon	90 —

c. Tenir la main à ce que les personnes en contact avec les malades changent de vêtement quand elles sont au dehors.

La barbe et les cheveux devront être aussi lavés. Les cheveux devront être courts.

4. DÉSINFECTION DES DÉJECTIONS.

Elle comprend celle de matières fécales et celle des crachats.

a. Désinfection des matières fécales.

Utiliser : le chlorure de chaux récemment préparé.

le lait de chaux fraîchement préparé.

le sulfate de cuivre.

le sublimé.

DES DÉSINFECTANTS ET DE LA DÉSINFECTION

Pour le chlorure de chaux faire une solution de 50 gr. pour un litre d'eau.

Pour le lait de chaux, on prend de la chaux de bonne qualité, on la fait se déliter en l'arrosant petit à petit avec la moitié de son poids d'eau. Quand la délitescence est effectuée, on met la poudre dans un récipient soigneusement bouché et placé dans un endroit sec. Comme un kilogramme de chaux qui a absorbé 500 grammes d'eau pour se déliter a acquis un volume de 2 lit. 200, il suffit de la délayer dans le double de son volume d'eau, soit 4 lit. 400, pour avoir un lait de chaux qui soit environ à 20 p. 100. Pour désinfecter les selles, on verse dessus une proportion de lait de chaux égale en volume à 2 p. 100 (Richard et Chantemesse).

Pour le sulfate de cuivre faire des solutions de 50 gr. pour un litre d'eau.

Enfin les solutions du sublimé doivent être au millième.

On peut aussi employer pour les vidanges les huiles lourdes de la houille, Dans les cas d'épidémie grave, on peut aussi employer la chaleur et faire subir aux matières fécales, l'action de la vapeur à plus de 110°.

b. Désinfection des crachats.

Faire cracher les tuberculeux dans des crachoirs munis de sciure de bois humectée avec les solutions suivantes :

I.	Chlorure de zinc liquide à 45°	100	gr.
	Eau et glycérine	1	litre.
II.	Acide phénique cristallisé	5	gr.
	Eau	900	—
	Glycérine	100	—
III.	Acide thymique cristallisé	2	—
	Alcool	50	—
	Eau	900	—

Jeter au feu le contenu des crachoirs combustibles en carton ; on brûle le contenant et le contenu (Iscovesco).

Dans les hôpitaux utiliser la chaleur (eau bouillante ou vapeur sous pression, appareil de Herscher).

5. MESURES SANITAIRES CONTRE LES AFFECTIONS CONTAGIEUSES.

Nous reproduisons ici les mesures adoptées par le conseil d'hygiène et de salubrité de la ville de Paris pour la variole, la fièvre typhoïde, la diphtérie, et la scarlatine. Les étuves indiquées se rapportent à la ville de Paris ; ces indications varieront pour toutes les villes.

INSTRUCTION SUR LES PRÉCAUTIONS A PRENDRE

CONTRE LA FIÈVRE TYPHOÏDE

Le germe de la fièvre typhoïde se trouve dans les déjections des malades.

La contagion se fait à l'aide de l'eau contaminée par ces déjections ou par tout objet souillé par elles.

MESURES PRÉVENTIVES. — En temps d'épidémie de fièvre typhoïde, l'eau potable doit être l'objet d'une attention toute particulière ; l'eau récemment bouillie donne une sécurité absolue.

DES DÉSINFECTANTS ET DE LA DÉSINFECTION

Cette eau doit servir à la fabrication du pain et au lavage des légumes.

Avant de manger il faut se laver les mains avec du savon.

Les habitudes alcooliques, les excès de tous genres, et surtout les excès de fatigue, prédisposent à la maladie.

Mesures à prendre dès qu'un cas de fièvre typhoïde se produit. — Les cas de fièvre typhoïde doivent être déclarés au commissariat de police du quartier pour la Ville de Paris, et à la mairie dans les communes du ressort de la Préfecture.

L'administration assurera le transport du malade, s'il y a lieu, ainsi que la désinfection du logement et des objets contaminés.

a. — TRANSPORT DU MALADE. — Si le malade ne peut recevoir à domicile les soins nécessaires, s'il ne peut être isolé, notamment si plusieurs personnes habitent la même chambre, il doit être transporté dans un établissement spécial.

Les chances de guérison sont alors plus grandes et la transmission n'est pas à redouter.

Le transport devra toujours être fait dans une des voitures spéciales mises *gratuitement* à la disposition du public par l'Administration.

b. — ISOLEMENT DU MALADE. — Le malade s'il n'est pas transporté, sera placé dans une chambre séparée où les personnes appelées à lui donner des soins doivent seules pénétrer.

Son lit sera placé au milieu de la chambre; les tapis, tentures et grands rideaux seront enlevés.

Cette chambre sera aérée plusieurs fois par jour.

Le malade sera tenu dans un état constant de propreté.

Les personnes qui entourent le malade se laveront les mains avec une solution de sulfate de cuivre faible (à 12 grammes par litre d'eau), toutes les fois qu'elles auront touché le malade ou les linges souillés. Elles devront aussi se rincer la bouche avec de l'eau bouillie.

Elles ne mangeront jamais dans la chambre du malade.

c. — DÉSINFECTION DES MATIÈRES. — Il est de la plus haute importance que les déjections du malade ainsi que les objets souillés par elles soient immédiatement désinfectés.

La désinfection des linges et des mains sera obtenue à l'aide de solutions de sulfate de cuivre. Ces solutions seront de deux sortes, les unes fortes et renfermant 50 grammes de sulfate de cuivre par litre, les autres faibles renfermant 12 grammes par litre. Les solutions fortes serviront à désinfecter les déjections et les linges souillés; les faibles serviront au lavage des mains et des linges non souillés.

Les commissaires de police tiennent *gratuitement* à la disposition du public des paquets de 25 grammes destinés à faire les solutions. On mettra deux de ces paquets dans un litre d'eau pour préparer les solutions fortes et un paquet dans deux litres pour les solutions faibles.

Pour désinfecter les matières, on versera dans le vase destiné à les recevoir un demi-litre de la solution forte. On lavera avec cette même solution les cabinets d'aisance et tout endroit où ces déjections auraient été jetées et répandues.

Aucun des linges souillés ou non ne doit être lavé dans un cours d'eau.

Les linges souillés seront trempés et resteront deux heures dans les solutions fortes.

DES DÉSINFECTANTS ET DE LA DÉSINFECTION

Les linges non souillés seront plongés dans une solution faible. Les habits, les literies et les couvertures seront portés aux étuves municipales publiques de désinfection.

d. — DÉSINFECTION DES LOCAUX. — La désinfection des locaux est faite *gratuitement* par des désinfecteurs spéciaux. Pour obtenir cette désinfection, il suffit de s'adresser à Paris au commissaire de police du quartier.

Un médecin inspecteur des Épidémies est chargé de vérifier l'exécution des mesures prescrites ci-dessus.

INSTRUCTION SUR LES PRÉCAUTIONS A PRENDRE
CONTRE LA DIPHTÉRIE

La diphtérie est une affection éminemment contagieuse.

Le germe de la diphtérie est contenu dans les fausses membranes et les crachats.

Il se transmet surtout à l'aide des objets souillés par les produits de l'expectoration.

Ces objets, quand ils n'ont pas été désinfectés, conservent pendant des années leur pouvoir infectieux.

MESURES PRÉVENTIVES. — L'isolement et la désinfection sont les seules mesures efficaces de préservation.

En temps d'épidémie, tout mal de gorge est suspect, le germe de la diphtérie se développant surtout sur une muqueuse déjà malade: appeler de suite un médecin.

Mesures à prendre dès qu'un cas de diphtérie se produit. — Les cas de diphtérie seront déclarés au commissariat de police du quartier pour la ville de Paris, ou à la mairie dans les communes du ressort de la Préfecture.

L'administration assurera l'isolement ou le transport du malade et la désinfection du logement contaminé.

a. — TRANSPORT DU MALADE. — Si le malade ne peut recevoir à domicile les soins nécessaires, s'il ne peut être isolé, notamment si plusieurs personnes habitent la même chambre, il doit être transporté dans un établissement spécial.

Ce transport doit être effectué à une époque aussi rapprochée que possible du début de la maladie.

Les chances de guérison sont alors plus grandes et la transmission n'est pas à redouter.

Le transport devra toujours être fait dans une des voitures spéciales mises *gratuitement* à la disposition du public par l'administration.

b. — ISOLEMENT DU MALADE. — Le malade, s'il n'est pas transporté, sera placé dans une chambre séparée où les personnes appelées à lui donner des soins doivent seules pénétrer.

Son lit sera placé au milieu de la chambre; les tapis, tentures et grands rideaux seront enlevés.

Le malade doit être tenu dans le plus grand état de propreté.

On évitera tout ce qui pourrait provoquer l'excoriation de sa peau: vésicatoires, sinapismes, etc.

DES DÉSINFECTANTS ET DE LA DÉSINFECTION

Il est indispensable d'éloigner immédiatement toute personne qui ne concourt pas au traitement du malade et surtout les enfants.

Les personnes qui soignent le malade éviteront de l'embrasser, de respirer son haleine, et de se tenir en face de sa bouche pendant les quintes de toux.

Si ces personnes ont des crevasses ou de petites plaies, soit aux mains, soit au visage, elles auront soin de les recouvrir de collodion.

Elles se laveront les mains avec une solution de sulfate de cuivre faible (12 grammes par litre d'eau), toutes les fois qu'elles auront touché le malade ou les linges souillés. Elles devront aussi se rincer la bouche avec de l'eau bouillie.

Elles ne mangeront jamais dans la chambre du malade.

c. — DÉSINFECTION DES MATIÈRES EXPECTORÉES OU VOMIES. — Il est de la plus haute importance que les matières expectorées ou vomies, ainsi que les objets souillés par elles, soient immédiatement désinfectés.

La désinfection des linges et des mains sera obtenue à l'aide de solutions de sulfate de cuivre. Ces solutions seront de deux sortes, les unes fortes et renfermant 50 grammes de sulfate de cuivre par litre, les autres faibles renfermant 12 grammes par litre. Les solutions fortes serviront à désinfecter les matières expectorées ou vomies et les linges souillés ; les faibles serviront au lavage des linges non souillés, Les commissaires de police tiennent *gratuitement* à la disposition du public des paquets de 25 grammes destinés à faire les solutions. On mettra deux de ces paquets dans un litre d'eau pour préparer les solutions fortes et un paquet dans deux litres pour les solutions faibles.

Pour la désinfection des matières expectorées ou vomies, on versera dans le vase qui les reçoit un demi-litre de la solution forte. On lavera avec cette même solution les cabinets d'aisance et tout endroit où ces déjections auraient été jetées et répandues. Aucun des linges souillés ou non ne doit être lavé dans un cours d'eau.

Les linges souillés seront trempés et resteront deux heures dans la solution forte.

Les linges non souillés seront plongés dans une solution faible.

Les habits, les literies et les couvertures seront portés aux étuves municipales publiques de désinfection.

Les objets de literie, et en particulier les berceaux, doivent être également portés à l'étuve de désinfection. Les jouets de l'enfant doivent être brûlés.

Les cuillers, tasses, verres, etc. devront, aussitôt après avoir servi au malade, être plongés dans l'eau bouillante.

Pendant la maladie, les poussières du sol de la chambre seront enlevées chaque jour et immédiatement brûlées. Avant le balayage, on projettera sur le plancher de la sciure de bois humecté avec une solution de sulfate de cuivre (12 grammes par litre).

d. — DÉSINFECTION DES LOCAUX. — La désinfection des locaux est faite *gratuitement* par des désinfecteurs spéciaux. Pour obtenir cette désinfection, il suffit de s'adresser, à Paris, au commissaire de police du quartier.

Un médecin inspecteur des Epidémies est chargé de vérifier l'exécution des mesures prescrites ci-dessus.

DES DÉSINFECTANTS ET DE LA DÉSINFECTION

INSTRUCTION SUR LES PRÉCAUTIONS A PRENDRE
CONTRE LA SCARLATINE

La scarlatine est une maladie contagieuse.
Elle exige toujours de grands soins.
**Elle est surtout redoutable par les complications qui
peuvent survenir même après la disparition de l'éruption.**

Mesures à prendre dès qu'un cas de fièvre scarlatine se produit.
— Tout cas de scarlatine sera déclaré au commissariat de police du
quartier pour la ville de Paris, ou à la mairie dans les communes du
ressort de la Préfecture.

L'administration assurera l'isolement ou le transport du malade et
la désinfection du logement contaminé.

a, — TRANSPORT DU MALADE. — Si le malade ne peut recevoir à domi-
cile les soins nécessaires, s'il ne peut être isolé, et surtout si plusieurs
personnes habitent la même chambre, il doit être transporté dans un
établissement spécial.

Les chances de guérison sont alors plus grandes et la transmission
n'est pas à redouter.

Le transport devra toujours être fait dans une des voitures spé-
ciales mises *gratuitement* à la disposition du public par l'administra-
tion.

b. — ISOLEMENT DU MALADE. — Le malade, s'il n'est pas transporté,
sera placé dans une chambre séparée, où les personnes appelées à lui
donner des soins doivent seules pénétrer.

Son lit sera mis au milieu de la chambre; les tapis, tentures et
grands rideaux seront enlevés.

Son isolement devra durer au moins quarante jours, à partir du
moment où l'éruption a été constatée.

Les personnes appelées à donner des soins au malade seront choi-
sies, autant que possible, parmi celles qui ont déjà eu la scarlatine.
Elles devront se laver les mains fréquemment, et surtout avant les
repas. Elles ne mangeront jamais dans la chambre du malade.

Le malade sera tenu dans un état constant de propret

c. — DÉSINFECTION DES OBJETS AYANT ÉTÉ EN CONTACT AVEC LE MALADE
ET MESURES DE PRÉCAUTION A PRENDRE PAR CELUI-CI. — Tous les objets
(linge, draps, couvertures, objets de toilette, etc.), ayant été en contact
avec le malade doivent être désinfectés.

La désinfection des linges et des mains sera obtenue à l'aide de
solutions de sulfate de cuivre. Ces solutions seront de deux sortes, les
unes fortes et renfermant 50 grammes de sulfate de cuivre par litre,
les autres faibles renfermant 12 grammes par litre. Les solutions fortes
serviront à désinfecter les linges souillés ; les faibles serviront au
lavage des mains et des linges non souillés.

Les commissaires de police tiennent *gratuitement* à la disposition
du public des paquets de 25 grammes destinés à faire les solutions.
On mettra deux de ces paquets dans un litre d'eau pour préparer les
solutions fortes et un paquet dans deux litres pour les solutions
faibles.

Les linges souillés resteront deux heures dans les solutions fortes.

Aucun des linges, souillés ou non, ne doit être lavé dans un cours d'eau.

Les habits, les literies et les couvertures seront portés aux étuves municipales publiques de désinfection.

Les cuillers, tasses, verres, etc., ayant servi au malade devront, aussitôt après leur usage, être plongés dans l'eau bouillante.

Les matières rendues par le malade, les crachats, les vomissements, les selles et les urines doivent être désinfectés au moyen d'une solution de sulfate de cuivre à 50 grammes par litre. Un verre de cette solution est versé préalablement dans le vase destiné à recevoir ces matières, qui sont jetées sans délai dans les cabinets.

Les cabinets sont eux-mêmes désinfectés deux fois par jour avec le même liquide.

Les souillures sur les tapis, meubles et parquets doivent également être lavées avec la solution forte. D'autre part, les poussières du sol de la chambre seront enlevées chaque jour, et brûlées immédiatement; on aura soin, avant le balayage, de projeter sur le plancher de la sciure de bois humectée avec la solution faible (12 grammes par litre) de sulfate de cuivre.

Le malade ne doit sortir qu'après avoir pris un bain savonneux.

L'enfant qui a eu la scarlatine ne doit retourner à l'école qu'après un intervalle de quarante jours au moins à partir du début de la maladie.

d. — DÉSINFECTION DES LOCAUX. — La désinfection des locaux est faite *gratuitement* par des désinfecteurs spéciaux. Pour obtenir cette désinfection, il suffit de s'adresser, à Paris, au commissaire de police du quartier.

Un médecin inspecteur des Epidémies est chargé de vérifier l'exécution des mesures prescrites ci-dessus.

INSTRUCTION SUR LES PRÉCAUTIONS A PRENDRE
CONTRE LA VARIOLE

La variole est une maladie éminemment contagieuse. La vaccination et la revaccination sont les seuls moyens de prévenir ou d'arrêter les épidémies de variole.

Mesures à prendre dès qu'un cas de variole se produit. — Les cas de variole seront déclarés au commissariat de police du quartier pour la ville de Paris, ou à la mairie dans les communes du ressort de la Préfecture.

L'administration assurera l'isolement ou le transport du malade et la désinfection du logement contaminé.

a. — TRANSPORT DU MALADE. — Si le malade ne peut recevoir à domicile les soins nécessaires, s'il ne peut être isolé, notamment si plusieurs personnes habitent la même chambre, il doit être transporté dans un établissement spécial.

Les chances de guérison sont alors plus grandes et la transmission n'est pas à redouter.

Le transport devra toujours être fait dans une des voitures spéciales mises *gratuitement* à la disposition du public par l'administration

DES DÉSINFECTANTS ET DE LA DÉSINFECTION

b. — ISOLEMENT DU MALADE. — Le malade, s'il n'est pas transporté, sera placé dans une chambre séparée où les personnes appelées à lui donner des soins doivent seules pénétrer.

Son lit sera placé au milieu de la chambre; les tapis, tentures et grands rideaux seront enlevés.

Le malade sera tenu dans un état constant de propreté.

Les personnes appelées à donner des soins à un varioleux devront être revaccinées. Elles se laveront les mains avec une solution de sulfate de cuivre faible (à 12 grammes par litre d'eau), toutes les fois qu'elles auront touché le malade ou les linges souillés. Elles devront aussi se rincer la bouche avec de l'eau bouillie.

Elles ne mangeront jamais dans la chambre du malade.

Elles devront avoir des vêtements spéciaux et les quitter en sortant de la chambre.

c. — DÉSINFECTION DES OBJETS AYANT ÉTÉ EN CONTACT AVEC LE MALADE, ET MESURES DE PRÉCAUTION A PRENDRE PAR CELUI-CI. — Tous les objets (linge, draps, couvertures, objets de toilette, etc.) ayant été en contact avec le malade doivent être désinfectés

La désinfection des linges et des mains sera obtenue à l'aide de solutions de sulfate de cuivre. Ces solutions seront de deux sortes, les unes fortes et renfermant 50 grammes de sulfate de cuivre par litre, les autres faibles renfermant 12 grammes par litre. Les solutions fortes serviront à désinfecter les linges souillés; les faibles serviront au lavage des mains et des linges non souillés.

Les commissaires de police tiennent *gratuitement* à la disposition du public des paquets de 25 grammes destinés à faire les solutions. On mettra deux de ces paquets dans un litre d'eau pour préparer les solutions fortes et un paquet dans deux litres pour les solutions faibles.

Les linges souillés seront trempés et resteront deux heures dans les solutions fortes.

Aucun des linges, souillés ou non, ne doit être lavé dans un cours d'eau.

Les linges non souillés seront plongés dans une solution faible.

Les habits, les literies les et couvertures seront portés aux étuves municipales publiques de désinfection.

Le malade ne doit sortir qu'après avoir pris plusieurs bains.

d. — DÉSINFECTION DES LOCAUX. — La désinfection des locaux est faite *gratuitement* par des désinfecteurs spéciaux. Pour obtenir cette désinfection, il suffit de s'adresser, à Paris, au commissaire de police du quartier.

Un médecin inspecteur des Epidémies est chargé de vérifier l'exécution des mesures prescrites ci-dessus.

INSTRUCTION SUR LES PRÉCAUTIONS A PRENDRE
CONTRE LE CHOLÉRA

Le germe de la diarrhée cholériforme est contenu dans les déjections des malades (matières fécales et vomissements). Il se transmet surtout par l'eau, les linges et les vêtements. Il ne se transmet pas par l'air.

MESURES PRÉVENTIVES. — L'eau potable doit être l'objet d'une attention toute particulière; l'eau récemment bouillie donne une sécurité absolue.

DES DÉSINFECTANTS ET DE LA DÉSINFECTION

Cette eau doit seule servir à la fabrication du pain et au lavage des légumes.

Il faut se laver au savon les mains avant de manger.

Les excès de tous genres, notamment les excès alcooliques, sont dangereux.

Les refroidissements doivent être évités avec le plus grand soin.

Toute diarrhée et tout trouble intestinal sont suspects : appeler de suite un médecin.

PREMIERS SOINS A DONNER AUX MALADES

IL FAUT :
- Combattre la diarrhée ;
- Arrêter les vomissements ;
- Réchauffer le malade.

1° POUR COMBATTRE LA DIARRHÉE :

Administrer tous les quarts d'heure trois cuillerées à soupe de la limonade suivante :

Acide lactique	10 gr.
Sirop de sucre	90 —
Alcoolature d'orange	2 —

à verser dans un litre d'eau.

2° POUR ARRÊTER LES VOMISSEMENTS :

Administrer des petits morceaux de glace ou des boissons gazeuses et donner toutes les heures vingt gouttes de l'élixir suivant :

Elixir parégorique	20 gr.

3° POUR RÉCHAUFFER LE MALADE :

Boissons chaudes et alcooliques. — Café noir léger additionné d'eau-de-vie. — Thé chaud avec du rhum. — Grogs.

Frictions sèches énergiques. — Enveloppement dans des couvertures. Boules d'eau chaude ou briques chauffées autour du malade.

MESURES A PRENDRE DÈS QU'UN CAS DE
CHOLÉRA SE PRODUIT

Dès qu'un cas de diarrhée cholériforme se produit, il faut en faire la déclaration, soit à la Préfecture de police (service des épidémies), soit au Commissariat de police du quartier pour la ville de Paris, et à la Mairie dans les communes du ressort de la Préfecture.

a. — Transport du malade

Si le malade ne peut recevoir à domicile les soins nécessaires, s'il ne peut être isolé, notamment si plusieurs personnes habitent la même chambre, il doit être transporté dans un service spécial.

Les chances de guérison sont alors plus grandes et la transmission n'est pas à redouter.

Le transport devra toujours être fait dans une des voitures spéciales mises *gratuitement* à la disposition du public. A Paris, l'envoi de la voiture sera demandé soit dans les Commissariats ou les postes de police, soit à la Préfecture de police (service des Épidémies), soit rue de Chaligny, 21, soit rue de Staël, 6. La Préfecture de police (service des Épidémies) et les stations de voitures de la rue de Chaligny et de la rue de Staël sont reliées au réseau téléphonique public. Le service est assuré jour et nuit.

b. — Isolement du malade

Le malade, s'il n'est pas transporté, sera placé dans une chambre séparée où les personnes appelées à lui donner des soins doivent seules pénétrer.

Son lit sera placé au milieu de la chambre; les tapis, tentures et grands rideaux seront enlevés.

Les personnes qui entourent le malade se laveront les mains avec une solution de sulfate de cuivre faible (à 12 grammes par litre d'eau) toutes les fois qu'elles auront touché le malade ou les linges souillés.

Elles devront aussi se rincer la bouche avec de l'eau bouillie.

Elles ne mangeront jamais dans la chambre du malade.

c. — Désinfection

Il est de la plus haute importance que les déjections du malade (matières fécales et matières vomies), ainsi que les objets souillés par elles, soient immédiatement désinfectés.

La désinfection des déjections sera obtenue à l'aide d'une solution de sulfate de cuivre, renfermant 50 grammes de sulfate de cuivre par litre.

Les Commissaires de police tiennent *gratuitement* à la disposition du public des paquets de 25 grammes destinés à faire les solutions. On mettra deux de ces paquets dans un litre d'eau pour préparer les solutions destinées à la désinfection des selles et des cabinets d'aisances. Un demi-paquet dans un litre d'eau suffit pour la désinfection des mains.

Pour désinfecter les matières, on versera dans le vase qui les reçoit un demi-litre de la solution. On lavera avec cette même solution les cabinets d'aisance et tout endroit où ces déjections auraient été jetées et répandues.

Aucun des linges souillés ou non ne doit être lavé dans un cours d'eau.

Le petit linge sera désinfecté par une immersion pendant 10 à 15 minutes dans l'eau bouillante; cette immersion sera précédée, s'il y a des taches de sang ou de pus, d'un trempage dans une solution de potasse.

Pour les grands linges, on devra réclamer leur passage à l'étuve; il en sera de même pour les habits, les tapis, la literie et les couvertures.

SERVICES DE DÉSINFECTION ET DE TRANSPORT
DES MALADES

Tous ces services sont gratuits pour Paris et la banlieue; pour les obtenir, s'adresser :

A PARIS :

A la Préfecture de police (service des Epidémies);
Rue du Château-des-Rentiers, 73; ⎫
Rue de Chaligny, 21; ⎬ Etuves municipales.
Et rue des Récollets, 6 *bis*. ⎭

Aux Mairies;
Aux commissariats et aux postes de police;
Enfin aux cimetières du Nord, de l'Est et du Sud.

DES DÉSINFECTANTS ET DE LA DÉSINFECTION

La Préfecture de police (service des Epidémies) et chacune des étuves municipales sont reliées av réseau téléphonique public. Des voitures spéciales viennent chercher à domicile les objets à désinfecter et elles les rapportent après leur passage à l'étuve.

DANS LA BANLIEUE : Au Maire ou au Commissaire de police. Dans la banlieue les étuves sont mobiles ; elles sont conduites à proximité de l'immeuble où il y a des objets à désinfecter.

d. — Désinfection des locaux

A Paris et dans la banlieue, la désinfection des locaux est faite gratuitement par des désinfecteurs spéciaux.

Elle est demandée aux mêmes services que le passage des objets à l'étuve.

Un médecin-inspecteur des Épidémies est chargé de vérifier l'exécution des mesures prescrites ci-dessus.

DEUXIÈME PARTIE

HYGIÈNE

THÉRAPEUTIQUE

Définition. — L'hygiène thérapeutique est cette partie des sciences médicales qui a pour objet de diriger l'emploi des modificateurs hygiéniques dans le traitement des maladies, et d'en régler les conditions de manière à conduire le plus possible au rétablissement de la santé (Bouchardat).

Cette hygiène thérapeutique comprend la kinésithérapie, la climatothérapie, l'hydrothérapie et l'hygiène alimentaire ; nous y joindrons l'électricité médicale. Nous suivrons l'ordre alphabétique. Il est bien entendu que tout ce qui a trait aux douches se trouvera au mot hydrothérapie, tout ce qui a trait à l'électricité au mot électricité médicale.

L'article *électrothérapie* a été fait par M. le Dr Bardet et les articles *massage* et *balnéothérapie* par le Dr Léon Petit. La compétence de ces deux médecins dans chacune de ces parties donne un intérêt tout spécial à ces articles.

AÉROTHÉRAPIE. — *Emploi de l'air pour la cure des maladies:* air comprimé, air raréfié. Appareils spéciaux.

Bains d'air comprimé. — Junod, Pravaz, Tabarié.

Cloches où l'on comprime l'air et où se trouve placé le malade: compression de l'air à deux cinquièmes d'atmosphère. Durée totale du bain de 1 heure 1/2 à 2 heures. Une demi-heure pour augmenter graduellement la pression, une heure où l'on maintient la pression à un état constant, une demi-heure pour ramener la pression à son état normal.

Action physiologique. — Augmentation de la capacité pulmonaire, augmentation des phénomènes de combustion et de nutrition.

Applications thérapeutiques. — Cure de l'asthme, de l'emphysème pulmonaire, du catarrhe chronique, de la phthisie, de la coqueluche; traitement de la chlorose, de la goutte, du diabète, de la polysarcie et de l'albuminurie.

Contre-indication. — Maladies du cœur et de l'aorte. Rétrécissement de la trompe d'Eustache.

Inhalation d'air comprimé et raréfié. — Appareils spéciaux, appareil de Waldenburg, de Schnitzler, appareil de Maurice Dupont. Inhalations dans l'air comprimé, exhalation dans l'air raréfié.

Action physiologique. — Lavage aérien du poumon. Augmentation de la capacité pulmonaire. Activité plus grande de la circulation.

Applications thérapeutiques. — Emphysème pulmonaire, catarrhe pulmonaire, bronchite chronique, pleurésie chronique.

Inhalations médicamenteuses. — Appareils très variés. Consiste à faire passer l'air à travers ou à la surface de la solution médicamenteuse. Inhalateurs de Le Fort (de Lille), de Sandras, etc... Solutions médicamenteuses variables; goudron, térébenthine, alcool, iodoforme.

INHALATION (Le Fort).

Camphre	50 gr.
Goudron	40 —
Teinture d'iode	40 —
Liqueur d'Hoffmann	10 —

Inhalateur permanent nasal, appareil de Feldbausch, appareil de Cozzolino, muselière avec substances médicamenteuses.

Inhalations sous pression. — Inhalation de créosote, d'eucalyptol dans l'air comprimé (Tapret, Germain Sée).

Vaporisation. — Dégagement dans l'air de vapeurs médicamenteuses. Vapeurs térébenthinées. Combustion d'un mélange de goudron de houille et de térébenthine.

TRAITEMENT DU CROUP (Delthil).

Goudron de gaz	
Essence de térébenthine	ā̄ā 40 gr.

A placer dans un vase de métal ou en terre réfractaire mettre le tout sur un plateau métallique, allumer le mélange, faire des fumigations de 2 heures en 2 heures.

FUMIGATION CONTRE LA DIPHTHÉRIE
(Renou).

Faire bouillir dans une pièce deux litres d'eau dans lesquels on verse toutes les deux heures une cuillerée à bouche de la solution suivante :

Acide phénique	250 gr.
Acide salicylique	50 —
Alcool	1 litre

Vapeurs d'acide fluorhydrique (Bergeon, Chevy, Seiler).

Pulvérisations. — Pulvérisateurs à air froid, pulvérisateurs à vapeur. Atmosphère antiseptique (Spray).

ALIMENT. — On donne le nom d'aliment à toute substance de quelque origine que ce soit qui, introduite dans l'organisme vivant, peut servir à la nutrition.

L'alimentation sera l'association méthodique et raisonnée de ces divers aliments. Les aliments se divisent en principes alimentaires primordiaux, en aliments complets et en aliments complexes.

Principes alimentaires primordiaux. — Ce sont les principes que l'on doit toujours trouver dans une substance pour qu'elle devienne alimentaire. Ces principes se divisent de la façon suivante :

PRINCIPES ORGANIQUES	Principes azotés	Principes albuminoïdes ou protéiques	Fibrine. Albumine. Glutine. Caséine. Légumine.
		Substances gélatinigènes ou non protéiques	Chondrine. Osséine. Gélatine. Colle de poisson. Cartilage, etc.
		Alcaloïdes ou Glucosides	Théobromine. Caféine. Théine. Matéine.
	Principes non azotés	Hydrate de carbone	Amidon. Sucre. Gomme.
		Graisses neutres	Beurre. Graisse. Huile.
PRINCIPES INORGANIQUES	Sels......	Chlorures Carbonates Phosphates Lactates	Soude. Chaux. Potasse.
	Eau.		

Aliments complets. — Ce sont ceux qui suffisent à eux seuls à la nutrition. Pour l'homme il n'y a qu'un aliment complet, le *lait*, puis viennent les *œufs*, aliment complet pour l'oiseau, incomplet pour l'homme.

Aliments complexes. — Les aliments complexes sont très nombreux et se divisent ainsi :

ALIMENTS COMPLEXES	Aliments azotés....	Viandes. Poissons. Mollusques et crustacés.
	Aliments végétaux	Céréales. Légumes. Fruits.
	Aliments gras	Huiles. Graisses. Beurres.
	Boissons.	Eaux. Boissons aromatiques. Boissons alcooliques.

BALNÉATION. — *Bain*. — Immersion et séjour plus ou moins prolongé du corps ou d'une partie du corps dans un milieu quelconque autre que l'atmosphère.

On peut les diviser :

D'APRÈS LA TEMPÉRATURE en	{ Froids au-dessous de 25° (toniques). Tièdes de 30 à 35° (neutres). Chauds de 35 à 40° (déprimants).
D'APRÈS LE MILIEU D'IMMERSION en	{ Liquides. Gazeux. Solides.
D'APRÈS LA PARTIE IMMERGÉE en	{ Entiers. Partiels (demi-bains, pédiluves, bains de siège, etc.).

En réalité, les bains gazeux seuls peuvent être *entiers*, mais l'usage a donné le nom de bain entier à celui dans lequel tout le corps, sauf la tête, est plongé.

Bains liquides. (Bains proprement dits.) — Ils sont généralement composés d'eau pure ou d'eau contenant en dissolution ou en suspension diverses substances. Mais ils peuvent aussi être formés d'autres liquides tels que lait, huile, vin, bouillons divers, sang, entrailles (bains dé tripes), etc...

Lorsque l'eau du bain se renouvelle constamment, il est dit *bain à eau courante ;* dans le cas contraire, c'est le *bain à eau dormante.*

La durée moyenne d'un bain est de 20 à 30 minutes. Au delà d'une heure, c'est le *bain prolongé.*

FORMULES DES PRINCIPAUX BAINS MÉDICAMENTEUX.

Les diverses substances qu'on incorpore aux bains sont empruntées aux règnes minéral, végétal et animal.

EAU : 300 LITRES

1° ORIGINE MINÉRALE

BAINS ALCALINS.

Carbonate de soude	250 gr.

BAINS DE VICHY.

Bicarbonate de soude	500 gr.

BAINS SULFUREUX :

A. Trisulfure de potassium solide   50 à 100 gr.

Concasser, enfermer dans un flacon, faire dissoudre au moment du bain dans un litre d'eau chaude, à part.

B. Trisulfure de potassium	50 à 100 gr.
Eau	200 —

Dissoudre à chaud et filtrer.

BAINS DE BARÉGES :

Hydrosulfate de soude cristallisé	} āā	60 gr.
Chlorure de sodium cristallisé		
Carbonate de soude desséché		30 —

Dissoudre dans un litre d'eau.

Les bains sulfureux doivent être pris dans des pièces spéciales peintes au blanc de zinc, dans des baignoires de bois, de zinc ou de fonte émaillée.

BAIN IODÉ.

Iode	10 gr.
Iodure de potassium	20 —
Eau	250 —

Dissoudre et verser dans le bain. (Baignoire de bois ou émaillée.)

BAIN IODURÉ.

Iodure de potassium	50 gr.
Eau	450 —

BAIN DE MER ARTIFICIEL.

A. Sel marin	8 kil.	
Sulfate de soude cristallisé	3 —	500 gr.
Hydrochlorate de chaux	0 —	700 —
Hydrochlorate de magnésie	2 —	000 —
B. Chlorure de sodium	7 —	500 —
— de magnésium	2 —	515 —
— — calcium		515 —
— — potassium		60 —
Sulfate de soude	2 —	525 —

Iodure de potassium ⎱ āā		0 gr. 15 centigr.
Bromure de potassium ⎰		
Sulfhydrate d'ammoniaque		V gouttes

BAIN DE PENNÈS.

Bromure de potassium	1 gr.
Carbonate de soude	300 —
— de chaux	1 —
Phosphate de soude	8 —
Sulfate de soude	5 —
Sulfate d'alumine	1 —
— fer	3 —
Huile essentielle de lavande ⎱	
— de thym ⎰ āā	—
— de romarin	
Teinture de staphisaigre	60 —

BAINS DE SEL.

Sel gris	5 kil.

BAIN DE SUBLIMÉ Cod.).

Bichlorure de mercure	20 gr.

Dissoudre dans :

Alcool à 90°	50 —

Ajouter :

Eau distillée	200 —

La dose de sublimé peut être portée à 50 grammes. (Baignoire de bois ou fonte émaillée.)

BAIN MERCURIEL.

Sublimé corrosif ⎱ āā		15 gr.
Chlorhydrate d'ammoniaque ⎰		
Eau distillée		500 —

BAIN DE BOURBONNE ARTIFICIEL.

Carbonate de soude	100	gr.
Bromure de sodium	10	—
Chlorure de sodium	500	—

BAIN DE PLOMBIÈRES ARTIFICIEL.

Carbonate de soude	100	gr.
Sel marin	20	—
Sulfate de soude	60	—
Gélatine	100	—

2° ORIGINE VÉGÉTALE

BAIN D'AMIDON.

Amidon   200 à 500 gr.

Délayer dans 2 litres d'eau et mélanger au bain lentement et en agitant

BAIN AROMATIQUE.

Espèces aromatiques   500 gr.

Infuser une heure dans : Eau bouillante 10 litres. Passer.

BAIN SINAPISÉ.

Pédiluve :

Farine de moutarde   150 gr.

Délayer dans 3 litres d'eau froide et verser dans le bain préparé à la température convenable.
Bain entier :

Poudre de moutarde   1 kil.

Dans un linge fin, dans l'eau du bain.

BAIN DE SON.

Son   1 kil.

Faire bouillir 10 minutes dans 5 ou 6 litres d'eau, passer et mélanger avec le bain.

BAIN DE TILLEUL.

Tilleul   1 kil.

Même préparation que pour le bain aromatique.

3° ORIGINE ANIMALE

BAINS GÉLATINEUX.

Colle de Flandre	500	gr.
Eau chaude	10	litres

Dissoudre et verser dans le bain.

BAINS GÉLATINO-SULFUREUX.

Polysulfure de potassium	50	gr.
Gélatine concassée	250	—

Dissoudre à chaud la gélatine, puis le sel.

BAINS SAVONNEUX.

Savon blanc du commerce   1 kil.

Dissoudre à chaud dans 5 litres d'eau.

BAINS GAZEUX. — (Voir *Aérothérapie*.)

Les bains gazeux usités en balnéothérapie proprement dite sont
Les bains d'air chaud.
Les bains de vapeurs.

Ils sont administrés dans des *étuves totales*, salles dans lesquelles les malades sont soumis au contact de la chaleur ou dans des caisses, *étuves limitées*, la tête restant à l'air libre.

Ces étuves totales ou limitées peuvent être *sèches* ou *humides*, selon que l'on y fait pénétrer de l'air chauffé ou de la vapeur d'eau ; dans l'étuve sèche la température oscille entre 35 et 50°, en moyenne 40° centigrades, dans l'étuve humide elle varie entre 35 et 70°, en moyenne 45°.

On peut en même temps charger la vapeur de produits médicamenteux : térébenthine, iodure de potassium, etc., ou dégager dans l'étuve sèche des fumigations : ex. : essence de pin, cinabre, etc...

La durée du bain de sudation ne doit pas dépasser 25 minutes.

Le *bain russe* est une étuve humide à proximité de laquelle se trouve une salle d'immersion froide et un salon de repos avec massage.

Le *bain maure* est un bain analogue et n'en diffère que par la suppression des applications d'eau froide.

Bains solides. — Bains de sable, de boue, de marc de raisin, de marc d'olive, etc..., presque tous du domaine de l'empirisme, sauf toutefois les bains de boue minérale (Dax). Boues de Dax transportées (Barth's, Sandfort).

BEURRE. — Voir *Graisses*.

BIÈRE. — Voir *Boissons alcooliques*.

BOISSONS. — Les boissons que l'homme consomme se divisent en trois groupes, l'eau, les boissons aromatiques, les boissons alcooliques.

Eau. — Nous ne parlerons ici que des eaux potables. Les eaux minérales dites de table ou artificielles seront traitées à l'article des eaux minérales.

L'eau potable doit contenir de l'air au moins de 25 à 50 cc. par litre, et des sels, ces derniers ne doivent pas atteindre le chiffre de 0 gr., 50 par litre. Elle doit dissoudre le savon et cuire les haricots. L'eau contient des proto-organismes dont les uns sont nuisibles, les autres favorables, les premiers aèrent l'eau ; tel est le rôle des diatomées. L'eau outre son action alimentaire agit aussi comme diurétique.

Boissons aromatiques. — Le type de ces boissons est celles qui renferment de la caféine (café, thé, maté, kola).

L'action physiologique et hygiénique de la caféine est encore fort discutée. Trois opinions ont été émises. La caféine empêche la dénutrition, c'est un aliment d'épargne ; la caféine est un tonique, c'est un dynamophore ; la caféine est un aliment par l'azote qu'elle renferme.

Les boissons aromatiques sont utilisées comme diurétiques et toniques ; pour leurs diverses préparations, voir *Formulaire*.

Boissons alcooliques. — L'homme fait une grande consommation des boissons alcooliques, leur action physiologique a été l'objet de nombreuses discussions. L'Alcool ne serait pas un aliment, il passerait intact à travers l'économie (Perrin, Duroy, Lallemand) ; l'alcool serait un aliment (Bouchardat, Dujardin-Beaumetz), il serait brûlé en partie par l'économie, mais agirait aussi en nature sur les centres nerveux. Ce serait un aliment antidéperditeur et un tonique. A dose élevée il abaisse la température ; de là ses applications nombreuses comme médicament antithermique.

Voici d'ailleurs la composition du bouillon :

Eau...................................... 985,600 pour 1000 . 985,600

SUBSTANCES ORGANIQUES

Solides desséchées à 20°.......... 16,917 pour 1000 ⎫
Sels solubles (chlorhydrate, phos-
  phate et sulfate de potasse et
  soude).......................... 10,724 —   ⎬ 28,180
Sels très peu solubles; phosphate de
  magnésie et de chaux........... 0,539 —   ⎭

                                                     1.013,780

Préparation. — Formule du bouillon pour les hôpitaux de Paris.

Viande crue désossée	1 kil.
Eau	4 litres
Légumes verts	400 gr.
Sel	10 —

La cuisson du bouillon doit être menée très lentement et à feu très doux.

Bouillon américain. — On donne ce nom à un bouillon sans eau qui se prépare de la façon suivante :

Dans une marmite en étain à fermeture hermétique, marmite autoclave, placer des couches alternatives de viande coupée par morceaux et de légumes. Chauffer le tout au bain-marie pendant 6 à 7 heures et passer avec expression.

Bouillon instantané (thé-bœuf, beef-tea). — Se prépare de plusieurs façons. Prendre une livre de bœuf entièrement maigre, la couper par morceaux et jeter dessus poids égal d'eau chaude à 60°, faire infuser pendant 1 heure et ajouter du sel.

Thé-bœuf, suivant la Formule de A. Robin. Dans un récipient en terre très épais ou en étain à fermeture hermétique placer des petits cubes de viande crue dégraissée, ajouter du bouillon, fermer le tout hermétiquement et chauffer au bain-marie pendant 2 ou 3 heures en empêchant que la température s'élève au-dessus de 60°. Puis passer avec expression.

CAFÉ. — Voir *Boissons aromatiques.*

CÉRÉALES. — L'homme fait surtout usage du blé, du seigle, du riz, de l'avoine et du maïs. La plus azotée de ces céréales est le blé, qui contient 20,68 pour 100 de matières azotées, puis vient le maïs avec 12,80, puis l'avoine avec 11,90, puis le seigle avec 9,00 et enfin le riz qui en contient 6,40 ; en revanche, ce dernier est le plus riche en amidon, il en contient 77,75 pour 100, le blé 76,51, le seigle 57,50, le maïs 58,40. Le maïs contient en plus des substances grasses, ce qui en fait un aliment très nourrissant. L'avoine contient une grande quantité d'azote et aussi une certaine quantité de fer; elle renferme de plus un principe excitant (Sanson). Pour les animaux, le cheval en particulier, l'avoine est un aliment de force par excellence.

Fromentine. — Grâce aux nouveaux procédés de mouture et de blutage, on peut retirer aujourd'hui l'embryon du blé. Ces embryons renferment une huile purgative (huile de blé) et des substances azotées en grande quantité. Ces dernières privées de leurs principes huileux et réduites en poudre constituent une farine des plus nourrissantes que l'on peut utiliser pour l'alimentation (Douliot).

Légumine. — Préparation d'embryons de blé (Bovet).

CHAMPIGNONS. — Les champignons sont peu nourrissants, contiennent surtout de l'eau. Il faut près de 10 kilos de champignons de couche pour représenter un kilogr. de viande.

CIDRE. — Voir *Boissons alcooliques*.

CLIMATOTHÉRAPIE. — On entend par climat les effets produits par l'air, le sol et l'eau d'une contrée sur les êtres organisés. La climatothérapie est l'application de l'ensemble de ces moyens à la cure des maladies.

Division des climats. — Le classement des climats a pour base soit la chaleur, soit l'humidité, soit la pression atmosphérique. Pour la chaleur, on a admis trois grandes zones : torride, tempérée, froide (Michel Lévy, Rochard, Fonssagrives).

L'humidité atmosphérique a servi de base à la classification de Thomas Weber qui établit deux grandes divisions : 1° Climats des îles, des côtes, ou climats maritimes ; 2° Climats intérieurs ou continentaux.

I. DIVISION DES CLIMATS MARITIMES en climats humides, demi-humides, secs.

A. *Climats insulaires et côtiers humides.*

Deux divisions :

1° *Climats insulaires et côtiers humides à température élevée :* Madère. Température moyenne de l'hiver, 17°. Iles Canaries, Ténériffe, Açores, etc...

2° *Climats insulaires et côtiers humides à température fraîche :* Ile de Bute (Rathesay), moyenne de l'hiver 14°.

B. *Climats insulaires et côtiers demi-humides.*

1° *Climats chauds :* Mogador, Tanger, Cadix, Gibraltar, Palerme, Venise, Biarritz, Arcachon.

2° *Climats frais :* Côtes anglaises et irlandaises, îles de Wight.

C. *Climats insulaires et côtiers secs.*

Rivièra di Ponente, Hyères, Costebelli, Nice, Cannes, Le Cannet, Antibes, Beaulieu, Monte-Carlo, Roquebrune, Menton, Bordighera.

II. CLIMATS INTÉRIEURS OU CONTINENTAUX.

Climats de montagne et climats de plaine.

A. *Climats de montagne.*

Influence de l'altitude sur le développement de la tuberculose (Jourdanet). Pureté de l'air des montagnes, dilatation du thorax, augmentation de la capacité respiratoire, augmentation des échanges nutritifs. Alpes Européennes. Davos-Platz (altitude, 1,560 m.). Davos-Dorfli, Davos-Frauelkirch, Saint-Moritz (1,637 m.), Saint-Maden (1,740 m.), Pontrezina (1,828 m.).

B. *Climats de plaine.*

Pise, Amélie-les-Bains, Pau.

CRUSTACÉS. — L'homme consomme surtout le homard, l'écrevisse et la langouste.

Cette dernière est un aliment très azoté, en particulier les œufs, qui renferment 1,92 d'azote pour 100.

Homard, sa chair est excitante et favorise les exanthèmes. — Voici d'ailleurs sa composition :

	CHAIR	PARTIE MOLLE INTERNE	ŒUFS
Eau...................................	76,718	84,313	62,083
Matière azotée......................	19,170	12,140	21,890
— grasse......................	1,170	1,444	8,234
Sels minéraux par incinérations..	1,823	1,749	1,998
Matières non azotées et pertes...	1,219	0,344	4,893
	100,000	100,000	100,000

EAU. — Voir *Boissons*.

EAU-DE-VIE. — Voir *Boissons alcooliques*.

ÉLECTROTHÉRAPIE.

— L'électricité, au point de vue thérapeutique, peut être considérée comme un agent modificateur du système nerveux, capable de transformer les conditions physiologiques de l'organisme et de produire ainsi une action sur les divers systèmes.

On peut grouper de la manière suivante les effets produits par l'électricité sur l'organisme :

1° *Effets sur la sensibilité générale.* — Ces effets, remarquables dans les affections nerveuses à forme hystérique, sont surtout obtenus par l'électricité sous sa forme-*statique*.

2° *Effets sur le système nerveux trophique.* — Les phénomènes de nutrition sont obtenus par l'*action chimique* de l'électricité et c'est par l'emploi des *courants continus*, fournis par la pile qu'on les obtient plus facilement.

3° *Effets sur le système nerveux moteur.* — Les phénomènes de mouvement s'observent au maximum dans l'usage des *courants induits*.

Trois ordres d'appareils bien différents doivent donc être employés suivant les effets à obtenir.

Dans tous les cas, il est nécessaire d'avoir toujours présent à l'esprit ce fait que l'électricité peut et doit se doser, ce qui est facile avec la notion des unités électriques.

UNITÉS ÉLECTRIQUES.

On ne saurait mieux comparer l'électricité qu'à une masse fluide agissant à travers les corps conducteurs à la façon d'un liquide qui circule dans des réservoirs et des tuyaux ; les lois de l'hydrodynamique reçoivent donc à peu près leur application dans l'explication des phénomènes électriques.

Une masse d'eau a d'autant plus de vitesse d'écoulement que la pression du réservoir est plus grande et la quantité du liquide qui passe en un point donné de la canalisation est toujours proportionnelle à la différence du niveau.

S'il s'agit d'électricité, les phénomènes, tout en changeant de nom, restent à peu de chose près les mêmes.

La masse d'électricité aura beau être grande, la vitesse appelée ici *intensité* sera proportionnelle à la pression que l'on appelle *force électromotrice*, et cette force électromotrice sera elle-même en rapport proportionnel avec la différence de niveau devenue *différence de potentiel*.

Si l'on veut définir l'intensité, il faudra tenir compte en même temps de la force électromotrice et de la *résistance* des conducteurs, tout comme s'il s'agissait du passage d'un liquide dans un tuyau. Enfin, si l'on veut tenir compte numériquement de la *quantité* du fluide déplacé, il faudra ajouter la notion de *temps* à la notion d'intensité, à la condition que des chiffres aient au préalable défini numériquement, d'après une unité conventionnelle, les valeurs de la force électromotrice et de la résistance des conducteurs.

Sans entrer dans des explications trop techniques :

L'*unité de force électromotrice* se nomme *volt* et peut être, pratiquement, assimilée à la force électromotrice d'un couple Daniell (pile zinc-cuivre, à liquide dépolarisant au sulfate de cuivre).

L'*unité de résistance* ou *ohm* est à peu près représentée par la résistance d'une colonne de mercure dans un tube de verre de 1 millimètre carré de section et d'un mètre de longueur.

Un courant de 1 *volt* de force électromotrice, circulant dans un circuit dont la résistance égale 1 *ohm*, possède une *intensité* de 1 *ampère*, et l'*ampère* représente l'*unité d'intensité*. Médicalement on compte par *milliampère*, ou millième d'ampère.

Un courant d'*intensité* égale à 1 *ampère* agissant pendant l'intervalle de 0 à 1 seconde (soit pendant un temps égale à l'unité), débite 1 *coulomb*, c'est-à-dire l'*unité de quantité* électrique.

Enfin un condensateur possède 1 *farad*, c'est-à-dire l'*unité de capacité*, lorsqu'il se trouve saturé par un *coulomb*.

Ces unités électriques n'ont pas été arbitrairement choisies, elles sont telles qu'en faisant intervenir les coefficients ordinaires de la mécanique on puisse, quand l'électricité se transforme en chaleur et mouvement, les convertir en chiffres concrets.

CARACTÉRISTIQUES DES INSTRUMENTS QUI SERVENT EN ÉLECTROTHÉRAPIE.

A. *Machines statiques.* — Les appareils du type de la machine Carré, ou Holtz modifiée, produisent une quantité d'électricité *infiniment faible*, mais leur force électromotrice est *immense*.

On ne peut mieux les comparer qu'à une pompe foulante qui débite à haute pression une très petite quantité de liquide.

Dans ces conditions, on peut en obtenir des effets bruyants et lumineux très énergiques sans agir d'une manière profonde et autrement que d'une manière superficielle.

C'est ce qui explique la possibilité d'obtenir avec ces appareils des phénomènes intenses sur le système nerveux, sans que l'organisme soit lui-même profondément modifié.

On doit attribuer à des phénomènes analogues l'action du temps orageux sur la sensibilité générale ; l'orage représente une vaste machine statique. Une *très petite* quantité d'électricité est accumulée dans les nuages sous une *tension* formidable, mais, malgré la brutalité des phénomènes, il faut bien savoir que la *quantité* de fluide électrique mise en mouvement est bien moindre que celle qui passe en une seconde dans le conducteur d'une pile qui sert à la galvanoplastie.

B. *Piles à courant.* — Une *pile* se compose d'un certain nombre d'*éléments* ou *couples*, qui produisent une certaine quantité d'électricité, proportionnelle pour une part à l'énergie de l'action chimique qui s'exerce sur les corps en présence.

Dans la pratique, un élément se compose d'une masse de zinc, qui brûle dans un liquide acide ou salin, et d'un collecteur métallique, charbon ou cuivre généralement, qui sert de conducteur au courant qui naît au contact du zinc.

Le *pôle positif* est au cuivre ou au charbon, le *pôle négatif* au zinc et le *circuit* se trouve fermé par la réunion du zinc au cuivre à l'aide d'un fil conducteur.

Naturellement la pile elle-même fait partie du circuit, il en résulte sur le liquide, compris entre le zinc et le pôle positif, une action qui détermine une décomposition du liquide qui tend à dégager de l'hydrogène au positif, d'où *polarisation*. Ce phénomène a nécessité l'usage d'artifices pour l'empêcher ou le diminuer, dont l'effet est d'arrêter le fonctionnement de l'appareil. Pour cela, on interpose dans un vase poreux, entre le positif et le négatif, des corps oxydants ou capables de se combiner à l'hydrogène, qui absorbent ce gaz en régularisant ainsi la production d'électricité.

Chaque fabricant possède un ou plusieurs modèles de piles.

Pour l'usage médical, les types les plus connus sont ceux de :

Gaiffe, pile au chlorure de zinc et au bioxyde de manganèse;

Trouvé, au sulfate de cuivre;

Leclanché, au chlorhydrate d'ammoniaque et au bioxyde de manganèse;

Gaiffe, au chlorure d'argent et au chlorure de zinc;

Chardin, au sulfate de cuivre ou au bisulfate de mercure.

Tous les autres types ne sont que des modifications de ces divers modèles.

Pratiquement, il faut avoir des éléments assez *grands* pour éviter la *résistance*. Une pile très résistante est d'un emploi nul, car elle ne permet pas d'arriver à une intensité suffisante.

Une pile pour l'usage médical doit permettre d'obtenir un courant de 15 *milliampères* au moins, lorsqu'on ferme le circuit sur une résistance de 2,500 ohms, équivalente à la résistance (forte) du corps humain. Toute batterie qui ne satisfait pas à ces conditions doit être considérée comme insuffisante.

Les batteries médicales doivent être reliées à un *collecteur*, appareil muni d'une manette ou d'un curseur à frottement qui permet de les faire entrer en action, successivement et *sans interruption*, tous les éléments de la batterie. Tous les appareils à courants continus de Gaiffe, Trouvé et Chardin sont munis de cet ajustement nécessaire.

Les batteries à *trous*, c'est-à-dire où le courant ne peut s'établir lentement de 0 au maximum, sont *dangereuses* parce qu'elles produisent des *secousses* qui peuvent, dans certaines régions, déterminer des accidents très graves.

Il faut avoir toujours présent à l'esprit que dans les batteries à courants continus une *quantité* considérable d'électricité est mise en mouvement et que leur usage n'est possible que parce que la force électromotrice est extrêmement faible.

L'action chimique de la pile est forte, car ce phénomène est proportionnel à la quantité d'électricité mise en mouvement. Mais c'est justement cette action qui agit sur les phénomènes de nutrition; l'emploi des courants continus a donc pour but l'utilisation de l'action chimique de l'électricité. Vouloir, comme on l'a essayé, utiliser des piles à courants continus sans action chimique est donc une grosse erreur, d'abord au point de vue physique et ensuite au point de vue physiologique.

C. *Appareils induits.* — Le courant induit a pour caractéristique d'être d'une durée extrêmement courte. Il se produit dans un circuit lorsque, dans le voisinage, un autre courant commence et finit, ou bien lorsqu'un circuit, une bobine ou un aimant, se trouvent approchés et éloignés vivement d'un autre circuit traversé par un courant.

De là trois ordres d'appareils :

1° *A. Volta-faradiques.* — C'est le type le plus employé : Bobine de Rhumkorff, induits de Gaiffe, de Trouvé et de Chardin.

2° *A. Magnéto-faradiques.* — Machine de Clarke, de Gaiffe, de Chardin. Ces instruments sont aujourd'hui abandonnés, et avec raison.

3° *A. Dynamo-électriques.* — Ces machines sont d'un emploi exclusivement industriel.

La bobine animée par une pile et munie d'un interrupteur spécial reste donc le type médical des appareils induits.

Les effets physiologiques produits dépendent des conditions physiques de l'appareil.

Les actions sensibles dépendent de la force électromotrice, tandis que l'action sur le muscle dépend exclusivement de la quantité d'électricité qui est mise en mouvement dans la bobine.

Les bobines à fil *fin* et *long* ont une *tension*, c'est-à-dire une force électromotrice considérable ; elles agissent donc vivement sur la sensibilité et, par suite, elles conviennent au traitement des névralgies et des affections douloureuses par la révulsion intense qu'elles provoquent.

Les bobines à fil *gros* et *court* possèdent une faible *tension* ou force électromotrice, mais la masse d'électricité qu'elles mettent en mouvement est assez forte ; elles provoquent donc de vives contractions sans agir fortement sur la sensibilité. On devra donc les choisir quand il s'agit d'électriser des muscles.

Enfin, pour qu'une bobine induite soit propre à l'usage médical, il faut que le *trembleur* ou *interrupteur* soit disposé de manière à pouvoir varier la rapidité des interruptions : celles-ci devront être *lentes* pour agir sur les muscles, *rapides* quand on veut agir sur le système nerveux.

Les meilleurs appareils induits sont, en France, les appareils à chariot de Gaiffe, de Trouvé et de Chardin qui ont construit des modèles portatifs que l'on peut considérer comme parfaits. Ces modèles sont surtout absolument supérieurs à tout ce qui se construit en Angleterre et en Allemagne, où l'on trouve comme appareils portatifs des types à bobines munies de fil trop fin et à trembleur défectueux.

INDICATIONS ET PROCÉDÉS D'APPLICATION (1)

A. *Électricité statique.* — Le malade, étant relié à la machine par un conducteur, est isolé sur un plateau, à pieds de verre assez larges pour recevoir un tabouret. Une fois la machine en rotation, le malade est placé dans un véritable *bain* électrique.

On peut ensuite produire des courants par *souffle* en promenant le long du corps, ou dans le voisinage d'un point particulier, des excitateurs munis d'une pointe.

Pour obtenir des *étincelles* et des *chocs*, on se sert d'un excitateur à

____

(1) Pour plus de détails, voir BARDET, *Électricité médicale*, Doin (éditeur).

boule *isolé* de l'opérateur par un manche en verre et relié au sol par une chaîne.

Les indications principales sont les affections de toute nature à forme hystérique. Accessoirement on peut utiliser les contractions et chocs, obtenus avec l'étincelle dans les névralgies; dans ces cas, il se produit une action révulsive souvent favorable.

B. *Électricité galvanique.* — On peut employer le courant de la pile de deux manières, suivant qu'il s'agit d'obtenir une action profonde sur les tissus, *galvanisation continue* ou *interrompue*, ou de déterminer une action chimique violente et même caustique, *électrolyse.*

Dans les affections organiques du système nerveux, dans les atrophies, dans les affections viscérales, gastralgie, dyspepsie, constipation, obstruction, troubles des organes génito-urinaires dans les deux sexes, la *galvanisation* a rendu de très grands services.

La *galvanisation continue* ou même *interrompue* doit toujours être employée avec ménagement, car l'action chimique qui est impossible à éviter peut amener l'escarrification des points où sont appliquées les électrodes. Celles-ci doivent être garnies de tissus humides pour diminuer l'action caustique dans la limite du possible. On emploiera, quand la chose sera pratique, des tampons ou plaques à large surface. Se rappeler que les escarres négatives (bases) sont molles, tandis que les escarres positives (acides) sont rétractiles.

Lorsqu'on agit au voisinage de la moelle, des ganglions cervicaux et de l'œil, il ne faut jamais opérer par secousses et la galvanisation interrompue est absolument proscrite. Du reste, règle générale et à moins d'indication spéciale, on devra toujours augmenter lentement et sans secousse l'intensité du courant.

Le maximum d'intensité à employer est de 15 à 20 milliampères. Des intensités plus élevées produisent toujours une action locale vive, si l'électrisation dure plus que quelques secondes. Aux environs de la tête il est utile d'aller avec prudence et de ne jamais dépasser 12 à 15 millièmes, tout en prolongeant l'opération, ce qui permet d'obtenir, au point de vue de la quantité d'électricité employée, un effet égal.

Pour l'*électrolyse* au contraire, à moins qu'il ne s'agisse du traitement des anévrysmes, on peut toujours atteindre de très fortes intensités, soit 60, 80, 100 et plus milliampères.

C. *Électricité induite.* — Dans les affections douloureuses, névralgies, rhumatismes, arthrites, etc., on peut avoir un bon résultat de l'emploi des courants. Dans ce cas, on emploiera la bobine de fil fin des appareils à chariot désignés plus haut, et l'application se fera avec le maximum d'énergie électrique que pourra supporter le malade; on se trouvera bien de l'emploi, comme rhéophore, de deux petits balais métalliques qui seront promenés rapidement sur la région douloureuse pendant un temps très court.

Au contraire, dans les cas de paralysie et d'atrophie, c'est toujours une bobine à gros fil qui devra être employée, les rhéophores seront constitués par des petits cônes de charbon entouré de peau mouillée et l'opérateur devra *agir séparément sur chacun des muscles* des régions à électriser, sans jamais, comme cela se fait trop souvent, agir sur des masses. Le praticien ne devra jamais perdre de vue que l'électrisation d'un muscle malade a pour but de lui faire exécuter une véritable gymnastique. L'électrisation ne doit *jamais* être *doulou-*

teuse et l'énergie nécessaire à obtenir avec la bobine employée est suffisante quand une contraction modérée est obtenue.

En gynécologie, on a tiré de bons effets de la faradisation, mais il faut agir *directement* sur l'utérus à l'aide d'excitateurs spéciaux (Gaiffe).

ENTRAINEMENT. — On donne le nom d'entrainement à l'ensemble des moyens hygiéniques mis en pratique chez l'homme et chez les animaux, dans le but de favoriser le développement des organes dans une direction donnée. L'entrainement comprend une série de moyens que l'on range sous les huit titres suivants : 1° exercices ; 2° évacuants ; 3° alimentation ; 4° soins de la peau ; 5° air pur ; 6° influence morale ; 7° abstinence vénérienne ; 8° tempérance. Tous ces moyens ont pour effet d'éliminer les liquides ou les solides viciés ou inutiles à l'harmonie des fonctions et d'imprimer une activité durable à la nutrition.

L'entrainement est applicable à la cure de certaines affections : traitement de l'obésité, traitement du diabète, traitement de la débilité organique.

ESCARGOT. — Voir *Mollusque.*

FROMAGE. — Aliment très azoté, souvent d'une digestion facile ; voici l'analyse des principaux fromages :

Fromages	Eau	Substances azotées	Graisses	Substances non azotées	Sels
Blanc	68.760	19,969	9,429	6,032	0,810
Roquefort	34,550	26,520	30,140	3,720	5,070
Gruyère	40,000	31,5	24,00	1,5	3,00
Hollande	36,10	29,43	27,54	»	6,93
Neufchâtel	34,47	13,03	41,91	6,96	3,63
Camembert	51,94	18,90	21,05	4,40	4,71
Brie	45,25	18,48	25,73	4,93	5,61
Chester	35,92	25,99	36,34	7,59	4,16
Parmesan	27,56	44,08	15,95	6,69	5,72

FROMENTINE. — Voir *Céréales.*

FRUITS. — Les fruits renferment des acides, des sels de chaux et de potasse ; ce sont des aliments utiles. Parmi ces fruits il faut mettre en première ligne le raisin dont on fait usage en thérapeutique sous le nom de *cure de raisin.*

La cure de raisin a lieu en Suisse, en Allemagne et en France. Purgatif doux et reconstituant, la cure de raisin est surtout employée dans le traitement de la constipation et de la dyspepsie gastro-intestinale des gros mangeurs (Carrière).

GALAZYME. — Voir *Lait.*

GRAISSES. — Les aliments gras sont au nombre de trois, les *beurres*, les *graisses*, les *huiles*. Ils jouent un rôle considérable dans l'alimentation. — Ils fournissent à l'économie des aliments hydro-carbonés et s'opposent à la dénutrition.

LES GRAISSES OU HUILES FIXES se distinguent en végétales et animales. Parmi ces dernières, il faut placer les huiles de foie de morue qui se distinguent en huile blanche, blonde et brune.

Ces huiles peuvent être fournies par les raies ou par les squales ;

leur composition est presque identique, elles contiennent de la margarine et surtout de l'oléine ; on y trouve, de plus, du soufre et du phosphore, du chlore, de l'iode. A. Gautier et Mourgues ont trouvé dans ces huiles un grand nombre d'alcaloïdes organiques, qui paraissent jouer un rôle important dans leur action thérapeutique.

On doit préférer les huiles blondes aux huiles brunes.

Les huiles doivent surtout être données avec les repas : la dose administrée est variable, on peut aller jusqu'à 300 gr. par 24 heures (Jaccoud).

On a proposé plusieurs formules pour rendre acceptable l'huile de foie de morue ; les unes sont purement culinaires et consistent à ajouter de l'huile de foie de morue à la salade et mieux encore aux sardines et au thon. Les autres sont pharmaceutiques ; voici quelques-unes des préparations d'huile de foie de morue :

POUDRE A L'HUILE DE FOIE DE MORUE (Vigier).

Huile de foie de morue	20 gr.
Sucre porphyrisé	25 —
Carbonate de potasse	0 — 25 centigr.
Essence de menthe	IV gouttes
Essence d'amandes amères	II —

POTION A L'HUILE DE FOIE DE MORUE (Mouchon).

Huile de foie de morue	60 gr.
Blanc de baleine	0 — 50 centigr.
Sirop simple	Q. s.
Rhum de la Jamaïque	25 gr.

MÉLANGE A L'HUILE DE FOIE DE MORUE (Fonssagrives).

Huile de foie de morue blonde	100 gr.
Iodoforme	0 — 25 centigr.
Huile essentielle d'anis	X gouttes

AUTRE MÉLANGE.

Huile de foie de morue blonde	100 gr.
Eucalyptol	1 —

On a conseillé plusieurs succédanés à l'huile de foie de morue et on a fait des huiles phosphorées, iodées, etc. Toutes ces préparations sont inférieures à l'huile de foie de morue et ont été abandonnées. Cependant il faut se rappeler que, suivant Gubler, le foie gras de Strasbourg aurait des propriétés analogues à celles de l'huile de foie de morue.

Le BEURRE est constitué par de la margarine, de la butyroléine et de la butyrine. Le beurre entre dans certaines préparations pharmaceutiques et en particulier dans les pommades ophtalmiques.

Il existe aussi des beurres médicamenteux. Voici celui recommandé par Trousseau.

BEURRE BROMO-IODÉ (Trousseau).

Iodure de potassium	0 gr. 03 centigr.
Bromure de potassium	0 — 20 —
Chlorure de sodium	2 —
Beurre frais	45 —

GYMNASTIQUE. — Voir *Kinésithérapie*.

HUILE DE FOIE DE MORUE. — Voir *Graisse*.

HUITRES. — Voir *Mollusque*.

HYDROTHÉRAPIE. — L'hydrothérapie est la médication

par l'eau employée sous toutes ses formes, cependant l'usage a restreint le sens étymologique du mot qui ne s'applique plus qu'aux ablutions et aux douches.

On divise les douches :

D'APRÈS LEUR TEMPÉRATURE en	Chaude. Froide. Ecossaise. Alternative.
D'APRÈS LEUR APPLICATION en	Générale. Locale.
D'APRÈS LES FORMES DU JET en	Douche en jet. Douche en pluie. Douche en cercles. Douche en colonne. Douche en promenade.

Douche chaude. — 30 à 35°, *excitante* lorsqu'elle est *courte, sédative* lorsqu'elle est *prolongée.*

Douche froide. — 9° centigrades, *tonique* et *sédative*, très courte, de 10 à 30 secondes au maximum. L'eau doit avoir une certaine *pression*, c'est-à-dire être projetée avec force. C'est par sa température et sa pression que la douche froide produit la *réaction*, ce sentiment de chaleur et de bien-être qui lui succède.

Douche écossaise. — Douche chaude à 30° portée progressivement à 35, 40 et 45° et suivie immédiatement d'un jet froid très court.

Douche alternative. — Eau chaude suivie de douche froide pendant un nombre égal de secondes et en répétant deux ou trois fois de suite cette alternance.

Douche en jet ou douche mobile, ou en lance, est la plus usitée : le patient est à deux mètres environ de l'opérateur qui est placé sur une tribune élevée de deux marches. — Jet d'eau sur la partie postérieure du corps, puis sur la poitrine et les membres en terminant par les pieds. L'ajutage est : 1° un embout dont l'orifice mesure 14, 16, 18 ou 20 millimètres ; 2° une pomme d'arrosoir ; 3° un éventail. Le jet doit être brisé avec la main ou une palette *ad hoc.*

Douche en pluie. — Large pomme d'arrosoir placée à 2 m. 50 du sol et laissant échapper une pluie verticale. Le patient doit avoir la tête couverte d'un bonnet de caoutchouc ou de toile cirée, et pencher le haut du corps pour recevoir la douche sur le tronc et non sur le vertex.

Douche en colonne. — C'est la douche en pluie avec une lance à la place de la pomme d'arrosoir ; la douche en cloche s'obtient à l'aide d'une pomme ayant une ouverture circulaire au niveau de sa circonférence.

Douche en cercle (douche en poussière). — 8 à 10 cerceaux creux superposés horizontalement, distants de 12 à 15 centimètres, imitant un cylindre dans lequel entre le patient. Ces cerceaux sont percés de nombreux trous, chaque cercle est commandé par son robinet ; dès que tout est ouvert, il se produit un véritable tourbillon. Douche très excitante, peu usitée avec raison.

Douche promenade (système Level). — A 2 m. 50 du sol, un

cylindre creux de 4 m. 50 de long, percé de nombreux trous. Le patient se promène sous la pluie. Très favorable pour la réaction.

Douches locales. — Les principales douches locales sont : la douche ascendante, utérine, hypogastrique, splénique, hépatique, oculaire, périnéale, vaginale, rectale ; cette dernière n'est autre chose qu'un lavement forcé.

Les bains de pieds et de siège *à eau courante* sont également des douches locales.

Les affusions, l'enveloppement dans le drap mouillé peuvent suppléer les douches sans toutefois les remplacer.

Quelle que soit la variété hydrothérapique employée, le patient doit marcher *avant la douche,* faire des mouvements *pendant la douche,* en se cramponnant à la barre d'appui, s'habiller vite et faire un exercice violent *après la douche :* course, escrime, gymnastique ou massage pour favoriser la réaction.

L'eau peut être chargée de produits médicamenteux divers. Douche saline, alcaline, de Barèges, etc.

KÉFYR et KOUMYS. — Voir *Lait.*

KINÉSITHÉRAPIE. — Application de la gymnastique à la cure des maladies.

La *gymnastique* est la science raisonnée des mouvements, elle a pour but le développement régulier du corps, l'accroissement et l'équilibration de toutes les forces de l'organisme.

La gymnastique comprend :

1° GYMNASTIQUE SANS APPAREIL (gymnastique de chambre et d'assouplissement), Laisné, Schreiber.

Elle comprend la *marche,* la *course,* les *sauts,* les *équilibres,* les *attitudes prolongées,* les *mouvements déterminés des bras et des jambes et leur combinaison* avec les *mouvements du tronc.*

2° La GYMNASTIQUE AVEC APPAREILS comprend les instruments, les agrès, les appareils.

Les *instruments* sont les *bâtons* ou les *haltères longs* (xylofers de Laisné) et les *perches à sauter.*

Les *agrès* se composent des *anneaux,* des *trapèzes,* des *échelles de cordes,* des *portiques.*

Les *appareils* comprennent les *barres parallèles,* les *échelles de bois* simples ou doubles, les *poutres à équilibre,* les *planches à rétablissement* et les *murs à rainures.*

3° La GYMNASTIQUE SUÉDOISE, DITE DE LING, consiste à provoquer la contraction volontaire de certains muscles, tandis qu'on leur oppose avec la main une résistance.

4° GYMNASTIQUE DE L'OPPOSANT. — Substitution dans la méthode de Ling de chaînes élastiques à l'opposition par la main (Pichery).

5° GYMNASTIQUE MÉCANIQUE. — Méthode de Zander, de Stockolm. Appareils mus par la vapeur, imprimant aux différentes parties du corps des mouvements automatiques.

6° GYMNASTIQUES LOCALES. — *Gymnastique abdominale.* — Mouvements d'extension et de flexion du tronc ; exercice du mur (Dally) ;

Application du corps le long d'une surface verticale et élévation des bras. — *Gymnastique respiratoire*. Mouvements combinés des bras (Dally), chant, mouvements d'inspiration prolongés.

Action physiologique. — *Respiration*. Augmentation de la capacité respiratoire. Augmentation de l'irrigation et de la ventilation pulmonaire. Augmentation dans les actes chimiques respiratoires.

Circulation. — Augmentation des battements du cœur et des contractions cardiaques ; faits avec excès les mouvements de gymnastique entrainent des troubles cardiaques avec dégénérescence du myocarde (cœur surmené).

Musculation. — Accroissement de la masse musculaire. Activité plus grande des combustions musculaires.

Système nerveux. — Equilibre entre les fonctions du cerveau et celles de la moelle. Régularisation des fonctions du système nerveux.

Sécrétion. — Accroissement de la sécrétion de la sueur. Augmentation de la quantité d'urée dans les urines, disparition de l'acide urique.

Digestion. — Augmentation de l'activité des fonctions digestives. Réveil de l'appétit. Disparition de la constipation.

Nutrition. — Augmentation des fonctions générales de nutrition. Accroissement de poids. Accroissement des forces musculaires. Disparition de la graisse.

Quand les exercices sont trop prolongés, amaigrissement et affaiblissement de l'organisme. Surmenage.

Applications thérapeutiques.

AFFECTIONS RESPIRATOIRES. — Faiblesse et étroitesse de la poitrine. Emphysème, asthme. Traitement prophylactique de la tuberculose. Appliquer ici les préceptes de la gymnastique respiratoire.

MALADIES DE L'APPAREIL CIRCULATOIRE. — *Anémie et chlorose*. Promenade en plein air. Excursions alpestres. Gymnastique sous toutes les formes. *Maladies du cœur*. Grande prudence dans l'emploi des exercices gymnastiques. Gymnastique suédoise. Appareil de Zander. Ascensions méthodiques.

AFFECTIONS GASTRO-INTESTINALES. — Traitement des dyspepsies de la constipation. Gymnastique abdominale. Exercice du mur.

AFFECTIONS MUSCULAIRES. — Atrophie, contractures, paralysies. Déformations. Lordose. Scoliose. Cyphose. Gymnastique orthopédique.

AFFECTIONS DU SYSTÈME NERVEUX. — *Chorée*. Emploi de la gymnastique (Blache, Laisné). *Nervosisme*. — Grande utilité de la gymnastique. *Hystérie. Epilepsie*.

MALADIES DE LA NUTRITION.

Traitement de l'obésité. De l'entrainement. *Goutte*. Utilité des exercices. *Diabète*. Exercices multiples, jardinage, menuiserie.

KOLA. — Noix du *Sterculia acumiaa*. On fait avec l'extrait de kola des biscuits dits rations accélératrices (Heckel).

LAIT. — Le lait, aliment complet chez l'homme, renferme tous les principes alimentaires primordiaux ; la composition moyenne des différents laits est représentée par les chiffres suivants, par litre (Fery).

	Femme	Anesse	Vache	Chèvre
Densité	1033,50	1032,10	1033,40	1038,85
Eau	900,10	914,00	910,08	869,52
Extrait sec	133,40	118,10	123,32	104,38
Beurre	43,43	30,10	34,00	60,68
Sucre	76,14	69,30	52,16	48,56
Caséine	10,52	12,30	28,12	44,57
Sels	2,14	4,50	6,00	9,10

Propriétés thérapeutiques. — Régulateur de l'acidité du suc gastrique (Ch. Richet), (affections de l'estomac), diurétique (maladies du cœur, néphrite), antidiarrhéique (maladies de l'intestin), reconstituant (débilité, cachexie).

Régime lacté. — Exclusif ou mitigé. *Exclusif :* alimentation exclusive avec le lait ; 3 à 4 litres par jour suffisent à la nutrition. Fractionnement par petites doses, un grand verre (200 gr.), toutes les heures ou un demi-verre toutes les demi-heures. — Couper le lait avec des eaux alcalines ou de l'eau de chaux seconde. — Soupes et potages au lait. — Régime lacté *mitigé :* lait aux repas ou en dehors des repas.

Indications. — Ulcère de l'estomac, catarrhe de l'estomac, néphrite, diarrhée chronique.

Contre-indication. — Dilatation de l'estomac.

Lait stérilisé. — Lait chauffé à plus de 110° se trouve aujourd'hui en grande quantité dans l'industrie.

Stérilisitateur pour petite quantité (Soxhlet, professeur Budin).

Petit-lait. — Lait dont on a retiré la caséine et le beurre. Composition :

	Brebis	Vache	Chèvre
Eau	91,960	62,264	91,380
Matières albuminoïdes (albumine et caséine)	2,130	1,080	1,142
Sucre de lait	5,070	5,100	4,538
Matières grasses	0,252	0,146	0,370
Sels et matières extractives	0,558	0,410	0,570
	100,000	100,000	100,000

Cure de petit-lait. — Se pratique en France, en Suisse et dans le Tyrol.

Indications. — Catarrhe de l'estomac, diathèse urique, affections intestinales, affections consomptives.

Petits laits médicamenteux. — On prépare en pharmacie le petit-lait à l'aide de l'acide tartrique et de l'acide citrique. Ce petit-lait entre dans plusieurs préparations pharmaceutiques et en particulier dans le petit lait de Weiss qui est un petit-lait purgatif.

Lait fermenté. — Le sucre de lait peut subir la fermentation alcoolique et constitue les laits fermentés ou alcooliques au nombre de trois : le koumys, le kéfyr, la galazyme.

Koumys. — Le koumys est du lait de jument fermenté. Le koumys contient, en dehors des principes du lait, de l'acide lactique et de l'alcool, on le distingue en koumys jeune et en koumys vieux, le premier contenant 1 pour 100 d'alcool et le second de 2 à 3 pour 100.

Kéfyr. — C'est du lait de vache fermenté à l'aide d'un ferment spécial, le *dispora caucasica*, qui constitue des petites masses jaunes, auxquelles on donne le nom de *graines de kéfyr.*

Le kéfyr se prépare de la façon suivante : on met dans un litre de lait quatre cuillerées de graines de kéfyr que l'on a eu soin de laver avec une solution légèrement alcaline. L'on maintient le tout dans un vase débouché pendant 8 à 10 heures. On agite le liquide toutes les heures, puis on filtre et on place le lait dans de petites bouteilles qu'on ne remplit pas complètement, on ficelle des bouteilles et on les maintient à la température de 40 à 50°.

Le kéfyr se distingue comme le koumys en kéfyr jeune et en kéfyr vieux, le premier renferme 1,60 pour 100 d'alcool et le second, 2,50.

Galazyme. — La galazyme est un lait dans lequel on introduit des ferments spéciaux, il renferme 1 pour 100 d'alcool. Il s'obtient de la façon suivante : dans un litre de lait, on verse le mélange suivant :

Levure haute de grains	4 gr.
Sucre en poudre	10 —
Eau	Q. s. pour dissoudre.

Fermer hermétiquement la bouteille et la ficeler ; on peut faire usage de ce lait fermenté dès le lendemain.

Indications. — Aliment tonique (maladies consomptives, catarrhe des ivrognes).

Lactose. — Les propriétés diurétiques du lait résideraient tout entière dans la lactose (G. Sée) ; on doit administrer cette lactose ainsi : faire dissoudre dans 1 litre d'eau 50 grammes de lactose. Prendre deux litres de cette solution par 24 heures.

LAIT DE POULE. — Voir *Œuf*.

LÉGUMES. — Les légumes se divisent en légumes féculents et en légumes herbacés.

Les légumes féculents, haricots, lentilles, fèves, renferment une grande quantité de légumine et d'amidon ; ce sont des aliments très nourrissants.

Voici d'ailleurs l'analyse des principaux légumes précédents :

	Haricots blancs	Pois	Lentilles	Fèves
Légumine	26,9	23,9	25,0	24,4
Amidon et dextrine	48,8	59.6	55,7	51,5
Substance huileuse	3,0	2,0	2,5	1,5
Ligneux et cellulose	2,8	3,6	2,1	3,0
Sels	3,5	2,0	2,2	3,0
Eau	15,0	8,9	12,5	16,0

Parmi ces aliments il faut mettre hors de pair la lentille qui contient une grande quantité de fer 0,01310 pour 1,000, plus que la chair musculaire de bœuf qui n'en contient que 0,00480. La farine de lentille cuite et maltée sert de base à la Révalescière.

Les légumes herbacés se divisent en trois groupes, les légumes riches en albumine végétale et en azote (chou, asperge, etc.). Les légumes mucilagineux et salins (laitue et chicorée) ; les légumes riches en acide (oseille et tomate). Tous les légumes contiennent une quantité plus ou moins considérable de sels de potasse utiles à l'économie.

Soja. — Haricot du Japon (glycina hispida) qui contient une très faible quantité d'amidon, mais beaucoup d'azote ainsi qu'une huile purgative (huile de soja). Au Japon on utilise le soja comme aliment, comme condiment et comme fromage. En France on l'utilise débarrassé de son huile pour l'alimentation des diabétiques (pain de soja Lecerf ; pain de soja et de gluten Bourdin).

LIQUEURS. — Voir *Boissons alcooliques*.

MALT. — Voir *Boissons*.

MASSAGE. — (Massothérapie.)
Ensemble de manipulations pratiquées avec les mains nues ou armées d'instruments spéciaux, dans un but hygiénique ou thérapeutique.

1° Massage hygiénique, pratiqué sur tout le corps, consiste en frictions et mouvements articulaires forcés.

2° Massage médical, généralement local, comprend de nombreuses manipulations variant avec chaque praticien, mais pouvant être ramenées à quatre types principaux.

Effleurage. — Passes légères pratiquées avec les paumes des mains posées à plat sur la partie à masser, de manière à s'y adapter exactement, avec l'extrémité des pouces ou des quatre doigts ou encore sur la face dorsale des phalanges, poings fermés; mains rapprochées (Kammgriff, des Allemands).

Massage à frictions. — Une main pratique des frictions circulaires énergiques avec les extrémités digitales tandis que l'autre main exerce des frictions centripètes. Cette manœuvre exige une alternance dans les mouvements des deux mains qui doivent être exactement rythmés.

Pétrissage. — Consiste à pressurer, comprimer, écraser les tissus saisis dans une seule main ou dans les deux, *comme si on voulait exprimer une éponge qui s'imbiberait sans cesse.*

Tapotement. — Se pratique avec la face palmaire de la main (claquement), son bord cubital (hachure), un ou plusieurs doigts (pointillement).

Les principaux instruments qui peuvent remplacer la main sont le battoir dorsal de Kleman, le rouleau de Butler et le cylindre de Stein (ces deux derniers permettant l'usage simultané du massage et de l'électricité), le percuteur musculaire, le tapoteur de Granville mu par un mouvement d'horlogerie, le percuteur électrique, etc., etc.

Tout cet arsenal ne saurait remplacer une main expérimentée.

On doit toujours masser sur la peau dépouillée de vêtements — avec a main soit sèche, soit enduite de vaseline ou de graisse.

Les séances durent de cinq à quinze minutes. On ne saurait trop se défier de la force.

Les qualités du bon masseur sont :
Vigueur et adresse, connaissance exacte des manipulations et de leurs effets physiologiques; il doit savoir l'anatomie, pouvoir faire un diagnostic et suivre la marche du traitement.

Conclusion : *Le médecin doit masser lui-même.* Ce n'est que dans des cas très simples qu'il peut faire exception à cette règle, après s'être assuré de l'habileté de la personne à qui il confie le massage : *il doit surveiller constamment le traitement.*

Effets physiologiques. — Le massage active les fonctions de la peau facilite la résorption des liquides épanchés, calme les douleurs, modifie les phénomènes musculaires, active les fonctions de nutrition, favorise la diurèse.

Applications thérapeutiques. — *Applications chirurgicales.* — Traitement de l'entorse, procédé Le Batard, procédé Girard, procédé Magne. Traitement des fractures (Lucas-Championnière).

Applications médicales. — Traitement des névralgies, traitement de la migraine, pulpation de Laisné; traitement de la névralgie sciatique rebelle; traitement de Schreiber.

Traitement des affections articulaires, raideurs articulaires, ankylose, épanchements articulaires. Traitement des névroses, traitement de la chorée, traitement du nervosisme et de l'hystérie, traitement de Wier-Mitchell (immobilité, massage, électricité).

Traitement des affections viscérales, maladies du cœur, massage de l'œdème. Maladies abdominales, traitement de la constipation, traite-ment de la dilatation de l'estomac.

MOLLUSQUES. — L'homme consomme surtout comme mol-lusque l'huître, la moule et l'escargot. Ces trois aliments sont très azotés et contiennent en matière azotée : la moule 11,72, l'huître 14,010 et l'escargot 16,25 pour 100.

Voici d'ailleurs la composition des principaux mollusques :

	Huître	Moule	Escargot
Eau	80,585	81,74	76,17
Matières azotées	14,010	11,72	16,25
Matières grasses	1,515	2,42	0,953
Sels (par incinération)	2,695	2,73	2,925
Substances non azotées	1,395	1,39	4,602
	100,000	100,000	100,000

Huître. — Est un aliment fort digestible, le foie constituant la plus grande partie comestible de cette huître et la fragmentation du foie vivant permettant de mettre en contact le glycogène et le ferment hépa-tique et d'obtenir ainsi une autodigestion.

Une douzaine d'huîtres représente le dixième de la ration journalière. L'eau des huîtres est légèrement azotée, elle renferme 0,863 pour 100 d'azote.

Moule. — Les moules sont moins nourrissantes que les huîtres ; cer-taines renferment un principe toxique, la mytilotoxine ($C^6H^{13}Az^2O$) qui est une ptomaïne.

Escargot. — Plus nourrissant que l'huître, a été employé dans la cure des affections pulmonaires sous forme de pâte ou de bouillon.

Pâte d'escargot. — Piler les escargots, ajouter cinq fois leur poids de sucre, puis on recueille le liquide qui résulte de cette opération et on le réduit dans le bain-marie à la consistance voulue.

BOUILLON D'ESCARGOT.

Escargots	120	gr.
Eau	1000	—
Capillaire	5	—

On met les escargots dans l'eau et l'on chauffe pendant deux heures au bain-marie, puis on ajoute le capillaire.

MOULE. — Voir *Mollusques.*

ŒUF. — Aliment complet pour les oiseaux, incomplet pour l'homme. — L'œuf pèse 50 gr., la coquille 6 gr., le jaune 8, le blanc 36. La digestion de l'œuf est d'autant plus rapide que l'albumine est moins coagulée.

Préparations. — Œuf poché, œuf à la coque, jaunes d'œufs dissous dans du bouillon. L'œuf sert, de plus, à faire des émulsions ; la plus connue est le *lait de poule.*

Lait de poule. — Emulsionner deux jaunes d'œufs dans de l'eau chaude, sucrer et aromatiser avec un peu d'eau de fleurs d'oranger.

Crème américaine. — Battre deux jaunes d'œufs ; ajouter du sucre en poudre et aromatiser avec rhum, eau-de-vie ou vin d'Espagne.

Crème ordinaire. — On donne ce nom aux jaunes d'œufs mélangés au lait et ayant subi une certaine cuisson.

PAIN. — Plus le pain est blanc, plus il est azoté ; la croûte est plus nourrissante que la mie (Barral). La croûte contient plus de sucre que la mie (Esbach). Le son renferme des phosphates assimilables ; il est utile lorsqu'on veut introduire les phosphates dans l'économie.

Pain de gluten. — Le pain de gluten est destiné aux diabétiques ; il renferme toujours une certaine quantité de principes amylacés, de 10 à 40 pour 100, variable suivant les modes de préparation et suivant les origines.

Pain grillé, pain desséché d'une mastication difficile, est utile dans certaines affections de l'estomac, introduit quelques éléments peptogènes par les peptones qu'il renferme.

Pain d'amandes employé par Pavy pour remplacer le pain de gluten chez les diabétiques. — *Pain d'amandes de Krouser.*

Amandes douces	500 gr.
Crème de tartre	Une cuillerée à café
Œufs	n° 4
Jaune d'œufs	n° 12
Cardamome en poudre	7 pains

Pain de Graham. — Pain de végétariens, renferme tous les éléments du pain de froment ; valeur nutritive considérable. Troussel, rue Saint-Denis, 226.

Pain de soja. — Pain fait avec la farine du soja, renfermant très peu d'amidon et de sucre. Il existe deux marques de pain de soja ; le pain de soja sans gluten, renfermant 9,91 p. 100 de glucose, d'amidon et de dextrine et le pain fait avec du soja et du gluten, renfermant 16,13 p. 100 de glucose, d'amidon et de dextrine.

PEPTONES. — On donne ce nom à la transformation des substances azotées par la pepsine ou la pancréatine ou par le suc des plantes carnivores.

Les peptones présentent cette réaction caractéristique qui les sépare des substances albuminoïdes : c'est qu'elles ne sont plus précipitables ni par la chaleur ni par les acides. Elles font virer les solutions cupropotassique ou cupro-sodique au violet.

Les peptones, selon leur mode de préparation, présentent des propriétés différentes. Elles peuvent être neutres ou acides. Au point de vue commercial, les peptones se présentent sous trois états : *liquides, solides ou sèches.* On les prend le plus souvent dissoutes dans du bouillon. Pour entretenir la nutrition, il faut 1 gr. de peptones sèches par kilogr. du poids du corps.

Lavements peptonisés. — C'est le seul mode d'alimentation par le rectum. Voici la formule de ces lavements : dans un verre de lait, verser les trois substances suivantes :

a. Un jaune d'œuf :

b. V gouttes de laudanum :

c. Deux cuillerées à bouche de peptones liquides ou deux cuillerées à café de peptones sèches.

Si les peptones sont acides, ajouter :

Bicarbonate de soude, 0 gr. 50 centigr. Pour un lavement que l'on devra garder, faire précéder le lavement nutritif d'un lavement ordinaire.

Lavement peptonisé d'Ewald. — Trois œufs battus. Farine, une pincée bouillie dans une demi-tasse d'une solution de glucose à 20 p. 100. Vin rouge, un verre. Peptone, une cuillerée à thé.

Indications. — Dyspepsie par défaut de sécrétion du suc gastrique, maladies consomptives, diarrhée de Cochinchine (Feris), alimentation rectale.

POIRÉ. — V. *Boissons alcooliques.*

POISSONS. — Valeur nutritive à peu près égale à celle de la viande. Les poissons se divisent en trois groupes : poissons à chair blanche, à chair jaune et à chair grasse.

Les plus digestibles sont les premiers, les plus nourrissants les seconds.

Contre-indication. — Aliment paraissant développer les affections de la peau, surtout les poissons gras, insuffisance rénale.

RAISIN. — V. *Fruits.*

RÉGIMES ALIMENTAIRES. — Les régimes alimentaires se distinguent en régime alimentaire normal et régimes alimentaire spéciaux propres à chaque maladie.

Régime alimentaire normal. — L'homme perd chaque jour 20 gr. d'azote et 310 gr. de carbone. Le régime alimentaire doit réparer ces pertes journalières.

Il faut toujours qu'il y ait un rapport constant entre les matières azotées, l'amidon et les corps gras. Ce rapport doit être entre les matières azotées et l'amidon comme 1 est à 3,47 et celui des corps gras comme 1 est à 0,45 (Moleschots).

En se rapportant à ces proportions, l'homme adulte devrait prendre journellement 124 gr. de matières azotées, 430 gr. d'amidon et 55 gr. de graisse, ce qui correspond à 819 gr. de pain et 219 gr. de viande En se basant sur la quantité de carbone ou d'azote, on a les chiffres suivants : l'homme consomme en moyenne par jour et par kilogr. les quantités suivantes (Hervé-Mangon) :

	Carbone	Azote
Pour Paris.	5,675	0.320
Pour la campagne......	5,808	0.275

La ration de travail est double de la ration d'entretien.

Pour établir la ration alimentaire d'un individu, il suffira de jeter un coup d'œil sur le tableau suivant, de connaitre le poids de l'individu et de savoir qu'il faut par jour et par kilogramme de poids du corps de 6 à 9 gr. de carbone, de 0,25 à 0,360 d'azote.

Nom de l'aliment	Azote	C + H Combustibles calculés en carbone
Viande de bœuf..........................	3,00	11,00
Bœuf rôti...............................	3,53	17,76
Foie de veau...........................	3,09	15,68
Foie gras (d'oie)......................	2,12	65,58
Rognons de mouton.....................	2,66	12,13

Nom de l'aliment	Azote	C + H Combustibles calculés en carbone
Chair de raie...	3,83	12,25
— de morue salée	5,02	16,00
— de harengs salés..............................	3,11	23,00
— de harengs frais..............................	1,83	21,00
— de merlan....	2,41	9,00
— de maquereau................................	3,74	19,26
— de sole..	1,91	12,25
— de saumon.....................................	2,09	16,00
— de carpe	3,49	12,10
— de goujon	2,77	13,50
— d'anguille	2,00	30,05
— de moule	1,80	9,00
— d'huitre.......................................	2,13	7,18
— de homard crue	2,93	10,96
Œufs...	1,90	13,50
Lait de vache...	0,66	8,00
— de chèvre....................................	0,69	8,60
Fromage de Brie.................................	2,94	35,00
— de Gruyère..................................	5,00	38,00
— de Roquefort	4,21	44,44
Chocolat..	1,53	58,00
Blé dur du Midi (moyenne variable).............	3,00	41,00
Blé tendre (moyenne variable)..................	1,81	39,00
Farine blanche (Paris)............................	1,64	38,58
Farine de seigle..................................	1,75	41,00
Orge d'hiver......................................	1,90	40,00
Maïs..	1,77	44,00
Sarrasin...	2,20	42,50
Riz	1,80	41,00
Gruau d'avoine....................................	1,95	44,00
Pain blanc de Paris (33 p. 100 d'eau)...........	1,08	29,50
Pain de munition français (ancien)...............	1,07	28,00
— (actuel)	1,20	30,00
Pain de farine de blé dur.......................	2,20	31,00
Châtaignes fraîches..............................	0,64	35,00
— sèches............................	1,04	48,00
Pommes de terre	0,33	11,00
Fèves...	4,50	42,00
Haricots secs	3,92	43,00
Lentilles sèches	3,87	43,00
Pois secs..	3,66	44,00
Carottes...	0,31	5,50
Champignons de couche	0,60	4,52
Figues fraîches....................................	0,41	15,50
— sèches	0,92	34,00
Pruneaux..	0,75	28,00
Infusion de 100 grammes de café	1,10	9,00
— — de thé...................	1,00	10,50
Lard...	1,28	71,14
Beurre ordinaire frais............................	0,64	83,00
Huile d'olive......................................	traces	98,00
Bière forte	0,05	4,50
Vin..	0,15	4,50

Il n'y a qu'à multiplier par 6 le chiffre de l'azote pour avoir celui des matières protéiques.

RÉGIMES ALIMENTAIRES SPÉCIAUX.

Régime insuffisant. — Le régime dit diète négative ou encore *cura famis* a été appliqué au traitement des anévrysmes (Valsalva).

des maladies du cœur (Corvisart), de la syphilis (Ulrich de Hutten et Astruc), de la dystocie (Baudeloque), des phlegmons péri-utérins (Nonat); mais l'application la plus répandue est celle qui en a été faite au traitement de l'obésité.

Régime des obèses. — Plusieurs régimes ont été proposés contre l'obésité; voici les principaux :

a. Traitement de Banting, institué par Harvey qui l'a formulé de la façon suivante:

« Déjeuner : neuf heures du matin, avec 5 ou 6 onces (155 à 186 grammes) de bœuf, mouton, rognons, poisson grillé, lard fumé (*bacon*) ou de viande froide quelconque, sauf porc ou veau; une grande tasse de thé ou de café, sans sucre, sans lait, un peu de biscuit ou 1 once (31 grammes) de pain grillé (*dry toast*); en tout 6 onces (186 grammes) de nourriture solide, 9 onces (279 grammes) de liquide.

« Dîner : deux heures du soir, avec 5 ou 6 onces (de 155 à 186 grammes) de poisson quelconque, excepté saumon, hareng ou anguille, ou un même poids de viande quelconque, excepté porc et veau, un légume quelconque, excepté pommes de terre, panais, betterave, navet et carotte; 1 once (31 grammes) de pain grillé, du fruit, d'un pudding non sucré, de la volaille ou du gibier, et deux ou trois verres de bon vin rouge : xérès ou madère (champagne, porto et bière sont défendus); en tout 10 à 12 onces (310 à 372 grammes) de nourriture solide et 10 onces (310 grammes) de liquide.

« Thé : six heures du soir, avec 2 ou 3 onces (62 à 63 grammes) de fruit cuit, un échaudé (*rusk*) ou deux et une tasse de thé sans lait, sans sucre; en tout, de 2 à 4 onces (62 à 124 grammes) de nourriture solide et 9 onces (279 grammes) de liquide.

« Souper : neuf heures du soir, avec 3 ou 4 onces (93 à 124 grammes) de viande ou de poisson, comme à dîner ; un verre ou deux de vin rouge ou de xérès coupé avec de l'eau : en tout 4 onces (124 grammes) de nourriture solide et 7 onces (217 grammes) de liquide.

« A l'heure du coucher, au besoin, un grog de genièvre, de whisky ou d'eau-de-vie sans sucre ou un verre ou deux de vin rouge ou de xérès. »

b. Régime d'Ebstein. — Accorde trois repas : le déjeuner, le dîner et le souper.

Le déjeuner a lieu à sept heures et demie en hiver et à six heures en été; il doit se composer d'une grande tasse de thé de 250 centimètres cubes, sans lait ni beurre, et de 50 grammes de pain blanc fortement grillé, chargé de beurre.

Le dîner est le repas le plus important; il a lieu à deux heures; il se compose d'une soupe à la moelle de bœuf de 120 grammes de viande grasse, associée avec une sauce grasse ; de légumes en quantité modérée; Ebstein défend les féculents et les légumes contenant du sucre. Comme boisson, deux à trois verres de vin blanc léger, et, après le repas, une grande tasse de thé noir sans lait ni sucre.

Le souper a lieu à sept heures et demie; il se compose d'une grande tasse de thé sans sucre ni lait, d'un œuf ou d'un rôti garni de graisse, avec 30 grammes de pain recouvert de beaucoup de beurre.

c. Régime de Demuth. — Demuth ne veut pas de diminution des matières azotées, point de diminution de la graisse au-dessous de la ration minima de 50 gr., mais réduction la plus grande, mais non illimitée, des hydrocarbures.

d. *Régime d'Œrtel*. — Voici le menu d'Œrtel :

Au matin : 150 gr. de thé ou de café avec un peu de lait : 75 gr. de pain.

A midi : 100 à 200 gr. de bouilli ou de rosbif, de veau, de gibier ou de volaille peu grasse; salade et légume léger *ad libitum*; des poissons préparés sans trop de graisse; 20 gr. de pain, quelquefois des farineux jusqu'à 100 gr. au maximum. Comme dessert, 100 à 200 gr. de fruits, surtout des fruits frais, quelquefois un peu de confitures. Pas de boisson du tout. Dans la saison chaude et à défaut de fruits, de 17 à 25 centilitres de vin léger.

Dans l'après-dîner : une tasse de café ou de thé comme au déjeuner, avec tout au plus 17 centilitres d'eau, exceptionnellement 25 grammes de pain.

Comme souper : un ou deux œufs à la coque, 150 gr. de viande, 25 gr. de pain, un peu de fromage, de la salade ou des fruits. Comme boisson, 17 à 25 centilitres de vin coupé avec un huitième d'eau.

Ceux qui ont souffert de l'obésité sans avoir présenté des symptômes morbides du côté de circulation peuvent prendre plus de liquides, par exemple, à midi, un ou deux verres de vin; le soir, une demi-bouteille de vin et un quart de litre d'eau.

e. *Régime de Schwenninger*. — Diète des boissons. Suppression absolue des boissons aux repas et des aliments liquides. Suppression des hydrocarbures.

f. *Régimè de Germain Sée*. — Diminution des matières azotées, les graisses maintenues de 60 à 90 gr. Les hydrocarbures maintenus à leur minimum. — Les boissons augmentées, infusions de thé, chaudes autant que possible; pas de boissons alcooliques, pas de bière. — Sudations, bains de vapeur, hydrothérapie. — Exercices musculaires appropriés, pas d'équitation, iodures à petites doses et eaux alcalines.

g. *Régime de A. Robin*. — Obèses par excès, obèses par défaut. Dans le premier cas, augmentation du chiffre de l'urée, ou bien augmentation du rapport des matériaux solides de l'urine et de l'urée (coefficient d'oxydation); dans le second cas, diminution.

Dans l'obésité par excès, boissons en abondance; dans l'obésité par défaut, diminution des boissons.

h. *Régime de Dujardin-Beaumetz*. — Réduction des boissons. Repousser les aliments trop aqueux, réduction à leur minimum des féculents. Défense absolue de la pâtisserie, pain très léger. Le malade doit peser tous ses aliments et se limiter aux poids suivants :

Premier déjeuner à huit heures : 25 grammes de pain; 50 grammes de viande froide (jambon ou autre); 200 grammes de thé léger sans sucre.

Deuxième déjeuner à midi : 50 grammes de pain; 100 grammes de viande ou de ragoût ou deux œufs (l'œuf privé de sa coque pèse 45 à 50 grammes); 100 grammes de légumes verts; 15 grammes de fromage; fruits à discrétion.

Dîner à sept heures : pas de soupe; 50 grammes de pain; 100 gr. de viande ou de ragoût; 100 grammes de légumes verts; salade; 15 grammes de fromage; fruits à discrétion.

Purgations répétées, exercices corporels, massages; bains de vapeur.

Régime surabondant ou suralimentation. — Suralimentation applicable au traitement des maladies consomptives, (Debove). Poudre de viande de 100 à 400 gr. par jour. — Pulpe de viande crue, œufs, etc.

Gavage. — Pour combattre l'anorexie et les vomissements. Pansements de la muqueuse stomacale. Introduction dans l'estomac par le tube de Debove de mélanges de lait de poudre de viande et d'œufs.

Alimentation forcée. — Chez les déments ou dans le cas de rétrécissement de l'œsophage; introduction de la sonde par les fosses nasales.

Régime alimentaire de la goutte. — Traitement prophylactique; régime alimentaire de la diathèse urique.

Viandes, surtout viandes blanches, pas de gibier, œufs, poissons, mollusques et crustacés modérément.

Aliments gras avec ménagement, pas de fromages trop avancés.

Légumes. — Tous les légumes sont autorisés et doivent être pris en abondance, pas d'oseille ni d'épinards. Choux et choux-fleurs modérément. Légumes féculents avec ménagement. Peu de pain, remplacer le pain par la pomme de terre (Bouchardat).

Fruits. — Tous favorables, cure de fraises et de raisins.

Boissons. — Usage très modéré de vin. Bordeaux léger et vin blanc léger coupé avec eau alcaline. Repousser les eaux-de-vie, les liqueurs, les vins liquoreux, les vins mousseux. Pas de bière. Cidre favorable (Denis-Dumont). Peu de café, pas de thé.

Régularité dans les repas. Régularité dans les garde-robes, frictions, massages et bains aromatiques.

Régime alimentaire des gravelles. — Doit être examiné dans la gravelle urique, la gravelle oxalique, les gravelles alcalines et la gravelle hépatique.

Gravelle urique. — Le même traitement que pour la diathèse urique.

Gravelle oxalique. — Suppression des boissons aromatiques, thé et café. Pas d'épinards ni d'oseille (Esbach), pas de pain de son. Régime alimentaire mixte. Repousser l'usage exclusif des légumes.

Gravelle alcaline. — Régime lacté, usage des balsamiques.

Gravelle hépatique. — Toutes les viandes permises, sauf à repousser les matières grasses; tous les légumes verts sont autorisés, sauf la carotte; pas de féculents; admettre les pommes de terre; très peu de pain; fruits autorisés, sauf les fruits trop sucrés; défense absolue de la pâtisserie et des mets sucrés; vin léger coupé avec des eaux alcalines; repas rapprochés; purgatifs légers; exercices.

Régime alimentaire du diabète. — Le régime alimentaire du diabète se divise en régimes exclusifs et régimes mixtes.

Régimes exclusifs.

a. *Régime de Cantani*. — Cantani n'ordonne que des viandes et des graisses, suppression absolue de tous les légumes et de tous les féculents; on y ajoute de l'acide lactique à la dose de 1 à 2 grammes.

b. *Régime de Dongkin*. — Diète lactée exclusive. On donne jusqu'à 6 litres de lait par jour.

Régimes mixtes.

c. *Régime de Bouchardat*. Régime mixte basé sur l'emploi du pain de gluten. Suppression absolue de tout ce qui contient du sucre ou de tout ce qui en peut produire.

Aliments permis et défendus.

Potages permis : tous les potages gras ou les potages aux œufs pochés, potages aux légumes, potage aux choux, julienne, mais pas de navets ni de carottes.

Défendus : les potages aux pâtes même de gluten, les panades, les potages au pain, les potages au lait.

Viandes. — Toutes permises, viandes proprement dites, gibiers, poissons, mollusques, crustacés.

Défendues : les sauces qui renferment de la farine, du lait, ou de la crème et les poissons frits dans la farine.

Graisses. — Permis tous les aliments gras, ils sont même nécessaires. Insister sur les sardines à l'huile, le thon à l'huile, le hareng saur à l'huile, le beurre, la graisse d'oie, le lard, le foie gras, les rillettes, le caviar et la charcuterie en général.

Féculents. — Tous interdits. Remplacer le pain par le pain de gluten, substituer la pomme de terre même au pain de gluten, 100 gr. de pommes de terre contiennent 17 gr. de sucre, tandis que 100 gr. de croûte de pain en contiennent 76, 100 gr. de mie de pain 52 et 100 gr. de pain de gluten 18. Pour le pain, préférer la mie à la croûte. Faire usage du pain soja.

Sucres. — Le sucre et les mets sucrés sont défendus. Remplacer le sucre par la saccharine.

Légumes. — Les légumes verts et aqueux sont tous autorisés ; sont défendus : les betteraves, les carottes et les navets. User peu d'oignons, de poireaux et d'artichauts.

Fruits. — Tous les fruits sont défendus.

Boissons. — Vin coupé avec des eaux alcalines ; usage très modéré des alcools et des liqueurs ; défense du lait.

Gymnastique, massage, hydrothérapie, exercices corporels.

Régime dans l'albuminurie et dans l'insuffisance rénale. — Alimentation. Régime lacté absolu ou mixte. Suppression des ptomaïnes.

Régime alimentaire de Senator. — Régime herbacé, suppression des viandes. L'alimentation se compose des féculents, des légumes, des fruits, des graisses et du lait. Pour les viandes, on peut autoriser la viande de porc et quelques viandes blanches.

Boissons. — Lait ou vin coupé avec des eaux alcalines. Défense absolue du vin pur, des eaux-de-vie, des liqueurs et de la bière.

BOISSON ANTIBRIGHTIQUE DE SEMMOLA.

Iodure de potassium	1	gr.
Phosphate de soude	2	—
Chlorure de sodium	6	—
Eau potable	1	litre

A boire dans les 24 heures.

Soins de la peau. — Bains de vapeur, massage ; pas d'hydrothérapie (Semmola). Séjour dans un climat à température chaude et constante ; inhalations d'oxygène.

Régime de Dujardin-Beaumetz. — Le malade se nourrira exclusivement d'œufs, de féculents, de légumes verts et de fruits.

A. Les œufs seront très cuits (œufs brouillés, omelettes, crèmes).

B. Les féculents seront à l'état de purée (purée de pommes de terre, de haricots, de lentilles, revalescière, racahout, farine lactée, pâtes alimentaires, nouilles, macaroni, bouillie au gruau de blé, de riz, de maïs, d'orge, d'avoine).

C. Les légumes verts seront très cuits (purée de carottes, de navets, de julienne, petits pois, haricots verts, épinards, salade cuite, céleri au jus).

D. Les fruits seront en compote, sauf les fraises et le raisin.

Le malade boira à ses repas du lait et du vin blanc très léger coupé largement avec une eau alcaline. Pas de vin pur, pas d'eau-de-vie, pas de liqueurs.

Être très réservé sur les viandes et faire usage seulement de viandes très cuites et de viandes gélatineuses (viandes braisées, rôti de porc frais, jambon, bœuf à la mode, veau en gelée, volaille en daube, poule au riz).

Sont défendus, les poissons, les mollusques, les crustacés, le gibier, les fromages faits et les viandes saignantes.

Régime dans les maladies de l'estomac. — Le régime dans les maladies de l'estomac comprend des prescriptions générales et des régimes propres à chacune des maladies.

Les *Règles générales* ont été établies par Leube sous le nom de *Régime de Leube.*

Régime de Leube. — Leube établit quatre régimes dont voici l'énumération :

Le premier régime se compose de bouillon, de la solution de viande (*fleisch solution*), de lait, des œufs mollets et crus. Ce sont, pour Leube, les aliments les plus digestifs ; l'ordre dans lequel sont énumérées ces substances est, pour Leube, celui de leur digestibilité. Pour les boissons, on devra prendre de l'eau pure ou légèrement chargée d'acide carbonique ; ce régime convient au début du traitement du catarrhe chronique de l'estomac.

Dans le second régime prennent place, et toujours dans l'ordre de leur digestibilité : la cervelle de veau bouillie, le ris de veau bouilli, le poulet bouilli, le pigeon bouilli ; on y ajoutera les bouillies au lait et les pieds de veau.

Dans le troisième régime, on ajoute à ces aliments le bifteck très saignant et le jambon cru. Leube insiste sur la préparation de ce bifteck ; il veut que l'on prenne un morceau de la cuisse qu'on a bien amolli et que l'on a raclé avec une cuiller, pour en retirer les parties les plus tendres, parties que l'on fait rôtir rapidement dans du beurre frais.

Le quatrième régime comprend un grand nombre d'aliments qui sont : le poulet rôti, le pigeon rôti, le chevreuil, la perdrix, le rosbif saignant (surtout froid), le veau rôti, le macaroni. On commencera, dans le quatrième régime, le vin, mais en très petite quantité. Très peu de légumes, très peu de salade, et surtout très peu de ces compotes de fruits qu'on a l'habitude en Allemagne de servir toujours avec le rôti.

Ulcère de l'estomac. — Régime lacté exclusif ; bicarbonate de soude, 30 à 40 gr. par jour (Debove) ; eau de chaux (de Lucca).

Catarrhe chronique de l'estomac. — Régime lacté ; eaux alcalines ; lait fermenté.

Dilatation de l'estomac. — Le traitement hygiénique de cette affection a été formulé par divers médecins. Voici les prescriptions de ces traitements :

a. *Traitement de Bouchard.* — Deux repas par jour séparés par un intervalle de 9 heures ou bien trois repas, 4 heures entre le premier et le second et 8 heures entre le deuxième et le troisième; repas pris lentement, mastication prolongée; pas d'aliments liquides, croûte de pain ou pain grillé.

Déjeuner. Œuf à la coque, fruits cuits en marmelade.

Diner. Viandes froides cuites, viandes chaudes braisées, des purées de viande, poisson bouilli, pâtes alimentaires, des crèmes, le riz au lait, des purées de légumes, des fromages, des compotes de fruits. Pour les fruits frais, quatre seuls sont permis : les fraises, les pêches, le raisin et les figues. Boire un verre et demi à chaque repas, jamais de vin rouge. Vin blanc coupé avec de l'eau d'Alet; pas d'eaux minérales chargées d'acide carbonique.

b. *Traitement de Huchard.* — 300 gr. de boisson à chaque repas; 7 heures entre les deux principaux repas; pas de soupe liquide; pas de fruits, nourriture exclusive avec les viandes rôties, les œufs et les légumes.

c. *Traitement de Dujardin-Beaumetz.* — Il divise les malades atteints de dilatation de l'estomac en deux groupes : ceux qui ont de la diarrhée et ceux qui sont constipés.

Dilatation de l'estomac avec diarrhée : régime végétal composé de féculents de légumes et de fruits, pas de viande, ni œuf; bière aux repas, 300 gr. à chaque repas. Sept heures entre les repas; emploi des cachets médicamenteux suivants :

Salicylate de bismuth
Salol   }   āā   10 gr.
Bicarbonate de soude

En 30 cachets médicamenteux.

Dilatation de l'estomac avec constipation. — Même traitement que celui de Bouchard. Purgatifs salins et poudre laxative.

Dans les deux cas hydrothérapie. — Lavage de l'estomac, lorsque la dilatation est trop considérable.

Dyspepsies. — Distinguer trois cas: dyspepsie par exagération de sécrétion du suc gastrique; dyspepsie par défaut de sécrétion; dyspepsie avec troubles sympathiques.

Dyspepsie par défaut de sécrétion. — Substances peptogènes, pain grillé, bouillon, mélange de bouillon et de lait (Herzen); pulpe de viande crue, poudre de viande, peptones, pepsine, limonade à l'acide chlorhydrique (Bouchard).

Acide chlorhydrique   4 gr.
Eau   1000 —

Un verre à la fin du repas.

Dyspepsie par exagération de sécrétion du suc gastrique. — Régime purement végétal, composé d'œufs, de féculents, de légumes et de fruits.

a) Les œufs seront très peu cuits et surtout à la coque.

b) Les féculents seront à l'état de purée, purée de pomme de terre, de haricots, de lentilles, farine de maïs, farine de marron, gruau d'avoine, gruau d'orge, pâtes alimentaires, macaroni et nouilles. Le tout surtout accommodé au maigre.

c) Légumes très cuits et surtout à l'état de purée, julienne en purée, purée de petits pois, salades très cuites, épinards, haricots verts.

d) Les fruits doivent être cuits en compote, sauf le raisin.

e) Le pain sera très cuit, pain grillé, croûte de pain.

f) *Boissons.* — Pas de vin pur, bière légère, ou lait. Ce dernier coupé avec des eaux alcalines légères.

Dyspepsie avec troubles sympathiques. — Régime végétarien.

Régime des maladies de l'intestin. — Le régime comprend celui propre au traitement de la diarrhée et celui propre au traitement de la constipation.

Régime dans la diarrhée. — Lait, régime lacté exclusif, peptones et lait (Bazile Ferris); viande crue et poudres de viande, ceinture de flanelle, enduits imperméables, collodion (Drouet).

Régime dans la constipation. — Régime végétarien, pain de son, pain d'épice, fruits, pruneaux, raisins, cure de raisins, oranges et eaux alcalines, graine de moutarde, graine de lin, gymnastique abdominale, massage.

REPTILES. — On consomme parmi les reptiles la tortue, aliment nourrissant qui contient 16,25 de matière azotée pour 100.

SUCRES. — Ce sont des aliments hydrocarbonés nécessaires à la nutrition.

Le sang contient toujours un peu de sucre (glycémie physiologique), ce sucre est fourni par les aliments et par la matière glycogène hépatique.

Sucre de canne. — Se transforme en glycose dans l'intestin.

Sucre de raisin ou glycose. — Effets diurétiques (Dujardin-Beaumetz).

Glycose solide purifiée	750 gr.
Eau	250 —

Pour un litre de sirop à ajouter

Teinture de Zeste de citron Q. s. pour aromatiser.

Cinq cuillerées à bouche dans les 24 heures.

Sucre de lait ou lactose. — Action diurétique très considérable. 50 gr. de lactose par litre d'eau. Deux litres par jour (G. Sée).

Saccharine. — N'est pas un sucre, en donne l'illusion. C'est l'acide anhydro-ortho-sulfamine benzoïque. A besoin d'alcalins pour se dissoudre. 3 centigr. représentent 15 grammes de sucre. Cette substance n'est pas tonique. Utile dans le diabète.

THÉ. — Voir *Boissons aromatiques.*

VIANDES. — Ce nom est surtout attribué à la chair des mammifères. Voici la composition des principales viandes :

	Bœuf	Veau	Cochon	Chevreuil
Albumine soluble et hématine....	2,25	2,27	1,63	2,10
Musculine et analogues...........	15,21	14.30	15,50	16,68
Matières gélatinisant par la coction.	3,21	6,01	4,08	0,50
Graisses................	2,87	2,56	5,73	1,90
Matières extractives..............	1,39	1,27	1,29	2,52
Créatine................	0,07	?	?	?
Cendres................	1,60	0,77	1.11	1,12
Eau................	73,39	73,75	70,66	76,17

Par rapport à leur valeur nutritive, la viande de chevreuil et celle de cheval occupent le premier rang. La digestibilité des viandes dépend de leur état de cohésion; — les viandes d'animaux jeunes sont plus digestibles que celles d'animaux vieux ; — digestibilité plus grande des poudres de viande et des viandes crues et cuites réduites à l'état de pulpe. — Emploi de pulpeurs mécaniques, pour rendre les viandes plus digestibles.

Viande crue. — Employer surtout la viande du mouton, la viande crue de bœuf pouvant donner le tænia. Très employée en thérapeutique; plusieurs modes d'administration. Se prépare soit en raclant la viande avec un couteau (pulpe de viande, soit en hachant très finement la viande).

Préparations culinaires. — Œufs brouillés à la viande crue. — Purée de pommes de terre à la viande crue. — Epinards à la viande crue. — Boullettes de viande crue.

Potage médicinal (Laborde). — Pulpe de viande, 25 à 50 gr. Incorporer dans une assiettée de potage au tapioca.

Préparations pharmaceutiques. — Comprennent des conserves, des loochs et des marmelades.

CONSERVE DE DAMAS (Adrian).

Filet de bœuf	60	gr.
Sel marin	1	—
Gelée de fruits (au gré du malade)	500	—

LOOCH A LA VIANDE CRUE (Yvon).

Viande crue	50	gr.
Amandes douces mondées	15	—
Amandes amères	1	—
Sucre blanc	16	—

Pilez dans un mortier de marbre, ajoutez la quantité d'eau nécessaire et faire une émulsion.

MARMELADE DE VIANDE (Laillier).

Viande crue râpée	100	gr.
Sucre pulvérisé	40	—
Vin de Bagnols	20	—
Teinture de cannelle	3	—

Indications. — Maladies consomptives, diarrhée chronique, suralimentation.

Inconvénients. — Production du tænia.

Poudres de viande. — Viande desséchée au-dessous de 100 degrés, puis réduite en poudre. Pour qu'une poudre de viande soit bonne, à l'examen microscopique, elle doit permettre de constater la présence de fibres striées, la présence de bactéries en trop grand nombre doit la faire repousser.

Fabrication domestique de poudre de la viande. — Prendre du bouilli froid, le hacher, dessécher ce hachis au bain-marie, réduire en poudre à l'aide d'un moulin à café.

Mode d'administration. — Mélange de la poudre de viande avec les aliments et les potages; poudre de viande en cachets; mélange de chocolat et de poudre de viande, en tablette ou à l'état liquide; mélange de poudre de viande et de farine de lentilles; mélange de poudre de viande et de légumes ou d'essence de légumes (cartouches alimentaires) (Hiern); mélange avec la kola (alimentation intensive, Hœckel).

Grogs à la poudre de viande.

Dans un bol verser :

Poudre de viande	2 cuillerées à bouche
Sirop de punch	3 cuillerées
Lait	Q. s.

pour faire du tout un mélange très liquide.

Indications. — Maladies consomptives, gavage et suralimentation (Debove, Dujardin-Beaumetz).

VIN. — Voir *Boissons alcooliques.*

TROISIÈME PARTIE

EAUX MINÉRALES

Dans cette troisième partie, nous donnons un résumé très succinct des principales eaux de la France et de l'étranger, suivant leur ordre alphabétique; c'est ce qui constitue le premier chapitre de cette troisième partie. Le second chapitre concerne les applications thérapeutiques de ces eaux. Ces indications ont été puisées presque entièrement dans l'article consacré à ce sujet dans notre *Dictionnaire thérapeutique*, article que l'on doit au Dr Campardon. Dans ce second chapitre, nous avons suivi l'ordre alphabétique non des eaux minérales, mais des maladies.

D. B.

A

ACQUI (Italie). — Altitude : 149 m. — Eaux froides et chaudes : T. 20 à 50°. — *Chlorurées sodiques, sulfureuses.* — Etablissements.

AIX (Bouches-du-Rhône). — Altitude : 204 m. — Eaux tièdes et chaudes : T. 21 à 36°. — *Minéralisation par litre : 0,2258 à 0,5176, dont 0,1072 à 0,2416 de carbonate de chaux : Indéterminées, thermales simples.* — *Durée de la saison :* toute l'année.

AIX (Savoie). — Altitude : 250 m. — Eaux très chaudes : T. 45 à 46°,5. — *Sulfurées calciques faibles :* 0,41, dont 0,20 de carbonates alcalins, 0,22 de sulfates alcalins. — Du 15 mai au 1er novembre. Etablissements.

AIX-LA-CHAPELLE (Allemagne, Prusse). — Altitude : 173 m. — Eaux très chaudes : T. 45 à 55°. — *Chlorurées sulfurées :* 4 gr. 0791 dont 2,616 de chlorure de sodium, 0,0136 de sulfure de sodium, 0,2836 de sulfate de soude. — Etablissements très complets. 1er mai au 1er octobre.

ALBAN (Saint-) (Loire). — Altitude : 407 m. — Eaux froides : T. 17°,2. — *Ferrugineuses bicarbonatées.* — Etablissements. Inhalation de gaz acide carbonique. — 1er juin au 1er octobre. — Eaux d'exportation.

ALBANO (Italie). — Altitude : 13 mètres. — Eaux très chaudes : T. 81 à 86°. — *Chlorurées sodiques :* 6 gr., dont 3 gr. 8 de chlorure de sodium. — Établissements. Avril à octobre.

ALET (Aude). — Altitude : 210 m. — Eaux tièdes : T. 20 à 29°. — *Bicarbonatées calciques faibles* (1 source ferrugineuse). — 0,5750 dont 0,1081 de bicarbonate de magnésie. — Etablissement suffisamment installé. Toute l'année.

ALHAMA-DE-ARAGON (Espagne). — Altitude : 684 m. — Eaux chaudes : T. 33°. — *Thermales simples, peu minéralisées :* 0,612 dont 0,135 de carbonate de chaux. — Etablissement. Toute l'année.

ALHAMA-DE-MURCIE (Espagne). — Altitude : 236 m. — Eaux froides et chaudes : T. 19 à 45°. — *Sulfatées calciques, ferrugineuses, bicarbonatées ou sulfurées calciques.* — Etablissement. 2 saisons.

ALLEVARD (Isère). — Altitude : 475 m. — Eaux tièdes : T. 24°,2. — *Sulfurées calciques :* 0,599, et 0 l. 052 d'acide sulfhydrique. — Salles d'inhalations. 1er mai au 1er octobre.

ALTWASER (Prusse). — Altitude : 467 m. — Eaux froides : T. 8°7. — *Ferrugineuses bicarbonatées.* — Etablissement. 20 mai au 30 septembre.

AMÉLIE-LES-BAINS (Pyrénées-Orientales). — Altitude : 276 m. — Eaux chaudes : T. 36 à 61°. — *Sulfurées sodiques* : 0,314, dont 0,0396 de sulfure de sodium. — Trois établissements. Toute l'année.

AMPHION (Haute-Savoie). — Altitude : 400 m. — Eaux froides - T. 8 à 13°. — *Bicarbonatées mixtes ou ferrugineuses.* — Etablisse: ment. 15 juin au 15 septembre.

ANDABRE (Aveyron). — Altitude : 450 m. — Eaux froides : T. 10°. — *Bicarbonatées sodiques (source ferrugineuse)* : 2,3806, dont 1,8288 de bicarbonate de soude, 0,2850 bicarbonate de chaux, 0,2345 bicarbonate de magnésie; acide carbonique 0 L. 0011. — Etablissement hydrothérapique. 15 juin au 30 octobre.

ANTOGAST (Bade). — Altitude : 520 m. — Eaux froides : T. 10°. — *Ferrugineuses bicarbonatées.* — Etablissement. 1er mai au 30 septembre.

AQUEDA (Santa-) (Espagne). — Altitude : 220 m. — Eaux froides : T. 18 à 21°. — *Sulfurées calciques et ferrugineuses.* — Etablissements. 15 juin au 15 septembre.

ARCHENA (Espagne, Murcie). — Altitude : 130 m. — Eaux froides : T. 5° 205. — *Chlorurées sulfurées* : 4 gr. 1176, dont 2,5574 de chlorure de sodium. — 38,3 d'acide sulfhydrique. — Etablissement. 2 saisons d'été, avril à juillet, septembre à décembre.

ARECHAVALETA (Espagne). — Altitude : 235 m. — Eaux froides : T. 15 à 17°. — *Sulfurées calciques.* — Etablissement. 15 juin au 15 septembre.

ARÈNE (Hérault). — Altitude : 287 m. — Eaux tièdes : T. 28°. — *Bicarbonatées mixtes* : 0,3551, dont 0,1672 de bicarbonate de chaux, et 0,0002 d'arséniate de soude. — Eau de table.

ARGELÈS-GAZOST. — V. *Gazost*.

ARNEDILLO (Espagne). — Altitude : 324 m. — Eaux très chaudes : T. 52°,5. — *Chlorurées sodiques* : 7 gr. 53, dont 5 gr. 1 de chlorure de sodium. — Etablissement. 15 juin au 15 septembre.

ARNSTADT (Allemagne, Thuringe). — *Chlorurée sodique* : 4,95 dont 3,71 de chlorure de sodium. — Etablissement. Toute l'année.

AUDINAC (Ariège). — Eaux tièdes : T. 22°. — *Sulfatées calciques* : 1,983, dont 1,117 de sulfate de chaux. — Deux établissements. Mai à octobre.

AULUS (Ariège). — Eaux froides et tièdes : T. 17 à 20°. — *Sulfatées calciques* : 2,33 dont 1,816 de sulfate de chaux. — Etablissements. 15 mai au 15 octobre.

AUTEUIL. — Eaux froides. — *Sulfatées ferrugineuses :* 3,225 dont 1,740 de sulfate de chaux, et 0,7150 de sulfate d'alumine et de protoxyde de fer.

AX (Ariège). — Altitude : 710 m. — Eaux froides et chaudes : T. 17 à 77°,5. — *Sulfurées sodiques :* 0,26, dont 0,021 de sulfure de sodium. — Etablissements. 15 juin au 30 septembre.

B

BADEN (Suisse, Argovie). — Altitude : 360 m. — Eaux très chaudes : T. 48°,6 à 51°. — *Chlorurées sulfatées :* 4,3514, dont 1,414 de sulfate de chaux, et 1,698 de chlorure de sodium. — Pas d'établissement, mais hôtels aménagés. Du 1ᵉʳ mai au 15 octobre.

BADEN-BADEN (Allemagne). — Altitude : 205 m. — Eaux très chaudes : T. 47 à 68°. — *Chlorurées sulfatées :* 2,31, dont 1,60 de chlorure de sodium, et 0,30 de sulfate de chaux, et 13 cc. d'acide carbonique. — Etablissements. Du 1ᵉʳ juin au 15 septembre.

BADEN (Autriche). — Altitude : 212 m. — Eaux chaudes : T. 28 à 36°. — *Chlorurées sulfatées :* 0,1685, dont 0,734 de sulfate de chaux, 0,301 de sulfate de soude, 0,255 de chlorure de sodium, 0,230 de chlorure de magnésium. — Etablissements. 1ᵉʳ mai au 1ᵉʳ octobre.

BAGNÈRES-DE-BIGORRE (Hautes-Pyrénées). — Altitude : 550 m. — Eaux froides et chaudes : T. 18 à 51°,2. — *Sulfurées sodiques, sulfatées calciques :* 2,6, dont 1 gr. de sulfate de chaux, 0,1814 de chlorure de sodium, 0,0178 de sulfate de sodium. — Etablissements. Toute l'année.

BAGNÈRES-DE-LUCHON. — V. *Luchon.*

BAGNOLES (Orne). — Altitude : 163 m. — Eaux froides et tièdes : T. 12 à 27°. — *Indéterminées, faiblement métalliques, chlorurées sodiques et ferro-manganésienne.* Du 15 mai au 1ᵉʳ octobre.

BAGNOLS (Lozère). — Altitude : 860 m. — Eaux chaudes : T. 35 à 42°. — *Sulfurées calciques faibles :* 0,6132, dont 0,22 de bicarbonate de soude, et 0,14 de chlorure de sodium. — 1 cent. cube 7 d'acide sulfurique. — Deux établissements. 1ᵉʳ juin au 15 septembre.

BAINS (Vosges). — Altitude : 306 m. — Eaux chaudes : T. 30 à 50°. — *Indéterminées thermales simples :* 0,20 à 0,30 (sulfate et carbonate de soude, chlorure de sodium). — Etablissement, buvette, bains, piscine, douches. 15 mai au 15 septembre.

BALARUC (Hérault). — Altitude : 23 m. — Eaux très chaudes : T. 48°. — *Chlorurées sodiques :* 10 gr., dont 7,04 de chlorure de sodium. — Etablissement avec buvettes, bains, douches, étuve, bain de vapeur, bains de boue. Toute l'année.

BALATON-FURED. — V. *Fured*.

BANAS DE MONTEMAYOR. — V. *Montemayor*.

BARBAZAN (Haute-Garonne). — Altitude : 450 m. — Eaux froides : T. 19°,6. — *Sulfatées calciques froides, ferrugineuses :* 2,0385, dont 1,5040 de sulfate de chaux, 0,0015 d'oxyde de fer. — Etablissements : buvette, bains, douches. 1er juin au 15 octobre.

BARBOTAN (Gers). — Altitude : 80 m. — Eaux chaudes : T. 26 à 38°. — *Eaux ferrugineuses bicarbonatées*. — Etablissement : eaux minérales. 1er juin au 30 septembre.

BARÈGES (Hautes-Pyrénées). — Altitude : 1280 m. — Eaux froides et chaudes : T. 18 à 44°. — *Sulfurées sodiques fortes :* 0,30, dont 0,034 de sulfure de sodium. — Etablissements : bains, douches, piscine, buvette. 15 juin au 15 septembre.

BARZUN-BARÈGES (Hautes-Pyrénées). — Altitude 1,200 m. — Eaux tièdes : T. 29°. — *Sulfurées sodiques.*

BATH (Angleterre). — Niveau de la mer. — Eaux chaudes : T. 43 à 47°. — *Sulfatées calciques*. — Automne et printemps.

BATTAGLIA (La) (Italie). — Altitude : 15 m. — Eaux très chaudes : T. 58 à 68°. — *Chlorurées sodiques.*

BAUCHE (la) (Savoie). — Altitude : 480 m. — Eaux froides : T. 12°. — *Ferrugineuses, bicarbonatées mixtes :* 0,40 de bicarbonates alcalins, 0,17 de protoxyde et de crénate de fer. — Etablissement : buvette. 1er juin au 1er septembre.

BELLEVILLE (Paris). — *Source sulfurée calcique froide.* Inusitée.

BEN-HAROUN (Algérie). — Eaux froides : T. 17°,5. — *Bicarbonatées sulfatées :* Eaux de table.

BERINGERBAD (Allemagne, Saxe). — *Eaux chlorurées calciques et sodiques.*

BERKA (Allemagne, Weimar). — *Eaux sulfatées calciques.*

BERTRICH (Prusse Rhénane) — Altitude : 144 m. — Eaux chaudes : T. 33°. — *Sulfatées sodiques moyennes :* 1,7675, dont 0,9210 de sulfate de soude. — Etablissement : buvette, bains, douches. 15 mai au 15 septembre.

BEX (Suisse, canton de Vaud). — Altitude : 400 m. — Eaux froides : T. 10 à 12°. — *Sulfatées calciques et chlorurées sodiques.* — Etablissement : bains. 15 mai au 30 septembre.

BIBRA (Allemagne, Saxe). — Eaux froides : T. 14°. — *Chlorurées magnésiennes :* 0,293, dont 0,076 de chlorure de magnésium.

BILIN (Bohême). — Altitude : 600 m. — Eaux froides : T. 11°,1 à 12°. — *Bicarbonatées sodiques :* 5,33 à 3,36 du bicarbonate de soude. — Eaux d'exportation.

BIRMENSTORFF (Suisse, Argovie). — Altitude : 539 m. — Eaux froides : T. 10°,2. — *Sulfatées magnésiques :* 32,64, dont 22,01 de sulfate de magnésie, 7,08 de sulfate de soude, et 1,146 de chlorure de magnésium. — Eau purgative.

BOCKLET (Bavière). — Altitude : 181 m. — Eaux froides : T. 10 à 15°. — *Ferrugineuses, bicarbonatées ou sulfureuses.*

BONDONNEAU (Drôme). — Altitude : 140 m. — Eaux froides : T. 10° — *Bicarbonatées mixtes :* 0,602, dont 0,300 de bicarbonates de chaux et de magnésie. — Etablissement : bains, lotions, douches. Mai à octobre.

BORCET (Burtscheid) (faubourg d'Aix-la-Chapelle). — V. cette eau.

BORNIO (Italie). — Altitude : 1340 à 1448 m. — Eaux froides et chaudes : T. 16 à 40°. — *Sulfatées calciques.* — Etablissement. 15 juin au 30 septembre.

BORSZEK (Autriche, Transylvanie). — Altitude : 800 m. — Eaux froides : T. 9°. — *Bicarbonatées calciques ferrugineuses :* 4,238, dont 2,454 de carbonate de chaux, 1,264 de carbonate de soude, 1,140 de carbonate de magnésie, et 0,122 de carbonate de fer. — Etablissement : bains, douches.

BOULOU (le) (Pyrénées-Orientales). — Altitude : 84 m. — Eaux froides : T. 16 à 17°. — *Bicarbonatées sodiques.* — 1er mai au 15 octobre.

BOURBON-LANCY (Saône-et-Loire). — Altitude : 240 m. — Eaux très chaudes : T. 46 à 56°. — *Chlorurées sodiques :* 2,27, dont 1,30 de chlorure de sodium. — Etablissement : buvette, bains, piscine, douches étuves. 15 mai au 15 septembre.

BOURBON-L'ARCHAMBAULT (Allier). — Altitude : 270 m. — Eaux très chaudes et froides : 52° et 12°,8. — *Chlorurées sodiques :* 4,35, dont 2,24 de chlorure de sodium, et 1,33 de bicarbonates alcalins. — Etablissements : buvette, bains, piscines, douches, boues. 1er juin au 15 septembre.

BOURBONNE-LES-BAINS (Haute-Marne). — Altitude : 304 m. — Eaux très chaudes : T. 55 à 65°. — *Chlorurées sodiques fortes :* 7,54, dont 5,8 de chlorure de sodium, 0,40 de chlorure de magnésium, 0,06 de bromure de sodium. — Etablissement : buvettes, bains, douches d'eau et de vapeur, boues. 15 juin au 15 octobre.

BOURBOULE (la) (Puy-de-Dôme). — Altitude : 846 m. — Eaux froides et très chaudes : T. 19°,1 à 60°. — *Chlorurées bicarbonatées (arsenicales) :* 6,46951, dont acide carbonique libre et combiné 1,7654, acide chlorhydrique 1,8517, acide arsénique 0,01081. Etablissement : buvette, bains, douches, inhalations. Du 1er juin au 15 septembre.

BRIDES (Savoie). — Altitude : 570 m. — Eaux chaudes : T. 35°. *Chlorurées sulfatées :* 5,68, dont 2,35 de sulfate de chaux, 1,22 de chlorure de sodium. — Etablissement : buvette, piscines, bains, douches, inhalations. 1er juin au 1er octobre.

BRUCOURT (par Dives, Calvados). — Eau ferrugineuse, magnésienne et gazeuse. — Exportation.

BRUCKENAU (Bavière). — Altitude : 305 m. — Eaux froides : T. 10°. — *Ferrugineuses, bicarbonatées ou bicarbonatées calciques.* Etablissement : boues minérales. 15 juin au 15 septembre.

BUDA-PESTH. — V. *Ofen.*

BUSOT (Espagne). — Niveau de la mer. — Eaux chaudes : T. 41°. — *Sulfatées calciques.* — Mai et juin, septembre et octobre.

BUSSANG (Vosges). — Altitude : 624 m. — Eaux froides : T. 13°. — *Bicarbonatées mixtes ferrugineuses :* 1,27 de bicarbonates de soude, de chaux, de magnésie, 0,095 de protoxyde et de crénate de fer. — Eau de table. 15 mai au 15 septembre.

BUXTON (Angleterre). — Altitude : 304 m. — Eaux thermales : T. 26 à 28°. — *Bicarbonatées calciques.* — Etablissement : piscine. 15 mai au 15 octobre.

C

CADÉAC (Hautes-Pyrénées). — Altitude : 725 m. — Eaux froides : T. 13°,5 à 15°,65. — *Sulfurées sodiques :* 0,4480, dont 0,0750 de sulfure de sodium, et 0,1180 de chlorure de sodium. — Etablissement : bains, douches, boissons, inhalations. 1er juillet au 1er octobre.

CALDAS DE CUNTÈS (Espagne). — Altitude : 164 m. — Eaux froides et chaudes : T. 17 à 55°. — *Sulfatées sodiques ou sulfurées sodiques.* — Etablissement. 1er juin au 30 septembre.

CALDAS DE MOMBREY (Espagne). — Altitude : 210 m. — Eaux très chaudes : T. 75 à 70°. — *Chlorurées sodiques :* 1,14, dont 0,98 de chlorure de sodium. — Etablissement. 1er mai au 15 juillet, 15 septembre au 15 octobre.

CALDAS DE OVIEDO. — V. *Oviedo.*

CALDAS DE REYES (Espagne). — Altitude : 47 m. — Eaux chaudes : T. 30 à 45°. — *Chlorurées sodiques sulfureuses.* — Etablissement. 1er juin au 30 septembre.

CAMBO (Basses-Pyrénées). — Altitude : 62 m. — Eaux froides : T. 21°. — *Sulfurées calciques :* 2,0531, dont sulfate de magnésie 0,4960, sulfate de chaux 0,9300. — Etablissement : boissons, bains. Avril à octobre.

CAMOINS-LES-BAINS (Bouches-du-Rhône). — Eaux froides : T. 15°. — *Sulfatées calciques* : 1,536, dont 1,010 de sulfate de chaux. — Etablissement : buvette, douches, bains. 15 mai au 15 octobre.

CANNSTATT (Wurtemberg). — Altitude : 221 m. — Eaux froides : T. 15 à 21°,5. — *Chlorurées sodiques sulfureuses* : 5 gr., dont 2,15 de chlorure de sodium. — Etablissement. 15 mai au 15 octobre.

CAPVERN (Hautes-Pyrénées). — Altitude : 400 m. — Eaux tièdes : T. 24°. — *Sulfatées calciques.* Etablissements : bains, douches, boisson. 15 mai au 1er novembre.

CARABANA (Espagne, province de Madrid). — *Eau sulfatée sodique magnésienne.* — T. 15°. — Etablissement thermal. Eau exportée.

CARCANIÈRES (Ariège). — Altitude : 700 m. — Eaux chaudes : T. 26 à 56°. — *Sulfurées sodiques* : 0,001 à 0,017 de sulfure de sodium par litre. — Etablissements : buvette, bains, douches. Juin à septembre.

CARLSBAD (Bohême). — Altitude : 384 m. — Eaux chaudes et très chaudes : T. 30 à 73°. — *Bicarbonatées chlorurées sulfurées* : en moyenne 5,5168, dont 1,298 de carbonate de soude, 2,4053 de sulfate de soude, 1,0418 de chlorure de sodium. — Etablissements : buvette, bains, douches. 15 avril au 15 octobre.

CASTELLAMARE DI STABIA (Italie). — Eaux froides : T. 19°,2. — *Chlorurées, bicarbonatées sulfureuses.* — Toute l'année.

CASTÉRA-VERDUZAN (Gers). — Eaux tièdes : T. 24 à 25°. — *Sulfurées calciques faibles* : 1,36026, dont 0,00056 de sulfure de calcium. — Etablissement : buvette, bains. Du 1er juin au 15 octobre.

CAUTERETS (Hautes-Pyrénées). — Altitude : 932 m. — Eaux chaudes : 24 à 56°. — *Sulfurées sodiques* : 0,22, dont 0,018 à 0,023, de sulfure de sodium. — Etablissements : buvettes, bains, douches, inhalations. 1er juin au 1er octobre.

CAUVALAT (Gard). — Altitude : 260 m. — Eaux froides : T. 15°. — *Sulfurées calciques* : 1,799, dont 0,019 de sulfure de calcium. — Etablissements : buvette, bains. 1er mai au 1er novembre.

CELLES (Ardèche). — Eaux froides et tièdes : T. 13 à 25°. *Bicarbonatées mixtes* : 1,887, dont 0,700 de carbonates alcalins. — Etablissements : bains, inhalations, buvette. Juillet à septembre.

CESTONA (Espagne). — Eaux chaudes : T. 31°. — *Chlorurées sodiques* : 8 gr., dont 5 de chlorure de sodium et 1,8 de sulfate de chaux. — Etablissement. 15 juin ou 15 septembre.

CHABETOUT (Puy-de-Dôme). — Eaux froides : T. 14°. — *Bicarbonatées mixtes* : 3,105, dont 1,886, de bicarbonate de soude, et 1,278 de bicarbonate de chaux. — Petit établissement : buvette, bains, douches.

CHALETS SAINTE-NERÉE DE FERRÈRE
(Hautes-Pyrénées). — *Alcalines ferrugineuses.*

CHALLES
(Savoie). — Altitude 260 m. Eaux froides : T. 14°. — *Sulfurées sodiques fortes :* 1,023887, dont 0,1972, de soufre total. — Eau de table. — Établissement : buvette, bains, douches, inhalations. 1er mai au 31 octobre.

CHAMBON
(Puy-de-Dôme). — Eaux froides. — *Bicarbonatées mixtes :* 1,5184, dont 1,33 de bicarbonates. — Pas d'établissement.

CHARBONNIÈRES
(Rhône). — Altitude : 301 m. — Eaux froides : *Ferrugineuses bicarbonatées.* — Eau de table. — Etablissement : bains.

CHATEAU-GONTIER
(Mayenne). — Altitude : 500 m. — Eaux froides : T. 10°. — *Ferrugineuses bicarbonatées.*

CHATEAUNEUF - LES - BAINS
(Puy-de-Dôme). — Altitude : 382 m. — Eaux froides et chaudes : T. 13 à 38°. — *Sulfureuses, ferrugineuses.* — Etablissements. 1er juin au 15 octobre.

CHATELDON
(Puy-de-Dôme). — Altitude : 350 m. — Eaux froides : T. 11° — *Bicarbonatées sodiques :* 1,851 dont 1,50 de bicarbonates alcalins. — Eau de table. 15 mai au 1er octobre.

CHATEL-GUYON
(Puy-de-Dôme). — Altitude : 360 m. — Eaux tièdes et chaudes : T. 27 à 33°. — *Bicarbonatées chlorurées :* 6,94 dont 1,75 de chlorure de sodium, 0,62 de bicarbonate de soude, 2,01 de bicarbonate de chaux, 0,04 à 0,05 de carbonate de fer, et 0,276 d'acide carbonique. — Eau laxative. — Etablissements : buvette, bains, piscine, douches. 15 mai au 15 octobre.

CHATENOIS
(Bas-Rhin). — Eaux froides : *Chlorurées sodiques et sulfureuses :* 4,214 dont 3,200 de chlorure de sodium et 0,086 de sulfate de soude. — Eau de table.

CHAUDES
(Eaux-). — V. *Eaux-Chaudes.*

CHAUDESAIGUES
(Cantal). — Altitude : 650 m. — Eaux très chaudes. T. 51 à 81°. — *Indéterminées thermales simples :* 0,81, dont 0,53 de carbonates alcalins. — Etablissements : boissons, bains, douches, étuves. Du 15 mai au 15 septembre.

CHAUFONTAINE
(Belgique, Liège). — Eaux chaudes : T. 33°. — *Ferrugineuses.*

CHAUMONT
(Maine-et-Loire). — Eaux froides. — *Bicarbonatées ferrugineuses :* 0,400, dont 0,067 de bicarbonates alcalins, 0,150 de chlorure de sodium, 0,017 de bicarbonate de fer.

CHAVES
(Portugal, Tras-os-Montes). — Eaux très chaudes : T. 54°. — *Sulfureuses.* — Etablissements : buvette, bains.

CHELTENHAM
(Angleterre, Glocester). — Altitude : 100 m. — Eaux froides : T. 7 à 19°. *Chlorurées sodiques :* 5,5405 à 9,780,8 dont 3,0808 à 5,7975 de chlorure de sodium. — Etablissements : buvette. 15 mai au 15 octobre.

CHEMILLÉ (Maine-et-Loire).— Eaux froides. — *Ferrugineuses carboniques* : 0,280, dont 0,017 de bicarbonate de fer, et 0,033 de bicarbonates alcalins.

CHEZAH (Algérie, Oran). — Eaux froides. — *Chlorurées sodiques* : 5,02, dont 2,66 de chlorure de sodium, et 0,70 de sulfate de chaux.

CHIANCIANO (Italie, Toscane). — Altitude : 458 m. — Eaux froides et chaudes : T. 21 à 39°. — *Sulfatées calciques* : 2,400, dont 0,939 de sulfate de chaux, 0,458 de sulfate de soude, 0,131 de sulfate de magnésie, et 0,035 de carbonate de fer. — Établissement : buvette, bains.

CHICHIMEQUILLO (Mexique). — Eaux très chaudes : T. 96°4.

CHICLANA (Espagne, Cadix). — Altitude : 9 m. — Eaux tièdes : T. 18°,75. — *Sulfatées calciques moyennes, sulfureuses faibles* — Établissements : bains, buvette. 15 mai au 30 juin, 1er septembre à fin d'octobre.

CHICKS SPRING'S (États-Unis, Caroline). — Eaux froides. *Sulfureuses faibles, ferrugineuses faibles.*

CHITIGNANO (Italie). Altitude : 250 m. — Eaux froides T. 12 à 14°. — *Ferrugineuses bicarbonatées.* — Eaux d'exportation

CIVILLINA (Italie, Vénétie). — Eaux froides. — *Ferrugineuses sulfatées* : 0,404, dont 0,161 de sulfate de fer.

CIVITA-VECCHIA (Italie). — Bains *sulfureux et thermaux.*

CLAVÉE (la) (Vienne). — Eaux froides. — *Ferrugineuses, sulfurées, carboniques* : 0,349, dont 0,0029 de sulfure de sodium, 0,066 de carbonate de protoxyde de fer, et 0,139 de carbonate de chaux.

CLERMONT-FERRAND (Puy-de-Dôme). — Eaux froides et tièdes. — *Ferrugineuses et carboniques* : 3,173 à 4,965, dont 0,944 à 1,375 de bicarbonate de chaux, et 0,028 à 0,033 de bicarbonate de fer. — Établissements : buvettes, bains.

CLIFTON (Angleterre, Bristol). — Eaux tièdes : T. 23°. — *Carboniques, amétallites* : 0,6280, dont 0,2524 de carbonate de chaux. — Établissements : buvette, bains, piscine. — Toute l'année.

CLIFTON SPRINGS (États-Unis, Ontario). — Eaux froides T. 11°. — *Sulfureuses.*

COAMO (Grandes Antilles). — Eaux chaudes. — *Sulfureuses.*

COCONUCO (Amérique du Sud, Nouvelle-Grenade). — Eaux très chaudes : T. 72°8. — *Bicarbonatées sodiques et sulfurées.* — Grande quantité de gaz sulfhydrique et carbonique.

COINER'S (États-Unis, Virginie). — Eaux tièdes. — *Sulfureuses.*

COISE ou **COÈZE** (Savoie). — Altitude : 270 m. — Eaux froides : T. 12°. — *Bicarbonatées sodiques* : 0,9142, dont 0,8136 de bicarbonate de soude.

COLD (États-Unis, Virginie). — *Eaux sulfureuses.*

COLLIOURE (Pyrénées-Orientales). — Niveau de la mer. — Eaux tièdes. — *Bicarbonatées, ferrugineuses et carboniques.*

COLOMBAJO (Italie, Toscane).— Eaux froides : T. 18°. — *Sulfatées calciques* : 0,544, dont 0,394 de sulfate de chaux. — Etablissement.

COMPANS (Seine-et-Marne). — Eaux froides. — *Sulfurées calciques et sulfureuses* : 0,4690, dont 0,0290 de sulfures de calcium et de magnésium.

CONDILLAC (Drôme). — Altitude : 100 m. — Eaux froides : T. 13°. — *Bicarbonatées calciques moyennes, carboniques fortes* : 2,240, dont 1,35 de bicarbonate de chaux. — Eau de table. — Etablissement : buvettes, bains, douches. 15 mai au 15 octobre.

CONSTANTINOGORSK (Russie d'Europe, Caucase). — Eaux froides et chaudes : T. 17 à 41°. — *Sulfatées sodiques, ferrugineuses et sulfureuses.* — Etablissement.

CONTREXÉVILLE (Vosges). — Altitude : 350 m. — Eaux froides : T. 11°. — *Bicarbonatées sulfatées* : 2,88, dont 1,22 de sulfate de chaux, 0,292 de sulfate de soude et de magnésie, 0,789 de bicarbonates de chaux et de magnésie. — Eau de table. — Etablissement : buvette, bains, douches. 1er juin au 15 septembre.

COOPER'S WELL (États-Unis, Mississipi). — Eaux froides. — *Sulfatées calciques ferrugineuses* : 1,3593, dont 0,1639 de sulfate de soude, 0,4509 de sulfate de chaux, 0,0472 de peroxyde de fer.

CORDÉAC (Isère). — Eaux froides : T. 14°,5. — *Chlorurées sodiques* : 0,7500, dont 0,7144 de chlorure de sodium et de bicarbonate de soude.

CORENC (Isère). — Eaux froides. — *Chlorurées sodiques* : 4,807, dont 1,420 de chlorure de sodium.

CORMONS (Autriche, Illyrie). — Eaux froides : T. 14°,5. — *Chlorurées calciques* : 1,300, dont 0,771 de chlorure de calcium.

CORNELLA DE LA RIVIÈRE (Pyrénées-Orientales). — Eaux froides : T. 17°. — *Bicarbonatées, ferrugineuses, carboniques.*

CORTEGADA (Espagne). — Eaux chaudes : T. 40°. — *Sulfureuses sodiques.* — Buvettes, bains. 1er juillet au 30 septembre.

COS (île de). — *Eaux chlorurées sodiques* : 3,720, dont 2,230 de chlorure de calcium.

COUCHONS (Pyrénées-Orientales). — Eaux froides. — *Ferrugineuses.*

COUDES (Puy-de-Dôme). — Eaux froides : T. 14°,7. — *Chlorurées sodiques, bicarbonatées et carboniques :* 2,363 à 3,473, dont 0,600 à 1,030 de chlorure de sodium, 0,620 à 0,926 de bicarbonate de soude, 0,513 à 0,732 de bicarbonate de chaux, 1,620 à 2,098 d'acide carbonique libre.

COURMAYEUR (Italie, Aoste). — Altitude : 1215 m. — Eaux tièdes : T. 13 à 21°. — *Bicarbonatées calciques moyennes et ferrugineuses faibles et carboniques fortes :* 2,6475, dont 1,3356 de bicarbonate de chaux. — Établissement : buvette. 15 juin au 1er septembre.

COURPIÈRE (Puy-de-Dôme). — Eaux froides : T. 14°. — *Bicarbonatées sodiques, ferrugineuses :* 4,444, dont 2,0154 de bicarbonate de soude, 0,0415 de bicarbonate de fer.

COURRIÈRE (la). V. *Durtal.*

COURS (Gironde). — Eaux froides : T. 13°,8. — *Bicarbonatées calciques ferrugineuses :* 0,233, dont 0,184 de bicarbonate de chaux et 0,030 de bicarbonate de protoxyde de fer.

COURTOMER (Orne). — Eaux froides. — *Ferrugineuses et carboniques.*

COUZAN. — V. *Sail-sous-Couzan.*

CRANSAC (Aveyron). — Altitude : 300 m. — Eaux froides : T. 11°. — 4,100, dont 2,84 de sulfates alcalins. — Établissement voisin : buvette, bains. 15 juin au 1er octobre.

CRAVEGGIA (Italie, Piémont). — Eaux tièdes : T. 27°. — *Sulfatées sodiques :* 0,337, dont 0,197 de sulfate de soude.

CRÈCHES (Saône-et-Loire). — Eaux froides. — *Sulfatées calciques, ferrugineuses et carboniques :* 0,577, dont 0,270 d'acide carbonique, 0,071 d'acide sulfhydrique, 0,023 de protoxyde de fer, 0,130 de chaux.

CREDO (Gironde). — Eaux froides : T. 13°. — *Bicarbonatées ferrugineuses :* 0,230, dont 0,137 de carbonate de chaux, 0,012 de carbonate de fer.

CREUTZNACH (Prusse). — Altitude : 110 m. — Eaux froides et chaudes : T. 12 à 30°,5. — *Chlorurées sodiques :* 11,838, dont 9,520 de chlorure de sodium. — Établissements : buvette, bains, douches, boues. 1er mai au 30 septembre.

CRONTHAL. — V. *Kronthal.*

CUBA (Amérique). — Eaux chaudes : T. 22 à 35°. — *Sulfureuses.*

CUDOWA (Allemagne, Prusse). — Altitude : 368 m. — Eaux froides : T. 12°. — *Bicarbonatées sodiques, ferrugineuses et carboniques moyennes :* 2,838, dont 1,148 de bicarbonate de soude, 0,255 de carbonate de fer, 4655 cc. de gaz acide carbonique. — Établissement.

CUMBAL (Amérique du Sud). — Eaux très chaudes. — *Sulfureuses.*

CUSSET (Allier). — Altitude : 277 m. — Eaux froides : T. 16°,8. — *Bicarbonatées sodiques* : 8,8, dont 5 de bicarbonate de soude. — Établissement : bains, douche. 1ᵉʳ avril au 1ᵉʳ octobre.

D

DANEVERT (Suède). — Eaux froides. — *Ferrugineuses bicarbonatées.*

DARUVAR (Autriche, Esclavonie). — Eaux chaudes : T. 40 à 47°. — *Bicarbonatées mixtes :* 0,342 dont 0,205 de carbonate de chaux.

DAX (Landes). — Altitude : 40 m. — Eaux chaudes : T. 47 à 64°. — *Sulfatées calciques* (boues minérales). 1,02 dont 0,35 de sulfate de chaux, 0,16 de sulfate de magnésie. — Établissements : bains, douches, boues. Toute l'année.

DEINACH (Empire d'Allemagne, Wurtemberg). — Eaux froides. — *Bicarbonatées mixtes.*

DEI VEGRI (Italie, Vicence). — Eaux froides : T. 10°. — *Sulfatées, salines et ferrugineuses :* 0,4679 dont 0,40232 de sulfate de magnésie. — Établissement : buvette.

DENIS-LÈS-BLOIS (Saint-) (Loir-et-Cher). — Eaux froides : T. 12°,2. — *Bicarbonatées ferrugineuses, carboniques et sulfureuses faibles.*

DESAIGNES (Ardèche). — Eaux froides, — *Bicarbonatées sodiques* (gazeuses). — 5,246 dont 4,130 de bicarbonate de soude. — 1 litre 25 d'acide carbonique. — Eaux de table.

DIEMERINGEN (Alsace-Lorraine). — Eaux froides : T. 12°. — *Chlorurées sodiques.*

DIEU-LE-FIT (Drôme). — Altitude : 363 m. — Eaux froides. — *Bicarbonatées calciques :* 1,9058, dont 1,494 de bicarbonate de chaux.

DIEZGO (Espagne). — Eaux froides : T. 15°. — *Bicarbonatées sodiques.*

DIGNE (Basses-Alpes). — Eaux chaudes : T. 25 à 46°,2. — *Sulfurées calciques :* 4,350, dont 1,785 de chlorure de sodium, 0,925 de sulfate de soude. — Établissement : buvette, bains.

DINAN (Côtes-du-Nord). — Altitude : 18 m. — Eaux froides 12 à 18°. — *Ferrugineuses bicarbonatées.*

DINKHOLD (Allemagne, Nassau). — *Bicarbonatées calciques :* 1,275, dont 0,440 de carbonate de chaux, et 0,189 de sulfate de soude.

DINSDALE (Angleterre, York). — Eaux froides : T. 11°. *Sulfatées calciques :* 1,640 de matières fixes et 450 cent. cub. d'hydrogène sulfuré.

DIPSO (Grèce, île de Négrepont). — Eaux chaudes et très chaudes : T. 24 à 76°. — *Chlorurées sodiques :* 6,399, dont 4,969 de chlorure de sodium. — Etablissement. 1er mai au 15 septembre.

DIZENBACH (Allemagne, Wurtemberg). — Eaux froides. *Carbonatées calciques.* — Etablissements hydrothérapiques.

DOBBELBAD (Autriche, Styrie). — Eaux chaudes : T. 28 à 35°. — *Ferrugineuses bicarbonatées :* 0,414, dont 0,232 de carbonate de chaux, et 0,026 de carbonate de fer. — Etablissement : buvette, bains, étuves.

DIVONNE-LES-BAINS (Ain). — Altitude : 475 m. — Eaux froides : T. 6°,5. Etablissement hydrothérapique. Toute l'année.

DOBÉRAN (Allemagne, Mecklembourg-Schwérin). — Eaux froides : T. 7°. — *Ferrugineuses bicarboniques faibles, chlorurées sodiques, chlorurées sodiques et magnésiennes.* — Etablissement : bains de mer. Mai à octobre.

DOCCIE BASSE ET DOCCIONE (Italie, Lucques). — Altitude : 119 m. — Eaux chaudes : T. 39 et 54°. — *Sulfatées sodiques et calciques.* — Etablissements : buvette, bains, douches. 15 mai au 30 septembre

DOCCIO (Italie, Toscane). — Eaux chaudes : T. 43°. — *Sulfureuses.*

DOFANA (Italie, Florence). — Eaux chaudes : T. 32°. — *Chlorurées sodiques :* 14,907, dont 8,324 de chlorure de sodium, et 4,338 de sulfate de soude.

DOMAINE (Suisse, Berne). — Altitude : 1065 m. — Eaux chaudes. — *Sulfureuses.*

DOMATS (Yonne). — Eaux froides, composition inconnue.

DOMBHAT (Autriche, Transylvanie). — Eaux froides : T. 13°. — *Ferrugineuses bicarbonatées :* 7,600, dont 3,686 de carbonate de soude, et 0,129 de carbonate de fer. — Eau de table. — Etablissement : buvette, bains.

DOMÈNE (Isère). — Eaux chaudes : T. 46°. — *Chlorurées sodiques, sulfurées :* 4,760 dont 3,419 de chlorure de sodium, et 1,145 de sulfate de magnésie, 0 litre 047 d'hydrogène sulfuré.

DOMÉRAY (Maine-et-Loire). — Eaux froides : T. 11°. — *Bicarbonatées ferrugineuses :* 1,534, dont 0,133 de bicarbonate de chaux, 0,150 de bicarbonate de magnésie, 0,017 de carbonate de fer, 0,013 de sulfate de fer.

DORFGEISMAR (Allemagne, Hesse-Darmstadt). — Eaux froides : T. 12. — *Ferrugineuses :* 1,464, dont 0,318 d'oxyde de fer.

DORNA (Autriche, Galicie). — *Bicarbonatées ferrugineuses.*

DORRES (Pyrénées-Orientales). — Altitude : 1458 m. — Eaux chaudes : T. 43°. — *Sulfurées sodiques* : 0,0155 de sulfure de sodium.

DORTON (Angleterre, Buckingham). — *Ferrugineuses et carboniques.*

DOTIS (Autriche-Hongrie). — Eaux chaudes. — *Sulfureuses.* Établissement.

DOUBLING GAP (Etats-Unis, Pensylvanie). — *Sulfureuses et ferrugineuses.*

DOVADOLA (Italie, Florence). — *Chlorurées sodiques ;* 76,0574, dont 68,1599 de chlorure de sodium. — Eau de table.

DRIBURG (Allemagne, Prusse). — Altitude : 220 m. — Eaux froides : T. 10 à 16°. — *Sulfatées mixtes, bicarbonatées ferrugineuses, carboniques fortes* : 5,8551, dont 1,85 de sulfates, 1,3906 de bicarbonate de chaux, et 0,0714 de bicarbonate de fer, 1179 cent. cub. de gaz acide carbonique. — Etablissement : buvette, bains, douches. 15 juin ou 15 septembre.

DRIZE (Suisse, Genève). — Eaux froides : T. 14°. — *Bicarbonatées ferrugineuses.*

DUIVON (Loire). — Eaux froides. — *Bicarbonatées mixtes.*

DUMBLANE (Grande-Bretagne, Ecosse). — Eaux froides. — *Chlorurées sodiques :* 4,902, dont 2,519 de chlorure de sodium.

DURKHEIM (Allemagne, Bavière). — Altitude : 166 m. — Eaux froides : T. 13°,7 à 18°,7. — *Chlorurées sodiques :* 14,966, dont 12,850 de chlorure de sodium. — Etablissements : buvette, bains, cures de raisin. Mai à novembre.

DURTAL (Maine-et-Loire). — Eaux froides : T. 11 à 12°. — *Bicarbonatées ferrugineuses :* 0,351, dont 0,158 de bicarbonate de chaux, 0,017 de bicarbonate de fer.

E

EAUX-BONNES (Basses-Pyrénées). — Altitude : 748 m. — Eaux froides et chaudes : T. 12 à 32°. — *Sulfurées sodiques* : 0,57, dont 0,021 de sulfure de sodium. — Etablissement : buvettes. 1er juin au 1er octobre.

EAUX-CHAUDES (Basses-Pyrénées). — Altitude : 675 m. — Eaux froides et chaudes : T. : 10 à 36°. — *Sulfurées sodiques :*

0,31422, dont 0,00882 à 0,00913 de sulfure de sodium. — Etablissement : buvette, bains, douches. 1er juin au 1er octobre.

EILSEN (Allemagne, Schaumbourg-Lippe). — Eaux froides : T. 15°. — *Sulfatées calciques* : 4,0035, dont 2,1330 de sulfate de chaux. — Etablissement : buvette, bains, boues.

EIMBECK (Allemagne, Hanovre). — *Bicarbonatées calciques.*

ELISABETHBAD (Allemagne, Prusse). — *Carbonatées calciques ferrugineuses.* — Etablissement balnéaire.

ELLORRIO (Espagne, Biscaye). — Eaux froides : T. 15°. — *Sulfatées mixtes* : 1,709, dont 1,056 de sulfates de soude et de chaux. — Etablissement balnéaire.

ELMEN (Allemagne. Prusse). — Eaux froides : T. 13°. — *Chlorurées sodiques* : 23,847, dont 21,434 de chlorure de sodium, et 0,151 de bromure de magnésium. — Etablissement.

ELOPATAK (Autriche, Transylvanie). — Eaux froides : T. 11°. — *Ferrugineuses bicarbonatées* : 1,916, dont 1,045 de bicarbonate de soude et 0,169 de carbonate de fer.

ELSTER (Allemagne, Saxe). — Altitude : 473 m. — Eaux froides : T. 13 à 13°. — *Sulfatées sodiques, ferrugineuses et gazeuses* : 6,1310, dont 2,9475 de sulfate de soude, 0,0629 de carbonate d'oxyde de fer, 1371 cent. cub. d'acide carbonique libre. — Etablissement : bains, boues. 15 mai au 30 septembre.

EMBELLE (Cantal). — Eaux froides. — *Ferrugineuses bicarbonatées.*

EMPFING (Allemagne, Bavière). — Eaux froides. — *Bicarbonatées calciques.*

EMS (Allemagne, Nassau). — Altitude : 95 m. — Eaux chaudes : 29°,5 à 47°,5. — *Bicarbonatées chlorurées sodiques et gazeuses* : 3,519531, dont 1,9790 de bicarbonate de soude, et 0,9831 de chlorure de sodium, 597 cent. cub. 48 de gaz acide carbonique libre. — Eau de table. — Etablissements : bains, douches, inhalations. Mai à octobre.

ENCAUSSE (Haute-Garonne). — Altitude : 362 m. — Eaux tièdes : T. 22 à 28°. — *Sulfatées calciques* : 3,0741, dont 2,1390 de sulfate de chaux. — Etablissements : buvette, bains, douches. 1er mai au 30 septembre.

ENGHIEN-LES-BAINS (Seine-et-Oise). — Altitude : 44 m. — Eaux froides : T. 10°,5 à 14°. — *Sulfurées calciques* : 0,5105, dont 0,0392 de chlorure de sodium, et 0,2178 de carbonate de chaux, 0,0225 d'acide sulfhydrique libre. — Etablissement : buvette, bains. 1er mai au 1er octobre.

ENGUISTEIN (Suisse, Berne). — Eaux froides. — *Carbonatées calciques* : 0,259, dont 0,212 de carbonate de chaux. — Etablissement balnéaire.

ENN (Pyrénées-Orientales). — Eaux chaudes : T. 50°. — *Thermales simples.*

EPERVIÈRE (Maine-et-Loire). — Eaux froides. — *Ferrugineuses bicarbonatées :* 0,358, dont 0,013 de bicarbonate de fer, et 0,108 de bicarbonates alcalins.

EPINAY (Seine-Inférieure). — Eau froide : T. 15°. — *Bicarbonatées ferrugineuses :* 0,347, dont 0,064 de carbonate de fer, et 0,136 de bicarbonate de chaux.

EPPENHAUSEN (Allemagne, Prusse). — Eaux froides. — *Sulfatées calciques :* 0,371, dont 0,212 de sulfate de chaux.

EPSOM (Angleterre, Surrey) — Eaux froides. — *Sulfatées magnésiennes :* 9 gr. environ de sulfate de magnésie. — Eaux purgatives.

EPTINGEN (Suisse, Bâle). — Altitude : 550 m. — Eaux froides : T. 7°. — *Sulfatées magnésiennes :* 0,870, dont 0,393 de sulfate de magnésie.

ERDOBENYE (Autriche, Hongrie). — *Ferrugineuses sulfatées.*

ERLACHBAD (Autriche, Tyrol). — Indéterminées.

ERLAU (Autriche, Hongrie). — Eaux chaudes : T. 32°. — *Chlorurées sodiques.* — Etablissements.

ERLENBAD (Allemagne, Bade). — Eaux tièdes : T. 23°. — *Chlorurées sodiques :* 2,35800, dont 1,41361 de chlorure de sodium. — Etablissement.

ESCALDAS (Pyrénées-Orientales). — Altitude : 1350 m. — Eaux froides et chaudes : T. 17 à 42°. — *Sulfurées sodiques :* 0,1445, dont 0,0333 de sulfure de sodium. — Etablissements : buvette, bains, étuves, inhalations. 1er juin au 1er octobre.

ESCOULOUBRE (Aude). — Altitude : 700 m. — Eaux chaudes : T. 29 à 37°. — *Sulfurées sodiques :* 0,027342 de sulfure de sodium.

ESKI-CHERER (Turquie d'Asie, Anatolie). — Eaux chaudes. — *Sulfureuses.*

ESTILL-SPRINGS (Etats-Unis, Kentucky). — Eaux chaudes. — *Sulfureuses.*

ESTOHER (Pyrénées-Orientales). — Eaux froides : T. 15°. — *Bicarbonatées ferrugineuses.*

EUZET-LES-BAINS (Gard). — Altitude : 130 m. — Eaux froides : T. 13 à 18°. — *Sulfurées calciques :* 3,130, dont 1,660 de sulfate de chaux, 4 cc. 7 d'acide sulfhydrique libre. — Etablissements : buvette, bains, douches.

EVAUX (Creuse). — Altitude : 460 m. — Eaux chaudes et très chaudes : T. 28 à 57°. — *Sulfatées sodiques, ferrugineuses :* 1,35520, dont 0,717 de sulfate de soude. — Etablissements : buvette, bains, piscines, douches. 15 juin au 15 septembre.

EVIAN (Haute-Savoie). — Altitude : 378 m. — Eaux froides : T. 11°,3 à 12°,1. — *Bicarbonatées mixtes :* 0,394 de bicarbonates. Etablissement. 15 juin au 14 septembre.

F

FACHINGEN (Allemagne, Nassau). — Eaux froides : T. 10°,1. — *Bicarbonatées sodiques moyennes, ferrugineuses faibles, carboniques fortes :* 4,97275, dont 3,64432 de bicarbonate de soude et 0,00014 d'oxyde de fer, 2 litres 238 d'acide carbonique. — Pas d'établissement. Eaux exportées.

FALCIAJ (Italie, Toscane). — Eaux froides : T. 17°. — *Bicarbonatées ferrugineuses :* 1,070 dont 0,036 de carbonate de fer, et 0,9 de carbonates alcalins, 233 cent. cub. de gaz acide carbonique.

FARETTE-ALBERTVILLE (Savoie). — Eaux froides *arsenicales ferrugineuses.* Pas d'établissement. Eaux exportées.

FARNBULL (Suisse). — Altitude : 800 m. — Eaux chaudes *Sulfureuses.* — Etablissement.

FAUQUIER WHITE SULPHUR SPRINGS (Etats-Unis, Virginie). — Eaux froides : T. 10°,5. — *Sulfureuses.*

FAVORITA DE CARABANA (Espagne, Madrid). Eaux froides : T. 15°. — *Sulfatées sodiques :* 100,11 sulfate de soude et 1,6 chlorure de sodium pour 1000 gr. — Purgatives.

FAYETTE SPRINGS (Etats-Unis, Pensylvanie). — Eaux très froides. — *Chalybées.*

FELDAFING (Allemagne, Bavière). — Eaux froides : T. 8°. — *Sulfurées calciques :* 2,02, dont 0,99 de carbonate de chaux, 15 cent. cub. 2 d'hydrogène sulfuré.

FÉLIX-DE-PAILLIÈRES (Saint-) (Gard). — Eaux froides : T. 13°,5. — *A métallite, bicarbonatée ferrugineuse faible, carbonique moyenne :* 0,405, dont 0,046 de bicarbonate de fer.

FELLATHALE (Autriche, Illyrie). — Eaux froides : T. 9°. — *Bicarbonatées sodiques :* 4,208, dont 2,648 de bicarbonate de soude. — Etablissement.

FENEU (Maine-et-Loire). — Eaux froides : T. 13°,8 à 14°,3. *Bicarbonatées ferrugineuses faibles, carboniques moyennes :* 0,209, dont 0,017 de bicarbonate de fer.

FERENTINO (Italie, Rome). — Eaux froides : T. 16°. — *Sul-*

latées, sulfureuses, carboniques : 2,46; dont 1,073 de sulfates alcalins, 568 cent. cub. de gaz acide carbonique et 20 d'acide sulfhydrique.

FÉRON (Nord). — Eaux froides : T. 14°. — *Bicarbonatées calciques, ferrugineuses faibles, carboniques faibles.*

FERRIÈRES (Loiret). — Eaux froides : T. 13°,5. — *Bicarbonatées ferrugineuses, carboniques faibles.*

FEURS (Loire). — Eaux froides : T. 13°,8. — *Bicarbonatées ferrugineuses.*

FEZ (Maroc). — Eaux chaudes. — *Sulfureuses.*

FIDERIS (Suisse, Grisons). — Eaux froides : T. 9°. — *Bicarbonatées sodiques, ferrugineuses :* 1,160, dont 0,586 de carbonate de soude et 0,018 de carbonate de fer. — Etablissement : buvette, bains.

FIESTEL (Allemagne, Prusse). — Eaux froides : T. 12 à 14°. — *Sulfatées calciques :* 2,142, dont 1,441 de sulfate de chaux. — Etablissement : boisson, bains, boues.

FILETTA (Italie, Toscane). — Eaux chaudes : T. 33°. — *Sulfatées calciques :* 2,141, dont 1,018 de sulfate de chaux.

FILEY (Angleterre, York). — *Chlorurées sodiques.*

FITERO (Espagne, Navarre). — Altitude : 223 m. — Eaux chaudes : T. 46°,3 à 47°,6. — *Chlorurées calciques :* 0,44932, dont 0,16476 de chlorure de calcium. — Etablissement : buvette, bains, douches, inhalations. 1er juin au 30 septembre.

FLASCH (Suisse, Grisons). — *Bicarbonatées calciques.* — Etablissement.

FLINSBERG (Allemagne, Prusse). — Eaux froides : T. 9°. — *Ferrugineuses bicarbonatées :* 0,217, dont 0,017 de bicarbonate de fer, 992 cent. cub. d'acide carbonique.

FLORET (Saint-) (Puy-de-Dôme). — Eaux froides : T. 15°,5. — *Bicarbonatées sodiques moyennes et ferrugineuses faibles.*

FLORIDA (springs of) (Etats-Unis, Floride). — *Sulfureuses.*

FLORINS-SAINT-ANDRÉ (Hautes-Alpes). — Eaux froides : T. 13° — *Carboniques et sulfureuses faibles.*

FLUE (Suisse, Soleure). — Altitude : 1670 m. — Eaux froides : T. 20°. — *Carbonatées calciques ferrugineuses.* — Etablissement.

FONCAUDE (Hérault). — Altitude : 40 m. — Eaux tièdes : T. 25°5. — *Bicarbonatées calciques :* 0,2861, dont 0,1880 de carbonate de chaux. — Etablissement : buvette, bains. 1er mai à fin octobre.

FONCIRGUE (Ariège). — Altitude 304 m. — Eaux froides : T. 20° — *Bicarbonatées calciques ferrugineuses :* 1,5131, dont 1,1897 de bicarbonate de chaux et 0,0077 d'oxyde de fer. — Etablissement, buvette, bains.

FONFRÈDE (Lot-et-Garonne). — Eaux froides : T. 15°. — *Sulfatées calciques faibles.*

FONGA (Italie, Toscane). — Eaux froides : T. 17°. — *Bicarbonatées calciques :* 0,783, dont 0, 337 de carbonate de chaux.

FONSANGE (Gers). — Eaux tièdes : T. 23°,5. — *Sulfureuses faibles.*

FONTAINE-BONNELEAU (Oise). — Eaux froides : T. 9 à 10. — *Crénatées ferrugineuses faibles :* 0,616, dont 0,357 de bicarbonate de chaux, et 0,063 de crénate de fer.

FONTANES (Cantal). — Eaux froides : T. 13 à 14°,3. — *Bicarbonatées ferrugineuses, carboniques moyennes.*

FONTANEYRE (Cantal). — Eaux froides : T. 12°,8 à 14°,3. — *Ferrugineuses bicarbonatées.*

FONTE (Espagne, Saragosse). — Eaux froides : T. 13°,2. — *Sulfatées mixtes.* — Etablissement. 1er juin au 30 septembre.

FONTENELLE (Vendée). — Eaux froides : T. 13 à 14°. — *Ferrugineuses.*

FONTENELLES (Vienne). — Eaux froides : T. 13°,7. — *Sulfurées calciques faibles :* 0,300, dont 0,0068 de sulfure de calcium.

FONT-SANTA DE SAN-PEDRO-DE-TO-RELLO (Espagne, Barcelone). — Eaux froides : T. 17 à 19°. — *Sulfureuses.* — Etablissement : bains, buvette.

FORBACH (Alsace-Lorraine). — Eaux froides : T. 17°,5. — *Chlorurées sodiques, sulfureuses faibles :* 6,480, dont 5,420 de chlorure de sodium.

FORCERAL (Pyrénées-Orientales). — Eaux froides : T. 18°,13. — *Bicarbonatées ferrugineuses, carboniques fortes.*

FORDONGIANUS (Italie, Sardaigne). — Eaux très chaudes. T. 66°. — *Sulfatées calciques.*

FORGES-LES-EAUX (Seine-Inférieure). — Altitude : 160 m. — Eaux froides : T. 6 à 7°. — *Ferrugineuses :* 0,2554, dont 0,067 de crénate de protoxyde de fer. — Etablissement : buvette, bains. 15 juin au 15 septembre.

FORGES-SUR-BRIIS (Seine-et-Oise). — Eaux froides : T. 13°,8. — *Indéterminées.*

FORTUNA (Espagne, Murcie). — Eaux chaudes : T. 53°. — *Chlorurées sodiques.*

FORTYOGO (Autriche, Transylvanie). — *Eaux sulfurées cal-*

ciques : 1,421, dont 0,508 de sulfate de chaux, 62 cent. cub. d'acide sulfhydrique.

FOUILLOUX (Cantal). — Eaux froides. — *Bicarbonatées ferrugineuses.*

FRAILLES (Espagne, Jaën). — Eaux froides : T. 17 à 19°. — *Sulfatées magnésiennes* : 0,930, dont 0,136 de sulfate de magnésie. — Etablissement : buvette, bains, douches.

FRANCFORT - SUR - LE - MEIN (Allemagne, Hesse-Nassau). — *Chlorurées sodiques* : 2,324, dont 1,566 de chlorure de sodium.

FRANCFORT - SUR - L'ODER (Allemagne, Brandebourg). — *Sulfatées calciques et ferrugineuses* : 0,192, dont 0,105 de sulfate de chaux.

FRANKENHAUSEN (Allemagne, Schwarzburg-Rudolstadt). — Eaux froides : T. 13°. — *Chlorurées sodiques* : 18,053; dont 16,248 de chlorure de sodium. — Etablissement.

FRANKFORT-SPRINGS (Etats-Unis, Pensylvanie). — *Bicarbonatées ferrugineuses.*

FRANZ JOSEPH - BITTERQUELLE (Autriche, Hongrie). — *Sulfatées magnésiennes* : 47 de sulfate de magnésie pour 1000. — Eau d'exportation.

FRANZENSBAD (Bohême). — Altitude : 613 m. — Eaux froides : T. 8°,5 à 10°. — *Bicarbonatées sulfatées chlorurées, ferrugineuses* : 4,940, dont 2,075 de sulfate de soude, 0,930 de chlorure de sodium, 0,800 de carbonate de soude et 0,025 de carbonate de fer. — 1053, 8 cc. d'acide carbonique libre. — Etablissements : buvette, bains, douches, boues. 1er mai à fin septembre.

FREIENWALDE (Allemagne, Brandebourg). — Eaux froides : T. 9°. — *Bicarbonatées ferrugineuses.*

FRENCHLICK SPRINGS (Etats-Unis, Indiana). — *Sulfurées sodiques.*

FREYERSBACH (Allemagne, Bade). — Altitude : 1280 m. — Eaux froides : T. 13° — *Ferrugineuses bicarbonatées* : 4,60376, dont 0,03826 de bicarbonate de fer. — Etablissement : buvette, bains, douches, cure de petit-lait.

FRIEDRICHSHALL (Allemagne, Saxe-Meiningen). — Eaux froides : T. 10. — *Sulfatées mixtes* : 25,6964, dont 6,036 de sulfate de soude 5,1502 de sulfate de magnésie, et 1,3465 de sulfate de chaux. — Eau purgative (transport).

FUENCALIENTE (Espagne, Ciudad-Real). — Eaux chaudes : T. 36 à 40°. — *Ferrugineuses bicarbonatées* : 1,644, dont 0,358 de carbonate de fer. — Etablissement : buvette, bains. 1er juin à fin septembre.

FUENSENTA DE LORCA (Espagne, Murcie). — Eaux tièdes : T. 23°,5. — *Chlorurées sodiques sulfureuses.* — Etablissement. Avril à décembre.

FUENTE-ALAMO (Espagne, Jaën). — Eaux froides : T. 18°. — *Chlorurées calciques.*

FUENTE-AMARGOSA (Espagne, Malaga). — Eaux froides : T. 21°. — *Sulfurées calciques.* — Etablissement : 20 juin au 1er octobre.

FUENTE-PODRIDA (Espagne, Valence). — Eaux froides : T. 19 à 20° — *Sulfurées calciques.* — Etablissement. 25 mai au 25 septembre.

FUENTE - SANTA DE GAYANGOS (Espagne, Burgos). — Eaux froides : T. 16°,5. — *Sulfurées calciques.* — Etablissement. 20 juin au 20 septembre.

FUMADES (les) (Gard). — Altitude : 130 m. — Eaux froides : T. 13 à 14°. — *Sulfurées calciques (bitumineuses)* : 2,7505, dont 0,0415 d'acide sulfhydrique, et 2,1722 de sulfate de chaux.

FURED (Autriche-Hongrie). — Altitude : 180 m. — Eaux froides : T. 12°,5. — *Bicarbonatées calciques, ferrugineuses et carboniques fortes.* — Etablissements : buvette, bains, boues. 1er juin au 15 septembre.

G

GABIAN (Hérault). — Eaux froides : T. 13°,4. — *Bicarbonatées ferrugineuses.*

GADARA (Syrie). — Eaux très chaudes : *Sulfurées.*

GADINIÈRE (la) (Ain). — Eaux froides : *Sulfatées calciques :* 2,4325, dont 0,8545 de sulfate de chaux et 0,7353 de sulfate de magnésie.

GAIS (Suisse, Appenzell). — Altitude : 934 m. — Eaux froides : T. 12°4. — *Bicarbonatées calciques, ferrugineuses faibles.* — Cure de petit-lait.

GALERA (Espagne, Grenade). — Eaux froides : T. 15°. — *Sulfureuses.*

GALLERAJE (Italie, Toscane). — Eaux chaudes : T. 47°. — *Sulfureuses.* — Eaux froides : T. 18°. — *Bicarbonatées ferrugineuses.* — Etablissement.

GALMIER (Saint-) (Loire). — Altitude : 400 m. — Eaux froides T. 8°. — *Bicarbonatées calciques :* 2,88, dont 1,02 de bicarbonate de chaux. — Eaux de table.

GANDESA (Espagne, Tarragone). — Eaux chaudes. — *Sulfureuses.*

GARRIS (Basses-Pyrénées). — Eaux froides : T. 12°8. — *Sulfureuses* : 0,3963, dont 0,0298 de sulfure de calcium.

GASTEIN (Autriche, Salzbourg). — Altitude : 1050 m. — Eaux chaudes et très chaudes : 31 à 71°,5. — *Sulfatées sodiques :* 0,3391, dont 0,1957 de sulfate de soude. — Etablissements : buvette, bains, douches. 15 mai au 1er octobre.

GAUTHERSBAD (Allemagne, Schwazbourg - Sonders-hausen). — Eaux froides. — *Sulfatées calciques et chlorurées sodiques.* — Etablissement.

GAVA (Espagne, Barcelone). — Eaux froides : T. 18°. — *Bicarbonatées ferrugineuses :* 295 cent. cub. d'acide carbonique, 0,4349, dont 0,1019 de carbonate de fer.

GAVIRIA (Espagne, Guipuzcoa). — Eaux froides. — *Sulfureuses.*

GAZOST (ARGELÈS) (Hautes - Pyrénées). — Altitude : 450 m. — Eaux froides : T. 12 à 14°. — *Sulfurées sodiques et bromo-iodurées :* 0,5757, dont 0,0320 de sulfure de sodium. — Etablissement. Station d'hiver. Eau de transport.

GEBANGAN (Indes Hollandaises). — *Chlorurées sodiques :* 18,291, dont 16,919 de chlorure de sodium et 0,143 d'iodure de magnésium.

GEILNAU (Allemagne, Nassau). — Eaux froides : T. 10°. — *Bicarbonatées sodiques :* 2,044239, dont 1,060190 de bicarbonate de soude.

GEORGES-DES-MONTS (Saint-)(Puy-de-Dôme). — Eaux froides. — *Bicarbonatées ferrugineuses.*

GÉORGIE (Eaux minérales de) (États-Unis). — 1° **India springs.** — *Sulfureuses.*

2° **Madison springs.** — *Bicarbonatées ferrugineuses fortes.*

3° **Warm springs.** — Eaux très chaudes : T. 95° (Farenheit). — *Sulfureuses.*

4° **Gordon's springs and Rowland's springs.** — *Bicarbonatées ferrugineuses.*

5° **Catoosa springs.** — *Bicarbonatées sodiques et ferrugineuses.*

GERARDMER (Vosges). — Altitude : 666 m. — Établissement hydrothérapique et cures d'air et de petit-lait.

GÉRAUD (Saint-) (Cantal). — Eaux froides : T. 12°5. — *Bicarbonatées sodiques ferrugineuses.*

GEREZ (Portugal). — Eaux chaudes, indéterminées, fluorurées, silicatées. — Etablissement.

GERM (Hautes-Pyrénées). — Altitude : 1123 m. — Eaux froides et tièdes : T. 11°,8 à 26°. — *Sulfurées sodiques et ferrugineuses.* Etablissement.

GEROLDSGRUN (Allemagne, Bavière). — Eaux froides. *Bicarbonatées magnésiennes et ferrugineuses :* 1,346, dont 0,933 de carbonate de magnésie, et 0,068 de carbonate de fer.

GERVAIS (Saint-) (Haute-Savoie). —Altitude : 575 m. — Eaux chaudes : T. 39 à 42°. — *Sulfureuses chlorurées sulfatées :* 4,98, dont 2,03 de sulfate de soude, 1,60 de chlorure de sodium, 0,004 de sulfure de calcium. — Etablissement : buvette, bains, douches, boues. 1er juin au 15 septembre.

GETTYSBURG SPRINGS (États-Unis, Pensylvanie). *Bicarbonatées calciques, sulfatées magnésiennes :* 0,29752, dont 0,15145 de bicarbonate de chaux, et 0,06257 de sulfate de magnésie. — Etablissement : buvette. — Eau de transport.

GIESSHUBL-PUGHSTEIN (Bohême). — Eaux froides : T. 9°. — *Bicarbonatées sodiques :* 1,845 dont 1,027 de bicarbonate de soude. — Etablissement : buvette, bains. 15 mai au 1er octobre.

GIGONDAS — V. *Montmirail.*

GIGONZA (Espagne, Cadix). — Eaux froides : T. 18°. — *Sulfurées sodiques :* 2,710, dont 0,123 de sulfure de sodium. — Etablissement.

GILSLAND (Angleterre, Cumberland). — *Sulfureuses.*

GIMEAUX (Puy-de-Dôme). — Altitude 414 m. — Eaux froides et tièdes : T. 12 à 24°,7. — *Bicarbonatées calciques, carboniques fortes :* 3,367 dont 1,090 de bicarbonate de chaux. — 0,839 d'acide carbonique libre.

GINOLES (Aude). — Eaux tièdes et chaudes : T. 20 à 38° 5. — *Sulfatées magnésiennes :* 0,494, dont 0,303 de sulfate de magnésie. — Etablissement : buvette, bains, douches.

GIULIANO (San) (Italie, Toscane). — Altitude : 40 m. — Eaux chaudes : T. 24 à 39°. — *Sulfatées calciques :* 3,3643, dont 1,4019 de sulfate de chaux. — Etablissements : buvette, bains, douches. 15 mai au 15 septembre.

GLAINE - MONTAIGUT (Puy-de-Dôme). — Altitude : 516 m. — Eaux froides : T. 18°,8. — *Bicarbonatées ferrugineuses.*

GLEEN SPRINGS (États-Unis, Caroline du Sud). — *Sulfatées et magnésiennes.*

GLEICHENBERG (Autriche, Styrie). — Altitude : 210 m. — Eaux froides : 11 à 12°. — *Bicarbonatées chlorurées sodiques moyennes* ou *ferrugineuses, carboniques fortes :* 5,1824, dont 2,4114 de carbonate de soude, 1,777 de chlorure de sodium, — 1172 cent. cub. d'acide carbonique libre. — Etablissement : buvette, cure de petit-lait, bains, douches.

GLEISSEN (Allemagne, Prusse). — Eaux froides : T. 8°,2 à 10°,3. — *Bicarbonatées ferrugineuses.* — Etablissement (cure de petit-lait).

GLEISWEILER (Allemagne, Bavière). — Altitude : 330 m. — Eaux froides : T. 11°,8. — *Chlorurées sodiques faibles.* — Etablissement hydrothérapique, cure de petit-lait.

GLORIANES (Pyrénées-Orientales). — Eaux froides : T. 12°,5. *Bicarbonatées ferrugineuses.*

GMUND (Autriche). — Eaux froides. — *Sulfureuses.*

GODELHEIM (Allemagne, Prusse). — *Ferrugineuses bicarbonatées :* 3,599, dont 0,126 de carbonate de fer. — Etablissement.

GODESBERG (Allemagne, Prusse). — Eaux froides. — *Bicarbonatées sodiques :* 1,764, dont 0,880 de carbonate de soude, 600 cent. cub. d'acide carbonique libre. — Etablissement.

GOHIER (Maine-et-Loire). — Eaux froides : T. 13°,2. — *Bicarbonatées ferrugineuses :* 0,601, dont 0,03 de bicarbonate de fer.

GOLAISE (la) (Suisse). — Eaux froides. — *Sulfurées calciques.*

GOLDBACH (Allemagne, Bavière). — Eaux froides. — *Ferrugineuses :* 0,341, dont 0,034 de carbonate de fer.

GOLDBERG (Allemagne, Mecklembourg-Schwérin). — Eaux froides. — *Chlorurées sodiques.* — Etablissement.

GOLIA-PRISTANE (Russie d'Europe, Tauride). — Boues renfermant de l'iode et du brome.

GONTEN (Suisse). — Altitude : 904 m. — Eaux froides : T. 13°,1. — *Bicarbonatées ferrugineuses.* — Etablissement : buvette, bains, cure de lait.

GOPPINGEN (Allemagne, Wurtemberg). — Eaux froides. — *Bicarbonatées magnésiennes.* — Etablissement : buvette, bains.

GORTWA-KISFALU (Autriche, Hongrie). — *Ferrugineuses bicarbonatées :* 0,567, dont 0,090 de chlorure de fer.

GOSCHWITZ (Allemagne, Saxe-Weimar). — Eaux froides. — *Sulfatées calciques :* 1,996, dont 0,705 de sulfate de chaux.

GOURNAY-EN-BRAY (Seine-Inférieure). — Eaux froides. — *Ferrugineuses bicarbonatées :* 0,275, dont 0,093 de carbonate de fer.

GRAENA (Espagne, Grenade). — Eaux froides et chaudes : T. 14 à 40°. — *Bicarbonatées ferrugineuses :* 2,4398, dont 0,5326 de carbonate de fer. — Etablissement : buvette, bains. 5 mai au 20 juin, 15 août au 25 octobre.

GRAMAT (Lot). — Altitude : 300 m. — Eaux froides. — *Ferrugineuses bicarbonatées.*

GRAN (Autriche, Hongrie). — Eaux froides : T. 12°. — *Sulfatées magnésiennes* : 56,063, dont 52,414 de sulfate de magnésie.

GRANDEYROL (Puy-de-Dôme). — Eaux froides : T. 10 à 12°,5. — *Bicarbonatées ferrugineuses.*

GRANDRIF (Puy-de-Dôme). — Altitude : 900 m. — Eaux froides : T. 10°. — *Bicarbonatées calciques* : 0,587, dont 0,332 de bicarbonate de chaux.

GRAVALOS (Espagne, Logrono). — Eaux froides : T. 16°. — *Sulfurées calciques* : 1,160, dont 0,0305 de sulfure de calcium. Etablissement : buvette, bains. 1er juin au 1er octobre.

GRAVILLE (Seine-Inférieure). — *Iodurée ferro-crénatée.*

GREIFSWALD (Allemagne, Prusse). — *Chlorurées sodiques.*

GRÉOULX (Basses-Alpes). — Altitude : 350 m. — Eaux tièdes et chaudes : T. 20 à 38°,7. — *Chlorurées sulfurées* : 2,61, dont 0,05 de sulfure de calcium, et 1,54 de chlorure de sodium. — Etablissement : buvette, bains, boues. 15 avril au 15 octobre.

GRIESBACH (Allemagne, Bade). — Altitude : 500 m. — Eaux froides : T. 8°,1 à 10°,2. — *Bicarbonatées calciques, ferrugineuses, carboniques fortes* : 3,1165, dont 0,0712 de bicarbonate d'oxyde de fer, 1,594 de bicarbonate de chaux, 1266,7 cc. d'acide carbonique libre. Etablissement : buvette, bains. — Eau d'exportation.

GROSS-ALBERSTHOFEN (Allemagne, Bavière). — *Sulfatées magnésiennes* : 1,240, dont 0,652 de sulfate de magnésie.

GROSS-WARDEIN (Autriche, Hongrie). — Eaux chaudes : T. 38 à 45°. — *Sulfurées calciques* : 3,831, dont 0,464 de sulfate de chaux, 207 cc. d'hydrogène sulfuré.

GROSS-WUNITZ (Autriche, Bohème). — Eaux froides : T. 12 à 13°. — *Sulfatées sodiques et magnésiques* : 22,394, dont 10,673 de sulfate de soude et 6,836 de sulfate de magnésie.

GRUBEN (Allemagne, Silésie). — *Sulfatées ferrugineuses* : 0,123, dont 0,030 de sulfate de fer. — Etablissement.

GRULL (Allemagne, Prusse). — Eaux froides : T. 19°. — *Chlorurées sodiques* : 18,463, dont 15,322 de chlorure de sodium. — Etablissement : buvette, bains, douches.

GUAGNO (Saint-Antoine de) (Corse). — Eaux chaudes : T. 37 à 52°. — *Sulfurées sodiques* : 0,961, dont 0,106 de sulfure de sodium. Etablissement : bains, piscines, douches.

GUARDIA VIEJA (Espagne, Almeria). — Eaux chaudes : T. 23 à 40°. — *Chlorurées sodiques sulfureuses* : 43,549, dont 14,5951 de sulfate de soude, 7,502 de chlorure de sodium. — Etablissement. Juin à septembre.

GUIBERTES (les) (Hautes-Alpes). — Altitude : 1429 m. — Eaux chaudes : T. 47°. — *Sulfurées calciques.*

GUILLON (Doubs). — Altitude : 360 m. — Eaux froides : T. 13°. — *Sulfurées calciques :* — Etablissement : buvette, bains.

GUITERA (Corse). — Eaux chaudes : T. 45°. — *Sulfurées sodiques.* — Etablissement. 1er juin au 20 septembre.

GURNIGEL (Suisse, Berne). — Altitude : 1153 m. — Eaux froides : T. 7 à 8°. — *Sulfurées calciques :* 1,9335, dont 0,0045 de sulfure de calcium. — Etablissement : buvette, bains, cure de petit-lait. 10 juin au 15 septembre.

H

HAIDECK (Allemagne, Bavière). — *Sulfatées sodiques* 1,7635, dont 0,6510 de sulfate de soude.

HAJ-STUBNA (Autriche-Hongrie). — Eaux chaudes : T. 44° — *Sulfatées mixtes :* 2,406, dont 1,871 de sulfates. — Etablissement : buvette, bains.

HALL (Autriche). — Altitude : 337 m. — Eaux froides : T. 11° — *Chlorurées sodiques* (iodo-bromurées) : 17,538, dont 16,358 de chlorure de sodium, 0,009 d'iodure de sodium, 0,041 d'iodure de magnésium, 0,074 de bromure de magnésium. — Etablissement.

HALL (Autriche, Tyrol). — Eaux froides. — *Chlorurées sodiques.* — Etablissement.

HALL (Allemagne, Wurtemberg). — Eaux froides. — *Chlorurées sodiques :* 21,456, dont 19,522 de chlorure de sodium. — Etablissement : bains, buvette.

HALLE (Allemagne, Prusse). — Eaux froides : T. 11°,0. — *Chlorurées sodiques :* 9,83 dont 0,09 de chlorure de sodium.

HALLECK'S SPRING (États-Unis). — *Chlorurées sodiques :* 5,960, dont 4,680 de chlorure de sodium.

HAMMA (Algérie, Constantine). — Eaux chaudes : T. 35 à 37°. — *Bicarbonatées ferrugineuses.*

HAMMA (el) (Tunisie). — Eaux chaudes : T. 36°. — *Sulfureuses.*

HAMMA DE GABÈS (el) (Tunisie). — Eaux chaudes : T. 34 à 35°. — *Sulfureuses.*

HAMMAM (el) (Algérie, Constantine). — Eaux chaudes. T. 36°. — *Salines.*

HAMMAM-AIDA (Turquie d'Asie, Anatolie). — *Indéterminées.* — Etablissement.

HAMMAM-ANEGNED (Algérie, Alger). — Eaux très chaudes. — *Sulfureuses.*

HAMMAM-BERDA (Algérie, Constantine). — Eaux tièdes. T. 29°. — *Carbonatées mixtes* : 0,38766, dont 0,23725 de carbonates.

HAMMAM-BOUGHARA (Algérie, Oran). — Altitude 282 m. — Eaux chaudes : T. 48°. — Etablissement.

HAMMAM-MÉLOUANE (Algérie). — Eaux très chaudes. T. 39 à 40°. — *Chlorurées sodiques fortes* : 40,0113, dont 36,0690 de chlorure de sodium. — Etablissement : buvette, bains, piscines.

HAMMAM-MESKOUTIN (Algérie). — Altitude : 300 m. — Eaux très chaudes : T. 46 à 95°. — *Chlorurées arsénicales* : 1,52007, dont 0,41560 de chlorure de sodium et 0,00050 d'arsenic. — Etablissements : buvette, piscines, bains, étuves. 1er avril au 15 juin.

HAMMAM-RIRHA (Algérie, Alger). — Altitude : 520 m. — Eaux froides et très chaudes : T. 17 à 65°. — *Sulfatées calciques et ferrugineuses.* Etablissement : buvette, bains.

HAMMAM-SEYNOUR (Algérie). — Altitude : 820 m. — *Ferrugineuses.*

HAMPTEAD (Angleterre, Middlesex). — *Ferrugineuses* 0,096, dont 0,021 d'oxyde de fer, et 56 cc. d'acide carbonique.

HARKANY (Autriche, Hongrie). — Eaux chaudes : T. 58°. — *Sulfatées calciques.* — Etablissement.

HARO (Espagne, Logroño). — Eaux froides : T. 13 à 16°. — *Chlorurées sodiques et sulfureuses.* 1er juin au 1er octobre.

HARROGATE (Angleterre). — Altitude : 55 m. — Eaux froides : T. 12° à 15°,1. — *Chlorurées sodiques, sulfureuses ou ferrugineuses.* — Etablissement : bains, douches.

HARTZBURG (Allemagne, Brunswick). — Eaux froides : T. 12 à 13°. — *Chlorurées sodiques.* Etablissement : cure de petit-lait.

HAUTERIVE. — Source de Vichy.

HEALING SPRING (États-Unis, Virginie). — Eaux chaudes. T. 47°. — *Carbonatées mixtes ferrugineuses* : 0,483, dont 0,04 de carbonate de fer.

HECHINGEN (Allemagne, Prusse). — Eaux froides : T. 10 à 12°. — *Sulfurées calciques.* — Etablissement : buvette, bains, douches.

HECKINGHAUSEN (Allemagne, Prusse). — *Sulfureuses*

HEILBRUNN (Allemagne, Bavière). — Altitude : 800 m. — Eaux froides : T. 16°. — *Chlorurées sodiques* (iodo-bromurées) : 6,0143, dont 4,9508 de chlorure de sodium, 0,0286 d'iodure de sodium, 0,0478 de bromure de sodium.

HEILSTEIN (Allemagne, Prusse). — Eaux froides : T. 10°. — *Bicarbonatées sodiques* : 1,037, dont 0,800 de carbonate de soude.

HEINRICH (Suisse, Appenzell). — Eaux froides. — *Ferrugineuses bicarbonatées.*

HEPPINGEN (Allemagne, Prusse). — *Bicarbonatées sodiques* : 1,878, dont 0,768 de carbonate de soude.

HERBITZHEIM (Alsace-Lorraine). — Altitude : 209 m. — *Chlorurées sodiques.*

HERCULESBAD. — V. *Mehadia*.

HERLEIN (Autriche, Hongrie).— *Ferrugineuses bicarbonatées.*

HERMIDA (la) (Espagne, Santander). — Eaux chaudes : T. 40 à 57°,5. — *Chlorurées sodiques.* — Etablissement : buvette, bains. Juin à septembre.

HERMIONE (Grèce, Péloponèse). — Eaux froides. — *Chlorurées sodiques.* — Eau d'exportation.

RHESE (las). — V. *La Herse*.

HERVIDEROS DEL EMPERADOR (los) (Espagne, Ciudad-Real). — Eaux tièdes : T. 25°. — *Bicarbonatées calciques.* — Etablissement : bains, piscines. 15 juin au 15 septembre.

HERVIDEROS DE FONTILLESCA (los) (Espagne, Ciudad-Real).—Eaux froides : T. 18°.—*Bicarbonatées ferrugineuses.*

HERVIDEROS Y EL VILLAR DEL POZZO (Espagne, Ciudad-Real). — Eaux tièdes : T. 16 à 21°. — *Ferrugineuses bicarbonatées* : 0,1375, dont 0,0430 de carbonate de fer. — Etablissement : buvette, bains. 10 juin au 15 septembre.

HEUSTRICH (Suisse, Berne). — Altitude : 630 m. — Eaux froides : T. 5°,8 à 10°,8. — *Sulfureuses* : 0,9823, dont 0,2003 de sulfate de potasse, 11 cc., 08 d'acide sulfhydrique. — Etablissement : buvette. 25 mai au 25 septembre.

HILDEGARDE-BRUNNEN (Autriche-Hongrie). — Eaux froides : T. 12°. — *Sulfatées sodiques et magnésiques* : 16,795, dont 9,005 de sulfate de soude et 5,604 de sulfate de magnésie.

HOLSTON-SPRINGS (Etats-Unis, Virginie). — Eaux chaudes : T. 38°. — *Sulfatées mixtes.*

HOMBOURG (Allemagne, Prusse). — Altitude : 200 m. — Eaux froides : T. 11°.—*Chlorurées sodiques ferrugineuses* : 13,98664,

dont 9,86090 de chlorure de sodium, et 0,03196 de bicarbonate de fer.
— Établissement : buvette, bains, douches. Mai à octobre.

HONORÉ (Saint-) (Nièvre). — Altitude : 272 m. — Eaux tièdes :
T. 26°. — *Sulfureuses faibles, carboniques moyennes :* 0 l., 07 d'acide
sulfhydrique libre, 0,67, dont 0,13 de bicarbonates alcalins. — Établis-
sement : buvette, bains, douches, inhalations. 15 mai au 15 septembre.

HOT SPRINGS OF ARKANSAS (États-Unis). — Eaux
chaudes : T. 55 à 82°. — *Bicarbonatées ferrugineuses, sulfatées cal-
ciques, sulfureuses.* — Établissement : bains, douches.

HOT SPRINGS (États-Unis, Virginie). — Eaux chaudes :
T. 55°. — *Bicarbonatées calciques :* 0,3786, dont 0,4104 de bicarbo-
nate de chaux. — Établissement : bains, douches, piscines.

HUCHETS (Source des) (Amiens). — Eau ferrugineuse, froide.
— Exportation.

HUGUENOT SPRINGS (États-Unis, Virginie). — *Sulfu-
reuses, bicarbonatées ferrugineuses.*

HUNYADI-JANOS (Autriche - Hongrie). — Eaux froides :
T. 7 à 13°. — *Sulfatées sodiques et magnésiques :* 35,0548, dont
15,9148 de sulfate de soude et 16,0158 de sulfate de magnésie. — Eau
de transport.

HYPATI (Grèce). — Eaux chaudes : T. 31°,5. — *Sulfureuses
chlorurées :* 3,1243, dont 1,5089 de chlorure de sodium, 209 cc.
88 d'acide sulfhydrique. 1er mai au 31 août.

I

ISCHL (Autriche-Hongrie). — Altitude : 480 m. — Eaux froides :
T. 10°. — *Chlorurées sodiques :* 5,5989 à 25,526 de chlorure de so-
dium par litre. — Établissements : buvette, bains, cure de petit-lait.
15 mai au 15 septembre.

ISOLA-BONA (Italie). — Eaux froides. — *Sulfureuses.*

IVANDA (Autriche - Hongrie). — Eaux froides. — *Sulfatées
sodiques :* 21,452, dont 15,279 de sulfate de soude. — Eau d'expor-
tation.

IWONICZ (Autriche - Hongrie). — Altitude : 410 m. — Eaux
froides. — *Chlorurées et bicarbonatées sodiques (iodo-bromurées),
bicarbonatées ferrugineuses :* 11,0742, dont 0,0240 d'iodure de so-
dium, 0,0365 de bromure de sodium, 7,9767 de chlorure de sodium,
2,3535 de bicarbonate de soude, 0,0081 de bicarbonate d'oxyde de fer.
— Établissement. 15 mai au 15 septembre.

J

JAEN (Espagne, Jaen). — Eaux tièdes : T. 27°,5. — *Sulfatées magnésiennes :* 0,794, dont 0,320 de sulfate de magnésie. — Etablissement. 24 juin au 1er novembre.

JAKABFALVA (Autriche, Transylvanie). — Eaux froides : T. 12°. — *Bicarbonatées sodiques et ferrugineuses :* 4,950, dont 2,764 de carbonate de soude et 0,086 de carbonate de fer.

JALEYRAC (Cantal). — Eaux froides : T. 15°,5. — *Ferrugineuses bicarbonatées :* 0,72, dont 0,04 de carbonate de fer.

JAMAIQUE (la) (Grandes Antilles). — *Sources sulfureuses et ferrugineuses.*

JAMNICZA (Autriche, Croatie). — Eaux froides : T. 14°,5. — *Bicarbonatées sodiques et ferrugineuses :* 13,390, dont 6,960 de carbonate de soude et 0,30 de carbonate de fer. — Etablissement : buvette, bains.

JARABA (Espagne, Saragosse). — Eaux chaudes : T. 29 à 34°. — *Bicarbonatées calciques.* — Etablissement. 15 juin au 15 septembre.

JARROUSSET (Cantal). — Eaux froides. — *Bicarbonatées ferrugineuses.*

JASTRZEMB (Allemagne, Prusse). — Altitude : 250 m. — Eaux froides. — *Chlorurées sodiques bromo-iodurées :* 12,0932, dont 11,0962 de chlorure de sodium ; 0,0077 d'iodure de sodium et 0,0413 de bromure de sodium. — Etablissement : buvette, bains.

JASZCROROWKA (Autriche, Galicie). — Altitude : 910 m. — Eaux tièdes : T. 20°,4. — *Indéterminées.* — Etablissement.

JAXTFELD (Allemagne, Wurtemberg). — Altitude : 140 m. — Eaux froides : T. 17°,5. — *Chlorurées sodiques.* — Etablissement.

JENATZ (Suisse, Grisons). — Eaux froides : T. 13°. — *Bicarbonatées ferrugineuses :* 0,3572, dont 0,0530 de carbonate de fer.

JENZAT (Allier). — Altitude : 300 m. — Eaux tièdes : T. 26°,6. — *Bicarbonatées sodiques :* 1,650, dont 0,585 de bicarbonate de soude

JOHANENSBERG (Allemagne, Prusse). — *Chlorurées sodiques, bicarbonatées calciques :* 5,5060, dont 2,280 de chlorure de sodium, et 1,6283 de bicarbonate de chaux.

JOHANNISBAD (Autriche, Bohême). — Altitude : 600 m. — Eaux froides et chaudes : T. 8 à 29°,5. — *Indéterminées.* — Etablissement.

JOHNSONS SPRINGS (États-Unis, Virginie). — *Sulfureuses faibles.*

JONE'S WHITE SULPHUR AND CHALYB-EATE SPRINGS (États-Unis, Caroline). — *Sulfurées sodiques faibles, bicarbonatées ferrugineuses fortes.*

JOOS ou **JAZOW** (Autriche, Galicie). — Eaux froides : T. 13°. — *Sulfatées sodiques.*

JORDANSBAD (Allemagne, Wurtemberg). — *Bicarbonatées mixtes, ferrugineuses faibles.*

JOUHE (Jura). — Eaux froides : T. 10°,5. — *Chlorurées sodiques :* 1,921, dont 0,7969 de chlorure de sodium.

JULUISHALL-HARTZBURG (Allemagne, Brunswick). — Altitude : 314 m. — Eaux froides. — *Chlorurées sodiques.* Etablissement : buvette, bains.

JURÉ (Loire). — Eaux froides : T. 10 à 15°. — *Bicarbonatées mixtes.*

K

KAIAPHA (Grèce, Péloponèse). — Eaux chaudes : T. 32°. — *Sulfureuses.* — Etablissement.

KAIZENBAD (Allemagne, Bavière). — Altitude : 798 m. — *Bicarbonatées sulfatées, ferrugineuses faibles.*

KANITZ (Allemagne, Bavière). — *Bicarbonatées sodiques faibles.* — Etablissement.

KARLSBAD. — V. *Carlsbad.*

KARLSDORFER-SAUERBRUNN (Autriche, Styrie). — *Bicarbonatées sulfatées.*

KEMMERN (Russie, Livonie). — Eaux froides : T. 8°. — *Sulfurées calciques.* — Etablissement : buvette, bains.

KIS-CZEG et **KIS-KALAN** (Autriche, Transylvanie). — Eaux froides : T. 12°. — *Sulfatées sodiques, bicarbonatées mixtes.*

KISLOVODSK (Russie, Caucase). — Eaux froides : T. 14°,3.

Bicarbonatées calciques, ferrugineuses, carboniques fortes. — Établissement.

KISSINGEN (Bavière). — Altitude : 190 m. — Eaux froides : T. 11 à 17°. — *Chlorurées sodiques* : 7,46547, dont 5,822 de chlorure de sodium. — Etablissements : bains, cure de petit-lait. 15 mai au 15 septembre.

KITTREL'S SPRINGS (États-Unis, Caroline). — *Ferrugineuses.*

KLAUSEN (Autriche, Styrie). — Eaux froides : T. 15°. — *Ferrugineuses fortes* : 0,247, dont 0,095 de carbonate de fer.

KLEINERN (Allemagne). — *Bicarbonatées magnésiques.*

KLOCKOS (Hongrie). — Eaux froides : T. 13°. — *Ferrugineuses.*

KNUTWYL (Suisse). — Eaux froides : T. 10°. — *Sulfatées calciques.* — Bains.

KOCHEL (Allemagne, Bavière). — *Bicarbonatées sodiques* : 1,4341, dont 0,9439 de bicarbonate de soude.

KONDRAU (Allemagne, Bavière). — Eaux froides : T. 9°. — *Indéterminées.*

KÖNIGSBORN (Allemagne, Westphalie). — *Chlorurées sodiques.*

KÖNIGSWART (Bohême). — Altitude : 632 m. — Eaux froides : T. 7 à 8°. — *Bicarbonatées mixtes ferrugineuses* : 7,1499, dont 0,1027 de carbonate d'oxyde de fer. — Etablissement : balnéothérapie complète, buvette.

KONOPKOWKA (Autriche, Galicie). — *Sulfurées calciques.*

KORSOW (Autriche, Galicie). — *Bicarbonatées ferrugineuses.*

KORYTNICA (Hongrie). — Altitude : 796 m. — *Sulfatées calciques, bicarbonatées ferrugineuses* : 3,3550, dont 0,0883 de carbonate d'oxyde de fer.

KOSEN (Allemagne, Prusse). — Eaux froides : T. 17°,5. — *Chlorurées sodiques* : 49,5359, dont 41,0981 de chlorure de sodium. — Etablissement : buvette, bains, cure de raisins. 15 mai au 15 septembre.

KOSIA (Roumanie). — *Chlorurées sodiques et sulfureuses.*

KOSTREINITZ (Autriche). — Eaux froides : T. 17°. — *Bicarbonatées sodiques fortes, ferrugineuses* : 10,5433, dont 6,1013 de bicarbonate de soude.

KÖSTRITZ (Allemagne, Prusse). — Altitude : 170 m. — *Chlorurées sodiques fortes :* 227,155, dont 212,271 de chlorure de sodium. — Établissement.

KOVAZNA (Hongrie). — Altitude : 522 m. — *Chlorurées bicarbonatées sodiques :* 16,6652, dont 3,4407 de chlorure de sodium et 10,2487 de bicarbonate de soude.

KRANKENHEIL (Bavière). — Altitude : 670 m. — Eaux froides : T. 9°. — *Bicarbonatées chlorurées sodiques, sulfureuses faibles.* — Établissement : buvette, bains.

KREUTH (Bavière). — Altitude : 849 m. — Eaux froides : T. 12 à 14°. — *Sulfatées mixtes, sulfureuses faibles :* 1,0312, dont 0,6346 de sulfates, 0,80 cc. d'hydrogène sulfuré. — Établissement : buvette, bains, douches. 15 juin au 15 septembre.

KREUZNACH. — V. *Creuznach.*

KRONDORF (Bohême). — *Bicarbonatées sodiques fortes, ferrugineuses :* 20,651, dont 10,932 de bicarbonate de soude, 0,073 de carbonate d'oxyde de fer.

KRONTHAL (SODEN et) (Allemagne, Hesse-Nassau). — Altitude : 170 m. — Eaux froides : T. 13 à 17°. — *Chlorurées sodiques ferrugineuses faibles, carboniques fortes :* 3,85297, dont 3,54794 de *moyennes,* chlorure de sodium, 0,01362 de carbonate de fer. — Établissement : buvette, bains. 45 mai au 31 octobre.

KRUMBACH (Allemagne, Bavière). — *Bicarbonatées calciques.* — Établissement balnéothérapique.

KRYNICA (Autriche, Galicie). — Altitude : 589 m. — Eaux froides. — *Bicarbonatées calciques et ferrugineuses, carboniques fortes.* — Établissement.

KRZESZOWICE (Autriche, Galicie). — Eaux froides. — *Bicarbonatées sulfatées.* — Établissement : bains, buvette.

KYLLÈNE (Grèce, Péloponèse). — Eaux tièdes : T. 24 à 25°,5. — *Sulfureuses.* — Établissement : boissons, bains.

KYTHNOS (Grèce, Archipel). — Eaux chaudes. — *Chlorurées sodiques :* 34,488, dont 26,635 de chlorure de sodium. — Établissement : boissons, bains.

L

LA BARAQUETTE (Cantal). — Eaux froides : T. 12 à 13°. — *Bicarbonatées ferrugineuses.*

LA BARTHE-DE-NESTE (Hautes-Pyrénées). — Eaux froides : T. 13°. — *Amétallites.* — Etablissement.

LABARTHE-RIVIÈRE (Haute-Garonne). — Eaux froides : T. 21°,2. — Etablissement.

LA BASSÈRE (Hautes-Pyrénées). — Eaux froides. — *Sulfurées.*

LA BASTIDE (Cantal). — Eaux froides : T. 12°,5. — *Bicarbonatées ferrugineuses.*

LA BAUCHE (Savoie). — Altitude : 480 m. — Eaux froides : T. 12°. — *Ferrugineuses bicarbonatées :* 0,72250, dont 0,14257 de carbonate d'oxyde de fer. — Etablissement : buvette, bains. 1er juin au 1er octobre. Eaux d'exportation.

LABESTZ-BISCAYE (Basses-Pyrénées). — Eaux froides : T. 10°. — *Sulfurées calciques, ferrugineuses bicarbonatées.* — Etablissement : buvette, bains.

LA BOURBOULE. — V. *Bourboule.*

LA CAILLE (Haute-Savoie). — Altitude : 600 m. — Eaux tièdes : T. 30°,2. — *Sulfurées calciques :* 0,3591, dont 0,0032 de sulfure de calcium, et 0,0071 d'acide sulfhydrique. — Etablissement : buvette, bains.

LACAUNE (Tarn). — Altitude : 900 m. — Eaux froides T. 8 à 24°. — *Alcalines et arsénicales faibles, bicarbonatées calciques et ferrugineuses :* 0,0006 d'arséniate de chaux, 0,044 de bicarbonate de fer. — Etablissement : buvette, bains. 1er juin au 1er octobre. Eaux d'exportation.

LA CHALDETTE (Lozère). — Eaux chaudes : T. 31°. — *Non analysées.*

LAC-VILLERS (Doubs). — Eaux froides. — *Bicarbonatées calciques ferrugineuses.*

LAER (Allemagne, Hanovre). — Eaux roides. — *Chlorurées sodiques :* 15,167, dont 11,892 de chlorure de sodium. — Etablissement : buvette, bains.

LA FERRIÈRE (Isère). — Eaux froides : T. 9°,4. — *Sulfureuses faibles.*

LA GADINIÈRE (Gers). — Eaux froides : T. 19°,9. — *Sulfatées ferrugineuses :* 2,0015, dont 0,8545 de sulfate de chaux, 0,7353 de sulfate de magnésie, 0,0140 de carbonate d'oxyde de fer.

LA HERSE (Orne). — Eaux froides. — *Bicarbonatées ferrugineuses.*

LAIFOUR (Ardennes). — Eaux froides. — *Bicarbonatées ferrugineuses :* 0,0400 de carbonate de fer.

LA LICHE (Hautes-Alpes). — Altitude : 1927 m. — Eaux froides : T. 17°. — *Sulfureuses.*

L'ALLIAZ (Suisse, Vaud). — Altitude : 1040 m. — Eaux froides : T. 8°,43. — *Sulfurées calciques :* 1,5360 de sulfate de calcium. — Etablissement : buvette, cure de petit-lait. 1er juin au 15 septembre.

LAMALOU (Hérault). — Altitude : 190 m. — Eaux froides et très chaudes : T. 17 à 46°. — *Bicarbonatées mixtes ferrugineuses :* 0,0100 de carbonate de fer. — Etablissement : buvette, bains, douches. 1er mai au 1er novembre.

LA MOTTE-LES-BAINS (Isère). — Altitude : 600 m. — Eaux très chaudes : T. 57 à 60°. — *Chlorurées sodiques moyennes :* 3,56 à 3,80 de chlorure de sodium. — Etablissement : buvette, bains. 1er juin au 1er octobre.

LA MOUILLÈRE-LES-BAINS (Aux portes de la ville de Besançon, Doubs). — Altitude : 260 m. — *Eaux chlorurées-sodiques fortes, iodo-bromurées :* 291 gr. chlorure ; 0,118 bromure de potassium par litre. — Eaux-mères (*mutter-lauge*). — Hydrothérapie, massage, électrothérapie, gymnastique médicale.

LAMSCHEID (Prusse). — Eaux froides : T. 18°. — *Carbonatées calciques et ferrugineuses :* 0,321 de carbonate de chaux et 0,12 de carbonate de fer.

LANDECK (Prusse). — Altitude : 452 m. — Eaux froides : T. 17 à 29°. — *Sulfureuses faibles.* — Etablissement balnéothérapique. 15 mars au 15 octobre.

LANDETTE (Espagne, Cuença). — Eaux froides : T. 19. — *Bicarbonatées mixtes.* — Etablissement balnéothérapique.

LANGENAU (Bavière). — Altitude : 562 m. — Eaux froides T. 8°,7. — *Bicarbonatées calciques ferrugineuses :* 0,9105, dont 0,0336 de carbonate d'oxyde de fer. — Etablissement : buvette, bains. 1er juin au 15 septembre.

LANGENAU-NIEDER (Prusse). — Altitude : 375 m. — Eaux froides : T. 9°,3. — *Bicarbonatées ferrugineuses, carboniques fortes :* 0,033 de carbonate de fer. — Etablissement : buvette, bains, boues. 1er mai au 15 octobre.

LANGENBRÜCKEN (Allemagne, Bade). — Altitude 136 m. — Eaux froides : T. 14°,6. — *Sulfureuses.* — Etablissement balnéothérapique.

LANNASKÈDE (Suède). — Eaux froides : T. 8° — *Ferrugineuses sulfatées.*

LA PAUTE (Isère). — Eaux froides : T. 12°,3. — *Sulfureuses faibles.*

LA PRESTE (Pyrénées-Orientales). — Altitude : 1100 m. — Eaux chaudes : T. 37 à 44°,6. — *Sulfurées sodiques :* 0,1337, dont 0,0127 de sulfure de sodium. — Etablissement : buvette, bains. 1er mai au 1er novembre.

LA PUDA (Espagne, Barcelone). — Altitude : 126 m. — Eaux froides : T. 21°,2 à 30°. — *Chlorurées sodiques moyennes, sulfurées sodiques faibles.* — Etablissement : buvette, bains. 15 juin au 15 septembre.

LA PYRONÉE et **CONCHES** (Cantal). — Eaux froides : T. 10°. — *Bicarbonatées ferrugineuses.*

LA REVAUTE (Cantal). — Eaux froides. — *Bicarbonatées ferrugineuses.*

LA ROCHE-CARDON (Rhône). — Eaux froides : T. 12°,8. — *Bicarbonatées ferrugineuses.*

LA ROCHE-POSAY (Vienne). — Eaux froides : T. 11 à 12°. — *Sulfatées calciques, sulfureuses faibles.* — Etablissement.

LA SAULCE (Hautes-Alpes). — Eaux froides : T. 15 à 22°. — *Chlorurées sodiques :* 2,516, dont 2,135 de chlorure de sodium.

LA SAXE (Italie, Aoste). — Altitude : 1215 m.— Eaux froides : T. 13 à 17°. — *Sulfureuses, ferrugineuses.*— Etablissement : buvette, bains. 15 juillet au 1er septembre.

LASSERRE (Lot-et-Garonne). — Eaux froides : T. 12°,5. — *Indéterminées.*

LASZINA (Autriche, Croatie). — *Carboniques fortes.*

LAZLO-HUNYADI (Hongrie). — *Sulfatées magnésiques :* 24,2065 de sulfate de magnésie, 22,7810 de sulfate de soude.

LA TERRASSE (Isère). — Eaux froides : T. 19°,3. — *Chlorurées sodiques moyennes, sulfureuses faibles.*

LA TROLLIÈRE (Allier). — Eaux froides : T. 13°,3. — *Crénatées ferrugineuses.*

LAUCHSTADT (Prusse). — Eaux froides : T. 10°,5. — *Sulfatées calciques moyennes.*

LAURENZENBAD (Suisse, Argovie).—Altitude : 518 m.— Eaux froides : T. 18°. — *Indéterminées.*

LAUTARET (Hautes-Alpes). — Eaux chaudes : T. 44°. — *Sulfureuses.*

LAVAL (Isère). — Eaux tièdes : T. 24°,7. — *Sulfatées mixtes :* 2,613 dont 1,128 de sulfate de magnésie, et 1,048 de sulfate de soude

LAVALIÈRE près Clermont (Puy-de-Dôme). — Eaux bicarbonatées gazeuses froides, goudronnées : T. 14°. — Eaux transportées.

LAVARDENS (Gers). — Eaux tièdes : T. 19°,4.— *Amétallites.*

LAVEY (Suisse, Vaud). — Altitude : 375 m. — Eaux chaudes : T. 46°. — *Chlorurées sodiques :* 1,3120 dont 0,3633 de chlorure de sodium. — Etablissement, buvette, bains. 15 mai au 30 septembre.

LA VEYRASSE (Hérault). — Eaux froides : T. 13°.—*Bicarbonatées mixtes.*

LEAMINGTON (Angleterre, Warwickshire). — Altitude : 65 m. — Eaux froides : T. 23°,4. — *Chlorurées sodiques* ou *chlorurées sulfurées* : 11,5125 dont 3,4243 de chlorure de sodium, 3,1920 de sulfate de soude. — Établissements : buvette, bains. Toute l'année.

LE BOULOU. — (V. *Boulou*) (le).

LECCIA (Italie, Florence). — Eaux chaudes : T. 35°. — *Bicarbonatées ferrugineuses* : 1,199 dont 0,059 de carbonate de fer.

LE CROL (Aveyron). — Eaux froides : T. 12°,5. — *Sulfatées ferrugineuses* : 1,335 dont 0,540 de sulfate ferreux, et 0,285 de sulfate ferrique.

LEDESMA (Espagne, Salamanque). — Altitude : 720 m. — Eaux chaudes : T. 32 à 52°. — *Sulfurées calciques.* — Établissements, buvettes, bains, douches.

LEE'S SPRINGS (États-Unis, Tennessee). — *Sulfureuses.*

LEISSENGEN (Suisse, Berne). — Eaux froides. — *Sulfurées calciques* : 0,0070 à 0,0018 de sulfure de calcium. — Établissement, buvettes, bains.

LENK (Suisse, Berne). — Altitude : 1100 m. — Eaux froides : T. 8°,5. — *Sulfatées calciques,* ou *ferrugineuses bicarbonatées.* — Établissement : buvette, bains, douches, inhalations. 15 juin au 15 septembre.

LE PLAN (Haute-Garonne). — Eaux froides : T. 12°,1. — *Bicarbonatées ferrugineuses* : 0,155 dont 0,012 d'oxyde de fer.

LÈS (Espagne, Lerida). — Eaux froides et chaudes : T. 19°,5 à 32°. — *Sulfurées sodiques* : 0,0089 à 0,0152 de sulfure de sodium. — Établissements.

LES ROCHES (Puy-de-Dôme). — Eaux froides : T. 19°,5. — *Chlorurées sodiques* et *bicarbonatées ferrugineuses* : 3,500 dont 1,165 de chlorure de sodium, 0,042 de carbonate de fer. — Eaux d'exportation.

LEUSTETTEN (Allemagne, Bavière). — *Bicarbonatées calciques* : 0,192 dont 0,161 de carbonate de chaux.

LEVANA (Italie, Florence). — Eaux froides : T. 15°,5. — *Bicarbonatées mixtes.*

LEVERN (Prusse). — Eaux froides : T. 9°,5 à 12°. — *Bicarbonatées calciques faibles.*

LE VERNET. — V. *Vernet* (le).

LEVICO (Italie). — Altitude : 530 m. — Eaux froides : T. 8 à 12°,5. — *Sulfatées ferrugineuses et arsénicales* : 1,86933, dont 0,12852 de sulfate ferrique et 0,00905 d'acide arsénieux. — Établissement : bains, buvette. 1er mai au 30 septembre.

LICHE (la). (*V. La Liche.*)

LIDJA (Turquie d'Asie, Anatolie). — Eaux chaudes : T. 59°. — *Sodiques faiblement minéralisées.*

LIEBAU (Russie, Courlande). — *Sulfatées calciques et sulfureuses* : 1,7889 dont 1,3263 de sulfate de chaux.

LIEBENSTEIN (Allemagne, Saxe-Meiningen). — Altitude : 312 m. — Eaux froides : T. 10°. — *Bicarbonatées ferrugineuses, carboniques fortes* : 0,0812 à 0,10040 de carbonate de protoxyde de fer. — Établissement : buvette, bains, douches. — Juin à septembre.

LIEBENZELL (Allemagne, Wurtemberg). — Altitude : 286 m. — Eaux chaudes : T. 21°,7 à 26°. — *Chlorurées sodiques et ferrugineuses faibles* : 1,1548 dont 0,7222 de chlorure de sodium et 0,0004 de carbonate d'oxyde de fer. — Établissements : buvette, bains, douches : 15 mai au 15 octobre.

LIEBWERDA (Autriche, Bohême). — Eaux froides : T. 10°. — *Bicarbonatées ferrugineuses faibles, carboniques fortes* : 0,2278 dont traces de carbonate d'oxyde de fer. — Cure de petit-lait.

LIERGAMÈS (Espagne, Santander). — Eaux tièdes : T. 20°. — *Sulfurées calciques.* — Établissement : 1er juin au 1er octobre.

LIGOURIO (Grèce, Argolide). — Pas d'analyses.

LIMPACH (Suisse, Berne). — Altitude : 600 m. — Eaux froides : T. 13°. — *Bicarbonatées calciques* : 0,072 dont 0,045 de carbonate de chaux.

LINARÈS (Espagne, Ségovie). — Eaux tièdes : T. 22°. — *Chlorurées sodiques.*

LINTZI (Grèce, Péloponèse). — Eaux chaudes : T. 33° — *Chlorurées sodiques* : 1,700 dont 1,015 de chlorure de sodium. — Établissement : buvette, bains.

LIPARI (Ile de) (Italie). — Eaux chaudes : T. 53 à 54°. — *Arsénicales* (?).

LIPETZK ou **LIEPIETZK** (Russie, Tambov). — Eaux froides. — *Bicarbonatées ferrugineuses fortes* : 0,3168 à 0,2450 sur 0,900 de bicarbonate de fer.

LIPOCZ (Hongrie). — Eaux froides : T. 12°,5 à 16°,2. — *Bicarbonatées calciques* : 2,9979 à 5,3501 dont 1,1618 à 1,5172 de bicarbonate de chaux.

LIPPA (Serbie). — Eaux froides : T. 10°. — *Bicarbonatées ferrugineuses* : 1,255 dont 0,081 de carbonate de fer.

LIPPIK (Hongrie). — Eaux chaudes : T. 31 à 64°. — *Bicarbonatées chlorurées, iodurées, sodiques et carboniques fortes.* — Établissements : buvette, bains, piscine. — Exportation.

LIPPSPRINGE (Prusse). — Altitude : 126 m. — Eaux tièdes : T. 21°2. — *Sulfatées mixtes* : 2,3091 dont 1,6024 de sulfates de soude et de chaux. — Etablissement : buvette, bains, inhalations. — Exportation.

LISBONNE (Portugal). — Eaux chaudes : T. 23 à 34°. *Chlorurées sodiques fortes, sulfatées calciques faibles, sulfureuses carboniques faibles.* — Etablissement : buvette, bains, douches, (etc.) 1er juin au 15 octobre.

LIVORNO (Italie, Toscane). — Eaux froides. — *Sulfurées calciques.*

LLANDRINDOD WELLS (Angleterre, Radnow). Eaux froides. — *Chlorurées sodiques fortes, ferrugineuses faibles* : 2,5429 à 3,4880 de chlorure de sodium. — Etablissement : buvette, bains.

LLO (Pyrénées-Orientales). — Eaux tièdes : T. 27°,1 à 29°,1. *Sulfurées sodiques.*

LOBAU (Allemagne, Saxe). — Eaux froides : — *Bicarbonatées mixtes.*

LOBENSTEIN (Allemagne, Reuss-Lobenstein). — Altitude : 480 m. — Eaux froides : T. 9°5 Réaumur. — *Indéterminées.* — Etablissement : hydrothérapie, cure de petit-lait.

LOCHBAD ou **LOCHBACHBAD** (Suisse, Berne). Altitude : 603 m. — Eaux froides : T. 9°R. — *Bicarbonatées, chlorurées sulfatées.* — Etablissement : buvette, bains, douches.

LOCHLI (Suisse). — Eaux froides : T. 7°R. — *Sulfatées magnésiennes et ferrugineuses.* — Etablissement balnéothérapique.

LODOSA (Espagne, Navarre). — *Bicarbonatées ferrugineuses.*

LOKA (Suède). — Eaux froides : T. 8°. — *Amétallites sulfureuses faibles.*

LONS-LE-SAULNIER (Jura). — Altitude : 400 m. Eaux froides : T. 14°. — *Chlorurées sodiques fortes :* 15,386 dont 10,298 de chlorure de sodium. — Etablissement : buvette, bains, douches.

LOS HERVIDEROS DEL EMPERADOR (Espagne, Ciudad-Real). — Eaux froides : T. 16 à 22° — *Bicarbonatées ferrugineuses.* — Etablissement. 1er juin au 30 septembre.

LOSDORF (Suisse, Soleure). — Altitude : 680 m. — Eaux froides : T. 14 à 15°8. — *Sulfurées sodiques :* 0,2328 de sulfure de sodium. — Etablissement : buvette, bains.

LOUECHE-LES-BAINS ou **LOÈCHE** (Suisse, Valais). Altitude : 1415 m. — Eaux chaudes : T. 38 à 46°. — *Sulfatées* calciques : 1,9897 dont 1,5200 de sulfate de chaux. — Etablissement : buvette, bains, douches. — 1er juin au 30 septembre.

LOUJO ou **LATOJA** (Espagne, Pontevedra). — Eaux chaudes : T. 26 à 30°. — *Chlorurées sodiques :* 22,56 dont 19,15 de chlorure de sodium. — Etablissement : buvette, bains. 1er juin au 30 septembre.

LOUTVAKI (Grèce, Péloponèse). — Eaux chaudes : T. 31°,5. — *Chlorurées sodiques :* 8,308 à 9,004 de chlorure de sodium.

LOUVAINES (Maine-et-Loire). — Eaux froides. — *Bicarbonatées ferrugineuses :* 0,008 de carbonate de fer.

LOVETTE (Autriche, Transylvanie). — Eaux froides. — *Bicarbonatées chlorurées.*

LÖWENBACHLI (Suisse, Appenzell). — *Salines légères.*

LU (Italie, Alexandrie). — Eaux froides : T. 14°. — *Sulfureuses.* — Etablissement, buvette, bains.

LUBIEN (Autriche, Galicie). — Eaux froides : T. 10°. — *Sulfurées calciques.*

LUCAINERA DE LAS TORRES (Espagne, Almeria). — Eaux tièdes : T. 20°. — *Sulfurées calciques.* — Etablissement : buvette, bains.

LUCHON (Haute-Garonne). — Altitude : 628 m. — Eaux froides, chaudes et très chaudes : T. 17 à 66°. — *Sulfurées sodiques :* 0,058 de sulfure de sodium. — Etablissement : buvette, bains, douches, piscines, étuves, inhalations. 1er juin au 15 octobre.

LUCQUES. — V. *Doccie basse.*

LUCSKY (Hongrie). — Eaux chaudes : T. 32°. — *Ferrugineuses.*

LUDWIGSBRUNNEN (Allemagne, Hesse). — Eaux froides : T. 12°. — *Bicarbonatées calciques, chlorurées sodiques :* 4,531 dont 1,540 de bicarbonate de chaux et 1,989 de chlorure de sodium.

LUGO (Espagne, Lugo). — Eaux chaudes : T. 30° R. — *Sulfurées sodiques.* — Etablissement : 1er juin au 30 septembre.

LUHASCHOWITZ (Autriche, Moravie). — Altitude : 1,200 m. — Eaux froides : T. 8 à 9°. — *Bicarbonatées mixtes, iodurées, bromurées.* — Etablissement : buvette, balnéothérapie.

LUND (Suède). — *Bicarbonatées mixtes.*

LUNÉBURG (Allemagne, Hanovre). — *Chlorurées sodiques :* 251,692 de chlorure de sodium. — Balnéothérapie.

LUTERSWYLL (Suisse, Soleure). — Eaux froides. — *Bicarbonatées ferrugineuses.*

LUTHERN (Suisse, Lucerne). — *Ferrugineuses.*

LUXBURG (Suisse, Thurgovie). — Eaux froides : T. 12°,5. — *Bicarbonatées mixtes, sulfureuses faibles.*

LUXEUIL (Haute-Saône). — Altitude : 307 m. — 1°Eaux chaudes : T. 27 à 51°, chlorurées et manganiques. — 2° Eaux ferrugineuses tièdes. — Etablissement : buvette, bains, douches, irrigations, piscine. — 15 mai au 15 septembre.

M

MACERATO (Italie, Toscane). — Eaux froides. — *Bicarbonatées chlorurées, sulfureuses faibles.*

MACKWILLER (Alsace-Lorraine). — Eaux froides. — *Chlorurées sodiques.*

MACON (Saône-et-Loire). — Eaux froides : T. 13°2. — *Bicarbonatées ferrugineuses.*: 0,671 dont 0,013 de protoxyde de fer.

MADISON SPRINGS (Etats-Unis, Géorgie). — Eaux froides. — *Bicarbonatées ferrugineuses.*

MADONA A PAPIONA (Italie, Toscane). — *Bicarbonatées sodiques* : 1,7689 de bicarbonate de soude.

MAGDELEINE DE FLOURENS (Sainte-). — Eaux froides. — *Bicarbonatées ferrugineuses* : 0,0812 de carbonate de fer.

MAGNAC (Cantal). — Eaux froides : T. 14°. — *Bicarbonatées ferrugineuses, sulfureuses faibles.*

MAGYAR-STENTZ-LAZLO (Hongrie). — *Sulfurées.*

MAINE (Springof). (Etats-Unis, Maine). — *Chlorurées sodiques, ferrugineuses* : 6,11 de chlorure de sodium, 0,08 de carbonate de fer.

MALAGA (Espagne). — Eaux froides : *ferrugineuses.*

MALAHA (Espagne, Grenade). — Eaux tièdes : T. 23 à 32°. — *Ferrugineuses bicarbonatées.* — Etablissement : buvette, bains. 1er juin au 1er octobre.

MALÉON (Ardèche). — Eaux froides : T. 13°,7. — *Bicarbonatées sodiques* : 1,260 de bicarbonate de soude. — Etablissement : buvette, bains.

MALLOW (Angleterre, Irlande). — Eaux tièdes : T. 22°. — Etablissement balnéothérapique.

MALMAS (Autriche, Transylvanie). — Eaux tièdes : T. 19°. — *Sulfurées calciques*. — Etablissement : buvette, bains, douches.

MALMÉDY (Prusse). — Eaux froides. — *Bicarbonatées ferrugineuses* : 0,1346 à 0,1576 de bicarbonate de fer. — Buvette.

MALOU (la). — V. *Lamalou*.

MALVERN (Angleterre). — Altitude : 400 m. — Eaux froides : T. 11°,3. — *Bicarbonatées ferrugineuses faibles* : 0,023 de bicarbonate de fer. — Etablissement : buvette, bains douches.

MAMAKAI (Russie, Caucase). — *Sulfurées sodiques* : 0,0158 de sulfure de sodium.

MARAT (Puy-de-Dôme). — Pas d'analyse.

MARBELLA (Espagne, Grenade). — Eaux tièdes : T. 26°. — Pas d'analyse.

MARCOLS (Ardèche). — Altitude : 700 m. — Eaux froides : T. 14°. — *Bicarbonatées sodiques* : 2,468 de bicarbonate de soude. — Exportation.

MARIE (Sainte-) (Cantal). — Eaux froides : T. 12°,7. — *Ferrugineuses* : 0,520 dont 0,045 de carbonate de fer. — Exportation.

MARIE (Sainte-) (Hautes-Pyrénées). — Altitude : 450 m. — Eaux froides : T. 17°,2. — *Sulfatées calciques et carboniques faibles*, 2,400 dont 1,430 de sulfate de chaux. — Etablissements : buvette, bains.

MARIENBAD (Bohème). — Altitude : 644 m. — Eaux froides : T. 7°,5 à 15°,5. — *Bicarbonatées sulfatées chlorurées* : 1,96 dont 0,33 de sulfate de soude, 0,66 de chlorure de sodium, 0,76 de carbonates alcalins. — Etablissements : buvette, bains, douches, étuves, boues. 15 mai au 15 octobre.

MARIENFELDS (Allemagne, Nassau). — Eaux froides. — *Bicarbonatées mixtes* : 1,98286, dont 0,8247 de carbonates alcalins.

MARIMONT (Belgique). — *Bicarbonatées mixtes*.

MARLIOZ (Altitude : 250 m. — Eaux froides : T. 14°. — *Sulfurées sodiques* : 0,029 de sulfure de sodium. — Etablissement : buvette, inhalations. 15 mai au 1er novembre.

MARMOLEJO (Espagne, Jaën). — Eaux tièdes : T. 21 à 24°,5. — *Bicarbonatées mixtes, sulfatées magnésiennes* : 1,1658 de bicarbonates, et 2,1115 de sulfate de magnésie. — Etablissement : buvette, bains, 1er septembre au 31 octobre.

MARSCHING (Allemagne, Bavière). — *Sulfurées calciques*.

MARTIAL (Saint-) (Puy-de-Dôme). — Eaux froides et tièdes : T. 22 à 24°,5. — *Bicarbonatées chlorurées sodiques*.

MARTIGNÉ-BRIANT (Maine-et-Loire). — Eaux froides :
T. 13°. — *Bicarbonatées ferrugineuses* : 0,0400 de carbonate de fer.
— Établissement : buvette, bains, douches.

MARTIGNY-LES-LAMARCHE (Vosges). — Eaux
froides : T. 13°,5. — *Sulfatées calciques* : 2,594, dont 1,420 de sulfate
de chaux.

MARTINECZ (Hongrie). — Eaux froides : T. 13°. — *Bicarbo-
natées ferrugineuses* : 0,140, dont 0,063 de carbonate de fer.

MARTINIQUE (la) (Petites Antilles). — Eaux chaudes :
T. 32°. — *Bicarbonatées ferrugineuses* : 0,016 de bicarbonate de fer.
— Établissement balnéothérapique.

MARTOS (Espagne, Jaën). — Eaux froides : T. 19°. — *Sulfu-
rées calciques*. — Établissement. 15 juin au 10 octobre.

MARTRES-DE-VEYRE (les) (Puy-de-Dôme). — Eaux
tièdes : T. 22 à 25°. — *Bicarbonatées chlorurées* : 6,1709, dont 2,4890
de bicarbonate de soude, et 1,9480 de chlorure de sodium. — Buvette.

MASINO (Italie, Sondrio). — Altitude : 1,168 m. — Eaux
chaudes : 38 à 39° — *Indéterminées*. — Établissement : buvette, bal-
néothérapie, hydrothérapie. 15 juin au 15 septembre.

MASKA (Gers). — *Sulfatées calciques*.

MASSANETA-SPRINGS (Etats-Unis, Virginie). — *Alca-
lines magnésiennes*.

MATHIAS (Saint-) (Prusse). — *Bicarbonatées ferrugineuses* :
0,2284 de bicarbonate d'oxyde de fer.

MATLOCR (Angleterre, Derby). — Eaux tièdes : T. 28°. —
Bicarbonatées calciques.

MATTIGBAD (Autriche).— Altitude : 451 m. — Eaux froides :
T. 8°. — *Bicarbonatées ferrugineuses faibles* : 1,3937, dont 0,0184
de carbonate d'oxyde de fer.

MATTIGHOFEN (Autriche). — Altitude : 440 m. —
Bicarbonatées ferrugineuses.

MAUER (Autriche). — Eaux froides. — *Bicarbonatées ferrugi-
neuses* : 1,1970 dont 0,1084 de bicarbonate d'oxyde de fer.

MAYRES (Isère). — Altitude : 470 m. — Eaux chaudes :
T. 32°.— *Sulfatées chlorurées* : 4,000, dont 1,180 de sulfate de chaux,
1,228 de chlorure de sodium.

MÉDAGUE (Puy-de-Dôme). — Eaux froides : T. 15 à 16°. —
Bicarbonatées mixtes et ferrugineuses.

MEDEWI (Suède). — *Sulfurées calciques*.

MEDICO (Portugal, Minho). — Eaux chaudes : T. 37°. — *Sulfurées sodiques* : 0,00987 d'hydrogène sulfuré.

MEHADIA (Hongrie). — Altitude : 168 m. — Eaux chaudes : T. 37 à 52°. — *Chlorurées sodiques.* — Etablissements : buvette, bains, piscine. 1er mai au 15 septembre.

MEINBERG (Allemagne, Lippe). — Eaux froides : T. 4 à 17°,3. *Chlorurées sodiques fortes, sulfureuses faibles.* — Etablissement : buvette, balnéothérapie.

MELKSHAM (Angleterre Wittshire). — Eaux froides. — *Bicarbonatées ferrugineuses.*

MELTINGEN (Suisse, Soleure). — Altitude : 423 m. — *Sulfatées calciques, ferrugineuses.*

MERGENTHEIM-KARLSBAD (Allemagne, Wurtemberg). — Altitude : 170 m. — Eaux froides : T. 10°,5. — *Chlorurées sodiques* : 22,272, dont 10,3770 de chlorure de sodium. — Etablissement, buvette, bains. 15 mai au 1er octobre.

METELIN (Turquie d'Asie, Archipel). — Eaux chaudes : T. 30 à 42°. — *Sulfatées sodiques.*

MÉTHANA (Grèce, Péloponèse). — Eaux chaudes : T. 26 à 28°. — *Chlorurées sulfurées* : 23,437 de chlorure de sodium. — Etablissement.

MÉZIÈRES (Ardennes). — Eaux froides : T. 16°,2. — *Sulfatées chlorurées.*

MIERS (Lot). — Altitude : 270 m. — Eaux froides : T. 15°. — *Sulfatées sodiques* : 5,371, dont 2,675 de sulfate de soude. — Etablissement : buvette. 1er juin au 31 août.

MILO (Grèce, Archipel). — Eaux chaudes : T. 29 à 70°. — *Ferrugineuses.*

MINA-NOVA (Portugal, Estramadure). — *Sulfatées ferrugineuses* : 0,560, dont 0,135 de sulfate ferreux.

MINDELHEIM (Allemagne, Bavière). Altitude : 670 m. — *Bicarbonatées calciques* : 0,2504 de carbonate de chaux.

MINGOLSHEIM (Allemagne, Bade). — Eaux froides : T. 7°. — *Sulfurées.*

MIRABELLO (Italie, Alexandrie). — Eaux froides. T. 13°. — *Sulfurées calciques.*

MIRAL (Drôme). — Eaux froides. — *Chlorurées sodiques* : 5,730 à 15,952 de chlorure de sodium.

MIRANDELLA (Portugal, Tras-os-Montes). — *Bicarbonatées ferrugineuses.*

MOCHING (Allemagne, Bavière). — *Bicarbonatées calciques :* 4,302 de carbonate de chaux.

MOFFAT (Écosse). — Eaux froides. — *Sulfatées ferrugineuses, sulfurées chlorurées sodiques.*

MOGGIONA (Italie, Florence). — Eaux tièdes : T. 27°. — *Bicarbonatées calciques.*

MOHA (Hongrie). — *Bicarbonatées calciques :* 4,236, dont 2,448.

MOINGT (Loire). — Eaux froides : T. 11°,8. — *Bicarbonatées sodiques ferrugineuses :* 4,652, dont 3,460 de bicarbonate de soude et de potasse.

MOLAR (el) (Espagne, Madrid). — Altitude : 840 m. — Eaux froides : T. 16°. — *Amétallites sulfureuses faibles.* — Établissement : buvette, balnéothérapie. 15 juin au 15 septembre.

MOLGAS (Espagne). — Eaux chaudes : T. 40 à 47°. — *Bicarbonatées sodiques.* — Établissement : bains. 1er juin au 15 octobre.

MOLIGT (Pyrénées-Orientales). — Altitude : 601 m. — Eaux chaudes : T. 25° à 38°. — *Sulfurées sodiques :* 0,16 à 0,30, dont 0,011 à 0,043 de sulfure de sodium. — Établissement : buvette, bains, douches. Toute l'année.

MOLINA (Espagne). — Eaux tièdes : T. 21°. — *Sulfurées calciques.*

MONCADA Y REINAH (Espagne, Barcelone). — Eaux froides : T. 17°. — *Sulfatées ferrugineuses :* 0,127 de sulfate de fer.

MONCHIQUE (Portugal). — Eaux chaudes : T. 31 à 34°. — *Indéterminées.* — Établissements : bains, piscine.

MONDON (Espagne, Malaga). — Eaux froides. — *Bicarbonatées ferrugineuses.*

MONDORF (Luxembourg). — Eaux tièdes : T. 24°,7. — *Chlorurées sodiques :* 8,819 de chlorure de sodium. — Établissement : buvette, bains, inhalations.

MONESTIER DE BRIANÇON (le) (Hautes-Alpes). — Eaux chaudes : T. 22 à 45°. — *Bicarbonatées calciques :* 0,4066 à 1,1974 de carbonate de chaux. — Établissement : buvette, balnéothérapie.

MONESTIER DE CLERMONT (le) (Isère). — Eaux froides : T. 12°,3. — *Bicarbonatées calciques :* 0,886 de bicarbonate de chaux.

MONFALCONE (Autriche, Illyrie). — Eaux chaudes : T. 39°. — *Chlorurées sodiques, sulfureuses faibles :* 9,152 de chlorure de sodium. — Établissement balnéothérapique.

MONREPOS (Gironde). — Eaux froides : T. 13°,2. — *Ferrugineuses :* 0,018 de carbonate de fer.

MONSAO (Portugal, Minho). — Eaux chaudes : T. 31°,76 à 43°. — *Chlorurées sulfatées.* — Etablissement.

MONSUMMANO (Italie, Lucques). — Altitude : 270 m. — Eaux chaudes : T. 28 à 32°. — *Carbonatées sulfatées calciques.* — Etablissement balnéothérapique.

MONTAFIA (Italie, Alexandrie). — Eaux froides : T. 11 à 13°. — *Sulfurées calciques.*

MONTBARRI (Suisse, Fribourg). — Altitude : 953 m. — Eaux froides : T. 11°. — *Sulfatées calciques* : 9,171, dont 0,397 de sulfate de chaux.

MONTBRISON (Loire). — Eaux froides : T. 12°,7. — *Bicarbonatées sodiques* : 3,462, dont 2,425 de bicarbonate de soude.

MONTBRUN (Drôme). — Eaux froides : T. 12°, 9 à 13°,2. — *Sulfurées calciques.*

MONTCHANSON (arr. de Saint-Flour, Cantal). — Altitude : 1200 m. — Eaux froides : T. 15°. — *Carbonatées, lithinées, ferrugineuses.* — Eaux exportées.

MONT-DORE (Puy-de-Dôme). — Altitude : 1,046 m. — Eaux froides et chaudes : T. 10°,5 à 47°,7. — *Indéterminées, faiblement minéralisées* : 1,69, dont 0,558 de bicarbonate de soude, 0,023 de bicarbonate de potasse, 0,311 de bicarbonate de chaux, 0,361 de chlorure de sodium, près de 0,001 d'arséniate de soude. — Etablissements : ressources balnéaires complètes. 15 juin au 15 septembre.

MONTE-ALCETO (Italie, Toscane). — Eaux chaudes : T. 22 à 34°. — *Sulfatées calciques.*

MONTE-ALFEO (Italie, Pavie). — Eaux froides : T. 11°,5. — *Polymétallites.* — Etablissement : ressources balnéaires complètes. Toute l'année.

MONTE-CATINI (Italie, Lucques). — Altitude : 280 m. — Eaux tièdes : T. 21 à 29°. — *Chlorurées sodiques* : 18,545 à 11,1276 de chlorure de sodium. — Buvette, bains, douches, etc. — Toute l'année. — Exportation.

MONTEGUT-SEGLA (Haute-Garonne). — T. 12°. — *Ferrugineuses faibles* : 0,002 d'oxyde de fer.

MONTEMAYOR (Espagne). — Altitude : 750 m. — Eaux chaudes : T. 30 à 42°. — *Sulfurées sodiques.* — Etablissement balnéothérapique. 1er juin au 15 octobre.

MONTE-ORTONE (Italie, Padoue). — Eaux chaudes : T. 63°. — *Chlorurées sodiques* : 3,7550, dont 2,0661 de chlorure de sodium.

MONTLIGNON (Seine-et-Oise). — *Bicarbonatées ferrugineuses froides.*

MONT-LOUIS (Pyrénées-Orientales). — Eaux froides : T. 11°. — *Ferrugineuses.*

MORBO (Italie, Toscane). — Altitude : 467 m. — Eaux froides et chaudes : T. 18 à 50°. — *Sulfurées calciques, bicarbonatées mixtes et ferrugineuses.* — Etablissement : buvette, bains.

MORTEFONTAINE (Oise). — Eaux froides : T. 13°,3. — *Sulfurées calciques.*

MONTMIRAIL (Vaucluse). — Altitude 100 m. — Eaux froides : T. 16°,6. — *Sulfurées calciques et sulfatées mixtes :* 1,26, dont 0,047 de sulfure de sodium, et 0,44 de bicarbonates de chaux et de magnésie. Etablissement : buvette, bains, douches, étuve. — Exportation.

MONTROND (Loire). — Eaux tièdes : T. 26. — *Bicarbonatées sodiques ferrugineuses :* 4,7714, dont 4,32164 de bicarbonate de soude, et 0,04 de carbonate de protoxyde de fer. — Etablissement : buvette, bains. — Exportation.

MOUDANG (Hautes-Pyrénées). — Altitude : 1655 m. — Eaux froides : T. 13°,3. — *Sulfurées calciques et ferrugineuses.*

MOURISCO ET LAMEIRA (Portugal, Minho). — Eaux chaudes : T. 36°,5. — *Sulfurées sodiques.*

MOUZAIA-LES-MINES (Algérie, Alger). — Eaux froides T. 14 à 21°. — *Sulfurées sodiques, ferrugineuses.*

MULA (Espagne, Murcie). — Altitude : 160 m. — Eaux chaudes : T. 38°,5. — *Bicarbonatées ferrugineuses.* — Etablissement. 15 avril au 15 juin, 9 septembre au 15 novembre.

MUNSTERSBERG (Prusse). — Eaux froides : T. 13°. *Bicarbonatées calciques et ferrugineuses :* 0,162 de carbonate de chaux, et 0,019 de carbonate de fer.

MUSKAU (Prusse) — Eaux froides : T. 12°. — *Sulfatées et carbonatées ferrugineuses :* 3,928, dont 0,360 de carbonate ferreux, et 3,004 de sulfate de chaux. — Etablissement : buvette, bains.

N

NABIAS (Hautes-Pyrénées). — Eaux froides : T. 12°,5. — *Sulfurées sodiques et bromo-iodurées :* 0,5757, dont 0,0320 de sulfate de sodium, etc., 0,0101 de bromures et iodures alcalins. — Eau d'exportation.

NAPLES (Italie). — Eaux froides : T. 13°9 à 17. — *Sulfureuses ou ferrugineuses.* — Balnéothérapie. Toute l'année.

NAUHEIM (Allemagne, Hesse-Électorale). — Altitude : 150 m. — Eaux chaudes : T. 21 à 39°. — *Chlorurées sodiques :* 14 gr. de chlorure de sodium, 1,30 de chlorure de calcium, 1,40 de carbonate de chaux, traces de brome et d'iode. — Etablissement : buvette, bains, douches, eaux-mères. Mai à octobre.

NÉBOUZAT (Puy-de-Dôme). — Eaux froides. — *Bicarbonatées ferrugineuses.*

NECTAIRE (Saint-) (Puy-de-Dôme). — Eaux froides et chaudes: T. 10 à 45°. — *Polymétallites :* 2,60 de chlorure de sodium, 2 gr. de bicarbonate de soude, bicarbonate de potasse, de chaux, dé magnésie, un péu de fer. — Etablissement : buvette, douches, bains, cure de petit-lait. 1er juin au 15 septembre.

NENNDORF (Prusse). — Eaux froides : T. 12°. — *Sulfatées calciques et sulfureuses.* — Etablissement.

NÉRIS (Allier). — Altitude : 260 m. — Eaux très chaudes : T. 48 à 52° — *Indéterminées thermales simples :* 1,22, dont 0,57 de bicarbonates alcalins, 0,368 de sulfate de soude, 0,198 de chlorure de sodium. — Etablissement : buvette, bains, douches. — Exportation. Mai à octobre.

NEUENHAR (Prusse). — Altitude : 87 m. Eaux tièdes et chaudes : T. 24 à 43°. — *Bicarbonatées sodiques :* 2 gr. 31 dont 1,05 de bicarbonate de soude. — Etablissement. 15 juin au 30 septembre.

NEUHAUS-NEUSTADT (Bavière). — Altitude : 224 m. — Eaux froides : T. 8°,5. — *Chlorurées sodiques fortes.* — Etablissement.

NEUVILLE - LÈS - LA - CHARITÉ (Haute-Saône). — Eaux froides : T. 14°,8. — *Sulfurées calciques.*

NEUVILLE-SUR-SAONE (Rhône). — Eaux froides : T. 17°. — *Ferrugineuses bicarbonatées.* — Etablissement. Eau d'exportation.

NEW-LONDON-ALUM-SPRING (Etats-Unis, Virginie). — Eaux froides. — *Sulfatées mixtes et ferrugineuses.*

NEYRAC (Ardèche). — Eaux froides et tièdes : T. 14 à 27°. — *Bicarbonatées ferrugineuses faibles :* 2,18 dont 1,35 de bicarbonates alcalins, et 0,08 dè protoxyde de fer. — Etablissement: buvette, bains.

NIEDERBRONN (Alsace). — Altitude : 192 m. — Eaux froides : T. 17°,5. — *Chlorurées sodiques :* 4,62075, dont 3,08857 de chlorure de sodium. — Etablissement : buvette, bains, douches. — Exportation. Mai à octobre.

NIEDERNAU (Würtemberg). — Eaux froides : T. 8°. — *Bicarbonatées calciques.* — Etablissement.

NOCERA - UMBRA (Italie). — Altitude : 600 m. Eaux froides : T. 100°. — *Bicarbonatées calciques.* — Etablissement. Eaux d'exportation.

NOINTOT (Seine-Inférieure). — Eaux froides : T. 13°,2. — *Crénatées ferrugineuses.*

NOVELDA (Espagne). — Eaux tièdes : T. 20°. — *Sulfurées calciques.*

NYDELBAD (Suisse, Zurich). — Altitude : 620 m. Eaux froides. — *Sulfurées calciques.* — Etablissement.

O

OBLADEC (Autriche-Tyrol).—Altitude : 2.000 m. Eaux froides : T. (?). — *Bicarbonatées ferrugineuses ou sulfurées calciques.* — Etablissement. 15 juin au 15 septembre.

OCÉAN SPRINGS (Etats-Unis). — Eaux froides. — *Chlorurées sodiques.*

OFEN (Hongrie). — Altitude : 155 m.—Eaux froides et chaudes : T. 15 à 61°. — *Bicarbonatées calciques.* — *Sulfatées ferrugineuses ou sodiques et magnésiennes.* — 15 mai au 1er octobre.

OIOUN-SKOUNA ou **FRAIS-VALLON** (Algérie). — Eaux froides : T. 17° — *Bicarbonatées mixtes.* — Eaux digestives ou de table.

OLETTE (Pyrénées-Orientales). — Altitude : 584 m. — Eaux froides : T. 18°. — *Sulfurées sodiques.*

ONTANEDA Y ALCEDO (Espagne). — Eaux thermales : T. 25°,7. — *Sulfurées sodiques.* — Etablissement. 10 juin au 30 septembre.

ORB (Bavière).— Eaux froides : T. 10°,5. — *Chlorurées sodiques :* 32 gr. dont 26,3 de chlorure de sodium. — Etablissement. Cure de petit-lait.

ORENSE (Espagne).— Eaux très chaudes : T. 66 à 68°.— *Indéterminées.* — Balnéothérapie.

OREZZA (Corse). — Altitude : 603 m.—Eaux froides : T. 11°. *Ferrugineuses :* 0,84, dont 0,12 de protoxyde de fer. — Etablissement : buvette. — Eaux d'exportation, juillet et août.

ORIOL (Isère). — Eaux froides : T. 18°. — *Bicarbonatées calciques ferrugineuses.* — Eaux digestives ou de table.

OUTRANCOURT (Caldas de) (Espagne). — Eaux chaudes : T. 42°,5. — *Indéterminées.* — Etablissement. 1er juin au 30 septembre.

P

PANTICOSA (Espagne, Aragon). — Altitude : 830 m. — Eaux tièdes : T. 27 à 29°. — *Indéterminées azotées.*

PARACUELLOS DE JILOCA (Espagne). — Eaux froides : T. 16 à 18°. — *Chlorurées sodiques.* — Établissement. 15 juin au 30 septembre.

PARAD (Hongrie). — Eaux froides : T. 11°. — *Ferrugineuses sulfatées et bicarbonatées.* Sans pareilles par leur richesse en fer.

PASSY (Seine). — Eaux froides : T. 3°,88. — *Ferrugineuses sulfatées.*

PEDRAS SALGADAS (Portugal). — Eaux froides. *Alcalines bicarbonatées sodiques.* — Etablissement thermal.

PETERSTHAL (Bade). — Eaux froides : T. 8 à 10°. — *Ferrugineuses bicarbonatées.* — Etablissement. Eaux d'exportation.

PFEFFERS. — V. *Ragatz.*

PIERREFONDS (Seine-et-Oise). — Altitude : 84 m. — Eaux froides : T. 12°,4. — *Sulfureuses calcaires.* — Etablissement : buvette, bains. 1er juin au 30 septembre.

PIÉTRAPOLA (Corse). — Eaux très chaudes : T. 43 à 57°. — *Sulfurées sodiques.* — Etablissement. 1er mai au 30 juin, 1er septembre au 1er novembre.

PIOULE près de Luc en Provence (Var). — Eau froide, bicarbonatée, calcique.

PLAN-DE-PHAZY (Hautes-Alpes). — Eaux thermales : T. 28 à 30°. — *Chlorurées sodiques.*

PLOMBIÈRES (Vosges). — Altitude : 421 m. — Eaux froides et chaudes : T. 11 à 70°. — *Indéterminées thermales simples :* 0,19 à 0,31 de bicarbonates alcalins, et traces d'arséniate de soude. 15 mai au 15 octobre.

POCA D'ESTORIL (Portugal). — Eaux thermales : T. 27 à 28°. — *Chlorurées sodiques.*

PONTGIBAUD (Puy-de-Dôme). — Eaux froides : T. 10 à 13°. — *Bicarbonatées mixtes.*

PORETTA (Italie). — Altitude : 370 m. Eaux chaudes : T. 27 à 39°. — *Chlorurées sodiques, sulfureuses.* 25 juin au 30 septembre.

PORLA (Suède). — Eaux froides : T. 9°. — *Crénatées ferrugineuses.*

POSTENY (Autriche).— Altitude : 140 m. Eaux très chaudes : T. 60°. — *Sulfurées calciques.* — Etablissement. 1er mai au 30 septembre.

POUGUES (Nièvre). — Altitude : 200 m. — Eaux froides et chaudes : T. 12° — *Bicarbonatées mixtes :* 4,53, dont 1,66 de bicarbonate — Etablissement : buvette, bains, douches. 25 mai au 15 octobre.

PRELO (Espagne). — Eaux froides : T. 17°,5. — *Sulfurées sodiques.* — Etablissement. 15 juin au 15 septembre.

PRESE (LE) (Suisse, Grisons). — Altitude : 960 m. — Eaux froides : T. 8°,12. — *Sulfurées calciques.* — Etablissement : cure de petit-lait. 15 juin au 30 septembre.

PRÉ SAINT-DIDIER (Italie). — Altitude : 1,200 m. — Eaux chaudes : T. 35°,6. — *Bicarbonatées calciques.* — Etablissement. 15 juin au 1er septembre.

PROVINS (Seine-et-Marne).— Altitude : 88 m. — Eaux froides : T. 7 à 8°. — *Ferrugineuses bicarbonatées.* — Etablissement.

PROPIAC (Vaucluse). — Altitude : 414 m. — Eaux froides : T. 16°. — **Source Daniel,** eau de table, *bicarbonatée sulfatée.* — Source Française, eau purgative, *sulfatée chlorurée.* — Etablissement : 10 juin au 20 septembre.

PUENTE VIESGO (Espagne). — Eaux chaudes : T. 35°. — *Chlorurées sodiques.* — Etablissement. 1er juin au 15 octobre.

PULLNA (Bohême). — Eaux froides : T. 7°,5. — *Sulfatées mixtes.* 16 gr. de sulfate de soude. — Eau d'exportation.

PYRMONT (Allemagne, Waldeck). — Altitude : 130 m. — Eaux froides : T. 10 à 15°. — *Ferrugineuses et chlorurées sodiques :* 12,54, dont 2,51 de sulfate de chaux et 9 gr. de chlorure de sodium. — Etablissement : buvette, douches, bains. 15 mai au 15 octobre.

Q

QUINTO (Espagne). — Eaux froides : T. 17 à 20°. — *Sulfatées calciques.* — Etablissement. 10 juin au 15 septembre.

QUINCÉ (Maine-et-Loire). — Eaux froides. — *Ferrugineuses bicarbonatées.*

R

RABBI (Autriche). — Eaux froides : T. 9°. — *Ferrugineuses bicarbonatées.* — Etablissement. 1er juin au 30 septembre.

RAGATZ (Suisse, Saint-Gall). — Altitude : 681 m. — Eaux chaudes : T. 33 à 37°. — *Indéterminées thermales simples.*

RECOARO (Italie). — Altitude : 463 m. — Eaux froides : T. 11°. — *Ferrugineuses bicarbonatées*. — Etablissement thermal. 1er mai au 15 octobre.

REHBURG (Hanovre). — Eaux froides : T. 13°. — *Bicarbonatées calciques*. — Balnéothérapie : bains.

REINERZ (Prusse). — Altitude : 570 m. — Eaux froides : T. 9 à 17°. — *Ferrugineuses bicarbonatées*. — Etablissement thermal : cures de petit-lait. — 1er mai au 1er octobre.

REMOLLON (Hautes-Alpes). — Eaux froides : T. 13°,8. — *Bicarbonatées calciques*.

RENAISON (Loire). — Eaux froides : T. 11°. — *Bicarbonatées mixtes*. — Eaux d'exportation.

RENLAIGUE (Puy-de-Dôme).—Eaux froides.: T. 10°.— *Ferrugineuses bicarbonatées*.

RENNES-LES-BAINS (Aude). — Eaux froides et chaudes : T. 12 à 51°. — *Chlorurées sodiques* ou *ferrugineuses bicarbonatées*. — Etablissement thermal. 1er mai au 15 octobre.

RENTLINGEN (Wurtemberg). — Eaux froides : T. 12 à 13°. — *Bicarbonatées mixtes*. — Etablissement.

RIBEAUVILLÉ (Haute-Alsace). Source Carola. *E. bicarbonatées calciques magnésiennes*, T. 18°. — Etablissement et Eaux transportées.

RIPPOLSDAU (Allemagne, Bâle). — Altitude : 470 m. — Eaux froides : T. 10°. — *Bicarbonatées sulfatées, ferrugineuses*.

RIVA-LOS-BANOS (Espagne). — Eaux froides : T. 22 à 24°. — *Bicarbonatées calciques*. — Etablissement. 20 juin au 20 septembre.

ROCHE-POSAY (La) (Vienne).

ROCHES-SANTEUIL (Seine-et-Oise). — Eaux froides : T. 10°,11. — *Magnésiennes, ferrugineuses, lithinées*. — Etablissement en voie d'exécution. — Eau d'exportation.

ROCPOLANO (Italie). — Altitude : 400 m. — Eaux chaudes : T. 39°. — *Sulfureuses*. — Etablissement. 15 avril au 15 octobre.

RODNO (Autriche). — Eaux froides : T. 13°. — *Ferrugineuses bicarbonatées* : 7 gr. 6 dont 3 gr. de carbonate de soude et 0,12 de carbonate de fer. — Etablissement.

ROHITSCH (Autriche). — Eaux froides : T. 12°. — *Sulfatées sodiques* : 6 gr. 39 dont 2 gr. 237 de sulfate de soude. — Etablissement bien installé.

ROSHEIM (Alsace). — Eaux froides : T. 13°. — *Bicarbonatées calciques*. Avec proportion remarquable de lithine. — Etablissement. 15 mai au 15 septembre.

ROSTOCK (Suède). — Eaux *bicarbonatées mixtes* : T. (?). Etablissement fréquenté.

ROTHENFELDE (Prusse). — Eaux froides : T. 19°. — *Chlorurées sodiques* : 60 gr. dont 51,7 de chlorure de sodium. — Balnéothérapie.

ROTHENFELS (Bade). — Eaux froides : T. 20°. — *Chlorurées sodiques* : 5 gr. 72 dont 4,25 de chlorure de sodium. — Etablissement. 1er mai au 30 septembre.

ROUZAT (Puy-de-Dôme). — Eaux froides et chaudes : T. 31°. — *Ferrugineuses bicarbonatées*. — Etablissement : piscines. 15 mai au 30 septembre.

ROYAT (Puy-de-Dôme). — Altitude : 450 m. — Eaux tièdes : T. 20 à 55°. — *Bicarbonatées chlorurées* : 1,349 de bicarbonate de soude, 0,435 de bicarbonate de potasse, 1,728 de chlorure de sodium. — Etablissement : buvette, bains à eau courante, hydrothérapie, inhalations. 15 mai au 15 octobre.

RUBINAT (Espagne). — Eau froide *sulfatée sodique*, 96 gr. 3 de sulfate de soude et 3 gr. 2 de sulfate de magnésie. — Eau exportée.

S

SACEDON (Espagne). — Altitude : 634 m. — Eaux thermales : T. 28 à 28°,3. — *Sulfatées calciques*. — Etablissement. 15 juin au 15 septembre.

SAIDSCHÜTZ (Bohème). — Eaux froides : T. 15°,5. — *Sulfatées magnésiennes* : 10 gr. de sulfate de magnésie. — Eau d'exportation.

SAIL-LES-BAINS (Loire). — Altitude : 250 m. — Eaux froides et chaudes : T. 10 à 34°. — *Bicarbonatées mixtes*. — Etablissement. 15 mai au 30 septembre.

SAIL-SOUS-COUZAN (Loire). — Altitude : 400 m. — Eaux froides : *Bicarbonatées sodiques*.

SAINT-ALBAN. — V. Alban.

SAINT-AMAND (Nord). — Eaux froides : T. 19°,5. — *Sulfatées calciques*. — Bains de boues.

SAINT-BONNET (Hautes-Alpes). — Eaux chaudes : T. 33°. — *Sulfurées calciques*.

SAINT-CHRISTAU (Basses-Pyrénées). — Altitude : 300 m. — Eaux froides : T. 13 à 15°. — *Sulfatées calciques, sulfurées calciques ou ferrugineuses*. — Etablissement. 15 mai au 30 septembre.

SAINT-CHRISTOPHE (Saône-et-Loire). — Eaux froides. *Ferrugineuses bicarbonatées*.

SAINT-GALMIER. — V. Galmier.

SAINT-GERVAIS. — V. Gervais.

SAINT-HIPPOLYTE-D'ENVAL (Puy-de-Dôme). — Eaux froides : T. 13 à 18°. — *Ferrugineuses bicarbonatées.*

SAINT-HONORÉ. — V. Honoré.

SAINT-LOUBOUER (Landes). — Eaux froides : T. 16 à 19°. — *Sulfurées calciques.*

SAINTE-MARIE (Cantal). — Eaux froides : T. 10°. — *Ferrugineuses bicarbonatées.*

SAINTE-MARIE (Hautes-Pyrénées). — Eaux froides : T. 17°. — *Sulfatées calciques.* — Petit établissement.

SAINT-MAURICE ou **VIC-LE-COMTE** (Puy-de-Dôme). — Eaux froides et chaudes : T. 16 à 34°. — *Ferrugineuses bicarbonatées.* — Etablissement : piscines.

SAINT-MORITZ (Suisse, Grisons). — Altitude : 1,769 m. — Eaux froides : T. 5°,5 à 6°,62. — *Ferrugineuses bicarbonatées.* — Etablissement.

SAINT-MYON (Puy-de-Dôme). — Eaux froides : T. 14°. — *Ferrugineuses bicarbonatées.*

SAINT-PARDOUX (Allier). — Altitude : 310 m. — Eaux froides : T. 12°,80. — *Ferrugineuses bicarbonatées.*

SAINT-SAUVEUR (Hautes-Pyrénées). — Altitude : 770 m. — Eaux chaudes : T. 22 à 34°. — *Sulfurées sodiques :* 0,265, dont 0,040 de sulfure de sodium. — Etablissement : buvettes, hydrothérapie. 1er juin au 30 septembre.

SAINT-THOMAS (Pyrénées-Orientales). — Eaux très chaudes T. 48 à 59°. — *Sulfurées sodiques.* — Petit établissement.

SALCES (Pyrénées-Orientales). — Eaux froides : T. 18 à 20°. — *Chlorurées sodiques.*

SALIES DE BÉARN (Basses-Pyrénées). — Altitude : 30 m. — Eaux froides : 22,9 de chlorure de sodium. — Balnéothérapie.

SALINAS DE ROSIO (Espagne). — Eaux froides : T. 20°. — *Chlorurées sodiques.* — Etablissement. 20 juin au 20 septembre.

SALINS (Jura). — Altitude : 330 m. — Eaux froides. — *Chlorurées sodiques :* 25,99, dont 22,745 de chlorure de sodium. — Etablissement : buvette, bains, hydrothérapie. 1er juin au 15 octobre.

SALINS-MOUSTIER (Savoie). — Altitude : 492 m. — Eaux chaudes : T. 35°. — *Chlorurées sodiques :* 16 gr. dont 11 de chlorure de sodium. — Etablissement : bains, douches, boues.

SALT SULPHUR SPRINGS (Etats-Unis). — Eaux froides : T. 49 à 56°. — *Sulfatées calciques ou sulfurées calciques.*

SALZBRUNN (Prusse). — Altitude : 382 m. — Eaux froides. T. 70°,5. — *Bicarbonatées sodiques :* 5 gr. 15 dont 2 gr. 32 de bicarbonate de soude. — Etablissement. 15 mai au 30 septembre.

SALZUNGEN (Saxe-Meiningen). — Altitude : 250 m. Eaux froides : T. 12°,5. — *Chlorurées sodiques :* 265 gr. dont 256 de chlorure de sodium. — Etablissement. 1er mai au 30 septembre.

SAN ADRIAN (Espagne). — Eaux chaudes : T. 35°. — *Bicarbonatées mixtes.* — Etablissement. 20 juin au 30 septembre.

SAN JUAN DE CAMPOS (Majorque). — Eaux très chaudes : T. 48°. — *Sulfureuses.* — Etablissement.

SAN JUAN DE AZCOITIA (Espagne). — Eaux froides. T. 16°,5. — *Sulfurées calciques.* — Etablissement. 15 juin au 30 septembre.

SAN PEDRO DO SUL (Portugal). — Eaux très chaudes. T. 70°. — *Sulfurées sodiques.* — Etablissement. 15 mai au 30 octobre.

SAN PHILIPPO (Italie). — Eaux froides et chaudes : T. 19 à 50°. — *Ferrugineuses bicarbonatées et sulfurées calciques.*

SANTA ANNA (Espagne). — Eaux froides : T. 20°. — *Sulfurées calciques.*—Etablissement. 15 avril au 30 juin et 1er septembre au 30 octobre.

SANTENAY (Côte-d'Or). Source Lithium. *Chlorure sodique potassique et lithinée.* — Eaux d'exportation.

SARATOGASPRINGS (Etats-Unis, New-York). — Eaux froides T. 9 à 12°. — *Chlorurées sodiques.*— Etablissement renommé dans toute l'Allemagne.

SAULRIZE (Landes). — Eaux chaudes : T. 33°,75. — *Chlorurées sodiques.*

SAXON (Suisse, Valais). — Altitude : 479 m. — Eaux tièdes. T. 24 à 25°. — *Bicarbonatées calciques :* 0,888, dont bicarbonates alcalins, bromures et iodures de sodium, de calcium et de magnésium. 15 mai au 15 septembre.

SCARBOROUGH (Angleterre). — Altitude : au bord de la mer. — Eaux froides. — *Sulfatées magnésiques et calciques.*

SCHINZNACH (Suisse, Argovie). — Altitude : 350 m. Eaux chaudes : T. 36°. — *Sulfurées calciques.*

SCHLANGENBAD (Allemagne, Nassau). — Altitude : 350 m. — Eaux chaudes : T. 30°. — *Indéterminées thermales simples .* 0,31.

SCHWALHEIM (Allemagne, Hesse). — Eaux froides : T. 10°. — *Chlorurées sodiques :* 2,32, dont 1,49 de chlorure de sodium. — Etablissement : buvette. — Eaux d'exportation.

SEDLITZ (Bohême). — *Sulfatées magnésiques :* 33,57, dont 31 gr. de sulfate de magnésie. — Eaux d'exportation.

SEGURA DE ARAGON (Espagne). — Eaux froides : T. 23. — *Bicarbonatées mixtes.* — Etablissement. 15 juin au 30 septembre.

SEINTEIN (Ariège). — Eaux froides : T. 12°,4. — *Ferrugineuses bicarbonatées.*

SELTZ (Allemagne, Nassau). — Eaux froides : T. 16°,8. — *Bicarbonatées chlorurées :* 7,09, dont 2,040 de chlorure de sodium, 1,52 de bicarbonate de soude.

SERGIERSK (Russie). — Eaux froides : T. 10°,4. — *Sulfurées calciques.*

SERMAIZE (Marne). — Eaux froides. — *Bicarbonatées sulfatées ferrugineuses.* — Laxatives, diurétiques.

SIERK (Alsace-Lorraine). — Altitude : 150 m. — Eaux froides : T. 11 à 12°. — *Chlorurées sodiques.*

SIERRA ELVIRH (Espagne). — Eaux tièdes : T. 25 à 30°. — *Sulfatées mixtes.* — Etablissement. 15 mai au 30 juin et 15 août au 15 octobre.

SIETE AGUAS (Espagne). — Eaux froides : T. 24°. — *Ferrugineuses bicarbonatées.* — Etablissement. 1er juin au 30 septembre.

SIRADAN (Hautes-Pyrénées). — Altitude : 450 m. — Eaux froides et chaudes. — *Sulfatées calciques* et *ferrugineuses bicarbonatées.* — Etablissement. 1er avril au 30 novembre.

SOBRON (Espagne). — Eaux froides : T. 20 à 22°. — *Bicarbonatées sodiques.* — Etablissement. 15 juin au 30 septembre.

SODEN (Nassau). — Altitude : 145 m. — Eaux froides et chaudes : T. 15 à 31°. — *Chlorurées sodiques.* — Etablissement : inhalations, pulvérisations, hydrothérapie.

SOLAN DE CABRAS (Espagne). — Eaux froides et tièdes : T. 21 à 25°. — *Bicarbonatées calciques.* — Etablissement. 15 juin au 15 septembre.

SOULTZBACH (Alsace). — Eaux froides : T. 10°,5. — *Ferrugineuses bicarbonatées :* 2 gr. 24 dont 0,032 de bicarbonate de fer. — Etablissement. Eaux d'exportation.

SOULTZBAD (Alsace). — Altitude : 172 m. — Eaux froides : T. 15°,6. — *Chlorurées sodiques.* — Etablissement. 1er mai au 15 septembre.

SOULTZ-LES-BAINS (Alsace). — Eaux froides : T. 16°,2. — *Chlorurées sodiques.* — Etablissement. 15 mai au 30 septembre.

SOULTZMATT (Alsace). — Eau digestive et de table.

SPA (Belgique). — Altitude : 250 à 400 m. — Eaux froides : T. 10°. — *Ferrugineuses* : 0,20 de bicarbonates alcalins, 0,19 de bicarbonate de fer. 1er mai au 1er octobre.

STARAJA ROSSA (Russie d'Europe). — Eaux froides : T. (?). — *Chlorurées sodiques.* — Etablissement : eaux mères et boues.

STEBEN (Bavière). — Eaux froides, *ferrugineuses bicarbonatées*, placées au premier rang des *eaux ferrugineuses* de l'Allemagne.

SULLIN (Hongrie). — Eaux froides : T. 11°. — *Ferrugineuses bicarbonatées.* — Etablissement.

SYLVANÈS (Aveyron). — Altitude : 400 m. — Eaux chaudes : T. 31°,5 à 36. — *Ferrugineuses* et *bicarbonatées.* — Etablissement. 15 avril au 15 octobre.

SZCZAWNICZA (Autriche). Eaux froides : T. 9 à 10°. — *Chlorurées sodiques ferrugineuses.* — Eaux d'exportation.

SZKLENO (Hongrie). Altitude : 357 m. — Eaux très chaudes : T. 51°,87 à 55°,75. — *Sulfatées calciques.* — Etablissement : piscines. 1er mai au 15 septembre.

SZLIACS (Hongrie). — Altitude : 377 m. — Eaux froides et chaudes : T. 15 à 32°. — *Ferrugineuses bicarbonatées.* — Etablissement. 1er juin au 15 septembre.

T

TABIANO (Italie). — Eaux froides : T. 13°,75. — *Sulfatées calciques.* — Etablissement.

TARASP (Suisse, Grisons). — Altitude : 1,221 m. — Eaux froides : T. 6°,25 à 9°,3. — *Ferrugineuses bicarbonatées.* — Etablissement. 1er juin au 30 septembre.

TATZMANNSDORF (Hongrie). — Eaux froides : T. 13°. — *Ferrugineuses bicarbonatées.* — Etablissement. Eaux d'exportation.

TÉBAS (Tarn). — Eaux froides : T. 19°. — *Ferrugineuses bicarbonatées, sodiques, cuivreuses et arsenicales.* — Etablissement. Juin à octobre.

TEISSIÈRES-LES-BOULIÈS (Cantal). — Eaux froides : T. 11°. — *Bicarbonatées sodiques.*

TEPLITZ-TZENTSCHIN (Hongrie). — Altitude : 175 m. — Eaux chaudes : T. 36 à 40°. — *Bicarbonatées calciques.* — Etablissement bien installé. 1er mai au 15 octobre.

TERCIS (Landes). — Eaux chaudes : T. 37°. — *Chlorurées sulfurées.*

TERRASSE (La) (Isère). — Eaux froides : T. 19°,3. — *Sulfurées calciques.*

THALGUT (Suisse, Berne). — Altitude : 550 m. — Eaux froides : T. 12°. — *Bicarbonatées calciques.* — Etablissement. 1er juin au 30 septembre.

THERMOPYLES (Grèce). — Eaux très chaudes : T. 39 à 41°. — *Chlorurées sodiques fortes.* — Etablissement. 1er avril au 15 septembre.

TIERMAS (Espagne). — Eaux tièdes et chaudes : T. 25 à 41°. — *Chlorurées sodiques sulfureuses.* — Etablissement. 1er juin au 30 septembre.

TŒPLITZ (Bohême). — Altitude : 205 m. — Eaux chaudes : T. 28 à 48°. — *Indéterminées :* comme Plombières et Néris.

TONA (Espagne). — Eaux froides : T. 11°. — *Chlorurées sodiques sulfureuses.* — Etablissement. 1er juin au 15 septembre.

TONGRES (Belgique). — Eaux froides : T. 11 à 13°. — *Bicarbonatées ferrugineuses.*

TOPLIKA (Autriche). — Eaux très chaudes : T. 59°. — *Sulfurées calciques.* — Etablissement.

TORRES (Espagne). — Eaux froides : T. 12°. — *Sulfatées magnésiennes.* — Etablissement. 15 juin au 30 septembre.

TOUSPZKO (Autriche). — Eaux très chaudes : T. 49 à 58°. — *Bicarbonatées calciques.* — Etablissement.

TRAVESERES (Espagne). — Eaux chaudes : T. 29 à 33°. — *Bicarbonatées sodiques.* — Etablissement. 15 juin au 30 septembre.

TRESCLÉOUX (Hautes-Alpes). — Eaux froides : T. (?). — *Sulfurées calciques.*

TRESCORE (Italie). — Eaux froides : T. 15°. — *Sulfurées calciques.* — Etablissement. 1er mai au 30 octobre.

TRILLO (Espagne). Altitude : 720 m. — Eaux tièdes et chaudes : T. 23 à 30°. — *Chlorurées sodiques* ou *sulfurées calciques.* — Etablissement. 20 juin au 20 septembre.

TROLLIERE (La). (Allier).— Eaux froides : T. 7°.— *Ferrugineuses bicarbonatées.*

TRUSKAWIA (Autriche). — Eaux froides : T. 11°. — *Chlorurées sodiques ; sulfurées calciques ; ferrugineuses bicarbonatées.* — Etablissement.

TUNBRIDGE-WELS (Angleterre).— Eaux froides : T. 10°. — *Ferrugineuses bicarbonatées.* — Etablissement.

TURPENAY (Indre-et-Loire). — Eaux froides. — *Ferrugineuses bicarbonatées.*

U

UEBERLINGEN (Bade).— Eaux froides : T. 14°.— *Ferrugineuses bicarbonatées.* — Etablissement.

UGOD (Hongrie). —Eaux froides : T. 13°. — *Sulfatées mixtes.* — Etablissement.

URBERUAGA DE ALZOLA (Espagne). — Altitude 11 m. — Eaux chaudes : T. 30°. — *Bicarbonatées calciques.* — Etablissement. 15 juin au 30 septembre.

URBERUAGA DE UBILLA (Espagne). — Eaux thermales : T. 27°. — *Nitrogénées.*— Etablissement. 1er juin au 30 sepvembre.

URIAGE (Isère). — Altitude : 414 m. — Eaux froides. — *Chlorurées sulfurées :* 11,12, dont 1,42 de sulfate de chaux, 2,25 de sulfate de soude et magnésie, 7,2 de chlorure de sodium. — Etablissement. 15 mai au 15 septembre.

USSAT (Ariège). —Eaux chaudes : T. 30 à 35°. — *Bicarbonatées calciques :* 0,72 de bicarbonates alcalins, surtout de carbonate de chaux, 0,9 de sulfate de chaux.

V

VALDEYANGA (Espagne). — Eaux tièdes : T. 21 à 25°. — *Ferrugineuses bicarbonatées.* — Etablissement. 15 juin au 15 septembre.

VALDIERI (Italie). — Altitude : 1,849 m. — Eaux froides et chaudes : T. 21 et 69°. — *Sulfurées sodiques*. — Etablissement : buvette, balnéothérapie, hydrothérapie, conserves. 15 mai au 15 septembre.

VALLE DE RIVAS (Espagne).—Eaux froides et chaudes : T. 15 à 33°. — *Bicarbonatées mixtes et ferrugineuses bicarbonatées*. Etablissement. 15 juillet au 15 septembre.

16° **VALS** (Ardèche). — Altitude : 260 m. — Eaux froides : T. 13 à — *Bicarbonatées sodiques :* 1,71 à 7,28 de bicarbonate de soude. — Etablissement : buvette, bains, douches. 1er juin au 1er octobre. — Eau d'exportation.

VERNET (Pyrénées-Orientales). — Altitude : 620 m. — Eaux chaudes : T. 34 à 37°. — *Sulfurées sodiques :* 0,0040 à 0,0042 de milligrammes de sulfure de sodium. — Etablissement.

VESUVIANA-NUNTIANTE (Italie). — Au bord de la mer. — Eaux chaudes : T. 30°,5. — *Bicarbonatées sodiques, ferrugineuses*. — Etablissement.

VICHY (Allier). — Altitude : 240 m. — Eaux froides et chaudes : T. 14 à 43°. — *Bicarbonatées sodiques :* 4,01 à 5,02 de bicarbonate de soude. — Etablissement avec toutes ressources balnéaires. 1er avril au 1er octobre. — Eaux d'exportation.

VIC-SUR-CÈRE (Cantal). — Altitude : 670 m. — Eaux froides : T. 12°,2. — *Ferrugineuses carbonatées*. — Etablissement, boisson. 15 juin au 15 septembre.

VICTORIA-SPA (Angleterre). — Eaux *sulfatées sodiques :* 8 gr. 6 dont 6 gr. 4 de sulfate de soude. — Etablissement.

VIDAGO (Portugal). *Bicarbonatées sodiques lithinées*. — Trois sources : Vidago, Oura, Villaverde. —Etablissement. Eaux d'exportation.

VILIAHARTA O FUENTE AGRIA (Espagne). — Eaux froides : T. 15°. — *Ferrugineuses bicarbonatées*. — Etablissement. Mai et juin, septembre et octobre.

VILLACABRAS (Espagne). — Eau froide *sulfatée sodique*.— 122 gr. 05 de sulfate de soude et 0 gr. 98 de sulfate de magnésie. — Eau exportée.

VILLARO (Espagne). — Eaux froides : T. 15°. — *Sulfurées calciques*. — Etablissement. 1er juin au 15 octobre.

VILLATERJA (Espagne). — Eaux froides et chaudes. — T. 16 à 27°,5. — *Sulfatées calciques*. — Etablissement. 25 mai au 30 septembre.

VILLAVIEJA DE NULES (Espagne).— Eaux chaudes. T. 28 à 47°.— *Sulfatées mixtes*. — Etablissement. Mai et juin. 15 août au 15 octobre.

VILOO ROZAS (Espagne). — Eaux froides : T. 15 à 20°. — *Sulfurées calciques*. — Etablissement. 15 juin au 30 septembre.

VINA DIO (Italie).— Altitude : 1,330 m.—Eaux très chaudes :

T. 31°,7 à 67°,5. — *Chlorurées sodiques, sulfureuses.* — Établissement : étuves, boues et conserves. 20 juin au 1er septembre.

VINÇA (Pyrénées-Orientales). — Eaux tièdes : T. 23°,5. — *Sulfurées sodiques.* — Etablissement : boisson, bains.

VISOS (Hautes-Pyrénées). — Eaux froides : T. 11°. — *Sulfurées calciques.*

VITERBE (Italie). — Altitude : 380 m. — Eaux froides et chaudes : T. 13 à 61°. — *Sulfurées calciques ferrugineuses* : 4,850, dont 0,946 de carbonate de chaux, 1,160 de sulfate de chaux. — Etablissement : boues et étuves.

VITTEL (Vosges). — Altitude : 336 m. — Eaux froides : T. 11°. — *Bicarbonatées sulfatées* : 0,18 à 0,73 de bicarbonate de chaux. 0,10 à 0,64 de chlorure de sodium. — Etablissement. 1er juin au 1er octobre.

VÖSLAU (Autriche). Eaux tièdes : T. 25°. — *Sulfatées, calciques.* — Etablissement. 15 mai au 30 septembre.

W

WARM AND HOT SPRINGS OF BUNCOMBE Etats-Unis, Caroline). — Eaux chaudes : T. 34 à 40°. — *Sulfatées calciques.*

WARMBRUNN (Prusse). — Altitude : 316 m. — Eaux chaudes : T. 36 à 41°,2. — *Sulfatées sodiques et sulfureuses* : 0,23 à 0,26 de sulfate de soude. — Etablissement : buvette, bains et douches. 15 mai au 15 septembre.

WARM SPRINGS (Etats-Unis, Virginie). — Eaux froides : T. 15°,6. — *Sulfatées calciques.* — Etablissement bien installé.

WARM SPRINGS (Etats-Unis, Géorgie). — Eaux chaudes : T. 34°. — *Bicarbonatées ferrugineuses.* — Etablissement.

WATTWILLER (Alsace-Lorraine). — Eaux froides : T. 16°. — *Ferrugineuses bicarbonatées.* — Etablissement : buvette, bains et boues.

WEILBACH (Nassau). — Eaux froides : T. 13°,7. — *Chlorurées sodiques, sulfureuses* : 0,20 à 1 gr. 26 de chlorure de sodium ; 91 c. d'hydrogène sulfuré. — Etablissement. 1er mai au 15 octobre.

WEISSEMBURG (Suisse, Berne). — Altitude : 896 m. — Eaux tièdes : T. 25 à 26°. — *Sulfatées calciques.*

WIELICZKA (Autriche). — Eaux froides. — *Chlorurées sodiques fortes* : 139 gr. 17 dont 137 de chlorure de sodium. — Etablissement.

WIESBADEN (Nassau). — Altitude : 100 m. — Eaux très chaudes : T. 67°. — *Chlorurées sodiques.*

WILBAD (Wurtemberg).— Altitude : 427 m. — Eaux chaudes : T. 32 à 39°. — *Indéterminées.*

WILDEGG (Suisse, Argovie). — Altitude : 350 m. Eaux froides : T. 12° — *Chlorurées sodiques iodo-bromurées :* 2,16, dont 1,09 de sulfate de chaux, 0,58 de chlorure de sodium. — Etablissement 15 mai au 15 septembre.

WILDUNGEN (Prusse).— Altitude : 178 m. — Eaux froides : T. 10°,4 à 11°,5. — *Bicarbonatées mixtes* ou *ferrugineuses bicarbonatées.* — Etablissement : buvettes, bains. 15 juin au 30 septembre. — Eaux d'exportation.

WILHELMSBAD Prusse). — Eaux froides : T. 15°. — *Chlorurées sodiques :* 35gr. chlorure de sodium. — Etablissement connu sous le nom de *Bains Aschersleben.*

WITTEKIND (Prusse). — Eaux froides : T. 13°. — *Chlorurées sodiques.* — Etablissement : Eaux mères et cure de petit-lait.

WOODHALL (Angleterre).— Eaux froides : T. 13°. — *Chlorurées sodiques.* — Etablissement.

Y

YELLOW SULPHUR SPRINGS (Etats-Unis, Virginie). — Eaux froides : T. 13°. — *Sulfatées mixtes.* — Etablissement.

YVERDUN (Suisse, Vaud). — Eaux tièdes : T. 23 à 25°. — *Sulfurées sodiques.* — Etablissement.

Z

ZAISENHAUSEN (Bade). — Eaux froides : T. 8°. — *Sulfurées calciques.* — Etablissement.

ZAIZON (Autriche). — Altitude : 566 m. — Eaux froides : T. 9 à 11°. — *Bicarbonatées mixtes.* — Etablissement.

ZALDIVAR (Espagne, Biscaye). — Eaux froides : T. 16°,5. *Chlorurées sodiques sulfureuses.* — Établissement. 1er juin au 30 septembre.

ZUJAR (Espagne, Grenade). — Eaux chaudes : T. 36 à 40°. *Chlorurées sodiques sulfureuses.* — Établissement. Avril et juin, septembre et octobre.

APPLICATIONS THÉRAPEUTIQUES
DES EAUX

INDEX ALPHABÉTIQUE
DES PRINCIPALES MALADIES ET DES STATIONS QUI LEUR CONVIENNENT

ABCÈS FROIDS. — V. *Scrofule.*

ACNÉ. — *Traitement externe :* Eaux d'Enghien (pulvérisations), Luchon, Louesche (douches de vapeurs sulfureuses), Vichy, Vals (bains), Royat, Condillac, Vichy (douches en pluie).

Traitement interne : Stations variant avec le tempérament du sujet.

Scrofuleux et lymphatiques. — Chlorurées sodiques ; Creuznach, Salins, Bourbon-l'Archambault, la Bourboule. — Chlorurées sulfurées (Uriage). — Chlorurées calciques (Enghien).

Arthritiques. — Bicarbonatées sodiques (Vichy, Vals, le Boulou). — Bicarbonatées mixtes (Pougues); bicarbonatées chlorurées : Royat-St-Mart.

Dyspeptiques. — Alcalines : Vichy, Vals, Chatel-Guyon, Gubler.

Herpétiques et lymphatiques. — Sulfurées calciques et sodiques, Barèges, Luchon, Allevard, Enghien, Saint-Honoré, la Bourboule.

Anémiques. — Ferrugineuses froides : Forges-les-Eaux.

Constipés. — Eaux minérales purgatives : Montmirail, Aulus, Brides, Capvern, Carabana, Villacabras.

Syphilitiques : Luchon, Cauterets, Enghien

ALBUMINURIE. — S'il y a cachexie anémique, dyspepsie, anorexie coïncidant avec l'albuminurie, ou qu'elle soit consécutive à une néphrite, bicarbonatées-chlorurées (Royat), carbonatées sulfurées chlorurées (Carlsbad).

S'il y a chloro-anémie, Saint-Nectaire et les source[s] [f]errugineuses.

AMÉNORRHÉE. — Chez un tempérament sanguin, avec congestion utérine et constipation : Montmirail, et les sulfurées calciques.

Chez une névropathe : Néris.

Chez une chloro-anémique : Luxeuil, Bains.

Chez une lymphatique, une scrofuleuse créthique : Ussat (sources chaudes), Saint-Laurent, Eaux-Chaudes.

Chez une lymphatique déprimée : bains de mer des stations du nord, Menton.

ANÉMIE. — A la suite de traumatismes, d'états infectieux, de métrorrhagies, de misère physiologique : Spa, Forges, Cransac, Andabre, Campagne, Sylvanès, Charbonnières, Neyrac, Saint-Pardoux, Schwalbach, Pyrmont, Saint-Moritz, Orezza, Bussang, Saint-Alban.

Chez les anémiés arthritiques : La Mouillère-les-Bains, Royat-Saint-Mart, Saint-Nectaire, Luxeuil.

Anémiés lymphatiques : sulfureuses ferrugineuses : Bagnères-de-Bigorre, ferrugineuses de Vals ; chlorurées bicarbonatées : La Bourboule, Saint-Nectaire, Rouzat, Vic-sur-Cère, Royat-Saint-Victor.

Anémiés jeunes et lymphatiques, s'ils sont déprimés : bains de mer du nord, La Mouillère-les-Bains et Menton. — S'ils sont excités, plages du Midi, Préfailles, Biarritz, Sables-d'Olonne, Arcachon, Saint-Jean de Luz (etc.).

ANGINE GLANDULEUSE. — Existant chez les lymphatiques et les herpétiques.

Si les sujets sont déprimés : eaux sulfurées : Cauterets (la Raillière), Saint-Honoré, Eaux-Bonnes, Ax, le Vernet, Amélie-les-Bains, Luchon, Moligt ; — sulfurées calcaires : Enghien, Pierrefonds.

Si les malades sont excités : oligo-métalliques du Mont-Dore, ou chloro-bicarbonatées de la Bourboule, intus et extra.

Si le sujet est rhumatisant, goutteux : Royat.

ARTHRITIS-ARTHRITISME. — Stations différentes suivant la période prodromique et les quatre périodes de Bazin.

Période prodromique. — Chlorurées sodiques légères ; Bourbon-Lancy, Moustiers ; si les malades sont sanguins, constipés, sulfatées calciques : Aulus, Audinac.

Chez les arthritiques sanguins, avec gravelle ou diarrhée séreuse : Vichy.

Chez les arthritiques avec gravelle urique ou phosphatique : Vittel, Contrexéville, Carlsbad, Wiesbaden.

Chez les arthritiques avec catarrhe pulmonaire : Mont-Dore.

Chez les arthritiques herpétiques et scrofuleux : la Bourboule.

Chez les arthritiques névropathes : Néris, Luxeuil.

Trois premières périodes (affections de la peau, attaques de rhumatisme, maladies, lésions articulaires) : Eaux bicarbonatées chlorurées de Royat.

Chez les arthritiques sanguins, constipés : Aulus.

Pour les arthritides humides en voie de guérison : Aix-la-Chapelle, Bagnères-de-Bigorre, Néris (chlorurées sodiques, sulfurées).

Quatrième période (période cachectique, affections organiques du cœur et des gros vaisseaux, etc.) : Pas d'eaux minérales. — Il y a contre-indication formelle.

ASTHME. — Eaux où est employé le traitement par inhalation : Allevard, Cauterets, Saint-Honoré, Saint-Sauveur, Mont-Dore, Saint-Alban, Royat.

ATAXIE LOCOMOTRICE PROGRESSIVE. —

Dans la période active, pas de médication thermale ; quand la maladie semble s'être arrêtée dans sa marche après disparition des douleurs fulgurantes, des arthropathies, eaux chlorurées sulfurées sodiques (Aix-la-Chapelle), chlorurées sodiques (Lamalou, Lamotte, La Mouillère-les-Bains), chlorurées sulfurées (Uriage, Balaruc, Digne, Gréoulx).

ATONIE. —

S'il y a atonie générale, il faut s'adresser à la cause première qui détermine l'insuffisance de l'incitation nerveuse. S'il y a atonie partielle, ou d'un organe, le traitement sera indiqué au nom de cet organe.

BILE-BILIAIRE. — Voy. *Foie.*

BRONCHITE CATARRHALE CHRONIQUE.

— Eaux sulfurées, surtout celles qui laissent dégager de l'hydrogène sulfuré. Cauterets, Eaux-Bonnes, Luchon, Ax, Amélie, Cambo (source sulfureuse et ferrugineuse). — Cette médication, qui est excitante, est contre-indiquée chez les sujets sanguins.

Si le catarrhe est récent, peu étendu, à grosses bulles : Enghien, Allevard, Saint-Honoré, Pierrefonds, Cambo.

Pour les catarrheux arthritiques : Royat-St-Mart.

Pour les catarrheux lymphatiques : la Bourboule.

Pour les catarrheux à poussées aiguës : Mont-Dore.

A l'étranger : Ems, Weissembourg, Schinznach.

CACHEXIES.— *Cachexie des chloro-anémiques :* ferrugineuses

faibles, au début ; s'il y a éréthisme : Evian, Cambo, Bagnères-de-Bigorre.

Si la dépression domine : Royat, Saint-Nectaire (sources arsenicales), Sainte-Marguerite, Châteauneuf.

S'il y a constipation opiniâtre : Châtel-Guyon, Aulus, Cransac.

S'il y a lymphatisme ou scrofule : la Bourboule.

Si l'état de l'estomac le permet : Forges-les-Eaux.

Cachexie paludéenne, avec engorgement de la rate et du foie : bicarbonatées sodiques. Vals et ses sources ferrugineuses.

Avec engorgement intestinal : Châtel-Guyon.

Avec entéralgie : Plombières, Aulus, Encausse.

Avec entéralgie compliquée d'anémie profonde : Encausse, Forges, Cransac, Luxeuil, la Bourboule, Saint-Nectaire, Châteauneuf.

Cachexie scrofuleuse : La Bourboule, La Mouillère-les-Bains, Salins, Salies de Béarn, Saint-Nectaire, Vichy et ses sources ferrugineuses.

CATARRHE BRONCHIQUE. — V. *Bronchite.*

CATARRHE UTÉRIN. — V. *Utérus.*

CHLOROSE. —

Pour les chlorotiques éréthiques : Evian, Forges-les-Eaux, Pyrmont.

Pour les arthritiques et névropathiques : Néris.

Pour les déprimées : Luxeuil, Bagnères-de-Bigorre, La Mouillère-les-Bains, Luchon, Ax, Saint-Sauveur, le Vernet, Cauterets, Moligt, Eaux-Chaudes.

Pour les chloro-anémiées, avec prédominance des névralgies utérines : Néris, Bagnères-de-Bigorre, Gréoulx, Luxeuil, Cauterets, Saint-Sauveur.

Pour les chloro-anémiques dyspeptiques : Pougues, Vichy.
Pour les dysménorrhéiques : Vichy, Royat, Saint-Nectaire.
Pour les chloro-anémiques avec diarrhée rebelle : Evian, Vichy.
Pour les constipées : Châtel-Guyon, Bourbon-Lancy.
Pour les rhumatisantes : Barbotan.

CONSTIPATION. — Eaux purgatives de Montmirail, Pullna, Birmenstorf. Cure aux eaux chlorurées et sulfatées calciques : Châtel-Guyon, Aulus, Capvern, Montmirail, Carabana, Villacabras.

COQUELUCHE. — Comme pour la bronchite.

COUPEROSE. — V. *Acné.*

CYSTITE. — V. *Vessie.*

DARTRES, DERMATOSES, ECZÉMA. — Enghien, Aix-la-Chapelle, Luchon, Cauterets, Niederbronn, Uriage, Loesche.
Forme pustuleuse :
Impetigo : Ax, Luchon, Olette, Barèges.
Ecthyma : Creuznach, Salius, Bourbonne, Schinznach, Aix, Enghien, Barèges, Manheim.
Acné : Enghien, Vichy.
Mentagre : Luchon, Saint-Sauveur, Enghien, Ems, Schlagenbad.
Forme bulbeuse :
Pemphigus : Ax.
Rupia : Ax.
Teignes : Bains de mer.
Forme squameuse :
Psoriasis : Luchon, Vigérie, Ax.
Lèpre vulgaire : Lavey, Enghien, Foncaude, Salins.
Ichthyose : Luchon.
Pityriasis capitis et inguium : Aix-la-Chapelle.
Forme papuleuse :
Lichen : Ems, Vichy, Schlagenbad, Creuznach.
Prurigo : Néris, Plombières, Bains, Luxeuil, Ussat, Neyrac.

DIABÈTE. — Diabétiques gras : Vichy, Vals.
Diabétiques dyspeptiques : Contrexéville.
Diabétiques excités, anémiés : Evian,
Diabétiques anémiés déprimés : Capvern.
Diabétiques lymphatiques et scrofuleux : La Bourboule, La Mouillère-les-Bains.

DYSPEPSIE. — *Dyspepsie simple.* Bicarbonatées : Vichy, Vals (non *ferrugineuses* pour les sujets sanguins, *ferrugineuses* pous les anémiés déprimés), Pougues. Saint-Alban, Chaudesaigues (dyspeptiques rhumatisants), Saint-Maurice (dyspeptiques rhumatisants, et anémiés).
Pour les dyspeptiques lymphatiques anémiés : Saint-Nectaire.
Dyspepsie acide : Bagnols, Alet, Evian, Foncaude.
Dyspepsie avec gastrorrhée : Carlsbad, Marienbad, Hambourg, Kissingen, Saint-Maurice, Vic-sur-Cère, Saint-Nectaire, Miers, Sermaize, Brides, Saint-Gervais, Châtel-Guyon.

EAUX MINÉRALES

Dyspepsie flatulente : Luxeuil, Plombières, Bourbon-Lancy, Ussat, Bagnères-de-Bigorre, Lamalou, Saint-Sauveur, Royat-César.

ESTOMAC (Maladies de l').

1° *Atonie*. — Alcalines gazeuses : Saint-Nectaire ; — bicarbonatées chlorurées : Saint-Maurice, Vic ; — bicarbonatées calciques ou mixtes : Châteauneuf, Lamalou, Sail-les-Bains, Saint-Alban, Myon, Sail-sous-Couzan, Celles, Condillac, Chateldon, Renaison, Medaguc, Teyssières-les-Boullies.

2° *Gastralgie*. — *Gastralgie par accès :* Vichy, Pougues, Saint-Alban.

Gastralgie fixe ou continue : Plombières, Luxeuil, Forges (anémiques) ; Néris, Plombières (névropathes) ; Bourbon-Lancy, Bagnères-de-Bigorre (rhumatisants) ; Royat-Saint-Mart (goutteux).

3° *Gastrite chronique*. — Eaux peu minéralisées : Evian, le Mont-Dore, Luxeuil, Plombières, Ussat, Bagnères-de-Bigorre.

4° *Dilatation de l'estomac :* Carlsbad, Châtel-Guyon.

FOIE (maladies du — et des voies biliaires).

1° *Période précédant l'engorgement du foie :* Vichy, Vals ; — s'il y a constipation : Aulus, Gubler-Chatelguyon.

2° *Engorgements du foie*. — Pour les sujets faibles et névropathes : Saint-Alban, Plombières, Aulus s'il y a constipation.

Pour les sujets pléthoriques : Bourbonne, Balaruc, Marienbad.

Pour les sujets anémics excités ou déprimés : Luxeuil, Pougues, Cransac, Chaudesaigues, Sylvanès, Carlsbad, Nordenbad.

3° *Calculs biliaires :* Vichy surtout, et Vals ; — si ces eaux sont trop énergiques et amènent de fréquentes coliques : Pougues Servmaize, Bourbon-Lancy, Montmirail (source Verte), Marigny, Contrexéville.

FURONCLES. — Chez les scrofuleux lymphatiques : la Bourboule, Uriage.

GOUTTE. — Contre-indication formelle des eaux sulfureuses.

1° *Goutte aiguë* (rhumatisme goutteux) : Vichy, si le sujet est sanguin.

Si le sujet est anémié, excité : Royat (source Saint-Mart).

Si le sujet est lymphatique, ou scrofuleux : Bourbon-l'Archambault.

Si le sujet est névropathe : Néris, Luxeuil, Evaux, Dax.

2° *Goutte chronique, atonique, goutte blanche*. — Si le sujet est en bon état : Vichy, Bourbonne, La Mouillère-les-Bains, Saint-Nectaire, Wiesbaden, Tœplitz.

S'il y a cachexie : Contrexéville.

S'il y a anémie profonde avec dépression : Royat-Saint-Victor, Sylvanès, Barbotan, Rennes, Luxeuil, et toutes les bicarbonatées chlorurées ferrugineuses.

S'il y a anémie avec névropathie et excitation : Néris, Bains, Evian.

S'il y a déterminations articulaires sans état inflammatoire : Boues de Dax et de Saint-Amand.

GRAVELLE. — 1° *Gravelle urique*. S'il n'y a pas de goutte, et si l'état général est bon : Vichy, Vals, le Boulou (bicarbonatées sodiques) ; Saint-Alban, Sail, Celles, Royat, Pougues, Contrexéville, Capvern et Vittel.

S'il y a dysurie : La Preste, Moligt, Olette, Mauhourat, Forges.

S'il y a goutte : Martigny, Royat, Vichy (sanguins) ; Evian (excités) ; Aulus (constipés sanguins) ; Carlsbad, Ischia, Castellamare de Stabia, à l'étranger.

2° *Gravelle phosphatique ou catarrhale :* La Preste, Contrexéville, Pougues, Saint-Alban, Evian, Capvern, Ems.

S'il y a constipation : Châtel-Guyon, Saint-Galmier.

Si le sujet est vieux ou débilité : Cransac, Bussang, Orezza, Passy.

HERPÉTISME. — La Bourboule.

INTESTIN (Maladies de l').

1° *Atonie.* — Si le sujet est arthritique, syphilitique ou herpétique : Pougues et les bicarbonatées mixtes.

Si le sujet n'est pas goutteux : Cauterets (Mauhourat).

2° *Entérite chronique :* Evian, Plombières, Cambo, Bagnères-de-Bigorre et leurs sources ferrugineuses.

Chez les lymphatiques, les scrofuleux, les rhumatisants non goutteux, mais déprimés, avec diarrhée ancienne : Cauterets (Mauhourat).

3° *Névroses et névralgies :* Plombières, Néris, Bains, Ussat, Dax, Bourbon-Lancy, Saint-Laurens, Gréoulx, Foncaude.

S'il y a anémie et excitation : Royat, Lamalou, Luxeuil.

4° *Diarrhée chronique séreuse ou glaireuse du gros intestin.* — Chez les excités et les anémiés : Evian.

Chez les lymphatiques, les scrofuleux, les syphilitiques, les rhumatisants : Cauterets (Mauhourat).

Chez les arthritiques : Celles.

5° *Dysenterie chronique :* Vichy, Foncaude, Olette, Bagnoles de l'Orne, Montmirail.

6° *Entérite pseudo-membraneuse :* Cauterets (Mauhourat) ?

7° *Entérite chronique sèche avec météorisme au niveau des côlons :* Montmirail, Aulus, Capvern et les sulfatées calciques.

LARYNGITE. — V. *Angine et Bronchite catarrhale.*

LYMPHATISME. — V. *Scrofule.*

MALADIES CHIRURGICALES (Suites d'anciens traumatismes).

1° *Ankyloses succédant à une arthrite récente ou à un traumatisme :* Barèges, Evian, Amélie-les-Bains, Bourbonne, Dax.

2° *Entorse.* — Dans les suites de l'entorse simple : Bagnols de la Lozère, Bourbonne, Chaudesaigues, Bourbon-l'Archambault, si le malade est déprimé ; — Néris, s'il est excité ; — boues de Dax, s'il y a persistance de raideurs articulaires.

Dans l'entorse avec lésions graves : Barèges, Bourbonne, Bourbon-l'Archambault.

3° *Luxations :* Amélie, Balaruc, Aix-en-Savoie, Bourbonne, si le malade est déprimé ; — Néris, s'il est excité ; — boues de Dax.

4° *Hydarthroses.* — Hydarthroses rhumatismales : Bourbonne ; hydarthroses traumatiques : Barèges, Bourbonne.

5° *Fracturés.* — Dans les fractures compliquées, avec abcès profond, nécrose, ostéite : Barèges, Bourbonne, si toutefois toute trace d'inflammation a disparu.

6° *Blessures :* Bourbonne, Barèges, Aix, Bourbon-l'Archambault, Amélie-les-Bains, Bagnères-de-Luchon.

7° *Coups de feu :* Barèges, Bourbonne, Bourbon-l'Archambault.

8° *Ulcères.* — Scrofuleux : Bourboule, Bourbonne, Bourbon-l'Archambault ; — calleux et atoniques : Barèges ; — variqueux : Barèges.

NERVOSISME. — Eaux peu minéralisées, à thermalité

moyenne : Néris, Plombières, Luxeuil, Bagnères-de-Luchon.

Chez les hystériques : Néris, Saint-Sauveur, Luxeuil, Evian, Royat (César) ; la Chaldette, Ussat, Encausse, Foncaude.

Chez les déprimées : Ax, Luchon, le Petit Saint-Sauveur, Bourbon-Lancy, La Mouillère-les-Bains, Uriage, Pougues, Saint-Alban, Vals, Bagnères-de-Bigorre.

NÉVRALGIES. — Eaux faiblement minéralisées :

Névralgies à frigore : Plombières (névralgies gastro-intestinales), Néris (névralgies rhumatismales : sciatique, lumbago, intercostales), Bains (névralgies de l'utérus et de l'appareil génito-urinaire), Dax (rhumatisme musculaire), Luxeuil (névralgies chez les anémiés).

S'il y a diathèse, l'eau qui convient à la diathèse fera disparaître ces névralgies.

Chez les arthritiques : Vals, Royat, Bagnères-de-Bigorre

Chez les lymphatiques scrofuleux : Bourbon, Lancy, la Bourboule.

OBÉSITÉ. — Marienbad, Vichy, Brides ; à défaut de ces sta-

tions, les eaux purgatives de Montmirail et Châtel-Guyon, Carabana, Villacabras.

OZÈNE. — V. *Rhinite.*

PARALYSIES.

1° *Paralysies d'origine cérébrale :* Balaruc, Bourbonne, Bourbon-l'Archambault, Lamotte, La Mouillère-les-Bains et Niederbronn, pendant la période de réparation ; — après disparition des lésions cérébrales : Bourbon-Lancy-Néris, Plombières, Luxeuil.

2° *Paralysies d'origine rachidienne.* — Après disparition de l'état aigu : Balaruc, Bourbonne, Bourbon-l'Archambault, Lamotte, Barèges, Luchon, Wiesbaden, Schinznach, Tæplitz, Wilbad, Gastein, Pfeffers, Loesche, Evaux, Miers, Bagnères-de-Bigorre, Ussat, Bagnoles Aulus, Aix-en-Savoie, Mont-Dore, Néris, Plombières, Bourbon-Lancy, Luxeuil, Chaudesaigues.

3° *Paralysie rhumatismale :* Néris, Luxeuil, Plombières, Bourbon-Lancy, Mont-Dore, Chaudesaigues.

4° *Paralysie syphilitique.* — V. *Syphilis.*

5° *Paralysie métallique :* Mercuriaux, sels plombiques ou arsenicaux, hautes thermalités : Ax, Cauterets, Luchon, Aix (en Savoie), le Vernet, Balaruc, Bourbon-l'Archambault, Plombières, Uriage, etc.

6° *Paralysie traumatique.* — Eaux thermales faibles : Luxeuil, Néris, Bourbon-Lancy.

7° *Paralysie infantile :* Balaruc, Bourbon-Lancy, La Mouillère-les-Bains.

8° *Paralysie hystérique :* Plombières, Néris, Bains, Ems, Saint-Sauveur, Moligt, Olette.

9° *Paralysie par épuisement*. — A la suite de fatigues, d'excès vénériens : Balaruc, Bourbon-Lancy, Plombières, Néris, Luxeuil.

10° *Paralysie consécutive aux fièvres graves*. — Si l'affection déterminante est récente, eaux faibles : Néris, Plombières, Bourbon-Lancy, Mont-Dore ; — si elle est ancienne : Balaruc, Bourbonne, Bourbon-l'Archambault, Lamotte, Uriage.

11° *Paralysie sénile :* Balaruc.

PHTHISIE.

Chez les lymphatiques avec forme torpide : Eaux-Bonnes avec état catarrhal et tendance à l'hémoptysie : Mont-Dore (oligo-métallisées).

Chez les scrofuleux éréthiques : La Bourboule.

Chez les goutteux ou rhumatisants excités : Royat, Ems.

POLYSARCIE. — V. *Obésité*.

REINS (Maladie des).

1° *Néphrite calculeuse chronique*. — Si les symptômes d'inflammation ont disparu : Martigny, Contrexéville, Vittel, Capvern.

2° *Néphrites congestives :* Contrexéville, Aulus, Vichy (Célestins).

Dans la néphrite calculeuse, s'il y a éréthisme : Evian ; s'il y a débilité : Saint-Alban, Vals, Royat.

S'il y a engorgement lymphatique de l'appareil urinaire : Cestona.

RHINITE CHRONIQUE. — Si le sujet est sanguin :

Vichy (Hôpital) ; déprimé, rhumatisant non goutteux : Enghien, Pierrefonds, Cauterets (la Raillière).

S'il y a lymphatisme et herpétisme,

Chez les sujets excités : la Bourboule, Mont-Dore.

Chez les déprimés : Enghien, Pierrefonds, Cauterets, Luchon.

Dans la rhinite chronique avec ozène : sulfurées sodiques bromo-iodurées, Challes.

Chez les arthritiques : Vichy (l'Hôpital).

Chez les arthritiques anémiés et excités : Royat (Eugénie).

Chez les syphilitiques : Luchon, Cauterets, Aulus (syphilitiques sanguins et congestionnés).

RHUMATISME. — Rhumatisme chronique avec ou sans gravelle, mais sans complication de goutte ; eaux d'une haute thermalité : Aix-en-Savoie.

Chez les rhumatisants éréthiques : Néris, Plombières, Bagnères-de-Bigorre.

Chez les sujets sanguins : Mont-Dore, Vichy, Vals.

Chez les scrofuleux et les lymphatiques : Vichy, Vals, la Bourboule.

Chez les débilités : Uriage, Le Vernet, Saint-Honoré, Cauterets, Enghien, Encausse, Bagnoles, Loesche, Bagnères-de-Luchon, Barèges, Moligt, Montmirail, (sulfurée alcaline), Accorus, Saint-Gervais, Royat-Saint-Mart, Saint-Nectaire.

Chez les névropathes : Lamalou, Bourbon-Lancy.

Dans le rhumatisme chronique avec déformation des articulations, ou dans le rhumatisme musculaire opiniâtre : Bourbonne, Bourbon-Lancy, Bourbon-l'Archambault.

Si tout phénomène inflammatoire a disparu : Dax, Saint-Amand, Barbotan, Aix-la-Chapelle, Baden-Baden, Loesche, Vignonne, Tœplitz, Statchelberg, Wiesbaden, Wilbad.

SCROFULE. — (3 périodes.)

1re Période. — (Période latente correspondant à la première enfance), médication marine : Présailles, Sables-d'Olonne, Royan, Arcachon, Biarritz, Saint-Jean-de-Luz, Menton, etc.

2e Période. — (Période active, deuxième enfance, adolescence), eaux chlorurées sodiques, chloro-carbonatées : Salins, Salies-de-Béarn, Bourbonne, Bourbon-Lancy, Lamotte, La Mouillère-les-Bains, Uriage, la Bourboule.

3e Période. — (Période d'état), sources sulfureuses : Luchon, Cauterets, Ax, Bagnols, Amélie, le Vernet, Olette, Eaux-Bonnes, Allevard, Saint-Honoré, Barèges, Euzet, Cambo, Enghien, Gréoulx.

STÉRILITÉ. — 1° S'il y a acidité du mucus vaginal, médication marine : Vichy. 2° Suivant les différents états pathologiques de l'utérus : Forges, Luxeuil, Néris, Bigorre. (V. *Utérus.*)

La médication minérale ne peut évidemment avoir aucune action sur la stérilité due à des malformations des organes génitaux.

SYPHILIS. — Les accidents cutanés seuls peuvent être traités aux eaux suivantes : Cauterets, Luchon, Aix en Savoie, Challes, Aix-la-Chapelle, Uriage, Creuznach, Kissingen, Nauheim, Wiesbaden, Bourbonne, Balaruc, Carlsbad, la Bourboule, Aulus (?).

UTÉRUS (maladies de l').

1° *Atonie.* — Se rencontre surtout chez les lymphatiques.

Chez les femmes déprimées : Cauterets (le Petit Saint-Sauveur), Cauvern.

Chez les excitées ou facilement excitables : Bagnères-de-Bigorre, La Mouillère-les-Bains, Eaux-chaudes, Saint-Nectaire, Saint-Alban, Pougues, Plombières,

2° *Métrite chronique.* — Chez les scrofuleuses et les lymphatiques, Lamotte, Bourbonne, La Mouillère-les-Bains, Niederbronn, Wiesbaden, Cauterets, Luchon, Amélie, Ax, Bagnoles, Saint-Sauveur.

Chez les névropathes : Néris, Luxeuil, Plombières, Saint-Laurent, Aix en Provence, Bains, Bagnères-de-Bigorre, Ussat, Foncaude.

Chez les arthritiques, les rhumatisantes sanguines : Vichy ; — chez les rhumatisantes anémiées et excitées : Royat.

Dans les engorgements chroniques passifs de l'utérus et du col : Bourbonne, Lamotte, Niederbronn, Wiesbaden, Vichy, Vals.

3° *Tumeurs utérines, tumeurs fibreuses :* Lamotte, La Mouillère-les-Bains, Vichy, chez les femmes sanguines : Vals, chez les anémiées.

Pour les tumeurs ou ulcérations cancéreuses, il y a contre-indication des eaux minérales.

Pour les granulations du col : Bicarbonatées mixtes, Porretta.

Pour les déplacements utérins : Forges, Luxeuil, Jonas, Bourbon-l'Archambault, Plombières (névropathes) :

Pour la menstruation pénible : Uriage.

VESSIE-URÈTHRE (maladies de la — et de l'—).

1° *Atonie de la vessie et des organes uropoiétiques :* Forges, Evian, Bussang, Orezza, Auteuil, Passy. — S'il y a constipation : Evian, Cransac, Carlsbad, Vittel, Contrexéville, Chatelguyon-Gubler. — S'il y a goutte : Martigny, La Preste, Vichy, Vals. — S'il y a dépression : Cauterets (Mauhourat).

2° *Algies vésicales et uréthrales, d'origine spinale avec gravelle urique ou phosphatique :* Evian (Cachat).

3° *Angiome villeux avec hématurie :* Cransac.

4° *Affections anciennes de la vessie chez les anémiés :* Cransac (ferrugineuses).

5° *Blennorrhagie chronique :* Pougues, Saint-Léger, Aulus, Saint-Boes.

6° *Blennorrhée :* Aulus chez les constipés : Pougues, Vichy, Vals, La Preste ; — chez les anémiés : Vals (la Dominique), Cransac, Orezza, Bussang, Forges, Saint-Boes.

7° *Catarrhe vésical :* Martigny-les-Bains.

Catarrhe avec cystite du col et épreintes : Evian, Bagnères-de-Bigorre.

Catarrhe avec gravelle phosphatique : La Preste.

Catarrhe avec gravelle urique : Wildungen, Saint-Boes.

Catarrhe muqueux ou muco-purulent : Contrexéville.

Catarrhe léger et récent : Pougues.

Catarrhe vésical lié à l'arthritisme : Capvern. — Chez les névropathes : Evian, Vals.

Catarrhe vésical lié à l'herpétisme : La Porrettá, Saint-Sauveur.

Catarrhe chez les rhumatisants, les goutteux, les sanguins, les congestionnés : Aulus.

8° *Calculs phosphatiques :* Saint-Léger.

Calculs uriques et oxaliques : Vals, Vichy, Saint-Alban, Pougues, Vic, Evian, Capvern, Contrexéville. — S'il y a coliques néphrétiques et dysurie : La Preste, Moligt, Olette, Contrexéville, Martigny, Vittel.

9° *Cystite chronique du col :* Evian.

10° *Émission rare d'urine chez les constipés, les congestionnés, les hypocondriaques :* Châtel-Guyon, Aulus, Vittel.

11° *Hypertrophie et induration des parois vésicales :* Saint-Amand.

12° *Hématurie :* Cransac, Forges-les-Eaux, Passy, Spa, Orezza, Aulus, Châtel-Guyon, Rubinat, Birmenstorf, Hunyadi-Janos, Pullna, Montmirail.

13° *Névroses et névralgies rhumatismales du col de la vessie et de l'urèthre :* Neris, Evian.

14° *Parésie et paralysie de la vessie :* Boues de Dax, de Saint-Amand, Forges-les-Eaux, Evian, Capvern, Wildungen.

15° *Paralysie de la vessie avec atrophie musculaire :* Acqui et ses boues.

16° *Pollutions nocturnes et pertes séminales :* La Preste.

17° *Stagnation de l'urine* (muco-purulente dans la vessie) : Soultzmatt.

18° *Troubles des nerfs moteurs et sensitifs de la vessie :* Saint-Amand.

19° *Incontinence d'urine chez les enfants :* Contrexéville. — Chez les adultes : Contrexéville, Martigny, La Preste, Vals, Vichy, Vittel-Soultzmatt, Dax, Saint-Amand, Acqui, Forges-les-Eaux, Bussang.

20° *Rétrécissement de l'urèthre : rétrécissements inflammatoires :* Martigny ; — avec cystite subaiguë ou chronique : Contrexéville, La Preste, Soultzmatt.

QUATRIÈME PARTIE

AIDE-MÉMOIRE

DE THÉRAPEUTIQUE

Cette quatrième partie comprend les chapitres suivants :

1° **Aide-mémoire de thérapeutique médicale;**

2° **Aide-mémoire de thérapeutique obstétricale;**

3° **Sérothérapie (diphtérie et tétanos).**

AIDE-MÉMOIRE

DE

THÉRAPEUTIQUE MÉDICALE

ANÉMIE. — *Préparations ferrugineuses.* — Fer réduit, oxyde de fer, éthiops minéral, safran de mars apéritif, sous-carbonate de fer, pilules de Vallet, pilules de Blaud, sucro-carbonate de fer, iodure de fer, pilules de Blancard, tartrate ferrico-potassique, Boules de mars, citrate de fer ammoniacal, citrate de fer, lactate de fer, pyro-phosphate de fer, chlorure et oxychlorure, protoxalate de fer, albuminate de fer, peptonates de fer, eaux minérales ferrugineuses naturelles et artificielles, etc., etc.

Sang. — Poudre de sang desséchée, hémopulvine, hémoglobine, oxy-hémoglobine, etc...

Manganèse, arsenic.

Hygiène thérapeutique. — *Hygiène alimentaire.* Régime tonique. hydrothérapique.

Climatothérapie. — Air de la mer, air des montagnes, séjour à la campagne.

Aérothérapie. — Bains d'air comprimés, inhalations d'oxygène.

Kinésithérapie. — Gymnastique, massage.

ANGINE COUENNEUSE. — V. *Diphthérie.*

ANGINE DE POITRINE. — *Médication iodurée, traitement bromuré, trinitrine, antipyrine* (voir *Cœur*); suppression du tabac, médication spéciale de la cause.

Traitement de l'accès : injections de morphine, inhalations de nitrite d'amyle, nitrite de sodium, électricité.

AORTE (maladies de l'). — *Aortite et dégénérescence atheromateuse.*

Traitement interne. — Iodure de potassium ou de sodium. Analgésiques, antithermiques (antipyrine, exalgine, etc.).

SOLUTION IODURÉE.

Iodure de sodium ou de potassium	15 gr.
Eau	250 —

Une cuillerée à café à prendre dans un verre de bière ou dans du café noir sucré au déjeuner et au dîner. Porter graduellement la dose d'abord à une cuillerée à dessert, puis à une cuillerée à bouche. En cas d'intolérance, substituer l'iodure de sodium à l'iodure de potassium aux mêmes doses.

Médication locale.— Médication révulsive, pointes de feu, vésicatoire.

Anévrisme de l'aorte. — *Traitement ioduré.* — *Médication opiacée.*
Traitement local, électro-puncture : applications de glace, introduction de corps coagulants (ressort de montre) (Baccelli).

APOPLEXIE. — *Avant l'attaque. Traitement de la congestion cérébrale.*—Purgatifs et en particulier aloès, iodure de potassium, médication alcaline.

THÉRAPEUTIQUE HYGIÉNIQUE. — Traitement de l'obésité et de la polysarcie.

Traitement de l'attaque. — Émissions sanguines générales ou locales (?).

Après l'attaque. — Émissions sanguines (?). *Applications locales froides,* strychnine, électricité.

ASTHME. — *Traitement en dehors de l'accès.* — Iodure de potassium ou de sodium, modificateurs de la sécrétion bronchique et de la nutrition.

SOLUTION IODURÉE.

Iodure de potassium ou de sodium	15 gr.
Eau	250 —

D'une cuillerée à café à une cuillerée à bouche à prendre dans un verre de bière au déjeuner et au dîner.

SOLUTION IODURÉE COMPOSÉE.

Iodure de potassium ou de sodium	ãã	15 gr.
Teinture de lobelia		
Eau		250 —

D'une cuillerée à café à une cuillerée à bouche au déjeuner et au dîner dans un verre de bière.

Arsenic, préparations arsenicales, cigarettes arsenicales, gomme ammoniaque.

Traitement antispasmodique.

Bromures, belladone, datura et daturine, lobelia, plantes béchiques, marrube, hysope, aunée, camphrée de Montpellier, euphorbia pilulifera.

GOUTTES D'EUPHORBIA.

Teinture d'euphorbia pilulifera	10 gr.

III gouttes à prendre 3 fois par jour dans une grande tasse d'infusion d'aunée.

Toniques du cœur : strophantus, digitale, spartéine, caféine.

Eaux minérales. Mont-d'Or.

Hygiène thérapeutique. — Respirateur élastique de Ferris, aérothérapie, inhalations d'air comprimé, expirations dans l'air raréfié. — Climatothérapie, séjours d'altitude, séjour dans des climats spéciaux et variables suivant les asthmatiques, séjour dans les étables.

Traitement de l'accès. — Injections de morphine, injections de pilocarpine.

Inhalations, iodure d'éthyle, papier nitré, pyridine (G. Sée). 4 à 5 gr. de pyridine à placer sur une assiette dans une chambre jaugeant 15 mètres cubes, y rester 20 à 30 minutes.

ASTHME DES FOINS. — Iodure de potassium, injections et pulvérisations nasales antiseptiques, sulfate de quinine, résorcine, acide phénique, solution de cocaïne, cautérisation des fosses nasales.

Climatothérapie. — Séjour aux bords de la mer au moment de la floraisons des foins.

BLENNORRAGIE. — Chez l'homme — *Blennorragie aiguë*.

Repos le plus possible. Cessation de rapports sexuels. Port d'un suspensoir. Abstention de vin pur, de bière, de cognac et liqueurs, de thé, de café, de vinaigre, de poivre, de moutarde, de tomates, d'asperges. Boissons abondantes; une bouteille d'eau de Vichy par jour. Grands bains tièdes, 2 ou 3 fois par semaine. Matin et soir lavages boriqués de la verge. Contre les érections, bromure de camphre et compresses d'eau froide.

Quand la période douloureuse est passée, que l'écoulement devient blanc et filant : baume de copahu en capsules, à la dose de 5 à 10 grammes par jour, ou bien cubèbe à la dose de 10 à 20 grammes, ou bien opiat de cubèbe-copahu, ou mieux encore santal en capsules à la dose de 2 à 6 grammes. Le salol donne de moins bons résultats.

Dès que, sous l'action des balsamiques, l'écoulement s'est presque totalement tari, diminuer la dose de ceux-ci progressivement et employer les injections. Recourir de préférence au permanganate de potasse à 1/1000, au sulfate de zinc à 1/200, au sous-nitrate de bismuth à 4/100, au bichlorure d'hydrargyre à 1/20000 au tannin à 1/200, au sulfate de quinine à 1/100, au nitrate d'argent à 1/1000, ou aux sulfates de fer, de cuivre, d'alumine et de potasse, (V. *Formulaire magistral pour les associations de substances*.) Les injections doivent être précédées de la miction, faites d'abord au nombre de 3 par jour, puis de 2, puis de 1.

Au début de la Blennorragie aiguë on pourra tenter le traitement abortif par les injections de nitrate d'argent à 1/50 ou mieux par les lavages au siphon avec le permanganate de potasse en solution à 1/4000.

Blennorragie chronique.— Injections; lavages au siphon avec solution de permanganate de potasse à 1/4000 ou à 1/2000. Dans le cas d'insuccès instillations de nitrate d'argent à 1/50.

Chez la femme. — Le traitement de l'uréthrite est peu différent de celui de l'urétrite chez l'homme. La vaginite réclame des lavages antiseptiques réitérés, des badigeonnages avec le nitrate d'argent en solution à 1/30, le tamponnement du vagin avec du coton imbibé de glycérine iodoformée, ou saupoudré d'alun.

Complications. — V. ailleurs, *Conjonctivite*, *Métrite*, etc.

La cystite sera combattue par le repos au lit, le régime lacté, les suppositoires et les lavements opiacés, les grands bains.

L'orchite réclamera le lit, l'immobilisation et le relèvement des testicules, les balsamiques, les applications de sangsues, les onctions à l'huile gaïacolée (à 1/6ᵉ), les suppositoires calmants, quelquefois les injections de morphine.

Le rhumatisme sera justiciable au début des salicylates, plus tard de l'iodure de potassium. En outre, immobilisation, onctions hydrargyriques au début, plus tard pointes de feu, puis mobilisation, massage, électrisation, hydrothérapie.

BRONCHITE. — Bronchite aiguë. — *Tisanes* : Tisanes béchiques. *Sirops béchiques:* Sirops pectoraux, *pâtes béchiques*. —*Bonbons pectoraux.* — *Loochs calmants :* Potions calmantes, opium, codéine, narcéine, aconit, eau de laurier-cerise, etc., etc.

POTION CONTRE LA GRIPPE.

Dans une tasse de lait ou d'infusion de capillaire, verser les trois substances qui suivent :

a) Deux cuillerées à bouche de sirop de Tolu	250 gr.
b) Une cuillerée à dessert d'eau distillée de laurier-cerise	120 —
c) Dix gouttes d'alcoolature de racine d'aconit	10 —

Prendre une tasse de ce mélange 3 fois par jour, le matin, dans l'après-midi et le soir.

POTION CALMANTE.

Eau de laurier-cerise		
Eau de laitue	āā	30 gr.
Eau de tilleul		
Sirop diacode		

Médication révulsive. — Papier chimique, teinture d'iode, emplâtre de thapsia, huile de croton, vésicatoire.

BRONCHITE CHRONIQUE. — *Balsamiques.* Tolu, copahu, térébenthine, terpine, terpinol, goudron, Gomme ammoniaque (Delieux de Savignac), eucalyptus, boldo, buchu, créosote, vin créosoté, suppositoires créosotés.

VIN CRÉOSOTÉ.

Créosote de goudron de hêtre	3 gr.
Alcool	100 —
Vin de Bagnols	300 —
Sirop de sucre	100 —

De une à deux cuillerées à bouche aux repas.

Sulfureux, sirop sulfureux, eaux sulfureuses.

Expectorants, tartre stibié, kermès, oxyde blanc d'antimoine.

Médication révulsive sous toutes ses formes.

Injections créosotées, gaïacolées, sous-cutanées, eucalyptées.

Hygiène thérapeutique, aérothérapie, bains d'air, bains d'air comprimé, inhalations d'air comprimé, exhalations dans l'air raréfié, climatothérapie.

BRONCHITE CAPILLAIRE OU BRONCHO-PNEUMONIE. — *Médication vomitive :* ipéca.

Médication calmante : chloral.

Préparations opiacées : élixir parégorique, quinine, aconit.

Antithermique : antipyrine.

Médication tonique et alcoolique : lait additionné d'alcool.

Tonique du cœur, caféine, digitale.

TEINTURE COMPOSÉE.

Alcoolature de racines d'aconit	āā	3 gr.
Teinture de digitale		

X gouttes à prendre de 2 à 3 fois par jour.

Médication révulsive sous toutes ses formes, ventouses sèches, ventouse Junod.

CALCULS BILIAIRES. — V. *Foie.*

CHANCRE SIMPLE. — Bains locaux d'une 1/2 heure, réité-rés 2 fois par jour, dans l'eau phéniquée au centième, à la température de 45°. Cautérisations tous les deux jours avec chlorure de zinc en solution, à 1/10°. Iodoforme désodorisé ou aristol comme topique.

Si bubon, repos absolu, onctions à l'onguent napolitain; intervention chirurgicale s'il y a lieu.

CHARBON. — Destruction de la pustule maligne au thermo-cautère. Deux fois par jour injection autour de la pustule, d'eau iodo-iodurée (Iode 1 gr. KI 2 gr. eau 1 litre). Toutes les 2 heures, 2 cuille-rées à soupe de cette même solution à l'intérieur.

CHOLERA. — Isolement dans chambre à 18°. Désinfection. Thé, café et boissons alcooliques. Calomel à la dose de 5 à 20 centigr. toutes les 2 heures; ou bien limonade lactique d'Hayem ou encore, préparations opiacées. Entéroclyse. Transfusions hypodermiques réitérés de 300 à 500 gr. de sérum artificiel ou transfusion veineuses réitérés de 1500 à 2000 gr. de sérum artificiel d'Hayem. Frictions; appli-cations chaudes; bains chauds. Injections d'éther, et de caféine.

CHORÉE. — *Médication musculaire.* — Strychnine, aniline, (Turnbull); curare, éserine (Bouchut), hyosciamine (Oulmont). *Médication bromurée* (bromures et polybromures). — Sulfate de zinc, picrotoxine, antipyrine (Legroux) 3 à 4 gr. par jour. *Médication calmante.* — Chloral. Opium à haute dose. Antipyrine. *Médication débilitante.* — Tartre stibié (Gillette). *Médication tonique.* — Arsenic. *Médication locale.* — Pulvérisation d'éther (Lubleski). *Électrothérapie.* — Courants continus, bains galvaniques. *Hygiène thérapeutique.* — Hydrothérapie. Gymnastique méthodique et massage.

CIRRHOSE. — V. *Foie.*

CŒUR (Maladies du). — Les distinguer en maladies mitrales et maladies aortiques pouvant avoir les unes et les autres une période d'asystolie.

MALADIE MITRALES. — Trois périodes : *période de compensation* (hyper-systolique), *période d'insuffisance cardiaque* (hyposystolique), *période de dégénérescence cardiaque* (asystolique).

MALADIES MITRALES COMPENSÉES. — Pas de médication pharmaceu-tique, hygiène thérapeutique, choix de la profession, de l'alimentation et du séjour, traitement de l'obésité.

MALADIES MITRALES NON COMPENSÉES.
Toniques du cœur : Digitale, convallaria, spartéine, adonidine, caféine, strophantus hispidus, bromure de potassium, strychnine. *Digitale ou digitaline.*

SOLUTION DE DIGITALINE (Dujardin-Beaumetz)

Digitaline cristallisée soluble dans le chloroforme	0 gr. 01 centigr.
Alcool à 90°	9 —
Glycérine neutre	6 —

Vingt gouttes trois fois par jour.

Administrer la digitale ou la digitaline par périodes de quatre jours espacés par des périodes de quatre autres jours pendant lesquelles on pourra administrer les autres toniques, spartéine, convallaria, adonidine et caféine, strophantus.

Teinture de strophantus au 5e : (Dujardin-Beaumetz), cinq gouttes à prendre matin et soir dans un peu d'eau sucrée.

Granules d'extrait de strophantus de 1/2 milligr. (Bucquoy), donner 2 à 4 granules par jour.

Strophantine cristallisée (d'Arnaud), granules de 1/10e de milligr. 1 à 2 par jour.

SIROP DE CONVALLARIA.

Extrait de feuilles et de fleurs de convallaria	15 gr.
Sirop des cinq racines $\Big\}$ ãã	120 —
Sirop d'écorces d'oranges	

Une cuillerée à bouche le matin, à midi et le soir.

SOLUTION DE CAFÉINE.

Caféine pure $\Big\}$ ãã	3 gr.
Benzoate de soude	

EAU ... 120 gr.

Une cuillerée à bouche à prendre matin et soir.

INJECTIONS SOUS CUTANÉES DE CAFÉINE ET DE BENZOATE DE SOUDE.

Caféine $\Big\}$ ãã	gr.
Benzoate de soude	6 —
Eau bouillie	

Injecter une seringue entière de 2 à 4 fois par jour.

TRAITEMENT DES ACCIDENTS SECONDAIRES. — *Hydropisies*, régime lacté, lactose, purgatifs drastiques. (V. *Intestins.*) — *Traitement local des hydropisies.* — Piqûres, pointes de feu, ponction aspiratrice, paracenthèse abdominale. — *Traitement des congestions passives.* — V. les mots *poumons, foie, reins, cerveau.*

MALADIES DE L'ORIFICE AORTIQUE. — Combattre ici les phénomènes d'anémie cérébrale.

Opium, morphine : Trinitrine, nitrite d'amyle, nitrite de sodium.

POTION A LA TRINITRINE.

Solution alcoolique de trinitrine au 100e	XXX gouttes
Eau	300 gr.

Une cuillerée à bouche à prendre le matin, dans l'après-midi et le soir.
Inhalations de nitrite d'amyle. Traitement ioduré.

COLIQUES HÉPATIQUES. — V. *Foie.*

COLIQUES NÉPHRÉTIQUES. — V. *Reins.*

CONGESTION CÉRÉBRALE. — V. *Apoplexie.*

CONSTIPATION. — V. *Intestin.*

COQUELUCHE.
— Isolement du malade dans chambre à 17-18° et désinfection. Changement d'air si la maladie se prolonge. Alimentation substantielle sous un petit volume.

Ipéca à dose vomitive administré tous les 5 à 6 jours. Teinture de drosera, chloral (dans des confitures), bromure, antipyrine (0,10 par année) et surtout belladone. Insufflations nasales de poudre de quinine, de benjoin ou de bismuth.

CROUP. — V. *Diphthérie.*

DIABÈTE. — Médication bromurée, médication arsenicale, médication alcaline, acide lactique, médication opiacée. Valériane, seigle ergoté, sulfonal, antipyrine, exalgine, sulfate de quinine.

Traitement lithiné-arsénical (Martineau). — Dans un verre d'eau de Vichy (Hauterive) faire dissoudre un des paquets suivants :

Carbonate de lithine   10 gr.

En 20 paquets, et ajouter au mélange trois gouttes de la liqueur suivante

Liqueur de Fowler   10 gr.

Prendre ce mélange deux fois par jour, au déjeuner et au dîner.

HYGIÈNE THÉRAPEUTIQUE. — *Régime exclusif, régime de Cantani, régime mixte* (Bouchardat). (V. *Hygiène alimentaire.*)

Exercices, hydrothérapie.

Traitement thermal.

DIARRHÉE. — V. *Intestin.*

DIPHTÉRIE. — Isolement dans chambre à 16°-18°. Désinfection des objets contaminés par le malade et du local habité par lui.

Bouillon, potages, lait, œufs, boissons alcooliques, thé, café.

SÉROTHÉRAPIE.

En outre, si diphthérie de la gorge, irrigations à l'eau boriquée; si croup et suffocations, tubage du larynx ou trachéotomie.

DYSENTERIE. — D. AIGUE. — Isolement, désinfection. Lait, purgatifs, quotidiens, pendant quelques jours, jusqu'à amélioration; de préférence calomel, à la dose de 0,80 à 1 gr. Le calomel peut aussi être administré à *doses fractionnées.*

Dans formes graves, recourir à *l'ipéca à la brésilienne* : verser 250 gr. d'eau bouillante sur 4 à 8 gr. de poudre de racine d'ipéca ; laisser reposer pendant 12 heures; décanter; verser sur la poudre une nouvelle quantité d'eau bouillante qui macère encore pendant 12 heures. faire une troisième macération de même manière. Chacune de ces préparations est prise en 1 jour par cuillerées d'heure en heure.

D. CHRONIQUE. — Régime lacté, intégral ou mitigé par adjonctions de bouillon peptone, viandes rapées, poudre de viande. Antiseptiques intestinaux et de préférence benzonaphtol; sous-nitrate de bismuth; tannin; opium. Traitement topique et en particulier lavements au nitrate d'argent à 1/000, à 1/500 ou même à 1/250.

ÉPILEPSIE. — *Médication bromurée.* (Bromure de potassium, bromure de sodium, bromure d'ammonium, polybromures, bromure de calcium, bromure de zinc, bromure de camphre, bromure de nickel, bromhydrate de conine.)

Acétanilide, picrotoxine, nitrite de sodium, curare.

Sels métalliques. — Nitrate d'argent, sulfate de cuivre ammoniacal, oxyde de zinc.

Médication végétale. — Belladone, jusquiame, narcisse des prés, feuilles d'oranger, pivoine, caille-lait, etc...

HYGIÈNE THÉRAPEUTIQUE. — *Régime alimentaire végétarien :* suppression des alcools, séjour en plein air.

ERYSIPÈLE DE LA FACE. — Isolement dans chambre

— 525 —

à 16-18°. Désinfection. Lait, bouillon, boissons alcooliques. Extrait mou de quinquina 2 à 4 gr.

Sérothérapie.

Applications permanentes sur les parties malades de compresses trempées dans l'infusion de fleurs de sureau boriquée. Antisepsie buccale au moyen de l'eau boriquée.

ESTOMAC (maladies de l'). Ulcère de l'estomac. — Régime

lacté, préparations opiacées, gouttes noires anglaises, injection de morphine, cocaïne, eau de chaux (Lucca), bicarbonate de soude à haute dose, 30 à 40 gr. (Debove), nitrate d'argent (Trousseau), perchlorure de fer (Luton), sous-nitrate de bismuth, 70 à 80 gr. (Bonnemaison), chloral (Hertzka).

Lavages de l'estomac lorsque l'ulcération est cicatrisée ou en voie de cicatrisation.

Traitement des hématémèses. — Glace à l'intérieur et à l'extérieur, injection d'ergotine ou d'ergotinine. Immobilité, repos de l'estomac, transfusion.

Cancer de l'estomac. — *Traitement opiacé.* Emplâtres calmants de thériaque et de ciguë, lavage de l'estomac lorsqu'il existe une dilatation considérable de l'organe, régime alimentaire spécial.

Traitement chirurgical. — Gastrectomie et gastrostomie, dilatation digitale du pylore.

Alimentation rectale, lavements nutritifs.

LAVEMENT NUTRITIF.

Dans une tasse de lait verser les trois substances qui suivent :

a) Un jaune d'œuf ;
b) Cinq gouttes de laudanum ;
c) Deux cuillerées à café de peptones sèches ou deux cuillerées à bouche de peptones liquides.

Si les peptones sont acides ajouter un paquet de la poudre suivante.

Bicarbonate de soude   0 gr. 20 centigr.

A prendre en un lavement que l'on devra garder. — Faire précéder le lavement alimentaire d'un grand lavement.

Dilatation de l'estomac. — Hygiène alimentaire spéciale, régime sec, amers, antisepsie stomacale.

Antisepsie intestinale, surtout en cas de dilatation avec diarrhée (v. *Diarrhée putride*), salol, salicylate de bismuth, benzonaphtol.

Hydrothérapie, massage, lavage de l'estomac, électrisation de l'estomac.

Dyspepsie. — Dyspepsie douloureuse et gastralgie. — Médication

opiacée, gouttes noires et gouttes blanches, cocaïne. Poudre inerte. Eau chloroformée.

POTION A LA COCAÏNE.

Chlorhydrate de cocaïne   0 gr. 50 centigr.
Eau   300 —

2 cuillerées à bouche à prendre 3 fois par jour.

CACHETS DE POUDRE INERTE.

Salicylate de bismuth ⎫
Salol   ⎬ āā   10 gr.
Benzonaphtol   ⎪
Bicarbonate de soude   ⎭

En 40 cachets médicamenteux un cachet à chaque repas.

EAU CHLOROFORMÉE (Lasègue).

Eau chloroformée saturée	150 gr.
Eau de fleurs d'oranger	140 —
Teinture de badiane	10 —

Une cuillerée à bouche de quart d'heure en quart d'heure au moment des crises douloureuses.

Médication révulsive.

Régime alimentaire spécial.

DYSPEPSIE AVEC VOMISSEMENTS. — Traitement variable suivant la cause. Injections de morphine et d'atropine, teinture d'iode (5 à 10 gouttes, Lasègue), cocaïne, boissons glacées, champagne frappé.

Traitement externe. — Pulvérisation d'éther (Lubleski de Varsovie), emplâtre de thériaque (Guéneau de Mussy), lavage de l'estomac, gavage, électrisation polaire positive (Apostoli), inhalations d'oxygène (Hayem).

INJECTION SOUS-CUTANÉE CONTRE LES VOMISSEMENTS.

Sulfate neutre d'atropine	0 gr. 01	centigr.
Chlorhydrate de morphine	0 — 10	—
Eau bouillie	20 —	

Chaque seringue contient un demi-centigramme de chlorhydrate de morphine et un demi-milligramme de sulfate neutre d'atropine.

DYSPEPSIE ATONIQUE ET PUTRIDE — Eaux alcalines, amers, préparations de strychnine, gouttes amères de Baumé, substances peptogènes acide chlorhydrique, acide lactique et lactates alcalins.

Régime alimentaire spécial. Hydrothérapie, exercices.

DYSPEPSIE ACIDE ET CATARRHE DE L'ESTOMAC. — Poudres inertes, eaux alcalines, régime lacté et régime alimentaire spécial. Poudres alcalines.

POUDRE ALCALINE.

Salicylate de bismuth		
Magnésie anglaise	āā	10 gr.
Bicarbonate de soude		

En 30 cachets médicamenteux, un avant chaque repas.

Lavage de l'estomac lorsqu'il existe de la dilatation, lavage au lait de bismuth, à l'eau chloroformée, pansement de l'estomac.

DYSPEPSIE FLATULENTE. — Médication antiseptique, poudre de charbon, poudres inertes, régime alimentaire spécial, hydrothérapie, benzonaphtol, salicylate de bismuth.

FIÈVRE INTERMITTENTE. — Voyez *Paludisme.*

FIÈVRE TYPHOIDE. — Chambre à 17-18°, fréquemment aérée. Désinfection des objets contaminés par le malade. Deux à trois litres de lait par jour, bouillon, boissons diverses, limonade vineuse, grogs, champagne, thé, café.

Au début purgatif, de préférence calomel à la dose de 0,50 à 0,80.

Ultérieurement, administration quotidienne de 0,50 à 1 gr. de quinine, en 2 cachets, l'un à 11 heures, l'autre à 5 heures; lotions vinaigrées toutes les 3 heures; antisepsie de la bouche et de la gorge au moyen de l'eau boriquée; surveillance de la miction, des évacuations intestinales, etc.

On pourra également toutes les 3 heures administrer, délayé dans un peu de lait, un paquet de 0,50 de benzonaphtol.

En outre, thérapeutique symptomatique : si hyperthermie, bains froids selon *méthode de Brand;* si ataxo adynamie, bains froids également; dans l'adynamie, on prescrira de plus l'alcool à doses fractionnées et élevées selon la *méthode de Todd;* si affaiblissement du cœur, alcool, éther et caféine en injections hypodermiques, etc.

L'alimentation sera soigneusement surveillée pendant la convalescence.

FLUEURS BLANCHES. — V. *Vaginite.*

FOIE. — Lithiase biliaire. — *Médicaments lithontriptiques*

Remède de Durande, savon térébenthiné (Frank), chloroforme (Corlieu), choléate de soude (Schiff), choléate de fer (Buckler), huile d'olive à hautes doses. Glycérine 3 cuillerées à soupe par jour. (Ferrand.)

Médicaments cholagogues, podophyllin (Bufalini), hydrastin, leptandrin, évonymin.

PILULES D'EVONYMIN.

Evonymin	} āā	10 centigr.
Savon médicinal		

Pour 1 pilule. 2 pilules le soir en se couchant.

Médication purgative : Purgatifs salins.

Médicaments alcalins : Eaux alcalines, Vichy, Vals. Eaux purgatives, eaux diurétiques, Vittel, Contrexéville, Evian.

Hygiène thérapeutique. — Alimentation spéciale, exercice, hydrothérapie, massage.

Coliques hépatiques. — Colique fruste, dyspepsie hépatique (eau chloroformée (Villemin). Préparations opiacées. Solution de cocaïne (v. *Estomac*), injections de morphine et d'atropine (v. *Estomac*), antipyrine, exalgine, suppositoires calmants. Lavements de chloral : Pulvérisations d'éther. Chloroformisation.

Ictère. — *Ictère par obstruction, ictère catarrhal.* — Purgatifs alcalins, antisepsie intestinale, irrigations rectales froides (Krull), régime lacté, diurétiques, boldo, buchu, massage.

Ictère grave, médication stimulante et tonique, sulfate de quinine, injections d'éther.

Congestion du foie. — *Purgatifs :* Salins, cholagogues, calomel.

Médication révulsive : Vésicatoire, pointes de feu.

Médication interne : iodure de potassium, acide hippurique (Poulet, de Plancher-aux-Mines).

SIROP D'HIPPURATE DE CHAUX

Acide hippurique pur	25 gr.
Lait de chaux	Q. s.

Pour neutraliser.

Sirop de sucre	500 gr.
Essence de citron ou d'anis	Q. s.

Pour aromatiser.
4 à 6 cuillerées à bouche par jour.

Hydrothérapie. — Douches locales.

Cirrhose. — Première période ou période de congestion. — Traitement de la congestion.

Période d'épanchement. —Diurétiques, régime lacté, purgatifs, paracenthèse abdominale.

Hépatite : Traitement de la congestion, sulfate de quinine.

Hépatite suppurée : Ponctions aspiratrices, ouverture de l'abcès, procédés rapides, incision de la poche (Dutrouleau, Little), procédés antiseptiques, lavages antiseptiques.

GOUTTE. — *Traitement de l'accès.* — Colchique. Colchicine,

vin de colchique, teinture de colchique, aconit, gaïac, sulfate de quinine. Traitement complexe.

MÉLANGE ANTIGOUTTEUX.

Teinture de semences de colchique
Alcoolature de racine d'aconit
Teinture de gaïac
Teinture de quinine
} ãã 10 gr.

XXX gouttes du mélange à prendre le matin à midi et le soir dans un verre d'infusion de feuilles de frêne.

Alcalins. — Salicylate de soude, salicylate de lithine, benzoate de soude.

Traitement local. — Cataplasme, cataplasmes médicamenteux de colchique, baumes calmants.

Traitement en dehors de l'accès. — Lithine. Amers et toniques, traitement thermal.

Hygiène thérapeutique. — *Régime alimentaire,* exercices, massage.

GRAVELLE URINAIRE. — V. *Reins.*

GRIPPE. — Chambre à 17-18°. Lait, bouillon, boissons alcoo-

liques. Sels de quinine à la dose de 0,50 à 1 gr. ou antipyrine à la dose de 2 à 3 gr. L'antipyrine est préférable quand existent des phénomènes douloureux marqués. Contre l'inflammation des voies respiratoires, préparations opiacées et en outre, terpine, aconit.

HÉMATURIE. — V. *Reins.*

HÉMOPTYSIE. — *Médication vaso-constrictive.* Ergot de

seigle, Ergotine, Ergotinine (v. *Métrorrhagies*).

Médication astringente : Grande consoude, lierre-terrestre, ratanhia.

Médication acide : Tisane chlorhydrique, perchlorure de fer à l'intérieur et en inhalations.

Médication vomitive : Ipéca, 10 centigr. toutes les dix minutes.

Médication calmante : Injections de morphine, ventouses sèches, ligature des membres, glace, repos absolu.

HÉMORRHAGIE CÉRÉBRALE. — V. *Apoplexie.*

HÉMORRHOÏDES. — Piment (Allègre), mille-feuilles (Teissier) hamamelis virginica, extrait fluide d'hamamelis (*pounds extract, Hazeline*).

SOLUTION ANTIHÉMORRHOÏDALE.

Teinture d'hamamelis .... 10 gr.

X gouttes à prendre trois fois par jour.

Traitement local. — Suppositoires calmants, lavements froids, injections sous-cutanées de strychnine (Fouché), d'ergotine et d'ergotinine (Vidal), applications locales de glace, purgatifs.

Hygiène thérapeutique.

Intervention chirurgicale : Dilatation, ablation, cautérisation.

HYSTÉRIE. — Traitement en dehors de l'attaque.

Médication bromurée : Bromure de potassium, bromure de sodium, polybromures, bromure d'ammonium.

SOLUTION POLYBROMURÉE.

Bromure de potassium		
— de sodium	ãã	10 gr.
— d'ammonium		
Eau		250 —

1 cuillerée à bouche à prendre matin et soir.

Bromure de camphre, bromure de zinc, valériane, vélérianate d'ammoniaque.

Médication antispasmodique : Asa fœtida, castoreum, camphre, galbanum, sagapenum, antipyrine, phénacétine, exalgine, etc.

Médication phosphorée : Phosphure de zinc.

Médication opiacée : Opium, morphine.

Traitement hygiénique. — Education, vie en plein air, hygiène morale, suggestion, hypnotisme, balnéothérapie, bains prolongés, bains aromatiques, hydrothérapie, électricité, métallothérapie.

Traitement chirurgical. — Castration.

Traitement de l'attaque. — Eau froide, flagellation, faire boire les malades, compression de l'ovaire, compression permanente.

ICTÈRE. — V. *Foie.*

INTESTIN. — Constipation.

Purgatifs et laxatifs : Purgatifs salins, sels de soude, sels de magnésie, sels de potasse, eaux minérales purgatives.

MÉLANGE SALIN PURGATIF.

Sulfate de soude		
Sel de seignette	ãã	20 gr.
Crême de tartre		

Pour 1 litre d'eau. Un verre à prendre le matin à jeun.

POUDRE LAXATIVE.

Follicules de séné (passées à		
l'alcool), en poudre	ãã	6 gr.
Soufre sublimé		
Fenouil en poudre	ãã	3 —
Anis étoilé		
Crême de tartre pulvérisé		2 —
Poudre de réglisse		8 —
Sucre en poudre		25 —

M. Une cuillerée à dessert à prendre le soir dans un peu d'eau.

Purgatifs sucrés: Manne, miel.

Purgatifs cholagogues : Calomel, rhubarbe, podophyllin, aloès.

Purgatifs drastiques : Séné, Cascara sagrada.

Purgatifs drastiques proprement dits : Huile de croton, jalap, scammonée.

TISANE PURGATIVE.

Follicules de séné passées à l'alcool } ā̄ā 10 gr.
Pensées sauvages

Faire infuser pendant 1 heure dans 1 litre d'eau bouillante édulcorée.

SIROP PURGATIF.

Teinture de jalap composée)
Sirop de séné   } ā̄ā   30 gr.
Sirop de nerprun   )

De 1 à 5 cuillerées à bouche le matin à jeun.

Purgatifs huileux : Huile de ricin.

Hygiène thérapeutique : Alimentation spéciale, massage, hydrothérapie, électricité, douche ascendante, lavements, lavage de l'estomac.

LAVEMENT PURGATIF.

Sulfate de soude   10 gr.
Miel de mercuriale   40 —
Infusion de séné   200 —

ÉTRANGLEMENT ET OCCLUSION INTESTINALE. — *Purgatifs* (toute la série), en commençant par les moins actifs; mercure à l'état liquide.

Lavements : Entéroclisme (Cantani), irrigation rectale, injections gazeuses, lavements d'eau de seltz, lavements de tabac.

Glace, massage abdominal.

Électricité (Boudet de Paris): Courants continus et intermittents.

Intervention chirurgicale : Entérostomie, laparotomie.

FLUX INTESTINAUX ET DIARRHÉE. — Sous-nitrate de bismuth, craie, oxyde de zinc, poudres calcaires; astringents végétaux, ratanhia, bistorte, opium, laudanum.

POTION CONTRE LA DIARRHÉE.

Laudanum de Sydenham   X gouttes
Sous-nitrate de bismuth   10 gr.
Eau de menthe   10 —
Infusion de bistorte   70 —
Sirop de ratanhia   30 —

De 2 à 6 cuillerées à bouche par jour.

Lavements astringents: Laudanisés, lavements d'ipéca, cataplasmes, collodion (Drouet).

Traitement hygiénique : Régime lacté, viande crue, peptones, ceinture de flanelle.

DIARRHÉES PUTRIDES. — Antisepsie intestinale.

Salol ou benzonaphtol en cachet médicamenteux de 1 gr.

POUDRES ANTISEPTIQUES INTESTINALES

Salol
Salicylate de bismuth   } ā̄ā 10 gr.
Craie préparée

En trente cachets, de 2 à 4 cachets par jour.

Naphtol β   0 gr. 10 centigr.

Pour un litre d'eau, faire les irrigations à l'aide de l'entéroclyseur Cantani, avec au moins un litre de la solution.

Ce traitement est applicable au cancer du rectum et aux entérites glaireuses et speudo-membraneuses.

ENTÉRITE, poudres inertes, préparations opiacées, cataplasmes, régime lacté.

KYSTES HYDATIQUES. — *Traitement prophylactique :* ébullition de l'eau.

Traitement de la période d'état : Iodure de potassium (Semmola), électrolyse.

Ponction aspiratrice, ouverture de la poche, injection de sublimé (Baccelli); procédé de Bégin; procédé de Récamier et Gallard; procédé de Jobert (laisser le trocard en place); lavage de la poche, pansement antiseptique, laparotomie et ouverture de la poche.

LARYNGITE STRIDULEUSE. — Bromure de potassium. — Chloral, cocaïne, applications locales chaudes.

LÈPRE. — Huile de chaulmoogra à doses progressives (de 40 à 200 gouttes). Applications topiques d'huile de chaulmoogra, ou de baume de Gurgum additionné de 2 ou 3 parties d'eau de chaux.

LOMBRIC. — V. *Vers intestinaux.*

MÉNINGITE. — Calomel à doses fractionnées, sulfate de quinine, iodure de potassium, extrait de noyer (Luton, de Reims), tannin.

Médication calmante : Bromure de potassium, médication opiacée, tannin.

Médication locale : Réfrigérants, glace, irrigations d'eau froide.

Médication révulsive : Vésicatoire, frictions stibiées, huile de croton.

MÉTRORRHAGIE. — *Ergot de seigle :* ergotine, ergotinine, injections sous-cutanées d'ergotine et d'ergotinine.

Ergotine		2 gr.
Glycérine neutre	ãã	15 —
Eau		

Injecter une seringue entière du mélange.

Ergotinine de Tanret	0 gr. 010 milligr.
Eau de laurier-cerise	10 —

Injecter un demi-centimètre cube de cette solution.

Suppositoire à l'ergotine, sulfate de quinine, alcool à haute dose.

Traitement local. — Injections chaudes : 40 à 45° (Ricord et Tarnier). — Injections astringentes : perchlorure de fer. — Applications locales de glace, tamponnement. — Position de la malade : immobilité.

Traitement de la cause.

MIGRAINE. — V. *Névralgie.*

MORVE. — Alimentation substantielle. Essayer à l'intérieur l'iode (2 à 20 gouttes de teinture), le mercure, le soufre. Topiques antiseptiques et interventions chirurgicales.

MYÉLITE. — *Traitement local.*— *Révulsions :* pointes de feu, frictions irritantes, pommade de Gondret, pommade stibiée, moxa, cautères, applications réfrigérantes, sac de glace (Schapman), sac d'eau chaude.

Électricité : Courants continus, ascendants et descendants, courants intermittents, électropuncture.

Hydrothérapie : Douches chaudes, médication thermale.

Traitement pharmaceutique : Iodure de potassium, bromure de potassium, nitrate d'argent, phosphore, phosphure de zinc. — *Médication calmante :* Opium et ses dérivés, acétanilide, antipyrine, phénacétine, exalgine. — *Médication spéciale.* — Traitement de la cause, forme aiguë, forme chronique, myélite systématisée.

NÉPHRITE. — V. *Reins.*

NÉVRALGIES. — *Médication analgésique :* Injections de morphine, paraldéhyde, chloral, aconit, aconitine, acétanilide, phénacétine, exalgine, antipyrine, en injections sous-cutanées 0,50 par cent. cube d'eau, injecter une seringue entière (Germain Sée), alcoolature de racine d'aconit, gelsemium, gelsemine, piscidia erythrina.

Teinture de piscidia	10 gr.

X gouttes à prendre 5 fois par jour.

Traitement révulsif : Vésicatoire, cautérisation, pointes de feu, acupuncture, électropuncture, aquapuncture, injections substitutives (Luton), sulfure de carbone, injections de chloroforme.

Procédés réfrigérants, pulvérisations d'éther, chlorure de méthyle (Debove).

Hygiène thérapeutique : Massage, hydrothérapie, électrothérapie courants continus.

Traitement chirurgical : Elongation des nerfs, névrotomie, névrectomie.

Métallothérapie.

NÉVRALGIE FACIALE : Aconitine, gelsemine, sulfate de cuivre ammoniacal (Féreol), application externe de menthol, opium, morphine, acétanilide, antipyrine, phénacétine, exalgine, sulfate de quinine, monochloral antipyrine ou hypnal.

Traitement chirurgical. — (V. Névralgie.)

NÉVRALGIE SCIATIQUE : Térébenthine (Martinet), acide salicylique, opium.

Médication révulsive sous toutes ses formes, pulvérisation de chlorure de méthyle.

MIGRAINE : Aconitine, morphine, caféine, guarana et paulinia éthoxy-caféine (Filehne), antipyrine, acétanilide, phénacétine, hydrothérapie.

OREILLONS. — Isolement dans chambre à 16-18°. Lait, bouillon, boissons diverses. Antisepsie buccale au moyen de l'eau boriquée. Application de baume tranquille et d'ouate sur parotides. Antipyrine contre douleurs. Purgatif à la fin de la maladie.

OXYURES. — V. *Vers intestinaux.*

PALUDISME. — *Fièvres intermittentes.* — Recourir aux sels de quinine qui seront administrés 8 à 10 heures avant les accès. M. Laveran, conseille le chlorhydrate de quinine aux doses de 0,80 à 1 gr. du 1er au 3e jour, de 0,60 à 0,80 du 8e au 10e jour, ainsi que le 15e, le 16e, le 21e et le 22e jour. Le médicament étant ainsi suspendu du 4e au 7e jour, du 11e au 14e et du 17e au 20e.

Fièvres rémittentes et continues. — Sels de quinine et de préférence chlorhydrate à la dose de 1 gr. 50 à 2 gr. en deux prises, l'une le matin, l'autre le soir, jusqu'à apyrexie et ensuite pendant quelques jours à la dose de 0,60 à 0,80.

Fièvres pernicieuses. — Agir vite et fort : chlorhydrate de quinine à la dose de 2 à 3 gr., par voie buccale, rectale, ou respiratoire, ou bien à la dose de 1 gr. 50 à 2 gr. par voie hypodermique, ou bien encore à la dose de 0,50 à 1 gr. par voie intra-veineuse.

Fièvres larvées. — Sels de quinine à la dose de 1 à 2 gr.

Cachexie paludéenne. — Quinquina et arsenic.

PÉRICARDE (maladies du). — *Péricardite :* Médication révulsive, vésicatoire, pointes de feu, paracenthèse du péricarde.

PLEURÉSIE. — *Médication révulsive :* Vésicatoires, teinture d'iode, pointes de feu, ventouses scarifiées.

Traitement de l'épanchement : Injections de pilocarpine, diurétiques et sudorifiques, diète sèche, *ponction aspiratrice.*

PLEURÉSIE PURULENTE : Ponction, pleurotomie précoce et tardive, pleurotomie antiseptique, lavages antiseptiques, pansements rares, résection des côtes (opération d'Estlander).

PHTISIE PULMONAIRE.

Médication pulmonaire antiseptique.

Injections pulmonaires directes (Hiller, Lépine, Gouguenheim).

INJECTIONS SOUS-CUTANÉES ANTISEPTIQUES : Acide phénique (Filleau), iode et iodures.

Injections rectales gazeuses (Bergeon), avec hydrogène sulfuré et sulfure de carbone.

Injections sous-cutanées à la vaseline (Albin Meunier), eucalyptol, iodoforme, sulfure de carbone.

Inhalations : Vapeurs d'acide fluorhydrique (Chevy, Seiler), mélanges antiseptiques, iode, iodoforme, goudron, mélanges complexes (Le Fort, de Lille), acide sulfureux.

Pulvérisations : De biiodure de mercure (Miquel), pulvérisations sulfureuses, balsamiques et modificateurs de l'expectoration, créosote, gommes, résines, térébenthine, eucalyptus eucalyptol.

Médicaments agissant sur la nutrition : arsenic, huile de foie de morue, succédanés de l'huile de foie de morue, huile de squale, huile phosphorée, glycérine (Jaccoud), phosphates de soude, de potasse, vins phosphatés.

VIN PHOSPHATÉ.

Phosphate de soude	6 gr.
Phosphate de potasse	3 —
Vin de Bagnols	200 —
Sirop d'écorces d'orange	60 —

Médication révulsive *:* Pointes de feu, vésicatoires, teinture d'iode.

Médication calmante *:* Opium et ses alcaloïdes, belladone, aconit, eau de laurier-cerise, chloral, uréthane.

Médication antisudorale *:* Granules d'atropine (Vulpian), phosphate de chaux (Guyot), agaric et agaricine, seigle ergoté, ergotine, ergotinine (Tenneson), lotions froides et lotions vinaigrées.

Médication antifébrile *:* Sulfate de quinine, antipyrine, acide salicylique.

Médication tonique *:* Alcool, quinquina, morphine.

TRAITEMENT HYGIÉNIQUE : Lait, lait fermenté, koumys, kéfyr, galazyme, aliments gras, beurre, viande crue, sang, suralimentation, poudre de viande, gavage.

CLIMATOTHÉRAPIE : Climats d'altitude, climats de plaine, gymnastique respiratoire, aérothérapie, bains d'air comprimé, air marin, diète respiratoire, gymnastique, hydrothérapie, cure en plein air.

PNEUMONIE. — V. *Poumon.*

POUMON (maladie du).

PNEUMONIE. — Antimoniaux : Tartre stibié, 0,30 centigr. par jour, kermès, oxyde blanc d'antimoine. Ipéca, digitale, sulfate de quinine, vératrum et vératrine. Médicaments antithermiques, antipyrine. *Médication tonique :* Alcool, potion de Todd.

Médication révulsive *:* Ventouses scarifiées, vésicatoires.

EMPHYSÈME PULMONAIRE. — *Traitement aérothérapique :* Bains d'air comprimé, inspirations dans l'air comprimé et expirations dans l'air raréfié, appareil de Waldenburg, appareil de Dupont, respirateur élastique de Bazile Ferris.

Climatothérapie : Séjour des altitudes. (Voir *Asthme.*)

GANGRÈNE DU POUMON. — *Médication antiseptique :* Eucalyptol (Bucquoy), hyposulfite de soude (Lancereaux), inhalations antiseptiques iodoformées. *Médication tonique.*

PYÉLITE. — V. *Reins.*

RAGE. — La morsure d'un chien enragé sera traitée sur le champ par l'expression, par de larges lavages antiseptiques et par la cautérisation profonde au fer rouge. Le malade se soumettra à la vaccination antirabique de l'Institut Pasteur.

Dans le cas de rage déclarée, le patient sera maintenu dans une chambre chaude, à l'abri de la lumière, du bruit, des courants d'air, des odeurs. Chloral en injections intra-veineuses, ou mieux injections de morphine à hautes doses et chloroforme en inhalations.

REINS (maladies des). — GRAVELLES URINAIRES. — Diviser les gravelles en deux grands groupes : les *gravelles acides* qui com-

prennent la gravelle urique et la gravelle oxalique, et les *gravelles alcalines* qui comprennent la gravelle calcaire et la gravelle ammoniacale.

Gravelle urique : Diurétiques alcalins.

SIROP DIURÉTIQUE.

Citrate de potasse	12 gr.
Infusion d'arénaria rubra	90 —
Sirop des cinq racines	30 —

Par cuillerées à bouche dans les vingt-quatre heures.

Sels de lithine : 0,50 centigr. de carbonate de lithine dans un verre d'eau de seltz au déjeuner et au diner. Mélanges effervescents de carbonate de lithine.

Sels de soude : Eaux alcalines, benzoate de soude.

Hygiène thérapeutique : Régime alimentaire spécial, exercices, hydrothérapie, eaux minérales diurétiques.

Gravelle oxalique : Diurétiques, mais surtout traitement hygiénique, pas d'alcalins.

Hygiène alimentaire spéciale, suppression de tous les aliments contenant de l'acide oxalique.

Lithiases alcalines : La plus fréquente est la gravelle ammoniacale.

Modificateurs des urines : Huile de Harlem. *Résines et baumes :* Buchu, boldo, santal, térébenthine, pichi.

PILULES DE TÉRÉBENTHINE.

Térébenthine de Venise	} āā	10 centigr.
Extrait mou de quinquina		

Pour 1 pilule. 3 pilules au déjeuner et au diner.

Acide borique.

Traitement local : Injections d'acide borique, de résorcine, d'acide salicylique, etc., lavages de la vessie. *Hygiène alimentaire :* Régime lacté.

Coliques néphrétiques : Médication opiacée, injonctions de morphine, suppositoires calmants, chloral, lavements de chloral, chloroformisation à la reine, diurétique, bains.

Hématurie : Traitement de la cause, traitement du symptôme, seigle ergoté, ergotine, ergotinine, capsules de santal.

Pyélite : Balsamiques, antifermentescibles, térébenthine, goudron, benzoate de soude, régime lacté. *Intervention chirurgicale :* Néphrectomie et néphrotomie.

Néphrite aiguë. — *Médication antiphlogistique :* Ventouses scarifiées. *Médication révulsive :* Pointes de feu, vésicatoires à l'ammoniaque.

Néphrite chronique. — *Diurétiques, sudoriques, purgatifs,* purgatifs drastiques. *Préparations tanniques,* préparations iodées, *régime lacté,* trinitrine, inhalations d'oxygène, bains d'air comprimé.

Urémie. — Purgatifs, régime lacté, saignée.

RHUMATISME ARTICULAIRE AIGU. — Chambre à 17-18°. Boissons et surtout lait.

Salicylate de soude à la dose initiale de 4 gr.; si cette dose est insuffisante, la porter à 6, 8 et 10 gr.; ne pas dépasser 12 gr. Dès que les manifestations articulaires offriront un amendement manifeste, la dose sera diminuée d'un gramme chaque jour, jusqu'à 2 ou 3 gr. Cette petite dose sera maintenue pendant 8 ou 10 jours encore après la cessation de l'attaque. A ce moment, le salicylate de soude pourra être remplacé par d'autres salicylates, salol ou salophène, à la dose de 1 à 2 gr. ou par l'antipyrine, à la dose de 1 gr. 50 à 2 gr.

Dans le cas ou existerait une néphrite, le salicylate de soude sera donné à petite doses, avec prudence, ou remplacé par l'antipyrine. On agira de même s'il existe une dégénérescence du myocarde.

Les jointures malades seront enduites de liniments calmants et recouvertes d'ouate.

Le *rhumatisme cérébral* est justiciable des bains froids administrés selon la méthode de Brand.

RHUMATISME CHRONIQUE. — Arsenic, iode et iodure, salicylate de soude et de lithine. Electrothérapie, massage. *Traitement thermal, climatothérapie.*

ROUGEOLE. — Chambre à 17-18°. Lait, bouillon, boissons diverses, tisane de bourrache. Potion calmante pour la toux. Bains à la fin de la maladie.

Thérapeutique symptomatique, bains froids si hyperthermie, etc.

RUBÉOLE. — Chambre à 16-18°. Lait, bouillon, tisane de bourrache. Thérapeutique symptomatique.

SCARLATINE. — Isolement du malade et séjour prolongé dans chambre à température constante (18°). Désinfection des objets contaminés. Lait, bouillon, boissons diverses, tisane de bourrache. Désinfection de la bouche et de la gorge au moyen de l'eau boriquée S'il y a lieu, applications de vaseline et de poudre d'amidon sur la peau, pendant la période d'éruption et de desquamation. Bains à la fin de la maladie.

De plus, thérapeutique symptomatique et notamment bains froids si hyperthermie.

SCIATIQUE. — V. *Névralgie.*

SUETTE MILIAIRE. — Isolement du malade et désinfection. Lait, bouillon, boissons diverses. Thérapeutique symptomatique.

SYPHILIS. — Syphilis acquise. — *Traitement général.* — Le traitement général de la syphilis doit être institué dès que la nature de la maladie est formellement reconnue. Sa durée est de cinq ans. Pendant les deux premières années les malades prendront exclusivement du mercure; pendant la troisième, alternativement du mercure et de l'iodure de potassium; pendant les deux dernières de l'iodure de potassium. Le traitement ne doit pas être continu, mais intermittent, c'est-à-dire composé de cures distinctes d'hydrargyre et d'iodure. Pen-

dant la première année les malades feront une première cure hydrargyrique de deux mois, puis 3 cures de six semaines; pendant la deuxième années, 3 cures hydrargyriques de six semaines; pendant la troisième année, 2 cures d'hydragyre de six semaines et 3 cures iodurées de six semaines; pendant la quatrième année, 3 cures iodurées de six semaines; pendant la cinquième année, 2 cures iodurées de 6 semaines. La régularité de ce traitement systématique souffre des exceptions. Ainsi l'induration considérable et persistante du chancre, les adénopathies énormes, les céphalées et les douleurs ostéocopes violentes du stade roséolique, les périostites précoces, l'iritis, la syphilis cérébrale ou médullaire précoce réclament l'intervention anticipée de l'iodure, le traitement mixte. D'autre part, certaines syphilis rebelles veulent être traitées d'une façon prolongée ou même pendant toute la vie.

Toutes les fois que cela sera possible, on aura recours aux frictions mercurielles pratiquées tous les deux jours avec 4 gr., d'onguent napolitain ou aux injections d'huile grise réitérées chaque semaine, chaque dose injectée contenant 7 centigr. de mercure métallique. Le plus souvent on devra conseiller l'administration du mercure par la voie buccale et recourir soit au protoiodure à la dose quotidienne de 8 à 12 centigr. pour un homme, à la dose de 6 à 8 centigr. pour une femme, soit au bichlorure à la dose de 3 ou 4 centigr. pour un homme de 2 ou 3 centigr. pour une femme, soit au mercure métallique à la dose de 5 à 10 centigr,

L'iodure sera donné aux doses de 2 à 3 gr.

Dans les S. graves, notamment dans celles qui frappent le système nerveux, le traitement devra être intensif et mixte. Le mercure sera administré en frictions quotidiennes, ou mieux on injectera quotidiennement sous la peau 1 ou 2 centigr. de bichlorure, ou toutes les semaines 10 centigr. de calomel dans les muscles fessiers. L'iodure sera prescrit aux doses de 4, 6, 8, 10 gr. et même davantage. On pourra recourir au sirop de Gibert.

Avant l'application du traitement mercuriel, la bouche sera visitée, les mauvaises dents seront enlevées ou pansées; pendant le traitement les dents seront soigneusement lavées et brossées matin et soir.

Traitement local. — Applications de poudre calomel sur le chancre; cautérisation des syphilides muqueuses tous les 6 ou 8 jours avec le nitrate d'argent ou le nitrate acide de mercure; gargarismes au sublimé; pour les accidents cutanés, applications de pommade au calomel, d'emplâtre de Vigo, bains de sublimé.

S. Héréditaire. — Le *nouveau-né hérédo-syphilitique*, sera traité selon les mêmes règles que l'adulte affecté de S. acquise. Mercure, pendant les deux premières années (frictions mercurielles, avec 0,50 à 1 gr. d'onguent napolitain, ou bien X à XX gouttes de liqueur de van Swieten dans du lait). Mercure et iodure pendant 3ᵉ année. Iodure pendant 4ᵉ et 5ᵉ année.

L'iodure sera donné aux doses de 0,10 à 0,50. On évitera de donner l'iodure pendant les premiers mois, à cause de coryza et de l'entrave que peut apporter celui-ci à l'allaitement.

Dans la *syphilis héréditaire tardive*, l'on peut être amené à recourir à l'iodure ou au traitement mixte.

TÆNIA. — V. *Vers intestinaux.*

TÉTANOS. — Destruction du foyer où s'élabore le poison tétanique. Sérothérapie, laquelle est impuissante dans les cas aigus. Chloral à hautes doses (6 à 16 gr. en 24 heures).

TUBERCULOSE PULMONAIRE. — V. *Phtisie.*

TYPHUS EXANTHÉMATIQUE. — Isolement du malade dans chambre à 16-18°. Désinfection. Lait, bouillon, boissons alcooliques. Thérapeutique symptomatique.

URÉMIE. — V. *Reins.*

VAGINITE. — Injections vaginales astringentes et modificatrices de résorcine (10 gr. de résorcine pour un litre d'eau fraîche), de sulfate de cuivre.

Sulfate de cuivre	20 gr.
Eau	1 litre

de chloral,

Chloral	20 gr.
Eau	100 —

Une cuillerée à bouche de cette solution dans 1 litre d'eau froide pour une injection.

Antisepsie vaginale, suppositoires vaginaux, injection de pommade dans le vagin (Terrillon et Auvard). Terre glaise et glycérine (Tripier), tampons d'ouate enduits de pommades modificatrices, baume de gurgum.

Baume de gurgum	1 partie
Eau de chaux	2 —

Pour enduire un cône d'ouate qu'on introduit dans le vagin.

Sachets médicamenteux, pulvérisation de poudres médicamenteuses, irrigation continue.

VARICELLE. — Isolement du malade et désinfection. Lait, bouillon, boissons diverses. Enduire de vaseline boriquée les éléments éruptifs et saupoudrer avec l'amidon. Purgatif après l'apparition complète de l'éruption. Bain à la fin de la maladie.

VARIOLE. — Isolement du malade dans chambre à 17-18°; désinfection des objets contaminés par lui. Vaccination ou revaccination de son entourage.

Lait, bouillon, boissons diverses. Désinfection de la peau au moyen de lotions ou bains au sublimé. Désinfection de la bouche, de la gorge et des conjonctives au moyen de l'eau boriquée. Quand paraît l'éruption de la face, désinfection de celle-ci au moyen de pulvérisations d'une solution de sublimé dans l'éther à 1/50 répétées 4 fois par jour pendant 1 minute les yeux étant protégés. Application de vaseline sur la peau à la phase de desquamation. Bain à la fin de la maladie.

On peut recourir systématiquement à la médication éthéro-opiacée : injecter 2 ou 3 fois par jour 1 cent. cube d'éther, administrer quotidiennement 20 centigrammes d'extrait thébaïque ; donner en même temps 40 à 80 gr. d'alcool et XX gouttes de perchlorure de fer.

En outre, thérapeutique symptomatique, si hyperthermie, bains froids, antipyrétiques; si hémorragies, hémostatiques, etc.

VÉGÉTATIONS. — Le traitement chirurgical (ciseaux ou curette tranchante) est le plus rapide. On peut encore avoir recours au thermocautère et aux caustiques chimiques. Les astringents, par exemple le mélange à parties égales de poudre de sabine et d'acide salicylique sont efficaces mais agissent avec lenteur.

VERS INTESTINAUX. — *Oxyures :* Traitement. Lavements anthelminthiques, lavements à l'eau sulfureuse (Lallemand). Lavements d'éther (Delasiauve). Lavements à la glycérine, lavements sucrés. Suppositoires d'onguent napolitain, mèches enduites d'onguent napolitain (Dumas, de Montpellier).

Lombric. — Calomel, mousse de Corse, santonine, méthode évacuante (Guermonprez).

Tænia. — Tænicides et tænifuges, association des deux médicaments. Faire coïncider le tænifuge avec la période où le tænicide tient le vers endormi. Avoir toujours soin de faire aller le malade à la garde-robe dans un vase plein d'eau; administrer toujours les tænifuges à jeun.

Écorce de grenadier, pelletiérine, potion au tannate de pelletiérine, Kousso, Kamala, fougère mâle associée au calomel (4 gr. d'extrait en capsules et 0 gr. 50 cent. de calomel), graines de citrouille, strychnine (Masse, de Bordeaux).

VOMISSEMENTS. — V. *Estomac* (Dyspepsie).

AIDE-MÉMOIRE

DE

THÉRAPEUTIQUE OBSTÉTRICALE

Par le Dr DEMELIN

Ancien chef de clinique d'accouchement à la Faculté de médecine de Paris.

ACCOUCHEMENT. — V. *Sommet, Face. Siège, Épaule, Rupture des membranes, Travail*, etc.

ACCOUCHEMENT PRÉMATURÉ. — (V. *nouveau-né*).

ACCOUCHEMENT PRÉMATURÉ PROVOQUÉ. — (V. *Rétrécissements du bassin, Albuminurie*, etc.) La technique de cette opération est simple. Au préalable, on fera trois jours de suite un pansement vulvo-vaginal antiseptique (savonnage, injection, gaze iodoformée) à titre de préparation. Au moment voulu, on introduira au-dessus du col un ballon Tarnier dans lequel on doit injecter 80 à 100 gr. d'eau boriquée. Comme corps lubrifiant éviter les corps gras et la vaseline qui attaquent le caoutchouc et font éclater le ballon et employer la glycérine ou le savon ordinaire. Au-dessous du ballon placé dans l'utérus, mettre dans le vagin une forte mèche de gaze iodoformée. Quand la dilatation est assez grande, il arrive que l'appareil descende dans le vagin, et que le travail s'arrête; sans attendre, il faut alors remplacer le ballon par l'écarteur Tarnier.

A défaut de ces instruments, on peut employer une forte bougie urétrale en gomme n° 18 ou 20, qu'on passe entre les membranes et la paroi utérine jusqu'à ce que l'extrémité cirée pénètre dans la vulve; on plie alors la sonde dans le vagin, afin qu'elle reste fixée en s'arcboutant sur la paroi de ce conduit. La durée du travail est en général plus longue avec ce procédé qu'avec l'autre.

Pendant ces manœuvres, éviter de rompre les membranes.

ADHÉRENCES DU PLACENTA. — (V. *Avortement, Délivrance*.)

ALBUMINURIE GRAVIDIQUE. — Chez toute femme enceinte, surtout chez les primipares, il faut examiner les urines fréquemment pendant la seconde moitié de la grossesse. L'albuminurie reconnue, le régime lacté *absolu* est indispensable pour éviter l'éclampsie (V. ce mot.)

Si, malgré le traitement, régulièrement suivi pendant quinze jours, l'albuminurie augmentait chez une femme enceinte de huit mois révolus, il faudrait provoquer l'accouchement. (V. *Antisepsie.*)

ANÉMIE POSTHÉMORRAGIQUE. — Position constamment et rigoureusement horizontale. Quand une syncope grave est imminente, position inclinée de Trendelenburg, obtenue pratiquement au moyen d'une chaise mise les pieds en l'air, le bord supérieur du dossier et le bord antérieur du siège reposant sur le plan du lit. Immobilité. Linges chauds. Boissons alcooliques. Ligature des quatre membres, ou bandage roulé depuis leur extrémité jusqu'à leur racine. Inhalations d'oxygène. Injections sous-cutanées d'éther, de caféine. Injections sous-cutanées de sérum artificiel (V. Chlorure de sodium formule d'Hayem; à défaut d'une préparation pharmaceutique, employer une solution faite séance tenante avec une cuillerée à café de sel marin pour 1 litre d'eau pure récemment bouillie); injecter 150 à 500 gr.; il est difficile de dépasser 100 gr. dans la même région, à cause du gonflement que détermine le liquide injecté. Une aiguille de Potain-Dieulafoy, ou faute de mieux, une aiguille de Pravaz, fixée à une sonde urétrale en caoutchouc rouge, adaptée elle-même à l'embout d'une seringue à hydrocèle, *le tout parfaitement lavé à l'eau bouillante et savonné*, tel est l'appareil nécessaire.

Dans les cas très graves, injecter *deux litres* de sérum artificiel dans une veine du coude découverte au bistouri : prendre comme appareil un injecteur obstétrical ordinaire (modèle dit *bock* ou *douche*) muni d'une canule vaginale en verre effilée à la lampe, de manière à pouvoir pénétrer dans la veine ; élever l'injecteur à 30 à 50 cent. au-dessus du plan du lit. Recommencer, en cas de besoin, une ou deux heures après avec deux nouveaux litres, et même une troisième fois. Antisepsie rigoureuse des objets employés. Éviter l'introduction de l'air dans les veines.

Quand on est privé de tout arsenal chirurgical, introduire un 1/2 litre ou 1 litre d'eau salée (5 p. 1000) dans le rectum, destinée à être absorbée. (V. *Anesthésie, Antisepsie.*)

ANESTHÉSIE. — Pour atténuer les douleurs à la fin de l'accouchement, injections sous-cutanées d'antipyrine; ou bien, chloroforme *à la reine*, à petites doses, sans que la femme perde connaissance.

Pour les opérations obstétricales surtout chez les primipares, donner du chloroforme à dose chirurgicale. Parmi les contre-indications, citons entre autres, l'anémie post-hémorragique qui se complique si facilement de syncope grave.

Chez les femmes épuisées par des pertes de sang, lorsqu'une opération longue et douloureuse (prédisposant à la syncope) est nécessaire, anesthésie à l'éther. Faire un cornet avec un mouchoir plié, recouvert de taffetas gommé pour diminuer l'évaporation; 250 gr. sont souvent nécessaires. Les vapeurs d'éther sont très inflammables.

Le nouveau-né supporte bien le chloroforme.

ANTISEPSIE. Chez les albuminuriques, ou chez les femmes épuisées par des hémorragies, éviter les mercuriaux et l'acide phénique

de même pour les injections intra-utérines (ici le sulfate de cuivre et le perchlorure de fer, sont également dangereux). Dans ces cas, préférer l'eau bouillie, l'eau boriquée, le permanganate de potasse, et comme solutions énergiques, l'eau iodée (iode 2 gr., iodure de potassium 4 gr. pour 1 litre d'eau, solution faible, ou : iode 3 gr., iodure de potassium 6 gr. pour 1 litre d'eau, solution forte). Si l'on doit répéter les injections iodées, vaseliner soigneusement la vulve et le périnée avant d'introduire la solution ; en cas de douleurs vulvaires, placer entre les lèvres, cinq minutes avant l'injection un bourdonnet de coton hydrophile imbibé de solution de chlorhydrate de cocaïne, à 1 p. 10.

Jamais de préparations phéniquées chez le nouveau-né.

AVORTEMENT. — *Traitement de la menace d'A.* (hémorragies, douleurs utérines). Repos au lit, lavements laudanisés (XXV gouttes de laudanum de Sydenham pour 40 gr. d'eau) répétés au besoin 2 à 4 fois (maximum) par vingt-quatre heures. Piqûres de morphine dans les cas urgents.

T. de l'avortement inévitable. (Enfant mort, membranes rompues). Repos, antisepsie. Pendant l'avortement même, éviter de tirer sur le fœtus qui est parfois retenu par le col rétracté sur son cou, et qui se déchire très facilement. Expectation.

T. de la rétention placentaire. (Elle ne s'observe guère qu'au troisième et quatrième mois de la grossesse). S'il y a des accidents, ce sont 1° des *hémorragies graves* avec un col fermé, injections chaudes et tamponnement vaginal aseptique ; si le col est entr'ouvert et laisse passer un bout de placenta, tout en restant assez étroit pour ne pas admettre deux doigts, résister à l'envie de tirer sur le placenta (manœuvre qui augmenterait l'hémorragie) et procéder comme ci-dessus. Si le col est perméable, introduire la main dans le vagin, deux doigts jusqu'au fond de l'utérus, et extraire la totalité du placenta.

2° *L'infection.* Ici le col est perméable, sauf exceptions très rares. Extraction digitale du délivre, suivie d'un écouvillonnage à la glycérine créosotée, et d'un pansement utérin à la gaze aseptique.

Si la rétention placentaire ne s'accompagne pas actuellement d'accidents, n'intervenir par l'extraction digitale que si la fausse couche est due à une endométrite, à une rétroversion de l'utérus, à des hémorragies répétées, à des manœuvres abortives (toutes causes immédiates d'infections), ou après l'expulsion de deux jumeaux. Dans les autres cas, expectation aseptique et repos au lit.

Au cinquième et au sixième mois de la grossesse, l'avortement ne doit pas être suivi de rétention placentaire : si l'expulsion du délivre ne se fait pas seule, il faut procéder comme dans un accouchement ordinaire, c'est-à-dire, pratiquer la délivrance artificielle. (V. *Délivrance.*)

BASSIN CYPHOTIQUE. — Le rétrécissement porte sur le détroit inférieur. Le danger consiste à méconnaître l'angustie, et à se laisser tromper par l'*engagement* de la présentation.

Pour la conduite à tenir, V. *Bassin rachitique*

BASSIN RACHITIQUE. — On suppose que le bassin est rétréci par le rachitisme quand la femme est de taille petite, quand elle

a le squelette, les membres inférieurs plus ou moins incurvés, les hanches peu développées, le sternum irrégulier, les articulations chondro-sternales et chondro-costales noueuses, la tête grosse, les bosses frontales saillantes, le regard asymétrique.

Le diagnostic est confirmé par l'examen interne du bassin : le bout de l'index arrive à toucher la face antérieure du sacrum dans sa partie supérieure, et l'*angle sacro-vertébral* ou *promontoire*. La cavité pelvienne doit être explorée dans toute son étendue ; le diamètre promonto-sous-pubien est mesuré avec l'index dont la pulpe s'appuie sur le point le plus saillant de l'articulation sacro vertébrale, et dont la racine prend contact par son bord radial avec le sous-pubis ; la main restée libre marque du bout de l'ongle le point de contact du sous-pubis avec l'index. Pour savoir l'étendue du diamètre promonto pubien *minimum* on retranche en moyenne 15 millim. de la distance promonto-sous-pubienne ainsi obtenue.

La conduite à tenir est fondée d'abord sur le degré d'angustie pelvienne, ensuite sur le volume du fœtus. Un fœtus de huit mois peut passer à travers un bassin de huit (ayant 8 cent. de promonto pubien *minimum*,) sans symphyséotomie un fœtus de sept mois, à travers un bassin de 7 cent., etc. (malheureusement, ce ne sont là que des moyennes, et le produit de conception est quelquefois plus gros qu'il ne devrait, étant donné son âge). De plus, un fœtus né prématurément à huit mois, s'élève presque aussi facilement qu'à terme, tandis qu'au-dessous de huit mois les chances de survie sont de moins en moins nombreuses à mesure qu'on se rapproche du cent-quatre vingtième jour de la grossesse. Au-dessous de six mois, le fœtus n'est pas viable.

1er *cas*. On est consulté à temps, soit par exemple au début de la grossesse.

a. Si le P. p. (promonto-pubien minimum) est supérieur ou égal à 9 cent. 5 millim. laisser la grossesse aller à terme.

b. Si le P. p. est inférieur à 9 cent. 5 millim. mais supérieur ou égal à 8 cent, provoquer l'accouchement à huit mois, huit mois un quart ou huit mois et demi.

c. Si le P. p. est inférieur à 8 cent. mais supérieur ou égal à 7 cent., provoquer l'accouchement à huit mois, pour essayer (si le travail ne se termine pas spontanément), une application prudente de forceps, suivie au besoin d'une symphyséotomie.

d. Si le P. p. est inférieur à 7 cent. mais supérieur ou égal à 5 cent., faire l'accouchement provoqué à huit mois et à la dilatation complète, la symphyséotomie.

e. Si le P. p. est inférieur à 5 cent. ou si le bassin est pseudo-ostéomalacique, laisser la grossesse aller à terme, pour pratiquer alors l'opération césarienne.

L'avortement provoqué n'est licite, que si la femme (qu'on ne peut se dispenser de consulter) se refuse à la symphyséotomie ou à l'opération césarienne.

2e *cas*. On est appelé trop tard, soit par exemple au moment du travail et à terme.

a. Si le P. p. est supérieur ou égal à 9 cent. 5 millim., compter sur la terminaison spontanée de l'accouchement. Si elle n'a pas lieu, recourir au forceps ou à la version : au forceps, si la tête est fixée au détroit supérieur et si l'utérus est rétracté ; à la version, si la face ou l'épaule se présentent ou si la tête est élevée et mobile au-dessus du détroit supérieur.

b. Si le P. p. est inférieur à 9 cent. 5 millim. mais supérieur ou égal à 8 cent., l'enfant se présentant par le sommet, faire une application prudente de forceps, et en cas d'insuccès, la symphyséotomie (la femme y consentant). Si la mère se refuse à cette opération, ou si l'enfant est compromis, bien qu'on entende encore les bruits de son cœur, essayer la version pour donner une dernière chance à cet enfant. Si la version est impossible, faire la basiotripsie.

c. Si le P. p. est inférieur à 8 cent. mais supérieur ou égal à 7 cent., recourir d'emblée à la symphyséotomie.

d. Si le P. p. est inférieur à 7 cent. mais supérieur ou égal à 5 cent. l'enfant bien portant, et la mère dans de bonnes conditions, faire l'opération césarienne. (Dans un bassin compris entre 7 cent. et 5 cent., la symphyséotomie à terme est impraticable ou beaucoup trop dangereuse et la basiotripsie sur un enfant bien portant doit être rejetée.)

e. Au-dessous de 5 cent. c'est l'opération césarienne.

Quand l'enfant est mort, la conduite est plus simple. Si l'accouchement spontané, n'a pas lieu, faire la basiotripsie, quand le P. p. est supérieur ou égal à 5 cent., et au-dessous de 5 cent., l'opération césarienne.

CIRCULAIRES DU CORDON. — L'enroulement du cordon autour du fœtus, est surtout fréquent au cou ; une fois la tête sortie, on voit et on sent la cravate formée par la tige funiculaire. Il faut le chercher dans tout accouchement surtout si la tête paraît attirée, accolée à la vulve, comme si elle voulait y rentrer. Desserrer le circulaire, pour le faire passer par-dessus la tête, ou pour permettre aux épaules de le traverser, comme un cerceau de cirque ; s'il est très serré, le couper entre deux pinces ou ligatures, puis extraire le tronc.

D'autres fois, les circulaires raccourcissent le cordon au point d'empêcher la présentation d'avancer : celle-ci est alors dans l'excavation ou plus haut et ne progresse pas. Le diagnostic n'est que soupçonné. Que le cordon soit trop court par suite de circulaires ou congénitalement, les difficultés sont les mêmes. Appliquer le forceps si la tête est dans l'excavation ; si elle est au détroit supérieur, mettre la main tout entière dans le vagin, puis, dans l'utérus, et si on reconnaît une brièveté du cordon, appliquer le forceps.

Les accidents à craindre sont l'hémorragie par décollement prématuré du placenta, et l'inversion utérine.

DÉCHIRURES DU COL. — V. *Délivrance.*

DÉCHIRURES DU PÉRINÉE. — *Traitement préventif.* — Empêcher la partie fœtale de sortir trop vite ; bien diriger le dégagement, ne pas contrarier le mécanisme normal.

Traitement curatif. — Si la fourchette seule est déchirée, le simple rapprochement des membres inférieurs est suffisant ; si la déchirure est incomplète (anus intact), appliquer plusieurs serres-fines.

Si la déchirure est complète faire la suture immédiate, à moins que les tissus ne soient œdématiés, auquel cas, on remettra la périnéorrhaphie à plus tard.

La déchirure centrale est rare ; elle a souvent pour conséquence la rupture de l'anus ; pour éviter cet accident, il faut dès que la déchirure centrale est faite, couper d'un coup de ciseaux le pont de tissus qui sépare la plaie de la commissure postérieure de la vulve, puis, après l'accouchement, réunir avec des serres-fines ou des sutures.

DÉCHIRURES DU VAGIN. — V. *Délivrance.*

DÉLIVRANCE. — (Pour la délivrance post-abortive, V. *avortement.*) Attendre, pour extraire le délivre, qu'il soit descendu dans le vagin. Éviter les tractions sur le cordon, tant que le placenta est encore au-dessus du col, car alors elles déterminent des hémorragies. Au contraire, si le placenta est dans le vagin, faire quelques légères tractions sur le cordon, en même temps qu'on comprime doucement le fond de l'utérus avec l'autre main. Le délivre extrait, on doit l'examiner soigneusement dans tous les cas, et s'assurer qu'il est complet.

Lorsque les membranes sont déchirées et incomplètes, chercher par le toucher si on n'en rencontre pas tout près de la vulve quelque lambeau, sur lequel on puisse mettre un fil qu'on gardera dans le pansement vulvaire. Les jours suivants, antisepsie rigoureuse. Le plus souvent les membranes sortent spontanément. Si quelque accident survenait, faire d'abord une injection intra-utérine ; si malgré tout l'infection se développe, essayer de retrouver les membranes dans la cavité utérine qui en tout cas sera nettoyée par un écouvillonnage antiseptique.

Au moment où le placenta vient d'être extrait, on s'aperçoit en l'examinant qu'il est incomplet. Immédiatement, et sans hésiter, il faut mettre la main dans l'utérus pour rechercher et extraire le cotylédon manquant. La main droite, aseptique est introduite pendant que la main gauche soutient le fond de l'utérus.

Quelquefois la délivrance tarde à se faire : au bout d'une heure après la naissance de l'enfant, il faut savoir pourquoi. Dans certains cas, la vessie pleine est le seul obstacle à la descente du placenta ; ou bien le délivre est trop gros (grossesse gémellaire, caillots dans les membranes). Le cathétérisme de la vessie d'une part, l'introduction de la main dans le vagin d'autre part termineront les choses.

On ne doit pas attendre plus d'une heure ou deux (au plus) après la naissance de l'enfant, car on risquerait de voir le col se refermer et emprisonner le délivre. On fera donc alors la délivrance artificielle, en pénétrant de préférence entre les membranes et les parois utérine, pour décoller le placenta en commençant par son bord le plus éloigné ; décoller doucement et *complètement* avant d'extraire. La main restée libre soutient le fond de l'organe ; injections utérine après l'extraction. Les adhérences anormales du placenta rendent son décollement difficile ; partielles, elles sont assez fréquentes ; totales, elles sont rares. Vérifier qu'on a tout enlevé. En cas de doute (surtout si les adhérences étaient anormales), faire une nouvelle tentative, prudemment conduite, et après un grand lavage utérin, faire un pansement à la gaze iodoformée dans la cavité de l'organe.

Si le col est fermé, emprisonnant le placenta, qu'il y ait ou non des accidents, il faut essayer d'entrer dans l'utérus, soit en glissant un, puis deux, trois doigts, puis toute la main, soit en introduisant un ballon de Champetier qu'on gonflera ensuite et qui ouvrira l'orifice, la route libre, on fera la délivrance artificielle : l'anesthésie est nécessaire.

Si le col reste infranchissable (rétraction due au seigle ergoté ou à une expectation trop prolongée), il faut faire une injection utérine, puis pousser de la gaze aseptique au-dessus du col et attendre. Quelques heures après, on pourra probablement passer la main.

Le curetage n'est qu'un pis aller qui laisse souvent dans l'utérus de grands débris placentaires, si on ne peut pas contrôler par le toucher manuel.

En cas d'*hémorragie*, on ne doit pas attendre. Quand la perte est due à l'inertie (utérus gros et mou), il faut avant tout, vider l'organe du délivre et des caillots qu'il contient (introduction de la main, plusieurs fois répétée au besoin, délivrance artificielle, ablation des caillots); faire ensuite une grande injection utérine à 48° (eau iodée); comprimer l'aorte abdominale (opération facile chez la nouvelle accouchée); faire une piqûre d'ergotine ou d'ergotinine ou donner de la poudre d'ergot, *quand l'utérus est vide;* comme dernière ressource, faire le tamponnement intra-utérin à la gaze iodoformée; traiter l'anémie post-hémorragique. (V. ce mot.)

Si une hémorragie se produit, alors que l'utérus est bien rétracté (petit et dur), le sang vient alors du col, du vagin ou de la vulve. A la vulve, la compression est facile à faire. Dans le vagin ou au niveau du col, le mieux, après avoir fait une injection chaude, est de porter sur la plaie hémorragipare, quelques bourdonnets de coton aseptique qui feront la compression voulue (tamponnement *local*). Eviter l'emploi local du perchlorure de fer.

ÉCLAMPSIE. -- *Traitement préventif.* -- Régime lacté absolu chez les albuminuriques ou les toxémiques. (V. *Albuminurie.*)

T. de la période prodromique. — (Troubles de la vue, douleurs épigastriques, céphalalgie, œdèmes, insomnie.) Régime lacté absolu; purgatifs; 4 gr. de chloral par jour; inhalations d'oxygène, bains chauds; une saignée de 300 gr.

T. préventif de l'accès. — Inhalations de chloroforme au moment de l'agitation prémonitoire de la crise. (Le chloroforme est inutile pendant l'accès.)

T. de l'accès. — Prévenir les morsures de la langue, en plaçant une compresse entre les mâchoires.

T. des périodes qui séparent les accès. — Une saignée de 500 gr., si la veine n'a pas encore été ouverte. Lavements purgatifs; 15 gr. d'huile de ricin additionnés d'une goutte d'huile de croton par jour; chloral en lavements ou en potion (8 à 10 gr. en tout par 24 heures). Gavages lactés si la déglutition ne se fait pas spontanément. Oxygène, bains chauds. Injections sous-cutanées de sérum artificiel. (V. *Anémie aiguë.*)

T. obstétrical. — Col fermé ou incomplètement dilaté et résistant : expectation, surveillance attentive; car la dilatation se fait quelquefois très vite, et l'expulsion soudaine détermine des déchirures complètes du périnée.

Col dilaté ou dilatable, extraction du fœtus.

Si l'enfant reste vivant après la mort de sa mère, accouchement forcé par les voies naturelles quand le col est perméable; dans le cas contraire, opération césarienne *post mortem.* (V. *Antisepsie.*)

ÉPAULE (présentation de l') [1]. — 1° *Pendant la grossesse*, version céphalique par manœuvres externes.

2° *Pendant le travail.* — Par-dessus tout éviter les préparations d'ergot de seigle qui produiraient la rupture utérine.

a. Les *membranes sont intactes*, mais la dilatation du col est incomplète : version céphalique ou pelvienne par manœuvres externes, puis immobilisation du fœtus verticalisé au moyen d'un bandage abdominal ou d'une ceinture. En cas d'échec, attendre en évitant de rompre la poche des eaux. A la dilatation complète, au contraire, rompre les membranes pour faire immédiatement la version podalique par manœuvres internes.

b. Les membranes sont rompues, mais la dilatation est incomplète : essayer la version par manœuvres externes pour fixer ensuite le fœtus dans sa nouvelle position; en cas d'échec, essayer la version mixte (V. *Version*); en cas d'échec, gros ballon de Champetier gonflé avec 450 gr. de liquide; puis attendre la dilatation complète. Une fois celle-ci obtenue, faire la version podalique par manœuvres internes, ou, si elle est contre-indiquée, l'embryotomie rachidienne.

La version podalique par manœuvres internes est contre-indiquée : lorsque la poche des eaux est rompue depuis longtemps, que l'utérus est fortement rétracté sur le fœtus, ou que l'épaule est profondément engagée dans l'excavation.

Ne jamais amputer le bras qui est descendu dans le vagin.

ERGOT DE SEIGLE. — Ne jamais employer les préparations d'ergot, tant qu'il reste *quoi que ce soit* dans l'utérus.

EXCÈS DE VOLUME DU TRONC. — Si la tête arrive la première dans l'excavation, si elle ne descend pas bien qu'elle paraisse petite et que le bassin soit normal, il faut penser à un excès de volume du tronc ou à la brièveté du cordon. (V. *Circulaires.*) Le diagnostic est toujours douteux : il faut essayer d'introduire la main profondément pour reconnaître l'obstacle. Quand le ventre fœtal paraît volumineux, fluctuant, ascitique, il faut le ponctionner puis extraire.

Quelquefois, l'excès de volume dépend de la putréfaction fœtale (emphysème et crépitation sous-cutanée). Les mutilations du fœtus mort et putréfié sont parfois nécessaires; elles seront prudemment faites pour ne pas produire de lésions maternelles.

La tête est-elle hors de la vulve? L'excès de volume des épaules ou du ventre peut arrêter la fin du dégagement. Si l'enfant est bien conformé et vivant, faire des tractions soutenues, mais prudentes, en dégageant un ou deux bras avant le tronc; s'il est ascitique, ponctionner.

FACE. — La présentation de la face est d'un bon pronostic en général. Attendre la terminaison spontanée. Si l'on doit intervenir pour une cause quelconque, faire un forceps si la face est dans l'excavation, mais toujours ramener le menton sous la symphyse pubienne; si la face est au détroit supérieur, préférer la version.

FŒTUS MORT. — La rétention du fœtus mort pendant la

[1] Voir *Guide pratique des Sciences médicales* (Soc. d'éditions scientifiques).

seconde moitié de la grossesse, amène la *macération*. La mère ne court aucun risque, tant que les membranes de l'œuf restent intactes. Il n'y a donc qu'à attendre : car l'accouchement se fera bien. La délivrance est souvent incomplète et le caduque reste souvent dans l'utérus. Antisepsie. (V. *Délivrance*.)

Si les membranes sont rompues, le fœtus macéré ou mort depuis peu se putréfie. La mère est alors en danger. Il faut extraire le produit et faire une désinfection soignée des voies génitales. (V. *Excès de volume du tronc, septicémie*.)

FORCEPS. — Le forceps s'applique sur les présentations du sommet (cas le plus habituel); sur celles de la face; sur celles du siège décomplété mode des fesses engagé, quand le dos est en arrière. (V. *Siège*). Il est formellement contre-indiqué quand le fœtus se présente par l'épaule.

Les indications les plus fréquentes sont :

A la vulve, la résistance du périnée (primipares) ; c'est le cas le plus commun.

Dans l'excavation : le défaut de rotation des positions postérieures du sommet, et l'état de souffrance du fœtus. (V. *Souffrance du fœtus*.)

Au détroit supérieur : le rétrécissement rachitique du bassin. (V. ce mot.)

Les conditions indispensables pour que l'opération soit possible sont : 1° que le col soit entièrement dilaté ou dilatable ; 2° que les membranes soient rompues; 3° et, bien entendu, que le bassin soit assez large pour admettre l'instrument dans sa cavité.

Avant d'opérer, il faut faire l'antisepsie de l'accoucheur, de la femme, de l'instrument. La femme sera placée dans la position obstétricale, ses réservoirs vidés. Anesthésie, lorsque l'opération doit être longue ou difficile (primipares, élévation de la tête fœtale).

La présentation et la position sont reconnues avec précision. Pour plus de sûreté chercher une oreille du fœtus, en touchant assez profondément, soit avec deux doigts, soit avec quatre doigts glissés dans le vagin.

1ᵉʳ *Temps. — Introduction et placement des branches.* — Patience et douceur : le premier temps exige la même délicatesse que le cathétérisme de l'urètre chez l'homme. Les cuillers seront placées sur les oreilles (prise correcte), dans tous les cas, sauf au détroit supérieur rétréci, où l'une des cuillers sera mise sur une bosse frontale, l'autre, sur l'apophyse mastoïde du côté opposé (prise oblique).

La branche gauche est introduite la première dans les positions : occipito-pubienne, occipito-sacrée, OIGA, OIGT, OIDP, mento-iliaque GA, MIGT, MIDP ; sacro-IDP, et sacro-sacrée (mode des fesses engagé).

La branche droite est introduite la première dans les positions OIDA, OIDT, OIGP, MIDA, MIDT, MIGP, SIGP (mode des fesses engagé).

2ᵉ *Temps. — Articulation.* — Elle n'est difficile que si le premier temps n'a pas été bien exécuté. Quand la branche droite a été introduite la première, décroiser pour articuler.

3ᵉ *Temps. — Extraction.* — Patience et douceur. Ne tirer *que* pendant les contractions utérines. Tirer *seul*, avec les bras *seuls*, pour éviter une force nuisible. Faire exécuter à la tête tous les mouvements qu'elle exécuterait si l'accouchement était spontané (imiter le mécanisme normal de l'accouchement). Dans les présentations du sommet, ramener l'occiput sous la symphyse, chaque fois que c'est possible.

Dans les positions postérieures du sommet, une fois l'occiput ramené sous la symphyse, le forceps est placé sens dessus dessous, c'est-à-dire le bord concave des cuillers dirigé vers l'anus; pour extraire, dans cette position, se garder de relever le manche vers le ventre de la femme, afin d'éviter la déchirure du vagin et du périnée.

GROSSESSE GÉMELLAIRE. — L'albuminurie, l'hydramnios, l'accouchement prématuré, l'hémorragie de la délivrance s'observent assez souvent dans la grossesse gémellaire. Après la naissance du premier jumeau, ne pas se hâter de rompre les membranes du second œuf. Couper le cordon de ce premier fœtus entre *deux* ligatures, et si l'utérus se repose, attendre une heure, avant d'ouvrir la seconde poche des eaux : c'est le meilleur moyen d'éviter les pertes de sang pendant la délivrance. Pour l'extraction des placentas, éviter de tirer sur les deux cordons en même temps. (V. *Délivrance.*)

HÉMORRAGIES. — V. *Délivrance, Insertion vicieuse du placenta, Avortement, Circulaires du cordon,* etc.

HYDROCÉPHALIE. — Quand la tête venant première est trop volumineuse, l'hydrocéphalie doit être diagnostiquée lorsqu'on trouve au toucher des fontanelles et des sutures très larges, avec de la fluctuation. Il ne faut pas confondre une tête hydrocéphale avec une poche des eaux.

La gravité du pronostic maternel vient de la fréquence des ruptures utérines, quand on n'a pas reconnu la cause de dystocie.

Ponctionner le crâne, puis attendre la terminaison spontanée de l'accouchement; si elle n'a pas lieu, extraction avec le basiotribe.

Quand la tête hydrocéphale vient dernière, il ne faut pas faire de tractions violentes. Le mieux est de faire une incision sur la ligne médiane du dos de l'enfant, pour ouvrir le canal rachidien, y pousser une sonde urétrale jusque dans le crâne, et évacuer ainsi le liquide. (Van Huevel, Tarnier.)

INERTIE UTÉRINE. — Elle a pour conséquences pendant l'accouchement : la lenteur de la dilatation (patience, antisepsie, injections chaudes répétées, bains chauds, éviter à tout prix la rupture des membranes et les préparations de seigle ergoté); l'absence d'efforts expulsifs à la dilatation complète (forceps, pas d'ergot); après la naissance de l'enfant, les hémorragies de la délivrance. (V. ce mot.)

INFECTION PUERPÉRALE. — Chez toute accouchée fébricitante, il faut examiner : 1° le ventre et l'utérus (infection utérine); 2° la vulve et le vagin (escarres, infection vulvo-vaginale); 3° les seins (lymphangite et abcès); 4° le rectum (constipation, stercorémie); 5° les autres appareils (angine, etc., maladies diverses). (V. *Phlegmatia.*)

Quand il y a infection utérine, il faut immédiatement faire une injection intra-utérine (précédée d'un lavage vulvaire et vaginal); la renouveler au besoin deux fois dans les 24 heures. Si au bout de deux jours, l'amélioration n'est pas évidente, il faut nettoyer l'utérus au moyen de l'*écouvillonnage* précédé d'une injection vagino-utérine, et suivi d'un pansement utérin à la gaze iodoformée. Recommencer au besoin le jour suivant. Si, deux autres jours après, l'état local et général n'est pas modifié, faire le curetage précédé d'une injection utérine et suivi d'un écouvillonnage. L'injection utérine est très souvent efficace par elle seule.

La *péritonite* appelle son traitement ordinaire.

Quand des plaies vulvo-vagino-cervicales sont infectées, il faut les nettoyer, en les touchant une ou deux fois par jour au sublimé, à l'eau iodée, à la glycérine créosotée, puis les saupoudrer avec de l'iodoforme ou du salol. Injections vaginales fréquentes, et dans leur intervalle, pansements vaginaux à la gaze aseptique.

Lorsque le traitement local est impuissant, et que les organes génitaux sont bien nettoyés, si l'infection continue, c'est qu'elle est *généralisée*. Dans ce cas, alcool à l'intérieur, alimentation, sulfate de quinine (?), antipyrine, lotions froides, enveloppement dans un drap mouillé, bains froids (sauf dans le cas de péritonite ou de phlegmatia). Injections de sérum artificiel (?). Sérums antistreptococciques (?). Lavages du sang par les injections intra-veineuses d'eau salée.

Le traitement préventif est tout-puissant, c'est l'*antisepsie*.

INSERTION VICIEUSE DU PLACENTA. —

L'insertion vicieuse du placenta, donne lieu à des *hémorragies* pendant les trois derniers mois de la grossesse et l'accouchement. Ces pertes surviennent sans cause apparente, sans douleur tant que le travail ne se déclare pas ; elles se répètent, et mettent la femme et l'enfant en danger grave. Plus fréquente chez les multipares, l'insertion vicieuse du placenta donne au toucher des sensations différentes suivant ses variétés : elle est dite *totale* ou *partielle*, quand le doigt introduit dans le col trouve des cotylédons immédiatement au-dessus de l'orifice interne, qui en est entièrement recouvert dans le premier cas, partiellement dans le second, l'insertion est *marginale*, quand on sent, à travers la paroi du segment inférieur un épaississement (formé par le placenta) qui s'arrête à quelques centimètres du col.

Lorsqu'on soupçonne l'insertion vicieuse, il faut toucher avec beaucoup de prudence pour ne pas renouveler ou aggraver la perte

1er Cas. — *La femme n'est pas en travail. — Si l'hémorragie est* légère repos horizontal et injections vaginales à 45°. Mais la perte se renouvellera, très probablement et avec plus de gravité que la première fois. Aussi le mieux est de surveiller constamment la femme soit à l'hôpital, soit en plaçant près d'elle une personne capable de faire un tamponnement d'urgence. Comme pis aller, munir la malade d'un ballon Gariel et lui apprendre à le gonfler dans le vagin dès le début d'une hémorragie, en attendant l'arrivée du médecin.

Si l'hémorragie est abondante il faut distinguer suivant que l'enfant est mort ou vivant.

L'enfant étant mort et les membranes étant accessibles, et si l'on peut facilement atteindre un pied (présentation du siège complet), après rupture des membranes, glisser deux doigts dans l'utérus et abaisser la jambe entière en dehors du col.

Dans toute autre circonstance, tampon cervico-vaginal,

Avec un enfant vivant au 7° et au 8° mois, tampon vaginal, répété si c'est nécessaire. Au 9e mois, avec un col fermé ou une insertion totale tampon ; avec un col perméable, des membranes accessibles et un présentation verticale (tête ou siège) rupture large de ces membranes ; si l'hémorragie continue malgré la rupture, tampon ou ballon de Champetier ; si c'est une présentation du siège complet, abaisser un pied, si l'épaule se présente, ramener d'abord la tête en bas par manœuvres externes, puis procéder comme ci-dessus.

2e Cas. — *La femme est en travail, mais le col est incomplètement dilaté.* Si l'état général de la malade est mauvais, si l'accoucheur n'est pas sûr de lui-même, tampon cervico-vaginal.

Dans les conditions inverses, activer la dilatation pour vider l'utérus ensuite, ouvrir l'œuf en perforant les membranes ou le placenta (agir vite pendant cette ouverture, et plutôt que de tâtonner, commencer par décoller franchement avec l'index, les cotylédons accessibles). A travers l'ouverture, glisser un gros ballon de Champetier, le gonfler, puis exercer sur son pédicule, des tractions *modérées et intermittentes.* Si un pied fœtal est accessible, si surtout l'enfant est mort, préférer la manœuvre de Braxton-Hicks (abaissement du pied), puis faire des tractions modérées et intermittentes sur la jambe.

3e Cas. — *La dilatation est complète.* — Terminer l'accouchement par la version si la partie fœtale est élevée, par le forceps si la tête est engagée.

Il est des cas heureux où la femme tamponnée accouche spontanément du tampon puis de son fœtus.

Après la naissance de l'enfant, faire immédiatement la délivrance artificielle.

Dans les cas exceptionnels où la perte continuerait, tamponner le segment inférieur de l'utérus. Les pertes post-partum ne se rencontrent que si des tractions trop énergiques à travers un col incomplètement dilaté, ont produit des déchirures de l'orifice.

Dans tous les cas, traiter l'anémie aiguë. (V. *Anémie aiguë, Anesthesie, tampon.*)

MORT APPARENTE DU NOUVEAU-NÉ. —

Traitement préventif : ne pas perdre de temps dès qu'on a reconnu les signes de la souffrance (V. ce mot) et hâter la terminaison de l'accouchement. Mais pendant l'opération, agir lentement, sans violence, car le nouveau-né supporte bien l'asphyxie, tandis qu'il est très sensible au traumatisme.

L'enfant né, dans les cas légers, frictions, bains, douches d'alcool sur la poitrine ; dans les cas graves (forme bleue ou blanche) insufflations après avoir pris la précaution d'évacuer autant que possible les mucosités trachéales, tractions de la langue.

NOUVEAU-NÉ. — L'accouchement vient de se terminer

le cordon réunit encore l'enfant au placenta. Attendre quelques minutes avant de lier le cordon et pendant ce temps, nettoyer les yeux du bébé, à l'eau bouillie ou boriquée ; si l'on soupçonne la gonorrhée chez la mère, instiller dans les yeux du nouveau-né deux ou trois gouttes de jus de citron ou d'une solution de nitrate d'argent à 1/150.

Lier et couper le cordon. Baigner et laver l'enfant ; le peser (à terme, un enfant pèse en moyenne 3,250 grammes) ; le mesurer (50 centimètres en moyenne) ; rechercher les vices de conformation (imperforation de l'anus, fente palatine, doigts surnuméraires, etc.); s'assurer que le cordon est bien lié, le panser aseptiquement. Enfin, procéder à l'habillement.

Le pouls du nouveau-né oscille entre 120 et 140; les mouvements respiratoires sont irréguliers, au nombre de 50 en moyenne par minute; la température baisse d'abord à 36°, 35°, puis se relève à 37. (Le nouveau-né est très sensible au froid.)

L'enfant doit être mis au sein, quelques heures après sa naissance, puis régulièrement toutes les deux heures dans la journée, la nuit, le moins possible (9 à 10 repas par 24 heures).

A partir du 4e mois, jusque au 6e inclus, les tétées auront lieu toutes les trois heures dans la journée. Pendant les six premiers mois, l'enfant ne prendra que du lait; plus tard, on peut remplacer une tétée par une soupe, alternativement.

Dans les premiers jours, le poids baisse de 150 à 200 grammes en tout, pour remonter et regagner le chiffre initial vers le 7e jour. L'augmentation doit être régulière; elle est en moyenne :

De 25 à 30 grammes par jour pendant les 2 premiers mois.,
De 20 à 25   —   —   les 3e et 4e mois.
De 15 à 20   —   —   les 5e et 6e mois.
De 10 à 15   —   —   les 7e et 8e mois.
De 5 à 10   —   —   les derniers mois de la 1re année.

« Au bout de six mois complets, l'enfant a un peu plus que doublé, au bout de la 1re année, il a un peu plus que triplé. » (Auvard.)

La taille augmente en moyenne :
De 4 centimètres pendant le 1er mois.
De 3   —   —   le 2e mois.
De 2   —   —   le 3e mois.
De 1 cent. 1/2 à 1 centimètre pendant les derniers mois de la 1re année.

Comme alimentation l'enfant ne prend presque rien le 1er jour.
Le 2e jour, un peu plus de 150 grammes.
Le 3e   —   400   —
Le 4e et 5e jour   550   —
Puis   600   —
A la fin du 1er mois   650   —
Pendant le 2e mois   750   —
   —   3e mois   850   —
A partir du 4e mois   900 à 1200 grammes. (Budin.)

Quand les enfants naissent avant terme, ils pèsent en moyenne :
A 6 mois, 1300 grammes (longueur 30 centimètres).
A 7 — 1800   —   —   35   —
A 8 — 2400   —   —   40   —

Les prématurés nés dans le 9e mois s'élèvent presque aussi facilement qu'à terme; ceux de 7 mois et surtout ceux de 6 sont difficiles à élever. La surveillance attentive de l'alimentation (gavage au besoin), et de la température ambiante (couveuse maintenue à 30 ou 34° centigrades), est de toute nécessité.

PLEGMATIA ALBA DOLENS. — Éviter par dessus tout les frictions sur la jambe malade (embolie toujours à craindre). Immobilité, élévation du membre, enveloppement ouaté.

PROCIDENCES. — La présence d'un bras à côté de l'extrémité céphalique, au détroit supérieur est moins grave que la précidence des deux bras où surtout que celles des deux pieds, à côté de la tête. Dans tous les cas, il faut essayer de réduire, de repousser le membre au-dessus de la présentation, et il est avantageux de garder intactes les membranes. Quand il est nécessaire de terminer l'accouchement (arrêt du travail, souffrance de l'enfant), la dilatation étant complète, la version est préférable si la tête est élevée et mobile; le forceps, au contraire, vaut mieux quand la tête est fixée, surtout s'il s'agit d'une procidence des pieds.

La procidence du cordon menace la vie du fœtus. Lorsque le col est incomplètement dilaté, et les membranes intactes, il faut placer la femme dans la position inclinée de Trendelenburg (V. *Anémie post-hémorragique*), et si cette position ne soustrait pas le cordon aux compressions venant de la tête fœtale, essayer la version par manœuvres externes pour ramener le siège (moins dangereux que la tête, parce qu'il comprime moins le cordon), au détroit supérieur ; la réduction du cordon par taxis à travers les membranes est difficile et risque de rompre la poche des eaux. L'écarteur Tarnier accélérera la dilatation.

Si les membranes sont rompues, la dilatation étant incomplète, agir de même, en remplaçant ici la version externe par la version mixte.

Comme accélérateur de la dilatation, on a aussi employé le gros ballon de Champetier, mais il faut prendre garde de ne pas comprimer le cordon avec cet appareil gonflé au-dessus du col.

A défaut d'autre moyen, on a pu empêcher la compression du cordon, en laissant à demeure dans l'orifice cervical et pendant une demi-heure, une heure même, deux doigts formant attelles à côté de la tige funiculaire et soulevant la tête, en attendant que la dilatation se complétât.

A la dilatation complète, extraction immédiate par la version. Le forceps n'est applicable que si la tête est engagée dans l'excavation; encore risque-t-il de pincer le cordon entre une de ses cuillers et la présentation. (V. *Souffrance du fœtus*.)

RÉSISTANCE DU PÉRINÉE. — C'est chez les primipares l'indication du forceps la plus fréquente. Quand le fœtus ne souffre pas, attendre deux heures en moyenne après le moment où l'orifice est arrivé à la dilatation complète, et si l'accouchement n'est pas terminé alors, faire une application de forceps. Dégager lentement, en tirant pendant les contractions seulement. Chloroforme. (V. *Déchirures du périnée*.)

RÉTENTION D'URINE. — Pendant la première moitié de la grossesse, la rétention d'urine est un des symptômes essentiels de la rétroversion de l'utérus gravide. Après l'accouchement ne pas presser de faire le cathétérisme.

RÉTENTION PLACENTAIRE. — V. *Délivrance*.

RÉTROVERSION DE L'UTÉRUS GRAVIDE. — Quand elle est accompagnée de rétention d'urine, faire le cathétérisme deux fois par 24 heures, en prenant toutes les précautions antiseptiques et en évitant de traumatiser l'urètre où la vessie. Ce traitement n'est pas seulement symptomatique, il est très souvent aussi curatif de la rétroversion. En cas d'échec, réduire la déviation en repoussant avec la main le fond de l'utérus au-dessus du détroit supérieur. Au besoin, donner du chloroforme et abaisser le col avec une pince à griffes pendant que l'autre main rétropulse le fond de l'organe. Maintenir la réduction à l'aide d'un pessaire de Tarnier.

RIGIDITÉ DU COL. — Ménager les membranes, antisepsie. injections chaudes, fréquemment renouvelées, bains chauds répétés. Écarteur Tarnier. surtout quand les membranes sont rompues. Avec une présentation de l'épaule, ballon de Champetier.

Garder les incisions comme ressource extrême ; les faire alors multiples, mais petites (1 centimètre) et sur les parties latérales du col. Dans les cas où l'orifice est rendu rigide par une dégénérescence cancéreuse *totale*, prendre de bonne heure le parti de faire l'opération césarienne.

RUPTURE PRÉMATURÉE DES MEMBRANES.
— On n'a le droit de rompre la poche des eaux avant la dilatation complète que dans deux cas : l'insertion vicieuse du placenta (voir ce mot) et l'hydramnios empêchant par l'excès de liquide amniotique l'utérus de se contracter. Dans toute autre circonstance, respecter l'intégrité des membranes jusqu'à la dilatation complète.

Quand les membranes se rompent prématurément soit au début du travail, soit même avant, prescrire le repos au lit, des toilettes vulvaires, quelques rares injections vaginales et un pansement (coton aseptique) appliqué sur les organes génitaux externes.

RUPTURE UTÉRINE.
— *Traitement préventif.* — Reconnaître le rétrécissement du bassin, l'hydrocéphalie, la présentation de l'épaule ; éviter l'ergot de seigle, terminer l'accouchement en temps opportun ; opérer avec prudence et douceur.

La rupture faite, entraîner le fœtus et le placenta par les voies génitales toutes les fois qu'on peut ; réserver la laparotomie pour les cas où l'œuf est passé dans la cavité péritonéale. Antisepsie, toniques et reconstituants.

SIÈGE
(présentation du). — Compter sur la terminaison spontanée de l'accouchement. Au moment du dégagement, mettre la femme dans la position obstétricale et se tenir prêt à faire la manœuvre de Mauriceau. Ne pas tirer sur le fœtus, tant que le tronc n'est pas sorti, pour éviter le redressement des bras. Le siège décomplété mode des fesses se dégage spontanément dans la plupart des cas. Quand, par exception, il s'arrête ou s'enclave dans l'excavation, on doit glisser un lacs (mèche de lampe engainée dans un tube de caoutchouc rouge) dans l'aine antérieure, quand le dos du fœtus est en avant, et extraire ; (éviter les crochets métalliques.) Quand le dos est en arrière, appliquer le forceps. (V. *Forceps*.)

SOMMET
(présentation du). — Expectation. Les positions postérieures appellent quelquefois le forceps, quand l'utérus n'est pas assez énergique pour faire tourner l'occiput sous la symphyse pubienne.

SOUFFRANCE DU FŒTUS.

— Elle est caractérisée : 1º par les modifications (affaiblissement, ralentissement, irrégularité) des bruits du cœur fœtal, constatés *dans l'intervalle* de deux contractions utérines (la contraction utérine ralentissant le rythme du cœur sans faire souffrir l'enfant) ; 2º par les modifications du liquide amniotique (teinte verte due à la présence du méconium), sous la réserve que l'écoulement du méconium a une signification bien moins fâcheuse dans la présentation du siège.

Terminer l'accouchement par le forceps ou la version si la dilatation est complète ; si elle est incomplète, l'accélérer au moyen de l'écarteur ; rechercher la procidence du cordon et agir en conséquence.

SUITES DE COUCHES.

— V. *Infection puerpérale*.

TAMPONNEMENT.

— Le tamponnement vaginal est indiqué contre certaines hémorragies (V. *Avortement, Insertion vicieuse du placenta*.) L'introduction dans le vagin de quelques bourdonnels sur une plaie cervicale ou vaginale qui saigne après la délivrance, porte encore le nom de tampon local (V. *Délivrance*), mais c'est là une intervention toute différente du véritable tamponnement vaginal destiné à arrêter une hémorragie de source utérine. Celui-ci cependant est contre-indiqué dans le cas d'hémorragie de la délivrance par inertie utérine après l'accouchement ; car ici, la cavité de l'organe peut, en se dilatant sous l'influence de l'écoulement sanguin, contenir une très grande quantité de sang qui s'accumulerait derrière le tampon. Ce danger de transformer une hémorragie externe ou mixte, en hémorragie interne, n'existe pas quand le fœtus est encore en place (insertion vicieuse), il est réduit à peu de chose, si l'utérus est petit (avortement).

50 à 60 bourdonnels de coton ou d'étoupe, gros comme des noix, soigneusement ébouillantés dans une solution antiseptique ou de l'eau ordinaire, et introduits aussi profondément que possible dans les culs-de-sac du vagin, et même dans le col, puis dans toute la cavité du vagin, constituent le tampon classique. Pour réussir, le secret est de pousser les premiers bourdonnels aussi loin que possible, de ne pas se contenter d'en mettre huit ou dix et surtout d'user une *grande quantité* de vaseline qui facilite singulièrement la besogne. On a presque toujours le temps de préparer son tampon avec soin.

Aujourd'hui, tout médecin doit avoir dans sa trousse, une longue bande de gaze stérilisée d'avance, contenue dans un étui de fer blanc, sorte de boîte de conserve, qu'on trouve aisément et qu'on peut garder, pour ainsi dire indéfiniment ; on ouvre la boîte au moment d'appliquer le tampon.

Avec cette même bande stérilisée, on peut faire les pansements et le tamponnement intra-utérins. (V. *Délivrance*.)

TÊTE DERNIÈRE.

— L'extraction de la tête venant dernière, termine la version podalique ou l'accouchement par le siège. Elle s'effectue à l'aide de la *manœuvre de Mauriceau*. Pour l'opérer, deux doigts sont introduits *jusqu'au fond* de la bouche du fœtus pour tirer sur la mâchoire inférieure. Le tronc de l'enfant est mis à cheval sur l'avant-bras correspondant ; index et médius de l'autre main sont placés en fourche de chaque côté de la nuque, pour tirer sur le haut de la face postérieure de la poitrine. On fait ainsi descendre la tête suivant un diamètre oblique de l'excavation ; quand le menton est à la vulve, et *seulement alors*, faire tourner la tête de manière à ramener l'occiput sous la symphyse pubienne. Dégager en soulevant le fœtus, *dos sur ventre*. Faire soutenir le périnée et même empêcher la tête de sortir trop vite pour éviter une déchirure grave.

Si les tractions manuelles sont insuffisantes, il faut appliquer le forceps (la tête peut être retenue par une rétraction du col, ou par un périnée trop résistant). Cette application du forceps sur la tête dernière est exceptionnelle, mais on doit penser à la ressource qu'elle donne pour avoir un enfant vivant, au lieu de tirer avec trop de violence avec la manœuvre de Mauriceau. Pour opérer, faire soulever le tronc, introduire les cuillers par-dessous, suivant les règles ordinaires.

Quand le bassin rétréci retient la tête dernière au détroit supérieur, on emploie la manœuvre de Champetier de Ribes : « 1° Placer la tête transversalement au détroit supérieur ; 2° fléchir l'extrémité céphalique en mettant un ou deux doigts dans la bouche de l'enfant et refouler la nuque du côté du bassin de façon à l'appliquer sur la ligne innominée ; 3° Exercer des tractions sur les épaules et sur le maxillaire inférieur. Si la tête ne descend pas, il faut en outre 4° s'efforcer que la tête double le promontoire. Pour cela : *a)* on incline d'abord l'extrémité céphalique sur son pariétal postérieur, en relevant le tronc et en refoulant avec la main, qui est à cheval sur les épaules, le cou de l'enfant en avant, vers le pubis ; *b)* puis on appuie sur le cou avec l'index de la même main, mais en pressant d'avant en arrière. Le diamètre transverse de la tête franchit alors le détroit supérieur ; 5° on a recours à l'expression à travers la paroi abdominale ; un aide appuie sur la région frontale du fœtus et suivant l'axe du détroit supérieur ; il fléchit ainsi la tête, appuie la nuque sur la ligne innominée, et contribue à l'engagement... » (Budin.)

Quand cette manœuvre ne réussit pas, point n'est besoin de recourir au forceps, car l'enfant a succombé pendant les tentatives ; il ne reste plus à faire que la craniotomie.

Quand la tête est retenue dernière et séparée du tronc, il faut la saisir avec la main par le maxillaire inférieur et tirer doucement pour ne pas fracturer ce point d'appui ; un aide pousse la tête par la paroi abdominale. Si on échoue, la saisie de la tête avec le forceps ou mieux avec le basiotribe, est souvent fort difficile.

THROMBUS DE LA VULVE ET DU VAGIN.

— Cette tumeur sanguine apparaît rarement avant la naissance de l'enfant, ordinairement après. Si le thrombus vagino-vulvaire fait obstacle à l'accouchement, si les parois de la poche menacent de se rompre, si la perte de sang est assez grande pour donner lieu aux signes d'une hémorragie interne, il faut inciser largement, évacuer les caillots, faire dans le foyer une grande injection à 45° et (l'accouchement terminé) tamponner la cavité du thrombus à la gaze iodoformée.

Dans les conditions inverses, ne pas inciser ; compter sur la résorption spontanée ; antisepsie ; cependant, si, ultérieurement des phénomènes septiques apparaissent, inciser, laver, tamponner la poche.

TRAVAIL.

— La femme est en travail quand des contractions utérines douloureuses vont en se rapprochant, *en même temps* que le col subit d'importantes modifications (effacement, puis et surtout dilatation.)

VERSION. — La version est une manœuvre qui a pour but de changer la présentation. Elle s'effectue par *manœuvres externes*, à la fin de la grossesse, pour changer une présentation de l'épaule en position du sommet, ou bien par *manœuvres mixtes* (V. de Braxton-Hicks), au commencement du travail, alors que le col est incomplètement dilaté et que les membranes sont déjà rompues (une main agit par manœuvres externes, tandis qu'un ou deux doigts poussés dans le col, soulèvent la partie fœtale pour la déplacer plus facilement).

La *version par manœuvres internes*, ou version proprement dite, s'effectue quand le col est entièrement dilaté ou dilatable et que la partie fœtale n'est ni fixée ni trop engagée dans l'excavation. Il est avantageux que la poche des eaux soit restée intacte jusqu'au moment de l'opération. Avant de commencer, vider le rectum et la vessie, faire l'antisepsie de la femme et de l'opérateur. L'indication principale est la présentation de l'épaule. Quand la tête vient la première, l'enfant étant vivant, si l'extraction est indiquée pour une raison quelconque, on peut parfois hésiter entre le forceps et la version. La vraie manière de se déterminer, c'est de calculer le degré de difficulté qu'on doit rencontrer soit pour le forceps, soit pour la version. Celle-ci est facile et par suite préférable quand la partie fœtale est élevée et mobile au détroit supérieur ; elle est impossible lorsque la présentation est engagée dans l'excavation ou fixée par la rétraction utérine.

Le premier temps de la version est l'introduction de la main qui doit aller chercher un ou les pieds. Dans les présentations de la tête, il faut choisir la main dont la paume se dirige facilement vers le plan ventral du fœtus ; dans les cas de présentation de l'épaule, on peut employer l'une ou l'autre main. Pendant l'introduction, soutenir fortement le fond de l'utérus avec l'avant-bras resté libre. Pousser la main qui opère jusqu'au fond de l'utérus, pour éviter d'abaisser un bras au lieu d'un pied. Bien tenir le pied saisi.

2e temps : évolution fœtale, par tractions modérées sur le membre saisi. Ce second temps (comme le premier d'ailleurs) sera exécuté dans l'intervalle de deux contractions.

3e temps : extraction lente, modérée, abaissement des bras, manœuvre de Mauriceau (V. *Tête dernière.*)

VOMISSEMENTS INCOERCIBLES. — Les vomissements incoercibles de la grossesse s'observent ordinairement pendant les premiers mois.

Tous les médicaments ont réussi et échoué à la première période.

Dès la seconde période, caractérisée par l'accélération du pouls, il faut considérer la situation comme grave et agir. Un bon moyen auquel on peut recourir même dès le début, est la galvanisation du pneumogastrique.

En cas d'échec, il faut (à la seconde période) redresser les déviations utérines qui sont fréquemment cause des vomissements incoercibles ; puis faire la dilatation digitale du col ; en dernier lieu, provoquer l'avortement. Avant d'exécuter cette opération, il faudra prendre l'avis d'un ou de deux confrères, rédiger une consultation signée de tous et prévenir le maire ou le commissaire de police.

A la troisième période (phénomènes nerveux) la mort est presque certaine.

SÉROTHÉRAPIE

DIPHTÉRIE ET TÉTANOS

L'idée première du traitement d'une maladie infectieuse par les injections de sérum provenant du sang d'animaux immunisés contre cette même maladie, a son origine dans les expériences de M. Maurice Raynaud, puis dans celles de MM. Héricourt et Richet, mais la sérumthérapie n'a pris toute son importance qu'après les travaux de MM. Behring et Kitasato sur les propriétés du sérum de cheval immunisé contre le tétanos et la diphtérie. Deux maladies relèvent actuellement de ce nouveau mode de traitement : la diphtérie et le tétanos ; on peut y joindre l'intoxication produite par les venins de serpent ; l'érysipèle et la fièvre puerpérale lorsqu'elle est due au streptocoque.

DIPHTÉRIE

La sérothérapie de la diphtérie est aujourd'hui entrée d'une façon définitive dans la pratique médicale, depuis les communications faites au congrès de Buda-Pest par M. Roux, en son nom et en celui de ses collaborateurs MM. Martin et Chaillou.

Pour que la nouvelle méthode donne d'une manière certaine les résultats qu'on est en droit d'en attendre et qui ont été confirmés par les statistiques publiées dans ces derniers mois, tant en France qu'à l'étranger, il est absolument indispensable qu'elle soit appliquée d'une manière rigoureuse et scientifique. Il ne faut jamais oublier que la sérohérapie est efficace seulement dans les cas où existe le bacille de Lœffler, lui demander plus serait illogique et contraire à l'esprit même de la méthode et les seuls cas de diphtérie, confirmés scientifiquement, peuvent entrer en ligne dans une statistique. Le diagnostic scientifique de la diphtérie s'impose donc ainsi qu'une technique rigoureuse et pour la faire connaître nous ne pouvons mieux faire que de résumer les conférences faites sur ce sujet par M. Martin à l'Institut Pasteur.

Le diagnostic scientifique de la diphtérie ne présente pas de difficultés qui doivent effrayer le praticien ; il peut être établi dans une période de temps qui ne dépasse pas vingt-quatre heures. Deux cas peuvent se présenter.

1° Il existe des fausses membranes qu'on peut recueillir et examiner ensuite.

2° Il n'existe pas de fausses membranes ou bien il est impossible de s'en procurer.

IL EXISTE DES FAUSSES MEMBRANES

Pour recueillir une fausse membrane destinée à l'examen bactériologique, on commence par bien laver et nettoyer la bouche du malade avec de l'eau bouillie, ou tout au moins par éponger la fausse membrane avec un tampon de coton hydrophile ; on en détache un fragment avec une pince et on procède ensuite à l'examen, si cet examen peut être effectué sur place. Dans le cas contraire, il faut conserver la fausse membrane, pour la transporter au laboratoire dans lequel aura lieu l'examen bactériologique[1]. Cette conservation de la fausse membrane est fort importante ; car, si elle n'est pas bien faite, la culture du bacille de Lœffler, au lieu de se faire en vingt-quatre heures, terme normal et rigoureux, exigerait trente-six à quarante-huit heures, et le diagnostic pourrait manquer de la rigueur désirable. Il ne faut pas recueillir et conserver les fausses membranes dans un flacon plein d'eau ou de tout autre liquide, ni même dans un flacon qui aurait antérieurement renfermé des substances plus ou moins antiseptiques, telles que les essences, et qui auraient pour effet de retarder la culture. Le moyen, le meilleur et le plus simple, consiste à enlever la fausse membrane et à l'enfermer dans un morceau de taffetas gommé ; on le plie

[1] Voir plus loin, page 570, les conditions dans lesquelles ce transport peut être effectué.

avec soin et on le glisse dans un tube à essai que l'on ferme avec un tampon de coton et que l'on transporte ensuite au laboratoire.

Examen direct de la fausse membrane. — Dans beaucoup de cas, plus de la moitié, cet examen suffit pour établir le diagnostic scientifique de la diphtérie. On met le bacille spécifique en évidence par la coloration simple et par la méthode de Gram. Voici comment on pratique. La fausse membrane, enveloppée dans le taffetas gommé, est retirée du tube ; on la saisit par chacune de ses extrémités avec une pince à disséquer et on l'étale sur une feuille de papier buvard ; on la comprime légèrement avec ce papier, afin de la débarrasser de l'humidité qui l'imprègne ; puis on en détache un petit fragment, que l'on saisit avec une pince et que l'on frotte sur une lamelle mince préalablement bien nettoyée et desséchée. On dépose ainsi à la surface de cette lamelle une très mince couche de matière que l'on dessèche en agitant à l'air. On fixe en passant trois fois dans la flamme d'une lampe à alcool et il ne reste plus qu'à colorer.

On se sert du mélange suivant que l'on désigne sous le nom de bleu composé ou de bleu de Roux.

Soluté A	Violet dahlia.	1	gramme.
	Alcool à 90°.	10	—
	Eau distillée.	90	—
Soluté B	Vert méthyle.	1	gramme.
	Alcool à 90°.	10	—
	Eau distillée.	99	—

On mélange 1/3 du soluté A avec 2/3 du soluté B.

Ce mélange colore tous les microbes ; mais il se fixe rapidement et avec élection sur les bacilles diphtériques, de sorte que si son action est peu prolongée, ceux-là seront surtout colorés. Après avoir desséché et fixé la lamelle ainsi que nous l'avons dit, on verse à sa surface deux à trois gouttes de bleu composé : on laisse en contact pendant une minute environ, puis on enlève l'excès de matière colorante soit en dirigeant un jet d'eau sur la lamelle, soit en la plongeant dans l'eau : on renverse ensuite la lamelle sur une lame porte-objet et l'on procède directement à l'examen microscopique. Le bacille diphtéritique se présente entre des cellules et des amas de fibrine qui constituent la fausse membrane. Ce bacille présente à peu près la dimension du bacille tuberculeux, mais il est plus épais et ses deux extrémités sont grosses, renflées et arrondies.

Ces bacilles se groupent bout à bout, deux bacilles forment le plus souvent un angle obtus, plus ou moins ouvert, un accent circonflexe plus ou moins écarté. Souvent aussi ils se groupent parallèlement. Ces deux aspects sont tout à fait caractéristiques et suffisent pour reconnaître le bacille de Lœffler.

Cette coloration simple que l'on peut également pratiquer avec le bleu de Lœffler, permet non seulement de déceler le bacille diphtérique, mais fait reconnaître aussi s'il existe dans la fausse membrane d'autres microbes, c'est-à-dire de voir si l'on a sous les yeux un cas de diphtérie pure ou un cas avec association microbienne.

Les deux bains colorants, celui de Roux et celui de Lœffler, colorent en effet les autres microbes associés, tels que les streptocoques et les staphylocoques.

Il faut toujours faire une seconde préparation colorée par la méthode de Gram.

En effet, les microbes autres que celui de Lœffler, qui ne prennent pas le Gram, seront décolorés et aucune confusion ne sera possible.

Voici comment on procède :

On colore la lamelle en la plongeant pendant quelques instants dans le bain de Lœffler que l'on prépare de la manière suivante :

Soluté alcoolique saturé de violet de gentiane. 1 partie.
Eau saturée d'aniline . . . . 9 —

On immerge ensuite la lamelle dans le liquide de Gram, que l'on obtient d'après la formule suivante :

SOLUTÉ DE GRAM

Iode . . . . 1 gramme.
Iodure de potassium. . . . . 2 —
Eau distillée . . . . 300 —

Ce liquide fixe la matière colorante sur le bacille, et facilite au contraire la décoloration des autres éléments de la préparation lorsqu'on plonge en dernier lieu la lamelle dans l'alcool; les bacilles de Lœffler seuls ne se décolorent pas.

IL N'EXISTE PAS DE FAUSSES MEMBRANES

L'examen direct suppose donc que l'on a pu se procurer une fausse membrane, et par conséquent que l'on a affaire à une diphtérie à fausses membranes ; mais il sera toujours bon de le contrôler par la méthode de choix, c'est-à-dire par l'ensemencement sur le sérum coagulé : cette seconde méthode est du reste la seule praticable, lorsqu'il n'y a pas de fausses membranes. Elle a été indiquée par Lœffler en 1884 : le sérum coagulé est un milieu de culture de choix sur lequel le bacille diphtéritique cultive en vingt-quatre heures et parfois moins. Le développement des autres microbes associés exige un temps plus long.

Pour recueillir et préparer le sérum, on opère de la manière suivante : on prend un grand cristallisoir de 3 à 4 litres de capacité et pouvant être recouvert par un autre semblable, mais de diamètre un peu plus considérable. On le stérilise dans le four à flamber, puis on le transporte à l'abattoir et l'on reçoit directement dans le plus petit cristallisoir le jet de sang qui s'échappe de la jugulaire d'un bœuf qu'on vient d'égorger. On recouvre aussitôt avec le second cristallisoir et on laisse en repos dans un endroit frais. Au bout de vingt-quatre heures, le sang est coagulé; on aspire avec un grand ballon-pipette de Pasteur, préalablement stérilisé, le sérum formé et on le répartit ensuite dans de petits ballons de 50 centimètres cubes environ de capacité. On ferme ces ballons à la lampe, puis on les dispose dans un panier métallique que l'on place dans une étuve *ad hoc* et on les chauffe *tous les jours pendant une heure à 58 degrés. Après quinze jours* de chauffage discontinu, la stérilisation du sérum est terminée et il peut être conservé indéfiniment.

Pour l'usage on le divise, au moyen d'un ballon de Miquel, dans des tubes à essai préalablement stérilisés : on insuffle 3 à 4 centimètres cubes dans chaque tube que l'on ferme avec un tampon de coton. On dispose ces tubes *inclinés* dans une étuve spéciale ou plus simplement sur une plaque de cuivre à rainures disposée sur une casserole où l'on fait bouillir de l'eau et l'on fait coaguler le sérum. Ces tubes de sérum coagulé doivent être conservés verticalement, afin que la petite quantité de liquide qui se sépare toujours après la coagulation puisse se rassembler au fond du tube.

Ensemencement. — Pour ensemencer un tube de sérum, on prend une petite spatule de platine, ou plus simplement un fil de fer que l'on aplatit à une extrémité. Après avoir flambé cette extrémité, on prélève un peu de semence sur une fausse membrane préalablement retirée, ou bien on va la chercher dans le pharynx de l'enfant, le plus profondément et le plus près possible du larynx, près des cordes vocales (surtout s'il s'agit de diphtérie laryngée), et sur les fausses membranes s'il en existe. Avec cette semence, on ensemence le tube de sérum en faisant assez de stries parallèles pour recouvrir toute la surface libre du sérum : on prépare ainsi un premier tube qu'on appelle n° 1, puis, *sans recharger* ce fil-spatule, on ensemence de la même manière un second tube que l'on étiquette n° 2. En outre, sur chaque tube, on inscrit le nom de l'enfant et l'heure de l'ensemencement : on porte à l'étuve. La culture devra être examinée vingt-quatre heures après.

Les tubes seront maintenus *verticalement* dans l'étuve, afin que le liquide qui a suinté reste au fond et ne vienne pas imbiber la surface où l'on a pratiqué les stries d'ensemencement. Dans ce cas, les colonies ne seraient pas isolées, car la semence serait diluée par le liquide et s'étalerait uniformément à la surface du sérum.

Dans le tube n° 1, les colonies sont pressées et confluentes; elles seront plus discrètes et isolées dans le second tube et se prêteront mieux à l'examen microscopique. On cultive à l'étuve chauffée à 37° (entre 35 et 37°) et au bout de vingt-quatre heures la culture doit être faite. Dans certains cas de diphtérie grave, les colonies commencent à apparaître au bout de douze heures et sont formées en quatorze ou dix-huit heures.

Il ne faut pas attendre plus de vingt-quatre heures, ce temps est suffisant pour que le bacille diphtérique puisse cultiver sur le sérum; au bout de plus longtemps, les microbes étrangers, tels que les streptocoques, staphylocoques, cocci, sarcines et torula, commencent à leur tour à cultiver et masquent les colonies du bacille de Lœffler.

L'examen direct de la culture permet déjà de voir si les colonies développées au bout de vingt-quatre heures sont constituées par le bacille diphtéritique. Ces colonies sont arrondies et soulevées au centre, de telle sorte qu'en les examinant verticalement, le centre paraît opaque et la périphérie plus translucide.

Cet aspect est caractéristique et permet de distinguer à première vue ces colonies de celles produites par un petit coccus signalé par MM. Roux et Yersin chez un enfant qui est entré sept fois dans le pavillon de la diphtérie, et de la gorge duquel ils ont isolé un petit coccus auquel ils ont donné le nom de *coccus Brisou*. Ce petit coccus se développe également au bout de vingt-quatre heures sur le sérum coagulé. Ses colonies sont bien arrondies; mais elles sont *plates* et non *bombées*. Le professeur Dieulafoy leur a donné le nom de *macules*, tandis que les colonies des bacilles de Lœffler forment des *papules*.

L'examen microscopique enlève du reste tout doute : le coccus est *rond*, et le microbe de la diphtérie est un *bacille allongé*. L'examen microscopique des colonies des bacilles diphtériques, développées en vingt-quatre heures, examen qui doit toujours être fait, se pratique de la manière suivante : on se sert d'un fil de platine ou d'une petite tige de verre qu'on recourbe en forme de crochet, à l'extrémité de laquelle on fond une petite boule.

On prend une lamelle de verre bien propre et l'on dépose sur un des angles une gouttelette d'eau ; avec la petite boule qui garnit l'extrémité de la tige de verre on prélève un petit fragment d'une colonie bien nette et bien isolée ; puis avec le dos du crochet on prend une gouttelette de l'eau déposée à l'angle de la lamelle. On étale cette gouttelette au centre ; puis on y délaye la parcelle de culture qui imprègne la boule de verre ; on étale à la surface de la lamelle et on fait évaporer l'eau en agitant la lamelle ; on fixe en passant trois fois dans la flamme d'une lampe à alcool et l'on colore avec le bleu composé, dont on enlève ensuite l'excès par lavage à l'eau ; on applique la lamelle sur une lame porte-objet et l'on examine directement.

Les bacilles ont la même forme et la même disposition que dans les fausses membranes. Ils se présentent sous forme de bâtonnets légèrement étranglés au milieu, renflés et arrondis aux extrémités ; ces bacilles sont, ou bien rangés parallèlement, ou disposés par deux, bout à bout, leur axe formant toujours un angle obtus, plus ou moins ouvert.

Souvent aussi ils sont enchevêtrés, intriqués sans ordre et forment de petits amas que l'on pourrait comparer à ceux constitués par une pincée d'épingles qu'on laisserait tomber sur une surface plane.

Cette forme allongée du bacille est la plus fréquente et on la rencontre 8 fois sur 10 : on trouve encore une forme courte et trapue qui se dispose par séries parallèles ; mais n'est jamais intriquée. Ils peuvent également être placés par deux bout à bout, formant un angle obtus, un accent circonflexe plus ou moins ouvert.

Quoi qu'il en soit, lorsque l'on ensemence sur sérum coagulé un produit diphtérique et qu'au bout de vingt-quatre heures il se développe des colonies constituées par des bacilles disposés parallèlement ou à angle obtus, on peut être à peu près certain que l'on a du bacille diphtérique, que ce bacille soit *allongé* ou *trapu*. Quelques bacilles coliformes peuvent donner des colonies en vingt-quatre heures sur le sérum, mais ces bacilles ne se colorent pas par la méthode de Gram.

Les deux formes du bacille diphtérique appartiennent-elles au même bacille ? Si théoriquement la question doit être posée, elle ne présente pas d'intérêt au point de vue pratique. Il faut considérer comme bacille diphtérique tout bacille présentant les dispositions signalées et fournissant sur sérum coagulé des colonies en vingt-quatre heures.

Les bactériologistes allemands disent que le bacille allongé, le premier décrit, est le véritable bacille de la diphtérie, tandis que le second, celui qui présente une forme courte et trapue, serait le pseudo-bacille de la diphtérie.

Est-ce bien vrai ? En tout cas, ce point est pratiquement sans importance. Il en aurait une si le bacille court ou pseudo-bacille ne déterminait jamais une diphtérie vraie, ce qui n'est pas. En effet, il peut donner une diphtérie très grave, lorsqu'il est associé à des streptocoques ; dans la diphtérie évoluant avec la rougeole concomitante, il devient très virulent. Il faut donc cliniquement déclarer qu'il y a diphtérie quand on rencontre le bacille de Lœffler, que la forme soit longue ou courte.

L'examen direct des cultures en tubes sur sérum peut aussi renseigner sur la nature de la maladie. Le petit coccus Brisou pousse également en vingt-quatre heures, mais ses colonies sont plates (macules de Dieulafoy), tandis que celles du bacille de Lœffler, sont bombées (papules de Dieulafoy). En outre l'examen microscopique montre les cocci sous forme de petits points isolés, réunis par deux ou même en petits amas.

On voit également sur les tubes de sérum retirés de l'étuve des petites colonies très serrées qui existent dans les intervalles des grosses colonies dues au bacille de Lœffler. Elles sont dues à des streptocoques et l'examen microscopique les montre formées par des petits cocci accolés deux par deux ou réunis par quatre en chaînettes ; dans le liquide qui s'est rassemblé au fond du tube de sérum, on trouve également de ces chaînettes beaucoup plus longues et constituées par douze à quinze éléments : on a sous les yeux une diphtérie avec association de streptocoques.

Quelquefois aussi et seulement après vingt-quatre heures de culture, on voit se former de petites colonies irrégulières, blanchâtres, diffluentes ; elles sont dues à des staphylocoques. On a une diphtérie avec association de staphylocoques.

Ces trois associations, petit coccus Brisou, streptocoques, staphylocoques, sont assez fréquentes. On trouve les streptocoques dans un tiers des cas ; le plus souvent en hiver. L'association du petit coccus Brisou constitue une forme bénigne. L'association avec les staphylocoques et surtout les streptocoques constitue des angines très graves. Les associations microbiennes sont donc très importantes à reconnaître. La diphtérie pure est moins dangereuse et peut être traitée plus facilement par la sérumthérapie. Les associations bactériennes sont plus graves, surtout si l'on rencontre le streptocoque. Le diagnostic scientifique de la diphtérie est donc de la plus haute importance, surtout pour le traitement par la sérumthérapie, et on agira d'autant plus énergiquement que l'association microbienne sera plus dangereuse.

L'examen bactériologique et l'ensemencement des exsudats autorise encore à isoler à bon escient des enfants soit à l'hôpital, soit dans une famille. Il permet non seulement de diagnostiquer la diphtérie alors qu'aucun symptôme extérieur n'est apparent, c'est-à-dire deux ou trois jours avant l'éclosion des accidents, mais aussi à prévenir les épidémies. Il doit donc être toujours pratiqué aussi bien dans l'intérêt du diagnostic que pour le pronostic, la prophylaxie et le traitement de cette terrible affection.

Immunisation des chevaux ; préparation du sérum antidiphtérique. — Le cheval a été choisi de préférence aux autres animaux domestiques parce que le sérum provenant de son sang est celui qui est le mieux supporté par l'organisme humain. Il est, en outre, relativement facile d'immuniser un cheval, cet animal étant plus résistant que les autres à la toxine diphtérique, on peut enfin lui soustraire par saignées une forte quantité de sang sans l'affaiblir outre mesure.

Pour préparer la toxine diphtérique, on prélève de la semence dans une colonie qui s'est développée en vingt-quatre heures sur un tube de sérum ensemencé avec une fausse membrane ou de l'exsudat recueilli directement dans la gorge d'un enfant atteint de diphtérie. Cette semence est déposée dans du bouillon alcalin peptonisé à 2 p. 100. On fait la culture à l'étuve à 37° dans de grands ballons munis d'une tubulure latérale qui permet de faire circuler un courant d'air à la surface du liquide. La culture est terminée en quinze jours et une bonne toxine doit, à la dose de 1/10 de centimètre cube, tuer en quarante-huit heures un cobaye pesant environ 500 grammes.

C'est cette toxine qui servira à immuniser le cheval qui doit fournir le sérum. Au commencement il est prudent de ne pas faire les inoculations avec la toxine pure : elles seraient trop dangereuses. On atténue son activité en la mélangeant avec de la liqueur de Gram (solution iodo-iodurée) (2 centimètres cubes de toxine pure et 1 centimètre cube de liqueur de Gram). Au début on injecte avec prudence ; on arrive à injecter la toxine *pure* à la dose de 1 centimètre cube tous les cinq jours ; puis 2 centimètres cubes dans les cinq jours ; on va jusqu'à 5 centimètres cubes et plus et on répète l'injection tous les deux jours, de manière à charger l'animal de toxine. Lorsqu'on le juge suffisamment immunisé, on pratique une saignée à la jugulaire et on reçoit directement le sang dans un flacon stérilisé. On laisse coaguler ; le sérum se sépare et au moyen d'un ballon-pipette, on le soutire et on le répartit en petits flacons stérilisés d'une capacité de 10 ou 20 centimètres cubes.

Le sérum ainsi préparé doit être essayé au point de vue de son pouvoir antitoxique ; il doit être au titre minimum de 1/50,000 c'est-à-dire que l'injection de la dose de 1/50,000 du poids d'un cobaye injection faite vingt-quatre heures avant l'inoculation de 1/2 centimètre cube de culture de bacille diphtérique qui tue en vingt-quatre heures doit prévenir l'infection.

On prépare facilement du sérum au titre de 1/100,000.

Le sérum antitoxique est à la fois *préventif* et *thérapeutique*. Nous parlerons peu de son pouvoir préventif qui est de peu de durée (deux à six semaines suivant la dose injectée). On doit toujours dans la pratique utiliser ce pouvoir préventif du sérum lorsqu'il se déclare un cas de diphtérie dans une famille qui compte plusieurs enfants, ou dans une agglomération d'enfants, soit à l'école soit à l'hôpital. *C'est une précaution qu'il faut toujours prendre*. A cet effet, on injecte 5 centimètres cubes de sérum aux enfants âgés de moins de 10 ans et 10 centimètres cubes à ceux qui ont dépassé cet âge.

Pratiquement il faut toujours faire une injection de sérum aussitôt que l'on soupçonne la diphtérie et sans attendre les résultats fournis par l'examen microscopique et l'ensemencement de tubes de sérum. C'est une règle générale à laquelle doit se conformer le praticien. Lorsqu'il se trouvera en face d'un cas de diphtérie éclatant soit dans une famille, soit dans une agglomération d'enfants, il devra faire des ensemencements avec les exsudats pris dans la gorge du sujet atteint *et sans attendre* le résultat de l'examen bactériologique, pratiquer de suite des inoculations préventives. Il injectera dans le flanc, 10 à 20 centimètres cubes de sérum, suivant la gravité des cas, à la base des fausses côtes. La diphtérie est tout d'abord une maladie *locale*, et il importe d'intervenir avant qu'elle n'ait eu le temps de se généraliser et même que les manifestations locales siégeant sur le pharynx, le larynx et les amygdales ne soient apparentes ; d'autant plus qu'il arrive assez souvent que ces manifestations ont leur siège dans les fosses nasales et dès lors elles passent inaperçues. Il faut toujours se méfier des écoulements du nez, des rhinites, au moment des épidémies de diphtéries. Tout dernièrement un enfant atteint de rhinite est resté cinq semaines en contact avec ses deux frères qu'il a contaminés et qui ont été atteints de diphtérie ; chez lui la maladie n'a été diagnostiquée que postérieurement. Dans un autre cas un enfant présentant de la rhinite entrait à l'hôpital où il contracta la rougeole ; à la suite de cette maladie on vit des traînées blanches dans le pharynx et le croup se déclarer. Donc, surtout en temps d'épidémie, toutes les fois que l'on constatera de l'écoulement nasal, il ne faut pas hésiter à injecter du sérum. La diphtérie, je le répète, est tout d'abord une affection locale ; il faut la prévenir avant la généralisation et la diffusion de la toxine. La présence de fausses membranes et l'existence de la rhinite précèdent heureusement la généralisation et c'est ce qui nous permet d'agir. L'apparition de la fausse membrane précède l'empoisonnement général et le précède d'un temps assez long pour permettre d'intervenir.

Quelles sont les bases du traitement de la diphtérie ? Nous aurons à nous occuper du pouls, de la température, de la respiration, de la présence de l'albumine dans les urines, et enfin de l'état local et de l'état général.

Le pouls fournit des indications plus rapides, mais moins certaines que l'observation de la température. L'examen de la respiration renseigne surtout sur les complications pulmonaires.

La recherche de l'albumine dans l'urine permettra de voir si l'action de la toxine diphtérique s'est portée sur les reins et poussera à injecter une dose plus élevée d'antitoxine. Ainsi que nous l'avons déjà dit, l'injection du sérum antitoxique est cliniquement inoffensive pour les reins, elle paraît, au contraire, les protéger contre l'action de la toxine ; en effet, on trouve de l'albumine dans l'urine, dans les deux tiers des cas des angines diphtériques bénignes, tandis que dans ces mêmes angines traitées par la sérumthérapie on ne trouve plus de l'albumine que dans la moitié des cas.

Avec la sérumthérapie, l'état local présente peu d'importance. Il est certain que s'il existe beaucoup de fausses membranes qui tapissent entièrement le pharynx, il faut intervenir avec plus d'énergie que s'il ne se trouve que quelques points blancs ; mais, je le répète, les fausses membranes n'ont réellement d'importance que si elles rendent la respiration difficile. C'est l'examen bactériologique de ces fausses membranes qui fournira surtout des données importantes en faisant connaître si l'on a sous les yeux un cas de diphtérie pure ou un cas de diphtérie avec associations microbiennes. Dans le premier cas, le traitement local a peu d'importance, il n'en est plus de même dans le second.

Roux n'a pas du reste supprimé le traitement local d'une manière générale, mais certains traitements locaux que l'expérience lui a démontré être nuisibles, par exemple ceux au phénol ou au sublimé.

Lorsque cela est utile, il pratique le traitement local par les antiseptiques non caustiques ou non vénéneux ; il recommande les lavages à l'eau boriquée ou renfermant par litre 50 grammes de liqueur de Labarraque. Les attouchements avec de la glycérine salicylée ont donné de bons résultats, ainsi que ceux pratiqués avec le bleu composé, qui sert à colorer les bacilles de Loeffler : le Dr Bonain, de Brest, s'est servi avec succès de dilutions faites avec les solutés dont il a été question à propos de la coloration des bacilles diphtériques.

Roux, dans les cas d'angines graves, a employé avec avantage le mélange suivant :

SÉROTHÉRAPIE

$$\left.\begin{array}{l}\text{Camphre pulvérisé} \dots \\ \text{Menthol} \dots \end{array}\right\} \text{ãã P. E.}$$

Ce mélange se liquéfie et se prête très bien aux badigeonnages.

La nouvelle méthode n'exclut donc pas le traitement local, à la condition qu'il ne soit pas pratiqué avec des substances capables de causer une intoxication ; l'expérience a déjà montré que le phénol et le sublimé sont de ce nombre.

En outre de l'action générale qu'exerce l'antitoxine contenue dans le sérum, elle produit un effet local très marqué sur les fausses membranes, quel que soit leur siège : bouche, nez, larynx, pharynx, et les modifie assez rapidement. Dès les premières vingt-quatre heures après l'injection, elles changent d'aspect : au bout de trente-six heures, de grises elles deviennent blanchâtres, puis de couleur crème et commencent à se détacher ; elles ont complètement disparu en deux ou trois jours.

L'examen microscopique des fausses membranes ainsi modifiées est intéressant. Dans les cas de diphtérie pure, on voit que le premier jour elles renferment de nombreux bacilles ; le second jour, on y trouve quelques cocci. Les jours suivants, le nombre des bacilles diphtériques diminue de plus en plus et ils sont remplacés par d'autres microbes qui, eux, exigent un traitement local. Il faut alors pratiquer la désinfection de la bouche par les lavages, pour empêcher leur développement. La diphtérie étant guérie, il peut survenir de la suppuration qui est due aux streptocoques ou aux staphylocoques : c'est là un côté nouveau dans la pathogénie de la diphtérie, l'antitoxine fait disparaître les bacilles de Lœffler, mais les microbes associés (streptocoques ou staphylocoques) persistent ; il est important de traiter les affections qu'ils produisent. Le traitement local est donc loin d'être supprimé ; il faut seulement l'appliquer en connaissance de cause et choisir des agents qui ne soient pas nuisibles.

Le sérum antidiphtérique de l'Institut Pasteur est aujourd'hui délivré au public par les pharmaciens ; le service gratuit est fait par l'intermédiaire des préfets, conformément aux circulaires ministérielles des 14 janvier et 16 mars 1895. Dans chaque département, le préfet désigne un certain nombre de bureaux d'assistance créés par la loi de 1893. Les médecins attachés soit à ces bureaux, soit aux bureaux de bienfaisance, soit aux hospices, font connaître le nombre de flacons qu'ils jugent nécessaires pour approvisionner le dépôt dont ils ont la surveillance.

Toutes les demandes sont centralisées par le préfet qui s'adresse à l'Institut Pasteur et reçoit ensuite le nombre de flacons nécessaires pour son département. La répartition dans les bureaux d'assistance est faite par ses soins.

En cas d'urgence seulement et justifiée par la constatation d'un cas de diphtérie dans la commune ou à proximité, les maires et les médecins, attachés au service de l'assistance publique, peuvent s'adresser directement à l'Institut Pasteur : Service du sérum antidiphtérique, 18, rue Dutot.

Le sérum est délivré en flacons de 20 et de 10 centimètres cubes. Ces flacons sont enfermés dans un étui en bois duquel on ne doit pas les sortir afin de les conserver à l'abri de la lumière. On doit les tenir à l'abri de la chaleur et de l'humidité.

A chaque flacon est jointe l'instruction suivante :

Institut PASTEUR

SERVICE DE
Sérothérapie
18, rue Dutot

INSTRUCTION

pour l'emploi du Sérum antidiphtérique

Le Sérum antidiphtérique est du Sérum de sang de cheval immunisé contre la diphtérie. Il conserve ses propriétés si on le maintient dans un endroit dont la température est peu élevée, et à l'abri de la lumière, sans sortir le flacon de l'étui qui le renferme ; au-dessus de 50° le Sérum devient inactif.

Action préventive. — Employé à la dose de 5 centimètres cubes, le Sérum donne une immunité passagère contre la diphtérie ; cette immunité dure quatre à six semaines ; on peut donc faire des injections préventives aux personnes exposées à la contagion. Le pouvoir préventif du Sérum livré par l'Institut Pasteur est au moins de 50,000, c'est-à-dire qu'il suffit d'injecter à un cobaye une quantité de ce Sérum égale à 1/50,000 de son poids pour qu'il puisse supporter, sans être malade, une dose de culture virulente ou de toxine capable de faire périr les cobayes témoins, en moins de trente heures. Cette activité correspond environ à celle d'un Sérum de 200 unités immunisantes de M. Erlich.

Action thérapeutique. — Injecté en quantité suffisante, le Sérum antidiphtérique guérit la maladie déclarée, si toutefois elle n'est pas arrivée à une période trop avancée. La dose à employer varie suivant l'âge du malade, le moment de l'intervention, l'intensité de la maladie. 5 à 10 centimètres cubes suffisent pour les diphtéries bénignes prises au début ; 15 à 20 centimètres cubes sont nécessaires si la maladie est sévère ou si elle date de plusieurs jours : il faut, exceptionnellement, jusqu'à 30 centimètres cubes et même au delà dans les cas très graves, notamment dans ceux où l'on est obligé de pratiquer la trachéotomie. Il est donc impossible de fixer la quantité de Sérum qui guérit un cas de diphtérie. Le médecin devra se guider sur la marche de la température et du pouls, ainsi que sur l'état général du malade. Aussi longtemps que la température rectale n'est pas tombée au-dessous de 38°, on ne peut considérer la maladie comme terminée. En général, les fausses membranes se détachent dans les vingt-quatre heures qui suivent l'injection du Sérum, si la dose injectée est suffisante.

Lorsqu'un enfant présente du tirage, on pourra souvent éviter la trachéotomie en lui injectant une première fois 15 à 20 centimètres cubes de sérum, et en pratiquant douze heures après une nouvelle injection de 10 à 20 centimètres cubes si l'amélioration n'est pas suffisante.

Il est préférable d'injecter, dès le début, une dose de Sérum un peu forte et capable d'arrêter la maladie, plutôt que de faire à plusieurs reprises, des injections de doses faibles.

Chez les tout petits enfants, au-dessous d'un an, en règle générale on injectera autant de centimètres cubes de Sérum que l'enfant compte de mois. Il n'est pas nécessaire, à moins d'une gravité exceptionnelle de l'affection, de dépasser 15 à 20 centimètres cubes pour la première injection chez les adultes; car si leur poids est plus considérable que celui des enfants, ils résistent beaucoup mieux à la maladie et par suite n'ont besoin que d'une aide moins puissante. Il faut injecter aux malades la quantité utile de Sérum, mais ne pas réitérer les injections sans nécessité.

Injections. — On doit faire les injections dans le tissu cellulaire sous-cutané, au niveau du flanc, en prenant toutes les précautions antiseptiques nécessaires. On lave d'abord la région avec de l'eau phéniquée à 2 p. 100, ou avec un soluté de sublimé au millième; on doit au moment même de pratiquer l'injection, stériliser la seringue et la canule, en les plongeant dans l'eau froide que l'on porte ensuite à l'ébullition pendant un quart d'heure. On recouvrira avec du coton antiseptique l'endroit ou la piqûre a été faite. L'introduction du Sérum sous la peau est très peu douloureuse et le liquide résorbé en quelques instants.

Avant d'injecter le sérum, il est nécessaire de s'assurer qu'il est resté limpide; un très léger précipité rassemblé au fond du flacon n'indique pas une altération.

Le diagnostic bactériologique de la diphtérie devra toujours être fait, puisque c'est le seul moyen de connaître, d'une manière certaine, si le cas est justiciable du traitement par le Sérum et d'être fixé sur les mesures de désinfection à prescrire; mais comme le traitement sérothérapique est d'autant plus efficace qu'il est institué plus tôt, il ne faudrait pas, sous prétexte d'attendre le résultat du diagnostic bactériologique, retarder l'injection du Sérum, surtout si le cas se présente comme sérieux et avec élévation notable de température. On sait, en effet, que le Sérum injecté en temps utile prévient l'empoisonnement diphtérique, mais qu'il est impuissant contre l'empoisonnement accompli qui se traduit par la paralysie, l'irrégularité de la respiration et du pouls. Lorsque ces symptômes se manifesteront, malgré l'injection du Sérum, c'est qu'alors on sera intervenu trop tard ou que la dose administrée aura été trop faible.

Inconvénients du Sérum. — A la suite des injections de Sérum antidiphtérique, on observe fréquemment une éruption d'urticaire qui apparaît le plus souvent dans les huit jours qui suivent le commencement du traitement. Cette éruption peut être accompagnée d'une légère élévation de température; elle disparaît sans causer de malaise notable. Plus rarement on voit survenir des éruptions mal définies (érythèmes polymorphes) avec mouvement fébrile. Exceptionnellement on observe des gonflements articulaires douloureux qui accompagnent l'éruption et, dans ce cas, l'état fébrile pourra se prolonger plusieurs jours. Les adultes sont peut-être plus sujets que les enfants à ces manifestations érythémateuses fébriles. Tous ces accidents sont très passagers et n'ont jamais présenté de gravité sérieuse.

LE TRANSPORT DES FAUSSES MEMBRANES
DIPHTÉRIQUES

L'administration des postes et télégraphes a été saisie de la question de savoir si des flacons, renfermant de fortes membranes diphtériques que les médecins et chirurgiens adressent à l'Institut Pasteur, à Paris, ou aux autres laboratoires, pouvaient être admis à circuler dans le service des postes au tarif des échantillons. Or, il résulte des renseignements fournis, notamment par l'Académie de médecine, que ces membranes peuvent, sans aucun danger, être transportées par la poste, à condition que les flacons qui les contiennent soient hermétquement fermés et soigneusement emballés. Il a été, en conséquence, décidé que les envois de fausses membranes diphtériques pourraient exceptionnellement être reçus dans le service aux conditions expresses suivantes :

« 1° Le flacon contenant les membranes devra être en verre épais, fortement bouché et cacheté à la cire ;

« 2° Il sera inséré dans une boîte en métal solide après avoir été entouré d'une couche d'ouate suffisamment épaisse ;

« 3° Cette boîte métallique sera elle-même placée dans une seconde boîte en bois parfaitement close ;

« 4° Chaque envoi devra porter, d'une manière très apparente, du côté de l'adresse, les mots : « Fausses membranes diphtériques » ;

« 5° Enfin les envois de cette nature ne pourront être adressés qu'à l'Institut Pasteur, à Paris, ou à des laboratoires notoirement connus dans les départements. »

L'ensemble de ces mesures, qui devront être strictement observées, offrira, de l'avis même de l'Académie de médecine, une complète sécurité contre les accidents.

A cette occasion, le directeur des postes appelle en ces termes l'attention des agents sur les envois de « sérum antidiphtérique » effectués, à titre d'échantillons, soit par des personnes attachées à l'Institut Pasteur, soit par toutes autres personnes.

« Cette substance, absolument inoffensive, peut légalement circuler par la poste, dans des conditions prescrites pour l'expédition des liquides, huiles et corps gras facilement liquéfiables.

« Toutefois, au cas où des boîtes d'échantillons de « sérum » seraient présentées closes, même hermétiquement, il y aurait lieu de leur donner cours sans retard, en raison de l'importance qui s'attache à la rapide transmission de cette substance. Mais alors les agents devraient inviter les expéditeurs à désigner, sur la suscription, la nature de leurs envois par les mots : « Sérum antidiphtérique », et donner aux déposants toutes indications utiles pour l'avenir. »

TÉTANOS

L'emploi du sérum antitétanique a précédé celui du sérum antidiphtérique. Les résultats de la sérumthérapie du tétanos sont loin d'être aussi merveilleux que ceux qui ont été constatés pour la diphtérie, et il n'est pas malheureusement possible d'espérer qu'ils deviendront beaucoup plus brillants. Cela tient à ce que la contracture tétanique n'est pas un signe prémonitoire de l'infection et ne la précède pas, c'est au contraire une des conséquences de l'infection et de la généralisation du poison tétanique, quand elle apparaît, l'intoxication est un fait accompli et dès lors l'injection du sérum antitétanique est le plus souvent impuissante. Il existe cependant un certain nombre de cas dans lesquels elle est utile dans les tétanos chroniques par exemple, mais c'est surtout son pouvoir préventif qu'il faut utiliser.

Nous ne pouvons mieux faire que de reproduire l'instruction qui accompagne le flacon de sérum antitétanique délivré par l'Institut Pasteur.

INSTRUCTION

Pour l'emploi du Sérum antitétanique.

Le Sérum antitétanique est du Sérum de sang de cheval immunisé contre le tétanos. Il conserve ses propriétés si on le maintient dans un endroit dont la température est peu élevée et à l'abri de la lumière, sans sortir le flacon de l'étui qui le renferme.

Action préventive. — Injecté sous la peau, ce Sérum confère une immunité *temporaire* contre le tétanos. Suivant la dose employée, cette immunité persiste de 2 à 6 semaines ; elle peut être entretenu par des injections successives. Il est donc indiqué de faire des injections préventives de Sérum aux sujets atteints de divers traumatismes que par leur siège, leur nature et les circonstances dans lesquelles ils se produisent exposent particulièrement au développement du tétanos (plaies par écrasement des extrémités ou de la continuité des membres ; plaies contuses souillées de terre, de poussières provenant du sol, de débris de fumiers, de la vase des eaux ; plaies avec pénétration de corps étrangers du sol ou ayant eu contact avec lui) (1).

Le pouvoir antitoxique du Sérum livré par l'Institut Pasteur est environ de 1,000,000,000 ; c'est-à-dire qu'il suffit d'injecter à une souris une quantité de ce Sérum égale à 1/1,000,000,000 de son poids pour la préserver contre la dose mortelle de toxine

10 centimètres cubes suffiront généralement à la prévention chez l'homme et les animaux. Cependant lorsqu'il s'agit de plaies particulièrement souillées et difficiles à nettoyer, il sera prudent de recourir à l'injection d'une nouvelle dose de Sérum à huit jours d'intervalle.

L'emploi préventif du Sérum ne dispense pas du traitement antiseptique des plaies. Les plaies souillées ou supposées telles seront l'objet d'un nettoyage antiseptique rigoureux ; l'application des antiseptiques sera continuée jusqu'à la cicatrisation. Les corps étrangers doivent être enlevés ; leur persistance dans les tissus pourrait provoquer une infection tardive, après la disparition de l'immunité passagère conférée par le Sérum.

Action thérapeutique. — Le Sérum antitétanique n'a pas d'action certaine sur la maladie déclarée. Jusqu'ici il a été impuissant contre le tétanos aigu, ou évoluant rapidement. Mais il n'est pas sans effet sur les cas à marche lente et dont le début a été tardif après le traumatisme. Pour ces derniers, l'injection de Sérum combinée avec l'ablation du foyer où végète le bacille spécifique et d'où part l'empoisonnement, offre plus de chances de guérison. La quantité de Sérum à injecter pourra varier entre 50 et 100 centimètres cubes en une ou deux doses.

(1) Le Sérum antitétanique peut être employé préventivement chez les animaux, notamment chez les chevaux qui prennent assez fréquemment le tétanos soit à la suite de plaies accidentelles souillées par la terre ou le fumier, soit à la suite de certaines opérations comme la castration, l'amputation de la queue, les opérations sur le pied.... etc. M. Nocard recommande, pour un cheval, de faire deux injections de 10 centimètres cubes, à douze jours d'intervalle.

Injections. — On doit faire des injections dans le tissu cellulaire sous-cutané; au niveau du flanc, en prenant toutes les précautions antiseptiques nécessaires. On lave d'abord la région avec de l'eau phéniquée à 2 p. 100 ou une solution de sublimé au millième; on doit au moment même de pratiquer l'injection, stériliser la seringue et la canule, en les plongeant dans l'eau froide que l'on porte à l'ébullition pendant un quart d'heure. On recouvrira avec du coton antiseptique l'endroit où la piqûre a été faite. L'introduction du Sérum sous la peau est très peu douloureuse, et le liquide est résorbé en quelques instants.

Avant d'injecter le Sérum, il est nécessaire de s'assurer qu'il est resté limpide; un très léger précipité rassemblé au fond du flacon n'indique pas une altération.

SÉRUM ANTISTREPTOCOCCIQUE

par le Dr MARMOREK

Le streptocoque est l'agent étiologique d'un assez grand nombre de maladies, mais c'est principalement dans l'érysipèle qu'il faut attribuer à ce microbe un rôle pathogénique exclusif. Dans d'autres maladies, on le trouve associé à d'autres microbes et il contribue dans une large part aux désordres et à la gravité des symptômes. Ces affections sont la fièvre puerpérale, l'angine scarlatineuse et phlegmoneuse, la tuberculose, la diphtérie, la broncho-pneumonie des enfants, l'infection chirurgicale, etc.

Le sérum antistreptococcique que l'on retire des animaux solidement immunisés à l'aide d'un virus extrêmement virulent, a été employée dans ces diverses maladies et surtout dans l'érysipèle. Un grand nombre de ces érysipélateux ont dès à présent bénéficié de ce nouveau traitement et ont guéri très rapidement à la suite de ces injections. Il est donc désormais acquis d'une manière incontestable que ce sérum combat énergiquement les affections dues au streptocoque.

INSTITUT PASTEUR

———

SERVICE DE

Sérothérapie

18, rue Dutot

INSTRUCTION

pour l'emploi du Sérum antistreptococcique

———

Le sérum antistreptococcique est le sérum de sang de cheval immunisé contre le streptocoque. Ce microbe cause, à lui seul ou associé à d'autres bactéries, l'érysipèle, la fièvre puerpérale, le phlegmon. Certaines angines, bronchites, broncho-pneumonies, lymphangites, infections postopératoires et septicémies, sont provoquées par le streptocoque. Il se trouve fréquemment avec le bacille de Loeffler dans la diphtérie et le croup, et toujours dans l'angine scarlatineuse.

Le sérum antistreptococcique s'applique donc à toutes ces formes différentes de streptococcie, — pourvu que l'examen bactériologique, qui doit être pratiqué dans tous les cas, démontre la présence de ce microbe.

Le sérum conserve ses propriétés curatives pendant plus d'une année, si on le maintient dans un endroit dont la température est peu élevée, et sans sortir le flacon de l'étui qui le renferme.

Le sérum, préparé à l'Institut Pasteur, *ne contient aucun antiseptique*.

Le sérum antistreptococcique est absolument inoffensif, même à très fortes doses. Le seul inconvénient qu'on observe, très rarement, après les injections du sérum, est un érythème passager qui ne s'accompagne d'aucun malaise sérieux.

Le traitement par le sérum antistreptococcique est d'autant plus efficace qu'il est commencé plus tôt. Il ne faudra donc jamais hésiter à l'employer, dès le début, si l'on soupçonne une infection à streptocoques. Si celle-ci se présente comme grave, il est plus prudent de ne pas attendre le résultat de l'examen bactériologique.

La dose ordinaire est de 10 centimètres cubes pour tous les âges, même les plus tendres, et pour toutes les maladies streptococciques. Cette dose doit être doublée dans les cas où le danger est imminent. Le traitement par le sérum doit être continué jusqu'à la disparition complète de tous les symptômes pathologiques, en injectant des doses, simples ou doubles, toutes les douze ou vingt-quatre heures, selon la gravité des symptômes. Aussitôt que l'état général et les signes locaux sont améliorés, il suffit de donner une dose par jour.

Il est préférable d'injecter, dès le début, une dose de sérum un peu forte et capable d'arrêter la maladie que de faire, à plusieurs reprises, des injections de doses faibles.

L'application du sérum antistreptococcique n'a pas de contre indications.

Dans les cas de diphtérie où l'on trouve dans la gorge du bacille diphtérique associé au streptocoque, il faut injecter simultanément les deux sérums.

Injections. — On doit faire les injections dans le tissu cellulaire sous-cutané, au niveau du flanc, en prenant toutes les précautions antiseptiques nécessaires. On lave d'abord la région avec de l'eau phéniquée à 2 p. 100, ou avec un soluté de sublimé au millième ; on doit, au moment même de pratiquer l'injection, stériliser la seringue et la canule, en les plongeant dans l'eau froide que l'on porte ensuite à l'ébullition pendant un quart d'heure [1]. On recouvrira avec du coton antiseptique l'endroit où la piqûre a été faite. L'introduction du sérum sous la peau est très peu douloureuse et le liquide est résorbé en quelques instants.

Avant d'injecter le sérum, il est nécessaire de s'assurer qu'il est resté liquide.

---

(1) En ajoutant à l'eau une petite quantité de borate de soude, on évite l'oxydation des aiguilles d'acier.

CINQUIÈME PARTIE

DES EMPOISONNEMENTS

ET . CONTREPOISONS

Dans cette partie du Formulaire, nous avons encore adopté l'ordre alphabétique, et pour chaque empoisonnement nous avons résumé les principaux symptômes et le traitement qui leur était applicable. La plupart de nos indications sont tirées d'un travail du docteur William Murrell, ayant pour titre : *What to do in cases of Poisoning?* (Que doit-on faire en cas d'empoisonnement?) Cet ouvrage nous a paru des plus complets et des plus pratiques.

D. B.

ACÉTIQUE (acide). — *Symptômes.* — L'acide acétique peut détruire la muqueuse de l'œsophage et de l'estomac, et même produire la perforation.

Odeur dans l'haleine, grande douleur dans l'abdomen, etc., quelquefois convulsions, collapsus, mort.

Traitement. — 1° Magnésie à volonté; lait, huile, gruau épais;

2° Morphine : Injection hypodermique de 0,03 centigr.

3° Injection d'éther.

ACONIT. *Symptômes.* — Chaleur au creux de l'estomac, picotements dans la bouche, les lèvres et la langue, sensation de constriction dans la gorge, fourmillements, fréquence des mouvements de déglutition s'étendant à toute la surface du corps, engourdissement du bout des doigts, perte de la sensibilité, nausées, et souvent vomissements. Disparition des sensations, surdité, troubles de la vision. Pouls fort et fréquent, puis irrégulier, et finalement presque imperceptible. Respiration faible et peu fréquente. Parfois convulsions; mais ordinairement, pas de délire ni de coma. Pupilles généralement dilatées, quelquefois contractées, s'il n'y a pas de convulsions. La Prostration considérable. Transpiration froide et visqueuse vers la fin, et souvent mort subite, après quelques légers efforts faits par le malade pour essayer de se redresser.

Traitement. — 1° *Pompe stomacale* ou *vomitifs :* moutarde blanche, (1 cuillerée à bouche de la poudre dans de l'eau); sulfate de zinc, 2 gr. dans de l'eau ; vin d'ipéca (2 cuillerées à bouche dans de l'eau); injection hypodermique d'apomorphine (une seringue d'une solution à 2 pour 100).

2° *Stimulants,* à volonté : Alcool, sel volatil (sel ammoniac 2, carbonate de potasse 3). S'ils ne sont pas gardés par l'estomac, les bien délayer dans de l'eau et les injecter dans le rectum.

3° *Atropine :* Injection hypodermique de 0,10 centigrammes, de la solution à 1 pour 100, ou bien IV gouttes de la solution de sulfate d'atropine, ou XX gouttes de teinture de belladone par la bouche ou le rectum. Si le pouls devient meilleur, répéter la dose au bout d'un quart d'heure.

5° *Chaleur* aux extrémités avec des serviettes chaudes ou des bouteilles d'eau chaude. Frictions avec la main. Massage.

6° Mettre le patient dans la *position couchée.*

7° *Digitale.* S'il ne survient pas d'amélioration, injection hypodermique de 1/2 milligramme de digitaline, ou bien de 1 gramme de teinture de digitale, répétés au bout de vingt minutes, si le pouls devient meilleur.

8° Inhalations de *nitrite d'amyle.*

9° Respiration artificielle pendant deux heures, si c'est nécessaire.

ACONITINE. — V. *Aconit.*

ALCOOL. — *Symptômes.* — Confusion de la pensée, étourdissements, difficulté à se tenir debout, ou à marcher, démarche chancelante, expression vague, face rouge, quelquefois pâle, conjonctives injectées, lèvres livides, haleine alcoolique, peau couverte de sueur, pupilles dilatées et fixes, parfois contractées ; convulsions, coma, mort. La rémission de ces symptômes n'est pas rare, suivie néanmoins d'une mort survenant rapidement en quelques heures ou le même jour.

Traitement. — 1° *Pompe stomacale* ou *vomitifs :* apomorphine (0,30 centigr. de la solution à 2 p. 100), moutarde (1 cuillerée à bouche dans de l'eau), sulfate de zinc (2 gr. dans de l'eau), vin d'ipéca (2 cuillerées à bouche dans de l'eau) ;

2° Si le patient est insensible, stimulez-le de toutes les manières que vous pourrez, frappez-le avec l'extrémité d'une serviette mouillée, pincez-le, faites-lui passer des courants interrompus dans les jambes ;

3° *Café* fort et chaud (1/2 litre) par la bouche ;

4° *Douches* froides et chaudes alternées ;

5° Inhalations d'*ammoniaque* ou de *nitrite d'amyle.*

AMANDES AMÈRES. — *V. Acide prussique.*

AMMONIAQUE. — *Symptômes.* — Ordinairement, aussitôt après l'absorption, chaleur cuisante dans la bouche, la gorge, la poitrine et l'estomac ; lèvres et langue tuméfiées, rouges, luisantes et couvertes de morceaux d'épithélium détaché. — Toux suffocante, dyspnée violente, vomissements avec sécrétion abondante de salive mêlée de sang. Face pâle et anxieuse, yeux petits, hagards et injectés. — Pouls lent, membres froids. Irritation considérable du larynx et des voies respiratoires ; voix faible ou même aphonie — Mort immédiate, ou ne survenant que quelques jours après, à la suite d'une affection de la gorge ou des voies respiratoires.

Traitement. — 1° *Vinaigre* dilué dans de l'eau, jus de citron ou d'orange à volonté. — *Acide acétique* ou tout autre acide dilué dans une grande quantité d'eau. — (On peut employer le vinaigre de toilette.) — Si la déglutition est impossible, inhalation d'acide acétique ou de vinaigre sur un mouchoir de poche ;

2° *Boissons émollientes,* telles que blancs d'œuf dans de l'eau, lait, tisane d'orge, d'arrow-root, etc., huile d'olive ;

3° S'il y a de la dyspnée par suite d'œdème de la glotte, il est nécessaire de faire la trachéotomie ;

4° Pour faire disparaître les douleurs, injection hypodermique de morphine (une seringue entière d'une solution au 1/100).

ANILINE. — *Symptômes.* — Vertiges, sueurs profuses, surface du corps froide, face, lèvres et doigts d'une coloration bleue intense. Respiration haletante, odeur de l'aniline dans l'haleine.

Traitement. — Suppression de la cause, air frais, stimulants, respiration artificielle, saignée ou transfusion.

ANTIMOINE, TARTRE STIBIÉ, ÉMÉTIQUE.

— *Symptômes.* — Saveur métallique dans la bouche, nausées, vomissements continus, chaleur ardente et sensation de constriction dans la gorge, difficulté dans la déglutition, douleur dans la bouche et le pharynx, avec desquamation de la muqueuse, douleur à l'estomac, diarrhée violente. — Crampes dans les bras et les jambes, avec transpiration visqueuse, congestion de la tête et de la face, grande dépression, faiblesse considérable. — Pouls faible, respiration courte et douloureuse. — Collapsus, mort. Quelquefois absence de vomissements. Parfois encore, convulsions tétaniques et éruption pustuleuse de la peau semblable à celle de la variole.

Traitement. — 1° Dans les cas où il n'y a pas de vomissements (ce qui est rare), donner des *vomitifs :* apomorphine (0,30 centigr. de la solution à 2 p. 100), moutarde (1 cuillerée à bouche dans de l'eau), sulfate de zinc (2 gr. dans de l'eau), vin d'ipéca (2 cuillerées à bouche dans de l'eau). Eau tiède en grande abondance pour faciliter les vomissements ;

2° *Acide gallique* ou *tannique :* 2 gr. dans de l'eau, répétés aussi souvent qu'ils sont rejetés. — Décoction d'écorce de chêne ;

3° *Thé* et *café* forts en grande quantité ;

4° *Emollients :* blancs d'œufs, tisane d'orge, d'arrow-root, lait, etc.;

5° *Stimulants*, s'il y a collapsus, injections d'éther ;

6° Envelopper le sujet dans une couverture chaude, bouteilles d'eau chaude aux pieds ;

7° Morphine (injection de 0 gr. 03 centigr. de morphine) si les symptômes aigus se calment.

ARSENIC, ACIDE ARSÉNIEUX, ARSENIC BLANC (Empoisonnements aigus). — *Symptômes.* — Apparition de ces symptômes dans l'intervalle d'un quart d'heure à une heure. —Faiblesse, dépression, douleur brûlante à l'estomac, nausées, vomissements de matières brunes mélangées de mucosités et striées de sang. — Ces matières peuvent être vertes comme de la bile, noires comme de la suie, ou bleues comme de l'indigo. — Vomissements pénibles. — Crampes violentes dans les jambes. — Sensation de constriction avec sécheresse ou chaleur dans la gorge, et souvent soif ardente. — Pouls petit, fréquent, irrégulier, devenant parfois imperceptible. — Respiration douloureuse, par suite de la grande sensibilité de l'abdomen. — Peau froide et visqueuse. — Collapsus. — Mort. Il peut se produire de petits accès tétaniques, de la salivation, de la rétention d'urine, en outre, une éruption (eczéma arsénical) peut apparaître sur la peau.

Traitement. — 1° *Pompe stomacale* ou *vomitifs :* apomorphine (injection hypodermique de 0,30 centigr. de la solution officinale), moutarde (1 cuillerée à bouche), sulfate de zinc (2 gr.). Puis administration d'une grande quantité d'eau chaude ou salée pour laver l'estomac (Il est important que le poison soit intégralement rejeté) ;

2° *Fer dyalisé*, donner à volonté du sexquioxyde de fer, fait en précipitant la teinture de perchlorure de fer par le carbonate de soude, et en filtrant à travers un mouchoir (On doit donner ce médicament dans de l'eau chaude et en quantité illimitée ou du fer dialysé par doses de 30 gr. à plusieurs reprises) ;

3° *Magnésie* en abondance ;

4° *Huile* de noix ou huile commune, ou parties égales d'huile commune et d'eau de chaux, doses considérables et souvent répétées ;

5° *Stimulants* à volonté, s'il y a prostration ;

6° *Boissons mucilagineuses*, telles que blanc d'œuf, tisane d'orge, et de graine de lin ;

7° *Chaleur*, couvertures chaudes, bouteilles chaudes aux extrémités, frictions ;

8° *Morphine*, si les symptômes aigus diminuent, cataplasmes de farine de lin sur l'abdomen, et injection hypodermique de 0,03 centigr. de morphine.

— *Empoisonnements chroniques.* — *Symptômes.* — Paupières bouffies, douleur et rougeur des yeux, soif et sécheresse de la bouche, rougeur de la membrane intérieure du nez. Perte de l'appétit, sensation de poids au creux de l'estomac. — Peau sèche et d'aspect terne, souvent couverte de squames. Douleurs vives dans les membres et les articulations. Disparition du sommeil ou cauchemars, voix dure et rude. Nausées, vomissements, diarrhée, les matières rendues étant visqueuses et contenant du sang. Toux accompagnée quelquefois de crachats sanglants. Amaigrissement et faiblesse générale.

Traitement. — Suppression de la cause. — Changement d'air et de demeure. Toniques.

ARUM MACULATUM. — *Symptômes.* — Tuméfaction de la langue, vomissements intenses, convulsions, pupilles dilatées, insensibilité, coma.

Traitement. — 1° Vomitifs : sulfate de zinc ou ipéca ;

2° *Huile de ricin*, 30 gr. ;

3° Tasse de café fort ;

4° Cataplasmes de farine de lin, s'il y a de la douleur.

ATROPINE. — *Symptômes.* — V. *Belladone.*

Traitement. — 1° *Pompe stomacale* ou *vomitifs* : apomorphine (0 gr. 30 centigr. de la solution hypodermique à 2 p. 100), moutarde (1 cuillerée à bouche), sulfate de zinc (2 gr.), vin d'ipéca (2 cuillerées à bouche). L'estomac peut être lavé avec du thé ou de l'acide tannique ;

2° *Stimulants* tels que alcool, sel volatil (ammoniaque et carbonate de potasse), éther chlorhydrique ;

3° *Café* fort ;

4° *Sinapismes* aux jambes, bouteilles d'eau chaude aux pieds ; stimulation avec une serviette mouillée, douches chaudes et froides alternées, courants interrompus dans les membres ; massage (etc.).

5° *Pilocarpine* : injection hypodermique de 0 gr. 60 centigr. de la solution à 5 p. 100, répétée aussi souvent qu'il est nécessaire, ou bien 7 grammes de teinture de jaborandi par la bouche ou le rectum.

6° *Respiration artificielle.*

BARYUM ou BARYTE. — *Symptômes.* — Douleurs dans l'estomac et l'intestin, vomissements, visage anxieux, pouls faible, respiration courte et saccadée. Quelquefois étourdissements, crampes paralysie, convulsions. Collapsus, mort.

Traitement. — 1° *Pompe stomacale* ou *vomitifs :* sulfate de zinc (2 gr.) moutarde (1 cuillerée à bouche), vin d'ipéca (2 cuillerées à bouche). La morphine peut être employée comme émétique ;

2° Sulfate de soude (sel de Glauber) à la dose de 30 gr. dans de l'eau ou du lait ; sulfate de magnésie (sel d'Epsom) à la dose de 30 gr. ; alun à la dose de 3 gr. 50 centigr. L'acide sulfurique dilué à la dose de 2 gr., peut être ajouté à ces médicaments ; on peut encore le donner seul, dilué dans l'eau. Le sulfate de soude est probablement le véritable antidote physiologique ;

3° Coucher le malade dans des couvertures chaudes. Bouteilles ou briques chaudes à ses pieds. Stimulants et injection d'éther, s'il y a collapsus. Injection hypodermique de morphine si la douleur persiste après atténuation des symptômes aigus.

BELLADONE. — *Symptômes.* — Chaleur et sécheresse de la bouche et de la gorge avec suppression de la salive, difficulté dans la déglutition et soif ardente. Visage rouge, yeux proéminents et brillants, vision trouble ou double, pupilles largement dilatées et insensibles à la lumière. Grande excitation, délire bruyant, diminution du pouvoir musculaire, marche hésitante et chancelante. Peau sèche et quelquefois éruption semblable à celle de la fièvre scarlatine.

Traitement. — 1° *Pompe stomacale* ou *vomitifs :* moutarde (1 cuillerée à bouche) ; sulfate de zinc (2 gr.) ; vin d'ipéca (2 cuillerées à bouche). L'apomorphine peut être employée comme émétique ;

2° *Stimulants* tels que : alcool, sel volatil, éther chlorhydrique, etc ;

3° *Café* fort et chaud ;

4° *Sinapismes* aux jambes, bouteilles d'eau chaude aux pieds, stimulation avec une serviette mouillée, douches chaudes et froides alternées, courants interrompus dans les membres (etc.) ;

5° *Pilocarpine :* injection hypodermique de 0 gr. 03 centigr., de pilocarpine (0 gr. 60 centigr. de la solution à 5/100), répétée, si c'est nécessaire, ou bien 7 gr. de teinture de jaborandi par la bouche ou le rectum ;

6° *Respiration artificielle,* pendant deux heures si c'est nécessaire, cathétérisme s'il y a rétention ;

7° Dans les mauvais cas ou en l'absence de pilocarpine, l'injection hypodermique de morphine ou de physostigmine est justifiée.

L'atropine est l'antagoniste de la physostigmine ; mais la valeur exacte de la physostigmine dans les empoisonnements par l'atropine est encore à déterminer.

BENZINE. — *Symptômes.* — Poison actif. Les vapeurs agissent comme un narcotique, et par suite produisent certains symptômes nerveux. Bourdonnements dans la tête, tremblements convulsifs, contractions des muscles, convulsions, difficulté à respirer. Pris à l'intérieur, le poison peut provoquer de la dilatation de la pupille, du trismus, de l'irrégularité dans la respiration, de la froideur des extrémités, de la paraplégie, de la distension de l'abdomen, et enfin la mort.

Traitement. — 1° *Pompe stomacale* ou *vomitifs :* moutarde (1 cuillerée à bouche), sulfate de zinc (2 gr.), ipéca (2 gr.). Si ce sont des vapeurs qui ont été absorbées, ces procédés sont inutiles ;

2° *Stimulants :* alcool, ammoniaque (2 gr. dans de l'eau), éther chlorhydrique (2 gr. dans de l'eau), répétés souvent. Si le patient ne peut pas avaler, on peut injecter de l'alcool sous la peau. Inhalations d'ammoniaque au moyen d'un mouchoir de poche;

3° *Douches* alternativement chaudes et froides, en projetant l'eau sur la poitrine;

4° *Atropine :* injection hypodermique de 0 gr. 10 centigr. de la solution officinale, ou XXX gouttes de teinture de belladone dans de l'eau par la bouche;

5° *Respiration artificielle* jusqu'à ce que le patient soit revenu à lui ou que le cœur ait cessé de battre ;

6° *Électricité :* courants interrompus sur la poitrine ou dans la région du cœur.

BICHROMATE DE POTASSIUM. — *Symptômes.* —

Poison irritant puissant. Vive douleur dans l'abdomen, vomissements violents. Pupilles dilatées. Crampes violentes dans les jambes. Dépression générale considérable, pouls faible, peau couverte d'une sueur visqueuse. Diminution considérable ou suppression totale de l'urine.

Les employés des manufactures souffrent d'une saveur nauséeuse amère dans la bouche, d'une irritation de la muqueuse du nez, d'éternuements incessants, d'une augmentation de la sécrétion lacrymale, et même d'une grande inflammation des yeux. Desquamation chronique des mains, des pieds et des épaules. Les attaques de conjonctivite ne sont pas rares. Avec le temps la destruction de la cloison du nez peut se produire.

Traitement. — 1° *Pompe stomacale* ou *vomitifs :* moutarde (1 cuillerée à bouche), sulfate de zinc (2 gr.); ipéca (2 gr.);

2° Carbonate de magnésie ou de chaux dans du lait, ou bien blancs d'œufs dans du lait ou de l'eau ;

3° Tisane d'orge, arrow-root ou gruau épais;

4° Chaleur aux extrémités, stimulants à volonté et injection d'éther s'il y a collapsus, injection hypodermique de morphine pour calmer les douleurs.

BISMUTH. — L'empoisonnement est probablement dû à la présence d'arsenic ou d'impuretés.

Pour le traitement, v. *Arsenic.*

BRUCINE. — V. *Strychnine.*

BRYONE. — *Symptômes.* — Étourdissements, délire, vomissements, diarrhée avec matières aqueuses, pupilles dilatées, coma.

Traitement. — 1° *Vomitifs :* moutarde, sulfate de zinc, ipéca;

2° *Stimulants :* alcool, éther chlorhydrique, sel volatil, injection d'éther.

CAFÉINE. — *Symptômes.* — Douleur cuisante dans la gorge et le pharynx, étourdissements, faiblesses, nausées, engourdissements, douleurs et sensibilité de l'abdomen, soif vive, langue sèche. Tremblements des extrémités ; pouls faible, peau froide, collapsus.

Traitement. — 1° *Vomitifs :* moutarde, carbonate d'ammoniaque, ipéca, sel ;

2° *Stimulants* à volonté. Alcool, champagne, sel volatil (etc.). Frictions avec la main. Chaleur aux extrémités. Massage ;

3° Morphine et atropine : injection hypodermique de 0 gr. 30 centigr. de morphine avec 0 gr. 01 centigr. d'atropine.

CALABAR. — *Symptômes.* — V. *Physostigmine.*

Traitement. — 1° *Pompe stomacale* ou *vomitifs :* moutarde (1 cuillerée à bouche), sulfate de zinc (2 gr.), ipéca (2 gr.), apomorphine (0 gr. 30 centigr. de la solution à 2/00) ;

2° *Atropine :* injection hypodermique de 0 gr. 10 centigr. de la solution à 1 p. 100 de sulfate d'atropine, ou XV gouttes de teinture de belladone par la bouche ou le rectum. — A répéter tous les quarts d'heure jusqu'à ce que la pupille soit dilatée, ou que le pouls soit relevé ;

3° *Chloral :* si le médicament précédent fait défaut donner 0 gr. 60 centigr. de chloral par la bouche ou le rectum tous les quarts d'heure, ou toutes les heures ;

4° *Strychnine :* dans les cas désespérés, injection hypodermique de 0 gr. 25 centigr. de la solution à 2 p. 100 de nitrate de strychnine, ou 1 gr. 20 centigr. de teinture de noix vomique par la bouche ou le rectum ;

5° *Stimulants* à volonté : vin, éther chlorhydrique, sel volatil ;

6° *Respiration artificielle.*

CAMPHRE. — *Symptômes.* — Odeur dans l'haleine, vertiges, défaillances, troubles de la vision, bourdonnements d'oreilles, délire, convulsions, visage contracté, refroidissement de la surface du corps, peau moite. Quelquefois douleurs et cuissons dans les organes génitaux, avec envies d'uriner. Pouls rapide et faible, respiration difficile. Jamais de douleurs ni de vomissements. La guérison peut être précédée d'un long sommeil avec sueurs abondantes.

Traitement. — 1° *Pompe stomacale* ou *vomitifs :* apomorphine (0 gr. 30 centigr. de la solution hypodermique à 2 p. 100) ; moutarde (1 cuillerée à bouche), sulfate de zinc et ipéca (2 gr. dans de l'eau) ;

2° *Stimulants* à volonté : sel volatil, inhalations d'éther, injections d'alcool sous la peau. Si le camphre a été pris sous la forme solide, il n'est pas prudent de donner des liqueurs spiritueuses par la bouche ;

3° *Chaleur* aux extrémités : couvertures chaudes, bouteilles d'eau chaude (etc.). Frictions avec la main ou de l'alcool. Massage ;

4° *Douches* chaudes et froides alternées sur la poitrine.

CANTHARIDES. — *Symptômes.* — Sensation de chaleur dans la gorge et l'estomac avec difficulté de la déglutition. Vomissements de mucosités mêlées de sang et pouvant contenir de petites parcelles de la poudre ingérée. Diarrhée avec matières sanguinolentes et visqueuses, salivation avec gonflement des glandes salivaires. Envie incessante d'uriner, avec évacuation d'un peu de sang seulement ou d'urine albumineuse à chaque tentative (symptôme caractéristique). Péritonite, température élevée, pouls rapide, maux de tête, abolition de la sensibilité, convulsions, mort.

Traitement. — 1° *Pompe stomacale,* si l'on s'aperçoit de suite de l'empoisonnement, et si la gorge peut supporter son emploi. Sinon *vomitifs :* apomorphine (0 gr. 30 centigr. de la solution hypodermique à 2 p. 100), moutarde (une cuillerée à bouche), sulfate de zinc ou ipéca (2 gr. dans de l'eau);

2° *Boissons émollientes :* tisane d'orge, gomme et eau, blanc d'œufs dans de l'eau, gruau, tisane de graine de lin, mais pas d'huile et sous aucune forme;

3° *Morphine.* S'il y a de la douleur, 1 gr. 75 centigr. de laudanum par la bouche ou 0 gr. 03 centigr. de morphine par voie hypodermique. S'il y a diarrhée avec efforts, on peut préférer un suppositoire avec 0 gr. 03 centigr. de morphine ;

4° *Bains chauds* ou cataplasmes de farine de lin sur le ventre si les symptômes les plus aigus se calment.

CARBONIQUE (acide). — *Symptômes.* — Irritation de la

gorge, pesanteur et douleurs dans la tête, engourdissement, étourdissements, bourdonnements d'oreilles, abolition graduelle de la puissance musculaire jusqu'à ce que le patient devienne insensible, et que la tête retombe sur la poitrine. Lividité de la face et du corps tout entier, battements violents du cœur, respiration rapide, coma, mort.

Traitement. — 1° *Plein air,* ouvrir toutes les portes et fenêtres;

2° *Respiration artificielle ;*

3° Ammoniaque sous les narines. Frictions et chaleur aux extrémités; courants interrompus dans les membres ;

4° *Stimulants* en quantité modérée. Injection d'un demi-litre de café fort et chaud dans le rectum ;

5° Inhalations *d'oxygène* (environ 1 litre) si l'on peut s'en procurer ;

6° *Douches* froides sur la tête et la poitrine;

7° La saignée, ou la transfusion peuvent bien faire.

CARBONE (oxyde de). — Comme l'*acide carbonique.*

CAUSTIQUE (potasse). — SOUDE CAUSTIQUE. —

Pour les symptômes, V. *Potasse* ou *soude.*

Traitement. — 1° Larges doses d'eau mélangée de vinaigre, d'acide acétique, d'acide citrique, ou de jus d'orange ;

2° *Boissons émollientes,* telles que blanc d'œuf dans de l'eau, lait, gruau, tisane d'orge (etc.);

3° Huile d'olive à volonté.

CHLORAL. — HYDRATE DE CHLORAL. —

Symptômes. — Sommeil profond, abolition de la puissance musculaire, diminution ou abolition des actions réflexes et de la sensibilité. Face livide et gonflée, quelquefois rouge; pouls lent, ou faible et rapide. Diminution de la fréquence des mouvements respiratoires. Pupilles contractées pendant le sommeil, parfois dilatées; extrémités et surface du corps froides, température s'abaissant à 33°. Il peut y avoir sur la peau une éruption semblable à l'urticaire, dans les cas prolongés. Mort par arrêt de la respiration ou paralysie du cœur. Dans un cas, après guérison le malade resta idiot.

Traitement. — 1° *Pompe stomacale* ou *vomitifs*, moutarde (1 cuillerée à bouche), sulfate de zinc ou ipéca (2 gr.), apomorphine (0 gr. 30 centigr. de la solution à 2 p. 100), répétés s'il est nécessaire;

2° Relever la température avec des couvertures chaudes, fréquemment renouvelées, des bouteilles d'eau chaude, des briques chaudes, des frictions sèches (etc.). Le massage est d'une grande utilité;

3° Réveiller le malade, en le *stimulant* de toutes les manières, en lui parlant fort, en lui frappant le visage et la poitrine avec une serviette mouillée, en le pinçant, en lui sinapisant les jambes, en employant des courants dans les membres, etc.;

4° Injection d'un 1/2 litre de *café* fort et chaud dans le rectum.

5° Dans les mauvais cas, injection hypodermique de 0 gr. 30 centigr. de la solution à 2 p. 100 de *strychnine*, ou 0 gr. 80 centigr. de teinture de *noix vomique* par la bouche ou le rectum, répétés si c'est nécessaire;

6° Inhalations de *nitrite d'amyle* de temps en temps;

7° *Respiration artificielle*, à continuer pendant quelques heures s'il est nécessaire.

CHLORE (inhalations). — *Symptômes*. — Irritation de la gorge, toux, difficulté à respirer, impossibilité d'avaler.

Traitement. — 1° *Air frais*;

2° Inhalations de vapeur d'eau;

3° Inhalations d'ammoniaque ou d'hydrogène sulfuré;

4° Inhalations de chloroforme ou d'éther pour rendre la toux moins douloureuse.

CHLOROFORME (inhalations). — *Symptômes*. — Si connus qu'ils n'ont pas besoin d'énumération.

Traitement. — 1° Tirer la langue avec une pince, et dégager ainsi la bouche;

2° Débarrasser complètement la poitrine : frapper le visage et la poitrine avec l'extrémité d'une serviette mouillée, ouvrir portes et fenêtres. Douches froides et chaudes alternées sur la tête et la poitrine;

3° *Respiration artificielle* à commencer de suite;

4° Mettre la tête plus bas que le reste du corps;

5° Inhalations de *nitrite d'amyle*;

6° *Électricité*, courants interrompus, un pôle au creux de l'estomac, et l'autre sur le larynx. On doit les employer avec prudence et pendant un temps très court seulement. Les forts courants doivent être évités.

CHLOROFORME (ingurgitation). — *Symptômes*. — Odeur dans l'haleine, anxiété, douleur cuisante dans la gorge, l'estomac et l'abdomen, froideur des extrémités, démarche chancelante. Quelquefois vomissements, insensibilité profonde, coma avec anesthésie complète, dilatation de la pupille, respiration stertoreuse, peau froide, pouls imperceptible.

Traitement. — 1° *Pompe stomacale* ou *vomitifs* : moutarde (1 cuillérée à bouche); sulfate de zinc ou ipéca (1 gr.). On peut employer l'apomorphine à la dose de 0 gr. 30 centigr. de la solution à 2 p. 100;

2° *Administration copieuse d'eau* contenant du carbonate de soude en solution;

3° *Stimuler* le patient de toutes les manières possibles, massage, sinapismes aux jambes;

4° Injection d'un 1/2 litre de *café* fort et chaud dans le rectum;

5° Inhalations fréquentes de *nitrite d'amyle.*

CHROMIQUE (acide). — *Traitement.* — *Pompe stomacale ou vomitifs :* moutarde (1 cuillerée à bouche), sulfate de zinc (2 gr.), vin d'ipéca (1 cuillerée à bouche);

2° *Carbonate de magnésie* ou *de chaux* dans du lait ou blancs d'œufs dans du lait ou de l'eau;

3° *Boissons émollientes :* tisane d'orge, de graine de lin, arrow-root, rugau, etc.

CIGUË. — CICUTINE. — *Symptômes.* — Faiblesse des jambes, démarche titubante, abolition de la force musculaire dans les bras, et de tout pouvoir volontaire, pupilles dilatées et fixes, perte de la vue, impossibilité d'avaler, paralysie des muscles de la respiration, asphyxie, mort.

Traitement. — 1° *Pompe stomacale* ou *vomitifs :* moutarde (1 cuillerée à bouche), sulfate de zinc ou ipéca (2 gr.);

2° *Acide tannique* ou *gallique,* décoction d'écorce de chêne, ou thé fort en quantité illimitée; après quoi on peut encore vider l'estomac;

3° *Stimulants,* eau-de-vie, éther chlorhydrique, ammoniaque;

4° *Chaleur* aux extrémités au moyen de bouteilles d'eau chaude, de frictions, etc.;

5° *Respiration artificielle* longtemps continuée;

6° Injection hypodermique de 0 gr. 30 centigr. de la solution de sulfate d'atropine à 1 p. 100.

COLCHIQUE. — *Symptômes.* — Douleur cuisante dans l'estomac, vomissements continus (les matières rejetées sont mêlées de sang). Irritation de la gorge et soif intense. Grande prostration, douleurs de tête, sueurs profuses, pupilles dilatées, pouls faible ou rapide et intermittent, secousses musculaires, douleur aux extrémités ou dans les articulations. L'intelligence peut être conservée, ou coexister avec du délire. Quelquefois suppression des urines. Symptômes quelquefois semblables à ceux du choléra.

Traitement. — 1° *Pompe stomacale* ou *vomitifs :* moutarde (1 cuillerée à bouche de sulfate de zinc (2 gr.), ou vin d'ipéca 2 cuillerées à bouche);

2° *Acide tannique* ou *gallique* par doses de 2 gr. souvent répétées, ou bien thé fort;

3° *Boissons émollientes :* blancs d'œufs dans de l'eau, tisane d'orge, arrow-root, etc.;

4° *Stimulants,* s'il y a des symptômes de collapsus; eau-de-vie, éther chlorhydrique, sel volatil, injection d'éther;

5° Injection hypodermique d'une seringue d'une solution à 1 p. 100.

COLOQUINTE. — *Symptômes.* — Vomissements continus (les matières rendues contiennent des mucosités et quelquefois du sang), faiblesse, extrémités froides, pouls faible, collapsus, mort.

Traitement. — 1° *Pompe stomacale* ou *vomitifs :* moutarde et eau, sulfate de zinc ou ipéca ;

2° *Camphre :* X gouttes d'esprit de camphre, ou III gouttes d'essence de camphre sur du sucre ou dans du lait tout les quarts d'heure ;

3° *Laudanum :* 1 gr. 50 centigr. de laudanum dans un peu d'eau-de-vie et d'eau, ou si le patient ne peut avaler, le mêler avec 60 grammes d'amidon et d'eau, et le donner en lavement ;

4° *Stimulants* à volonté : eau-de-vie chaude, et eau, éther chlorhydrique, sel volatil, injection d'éther, etc. ;

5° *Boissons émollientes :* blancs d'œufs dans de l'eau, gomme et eau, tisane d'orge, arrow-root, etc. ;

6° *Chaleur :* couvertures chaudes, bouteilles d'eau chaude, briques chaudes aux pieds, frictions avec la main. — Cataplasmes chauds de farine de lin sur le ventre.

CRAYONS DE COULEUR. — *Symptômes.* — Variant avec la composition du crayon et la quantité absorbée ; généralement vomissements, soif intense, accompagnée parfois de convulsions et de mort.

Traitement. — Dépend des symptômes. Mais on doit toujours donner des vomitifs : sulfate de zinc, moutarde, et après eux 2 ou 3 cuillerées à bouche de fer dialysé dans de l'eau.

CRÉOSOTE. — V. *Acide phénique.*

CROTON (huile de). — *Symptômes.* — Douleur intense dans l'abdomen, vomissements, diarrhée. Les déjections ont pour caractère une grande fluidité. Pâle face, traits pincés, pouls petit et filiforme, peau moite, collapsus, mort.

Traitement. — 1° *Pompe stomacale* ou *vomitifs :* moutarde (1 cuillerée à bouche), sulfate de zinc ou ipéca (2 gr.) ;

2° *Boissons émollientes* à volonté : tisane d'orge, blancs d'œufs et eau, gruau, arrow-root, etc. ;

3° *Camphre :* III gouttes d'essence ou X gouttes d'esprit sur du sucre ou dans du lait toutes les dix minutes jusqu'à concurrence de 5 ou 6 doses ;

4° *Stimulants* à volonté : eau-de-vie, sel volatil, éther chlorhydrique, injection d'éther ;

5° Injection hypodermique de 0,03 centigr. de *morphine,* ou 1 gr. 75 de laudanum par la bouche, à répéter au bout d'une heure si c'est nécessaire ;

6° Cataplasmes de graine de lin sur le ventre.

CUIVRE. — *Symptômes.* — Saveur métallique dans la bouche, constriction de la gorge et du pharynx, épreintes et coliques abdominales, nausées et vomissements, diarrhée avec efforts, suppression partielle des urines, jaunisse. Respiration rapide et difficile, pouls

petit et rapide, grande faiblesse, soif intense, sueurs froides, froideur
des membres, maux de tête, étourdissements, coma, mort.

Traitement. — 1° *Lait et œufs* à volonté ;

2° *Pompe stomacale* ou *vomitifs*, moutarde (1 cuillerée à bouche),
ipéca, large administration d'eau tiède ;

3° Tisane d'orge, ou d'arrow-root, ou gruau ;

4° Injection hypodermique de 0,03 centigr. de *morphine,* ou
XXV gouttes du laudanum par la bouche ;

5° Application de cataplasmes de graine de lin sur le ventre.

CURARE. — *Symptômes.* — Symptômes généraux semblables
à ceux de l'empoisonnement par la strychnine, mais jamais de tétanos.
Paralysie des nerfs moteurs et mort par arrêt des mouvements respira-
toires.

Traitement. — 1° *Respiration artificielle* à continuer jusqu'à ce que
le poison soit éliminé ;

2° *Stimulants* à volonté : eau-de-vie, vin chaud, sel volatil, éther
chlorhydrique ;

3° Si c'est par la surface d'une blessure que le poison a été intro-
duit, faire une ligature au-dessus, et laver la blessure complètement.
Si les symptômes diminuent, la ligature peut être desserrée avec pré-
caution pour un moment seulement ;

4° La surface de la blessure doit être lavée souvent et avec soin.

CYANHYDRIQUE (acide). — V. *Hydrocyanique (acide).*

CYANURE DE POTASSIUM. — *Symptômes.* — Appa-
raissent de suite. Douleur cuisante et intense à l'estomac, écume dans
la bouche, perte de la force dans les membres, insensibilité, respiration
spasmodique, convulsions, contracture des mâchoires et du corps tout
entier, mort rapide.

Traitement. — 1° Large administration de *sulfate de fer* (vitriol
vert) et d'eau, à prendre par doses de 30 grammes ;

2° *Pompe stomacale* ou *vomitifs* : moutarde, sulfate de zinc, ipéca ;

3° *Stimulants :* eau-de-vie, ammoniaque (2 gr. dans de l'eau), sel
volatil (3 gr. 50 centigr. dans de l'eau), éther chlorhydrique (2 gr. dans
de l'eau) fréquemment répétés. Si le patient ne peut pas avaler, donner
ces médicaments en lavement, ou injecter l'alcool sous la peau.
Inhalations d'ammoniaque sur un mouchoir ;

4° *Douches* alternativement chaudes et froides, en projetant l'eau
sur la poitrine ;

5° Injection hypodermique *d'atropine* (0,10 cent. de la solution
1 p. 100), ou teinture de belladone à l'intérieur (XXX gouttes dans de
l'eau) ;

6° *Respiration artificielle* (20 inspirations à la minute) à continuer
une heure ou plus ;

7° *Électricité :* Courants interrompus sur la poitrine et dans la région
du cœur ;

DATURA. — DATURINE. — V. *Stramonium.*

DIGITALE. — DIGITALINE. — *Symptômes.* — Diar

rhée avec douleurs violentes dans le ventre. Vomissements (les matières rejetées ont une coloration verdâtre). Pouls lent, petit, irrégulier, peu fréquent. Douleurs de tête, léthargie avec délire et convulsions. Pupilles dilatées, insensibles à la lumière, peau froide, pâle, couverte de sueur. Urines supprimées. Coma et mort souvent presque subite.

Traitement. — 1° *Pompe stomacale* ou *vomitifs :* moutarde, sulfate de zinc, ipéca, apomorphine;

2° *Acide tannique* ou *gallique* (2 gr.) dans de l'eau chaude, répétée souvent, ou bien thé ou café fort et chaud;

3° *Stimulants :* eau-de-vie chaude avec de l'eau, sel volatil, éther chlorhydrique, injectés dans le rectum s'ils ne sont pas retenus par l'estomac;

4° Injection hypodermique de 0,10 centigr. de la solution *d'aconitine* à 1 p. 200, ou 0,30 centigr. de teinture d'aconit par la bouche ou le rectum, à répéter au bout d'une demi-heure, s'il y a amélioration sensible dans l'action du cœur;

5° La position couchée doit être strictement conservée pendant quelque temps après que tous les symptômes ont disparu.

DUBOISINE. — P. le traitement, v. *Atropine.*

ERGOT. — *Symptômes.* — Action toxique légère. Une dose de 30 gr. d'extrait ne provoque généralement pas de symptômes d'empoisonnement à moins que la patiente ne soit enceinte. — Dans un cas, il y a eu : fourmillements dans les doigts et les pieds, crampes dans les jambes, les bras et la poitrine, avec vertiges et faiblesse, une sensation de froid sur tout le corps, pupilles dilatées, pouls petit, vomissements, diarrhée.

Traitement. — 1° *Pompe stomacale* ou *vomitifs :* moutarde, sulfate de zinc, ipéca;

2° *Purgatifs :* huile de ricin (30 gr.), sulfate de magnésie (30 gr.); 1 goutte ou 2 d'huile de croton sur le dos de la langue;

3° *Acide tannique* ou *gallique* par doses de 2 gr. dans de l'eau, souvent répétées, ou *thé* fort. Les introduire par la pompe stomacale si c'est nécessaire;

4° *Stimulants :* eau-de-vie, sel volatil, éther chlorhydrique;

5° Inhalations de *nitrite d'amyle,* et 0,001 milligr. de nitro-glycérine par la bouche (0,10 centigr. de la solution alcoolique à 1 p. 100) répétées tous les quarts d'heure;

6° Position couchée; chaleur aux extrémités.

S'il y a menace d'avortement à la suite de l'administration de l'ergot, le repos et l'opium sont les meilleurs remèdes. Si les symptômes sont alarmants, et la patiente enceinte, on doit prendre garde à la propriété que possède l'ergot de débarrasser l'utérus.

ÉTHER (inhalation). — *Symptômes.* — Très connus.

Traitement. — 1° Tirer la langue et dégager la bouche.

2° *Respiration artificielle* immédiate, et la continuer deux heures s'il est nécessaire avec 18 inspirations à la minute;

3° Débarrasser la poitrine, ouvrir portes et fenêtres, pour donner de l'air. Douches chaudes et froides alternées sur la tête et la poitrine;

4° Inhalations de nitrite d'amyle;

5° La trachéotomie peut être nécessaire.

FOWLER (liqueur de). — V. *Arsenic*.

GAZ D'ÉCLAIRAGE. — *Symptômes.* — Douleurs de tête et vertiges, perte de la mémoire, et de la puissance musculaire, inconscience, pupilles insensibles à la lumière, et dilatées, respiration pénible, convulsions, coma, asphyxie, mort. Odeur du gaz dans l'appartement, et dans l'haleine du patient.

Traitement. — 1° Air frais. Ouvrir portes et fenêtres;

2° *Respiration artificielle;*

3° *Ammoniaque* sous les narines. Frictions et chaleur aux extrémités. Moutarde en feuilles, ou cataplasmes de farine de moutarde sur les jambes. Courants interrompus aux extrémités. Sinapismes sur le cœur;

4° *Stimulants* en quantité modérée par la bouche ou le rectum. Lavement d'un demi-litre de café fort;

5° Inhalations d'oxygène (2 litres ou 2 litres et demi), si l'on peut s'en procurer;

6° Douches chaudes et froides alternées sur la tête et la poitrine;

7° La saignée peut être bonne.

GELSEMIUM SEMPERVIRENS (jasmin de la Caroline). — *Symptômes.* — Douleurs de tête suivies de vertiges, douleur dans les prunelles et diminution de la vision. Ptosis (le malade est complètement incapable d'ouvrir les yeux tout grands). — Diplopie avec vision double. Faiblesse dans les extrémités inférieures (le malade titube et se balance de côté et d'autre en marchant). Grande douleur dans la poitrine, suffocations, respiration pénible, écume dans la bouche, coma, mort.

Traitement. — 1° Si l'on est appelé aussitôt que le poison a été pris, on doit employer la *pompe stomacale* ou les *vomitifs* : moutarde, etc. — Après un long intervalle, on doit laisser de côté les vomitifs qui augmenteraient probablement la prostration;

2° Injection hypodermique de 0 gr. 10 centigr. de la solution d'*atropine* à 1 p. 100, à répéter au bout d'un 1/4 d'heure, s'il y a manque de respiration. En l'absence d'atropine, XV gouttes de teinture de belladone par la bouche;

3° *Stimulants :* eau-de-vie, éther chlorhydrique, sel volatil, s'il y a des signes de faiblesse de l'action du cœur;

4° *Respiration artificielle;*

5° *Douches* chaudes et froides alternées sur la tête et la poitrine.

HYDROCHLORIQUE (acide). — **ACIDE CHLORHYDRIQUE.** — *Symptômes.* — Chaleur cuisante s'étendant depuis la gorge jusqu'à la région de l'estomac, vomissements de liquides acides, de couleur foncée, mêlés de mucosités et de sang. Langue tuméfiée et sèche, soif intense, difficulté à avaler. Pouls petit, fréquent, irrégulier. Peau froide et visqueuse. Intelligence conservée jusqu'à la fin. Mort ne survenant souvent qu'après quelques semaines.

Traitement. — 1° Larges administrations de savon et d'eau, à prendre par doses de 30 gr. Bicarbonate de potasse, de soude, d'ammoniaque, sel volatil, ou même lessive commune de soude à volonté, bien délayé dans de l'eau. La magnésie ou l'eau de chaux peuvent être employées ;

2° Lait, huile, gruau épais, blanc d'œufs et eau, gomme et eau, tisane de graine de lin ;

3° Injection hypodermique de morphine ;

4° En règle générale la pompe stomacale ne peut être employée avec sûreté.

HYDROCYANIQUE (acide). — ACIDE CYANHYDRIQUE.

Symptômes. — Surviennent pendant l'acte même de la déglutition ou presque aussitôt. Insensibilité rapide avec yeux fixes et brillants, pupilles dilatées et insensibles à la lumière, membres flasques, peau froide et couverte d'une sueur visqueuse, pouls imperceptible. Respiration haletante, et à longs intervalles. Il peut y avoir des convulsions.

Traitement. — V. *Cyanure de potassium.*

HYOSCYAMINE.

— V. *Atropine* pour le traitement, et *Jusquiame* pour les symptômes.

IODE.

Symptômes. — Douleur et chaleur dans la gorge et l'estomac, avec vomissements et diarrhée (les matières vomies peuvent être jaunies par l'iode, ou bleues, s'il y a quelques matières amylacées dans l'estomac ; les déjections peuvent contenir du sang). Vertiges, faiblesse, et quelquefois mouvements convulsifs.

Traitement. — 1° *Pompe stomacale et vomitifs :* moutarde, sulfate de zinc, vin d'ipéca (30 gr. ou plus) ;

2° Amidon et eau, ou arrow-root, gruau, blancs d'œufs et eau, à volonté ;

3° Inhalations de *nitrite d'amyle ;*

4° Injection hypodermique de 0 gr. 03 centigr. de morphine pour calmer les douleurs, répétée aussi souvent que nécessaire.

IODOFORME.

Symptômes. — Léger délire nocturne, assoupissement inexplicable, amaigrissement progressif avec température élevée et pouls rapide. Les symptômes ressemblent parfois exactement à ceux de la méningite. Dans quelques cas la mort est survenue.

Traitement. — Suppression de la cause.

JABORANDI.

— L'injection hypodermique de 0 gr. 10 centigr. de la solution d'atropine à 1 p. 100 peut arrêter immédiatement les symptômes. 1 gr. 50 de teinture de belladone par la bouche peut réussir tout aussi bien.

JUSQUIAME. — HYOSCYAMINE.

Symptômes. — Grande excitation, pouls ample, face rouge, vertiges, abolition de la puissance musculaire des membres, pupilles dilatées, vision double, nausées, vomissements: A hautes doses, perte ou incohérence de la parole, délire, confusion de la pensée, insensibilité et coma.

Traitement. — V. *Atropine.*

KAIRINE. — A hautes doses produit la cyanose et le collapsus. Pour le traitement, V. *Résorcine.*

LAURIER-CERISE (eau de). — V. *Acide prussique* ou *cyanhydrique.*

LOBÉLIE. — Vomissements considérables avec dépression intense et prostration. Maux de têtes, vertiges, tremblements, insensibilité, convulsions, collapsus, mort.

Traitement. — 1° Comme d'ordinaire la lobélie provoque les vomissements, les vomitifs sont inutiles. Chez les gens d'un certain âge ou les jeunes enfants, il peut être nécessaire d'employer la pompe *stomacale* ou les *vomitifs* : moutarde, sulfate de zinc, ou ipéca;

2° *Acide tannique* et *gallique* (2 gr.) souvent répétés, ou *thé* fort. On les introduira avec la pompe stomacale ou le siphon, si c'est nécessaire;

3° *Stimulants* : eau-de-vie, sel volatil, etc., à volonté; injection d'éther;

4° 1 gr. 20 de teinture de *noix vomique* par la bouche, ou mieux, injection hypodermique de 0 gr. 10 centigr. de la solution de *nitrate* de *strychnine* à 2 p. 100;

5° Chaleur aux extrémités et à la surface du corps. Couvertures et bouteilles chaudes;

6° Position couchée à faire conserver strictement, même après la disparition des symptômes aigus.

MORPHINE (empoisonnement aigu). — *Symptômes.* — D'abord il peut y avoir excitation mentale d'une nature agréable avec augmentation de l'activité physique, et accélération des battements du cœur. Puis sécheresse de la bouche, augmentation de la soif, maux de tête, lassitude, sensation de poids dans les membres, incapacité à se mouvoir, somnolence et diminution de la sensibilité. Puis ces symptômes passent à un état de sommeil profond tel que le malade ne peut s'éveiller; en même temps cessation des actions réflexes, yeux à demi fermés, pupilles fortement contractées (rarement dilatées); la mâchoire inférieure retombe, la peau est froide et visqueuse, le seul signe de vie qui reste est fourni par la continuation de la circulation et de la respiration. Respiration lente, pénible, irrégulière et stertoreuse, pouls faible, dépressible et presque imperceptible. Le pouls et la respiration cessent enfin et la mort s'ensuit.

Traitement. — 1° Si le poison a été pris par la bouche, *pompe stomacale* ou *vomitifs* : moutarde, sulfate de zinc, ipéca, apomorphine. Lavage de l'estomac. Dans ces empoisonnements les vomissements sont provoqués difficilement. Si la morphine a été absorbée par voie hypodermique ce traitement doit être laissé de côté;

2° Tenir le malade debout, le frapper avec une serviette mouillée, lui parler et le stimuler de toutes les manières : applications d'électricité aux membres, ammoniaque sous le nez, etc.;

3° Lavement de 1/2 litre de café fort et chaud ;

4° Projeter de l'eau froide sur la tête, répéter cela fréquemment, essuyer le malade dans l'intervalle ;

5° S'il y a des symptômes d'affaiblissement de la respiration, donner une injection de 0 gr. 002 milligr. de sulfate d'atropine répétée au bout d'un 1/4 d'heure, si c'est nécessaire. S'il est impossible de se procurer de l'atropine, injection hypodermique de 1 gr. 75 centigr. de teinture de belladone ;

6° Inhalations de *nitrite d'amyle* ;

7° *Respiration artificielle* ;

8° Le massage est d'une grande valeur quand les symptômes aigus ont disparu.

MORPHINE (empoisonnement chronique). — *Traitement.*

I. Quand le médecin fait les injections.

1° Ne pas cesser subitement les injections ;

2° Diminuer graduellement la dose ;

3° Ne pas donner la morphine pure, mais combinée avec l'atropine ;

4° Diminuer la dose de morphine et augmenter celle de l'atropine, jusqu'à ce que les effets de cette dernière prédominent.

II. Dans les cas où l'administration de la morphine est entre les mains du malade :

1° Le malade devra donner à un gardien expérimenté la seringue et la solution de morphine ;

2° On doit diminuer la dose graduellement ;

3° L'intestin doit être entretenu libre ;

4° On doit donner des toniques et en particulier les toniques du cœur : spartéine, trinitrine (Oscar Jennings et Ball) ;

5° Si le malade ne peut pas dormir, bromure de sodium, à la dose de 1 gr. 50 centigr. Répéter la dose s'il est nécessaire ;

6° Si l'estomac est irrité ou si la diarrhée prédomine, salicylate de bismuth à la dose de 1 gr. 50 dans du lait 3 fois par jour. Un autre bon remède est l'acide phénique et la teinture d'iode à parties égales, à la dose de 1 goutte dans de l'eau 3 fois par jour avant le repas ;

7° S'il y a dépression, donner des stimulants, mais avec prudence et seulement à doses modérées. Le champagne sec frappé et le vin de coca sont avantageux ;

8° On peut avoir recours à l'isolement, mais il est préférable de laisser le malade s'occuper et s'amuser ;

9° Un bon agent de thérapeutique dans ces cas est le massage. L'électricité est avantageuse et doit être employée de pair avec ce moyen.

MUSCARINE. — CHAMPIGNONS (*agaricus muscarius*). — *Symptômes.* — Apparaissant généralement dans l'espace de 1/2 heure à une heure après l'absorption. Coliques violentes avec vomissements et diarrhée. Grande excitation cérébrale suivie de coma. Pouls lent, respiration stertoreuse, pupilles dilatées, extrémités froides. Mort par suite de l'action sur le cœur.

Traitement. — 1° *Pompe stomacale ou vomitifs :* moutarde (1 cuil-
lerée à bouche), sulfate de zinc ou ipéca (2 gr.) ;

2° *Atropine :* XX gouttes de teinture de belladone dans de l'eau, ou
mieux injection de 0 gr. 10 centigr. de la solution d'atropine, à répéter
au bout d'un 1/4 d'heure, s'il est nécessaire. C'est là le véritable anti-
dote ;

3° *Huile de ricin* (30 gr.) ;

4° *Stimulants :* eau-de-vie, injection d'éther, esprit de chloroforme
(3 gr. 50 dans de l'eau), ou sel volatil (3 gr. 50 dans de l'eau) ;

5° *Chaleur* aux extrémités et cataplasmes sur le ventre.

NICOTINE. — V. *Tabac.*

NITRATE D'ARGENT. — *Symptômes.* — Parfois vo-
missements d'une matière floconneuse blanchâtre, qui noircit à son
exposition à l'air.

Traitement. — 1° *Sel commun* dissous dans du lait ou de l'eau, à
volonté ;

2° *Vomitifs :* moutarde, sulfate de zinc, ipéca ;

3° Blancs d'œufs, tisane d'orge, arrow-root, etc.

NITRATE DE POTASSE (salpêtre). — *Symptômes.* —
Douleur cuisante et intense dans l'abdomen, nausées, vomissements,
quelquefois diarrhée, froideur aux extrémités et dans les membres,
paralysie partielle, tremblements, convulsions, collapsus.

Traitement. — 1° *Pompe stomacale ou vomitifs :* moutarde (1 cuil-
lerée à bouche), sulfate de zinc ou ipéca (2 gr. dans de l'eau) ;

2° *Boissons* mucilagineuses, blancs d'œufs et eau, tisane de graine
de lin, huile d'olive ;

3° *Stimulants,* s'il y a collapsus : V gouttes d'essence de camphre sur
du sucre, ou bien alcool et eau chaude à volonté. Lavement alcoolisé,
injections alcooliques sous la peau si la déglutition est abolie ; injection
d'éther, etc.

4° *Chaleur.* Entourer le malade de couvertures chaudes. Eau chaude
aux pieds, frictions et rubéfaction sur les membres. Position couchée
strictement maintenue ;

5° Inhalations de *nitrite d'amyle ;*

6° Injection hypodermique de 0 gr. 15 centigr. de la solution hypo-
dermique d'atropine, s'il y a des signes d'affaiblissement du cœur.

NITRIQUE (acide). — ACIDE AZOTIQUE. —
EAU-FORTE. — *Symptômes.* — Surviennent aussitôt : dou-
leur cuisante intense dans la gorge et le pharynx s'étendant jusqu'à
l'estomac. Vomissements violents (les matières vomies consistent en
aliments mêlés de sang noir altéré, et de lambeaux de membranes
colorées en jaune ; elles ont une réaction acide et une odeur caracté-
ristique). La muqueuse de la bouche est molle et blanche, elle peut
être jaune ou même noirâtre. Grande difficulté à parler, abolition com-
plète de la faculté d'avaler. Douleur intense dans l'abdomen ; respi-
ration difficile, pouls petit, fréquent et irrégulier, surface du corps

froide. Il y aurait probablement constipation et peut-être suppression des urines, si cet état durait quelque temps.

Traitement. — 1° Hautes doses de savon et d'eau à prendre de suite. Bicarbonate de potasse, de soude, ammoniaque, sel volatil ou même lessive commune de soude, à prendre à volonté, bien délayés dans de l'eau. Magnésie ou eau de chaux la main ;

2° Lait, huile, gruau épais, blancs d'œuf et eau, gomme et eau, tisane de graine de lin ;

3° *Morphine.* Injection hypodermique de 0 gr. 03 centigr. ;

4° Généralement la pompe stomacale ne peut être employée avec sûreté. Si le larynx est intéressé, la trachéotomie peut être nécessaire. Le rétrécissement de l'œsophage peut survenir comme phénomène secondaire.

NITRITE D'AMYLE. — *Traitement.* — 1° *Pompe stomacale* ou *vomitifs :* moutarde, sulfate de zinc, ou ipéca ;

2° *Air frais.* Ouvrir portes et fenêtres ;

3° Conserver la position couchée ;

4° *Respiration artificielle*, s'il est nécessaire.

NITRITE DE SODIUM. — *Symptômes.* — Lividité de la peau, des lèvres et des mains ; secousses sur tout le corps. Sentiment d'anxiété avec prostration, nausées, vomissements.

Traitement. — 1° *Pompe stomacale* ou *vomitifs :* moutarde, ipéca ou sulfate de zinc ;

2° *Air frais ;*

3° Position couchée à maintenir ;

4° *Ergot.* 3 gr. 50 centigr. d'extrait par la bouche, ou 0 gr. 30 centigr. de l'injection hypodermique d'ergotine ;

5° *Atropine.* Injection hypodermique de 0 gr. 001 milligr. de sulfate d'atropine ;

6° *Respiration artificielle* s'il est nécessaire.

NITRO-BENZINE. — ESSENCE DE MIRBANE. — *Symptômes.* — Ils peuvent tarder un jour ou deux. Lassitude, malaises, nausées, lourdeur particulière de la tête. Grande anxiété, manque de respiration, confusion de la pensée, cyanose souvent très marquée. Il peut y avoir des convulsions, quelquefois semblables au tétanos. Pupilles dilatées bien que généralement un peu sensibles à la lumière. Mort par asphyxie.

Traitement. — 1° *Pompe stomacale* ou *vomitifs :* moutarde (1 cuillerée), sulfate de zinc ou ipéca (2 gr.) ;

2° *Stimulants*, eau-de-vie, éther chlorhydrique, souvent répétés. Si le malade ne peut avaler, les administrer en lavements, ou injecter l'alcool sous la peau. Inhalations d'ammoniaque sur un mouchoir de poche ;

3° *Douches* chaudes et froides alternées, en projetant l'eau sur la poitrine ;

4° *Atropine.* Injection hypodermique de 0 gr. 10 centigr. de solution hypodermique d'atropine, ou 30 gouttes de teinture de belladone ;

5° Respiration artificielle à faire jusqu'à ce que le malade revienne à lui, ou qu'on ne puisse découvrir aucun battement du cœur ;

6° Électricité. Courants interrompus faibles sur la poitrine, et dans la région du cœur.

NITRO-GLYCÉRINE. — *Symptômes.* — Maux de tête, palpitations. Fourmillements sur tout le corps, même au bout des doigts. Relâchement artériel (le tracé du pouls indiquant le dicrotisme). Rougeur légère de la face, confusion de la pensée. Dépression et sentiment d'anxiété. Nausées, quelquefois même vomissements. Collapsus.

Traitement. — 1° Position couchée à maintenir strictement ;

2° Eau froide ou glace à appliquer sur la tête ;

3° *Ergot.* 3 gr. 50 centigr. d'extrait par la bouche, 0 gr. 05 centigr. d'ergotine en injection sous-cutanée, répétés au bout d'un 1/4 d'heure ;

4° *Atropine.* Injection hypodermique de 0 gr. 001 milligr. de sulfate d'atropine, ou XX gouttes de teinture de belladone par la bouche ;

5° Injection d'éther.

NOIX VOMIQUE. — *Symptômes.* — *Traitement.* — V. *Strychnine.*

OPIUM. — *Symptômes.* — D'abord, période d'excitation cérébrale de nature agréable, avec accélération des battements du cœur bientôt remplacée par des maux de tête, de la lassitude, une sensation de poids dans les membres, de l'incapacité à se mouvoir, de la somnolence, de l'affaiblissement, de la sensibilité, et de la contraction des pupilles. Au début, on peut encore stimuler avec difficulté le malade, mais ensuite il est impossible de faire la plus légère impression sur lui ; les réflexes disparaissent, les yeux sont demi-clos, les pupilles cessent d'être impressionnées par la lumière, les muscles se relâchent, la mâchoire inférieure retombe, la peau est froide au toucher, la face, les lèvres sont pâles ou livides. La respiration devient bientôt lente, irrégulière et stertoreuse ; le pouls est faible et dépressible, et la mort survient.

Traitement. — 1° *Pompe stomacale* ou *vomitifs :* moutarde, sulfate de zinc ou ipéca (2 gr.). Injection hypodermique ; de 0 gr. 30 centigr. de la solution d'apomorphine à 1 p. 100 ;

2° *Stimulation.* Placer le malade debout, le frapper avec une serviette mouillée, le pincer, lui parler, le stimuler de toutes les façons possibles ;

3° *Café.* 1/2 litre de café fort et chaud, en lavement ;

4° *Douches.* Verser une grande cruche d'eau froide sur la poitrine, répéter souvent en essuyant bien dans l'intervalle ;

5° *Atropine.* Injection hypodermique de 0 gr. 003 milligr. de sulfate d'atropine, s'il survient de l'arrêt de la respiration. S'il n'y a pas d'atropine, 1 gr. 75 centigr. de teinture de belladone sous la peau ou par la bouche. On dit que 0 gr. 003 milligr. d'atropine sont l'antagoniste de 0 gr. 06 centigr. de morphine ;

6° *Nitrite d'amyle* à volonté ;

7° *Respiration artificielle.*

OXALIQUE (acide). — *Symptômes*. — La mort peut être instantanée. Généralement, douleur cuisante à l'estomac, crampes dans les membres, vomissements de matières noirâtres, liquides, contenant du sang altéré. Sensation de constriction dans la gorge avec toux sèche. Diarrhée. Bouche sensible et généralement blanche. Il peut y avoir du tétanos ou du coma.

Traitement. — 1° Chaux ou blanc d'Espagne à donner à volonté dans de l'eau. Le lait de chaux est un antidote, mais la solution de sucre est préférable. On doit les administrer par dose de 3 gr. souvent répétées ;

2° Huile de ricin (30 gr.) pour dégager l'intestin ;

3° L'administration de potasse, de soude, d'ammoniaque ou de carbonate de potasse, de soude, ou d'ammoniaque doit être évitée.

PARALDÉHYDE. — *Traitement*. — V. *Chloral*.

PÉTROLE. — *Symptômes*. — Variables, mais souvent coma. *Traitement*. — *Pompe stomacale* ou *vomitifs. Stimulants* à volonté. Chaleur aux extrémités.

PHÉNIQUE (acide). — **CARBOLIQUE** (acide). — **PHÉNOL.** — *Symptômes*. — Sensation de cuisson intense s'étendant de la bouche à l'estomac, arrivant de suite, au moment même de la déglutition, lèvres et bouches blanche et dures. Peau froide et visqueuse ; lèvres, paupières et oreilles livides. Pupilles contractées. Urines foncées, voire même noires, supprimées quelquefois. Insensibilité, coma, abolition complète des mouvements réflexes, respiration rapide et faible, mort. Il peut se produire une grande amélioration avec retour de la conscience, et alors surviennent, après quelques heures, le collapsus et la mort.

Traitement. — 1° Sel d'Epsom et sel de Glauber (sulfate de magnésie et sulfate de soude) 30 gr. dans 3/4 de litre ou plus d'eau chaude. Les sulfates solubles forment dans le sang des sulfophénates qui ne sont pas nuisibles ;

2° *Pompe stomacale* ou *vomitifs :* apomorphine (0 gr. 30 centigr. de la solution à 2 p. 100), moutarde (1 cuillerée à bouche), sulfate de zinc ou ipéca (2 gr.) ;

3° *Lavage de l'estomac* avec du sulfate de soude ou de magnésie ou de sucrate de chaux, dissous dans une grande quantité d'eau tiède, jusqu'à ce que l'odeur de l'acide ne soit plus perçue. Laisser l'estomac plein de la solution afin qu'il puisse l'absorber ;

4° Blancs d'œufs dans de l'eau en grande quantité ;

5° Donner 30 gr. *d'huile de ricin* ou 1/2 verre d'huile d'olive ;

6° *Stimulants* à volonté, eau-de-vie chaude avec de l'eau, éther chlorhydrique, sel volatil, injection d'éther ;

7° Applications chaudes aux extrémités. Frictions, courants interrompus aux extrémités ;

8° *Atropine* Injection hypodermique de 0 gr. 03 centigr. de la solution à 1 p. 100 ;

9° Inhalation de *nitrite d'amyle ;* inhalation d'*oxygène* (de la Bute, Poitiers) ;

10° Saignée ou transfusion dans les cas désespérés.

PHOSPHORE. — *Symptômes.* — Douleur à l'estomac. Vomissements, généralement ne durant pas longtemps (les matières vomies peuvent être lumineuses dans l'obscurité). Odeur de phosphore dans l'haleine. Douleur dans la région du foie. Troubles généraux considérables avec affaiblissement de l'action du cœur. Tendances aux hémorrhagies; saignements de nez, vomissements de sang. Il peut y avoir des pétéchies ou même des ecchymoses étendues. Les règles peuvent apparaître. Perte de l'intelligence avec coma, et dans quelques cas, délire bruyant et violent. Les convulsions ne sont pas rares. Urines diminuées, albumineuses. La mort peut arriver tout d'un coup et d'une manière inattendue. S'il y a guérison, la convalescence est longue.

Traitement. — 1° *Vomitifs :* sulfate de zinc et ipéca (2 gr. dans de l'eau);

2° *Sulfate de cuivre* à la dose de 0 gr. 20 centigr. dissous dans de l'eau, toutes les 5 minutes jusqu'à ce que les vomissements soient provoqués. Continuer alors le sulfate de cuivre à la dose de 0 gr. 05 centigr. tous les 1/4 d'heure, en l'administrant avec X gouttes d'acétate de morphine à 1/100° s'il est rejeté;

3° *Essence de térébenthine* à la dose de 2 gr. toutes les 1/2 heures;

4° *Purgation* avec 15 gr. de sulfate de magnésie.

PHYSOSTIGMINE, ÉSÉRINE. — *Symptômes.* — Vertiges, défaillances, prostration, abolition de la puissance musculaire dans les extrémités inférieures. Secousses dans les muscles. Pupilles contractées. — Mort par asphyxie.

Traitement. — V. *Calabar.*

PICROTOXINE. — *Symptômes.* — Nausées, vomissements, faiblesse musculaire, somnolence, quelquefois convulsions. Eruption scarlatiniforme dans quelques cas.

Traitement. —1° *Pompe stomacale* ou *vomitifs :* sulfate de zinc, ou ipéca (2 gr. dans de l'eau), moutarde (1 cuillerée à bouche dans de l'eau);

2° *Chloral.* 1 gr. 20 centigr. de chloral dans de l'eau, avec 0 gr. 60 centigr., en plus, au bout d'un quart d'heure, s'il est nécessaire.

3° *Bromure de potassium.* S'il y a tétanos, on peut le donner à la dose de 6 gr. tous les 1/4 d'heure, sans supprimer pour cela chloral.

PILOCARPINE. — V. *Jaborandi.*

PITURI. — *Symptômes.* — Narcotisme léger. D'abord salivation, puis sécheresse de la bouche. C'est un puissant poison respiratoire ; il produit en général de la faiblesse, de violents tremblements de tout le corps et de grands maux de tête.

Traitement. — Comme *Atropine.*

PLOMB (empoisonnement aigu). — *Symptômes.* — Sécheresse de la gorge, saveur métallique, soif intense, coliques, spécialement localisées au niveau de l'épigastre et soulagées par la pression.

muscles de l'abdomen généralement contractés. Constipation constante. Crampes dans les membres, sueurs froides, paralysie des extrémités inférieures, convulsions.

Traitement. — 1° *Pompe stomacale* ou *vomitifs :* moutarde, sulfate de zinc, ipéca ;

2° 2 gr. d'*acide sulfurique* dilué, ou 15 gr. de sulfate de magnésie, ou de soude ; on peut même les donner tous les trois ensemble délayés dans de l'eau ;

3°. Lait, blancs d'œufs et eau, tisane d'orge. — Cataplasmes sur le ventre ;

4° S'il y a de la douleur, injection hypodermique de morphine.

PLOMB (empoisonnement chronique). — *Symptômes.* — Douleur dans la région de l'ombilic, coliques. — Bouche sèche, haleine désagréable, soif, saveur astringente dans la bouche. — Liseré bleuâtre sur les gencives, dents noires et encrassées. — Perte de l'appétit, constipation. — Paralysie d'un ou plusieurs groupes de muscles. — Perte du sommeil, douleur cuisante dans les épaules et les bras, anémie très marquée, épuisement, troubles de la digestion.—Douleurs articulaires simulant le rhumatisme. Anesthésie de larges plaques de la peau. — Amaurose. — Perte des appétits sexuels. — Avortements fréquents chez les femmes.

Traitement. — 1° Boissons salines le matin ;

2° Bonne nourriture ;

3°. Massage ;

4° Faradisation ;

5° Traitement prophylactique, surtout pour ceux qui travaillent dans le plomb. Ateliers bien aérés. Les mains doivent être lavées avec soin et les vêtements de dessus changés avant de quitter l'atelier. — Les repas ne doivent pas être pris à l'atelier. Bains chauds fréquents. Acide sulfurique en boisson.

POISONS DES CHAMPIGNONS. — V. *Muscarine.*

POTASSE. — *Symptômes.* — Saveur âcre et caustique. Destruction partielle de la muqueuse buccale. Chaleur et douleur dans la gorge s'étendant jusqu'à l'estomac. — Quelquefois vomissements (les matières vomies sont mêlées de sang noirâtre et de morceaux de muqueuse). Peau froide et visqueuse.— Diarrhée avec grande douleur dans le ventre. Il peut survenir du rétrécissement de l'œsophage comme accident secondaire.

Traitement. — 1° *Eau vinaigrée,* acide acétique, acide citrique, etc., à volonté ;

2° Boissons émollientes, blancs d'œufs et eau, lait, gruau, tisane d'orge ;

3° Huile d'olive en abondance.

PRÉCIPITÉ BLANC (calomel). — *Symptômes.* — Vomissements, crampes, diarrhée, douleur violente dans l'estomac, convulsions.

Traitement. — 1° *Pompe stomacale* ou *vomitifs :* moutarde, sulfate de zinc, ou ipéca ;

2° Blancs d'œufs et eau, en abondance. Farine et eau, arrow-root, gruau, tisane d'orge, de graine de lin;

3° *Stimulants :* eau-de-vie, éther chlorhydrique, etc.

PRÉCIPITÉ ROUGE (oxyde rouge de mercure). — *Symptômes.* — Douleurs et crampes dans les extrémités inférieures, vomissements, peau froide et visqueuse. — Puis après quelques jours les gencives peuvent être intéressées.

Traitement. — V. *Précipité blanc.*

PROTOXYDE D'AZOTE. — *Traitement.* — Comme *Ether.*

PRUSSIQUE (acide). — V. *Acide hydrocyanique.*

RÉSORCINE. — *Symptômes.* — Vertiges, insensibilité, sueurs profuses de la tête aux pieds, lèvres blanches, langue sèche, pupilles normales, conjonctives insensibles au toucher, dents serrées. Température basse. Urines noires.

Traitement. — 1° *Pompe stomacale* ou *vomitifs :* moutarde, ipéca, sulfate de zinc;

2° Blancs d'œufs et eau en grande quantité;

3° Lavages de l'estomac avec de la soude, ou du sucrate de chaux mêlés de grandes quantités d'eau tiède;

4° *Stimulants,* alcool chaud, etc.;

5° *Chaleur aux extrémités.* Frictions, courants interrompus;

6° *Atropine :* injection hypodermique de 0 gr. 10 centigr. de la solution de sulfate d'atropine à 1 p. 100;

7° Inhalations de *nitrite d'amyle ;*

8° De hautes doses de vin rouge sont employées en Allemagne comme antidote.

SABINE. — *Symptômes.* — Douleurs, vomissements, efforts violents pour provoquer les selles, coma ou convulsions. — Mort en quelques heures ou après quelques jours.

Traitement. — 1° Vomitifs : moutarde, sulfate de zinc, ipéca;

2° *Huile de ricin* (30 gr.);

3° *Cataplasmes* de farine de lin sur le ventre;

4° *Morphine :* Injection hypodermique de morphine, s'il est nécessaire.

SEL D'OSEILLE. — V. *Acide oxalique.*

SOUDE. — *Traitement.* — 1° Vinaigre, acide acétique, acide citrique, jus d'orange, etc., délayés dans de l'eau, à volonté;

2° *Boissons émollientes :* blancs d'œufs et eau, lait, gruau, etc.;

3° *Huile d'olive.*

STRAMONIUM. — *Symptômes.* — Empoisonnement tout à

fait semblable à la belladone. Sécheresse de la peau et de la gorge. Pupilles dilatées. Délire, cauchemars, vision double, éruption sur la peau, paralysie des extrémités inférieures. Coma.

Traitement. — Comme la belladone, moins la physostigmine.

STRYCHNINE. — *Symptômes.* — Tétanos, convulsions avec paroxysmes survenant après des intervalles qui varient dans différents cas de 3 minutes à une demi-heure, et ne durant que de 1 à 5 minutes au plus. Pendant les paroxysmes, yeux proéminents, pupilles dilatées, respiration difficile, pouls faible et très rapide. Quelquefois cris convulsifs, souvent grande anxiété; généralement mort par asphyxie pendant un paroxysme, ou après une période de collapsus.

Traitement. — 1° *Pompe stomacale* si on peut se la procurer rapidement; car après que les symptômes tétaniques se sont déclarés, l'introduction du tube peut provoquer un paroxysme, et doit par conséquent être négligé. — *Vomitifs :* moutarde, sulfate de zinc ou ipéca. S'il y a de la difficulté d'ouvrir la bouche, injection hypodermique d'apomorphine;

2° *Charbon animal* à volonté, ou *teinture d'iode* (A faire suivre d'un vomitif ou de la pompe stomacale);

3° *Bromure de potassium*, 15 gr. dans de l'eau, avec 2 gr. d'hydrate de chloral. 7 gr. de bromure avec ou sans 0 gr. 60 centigr. de chloral, on peut donner toutes les 15 ou 30 minutes s'il est nécessaire;

4° Inhalations de *nitrite d'amyle ;*

5° On peut maintenir le malade sous l'influence du chloroforme ou de l'éther;

6° *Curare :* Injection hypodermique de 0 gr. 20 centigr. de la solution de curare à 1 p. 12.

7° *Respiration artificielle*, si possible.

SUBLIMÉ CORROSIF (Bichlorure de mercure). — *Symptômes.* — Lèvres et bouche blanchâtres et tuméfiées. Saveur métallique dans la bouche, sensation de constriction de la gorge, s'étendant à l'estomac. Douleur vive à l'estomac. Nausées avec vomissements de matières mélangées de sang. Diarrhée abondante, évacuations muqueuses et striées de sang. Visage tuméfié et rouge, ou bien pâle et anxieux. Pouls petit, fréquent et irrégulier. — Langue blanche et ridée. Peau froide et visqueuse, respiration difficile. Suppression des urines. Syncope, convulsions, mort.

Traitement. — 1° *Pompe stomacale* ou *vomitifs :* moutarde, sulfate de zinc ou ipéca, apomorphine ;

2° Blanc d'œufs avec de l'eau, en quantité illimitée. Farine et eau, arrow-root, gruau, tisane d'orge, etc.;

3° *Stimulants*, s'il y a dépression.

SULFATE DE CUIVRE. — V. *Cuivre*, pour le traitement.

SULFATE DE ZINC. — V. *Zinc*, pour le traitement.

SULFURIQUE (acide). — *Symptômes.* — Douleur cuisante s'étendant de la bouche à l'estomac. Muqueuse de la bouche blanchâtre.

Vomissements avec efforts violents, matières sanguinolentes et noirâtres en grande quantité. Insensibilité avec violents accès tétaniques. La mort peut survenir rapidement; sinon il se produit une perforation de l'estomac, suivie de péritonite et d'une mort moins rapide. Si la vie se prolonge, soif violente avec impossibilité d'avaler, aphonie, salivation abondante. Peau pâle et froide, couverte d'une sueur visqueuse. — Mort à la suite d'accidents secondaires, tels que rétrécissement de l'œsophage.

Traitement. — 1° Eau de savon, de chaux, lait de chaux, à prendre à volonté. Large administration d'eau, si l'on n'a pas autre chose sous la main. — Le remède le plus rapide est le meilleur;

2° *Magnésie*, bicarbonate de soude, ou de potasse, lessive de soude commune, délayée dans de l'eau;

3° Lait, blancs d'œufs, huile, graine de lin, gruau épais, arrow-root, etc.;

4° *Morphine :* injection hypodermique de morphine. Généralement on ne peut utiliser la pompe stomacale.

TABAC. — NICOTINE.

— Nausées, vomissements accompagnés de faiblesse et de défaillances. Confusion dans les idées, diminution de la vue, pouls faible, peau froide couverte d'une sueur visqueuse. Pupilles d'abord contractées, puis dilatées.

Traitement. — 1° *Pompe stomacale ou vomitifs;*

2° *Acide tannique* (2 gr. dans de l'eau) répété souvent, ou bien thé fort. Introduction par la pompe stomachale s'il est nécessaire;

3° *Noix vomique.* 1 gramme de noix vomique par la bouche, ou mieux, injection hypodermique de 0 gr. 10 centigr. de la solution de nitrate de strychnine à 2 p. 100;

4° *Stimulants :* alcool, champagne, éther chlorhydrique, etc.;

5° *Chaleur* sur tout le corps, briques, bouteilles chaudes. Frictions;

6° Position couchée à maintenir strictement.

TARTRE STIBIÉ. — V. *Antimoine.*

TARTRIQUE (Acide).

— *Symptômes.* — Grande douleur à l'abdomen, convulsions, collapsus, mort.

Traitement. — 1° Chaux, craie, blanc d'Espagne. Le lait de chaux peut être employé. L'eau de chaux est un antidote, mais le sucrate en solution étant plus fort est meilleur. A donner par doses de 3 gr. souvent répétées;

2° Huile de ricin (30 gr.) pour dégager l'intestin.

L'administration de potasse, de soude, d'ammoniaque ou de carbonates, doit être laissée de côté.

TÉRÉBENTHINE.

— *Symptômes.* — Odeur dans l'haleine. Ivresse, pupilles contractées, respiration stertoreuse, irritation de la vessie, avec évacuation d'une urine qui possède une odeur de violettes. Quelque ressemblance avec l'empoisonnement par l'opium.

Traitement. — 1° *Pompe stomacale ou vomitifs :* sulfate de zinc ou ipéca. Injection hypodermique d'apomorphine (0 gr. 60 centigr. de la solution à 2 p. 100);

2° *Sulfate de magnésie* (30 gr. dans de l'eau);

3° *Boissons émollientes :* lait, blanc d'œufs et eau, tisane d'orge;

4° *Morphine.* S'il y a douleur, injection hypodermique de 0 gr. 03 centigr. de morphine, ou XXX gouttes de laudanum par la bouche.

VÉRATRINE. — *Symptômes:* — Sensation de chaleur à la gorge et au pharynx, avec augmentation de la sécrétion salivaire. Sensation douloureuse s'étendant parfois jusqu'à l'estomac, et à la suite impossibilité d'avaler. Vomissements avec efforts, diarrhée et douleurs d'entrailles. Maux de tête, palpitations, sentiment d'anxiété, vertiges, défaillances, pouls lent et faible, respiration pénible. Pupilles généralement dilatées, quelquefois contractées. Il peut y avoir des convulsions.

Traitement. — 1° *Pompe stomacale* ou *vomitifs :* moutarde, sulfate de zinc, ipéca ;

2° *Stimulants :* alcool, champagne, éther chlorhydrique, sel volatil;

3° *Café.* Café chaud et fort, un lavement s'il est nécessaire;

4° *Chaleur* aux extrémités, eau chaude, couvertures chaudes, frictions;

5° Position couchée à maintenir strictement.

VERT-DE-GRIS. — V. *Cuivre.*

VITRIOL BLANC. — V. *Zinc.*

ZINC (sels de). — *Symptômes.* — Brûlures des lèvres et de la muqueuse de la bouche. Douleur et vomissements incessants, accélération du pouls et de la respiration, dilatation de la pupille, paralysie des muscles volontaires, coma, mort.

Traitement. — 1° *Carbonate de soude* ou de potasse en grande quantité dissous dans de l'eau chaude. Lessive de soude commune bien délayée ;

2° Lait et œufs à volonté, avec de l'eau tiède;

3° *Acide tannique, acide gallique,* décoction d'écorce de chêne, thé fort;

4° Injection hypodermique de 0 gr. 03 centigr. de morphine, ou XXX gouttes de laudanum par la bouche;

5° Cataplasmes sur l'abdomen ;

6° S'il y a douleur dans le ventre, lavement de gruau ou d'amidon, avec de l'eau.

SIXIÈME PARTIE

EXAMEN DES URINES

Nous diviserons ce chapitre en quatre parties :

1° Caractères généraux des urines ;

2° Eléments normaux ;

3° Eléments anormaux ;

4° Examen microscopique.

P. Y.

1° CARACTÈRES GÉNÉRAUX

———

VOLUME DES URINES. — Par volume des urines on entend la quantité de ce liquide émise pendant vingt-quatre heures, cette détermination étant la base de toutes les autres, doit être faite avec soin. On peut faire recueillir l'urine dans un vase gradué, on connaît alors son volume en centimètres cubes, on peut également la peser, dans ce cas la connaissance de la densité permet de passer facilement au volume. Il résulte de mes déterminations que la moyenne de l'adulte homme est de 12 à 1400 centimètres cubes ; celle de la femme de 1000 à 1100. On peut également exprimer d'une autre manière la quantité d'urine éliminée en comparant cette quantité avec le poids du corps. On trouve alors que pour chaque kilogramme, 0,85 de centim. cub. d'urine sont éliminés par heure. On est donc autorisé à dire que chaque kilogramme de personne adulte secrète en moyenne 0,85 centim. cub. d'urine par heure. Les chiffres que nous venons d'indiquer ne sont pas très constants, la quantité d'urine excrétée variant suivant le plus ou moins d'activité de l'individu, suivant l'augmentation ou la diminution de la transpiration, de la nourriture et surtout des boissons. Il y a des variations dont nous n'avons pas à nous occuper ici, et qui sont sous l'influence de la boisson, du système nerveux, de la nourriture, de l'exhalation pulmonaire et cutanée : nous nous occuperons seulement de celles qui proviennent des maladies et des médicaments.

1° Dans la période aiguë de toutes les maladies fébriles, la quantité d'urine émise diminue, puis elle revient à la normale, et souvent même la dépasse pendant la convalescence.

2° Vers la fin des maladies mortelles, aiguës ou chroniques la quantité d'urine tombe souvent au-dessous de la normale, mais ce fait n'est pas constant. En effet, dans les cas où la mort provient de l'affaiblissement graduel de toutes les fonctions, celle de l'excrétion urinaire va en s'affaiblissant comme les autres ; si au contraire la mort survient brusquement on n'observe pas de diminution de l'urine.

Dans les maladies chroniques il peut y avoir ou augmentation considérable ou diminution de l'urine ; cette variation est importante à suivre.

Dans l'hydropisie la quantité d'urine et surtout la séparation de l'eau par les reins éprouvent une diminution considérable ; il en résulte que quelques éléments de l'urine (urée et surtout eau) sont retenus dans le sang et favorisent ainsi l'exsudation de la sérosité dans le tissu cellulaire, ou bien rendent plus difficile la résorption du liquide épanché. Une augmentation de l'excrétion urinaire est toujours favorable dans l'hydropisie, c'est pour cette raison que les diurétiques sont indiqués.

Dans la polyurie insipide ou non, mais surtout dans cette dernière, la quantité d'urine se maintient beaucoup au-dessus de la moyenne. Dans ce cas, pour avoir une idée exacte de la marche de la maladie, il est indispensable de se rendre compte de la quantité de matériaux solides renfermés dans l'urine.

Action des médicaments. — Quelques-uns exercent une action toute-puissante sur l'excrétion urinaire, on désigne sous le nom de diurétiques, ceux qui l'augmentent, citons l'alcool, l'éther nitreux alcoolisé, la digitale, la scille, le nitrate de potasse, l'acétate de potasse et la caféine. Dans l'ordre inverse les sels de fer et de cuivre diminuent l'excrétion urinaire, les préparations de cantharides et d'arsenic peuvent la supprimer complètement.

COULEUR. — La couleur de l'urine est très variable surtout dans les cas pathologiques, elle peut être en effet, incolore ou être assez colorée pour paraitre noire en passant par toutes les nuances intermédiaires du jaune, brun, rouge. Une urine incolore ou à peine colorée se rencontre dans les cas de polyurie insipide ou non (Diabète). On observe très souvent l'excrétion d'urine incolore à la suite de certaines influences nerveuses ou bien encore après l'ingestion de boissons alcooliques plus ou moins diurétiques. Une exagération de la couleur normale indique en général une urine riche en éléments solides, aussi la densité en est-elle élevée. On rencontre ces urines dans les cas où l'élimination de l'eau par les reins est diminuée et dans ceux de dénutrition rapide. La coloration augmente également lorsque l'urine séjourne longtemps dans la vessie.

Une couleur foncée indique souvent la présence d'un pigment anormal par exemple une coloration jaune orange, jaune vert, brun verdâtre révèle le passage des matières colorantes de la bile. L'urine peut être brune, rouge, lorsqu'elle renferme du sang, et même presque noire lorsqu'il se manifeste un commencement de décomposition. L'urine présente une couleur blanchâtre lorsqu'elle renferme des matières grasses, elle peut enfin, au moment de son émission, renfermer une matière de couleur violacée qui se rassemble à la surface (indigotine).

Certains médicaments peuvent également communiquer à l'urine une coloration anormale (rhubarbe, séné, safran).

ASPECT. — L'urine peut être transparente ou trouble au moment de l'émission, une urine transparente reste telle lorsqu'elle est peu riche en matériaux dissous, elle se trouble dans le cas contraire. Le trouble est dû à la précipitation de l'urate de soude. Si l'urine est trouble au moment de l'émission cela peut être dû soit à la présence de pus, de sang, de phosphates ou carbonates terreux, si l'urine est alcaline. Une urine alcaline est du reste toujours trouble.

DÉPOT. — Le dépôt que l'on observe dans une urine peut être de nature très variable, s'il se dissout par la chaleur ou par l'addition d'eau il était dû à la précipitation de sels solubles, la quantité d'eau contenue dans l'urine étant impuissante à les dissoudre. Nous parlerons du reste à l'examen microscopique de tous les éléments qui peuvent constituer ces dépôts.

ODEUR. — Les renseignements que l'on peut tirer de l'odeur de l'urine sont peu nombreux et peu importants. Une odeur fétide ou ammoniacale est seule caractéristique elle indique la fermentation putride de l'urine avec transformation de l'urée en carbonate d'ammoniaque. L'odeur de l'urine est souvent modifiée par l'ingestion de certains médicaments ou aliments. Dans quelques cas pathologiques l'odeur de

rine est profondément altérée. Elle rappelle celle de la souris dans
rtaines fièvres graves, présente une odeur fétide dans les affections
océreuses de la vessie et des reins.

CONSISTANCE. — Au moment de l'émission, l'urine est toujours
sez fluide, mais elle mousse plus ou moins lorsqu'on l'agite dans un
se, ce caractère auquel on attribuait autrefois une grande importance
a pas de valeur. La mousse est bien plus persistante lorsque l'urine est
argée d'albumine ou de mucus. Les urines qui renferment du pus
nt visqueuses lorsque celui-ci est en quantité assez considérable, elles
deviennent beaucoup plus lorsque, étant anciennes, elles renferment
l'ammoniaque provenant de la décomposition de l'urée par suite de
ction qu'exerce cet alcali sur le pus. En général une urine alcaline
ousse bien plus facilement qu'une urine acide.

RÉACTION. — L'urine normale de l'homme est acide, elle rougit
anchement le papier de tournesol. Il faut toujours déterminer la
action d'une urine au moment de l'émission ou peu de temps après,
r elle change peu à peu et au bout d'un certain temps elle devient
utre puis alcaline. Parfois on constate la réaction alcaline au sortir
ême de la vessie, dans ces deux cas la réaction n'est pas due à la
ême cause et présente une valeur bien différente au point de vue du
agnostic.
La réaction normale de l'urine est due à la présence de phosphate
ide. Lorsqu'on la conserve un temps suffisant il se produit une alté-
tion, une fermentation qui transforme l'urée en carbonate d'ammo-
aque et dès lors la réaction devient alcaline. On constate que cette
action est bien due à l'ammoniaque en faisant bouillir l'urine dans
a tube à l'ouverture duquel on présente un papier rouge de tournesol.
L'usage habituel d'une eau alcaline, Vichy, Vals, rend l'urine alcaline
a bout de très peu de temps; il en est de même d'une alimentation
gétale ayant pour base des substances renfermant des acides citrique
tartrique, dont l'élimination se fait à l'état de bicarbonates alcalins.
aus ces conditions, l'alcalinité de l'urine est due à des phosphates et
rbonates alcalins. Dans les cas pathologiques, l'émission d'une urine
caline constitue toujours un fait fâcheux au point de vue du pronostic.
le peut être alcaline au sortir même du rein ou bien le devenir dans
vessie, ce dernier cas se rencontre lorsque ce réservoir est paralysé
a fortement irrité pour une cause quelconque.
Lorsqu'une urine est devenue alcaline après l'émission elle doit tou-
urs cette réaction aux produits de décomposition de l'urée, elle con-
ent par suite du carbonate d'ammoniaque, dont on constate la pré-
nce ainsi que nous venons de l'indiquer, de plus le sédiment renferme
u phosphate ammoniaco-magnésien. Cette décomposition peut égale-
ent avoir lieu dans la vessie; si une urine alcaline au sortir de la
essie doit cette réaction à des phosphates et carbonates alcalins, elle
e donne pas lieu à un dégagement d'ammoniaque lorsqu'on la chauffe.

DENSITÉ. — La densité de l'urine est très variable, elle est en géné-
al en raison inverse du volume et proportionnelle à la quantité de ma-
riaux dissous. La densité moyenne est de 1018 à 1022. Une urine
ont la densité est faible indiquera chez un sujet en bonne santé, l'in-
estion d'une grande quantité de boisson. Si cette densité coïncide avec
n volume assez considérable, il faut soupçonner un cas de polyurie
asipide, si au contraire la densité est forte il peut y avoir soit azotu-

rie, soit glycosurie. Si le volume de l'urine émise dans les vingt-quatre heures est peu considérable et que la densité soit forte, il y aura eu ou perte d'eau par transpiration, si le sujet est en bonne santé, ou bien au contraire, l'individu est malade et en proie à une affection aiguë. Dans le cas où le volume de l'urine restant normal son poids spécifique est diminué, on peut craindre que l'urée ne soit pas éliminée ou bien qu'il y ait production moindre de cette substance par suite d'insuffisance de nutrition.

2° ÉLÉMENTS NORMAUX DE L'URINE

ÉLÉMENTS ORGANIQUES

Nous parlerons seulement des principaux :

URÉE. — Physiologie. — L'urée est de tous les éléments de l'urine celui dont les variations offrent le plus d'importance. Si on compare l'urine du même sujet à différentes époques de la journée, ou bien celle de divers individus, on en trouve des quantités très variables. Cette quantité varie en effet suivant le régime, le plus ou moins d'exercice, l'âge et le sexe des individus. De toutes ces causes la première est la plus importante, en effet l'urée étant le produit ultime de la transformation des substances protéiques, sa quantité variera suivant la nature et le poids des aliments ingérés (alimentation), et aussi suivant les causes qui favoriseront son élimination (genre de vie). Toutes les causes qui augmentent l'activité des métamorphoses protéiques augmentent également la production d'urée. Il pourra donc arriver que chez un individu bien portant on observe des variations presque aussi considérables que dans les cas pathologiques.

Comme indications générales :

Augmentent l'urée. — Le travail du jour, l'activité musculaire, le régime animal ;

Diminuent l'urée. — Le repos de la nuit, l'indolence, un régime végétal.

Mais il faut faire une distinction très importante, c'est que la quantité d'urée éliminée ne dépend pas toujours de la quantité produite et par suite n'est pas toujours d'accord avec elle.

Chez un homme adulte qui suit un régime mixte et prend un exercice modéré, la quantité d'urée éliminée en 24 heures varie de 24 à 28 gr. ; chez la femme la moyenne n'est que de 20 à 22 gr. Chez les enfants la quantité d'urée est plus grande que chez l'adulte relativement au poids de leur corps.

Un enfant élimine en 24 heures par chaque kg., de son poids :

3 à 6 ans...............	environ	1 gr. d'urée
8 à 1J ans............	—	0 — 80 centigr.
13 à 16 ans...........	—	0 gr. 60 centigr. à 0 — 40 —

L'influence du régime sur la production de l'urée est très marquée.

EXAMEN DES URINES

Un individu élimine en vingt-quatre heures avec une nourriture exclusivement animale de 51 à 90 gr. d'urée. (Von Franque.)

Avec une nourriture mixte	de 36 à 38 gr.
Avec une nourriture végétale	de 24 à 28 —
Avec une nourriture non azotée	16 —

Influence de la boisson. — L'ingestion d'une grande quantité de liquide en augmentant le volume de l'urine accroît la proportion d'urée éliminée ; dans ce cas, il est évident que l'excès d'urée provient d'une désassimilation.

Action des médicaments. — Augmentent la proportion d'urée les ferrugineux, les chlorures alcalins, les préparations de colchique, de scille, etc. ; diminuent l'urée, le café, le thé, les alcooliques, les iodures, bromures et carbonates alcalins, les préparations mercurielles, la valériane, la digitale.

Pathologie. — Pour interpréter convenablement la signification des variations de l'urée, il ne faut pas oublier que la quantité de cette substance éliminée, ne dépend pas uniquement de la quantité produite, car elle peut être retenue en partie dans l'économie.

D'une manière générale on peut dire qu'une augmentation persistante dans la quantité d'urée indique un accroissement dans l'absorption ou l'élimination (dénutrition trop rapide), tandis qu'un accroissement momentané indique seulement une élimination plus grande qui succède parfois à une rétention dans l'économie.

La diminution de l'urée peut dépendre d'un ralentissement dans les phénomènes de transformation ou d'assimilation des substances protéiques ou bien de la rétention dans l'économie au fur et à mesure de sa production.

Maladies dans lesquelles on observe une augmentation d'urée. — Dans toutes les maladies aiguës et fébriles, il y a d'abord augmentation dans l'excrétion de l'urée, jusqu'à ce que la maladie soit arrivée à son maximum d'intensité. On l'a parfois vu s'élever jusqu'à 80 gr., dans les vingt-quatre heures ; plus tard, à mesure que la fièvre tombe, la quantité d'urée diminue et tombe même au-dessous de la normale alors le malade prend peu d'aliments. Dans la convalescence elle revient peu à peu à la moyenne. Dans les fièvres intermittentes, l'urée augmente surtout pendant l'accès. Dans le diabète on observe parfois une augmentation de l'urée, mais elle provient en grande partie du régime presque exclusivement animal imposé au patient.

Maladies avec diminution d'urée. — On observe une diminution de l'urée dans presque toutes les maladies chroniques, elle tient surtout à la diminution d'énergie des métamorphoses organiques ; mais si pendant le cours de l'affection il survient une poussée aiguë la quantité d'urée augmente à ce moment pour diminuer ensuite. La diminution devient très grande lorsque le terme fatale approche. L'urée diminue encore dans les affections cardiaques, l'emphysème pulmonaire, l'anémie, et la cirrhose. Dans ce dernier cas, si la proportion d'urée éliminée est moins considérable c'est qu'il y a rétention dans l'économie et non production moindre, l'urée s'accumule dans le sang.

Dans l'hydropisie la proportion d'urée diminue encore, elle est retenue dans les liquides épanchés, aussi au moment où par l'action d'un diurétique on provoque l'excrétion de l'urine, l'urée est rejetée en quantité considérable. Lorsque l'urée au lieu d'être éliminée par l'urine est retenue dans le sang, on voit survenir des accidents redoutables dont l'ensemble est désigné sous le nom d'accidents urémiques.

Dosage de l'urée. — On effectue le dosage de l'urée par un certain nombre de procédés cliniques qui sont tous basés sur la décomposition de cette substance en azote et acide carbonique par l'hypobromite de soude. Le premier de ces deux gaz se dégage seul et de son volume on peut déduire la proportion d'urée. Cette opération peut s'effectuer dans un certain nombre d'appareils ; pour les détails de manipulation nous renvoyons au manuel clinique d'analyses de l'un de nous.

ACIDE URIQUE. — **Physiologie.** — L'acide urique provient comme l'urée de la transformation des matériaux azotés, mais ce n'est pas un produit ultime de combustion, car, introduit dans l'économie, il y est encore comburé et donne naissance à de l'urée. La proportion éliminée dans les vingt-quatre heures est toujours très faible, comparée à cette dernière substance. On adopte en moyenne le rapport de 1/40.

La quantité d'acide urique éliminé dans les vingt-quatre heures varie de 0 gr. 50 à 0 gr. 60 centigr., elle s'abaisse avec un régime végétal et peut s'élever jusqu'à 1 gr. 40 centigr. et plus dans les vingt-quatre heures si le régime est très azoté. La majeure partie de l'acide urique est contenue dans l'urine à l'état d'urate alcalin, mais le plus souvent, même à l'état normal, elle contient de l'acide urique libre qui a été mis en liberté soit après l'émission, soit dans la vessie. Dans toutes les évaluations d'acide urique, il est encore plus nécessaire que pour l'urée d'opérer sur l'urine des vingt-quatre heures. La proportion de ce corps restant normale, il suffit que l'urine devienne un peu rare pour qu'il se produise un assez abondant dépôt d'acide urique ou d'urate de soude.

Pathologie. — Lorsque à la simple inspection d'une urine on constate un dépôt, même assez abondant, d'acide urique, il ne faut pas en conclure qu'il y a production exagérée de ce corps, il suffit, en effet, qu'une urine normale soit un peu concentrée pour qu'il se forme un dépôt d'acide urique très peu de temps après l'émission ; ce dépôt peut avoir lieu dans les conditions suivantes :

1° Après l'émission : les urates alcalins que renferme l'urine, sont beaucoup plus solubles à chaud qu'à froid ; au moment de l'émission l'urine possédant la température du corps, ils restent en solution (à moins que leur quantité ne soit trop considérable), puis très rapidement ils se précipitent et l'acide urique est mis en liberté quand la fermentation acide s'établit.

2° Il peut arriver que cette *précipitation* de l'acide urique s'effectue dans la vessie, si l'urine y séjourne et s'y concentre, ce qui est très rare ; mais surtout si une urine *fortement acide* est sécrétée et se mélange dans les voies urinaires avec une autre urine *faiblement acide* et riche en *urates neutres* : il se fait dans ce cas un dépôt d'urates acides moins solubles que les neutres.

Lorsqu'un individu est dans un état habituel de bonne santé, un excès d'acide urique réel, mais passager, s'observe après un exercice musculaire exagéré, une grande fatigue, un excès de travail ; si cet excès persiste il faut surveiller, ce peut être une menace de gravelle urique. De même que l'urée, l'acide urique augmente dans les maladies fébriles (fièvres éruptives, pneumonie).

Dans les maladies franchement inflammatoires, l'apparition d'un excès d'acide urique peut être considéré comme l'avant-coureur d'une crise et très souvent indique une amélioration, par exemple, dans le cas d'un accès de goutte ou de rhumatisme arrivé à son summum. On remarque aussi un excès d'acide urique, mais non accompagné d'un excès d'urée dans toutes les affections où l'hématose se fait mal, et dépendant soit d'une altération dans la composition du sang, soit de troubles respiratoires ou circulatoires (emphysème pulmonaire, affections cardiaques). On observe aussi souvent un excès d'acide urique dans les cas de diabète, mais cet excès provient en grande partie du régime et de l'alimentation.

Le dosage de l'acide urique se fait par pesée. A de l'urine préalablement filtrée, on ajoute 1 pour 100 d'acide chlorhydrique et après un repos de 24 heures on détermine le poids d'acide urique précipité. Si l'urine est albumineuse, il faut préalablement séparer l'albumine ou bien remplacer l'acide chlorhydrique par l'acide acétique concentré.

ÉLÉMENTS MINÉRAUX

CHLORE. — CHLORURE DE SODIUM. — A l'état normal la quantité de chlorure de sodium rendue chaque jour est excessivement variable, elle dépend de l'alimentation, c'est-à-dire de l'introduction plus ou moins considérable de sel marin dans l'organisme. De même que pour l'acide urique et l'urée la proportion de chlorure éliminée varie suivant l'activité plus ou moins grande du sujet, elle augmente avec le volume de l'urine. Le sel marin est éliminé en plus forte proportion après les repas ; pour ma part j'adopte comme moyenne 6 à 8 gr. de chlore correspondant à 10 à 12 gr. de chlorure de sodium.

Dans les cas pathologiques il faut donc tout d'abord tenir compte du régime ; lorsque le patient est à la diète, son urine devient pauvre en chlorures. Sous le bénéfice de cette observation, on trouve une diminution très sensible dans les affections fébriles et en particulier dans la pneumonie ; il n'est pas rare alors de rencontrer des urines qui, acidulées par l'acide azotique, se troublent à peine par l'addition de nitrate d'argent ; cette absence de chlorure de sodium peut être considérée comme très fâcheuse au point de vue du pronostic.

Dans les fièvres intermittentes, l'élimination du chlorure de sodium est diminuée, tout en éprouvant une légère augmentation pendant la période qui suit un accès. Dans les maladies chroniques, l'élimination du sel marin suit ordinairement le ralentissement des autres fonctions, il n'y a d'exception que dans le cas de diurèse abondante (diabète, hydropisie).

En résumé, dans les affections aiguës une diminution dans la quantité de chlorure de sodium indique une aggravation et une suppression à peu près complète constitue un pronostic excessivement grave. L'augmentation de cet élément a une signification inverse dans les maladies chroniques. L'évaluation de la quantité de chlorure éliminé donne une idée assez exacte de la manière dont s'effectue l'alimentation.

On dose le chlorure de sodium en le précipitant à l'état de chlorure d'argent on peut opérer par pesée ou par liqueur titrée. Pour obtenir des résultats exacts il est préférable d'effectuer le dosage sur le résidu de la calcination de l'urine; mais dans une urine non albumineuse on peut opérer directement.

ACIDE PHOSPHORIQUE ET PHOSPHATES. — La quantité d'acide phosphorique totale éliminé dans les vingt-quatre heures est en moyenne de 3 gr. dont les deux tiers sont à l'état de phosphate alcalin (potasse et soude). Cette quantité est très sensiblement le huitième de celle de l'urée. La proportion de l'acide phosphorique augmente dans l'urine après l'ingestion des phosphates et des substances qui en renferment, elle devient moins abondante dans l'abstinence, mais ne disparaît jamais complètement.

On observe parfois et pendant longtemps une élimination exagérée de phosphates, accompagnée d'un ensemble de symptômes qui ont été étudiés avec soin par le Dr Tessier, et qu'on désigne sous le nom de « Diabète phosphatique ou phosphaturie ». Cet état morbide est accompagné de troubles fonctionnels du système nerveux et d'accidents pulmonaires.

Les symptômes principaux du diabète phosphatique sont :

1° L'élimination exagérée de phosphates (phosphaturie), la polimie, la polydipsie, l'amaigrissement, les troubles de la vue, les douleurs rhumatoïdes.

Les symptômes secondaires sont la sécheresse de la peau, la boulimie, les éruptions.

Le diabète phosphatique peut être considéré comme symptomatique de la tuberculose, ou l'indice d'un diabète sucré latent ; dans tous les cas il indique toujours un trouble profond de la nutrition. La phosphaturie a des rapports très importants avec les affections chirurgicales. M. le professeur Verneuil a recueilli des observations très intéressantes sur ce sujet : elle retarderait la consolidation du col dans les fractures et joue un rôle dans la production de la cataracte.

L'élimination des phosphates est plus active dans la phtisie pulmonaire, la pseudo-chlorose, les affections du système nerveux et le rhumatisme chronique ; elle diminue dans la chlorose vraie et habituellement dans le cours des maladies aiguës.

Le dosage de l'acide phosphorique s'effectue directement dans l'urine au moyen d'une solution titrée d'azotate d'urane qui précipite cet acide à l'état de phosphate d'urane insoluble ; on est averti du moment où tout l'acide phosphorique est précipité par la coloration rouge que prend la liqueur au contact du ferrocyanure de potassium.

3° ÉLÉMENTS ANORMAUX

Les éléments anormaux que l'on rencontre dans l'urine sont de trois sortes :

1° Éléments de nature organique;

2° Éléments de nature minérale;

3° Éléments organisés.

Ces derniers constituent surtout les sédiments que nous étudierons plus tard.

I. ÉLÉMENTS DE NATURE ORGANIQUE

ALBUMINE. — Il existe, dans le suc des muscles, des matières azotées dont la composition centésimale est très complexe, mais qui ont des caractères communs. On les désigne sous le nom de matières albuminoïdes. Elles offrent toutes les caractères suivants qu'on peut constater sur l'albumine extraite de l'urine.

Elles sont azotées et, par suite, dégagent lorsqu'on les incinère une odeur caractéristique de corne brûlée, elles contiennent du soufre et du phosphore, elles agissent sur la lumière polarisée, leur solution dans l'eau est coagulable par la chaleur. Vers 72° la séparation de l'albumine est complète ; cette coagulation s'effectue dans les liqueurs neutres, mais bien plus facilement encore dans les liqueurs acides, la température à laquelle elle a lieu est alors abaissée.

Elle est au contraire incomplète et peut même ne plus avoir lieu en solution alcaline ; on voit de suite que pour rechercher l'albumine dans une urine il est indispensable de s'assurer de la réaction. Les acides, l'alcool précipitent l'albumine de ses solutions aqueuses et, suivant la nature de l'albumine, le précipité se redissout dans l'eau, en totalité ou en partie.

Coagulent l'albumine sans se combiner avec elle : les acides phénique, picrique, azotique, sulfurique, tannique ; ne la coagulent pas les acides : acétique, phosphorique trihydraté. L'acide chlorhydrique concentré et mieux, additionné d'une petite quantité d'acide sulfurique dissout en partie l'albumine et se colore en violet. Les alcalis caustiques dissolvent l'albumine et l'acide acétique sépare de cette dissolution une matière spéciale « la Protéine ».

L'azotate de mercure contenant des vapeurs nitreuses (réactif de Milon) coagule l'albumine et donne une coloration rouge intense si on vient à chauffer. Bon nombre de sels métalliques (alun, acétate de plomb) coagulent l'albumine en se combinant avec elle, parfois le précipité est soluble dans un excès de sel (bichlorure de mercure). L'acide azotique coagule l'albumine ; à chaud il la dissout en se colorant en jaune. L'albumine que l'on trouve dans l'urine est la sérine, elle est identique avec celle du sang et du blanc d'œuf.

Recherche de l'albumine dans l'urine. — 1° *Par la chaleur.* — Il ne faut jamais opérer que sur une urine préalablement filtrée et parfaitement limpide, on commence par s'assurer de la réaction de l'urine ; si elle n'est pas acide on ajoute quelques gouttes d'acide acétique et s'il se produit un précipité (dû à la mucine), on filtre de nouveau, puis on chauffe. S'il y a de l'albumine, la coagulation commence vers 60°, mais il est préférable de chauffer jusqu'à l'ébullition.

Lorsque l'urine présente une faible densité et est très pauvre en éléments dissous, il est parfois nécessaire d'y ajouter une petite quantité d'un sel minéral quelconque (sulfate de soude, chlorure de sodium), la coagulation se produit alors. Une fois le coagulum formé, il faut s'assurer qu'il ne disparaît point par l'addition de quelques gouttes d'acide acétique, auquel cas il serait formé par des phosphates et carbonates terreux qui se sont précipités par suite du départ de l'acide carbonique sous l'action de la chaleur.

On peut encore rechercher l'albumine au moyen de l'acide azotique. Cet acide est versé goutte à goutte dans l'urine, il faut agiter, s'il y a de l'albumine le trouble ou coagulum ne devient persistant que lorsque la proportion d'acide azotique est assez considérable. C'est un très bon réactif et avec lequel la cause d'erreur due à la précipitation des phosphates et carbonates terreux est éliminée.

On peut enfin se servir d'une solution d'iodure double de potassium et de mercure dont M. *Tanret* a indiqué l'usage et dont il a fait la base d'un procédé de dosage. Ce réactif précipitant également les alcaloïdes il faut s'assurer que le coagulum ne disparaît pas par la chaleur et n'est pas soluble dans l'alcool.

L'albumine est un produit exclusivement anormal [1], mais sa présence dans l'urine peut tenir à trois causes différentes :

1° Existence d'une affection des reins : elle peut être accompagnée d'épithélium et de tubes du rein ;

2° Extravasation du sang dans un point quelconque des voies urinaires : l'urine est alors plus ou moins colorée et renferme des globules sanguins;

3° Présence de pus : l'urine renferme alors des leucocytes.

La quantité absolue d'albumine contenue dans une urine n'est jamais très considérable, très souvent elle est inférieure à 1 gr. par litre, 6 à 8 gr. constituent une forte proportion, on en rencontre parfois jusqu'à 18 à 20 et même 40 gr.

L'urine albumineuse mousse toujours par l'agitation beaucoup plus que l'urine normale, même lorsque la réaction est acide. Les urines albumineuses sont de couleur pâle et en général de faible densité lorsqu'elles proviennent d'un sujet atteint de la maladie de Bright, mais elles peuvent être tout aussi colorées qu'une urine normale et même plus, si elles renferment du sang.

Toutes les fois qu'une urine examinée au microscope laisse voir des leucocytes et des hématies on doit y trouver de l'albumine : la proportion en est souvent très minime. Si les leucocytes sont abondants, il suffit d'acidifier avec quelques gouttes d'acide acétique, de filtrer et de chauffer dans un tube à essai. Si la quantité d'albumine est très faible il faut saturer l'urine avec du sulfate de soude, après avoir ajouté de l'acide acétique.

On trouve aussi fréquemment des traces presque insensibles d'albumine dans l'urine des hommes atteints de blennhorragie et dans celle des femmes dont les organes génitaux sont le siège d'une inflammation aiguë ou chronique. On rencontre aussi très souvent des hématies dans l'urine, seules ou accompagnées de leucocytes, il faut alors y rechercher l'albumine. A quantité égale il y a plus d'albumine pour les hématies que pour les leucocytes.

En résumé l'examen chimique de l'urine et la recherche des traces d'albumine doivent toujours compléter l'examen microscopique.

Le seul trouble produit par l'addition d'acide acétique dans une urine filtrée ne doit pas suffire pour conclure à la présence d'albumine, il faut encore qu'après une nouvelle filtration et addition de sulfate de soude, si c'est nécessaire, on obtienne un trouble par la chaleur. Il

---

[1] Cependant dans beaucoup de cas, qui ne sont nullement pathologiques, on trouve dans l'urine des traces d'albumine.

arrive parfois, en effet, que la destruction des matières épithéliales qui séjournent longtemps dans l'urine donnent des éléments qui sont précipitables par l'acide acétique bien qu'il n'y ait pas d'albumine.

L'albumine vraie ou sérine, dont nous venons de parler, n'est pas la seule qu'on rencontre dans l'urine, on y trouve encore de la globuline, et enfin de l'albumine modifiée ou peptone, que Mialhe avait désignée sous le nom d'albuminose. Ces trois types sont importants à distinguer, en effet, il résulte d'observations cliniques citées par Jaccoud, que :

1° La globuline et la peptone n'existent pas dans toutes les urines albumineuses par lésions rénales ;

2° Lorsqu'on les rencontre elles sont toujours associées à la sérine;

3° La présence de la globuline et de la peptone ne dépendent pas d'une lésion rénale.

La globuline est la matière albuminoïde qui existe dans les globules sanguins. Comme l'albumine vraie, elle se coagule par la chaleur, mais le liquide reste laiteux, elle est coagulable également par l'alcool, l'acide acétique et par l'iodure double de potassium et de mercure (réactif de Tanret); il en résulte que lorsqu'on fait usage de ce réactif on décèle simultanément la sérine et la globuline.

Comme caractère distinctif, le sulfate de magnésie précipite la globuline à froid. Si donc dans une urine on veut rechercher la globuline et la sérine, on commence par ajouter à l'urine un volume égal d'une solution saturée de sulfate de magnésie et on laisse vingt-quatre heures en repos dans un endroit frais. La réaction doit être acide ou rendue telle par l'addition de quelques gouttes d'acide phosphorique. S'il y a de la globuline il se forme un coagulum que l'on sépare par le filtre ; le liquide filtré retient la sérine que l'on peut alors précipiter soit par la chaleur, soit par l'acide azotique. La recherche des peptones est beaucoup plus difficile et trop compliquée pour que nous puissions l'indiquer ici, nous renvoyons à notre *Manuel clinique de l'analyse des urines.*

Dosage de l'albumine. — La plupart du temps on dose en bloc la sérine et la globuline. Le seul procédé exact consiste à peser l'albumine contenue dans une certaine quantité d'urine après l'avoir coagulée par la chaleur. On lave avec soin le précipité recueilli sur un filtre, et on le pèse après l'avoir desséché à 100°. Si on veut doser séparément l'albumine ou sérine et la globuline, on commence par les doser en bloc par la chaleur, puis dans un volume connu d'urine on sépare la globuline par le sulfate de magnésie et après filtration on dose la sérine non précipitée : ce nouveau poids est évidemment inférieur, la différence indique la globuline.

GLYCOSE ou SUCRE DE DIABÈTE. — Le sucre de diabète que l'on rencontre dans l'urine des diabétiques est tout à fait identique avec le sucre de raisin et présente les mêmes caractères et propriétés. Une de ses principales propriétés et qui permet de le rechercher consiste dans le pouvoir réducteur qu'il possède, ainsi que dans son action sur la lumière polarisée.

Les urines sucrées sont en général peu colorées, mais cela n'a lieu qu'à la condition qu'il y ait en même temps polyurie. Leur densité est presque toujours supérieure à la normale, ainsi que le poids des matériaux dissous. Par évaporation elles laissent un résidu blanchâtre et poisseux qui se change ensuite en une couche farineuse. Ces croûtes se produisent sur les vêtements du malade, partout où jaillit son urine, et le plus souvent c'est ce caractère qui attire son attention et fait découvrir sa maladie. Les urines sucrées ont le plus souvent une forte densité qui peut aller jusqu'à 1040 et au delà.

Le sucre existe à l'état normal dans le sang, ce fait est désigné sous le nom de glycémie, lorsqu'il passe dans le sang il y a glycosurie. Ce passage peut être léger et disparaître ou bien au contraire être de longue durée et constituer alors l'affection que l'on désigne sous le nom de diabète. Il ne suffit donc pas de rencontrer une fois du sucre dans l'urine pour conclure à l'existence du diabète. Il faut d'abord connaître la provenance de l'urine au point de vue du moment de l'émission ; il arrive en effet que, chez un certain nombre d'individus, l'urine émise après le repas contient du sucre, surtout après un repas copieux et abondant, et chez des individus habitués à la bonne chère. Lorsqu'on rencontre du sucre dans une urine il est toujours nécessaire de faire conserver au sujet l'urine de vingt-quatre heures et de l'examiner pendant plusieurs jours consécutifs, ce seul mode d'essai sera concluant.

Recherche du sucre dans l'urine. — 1° *Par la potasse caustique.* — On verse dans un verre un peu d'urine et on y jette cinq à six pastilles de potasse caustique, on agite avec un tube pour favoriser la dissolution ; on transvase alors dans un tube à essai et on chauffe seulement la partie supérieure. S'il y a du sucre, le liquide se colore en jaune brun, en brun, brun noir, si on porte jusqu'à l'ébullition et suivant la proportion du sucre. Une urine qui n'en contient pas, peut dans certaines conditions se colorer par l'action de la potasse caustique, surtout si on fait bouillir. Pour éviter cette cause d'erreur, M. Bouchardat remplace la potasse caustique par de la chaux et conseille de faire bouillir 50 gr. d'urine avec 5 gr. de chaux.

2° *Par la liqueur de Fehling ou cupro-potassique.* — Lorsqu'on chauffe de la glycose avec une solution alcaline d'oxyde de cuivre, il y a réduction et précipitation de l'oxyde. Cette réaction est d'une grande sensibilité. Pour la régulariser et la faire servir à la recherche et au dosage de la glycose, on a donné un certain nombre de formules pour la préparation d'une liqueur cuprique, voici celle de la liqueur de Fehling :

Sulfate de cuivre pur et cristallisé.........	34,65
Sel de Seignette	173
Lessive de soude..........	300
Eau distillée....	Q. s. pour 1 litre

F. s. a.

Chaque centimètre cube de cette liqueur doit être réduit par 0 gr. 005 milligr. de glycose.

Pour rechercher le sucre on prend un tube à essai bien propre et on y verse 3 à 4 cent. cubes de liqueur de Fehling puis on porte à l'ébullition, elle doit rester bleue et parfaitement limpide. Cet essai est indispensable, car une liqueur mal préparée ou seulement ancienne peut se réduire d'elle-même à l'ébullition, et si on la mélangeait à de l'urine on pourrait attribuer à cette dernière une réduction provenant de la liqueur seule.

Lors donc qu'on a porté la liqueur à l'ébullition, on ajoute l'urine en la faisant glisser le long des parois du tube, de manière à ce qu'elle ne se mélange pas avec la liqueur et la surnage. Il se forme à la surface de séparation une couche d'abord bleuâtre, qui passe très rapidement au jaune, à l'orangé, au rouge, en même temps la décomposition gagne les couches inférieures de la liqueur et la zone de réduction s'étend. Si l'urine est peu riche en sucre, il est nécessaire de chauffer plus longtemps et même de porter à l'ébullition.

Cette manière d'opérer offre l'avantage d'éliminer quelques causes d'erreur (dues à l'acide urique), car il n'y a que la glucose qui puisse réduire la liqueur de Fehling aussi facilement. Dans les cas douteux on peut mélanger l'urine avec la liqueur de Fehling et laisser en contact pendant vingt-quatre heures sans chauffer, la glucose seule peut réduire à froid la liqueur de Fehling.

Il ne faut faire agir sur la liqueur de Fehling qu'une urine non albumineuse, l'albumine en effet empêche la réduction de s'opérer. On enlève l'albumine soit en la coagulant par la chaleur, soit en la précipitant par le sous-acétate de plomb.

L'acide urique et les urates réduisent, bien que faiblement, la liqueur de Fehling; il faut d'autant plus veiller à cette cause d'erreur que par suite du traitement imposé au malade contre le diabète, il est soumis à une alimentation très azotée et par suite son urine est très chargée d'acide urique. Il peut donc arriver un moment où le sucre n'existant plus qu'en faible proportion dans l'urine, on observe une réduction un peu hésitante qui peut provenir de traces de sucre ou d'un excès d'urates.

Il faut donc être en garde contre cette cause d'erreur: d'abord une urine riche en urates et acide urique présente presque toujours un dépôt formé par ces substances; ce fait doit éveiller l'attention; ce dépôt sera séparé par le filtre. Ensuite la réduction de la liqueur par l'acide urique n'a lieu qu'à la suite d'une ébullition assez soutenue et se produit surtout pendant le refroidissement. Si donc on opère comme nous l'avons indiqué, en faisant arriver l'urine à la surface de la liqueur, on diminuera de beaucoup les chances d'erreur. Pour plus de sûreté, on élimine les urates, en déféquant l'urine par le sous-acétate de plomb, et on enlève l'excès de ce dernier par le carbonate de soude.

En résumé, si l'urine renferme plus de 3 à 4 p. 1000 de sucre, elle réduit nettement la liqueur cupro-potassique; si elle en renferme une quantité moindre, il est nécessaire de la déféquer par le sous-acétate de plomb; on élimine du même coup toutes les substances qui peuvent induire en erreur (albumine, matériaux azotés, urates). Si alors cette urine ne réduit pas la liqueur cupro-potassique, c'est qu'elle ne renferme pas de sucre.

Signalons pour terminer une cause d'erreur bien facile à éviter. L'urine des personnes qui ont absorbé du chloroforme ou de l'hydrate de chloral réduit la liqueur cupro-potassique; mais il est toujours facile d'être renseigné sur ce sujet.

Dosage du sucre. — Le dosage du sucre dans l'urine peut être effectué par la liqueur de Fehling ou par l'examen optique.

1° On commence par s'assurer que la liqueur de Fehling est bien titrée, c'est-à-dire que 10 cc. de cette liqueur sont exactement réduits par 0 gr. 05 centigr. de glycose; on place alors dans un ballon 10 cc. de cette liqueur et après avoir porté à l'ébullition on y verse goutte à goutte l'urine jusqu'au moment ou la coloration bleue disparait, la quantité d'urine employée contient évidemment 0 gr. 05 centigr. de glycose, par calcul on passe à la proportion contenue dans un litre

2° L'examen polarimétrique donne directement et par simple lecture, la quantité de glycose contenue dans un litre d'urine si on fait usage du diabétomètre à pénombres.

On peut évaluer d'une manière approximative mais souvent suffisante la quantité de glycose que renferme une urine, au moyen de la formule suivante indiquée par Bouchardat. On détermine la densité de l'urine, puis, on multiplie par deux, les deux derniers chiffres qui expriment cette densité ; ce produit est encore multiplié par le nombre de litres ou fractions de litres émis dans les vingt-quatre heures ; de ce dernier produit on retranche 50 ou 60 gr. s'il y a polyurie et la différence représente le sucre.

Exemple : Un sujet rend quatre litres d'urine de densité 1034 la quantité de sucre est égale à $34 \times 2 \times 4 = 272 - 60 = 212$ gr. de sucre.

ÉLÉMENTS DE LA BILE. — PIGMENTS ET ACIDES BILIAIRES. — La bile est un liquide complexe dont les principaux éléments sont :

Les acides et **pigments biliaires, la mucine** et la **cholestérine.** Lorsque ces éléments passent dans l'urine ils lui communiquent une couleur spéciale et l'urine est dite ictérique.

Parmi les matières colorantes citons : la bilirubine et la biliverdine. Lorsque la bilirubine prédomine dans l'urine, la coloration est jaune ; si au contraire la coloration est verte, c'est la biliverdine qui est en excès. Dans le premier cas, on acidifie l'urine avec de l'acide chlorhydrique et en agitant avec du chloroforme, ce dissolvant se colore en jaune ; dans le second cas, on agite avec l'éther qui se colore en vert : si ce traitement ne donne pas de résultat suffisamment net, on soumet l'urine à la réaction dite de Gmelin.

Dans un verre à pied on place quelques centimètres cubes d'*acide azotique nitreux*, puis, au moyen d'un tube effilé, on fait arriver de l'urine préalablement filtrée. A la surface de séparation il se produit une succession de couleurs dans l'ordre suivant, *vert, bleu, violet, rouge* et *jaune*, puis au bout d'un certain temps toutes ces nuances se fondent et le mélange reste uniformément teinté en orangé. Pour que cette réaction soit caractéristique, il faut constater très nettement l'existence de la couche verte et violette. L'acide azotique donne en effet une coloration rouge avec des urines qui ne renferment pas de pigments biliaires. Si l'urine renferme de l'albumine il faut préalablement s'en débarrasser.

Si on le veut, on peut constater la présence des *acides* biliaires au moyen de la réaction de *Petenkofer,* qui est assez délicate. Voici comment on la pratique : dans un verre à pied on place l'urine filtrée avec *quelques gouttes* d'une solution de sucre puis on fait tomber en petit filet d'acide sulfurique concentré, en même temps qu'on agite avec une baguette de verre, la chaleur dégagée est toujours assez suffisante pour porter le mélange à une température convenable à laquelle s'effectue la réaction. Cette réaction consiste en une coloration d'abord violette qui passe ensuite au pourpre.

Très souvent la quantité de pigments ou d'acides biliaires contenue dans une urine n'est pas suffisante pour qu'on puisse constater les réactions caractéristiques. En opérant directement il faut alors isoler les pigments soit avec l'éther, soit avec le chloroforme. Si on emploie ce dernier réactif on peut faire agir directement sur lui l'acide azotique nitreux.

Causes d'erreurs. — La rhubarbe, le séné et toutes les substances qui renferment l'acide chrysophanique colorent l'urine en jaune brun ;

il est facile de ne pas confondre cette coloration avec celle d'une urine ictérique? En effet, elle vire au rouge par l'addition d'un alcali caustique. Très souvent ces urines contiennent de l'oxalate de chaux en abondance (il provient de la rhubarbe) et de plus elles ne donnent pas la réaction de Gmelin.

URINES DITES HÉMAPHÉIQUES. — On donne très improprement ce nom à des urines de coloration rougeâtre ou acajou, avec sédiments d'un rouge plus ou moins vif, que l'on rencontre dans un certain nombre d'affections du foie. Au premier abord, on pourrait les prendre pour des urines sanguinolentes; mais l'examen microscopique suffit pour empêcher cette erreur, d'autant plus facile à commettre que ces urines renferment parfois de l'albumine. Il peut également arriver que ces urines soient sanguinolentes ; elles renferment alors des hématies.

Les caractères de ces urines sont assez tranchés.

On ne peut, malgré leur couleur, les confondre avec des urines ictériques, car elles ne donnent pas la réaction de Gmelin. Elles se colorent en rouge violacé ou en bleu lorsqu'on les étend de deux à trois fois leur volume d'acide chlorhydrique ou sulfurique ; l'acide azotique les rougit fortement ; la nuance varie de l'acajou au rouge hyacinthe.

Lorsque le sédiment est abondant, il fixe avec énergie ce pigment, et on peut enlever la matière colorante, avec difficulté, il est vrai, en traitant par l'alcool, qui se colore en rouge acajou.

M. Méhu a démontré que ce pigment, qui d'un côté a quelque ressemblance avec la bilirubine, en diffère par sa solubilité dans l'eau et dans l'alcool ; ses solutions alcalines ne verdissent pas au contact de l'air ; il ne donne pas lieu à la réaction de Gmelin ; enfin son pouvoir colorant est infiniment moins considérable que celui de la bilirubine, ce pigment provient du foie, aussi M. Méhu propose-t-il de désigner les urines qui en renferment sous le nom d'urines rouges hépatiques.

On leur avait donné le nom d'urines hémaphéiques, parce que l'on supposait que le principe colorant était l'hémaphéine, matière brune résultant de la décomposition de l'hématine et étudiée par Franz Simon.

Pour extraire ce pigment rouge, qui n'est autre chose que de l'urobiline, M. Méhu conseille d'acidulér l'urine et de la saturer de sulfate d'ammoniaque ; il est même bon d'employer un léger excès de ce sel. Le pigment se sépare et est recueilli sur un filtre ; après dessiccation, on traite par l'alcool concentré, qui dissout le pigment et le sépare du sulfate d'ammoniaque qu'il retient. Pour le caractériser on ajoute à sa solution alcoolique un peu de chlorure de zinc et un excès d'ammoniaque, il se produit alors une coloration rouge pâle par transmission et présentant de très beaux reflets verts par réflexion.

URINES GRASSES LAITEUSES ou CHYLEUSES. — La présence de la graisse dans l'urine est un fait assez rare, car les urines qu'à première vue on caractérise de laiteuses ou de chyleuses doivent le plus souvent leur opacité à du pus. Une urine véritablement grasse tache le papier qui reste transparent après dessiccation, de plus cette urine s'éclaircit lorsqu'on l'agite avec du chloroforme, de l'éther ou de la benzine.

L'examen microscopique est toujours probant, les gouttelettes grasses se présentent sous forme de disques aplatis avec contours obscurs, et partie centrale brillante. A part ces gouttes, on peut voir des cellules graisseuses plus petites réunies ensemble et devenant polyédriques par suite de la pression qu'elles exercent les unes sur les autres. On connaît encore peu de choses sur la signification d'une urine grasse, on sait seulement que c'est un signe de la dégénérescence graisseuse des reins ou d'une autre partie du système urinaire. L'émission d'une urine grasse indique peut-être aussi un excès de graisse dans le sang, car Claude Bernard a démontré que la graisse administrée en grande quantité avec les aliments passe dans l'urine.

2° ÉLÉMENTS ANORMAUX D'ORIGINE MINÉRALE

COMPOSÉS AMMONIACAUX. — La présence des composés ammoniacaux dans l'urine est très fréquente, nous en avons parlé en traitant de la réaction de l'urine et nous avons vu que le carbonate d'ammoniaque, qui, dans un très grand nombre de cas, communiquait à l'urine la réaction alcaline, provenait de la décomposition de l'urée soit avant, soit après l'émission. A part cela on admet généralement qu'il n'y a que des traces de sels ammoniacaux dans l'urine, ils sont presque toujours de provenance anormale. Le carbonate d'ammoniaque provient de la décomposition de l'urée sous l'influence d'un ferment spécial. Cette décomposition se fait très rapidement dans les urines renfermant du mucus et du pus, surtout lorsque la température est élevée. Elle peut également avoir lieu dans la vessie, notamment chez un sujet atteint de catarrhe vésical.

La formation du phosphate ammoniaco-magnésien dont les cristaux sont si caractéristique est toujours consécutive de celle du carbonate d'ammoniaque. Il peut prendre naissance dans la vessie où il constitue de la gravelle, des plaques et des calculs phosphatiques. L'urate l'ammoniaque se forme dans les mêmes conditions.

4° EXAMEN MICROSCOPIQUE

SÉDIMENTS. — CONCRÉTIONS. — CALCULS. — Les sédiments et les concrétions peuvent être formés par des éléments normaux ou anormaux, de nature organique ou minérale. Ils sont entraînés mécaniquement par l'urine ou bien ils ont été primitivement en dissolution et se sont déposés par suite du refroidissement de ce liquide. Les calculs sont d'abord des sédiments qui se déposent en un point quelconque des voies urinaires ou de la vessie, mais qui n'étant pas expulsés avec l'urine se fixent et s'accroissent par suite d'un dépôt continuel de substance de même nature qu'eux ou d'une nature différente. Lorsqu'ils se détachent avant d'avoir atteint une grosseur telle qu'ils ne puissent sortir par les voies naturelles, ils sont expulsés avec plus ou moins de difficulté et constituent la gravelle. Si leur volume s'oppose à l'expulsion, ils deviennent, selon la forme ou la grosseur, des concrétions ou des calculs. Les sédiments se forment le plus souvent après l'émission de l'urine ; les concrétions et les calculs prennent naissance dans l'intérieur des voies urinaires.

SÉDIMENTS ET CALCULS ORGANIQUES

SÉDIMENTS ET CALCULS FORMÉS DE SUBSTANCES ORGANIQUES :
- *Existant normalement dans l'urine* : Acide urique et ses sels.
- *D'origine anormale* :
  - Cystine.
  - Xanthine.
  - Tyrosine.
  - Indigo.
  - Cholestérine.

ACIDE URIQUE et **URATES**. — De tous ces éléments, celui qu'on rencontre le plus fréquemment à l'état de sédiment, gravelle, concrétion ou de calcul, est sans contredit *l'acide urique*.

Sous forme de sédiment, l'acide urique se reconnaît toujours facilement, même par le malade, on doit donc l'interroger pour savoir *s'il a été expulsé en même temps que l'urine*. Mais ce renseignement ne suffit pas, il faut encore connaître le volume de l'urine des vingt-quatre heures, pour voir s'il n'est pas inférieur à la moyenne, auquel cas l'acide urique aurait pu se déposer faute de quantité suffisante de liquide pour le dissoudre ; en un mot il faut constater qu'il y a réellement production exagérée d'acide urique.

Les sédiments d'acide urique sont toujours colorés en jaune, jaune orangé, rouge vif, ils sont cristallins, atteignent une grosseur parfois assez considérable et présentent de nombreuses variétés de forme. Ils possèdent au plus haut degré la propriété de fixer les matières colorantes de l'urine ; cette propriété est caractéristique. L'acide urique est souvent accompagné d'urates ; le plus fréquent est l'urate de soude, parfois l'urate d'ammoniaque et dans ce cas l'urine est ammoniacale. Une simple élévation de température fait rentrer les urates en solution et fournit le moyen de les séparer de l'acide urique.

Les calculs d'acide urique se rencontrent assez fréquemment, ils sont formés par cet acide presque pur ou mélangé d'urates alcalins (soude, chaux, ammoniaque, magnésie). La couleur des calculs d'acide urique varie du jaune au rouge vif, leur grosseur peut atteindre celle d'une noix et leur cassure est souvent rayonnée.

On peut caractériser chimiquement l'acide urique au moyen de la réaction dite de la murexide. On chauffe une petite quantité de matière, après l'avoir imprégnée d'acide azotique, puis on touche le résidu avec de l'ammoniaque, il se développe immédiatement une coloration pourpre, qui passe au bleu pourpre par l'addition de potasse caustique.

Les sédiments d'urate d'ammoniaque se rencontrent assez fréquemment, on le trouve presque toujours dans les urines qui ont éprouvé la fermentation ammoniacale, il est alors le plus souvent accompagné de phosphate ammoniaco-magnésien, de phosphates terreux amorphes et souvent de pus.

CYSTINE. — On a parfois rencontré la cystine en dissolution dans l'urine, mais rarement. C'est presque toujours à l'état de sédiment (mélangée à l'urate de soude) et surtout à l'état de calcul qu'on peut la rencontrer, encore ces calculs sont-ils très rares. Ils sont jaunâtres, un peu translucides, de consistance cireuse et se laissent facilement rayer par l'ongle : Leur structure est rayonnée comme celle de l'acide urique.

INDIGO. — On rencontre assez souvent, même dans les urines qui ne renferment aucun élément anormal, des cristaux ou plutôt des fragments de cristaux, des plaques transparentes d'indigo bleu. Ces fragments sont toujours peu abondants, ils n'ont pas grande signification.

SÉDIMENTS ET CALCULS DE NATURE MINÉRALE

Les bases qu'on rencontre dans les sédiments et calculs sont les mêmes que celles qui existent dans l'urine (potasse, soude, chaux, magnésie, ammoniaque), mais dans les sédiments ces bases sont combinées avec des acides qui forment avec elles des sels insolubles ; c'est exactement l'inverse de ce qui a lieu quand elles sont en dissolution dans l'urine normale. La potasse, la soude, la chaux, la magnésie et l'ammoniaque se rencontrent unies à l'acide urique, les urates acides étant peu solubles. L'ammoniaque se rencontre combinée à l'acide phosphorique sous forme de phosphate ammoniaco-magnésien. La chaux peut être combinée à l'acide oxalique, carbonique ou phosphorique, la magnésie est unie à l'acide phosphorique ou carbonique.

SÉDIMENTS ET CALCULS PHOSPHATIQUES. — Ils ne peuvent se former que dans une urine dont la réaction est alcaline ou tout au moins neutre ; il n'y a d'exception que pour le phosphate bibasique de chaux, que l'on peut rencontrer dans des urines offrant une légère réaction acide, mais il suffit de chauffer légèrement ces urines pour dégager l'acide carbonique qui retient en dissolution ces phosphates et on obtient immédiatement un dépôt. Celui qui s'est déposé spontanément dans une urine est cristallin et se présente sous forme d'aiguilles ou de cristaux aciculaires groupés en étoiles.

PHOSPHATES DE CHAUX ET DE MAGNÉSIE TRIBASIQUES. — Le mélange de ces deux sels se précipite sous forme de sédiment amorphe toutes les fois que l'urine devient alcaline ; lorsque l'urine est neutre, ils peuvent rester en dissolution à la faveur de l'acide carbonique, mais se précipitent par l'action de la chaleur. Le trouble qu'ils produisent ainsi disparaît par l'addition d'acide acétique, il n'est donc pas possible de les confondre avec l'albumine. Pour que ces phosphates terreux se rencontrent dans l'urine, à l'état de sédiments, il faut que la réaction alcaline de ce liquide soit due à des carbonates alcalins, car si elle est due à du carbonate d'ammoniaque ce sel réagit sur les phosphates terreux et il se forme du phosphate ammoniaco-magnésien.

PHOSPHATE AMMONIACO-MAGNÉSIEN ou **PHOSPHATE TRIPLE.** — Ce sel est celui qu'on rencontre le plus fréquemment, et toutes les urines, normales ou non, finiront par en renfermer, si on les conserve un temps suffisant. Après leur émission, cette formation n'a aucune importance clinique, il n'en est pas de même quand elle s'accomplit dans la vessie, l'urine, en effet, peut devenir ammoniacale dans ce réservoir ; le phosphate triple y prendre naissance pour constituer des plaques ou des calculs. Une fois formés, ils s'accroissent avec rapidité, ils sont une cause continuelle d'irritation, enflamment les parois de sa vessie et entretiennent constamment la formation de l'urine ammoniacale. L'impulsion donnée, l'accroissement ne s'arrête pas.

Le phosphate ammoniaco-magnésien se présente sous forme de cristaux souvent assez volumineux ; ce sont de gros prismes à base rhomboïdale ; posés à plat, ils ressemblent à un catafalque, d'où le nom de sel en tombeau qu'on leur donne parfois.

OXALATE DE CHAUX. — L'acide oxalique que l'on rencontre dans l'urine à l'état d'oxalate de chaux et surtout sous forme de sédiments est assez répandu dans le règne végétal. Il existe dans un assez grand nombre de plantes sous forme de sels de soude ou de potasse et dans quelques médicaments (rhubarbe); il est bon de le savoir, car on peut le rencontrer dans l'urine, à la suite de l'ingestion prolongée de l'oseille comme aliment, ou de celle de la rhubarbe comme purgatif.

L'oxalate de chaux qu'on rencontre dans l'urine est toujours cristallisé en octaèdres très brillants, très réguliers et réfractant fortement la lumière. Les angles sont très accusés et ces cristaux vus perpendiculairement ressemblent à une enveloppe à lettre, ils affectent parfois la forme de losanges ; ils sont comme ceux de phosphate ammoniaco-magnésien tout à fait caractéristiques et ne peuvent être confondus avec aucun autre.

L'oxalate de chaux qu'on rencontre dans l'urine peut provenir de deux sources tout à fait différentes et sur lesquelles il est bon d'être renseigné.

Ainsi que nous l'avons dit, il peut être la conséquence de l'alimentation ou de l'ingestion de certains médicaments, dans ce cas son apparition n'a aucune signification pathologique.

On le rencontre dans l'urine dans tous les cas où l'hématose, la respiration ne s'effectuent pas librement, dans la dyspepsie et dans la convalescence de certaines maladies aiguës. Lorsqu'on le rencontre dans l'urine, après s'être enquis de l'alimentation et si rien ne justifie sa présence de ce côté, il faut s'assurer si la production est accidentelle, ou si elle persiste un certain temps, elle constitue alors ce qu'on appelle *oxalurie*, elle indique des troubles dans la respiration et dans la circulation ; une grande dépression nerveuse ou un état pathologique de l'intestin. Si cet état se prolonge on remarque, à part l'amaigrissement général, une sorte d'empoisonnement par l'oxalate de chaux, de plus on doit craindre qu'il ne s'agglomère dans quelque endroit des voies urinaires et n'y forme des calculs.

Calculs d'oxalate de chaux ou mûraux. — Ces calculs sont les plus résistants aux moyens de dissolution habituellement employés. A cause de cette dureté, ils ne s'arrondissent point dans la vessie, restent couverts d'aspérités, sont mamelonnés à la surface, d'où le nom de calculs mûraux, à cause de leur ressemblance avec une mûre. Ils sont toujours assez fortement colorés en brun, car leurs aspérités blessent la vessie et déterminent des hémorrhagies, ils fixent alors la matière colorante du sang.

SÉDIMENTS ORGANISÉS

Une urine parfaitement normale, claire et transparente au moment de l'émission, se remplit toujours en se refroidissant d'un nuage floconneux plus ou moins dense, qui reste en suspension ou se rassemble au fond du vase. On donne généralement à ce nuage le nom de *Mucus de la vessie*. Cette dénomination est tout à fait impropre, car ce nuage se forme sans qu'il soit nécessaire que l'urine renferme de la mucine.

Ce faux mucus est constitué le plus souvent par des cellules épithéliales qui fixent soit de l'urate de soude, soit de l'oxalate de chaux, soit divers autres éléments.

L'urine peut renfermer du mucus proprement dit provenant de la vessie ; ce mucus est analogue à celui qui est sécrété par les autres membranes. La *mucine* qui le constitue est précipitée par l'acide acétique et le précipité ne se redissout pas dans un excès d'acide. Cette propriété la différencie nettement de l'albumine.

La présence d'une petite quantité de mucus dans l'urine n'a pas de signification, mais il devient parfois abondant dans le catarrhe vésical, et la cystite ; il est en rapport avec l'inflammation des glandes muqueuses. On constate une augmentation de mucus dans les maladies générales qui déterminent une congestion rénale intense, puisqu'il semble démontré aujourd'hui que l'élément sécréteur du rein (cellules des tubuli contorti) peut sécréter de la mucine sous forme de gouttelettes, qui entrent dans la composition des tubes muqueux.

PUS. — Dans un grand nombre de cas la mucine est accompagnée de pus dans l'urine, les muqueuses enflammées sécrètent d'abord une proportion plus considérable de mucus, puis les vaisseaux dilatés laissent passer les globules blancs et bientôt le pus est constitué.

De même que le sang, le pus est formé de deux parties, une liquide ou plasma et l'autre solide, constituée par des globules opaques ou blanchâtres, qui lui donnent un aspect caractéristique. Ces globules sont circulaires, aplatis, d'un diamètre un peu plus considérable que ceux du sang 8 à 10 millièmes de millimètre. Ils renferment de 1 à 4 noyaux dans leur intérieur et sont très finement granulés, ce qui leur donne un aspect caractéristique.

Il faut constater ces caractères dans l'urine récente, car à la suite d'un séjour prolongé les granulations s'effacent et les noyaux deviennent plus nets. Au contact des alcalis caustiques, le pus se gonfle et prend une consistance de gelée visqueuse adhérant fortement aux parois du vase. L'ammoniaque produit très bien cette réaction et permet de reconnaître le pus dans l'urine et de le différencier du mucus qui se liquéfie dans les mêmes conditions.

ÉPITHÉLIUM. — Dans le dépôt nuageux qui se forme dans l'urine normale, on rencontre des cellules épithéliales provenant de la vessie et du vagin. La desquamation peut avoir lieu depuis les reins jusqu'à l'urèthre et les cellules qui en proviennent ont parfois une forme spéciale qui permet de reconnaître leur origine.

Les cellules épithéliales de la vessie se présentent sous forme de plaques transparentes, rectangulaires, à angles arrondis ou elliptiques, à bords plus ou moins contournés, mais ayant toujours à leur centre un noyau dont le contour est plus accentué que celui des cellules. Elles sont isolées ou réunies en plaques plus ou moins larges.

Les cellules du vagin présentent la même forme, mais elles sont plus grandes, à bords plus minces et le noyau central est plus petit. Les cellules qui proviennent des uretères sont plus petites que les précédentes en forme de massue ou fuseau et ayant le noyau dans la partie renflée, celles des bassinets sont cylindriques avec un noyau assez volumineux.

Sang. — On rencontre assez souvent des urines sanguinolentes, et suivant la proportion de sang extravasé, la couleur de l'urine varie du rose au rouge et même au noir. Le sang étant composé de deux parties, une liquide (sérum) et l'autre solide (fibrine, globules), on rencontre dans l'urine ces divers éléments. Le sérum renfermant de l'albumine, toute urine sanguinolente est en même temps albumineuse. Mais ce qui caractérise plus nettement l'extravasion du sang dans l'urine c'est la présence des hématies ou globules sanguins.

Cependant il peut arriver que les globules ne passent pas dans l'urine (*Hémoglobinurie*). Les hématies se présentent sous forme de disques légèrement biconcaves d'un diamètre de 6 à 7 centièmes de millimètre avec une épaisseur de millièmes.

Vus en masse, les globules du sang paraissent rouges, ils sont jaunâtres par transparence, la dépression centrale paraît plus foncée et simule un noyau. Le centre des globules rouges normaux ou peu altérés paraît sombre ou clair, suivant qu'on rapproche plus ou moins l'objectif de la préparation. Pour bien constater la forme des globules sanguins, il faut les examiner dans une urine récente, car ils se déforment, se gonflent à la suite d'un séjour prolongé dans ce liquide, surtout lorsqu'il devient ammoniacal. La dépression centrale s'atténue, souvent même disparaît entièrement, le globule peut se trouver réduit à une enveloppe dégonflée de son contenu, elle peut même disparaître complètement.

CYLINDRES URINAIRES. — A l'état normal, il se fait à la surface des tubes du rein des sécrétions très faibles, généralement muqueuses ; mais en si petite quantité qu'elles passent inaperçues. Dans certains cas pathologiques ces sécrétions deviennent plus abondantes, elles se condensent, se moulent dans les tubes dont elles prennent la forme et sont ensuite entrainées par les urines. On les retrouve dans le sédiment, mélangées à d'autres sécrétions pathologiques et on les désigne sous le nom de *cylindres* ou *tubes urinaires*. L'abondance de ces cylindres et leur production pendant un temps considérable indiquent toujours une altération rénale, ils peuvent être partagés en divers groupes que nous allons rapidement étudier.

1° *Cylindres muqueux* (Hyalins).— On les rencontre assez souvent dans les urines et ils sont parfois assez abondants. Ils offrent une transparence parfaite et sont très légèrement granuleux, leurs bords sont effacés. Ils se colorent à peine par le carmin ; ils peuvent présenter, adhérents à leur surface, divers éléments, déchets cellulaires, globules de pus, etc.

2° *Cylindres cireux* ou *colloïdes*. — Ces cylindres se distinguent facilement des précédents. Examinés dans l'urine, sans addition d'aucun réactif, ils offrent une réfringence spéciale et sont très visibles. Ils ont des bords nets et comme taillés à l'emporte-pièce. Souvent ils présentent des cassures sur leurs bords, ou bien sont enroulés sur eux-mêmes en forme de vrille. La substance qui les compose est dense et se colore fortement par les réactifs surtout par l'acide osmique.

3° *Cylindres graisseux*. — On rencontre très rarement ces cylindres et toujours en petit nombre. Les granulations graisseuses sont généralement très fines. Comme les cylindres muqueux, ils peuvent renfermer des cellules et des leucocytes ; on trouve des cylindres à la fois muqueux, et graisseux avec déchets cellulaires.

SPERME. — La présence du sperme dans l'urine est assez fréquente. Comme le sang et le pus, le sperme est composé de deux parties : des éléments solides en suspension dans un liquide. La partie solide renferme des *spermatozoïdes*, des *leucocytes* et des *sympexions*. On rencontre ces divers éléments dans l'urine. Le spermatozoïde se compose de deux parties, la tête et la queue ; la forme générale rappelle celle du têtard de grenouille, la tête est triangulaire, allongée, à angles émoussés. La queue est très effilée, sa longueur est 10 à 12 fois plus considérable que celle de la tête, on rencontre assez souvent des spermatozoïdes incomplètement développés ou dont la queue est brisée.

CHAMPIGNONS ET FERMENTS. — L'apparition de ces corps dans l'urine même normale est un fait constant. On rencontre assez souvent dans l'urine un très grand nombre de substances dont la présence est souvent fort embarrassante, il est impossible de les énumérer toutes, nous renvoyons pour cela aux traités spéciaux.

Bacilles de la tuberculose. — Dans le cas de tuberculose des voies urinaires, on rencontre dans l'urine des bacilles de la tuberculose, découverts et étudiés par Koch. Ces bacilles se distinguent de tous les autres par l'énergie avec laquelle ils retiennent certaines matières colorantes d'aniline, une fois qu'ils les ont fixées. Leur mode de recherche est basé sur cette propriété.

On laisse déposer l'urine dans un verre conique, puis au moyen d'un tube affilé on prélève une petite quantité de ce dépôt que l'on étale sur une lamelle mince et que l'on fait dessécher, soit en l'abandonnant à l'évaporation spontanée, soit en l'exposant à une source modérée de chaleur. De toutes manières, une fois le dépôt desséché et bien adhérent, il faut chauffer la lamelle et la porter à une température suffisante pour coaguler l'albumine si l'urine en contient.

La lamelle est alors plongée dans une solution concentrée et aqueuse d'une couleur basique d'aniline (fuchsine, bleu de méthylène, violet de gentiane), solution alcalinisée avec de l'huile d'aniline. Le contact est prolongé 12 heures.

On retire alors la lamelle et on la plonge dans l'eau de manière à enlever l'excès de matière colorante, puis on la porte dans un liquide ainsi composé :

Acide azotique ordinaire .... 1 partie
Eau distillée.. 2 —

Par l'action de l'acide azotique, toute la préparation est décolorée, à l'exception des bacilles de la tuberculose ; on lave alors jusqu'à ce que toute réaction acide ait disparu, et il ne reste plus qu'à conserver la préparation. Pour cela après l'avoir déshydratée par dessiccation, on l'éclaircit par l'huile d'œillets et on la conserve dans le baume de Canada.

On suit exactement la même marche pour la recherche des bacilles dans les crachats.

Comme on le voit, le caractère différentiel des bacilles de la tuberculose est très net. Ils retiennent certaines matières colorantes d'aniline avec une énergie telle que la coloration résiste à l'acide azotique, mais cette fixation ne se fait que lentement : c'est pour cela qu'il faut prolonger le contact pendant vingt-quatre heures : en opérant à chaud, on peut réduire à 10 minutes la durée du séjour dans le bain colorant. Tous les autres bâtonnets se colorent au contraire presque instantanément, mais leur coloration ne résiste pas à l'acide azotique.

Lorsqu'on étudie les bacilles de la tuberculose, on peut se dispenser de décolorer la préparation en la lavant à l'acide azotique ; mais alors tous les éléments figurés sont colorés, et il est bien difficile de différencier les bacilles de Koch des autres bactéries qui peuvent se trouver dans la préparation.

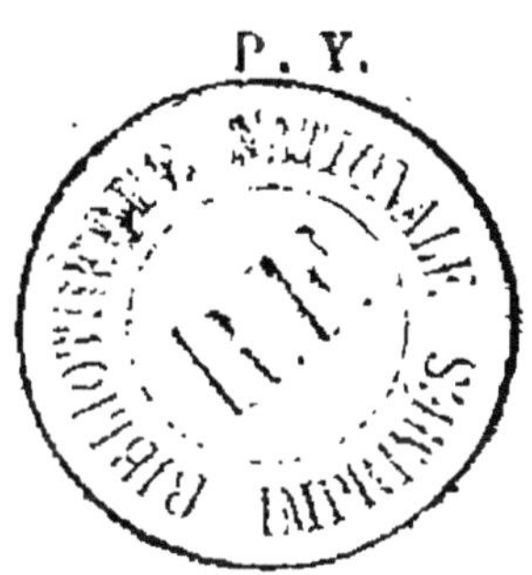

TABLES DES MATIÈRES

Cette nouvelle édition renferme trois tables des matières :

1° Table des auteurs par ordre alphabétique ;

2° Table générale des matières par ordre alphabétique ; la propriété médicale d'une préparation primant sa dénomination pharmaceutique, par exemple *injection astringente* : chercher à *astringente injection*;

3° Table pour la classification thérapeutique des médicaments.

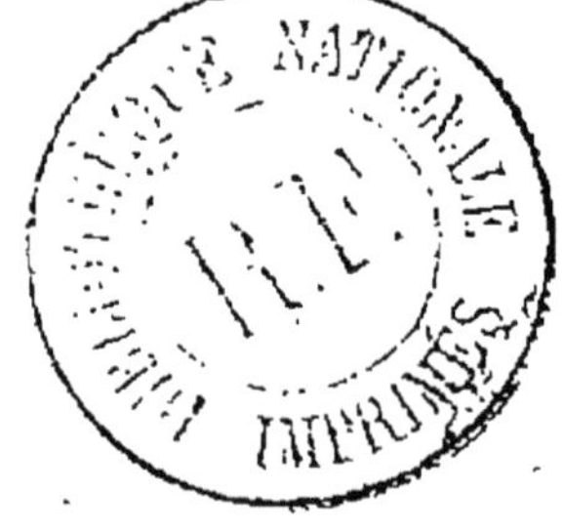

TABLE DES AUTEURS

C

TABLE DES AUTEURS

D

TABLE DES MÉDICAMENTS

N. B. — **Chercher dans le Formulaire magistral et à leur ordre alphabétique tous les renseignements qui ne se trouveraient pas dans cette table.**

TABLE DES MÉDICAMENTS

P

PROPRIÉTÉS THÉRAPEUTIQUES

DES MÉDICAMENTS

A

ABSORBANTS.

Charbon.
Chaux. Carbonate de.
  — Phosphate basique.
Magnésie carbonate.
Yeux d'écrevisses.

ACIDES (ANTI-).

Alcalins en général.
Ammoniaque.
Calcium. Carbonate de.
— Oxyde de.
Ecrevisses Yeux d'.
Lait.
Magnésie Carbonate de.
— Citrate de.
Magnesium. Oxyde de.
Potasse. Bicarb. de.
Soude. Bicarb. de.

ACIDULES.

Acide citrique.
  — tartrique.
Berberis.
Fruits acides.
Limonades acides.
Oseille.
Oxalate de potasse.
Tamarin.
Tartrate acide de potasse.

ADHÉSIFS.

Collodion.
Gommes diverses.
Dextrine.
Diachylon.
Plâtre.
Taffetas divers.

ADOUCISSANTS.

Voir *Tempérants*.)
Carragaheen.
Colle de poisson
Concombre.
Coquelicot.
Corne de cerf.
Dattes.
Fucus Crispus.
Gomme adragante.
Gomme arabique.
Guimauve. Racines, feuilles de.
Jujubes
Lin.
Mauve.
Mélilot.
Molène.
Orge.
Potiron (semences).
Raisin sec.
Réglisse.
Tussilage.
Violette.

AGGLUTINATIFS.

Colle de poisson.
Collodion.
Sparadrap de diachylon.
Traumaticine.
Silicate de potasse.
Stérésol.

ALBUMINURIQUES (ANTI-).

Calcium oxyde de.
Fuchsine.
Lait.
Strontiane.
Tannin.

ALTÉRANTS.

Calomel.
Irisine.

Sels d'argent.
— d'arsenic.
— de bismuth.
— de cuivre.
— de mercure.
— de zinc.
Tartrate de potasse neutre.

ANALEPTIQUES.

Amidon.
Cacao.
Fucus Crispus.
Lichen d'Islande.
— pulmonaire.
Sagou.
Salep.

ANALGÉSIQUES.

Analgésine.
Antipyrine.
Asaprol.
Cocaïne.
Exalgine.
Lactophénine.
Méco-Narcéine.
Méthylacétanilide.
Phénocolle.
Solanine.

ANESTHÉSIQUES.

Acétone.
Bromoforme.
Bromure d'éthyle.
Carbonique. Acide.
Chanvre indien.
Chloral alcoolate.
— crotonique (anesthésique du cerveau).
— Chloral hydrate de.
Chloroforme.
Cocaïne.
Diiodoforme.
Éther acétique.
— azoteux.
— bromhydrique.
— sulfurique.
Hypnone.
Iodoforme.
Iodol.
Méthylal.
Protoxyde d'azote.
Tropococaïne.

ANORÉXIQUES (ANTI-).

Absinthine.
Pepsine.

ANTHELMINTHIQUES.
(Voir *Vermifuges.*)

ANTIPSORIQUES.

Calcium. Sulfure de.
Ellébore.

Daphne-Mezereum.
Mercuriaux.
Fuligokali.
Pétrole.
Phénique (acide).
Scabieuse.
Soufre.
Suie.
Sulfures alcalins.
— de potasse.
Staphysaigre.
Tabac.

ANTISEPTIQUES. (Voir *Septiques (anti-)* et *Désinfectants.*)

AMAUROTIQUES (ANTI-).

Anémone pulsatille.

AMERS.

Absinthe.
Absinthine.
Acore.
Angusture vraie.
Asperges.
Centaurée.
Chardon bénit.
Chicorée.
Colombo.
Fiel de bœuf.
Gentiane.
Germandrée.
Houblon.
Menyanthe.
Orange amère.
Quassia amara.
Scordium.
Scrofulaire.
Simarouba.
Véronique.

APÉRITIFS.
(Voir *Amers.*)

Asperge.
Fenouil.
Persil.
Pissenlit.
Polypode.
Potasse acétate.
Potasse sulfate.

APHRODISIAQUES.

Ambre gris.
Cachundé. Pastilles de.
Cantharides.
Ginseng.
Haschisch.
Musc.
Noix vomique.
Phosphore.
Phosphure de zinc.

Poivre noir.
Truffes.
Vanille.

APHRODISIAQUES (ANTI-).

Bromures divers.
Camphre.
Digitaline.
Nymphœa alba.
Polybromures.

AROMATIQUES.

Absinthe.
Curcuma.
Espèces aromatiques.
Fraisier.
Galanga.
Hysope.
Lavande.
Menthes diverses.
Origan.
Pied-de-chat.
Romarin.
Sauge.
Serpolet.
Thym.

ASTHMATIQUES (ANTI-).

Anémonine.
Ether iodhydrique.
Iodure de potassium.
Iodure de sodium.
— de zinc.
Lobélie enflée.
Nitrite de sodium.
Oxygène.
Pyridine.

ASTRINGENTS.

Acéto-tartrate d'alumine.
Acides divers.
Alumine.
Alumnol.
Alun.
Benzoate de gaïacol.
Bismal.
Boral.
Boro-tartrate d'alumine.
Boro-tannate d'alumine.
Boro-tanno-tartrate d'alumine.
Carbonate de gaïacol.
Chêne.
Citron.
Coing.
Consoude.
Créosote.
Crésol.
Cuivre. Sulfate de.
Cuivre. Sulfate ammoniacal.
Cutol.
Cutol soluble.
Eau de Rabel.

Fer. Sulfate de.
Fraisier.
Gaïacol.
Gallique. Acide
Grenadier.
Guayeuru.
Henné-Alhenna.
Hêtre.
Inga.
Kino.
Mastic.
Matico.
Mélilot.
Monésia Buranhem
Mûrier noir.
Noix de Galles.
Noyer.
Ortie blanche.
Oxalate de potasse.
Pervenche.
Plantain moyen.
Plomb. Acétate.
— Sous-acétate.
Quinquina gris.
— jaune.
— rouge.
Ratanhia.
Renouée.
Ronce sauvage.
Rose à cent feuilles.
Rose rouge.
Rosier sauvage.
Salicaire.
Sang-Dragon.
Saule blanc.
Sceau de Salomon.
Scolopendre.
Sulfate d'alumine.
Sulfurique. Acide.
Tan.
Tannin.
Tormentille.
Viburnum prunifolium.
Zinc. Acétate.
— Chlorure.
Zinc. Oxyde.
— Sulfate.

B

BALSAMIQUES.

Baume de copahu
— de gurgun.
— du Pérou.
— de tolu.
Benjoin.
Benzoïque. Acide.
Bourgeons de sapin.
Goudron.
Peuplier.
Térébenthine.

Terpinol.
Terpine.

BÉCHIQUES.
(Voir *Pectoraux*.)

Blanc de balcine.
Carragaheen
Coquelicot.
Dattier.
Erysimum.
Fucus crispus.
Guimauve. Racine.
Hysope.
Jujubes.
Lierre terrestre.
Mauve.
Mélilot
Pied-de-chat.
Pin sauvage.
Polygala de Virginie.
Pulmonaire.
Raisin sec.
Réglisse.
Sapin vrai.
Tussilage.
Violettes. Fleurs.

BLENNORRHAGIQUES (ANTI-).

Astringents divers.
Baume de copahu.
— de Gurgum.
Cubèbes.
Kava-Kava.
Matico.
Phyllanthus Niruri.
Santal citrin.
Styrax.
Térébenthine.

C

CALMANTS.

Belladone.
Bromures.
Camphre.
Chloral.
Duboisia myoporoides.
Lactucarium.
Laurier-cerise.
Nymphæa alba.
Opium. Préparations et dérivés
Tilleul.

CANCÉREUX (ANTI-).

Cyanures alcalins.
Laurier-cerise.
Préparations de ciguë.

CARMINATIFS.

Anis vert.
Camomille.
Carvi.
Coriandre.
Carmin.
Ether azoteux.
Fenouil.
Heracleum Lanatum.
Hysope.
Matricaire.
Sassafras.

CATARRHAUX (ANTI-).

Copahu.
Eucalyptus.
Gomme ammoniaque.
Kermès.
Marjolaine.
Oxyde blanc d'antimoine.
Pin sauvage.
Polypode.
Pulmonaire.
Sapin vrai.
Ulmaire.

CATHARTIQUES.

Calomel.
Citrate de magnésie.
Eaux purgatives.
Huile de ricins.
Irisine.
Kaladana.
Magnésie.
Mercuriale.
Nerprun.
Phosphate de soude.
Podophylle.
Rhubarbe.
Sené.
Soufre.
Sulfate de magnésie.
Potasse.
Soude.
Sulfovinate de soude.
Tartrates de soude.
— de potasse et de soude.
— borico-potassique.

CATHÉRÉTIQUES.

Argent. Azotate d'.

CAUSTIQUES.

Acétique acide.
Alun calciné.
Ammoniaque.
Antimoine. Beurre d'.

Argent. Azotate d'.
Arsénieux. Acide d'.
Azotique (acide).
Brome.
Calcium. Oxyde de.
Chloral.
Chlorhydrique. Acide.
Chromique. Acide.
Créosote.
Cuivre sulfate de.
Iode.
Mercurique. Azotate.
Or chlorure d'.
Oxalate de potasse.
Phénique Acide.
Potasse. Bichromate de.
— oxyde de.
Sabine.
Sodium. Oxyde de.
Sulfurique. Acide.
Zinc. Chlorure de.

CHLOROTIQUES (ANTI-).

Fer.
— Arséniate de.
— et quinine. Iodure de.
Manganèse. Peroxyde de.
— Sulfate de.
Oxygène.

CHOLAGOGUES.

(Voir *Drastiques*.)

CHORÉIQUES (ANTI-).

Aniline.
Argent. Azotate d'.
Bromures alcalins.
Picrotoxine.
Zinc. Bromure de.

COAGULANTS.

Acides minéraux.
Astringents et caustiques.
Ergotine.
Perchlorure de fer.
Cœur. Affections du.
Adonis vernalis.
Digitale.
Digitaline.
Fève de Calabar.
Mancone.
Muguet.
Nitrite d'amyle.
Spartéine.

CONDIMENTS.

Cannelle.

Gingembre.
Girofles.
Macis.
Muscades.
Poivre noir.

CORDIAUX.

Cannelle.
Girofles.
Macis.
Mélisse.

COSMÉTIQUES.

Alcoolats et Teintures.
Amidon et Fécule.
Bains et lotions aromatiques.
Carbonates alcalins.
Carthame et carmin.
Emulsions et laits divers.
Glycérine.
Oxyde et sous-sels de bismuth.
— de zinc.
Pâtes.
Poudres.
Savons.
Vinaigres aromatiques divers.
Talc.

CUTANÉES (AFFECTIONS)

Antrakokali.
Ellébore blanc.
— vert.
Gynocardia odorata.
Hoang-nan.
Hydrocotyle asiatique.
Iodure d'ammonium.
Monesia buranhem.
Orme.
Potasse. Arséniate de.
Pyrogallique. Acide.
Salicylate de soude.
Scabieuse.
Soude. Arséniate de.
— Hyposulfite de.
Zinc. Oélate de.

D

DARTREUX (ANTI-).
(Voir *Antiherpétiques*.)

Arsenic. Iodure d'.
Escargot.

Lierre.
Lobélie syphilitique.
Mercureux. Azotate.
— Chloro-iodure.
— Iodure.
Mercurique. Sous-sulfate.
Ortie. Grande.
Potasse. Carbonate de.
Sels de mercure en général.
Soufre. Iodure de.
Suie.
Turbith minéral.
— nitreux.

DÉCOLORANT.

Bisulfite de soude.

DENTIFRICES.

Alun.
Carbonate de chaux.
— de magnésie.
Charbon.
Cochlearia.
Corail.
Gaïac.
Magnésie calcinée.
Mastic.
Os de seiche.
Pierre ponce.
Phosphate de chaux.
Quinquina.
Ratanhia.
Sels de quinine.
Tartrate acide de potasse.
Tannin.

DÉPURATIFS.

Bourrache.
Chicorée.
Douce-amère.
Fumeterre.
Patience.
Pensée sauvage.
Salsepareille.
Saponaire.
Sassafras.
Squine.

DÉSINFECTANTS ET ANTI-SEPTIQUES.

Acide azotique.
— boro-salicylique.
— phénique.
Antiseptol.
Aristol.
Asaprol.
Bétol.

Benzoate de gaïacol.
Bromol.
Carbonate de gaïacol.
Benzoate de naphtol β.
Benzonaphtol.
Brome.
Chaux. Hypochlorite de.
Carbone. Sulfure de.
Charbon.
Chlore.
Créosote.
Crésalol.
Crésol.
Coaltar.
Cuivre. Sulfate de.
Diiodoforme.
Europhène.
Fer. Sulfate de.
Formol.
Gaïacol.
Huiles empyreumatiques et essentielles diverses.
Iodoforme.
Iodure mercurique.
Lysol.
Manganate (per.) de potasse.
Mercurique. Chlorure.
Microcidine.
Naphtaline.
Naphtol B. et A.
Oxygénée. Eau.
Phénate de soude.
Pyoctanines.
Phénol sulforiciné.
Quebracho-biancho.
Salacétol.
Salicylacétol.
Salicylate de bismuth.
— de naphtol β.
Soude hypochlorite.
— hyposulfite de.
— Bisulfite de.
Stérésol.
Sulfureux. Acide.
Thymol.
Vapeurs nitreuses.
Zinc. Sulfophénate de.
— Sulfate de.
— Chlorure de.

DIABÉTIQUES (ANTI-).

Bromures alcalins.
Glycérine.
Oxygène.
Soude citrate de.
— phosphate de.

DIAPHORÉTIQUES.

Alcool.
Ammoniaque.
— acétate d'.
— carbonate d'.

Ammoniaque. Chlorhydrate d'.
Antimoine. Soufre doré d'.
  — Oxyde blanc.
Aunée.
Benzoïque. Acide.
Boissons chaudes.
Bourrache.
Calomel.
Camphre.
Douce-amère.
Foie de soufre.
Gaïac.
Garou.
Goudron végétal.
Hemidesmus indicus.
Jaborandi.
Kermès.
Opiacés (Poudre de Dower).
Oranger amer.
Oranger doux.
Soufre.
Sureau.
Tilleul.
Ulmaire.

DIARRHÉIQUES (ANTI-).

Aegle Marmelos.
Airelle.
Albumine.
Astringents divers.
Benzonaphtol.
Benzoate de bismuth.
Betol.
Bismuth. S. N.
Café non torréfié.
Calcium. Carbonate de.
Calcium. Oxyde de.
Chaux. Phosphates de.
Corne de cerf.
Diascordium.
Erigeron Canadense.
Guarana.
Kolas africains.
Lactique. Acide.
Lait.
Manganèse. Peroxyde de.
Mastic.
Monesia Buranhem.
Opiacés.
Naphtol α et β.
Plomb. Acétate de.
Riz.
Salicaire.
Salicylate de bismuth.
Simarouba.
Talc.
Tannin.

DIGESTIFS.

Aya Pana.
Carica papaya.
Chlorhydrique. Acide.

Diastase.
Lactique. Acide.
Maté.
Pancréatine.
Pepsine
Soude. Bicarbonate de.

DIURÉTIQUES

Ache
Adonis vernalis.
Alkékenge.
Ammoniaque. Acétate d'.
  — Chlorhydrate de.
Apocynum Cannabinum
Arbutine.
Arenaria Rubra.
Asperges.
Benzoïque. Acide.
Benzoate de calcium.
Benzoate de soude.
Bourrache.
Buchu.
Busserolle.
Carvi.
Cerfeuil.
Cerise. Queue de.
Chiendent.
Colchique.
Cuivre. Sulfate ammoniacal.
Curcuma.
Digitale.
Digitaline.
Douce-amère.
Essence de térébenthine.
Ether azoteux.
Etoxycaféine.
Eupatorium perfoliatum.
Fenouil.
Fragon épineux.
Fraisier.
Framboisier.
Genêt.
Génévrier.
Goudron végétal.
Groseille.
Hemidesmus indicus.
Hydrastis canadensis.
Irisine.
Lactose.
Maïs.
Oseille.
Pareira brava.
Pariétaire.
Phellandrie.
Pin sauvage.
Pissenlit.
Polygala de Virgini
Potassium. Oxyde et carbonate.
Potasse. Acétate.
Potasse. Azotate.
Quillaya.
Raifort.
Sapin vrai.
Scille.

Soude. Acétate de.
  — Azotate de.
  — Bicarbonate de.
Strophantus hispidus.
Tartrate de potasse neutre.
Térébenthine.
Terpine.
Tolu.
Ulmaire.
Viburnum prunifolium.
Yèble. Fruits d'.

DRASTIQUES CHOLAGO-GUES ET HYDRAGOGUES.

Agaric.
Aloès.
Bryone.
Chlorure d'argent.
Colchique.
Coloquinte.
Croton. Huile de.
Elatérine.
Ellébore noir.
Euphorbe.
Evonymine.
Gomme-gutte.
Gratiole.
Hasellia arborea.
Jalap.
Ricins. Semences.
Scammonée.
Turbith.

DYALYTIQUES.

Borate de soude.
Silicate de soude.

DYSENTÉRIQUES (ANTI-).
(*Voir Anti-diarrhéiques.*)

Glycérine.
Hedysarum gangeticum.

DYSMÉNORRHÉIQUES (ANTI-).
(*Voir Emménagogues.*)

Chlorure d'or et d'ammonium.

DYSPEPTIQUES (ANTI-).

Chlorhydrique. Acide.
Diastase.
Ingluvine.
Lactate de soude.
Lactique. Acide.
Malt.
Maltine.
Oxalate de cérium.
Oxygène.

Pancréatine.
Pepsine.

DYSPNÉIQUES (ANTI-).

Air comprimé.
Antispasmodiques.
Belladone.
Ethers divers.
Euphorbia pilulifera.
Expectorants.
Iodures alcalins.
Lobelia Delessea.
Lobélie enflée.
Oxygène.
Papier nitré.
Valériane et ses préparations.

DIPHTHÉRIE.
Médicaments contre.

Acide phénique.
Chlorate de potasse.
  — de soude.
Iodate de potasse.
  —. de soude.
Lactique. Acide.
Manganate de potasse.
Papaïne.
Phénol. Sulfo-Riciné.
Potasse. Bicarbonate.
Soude caustique.
  — benzoate.
Trypsine.

E

ÉMÉTIQUES.

Apocodéine.
Apomorphine.
Cuivre. Sulfate de.
Ellébore blanc.
Kermès.
Iris.
Mercurique. Sous-sulfate.
Narcisse des prés. Bulbes.
Phytolacca decandra.
Pivoine officinale.
Sanguinarine (haute dose).
Yèble. Racine.
Zinc. Acétate de.
  — Sulfate de.

ÉMÉTIQUES (ANTI-).

Astringents divers.
Cascarille.
Créosote.
Noix de Galle.
Quinquina.

ÉMÉTO-CATHARTIQUES.

Apocynum cannabinum.
Emétique et sulfate de soude.
Ipécacuanha et rhubarbe.

EMMÉNAGOGUES.

Absinthe.
Aconit.
Aloès.
Amers.
Apiol.
Armoise.
Canchalagua.
Castoreum.
Cerfeuil.
Dictame.
Ellébore noir.
Ergotine.
Ferrugineux.
Gomme ammoniaque.
Manganèse. Carbonate de.
— Peroxyde de.
— Sulfate de.
Millefeuille.
Myrrhe.
Quinquina. Préparations de.
Romarin.
Rue
Sabine.
Safran.
Tanaisie.
Toniques divers.

ÉMOLLIENTS.

(V. *Adoucissants*.)

Acanthe.
Amandes douces.
Amidon et fécule.
Arachide.
Carragaheen.
Figuier.
Fleurs pectorales..
Guimauve racine.
Laitue.
Lin.
Lis blanc.
Mercuriale annuelle.
— vivace.
Miel.
Morelle.
Pariétaire.
Pomme de terre.
Riz.
Talc.

ÉPILATOIRES.

Orpiment.
Poix.
Sulfure sulfuré de calcium.

ÉPILEPTIQUES (ANTI-).

Argent. Azotate et chlorure d'.
— Protoxyde d'.
Bromures alcalins.
Bromure d'or.
Coque du Levant.
Cuivre sulfate ammoniacal.
Éther bromhydrique.
Gallium palustre.
Gallobromol.
Heracleum lanatum.
Picrotoxine.
Pivoine.
Polybromure.
Salin des marais.
Valériane.
Zinc. Bromure de.
— Citrate de.
— Lactate. Oxyde. Valérianate de

ESCARROTIQUES.

(Voir *Caustiques*.)

Acides concentrés organiques et mi-
néraux.
Antimoine (chlorure d').
Arsénieux. Acide.
Chélidoine (suc).
Cuivre. Acétate de.
Mercurique. Chlorure.
Sabine.

EXCITANTS-STIMULANTS.

Ache.
Ail.
Anis vert.
Aunée.
Benjoin.
Brucine.
Café torréfié.
Cannelle de Ceylan.
Cascarille.
Cévadille.
Chlorhydrique. Acide
Coriandre.
Cumin.
Curcuma.
Dictame.
Éther acétique.
— azoteux.
— sulfurique.
Faham.
Fève de Saint-Ignace.
Galanga.
Germandrée.
Gingembre.
Girofles.
Gomme ammoniaque.
Haschisch.
Laurier commun.
Maniguette.
Mélisse.

Méum.
Millefeuille.
Millepertuis.
Moutarde noire.
Muscade et macis.
Myrrhe.
Noix vomique.
Opium (parfois).
Or. Chlorure.
Phosphore.
Phosphure de zinc.
Pin sauvage.
Polygala de Virginie
Pyrèthre.
Rue.
Sabine.
Safran.
Sagapénum.
Scille.
Serpentaire de Virginie,
Serpolet.
Storax.
Styrax.
Succin.
Sureau.
Thé.
Thym.
Vanille.
Zédoaire.

EXPECTORANTS.

Acide benzoïque.
Acore.
Antimoine. Oxyde blanc d'.
— Soufre doré d'.
Apocodéine.
Apomorphine.
Aunée.
Baumes divers.
Erysimum.
Gomme ammoniaque.
Goudron.
Hysope.
Ipecacuanha.
Iris.
Kermès minéral.
Naphtaline.
Polygala.
Scille.
Serpentaire.
Térébenthine.
Violette (racine).

EXPECTORANTS (ANTI-).

Benzoate de gaïacol.
Carbonate de gaïacol.
Créosote.
Crésol.
Gaïacol.
Ipécacuanha.
Quillaya.

F

FÉBRIFUGES.

Absinthe.
Alkékenge. Physaline.
Alstonia.
Amandes amères.
Ammoniaque chlorhydraté d'.
Angusture vraie.
Apiol.
Arsenic. Sulfure jaune d'.
Arsénieux. Acide.
Asa fœtida.
Café non torréfié.
Canchalagne.
Cascarille.
Cédron.
Centaurée.
Cinchonidine.
Cinchonine. Sulfate de.
Epine vinette.
Esculine.
Eucalyptus.
Frêne.
Gelsémium sempervirens.
Gentiane.
Ginseng.
Hêtre.
Houx.
Inga.
Iodure de fer et quinine.
Lisianthus pendulus.
Marronnier.
Ményanthe.
Olivier. Ecorces et feuilles.
Parthenium hysterophorus.
Pétrole.
Phellandrie.
Picrique. Acide.
Poivre noir.
Potassium. Chlorure de.
Quassia amara.
Quebracho bianco.
Quinoïdine
Quinquina gris.
— jaune.
— rouge.
Quinine.
Quinine. Bromhydrate de.
— Citrate de.
Quinine et fer. Citrate de.
— Ferrocyanhydrate de.
— Iodure d'iodhydrate de.
— Lactate de.
— Salicylate de.
— Stéarate de.
— Sulfate de.
— Tannate de.
— Valérianate de.
Saule blanc.

Salicine.
Serpentaire de Virginie.
Simarouba.
Sodium. Chlorure de.
Tannin.
Tulipier.
Valériane.

FERRUGINEUX.

Sels de fer et substances qui con-
tiennent ce métal.

FOIE. AFFECTION DU.

Boldo.

FONDANTS.

Ammoniaque. Chlorhydrate d'.
Borique. Acide.
Borate de soude.
Brome.
Bromure d'ammonium.
    — de potassium.
    — de sodium.
Calomel.
Ciguë.
Cuivre. Oxyde noir de.
Gomme ammoniaque.
Iode.
Iodhydrique. Acide.
Iodure de fer.
    — de plomb.
    — de potassium.
    — de sodium.
    — de zinc.
Lithine. Iodure de.
Manganèse. Iodure de.
Mercure. Azotate de.
Pissenlit.
Potasse. Acétate de.
Potassium. Chlorure de.
Sodium. Chlorure de.
Soude. Hyposulfite de.

FORTIFIANTS.

(Voir *Toniques.*)
Chaux. Chlorhydro-phosphate de
Chaux. Hypophosphite de.
    — Lactophosphate de.
Glycérophosphates.
Huile de foie de morue.
Pétrole.
Poudre de viande.

G

GOITREUX (ANTI-).

Duboisia myoporoïdes.

Éponge fine.
Iodique. Acide.
Iodoforme.
Iodures alcalins.
    — de fer.

GONORRHÉIQUES (ANTI-)

(Voir *Anti-blennorrhagiques.*)

GRAVELLE (CONTRE).

Calcium. Benzoate.
Eaux minérales alcalines.
Hydrangea arborescens.
Lithine. Benzoate de.
    — Borate de.
    — Salicylate de.
Phosphorique. Acide.
Soude. Carbonate et bicarbonate.

GOUTTEUX (ANTI-).

Aluminate de soude.
Benzoate de calcium.
    — de soude.
Colchicine.
Colchique.
Gaïac.
Gratiole.
Lithine. Benzoate de.
    — Carbonate de.
Potasse. Bicarbonate.
Propylamine.
Raifort.
Styrax.
Vératrine.

H

HÉMORROIDAUX (ANTI-)

Astringents.
Capsicum.
Hamamelis virginica.
Millefeuilles.
Monésia Buranhem.
Peuplier.

HÉMOSTATIQUES.

(Antihémorragiques.)

Alun.
Amadou.
Colophane.
Ergot de seigle.

Ergotine.
Fer. Perchlorure de.
Erigeron canadense.
Hamamelis virginica.
Hydrastis canadensis.
Hydrastinine.
Matico.
Monésia.
Ortie brûlante.
Phénate de soude.
Sangdragon.
Tannin.

HERPÉTIQUES (ANTI-)
(Voir *Antidartreux*.)

Aconit.
Antimoine. Soufre doré.
Arsénieux. Acide.
Daphne mezereum.
Dextrine.
Gallanol.
Hydrocotyle asiatique.
Ichthyol.
Mercureux. Azotate.
Mercurique. Sous-sulfate.
Ortie. Grande.
Patience.
Potasse. Sulfure.
Pyrogallique. Acide.
Traumaticine.

HYDRAGOGUES.
(Voir *Drastiques*.)

Agaric.
Argent. Azotate.
Bryone.
Coloquinte.
Gomme gutte
Huile de Croton.
Jalap.
Scamonnée.
Yèble. Racine.

HYDROPIQUES (ANTI-).

Actinomeris helianthoides.
Alcalins.
Digitale.
Mançone.
Phyllanthus Niruri.
Pivoine
Scille.

HYPNOTIQUES.

Bromures alcalins.
Chanvre indien.
Chloral. Alcoolate de.
— crotonique.
— Hydrate de.

Codéine.
Fève de Calabar.
Hypnol.
Lactophénine.
Hypnone.
Lactucarium.
Lithine. Bromure de.
Méthylal.
Morphine et ses sels.
Narcéine.
Opium.
Paraldéhyde.
Sulfonal.
Thridace.
Uréthane.

HYSTÉRIQUES (ANTI-)
(Voir *Antispasmodiques*.)

Armoise.
Atropine.
Asa fœtida.
Bromure.
Ether bromhydrique.
Lactate de zinc.
Marrube blanc.
Pivoine.
Polybromure.
Trinitrine.
Zinc. Oxyde et valérianate.
Valériane.

I

INCISIFS ou EXPECTO-RANTS. (Voir à ce mot.)

Asa fœtida.
Polygala de Virginie.
Scille.

IRRITANTS.

Alcool.
Cévadille.
Garou.
Huile de Croton.
Moutarde.
Nicotine.
Thapsia.

L

LAITEUX (ANTI-).

Canne de Provence.

Pervenche.
Potasse. Sulfate.
Purgatifs.

LAXATIFS.

Cascara sagrada.
Casse.
Chicorée.
Evonymine.
Figuier.
Fleurs pectorales.
Framboisier.
Groseillier.
Huiles d'amandes douces.
Leptandra virginica.
Manne.
Mannite.
Mercuriale annuelle.
— vivace.
Miel.
Moutarde blanche.
Olives. Huile d'.
Pêcher.
Polypode.
Prunier commun.
Psyllium.
Raisin frais.
Rhubarbe indigène.
Roses pâles.
Soude. Acétate de.
Tamarin.
Tartrate de potasse neutre.
Tannin.

LIENTÉRIQUES (ANTI-).

Ingluvine.
Pepsine.

LITHONTRIPTIQUES.
(Voir *Antigoutteux*.)

Potasse. Bicarbonate de.
Potassium. Oxyde de.
Soude. Bicarbonate de.

M

MASTICATOIRES.

Galanga.
Mastic.

MUCILAGINEUX.

Asperges.
Carragahem.
Coings. Semences.
Consonde.
Gommes.
Guimauve.

Limaçons.
Lin (semences).
Lis mauve.
Psyllium.
Violettes.

MYDRIATIQUES.

Aconitine.
Belladone.
Atropine.
Duboisine.
Homeatropine.
Napelline.

MYDRIATIQUES (ANTI

Fève de Calabar.
Esérine.

N

NARCOTIQUES. (*Stupéfiants*.)

Acide cyanhydrique.
Belladone.
Cyanure de potassium.
— de zinc.
Datura stramonium.
Dracontium fœtidum.
Etoxycaféine.
Houblon.
Huile volatile d'amandes amères.
Hypnone.
Hyoscyamine.
Jusquiame.
Laurier-cerise.
Morelle.
Morphine. Acétate de.
— Bromhydrate de.
— Chlorhydrate de.
— Sulfate de.
Narcéine.
Nicotine.
Opium.
Pavot.
Phellandrie.
Solanine.

NERVEUX (ANTI-).
(Voir *Antispamodiques
calmants*.)

NERVINS.
(Voir *Stimulants*.)

Antifébrine.
Phénocolle.
Rue.
Solanine.

NÉVRALGIQUES (ANTI-).

Aconit.
Aconitine.
Antipyrine.
Arsénieux. Acide.
Atropine.
Caféine.
Condurango.
Duboisia myoporoïdes.
Esculine.
Etoxycaféine.
Gelsemium sempervirens.
Guarana.
Hedyosmum nutans.
Menthol.
Napelline.
Narcéine.
Osmique. Acide.
Parthenium Hysterophorus.
Phénacétine.
Phénocolle.
Quinine et ses sels.
— Valérianate de.
Solanine.
Trinitrine.
Valérianate d'ammoniaque.
— de fer.
— de zinc.

O

ODONTALGIQUES (ANTI-).

Alcoolats et teintures.
Camphre.
Chloral.
Chloroforme.
Cochlearia.
Cresol.
Créosote.
Cresson de Para.
Ether.
Gaïacol.
Opium.
Paraguay-Roux.

P

PARASITICIDES.

Benzine.
Benzoate de gaiacol.
Cade. Huile de.
Carbonate de gaiacol.
Cévadille.
Chrysophanique. Acide.

Coque du Levant.
Cresol.
Créosote.
Fenouil.
Foie de soufre.
Gaïacol.
Naphtol α et β.
Phénate de soude.
Soufre.
Staphysaigre.
Suie.

PECTORAUX.

(Voir *Béchiques*.)

Capillaires.
Figuier.
Fleurs pectorales.
Jujubes.
Lichen d'Islande.
Lichen pulmonaire.
Molène.

PÉRIODIQUES (ANTI-).

Apiol.
Alstonia scholaris.
Azadiracta Indica.
Cinchonine.
Cinchonine. Sulfate de.
Hydrastis canadensis.
Quinine et ses sels.
Quinidine.

PRURIGINEUX (ANTI-).

Acide chrysophanique.
Anthracène.
Aunée.
Bardane.
Laurier-cerise.

PSORIASIS (CONTRE)

Gutta-Percha.
Ichthyol.
Naphtaline.
Pyrogallique. Acide.

PUPILLE. Contractants.

Esérine.
Fève de Calabar.
Opium.

PUPILLE. Dilatants.

Aconitine.
Atropine.
Duboisine.
Homatropine.
Napelline.

PURGATIFS.

Agaric.
Aloès.
Bryone.
Buis.
Caïnça.
Calcium. Chlorure de
Calomel.
Chélidoine.
Chrysophanique. Acide.
Coloquinte.
Concombre sauvage.
Elatérine.
Croton Tiglium.
Ellébore blanc.
   — noir.
Emétique.
Eupatorium perfoliatum.
Euphorbe.
Foie de soufre.
Frêne.
Garou.
Genévrier.
Gomme-gutte.
Gratiole.
Hièble.
Houx.
Lierre. Baies de.
Lin purgatif
Magnésium. Chlorure de.
   — Oxyde de.
Magnésie. Acétate de.
   — Sulfate de.
Manne.
Mannite.
Mercureux. Chlorure.
Mercuriale annuelle.
   — Vivace.
Muguet.
Narcisse des prés.
Nerprun.
Nicotiane.
Pensée sauvage. Haute dose.
Phytolacca Decandra.
Pivoine officinale.
Podophylle.
Polygala. Haute dose.
Potasse. Sulfate de.
Potassium. Chlorure de.
Rhubarbe indigène.
Ricin.
Sanguinaire.
Séné.
Soude. Hyposulfite de.
   — Phosphate de.
   — Sulfate de.
   — Sulfovinate de.
Sodium. Chlorure de.
Soufre.
Tartrate borico-potassique.
   — de potasse acide.
   — de potasse et de soude.
   — de soude.
Thapsia.

PUTRIDES (ANTI-).
(Voir *Désinfectants antiseptiques*.)

Alcool.
Borique acide.
Charbon.
Chloral. Alcoolate.
Chloral. Hydrate.
Phénique. Acide.
Sels de mercure.
Thymol.

PYRÉTIQUES (ANTI-).

Antipyrine.
Cinchonine.
Cinchonidine.
   — Sulfate de.
Crésalol.
Ergotine.
Ergot de seigle.
Phénique. Acide.
Quinine et ses sels.
Résorcine.
Salicylique. Acide.
Salol.
Thalline.

PYROSIS. Contre.

Alcalins.
Oxalate de cérium.

R

RACHITIQUES (ANTI-).

Chaux. Hypophosphite de.
Chaux. Lactophosphate de.
   — Phosphate bibasique de.
Garance.
Huile de foie de morue.
Noyer. Brou.
Phosphorique. Acide.

RAFRAICHISSANTS.

Bourrache.
Citron.
Framboisier.
Groseille.
Miel.
Orange.
Orge.
Oseille.
Oxalique. Acide.
Oxalate de potasse.
Potiron.
Raisin frais.

Tamarin.
Tartrate de potasse. Acide.
Tartrique. Acide.

RECONSTITUANTS.
(Voir *Toniques*.)

Huile de foie de morue.
Poudre de viande.
Sang.

RESPIRATOIRES (AFFEC-
TION DES VOIES).

Ammonium. Bromure d'.
Anémonine.
Arsénieux. Acide.
Créosote.
Drosera.
Eaux sulfureuses.
Eucalyptol.
Gaïacol.
Marrube blanc.
Soude. Arséniate de.
— Benzoate de.

RÉSOLUTIFS.

Borate de soude.
Brome.
Cade. Huile de.
Cadmium. Iodure de.
Camphre.
Erysimum.
Gomme ammoniaque.
Iode.
Iodhydrique. Acide.
Mercure.
Mercure. Azotate.
Plomb. S.-acétate de.
— Carbonate de.
Seigle.

RÉVULSIFS, RUBÉFIANTS.
(Voir *Irritants*.)

Acide acétique.
Brome.
Carbone. Sulfure.
Chloral hydraté
Chloroforme.
Croton tiglium.
Essence de moutarde.
— de térébenthine.
Gingembre.
Huile de croton.
Iode.
Moutarde noire.
Poivre.
Térébenthines.
Thapsia.
Tartre stibié.

RHUMATISMAUX (ANTI-).

Aconit.
Asaprol.
Atropine.
Colchicine.
Colchique.
Condurango.
Crésalol.
Duboisia Myoporoides.
Ellébore blanc.
Gaïac.
Hazigne.
Ichtyol.
Lithine. Benzoate de.
— Salicylate de.
Lycopode.
Phénacétine.
Propylamine.
Salol.
Soude. Salicylate de.
Triméthylamine.

RUBÉFIANTS.
(Voir *Révulsifs*.)

Ail.
Ammoniaque. Carbonate d'
Anémones.
Bryone.
Emétique.
Essence de térébenthine.
Euphorbe.
Moutarde noire.
Oignon commun.
Poivre noir.
Raifort.
Térébenthines.
Thapsia.

S

SALIVATION MERCU-
RIELLE (CONTRE).

Chlorate de potasse.
Chlorate de soude.
Essence de térébenthine.
Iodate de potasse.
— de soude.

SCORBUTIQUES (ANTI-).

Chlorate de potasse.
— de soude.
Cochléaria.
Cresson.
— de Para.
Erysimum.
Iodate de potasse.
— de soude.

Marrube blanc.
Ményanthe.
Moutarde noire.
Patience.
Potasse. Bicarbonate de.
Raifort.

SCROFULEUX (ANTI-).

Antrakokali.
Argent. Chlorure d'.
Baryum. —
— Iodure de.
Calcium. Iodure de.
Eponge.
Ferrugineux.
Fuligokali.
Gynocardia odorata.
Iode.
Iodhydrique. Acide.
Iodique. Acide.
Iodoforme.
Iodure d'ammonium.
— de baryum.
— de calcium.
— de fer.
— de fer et quinine.
— de manganèse.
— de soufre.
Mercure. Sulfure de.
Noyer. Feuilles et brou.
Pensée sauvage.
Potassium. Oxyde de.
Scrofulaire.
Soude. Carbonate de.
Sodium. Chlorure de.
Suie.

SÉDATIFS.

Aconitine.
Anémonine.
Aniline.
Borique. Acide.
Bromure d'ammonium.
— de camphre.
— de potassium.
— de sodium.
Cyanhydrique. Acide.
Cyanure de Potassium.
— de zinc.
Digitale.
Houblon.
Laitue.
Laurier-cerise.
Morelle.
Morphine et ses sels.
Napelline.
Opium.
Pavot.
Piscidia erythrina.

SEPTIQUES (ANTI-).

Acétique. Acide.
Airol.

Alumnol.
Ammoniaque.
Antiseptol.
Aristol.
Asaprol.
Betol.
Benzonaphtol.
Bismuth. S. N.
Borate de chaux.
Borique. Acide.
Bromol.
Camphre.
Carbone. Sulfure de.
Chlorhydrique. Acide.
Citron.
Cressol.
Créosote.
Diiodoforme.
Etain. Chlorure. d'.
Europhène.
Formol.
Iode.
Gaiacol.
— Benzoate de.
— Carbonate de.
— Éthylénate de.
Iodol.
Iodoforme.
Lysol.
Menthol.
Mercure. Sels de.
Microcidine.
Naphtol B et A.
Permanganate de potasse.
Phénique. Acide.
Phénol sulforiciné.
Salacétol.
Salicylacétol.
Salinaphtol.
Salicylique. Acide.
Salol.
Salophène.
Soude. Fluosilicate de.
Thymol.
Zinc. Chlorure de.
Zinc. Sulfophénate de.

SIALAGOGUES.

Antimoniaux.
Betel.
Calomel.
Cresson.
Cresson de Para.
Gingembre.
Jaborandi.
Mastic.
Masticatoires.
Mercuriaux.
Pilocarpine.
Pituri.
Pyrèthre.
Raifort.
Quassine.
Tabac.

SICCATIFS.

Lycopode.
Plomb. Acétate de.
— S.-Acétate de.
— Carbonate de.
— Deutoxyde de.
— Tannate de.
Zinc. Oxyde de.

SPASMODIQUES (ANTI-).

Argent. Azotate d'.
Ammoniaque.
Asa fœtida.
Atropine.
Buchu.
Camomille.
Camphre.
Camphre. Bromure de.
Cannelle de Ceylan.
Castoreum.
Chanvre indien.
Chénopode.
Chloroforme.
Cicutine. Bromhydrate de.
Cicutine.
Créosote.
Cuivre. Sulfate de.
— Sulfate ammoniacal de.
Datura stramonium.
Dracontium fœtidum.
Drosera.
Duboisia Myoporoïdes.
Ether acétique.
— sulfurique.
Fer. Valérianate de.
Gaïacol.
Galbanum.
Gomme ammoniaque.
Maniguette.
Marrube blanc.
Matricaire.
Mélisse.
Menthe aquatique.
— crépue.
— poivrée.
— pouliot.
— verte.
Musc.
Narcisse des prés fleuri.
Œillet rouge.
Oranger amer.
Oranger doux.
Orange.
Pétrole.
Quinine.
Succin.
Thym.
Tilleul.
Trinitrine.
Valérianate d'ammoniaque.
— de fer.
— de zinc.

Valériane.
Valérianique. Acide.
Zinc. Acétate de.
— Oxyde de.
— Sulfate de.
— Valérianate de.

STERNUTATOIRES.

Ellébore blanc.
Euphorbe.
Marjolaine.
Muguet.
Pyrèthre.

STIMULANTS NERVINS.
EXCITANTS

Acore.
Alcools.
Ambre gris.
Ammoniaque.
— Acétate d'.
— Chlorhydrate d'.
Amyle. Nitrite d'.
Aneth.
Angélique.
Armoise.
Arnica.
Aya-Pana.
Badiane.
Benzoïque. Acide.
Benoite.
Boldo.
Camomille.
Cannelle de Ceylan.
Cantharides.
Capsicum.
Cardamome.
Coto.
Creosol.
Créosote.
Cubèbe.
Essence de térébenthine.
Ether nitrique.
— sulfurique.
Eucalyptol.
Fraisier.
Gaïac.
Gaïacol.
Galbanum.
Galipot.
Goudron végétal.
Hysope.
Maniguette.
Marjolaine.
Marrube blanc.
Maté.
Matricaire.
Menthe aquatique.
— crépue.
— poivrée.
— pouliot.
— verte.

Musc.
Palommier.
Poivre noir.
Raifort.
Romarin.
Rue.
Safran.
Salsepareille.
Sanguinairine.
Saponaire.
Sauge.
Squine.
Térébenthines.
Tolu.
Vanille,
Vaniline.
Vin.
Winter. Ecorce de.

STIMULANTS (CONTRO-).

Acide acétique.
Antimoine.
Antimoine. Soufre doré d'.
—   Sulfure d'.
Apomorphine.
Carbonique. Acide.
Cochléaria.
Cubèbe.
Dracontium fœtidum.
Emétique.
Gingembre.
Heracleum Lanatum.
Ipécacuanha.
Kermès.
Potasse. Azotate de.
Soude. Acétate de.

STOMACHIQUES.

Acore.
Aneth.
Angélique.
Badiane.
Cachundé.
Cajeput.
Camomille.
Cardamome.
Carvi.
Centaurée.
Chardon bénit.
Chicorée.
Coca.
Colombo.
Condurango.
Coriandre.
Coto.
Fiel de bœuf.
Genévrier.
Gentiane.
Gingembre.
Girofles.
Gomme ammoniaque.

Hysope.
Matricaire.
Menthe aquatique.
—   crépue.
—   poivrée.
—   pouliot.
—   verte.
Monesia Buranhem.
Noyer. Brou.
Quassia amara.
Romarin.
Scordium.
Thé.
Verveine commune.

STUPÉFIANTS
(Voir *Narcotiques.*)

STYPTIQUES
(Voir *Astringents.*)

SUDORIFIQUES

Aya pana.
Bardane.
Bourrache.
Buchu.
Buis.
Douce-amère.
Eupatorium perfoliatum.
Genévrier.
Houx.
Jaborandi.
Mélisse.
Pilocarpine.
Salsepareille.
Saponaire.
Sassafras.
Serpentaire de Virginie.
Soude. Hyposulfite de.
Squine.
Sureau.
Verveine bleue.

SUDORIFIQUES (ANTI-)

Quinine. Tannate de.
Agaric.

SUPPURATIFS
(Voir *Excitants.*)

SYPHILITIQUES (ANTI-)

Aconit.
Antimoine. Soufre doré d'.
Arsénieux. Acide.
Calomel.
Daphné Mezereum,
Genévrier.
Iodoforme.
Iodure d'ammonium.

Iodure d'argent.
— de potassium.
— de sodium.
— de zinc.
Lierre.
Lithine. Iodure de.
Lobélie syphilitique.
Mercure.
Mercure. Cyanure de.
— Cyanure (sulfo de.)
— Peptonate de.
— Phénate de.
— Tannate de.
Mercureux. Acétate.
— Azotate.
— Chloro-iodure.
— Chlorure.
— Iodure.
Mercurique. Azotate.
— Chlorure.
— Iodure.
— Oxyde.
— Iodhydrargyrate d'iodure.
de potassium.
Or.
— Chlorure de.
— — (d') et de sodium.
— Cyanure de.
— Oxyde d'.
Platine. Perchlorure de.
Potasse. Bichromate de.
Résorcine.

T

TEMPÉRANTS.

(Voir *Adoucissants.*)

Azotique. Acide.
Citrique. Acide
Lactique.   —
Lin.
Maïs.
Oxalique. Acide.
Sulfurique. —
Tartrique.   —

TÉTANIQUES.

Angusture fausse.
Brucine.
Curare.
Fève de Calabar.
— de Saint-Ignace.
Noix vomique.
Strychnine. Arséniate de.
— Azotate de.
— Iodure d'iodhydrate de.
— Sulfate de.

TÆNIAFUGES.

Amandes amères.
Cousso.
Cuivre. Oxyde noir de.
Etain.
Fougère mâle.
Grenadier.
Huile empyreumatique.
Kamala.
Moussena.
Mûrier noir.
Pelletiérine.
Potiron.
Thérébenthine. Essence de.

THERMIQUES (ANTI-).

Acétanilide.
Antipyrine.
Asaprol.
Aspidospermine.
Bismuth. Salicylate de.
Kairine.
Phénacétine.
Phénol.
Thalline.
Salicylique. Acide.

TONIQUES DU CŒUR.

Adonis vernalis.
Chicorée.
Chlorhydrique. Acide.
Digitale.
Germandrée.
Girofles.
Gomme ammoniaque.
Guarana.
Hemidesmus Indicus.
Muguet.

TONIQUES.

Absinthe.
Aloès.
Alstonia scholaris.
Ammoniaque.
Argent. Azotate d'.
Armoise.
Aunée.
Azadirachta indica.
Boldo.
Cacao torréfié.
Cachou.
Café torréfié.
Canchalagua.
Cascarille.
Centaurée.
Colombo.
Eupatorium perfoliatum.
Fer. Perchlorure de.
— Sulfate de.

Fumeterre.
Gentiane.
Houblon.
Huile de foie de morue.
Hydrastis Canadensis.
Inga.
Iodure de fer.
Ipécacuanha.
Kino.
Kolas africains.
Laurier commun.
Leptandra Virginica.
Manganèse. Carbonate de.
   — Iodure de.
Mastic.
Ményanthe.
Millefeuille.
Muscade et macis.
Myrrhe.
Noix vomique.
Noyer.
Œillet rouge.
Orange amère.
Oxalate de fer.
Pissenlit.
Quassia amara.
Quinidine.
Quinine et ses sels.
Quinquina gris.
   — jaune.
   — rouge.
Quinium.
Rhubarbe torréfiée.
Sandaraque.
Sanguinaire.
Sauge.
Serpentaire de Virginie.
Simarouba.
Strychnine.
Ulmaire.
Viande. Poudre de.
Viburnum prunifolium.
Winter (écorce de).

U

URINAIRES (MALADIES DES VOIES).

(Voir *Balsamiques*.)

Baume de Copahu.
   — de Gurgum.
   — du Pérou.
Benzoates alcalins.
Pichi.
Salol.
Térébenthine et essence.
Terpine.

V

VERMIFUGES.

Absinthe.
Acétone.
Ail.
Aloès.
Amers en général.
Andira Inermis.
Asa fœtida.
Azedarac.
Calomel.
Camphre.
Carica Papaya.
Chénopode.
Coque du Levant.
Croton tiglium.
Ellébore noir.
Essence de térébenthine.
Etain.
Fiel de bœuf.
Fougère mâle.
Gomme-gutte.
Grenadier.
Hasseltia arborea.
Mercureux Chlorure.
   — Sulfure.
Millepertuis.
Mousse de Corse.
Nicotiane en lavements.
Papayer.
Sabine.
Santonine.
Semen contra.
Sethia acuminata.
Sodium. Chlorure de.
Spigélie anthelmintique.
Suie.
Tabac.
Tanaisie.
Térébenthines.
Valériane.
Zinc. Valérianate de.

VÉSICANTS.

Acide acétique.
Ammoniaque.
Cantharides.
Chloral.
Euphorbe.
Garou.
Huile de croton.
Tartre stibié.

VOMITIFS.

Apocodéine.
Apomorphine.
Arnica.

Cadmium. Sels de.
Caïnca.
Cuivre. Sulfate de.
Émétique.
Ipécacuanha.
Iris frais.
Kermès.
Maté.
Pensée sauvage. Haute dose.
Polygala. Haute dose.
Sodium. Chlorure de.
Tabac.

Violette. Racine de.
Zinc. Sulfate de.

VULNÉRAIRES

Alcoolats et Teintures.
Arnica.
Lierre.
— terrestre.
Millefeuille.
Millepertuis.
Pervenche.
Peuplier.

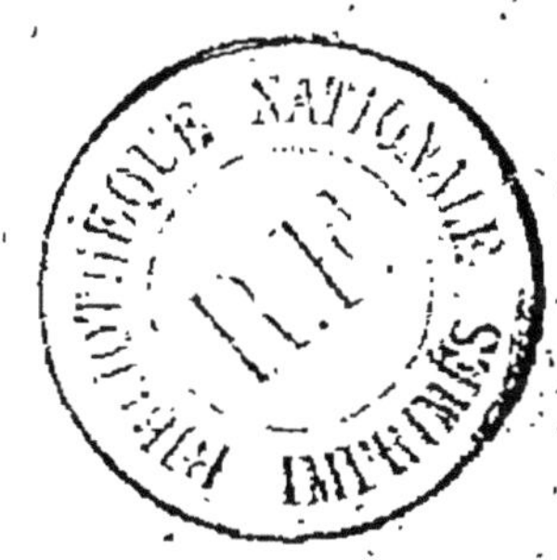